Kohlhammer

Manfred Grohnfeldt (Hrsg.)

Lexikon der Sprachtherapie

Verlag W. Kohlhammer

Umschlag: Gestaltungskonzept Peter Horlacher
Gesamtherstellung: W. Kohlhammer Druckerei GmbH + Co. KG, Stuttgart
Printed in Germany

ISBN 978-3-17-018665-1

Vorwort

Mit dem „Lexikon der Sprachtherapie" liegt ein umfassendes Nachschlagewerk bei einer aufwändigen Ausgestaltung vor, das sich an alle Berufsgruppen wendet, die in der Theorie und Praxis mit sprach-, sprech-, rede-, schluck- und stimmgestörten Menschen arbeiten.

Das übergreifende Ziel bezieht sich auf eine umfassende Darstellung des Kenntnisstandes zur Sprachtherapie und den damit verbundenen Aufgabenstellungen. Die bewusst interdisziplinäre Ausrichtung zeigt sich in einem Mitarbeiterkreis von über 50 führenden Vertretern der Phoniatrie, Logopädie, Sprachheilpädagogik, Linguistik usw., die in einem Fachbeirat das Werk nachhaltig unterstützten. Dadurch wird eine übergreifende Darstellung unter Berücksichtigung unterschiedlicher Perspektiven ermöglicht. Es zeigt sich dabei, dass Sprachtherapie einerseits eine Tätigkeit ist, die in Deutschland von unterschiedlichen Berufsgruppen ausgeführt wird, sich andererseits aber auch immer mehr zu einer eigenständigen Fachdisziplin entwickelt.

Bei der Struktur des Lexikons wurden zwei Bereiche miteinander verbunden:

> Das ausführliche Stichwortverzeichnis bei kurzen und mittleren Bearbeitungslängen von A bis Z vermittelt grundlegende Informationen eines Nachschlagewerkes, das den aktuellen Stand des Sprachheilwesens in Deutschland bereits umfassend abbildet.

Darüber hinaus erfolgt eine vertiefte Bearbeitung von 50 ausgewiesenen Schwerpunktthemen auf mehreren Druckseiten zu folgenden Gebieten:

- *Die Aufgabenbereiche und Grundlagen* im Bereich der Sprachtherapie werden umfassend behandelt. Dazu zählen Diagnostik, Prävention und Frühförderung, Diskursfähigkeit, Evaluation, Interdisziplinarität, Beratung, Therapie, Rehabilitation, Unterricht und Therapie, Verbände, Geschichte, Qualitätsmanagement, Klassiker der Sprachheilkunde.
- *Die Erscheinungsformen und Störungsbilder* werden bei einer einheitlich strukturierten Bearbeitung dargestellt. Es handelt sich um Aussprachestörungen, Spezifische Sprachentwicklungsstörungen, Stottern, Poltern, Mutismus, Autismus, Aphasien, Dysarthrophonien, Dysphonien, Auditive Verarbeitungs- und Wahrnehmungsstörungen (AVWS), Hörstörungen, Laryngektomie, Sprechangst, Sprechapraxien, Verbale Entwicklungsdyspraxien, Myofunktionelle Störungen, Dysphagien, Semantisch-lexikalische Störungen, Sprachstörungen bei geistiger Behinderung, Sprachabbau bei Demenz, Sprachverarbeitungsstörungen, Sprachverständnisstörungen, Rhinophonien, Mehrsprachigkeit, Störungen der Schriftsprache.
- Schließlich werden die beteiligten Fachdisziplinen in ihrer *geschichtlichen Dimension* und *aktuellen Standortbestimmung* thematisiert. Die Dokumentation aus den Bereichen der Logopädie, Phoniatrie, Klinischen Linguistik, Patholinguistik, Sprachheilpädagogik, Sprachtherapie, Sprechwissenschaft, Phonetik, Neuropsychologie, Psychologie, Speech-language-pathology zeigt das Spektrum der möglichen Zugangsweisen auf dem Gebiet der Sprachtherapie.

Die Vernetzung des Stichwortverzeichnisses mit der Bearbeitung der Schwerpunktthemen ergibt eine bisher im deutschsprachigen Raum einmalige Zusammenschau interdisziplinären Wissens zur Sprachtherapie. Dabei sollen →Verweispfeile bewusst zum Weiterlesen anregen und Querverbindungen aufgezeigt werden. Eine komplexe Thematik erschließt sich dadurch schrittweise in übersichtlicher Form und macht das Lexikon gleichzeitig zu einem Handbuch, in dem eine allmähliche Erarbeitung eines Stoffgebietes erfolgt. Zahlreiche Abbildungen, Schaubilder und Infokästen dienen der Strukturierung und erhöhen die Lesbarkeit.

Es versteht sich, dass ein derartig umfangreiches Werk nicht alleine zu bewältigen ist. So ist im Hinblick auf die inhaltliche Arbeit den Mitgliedern des Fachbeirates in besonderem Maße zu danken. Bei den notwendigen Korrekturen haben mir Sonja Müller und Gundula Bernhardt wesentliche Hilfestellungen geleistet. Und nicht zuletzt gilt mein besonderer Dank dem Kohlhammer Verlag mit Herrn Dr. K.-P. Burkarth, indem durch die Möglichkeiten der Ausstattung und Verbreitung dieses Buch eine wesentliche Unterstützung erfahren hat. Es bleibt zu wünschen, dass es für Studierende, Theoretiker und Praktiker ein hilfreiches und gern gelesenes Nachschlagewerk wird.

München, im Januar 2007

Manfred Grohnfeldt

Schwerpunktthemen

* Eine Kennzeichnung erfolgt am Ende des Schwerpunktthemas durch das Namenskürzel. Autorinnen und Autoren, die sich in einem besonderen Maße beteiligt haben, sind mit einem Stern (*) gekennzeichnet.

A

AABT →Aachener Aphasie Bedside Test, →Aphasiediagnostik.

Aachener Aphasie Bedside Test (AABT) →Aphasiediagnostik

Der AABT wurde für die Untersuchung von akuten Aphasien entwickelt und ermöglicht eine engmaschige Verlaufsbeobachtung während der ersten drei Wochen nach Eintritt der Hirnschädigung. Neben dem Ausmaß der Sprachstörungen ermittelt der AABT die sprachliche Stimulierbarkeit der Patienten. Der Test dauert je nach Stimulierbarkeit der Patienten 15–40 Minuten. Er besteht aus 6 Testteilen. Spontansprache, Stimulierung expressiver Sprache über Singen, Reihensprechen und Nach-/Mitsprechen von Floskeln, Benennen von Objekten, Sprachverstehen und Ausführen von Blick- und Kopfbewegungen, Mundbewegungen sowie Zeige- und Greifbewegungen. Für den AABT konnten insgesamt zufrieden stellende Gütekriterien nachgewiesen werden.

Literatur

Biniek, R., Huber, W., Willmes, K. & Klumm, H. (1992): Der Aachener Aphasie-Bedside-Test – Testpsychologische Gütekriterien. Nervenarzt 63, 473–479.

AAT →Aachener Aphasie Test, →Aphasiediagnostik.

Aachener Aphasie Test (AAT) →Aphasiediagnostik

Der ATT ist der am weitesten verbreitete Aphasietest. Die Durchführung dauert 60–90 Minuten. Er umfasst sechs Testteile: Spontansprache, Token-Test, Nachsprechen, Schriftsprache, Benennen und Beschreiben und Sprachverständnis. Folgende Ziele einer Aphasiediagnostik können mit dem AAT bestimmt werden: Auslese, Klassifikation, Schweregrad der Aphasie, Profil der Störungen in verschiedenen Modalitäten, sprachsystematische Beschreibung der Störungen und Feststellung von Veränderung im Verlauf unter Berücksichtigung der Spontanremission. Der AAT zeichnet sich durch empirisch gut abgesicherte Konstruktionseigenschaften sowie durch insgesamt sehr zufrieden stellende Gütekriterien aus.

Literatur

Huber, W., Poeck, K., Weniger, D. & Willmes K. (1983): Der Aachener Aphasie Test (AAT). Göttingen: Hogrefe.

Aachener Dyslalie Diagnostik Prozessorientiertes Untersuchungsverfahren zur Erfassung von →Aussprachestörungen, enthält ein →Bilderbenennverfahren auf der Basis von Photos, auch als Computerversion erhältlich.

Literatur

Stiller, U. & Tockuss, C. (2000): ADD – Aachener Dyslalie Diagnostik – Artikulationsprüfung mit 98 Photos auf CD-Rom. Braunschweig: Schubi-Verlag.

Abduktionsstellung Öffnungsstellung bzw. Respirationsstellung der Stimmlippen.

Ableitungsmethoden Die von Hermann →Gutzmann sen. und Emil →Fröschels (1931) entwickelten Ableitungsmethoden zielen darauf ab, die Lautkorrektur bzw. -erarbeitung bei →phonetischen Aussprachestörungen durch aktive Beteiligung der Kinder zu erarbeiten. Das Zielphon wird aus benachbarten, korrekt gebildeten Lauten (etwa den Ziellaut [s] über [t] oder [f]) abgeleitet. Diese Vorgangsweise löste die so genannten passiven Methoden (Verwendung von Sonden, Spachteln, Stäbchen für Manipulationen an den →Artikulatoren zur Korrektur abweichend gebildeter →Laute bzw. zur Anbildung noch fehlender →Phone) ab. AM wurden ab der Mitte der 1930er-Jahre an der →Wiener Sprachheilschule durchgängig verwendet. Miloslav →Seeman (1974) beschreibt ähnlich die Anwendung so genannter Hilfslaute, die in der →Übungsbehandlung für stammelnde Kinder einen prominenten Platz einnehmen.

Literatur

Fröschels, E. (1931): Lehrbuch der Sprachheilkunde (Logopädie). Leipzig, Wien: Franz Deuticke.

Seeman, M. (1974): Sprachstörungen bei Kindern. Berlin: VEB Verlag Volk und Gesundheit.

Abrufhilfen Stimuli unterschiedlicher Modalitäten (visuell, verbal, gestisch ...), die bewusst von einer Person selbst oder einem Therapeuten eingesetzt werden, um den →Abrufprozess für einen bestimmten Gedächtnisinhalt zu unterstützen.

Abrufprozess Kognitiver Vorgang, um einen bestimmten Gedächtnisinhalt zu aktivieren und z.B. für die Sprachproduktion verfügbar zu machen. Der Abrufprozess für Wörter erfolgt meist automatisch durch sich ausbreitende Aktivierungen im Netzwerk des →mentalen Lexikons. Diese Aktivierungen können auch bewusst gedanklich gelenkt werden. Der Moment der Auswahl und Aktivierung von Gedächtnisinhalten ist der Introspektion nicht zugänglich.

Abrufzeit Quantifizierendes Maß für den →Abrufprozess; meist ungenau verwendet als Dauer von der Präsentation eines Stimulus bis zur Antwortreaktion der Person, etwa in einem Bildbenennungstest. Korrekter wäre →Antwortzeit.

Abspannen Durch Coblenzer und Muhar eingeführter Begriff. Er beinhaltet das prägnante Lösen aller an einem Phonationsvorgang beteiligter Strukturen mit Ausnahme des Zwerchfells, das sich senkt. Dadurch kommt es zur reflektorischen Atemergänzung.

ACL →Aphasie Check-Liste, →Aphasiediagnostik.

Adaption Anpassung des Gehörs an die Hörsituation. So können durch die →Haarsinneszellen, die →zentrale Hörbahn, die →Lautheitsempfindung, Lautstärke- und Tonhöhenunterschiede und die Hörfähigkeit im Störgeräusch verschärft werden. Nicht mit der →Hörermüdung zu verwechseln, bei der die Empfindlichkeit des Gehörs geringer wird wie z.B. bei der pathologischen Ermüdung des Gehörs beim →Akustikusneurinom.

Adaptationseffekt Regelhaftigkeit beim Stottern. Beim mehrmaligen Lesen desselben Textes nimmt die Anzahl der Stotterereignisse ab. →Konsistenzeffekt

ADD Aachener Dyslalie Diagnostik

Addition →Phonologischer Prozess (pathologisch), auch gen. →Intrusiver Konsonant/Vokal, →Migration.

Additive Zweisprachigkeit Das Kind erweitert sein Sprachrepertoire um eine neue Sprache, wobei die Kenntnisse in der Erstsprache auf dem gleichen Niveau beibehalten werden (→Mehrsprachigkeit).

Adduktionsstellung Verschlussstellung bzw. Phonationsstellung der Stimmlippen.

Adenoide Steht syn. für die Rachenmandel, welche laienhaft auch als „Polypen" bezeichnet wird. Die Adenoide sind ein lymphatisches Gewebekissen, welches sich im Nasenrachen befindet. Bedingt durch die engen anatomischen Verhältnisse sowie durch das ausgeprägte Wachstum der Adenoide in den ersten Lebensjahren können sie insbesondere bei Kleinkindern zur Nasenatmungsbehinderung und zu einer gestörten Belüftung der Mittelohren führen. Diese Belüftungsstörung verursacht →Mittelohrergüsse, welche →Schallleitungsschwerhörigkeiten bewirken und die Grundlage für wiederholte Mittelohrentzündungen schaffen.

Das lymphatische Gewebe der Adenoide vermehrt sich beim Kleinkind aufgrund vieler erster Erregerkontakte (Bakterien, Viren) und ermöglicht so den Aufbau unseres Immunsystems zur Infektabwehr. In diesem Zusammenhang gehören die Adenoide gemeinsam mit den Gaumenmandeln, der Zungengrundmandel und den lymphatischen Seitensträngen der Rachenhinterwand zum „Waldeyerschen Rachenring". Daher verbleibt auch nach Entfernung der Adenoide (→Adenotomie) ausreichend lymphatisches Gewebe für die oben genannten Aufgaben.

Im Falle von Gaumensegelspalten (→Gaumenspalte, →Gaumensegel) kommt den Adenoiden beim Sprechen eine funktionelle Bedeutung zu. Hier begünstigen sie den Verschluss des Gaumensegels gegen die Rachenhinterwand (→velopharyngealer Abschluss). Fehlt dieser Abschluss, so entsteht der Sprechklang eines offenen Näselns (→Rhinophonie) und es kann zum Übertritt von Nahrung in den Nasenrachen kommen. Aus diesem Grund muss i.d.R. die →Adenotomie bei Kindern mit Gaumensegelspalten (→Gaumenspalte, →Gaumensegel) unterbleiben. Zur alternativen Belüftung der Mittelohren stehen hier →Paukenröhrchen zur Verfügung.

Adenotomie Die Adenotomie wird erforderlich, wenn die →Adenoide zu chronischen Infekten der Luftwege und zur behinderten Mittelohrbelüftung mit →Mittelohrergüssen, →Schallleitungsschwerhörigkeiten und eventuell wiederholten Ohrentzündungen führen. Der kleine operative Eingriff wird in Vollnarkose durchgeführt. Hierbei wird das adenoide Polster über die Mundhöhle aus dem Nasenrachen abgetragen. Nach dem Eingriff sind weder Schmerzen noch Blutungen zu erwarten. Oft wird die Adenotomie mit einer →Parazentese kombiniert. Der Operationserfolg stellt sich rasch nach dem Eingriff im Sinne einer guten Nasen- und Mittelohrbelüftung ein. Für die betroffenen Kinder bedeutet dies ein spürbar verbessertes Hörvermögen sowie eine reduzierte Infektanfälligkeit.

Bei Kindern mit Gaumensegelspalten (→Gaumenspalte, →Gaumensegel) muss i.d.R. die Adenotomie unterbleiben, weil den Adenoiden eine funktionelle Bedeutung beim →velopharyngealen Abschluss zukommt.

Aerodynamisch-myoelastische Theorie der Stimmerzeugung Derzeit gültige →Stimmtheorie nach van den Berg und Tonndorf. Sie basiert auf der Annahme, dass die vorgespannten Stimmlippen durch passive aerodynamische Kräfte in Schwingung versetzt werden. →Bernoulli-Effekt

Afferentes System →zentrale Hörbahn

Affrikate Explosivlaute mit folgendem Frikativ.

Affrizierung →Phonologischer Prozess (pathologisch), bei dem ein →Frikativ durch das Vorsetzen eines →Plosivs zur →Affrikate wird (Bsp.: /μαυσ/ →[μαυτσ]).

AGC Mit der automatischen Verstärkungsregelung (*Automatic Gain Control*) kann die →Verstärkung des Hörgerätes in Abhängigkeit vom Eingangspegel automatisch geregelt werden. Man unterscheidet die AGCi und die AGCo je nachdem, ob die Verstärkung durch den Eingangspegel (*input*) oder den Ausgangspegel (*output*) gesteuert wird. Die AGCo wird auch als „Edel-PC" bezeichnet und wirkt im Sinne einer Begrenzung des maximalen Schallausgangspegels eines Hörgerätes. Die AGCi kann bei einer früh einsetzenden Regelschwelle die durch eine Hörstörung veränderte Dynamik des Gehörs kompensieren, in dem leise Töne stärker und laute Töne entsprechend der Lautheitsempfindung (→Recruitment) zunehmend geringer verstärkt werden. Neben der Regelschwelle können auch die Ein- und Ausschwingzeiten, die bis zum Wirksamwerden bzw. Aussetzen der AGC notwendig werden, entsprechend den individuellen Bedürfnissen des Hörgeräteträgers eingestellt werden. Dabei werden die Einschwingzeiten im Vergleich zu den Ausschwingzeiten deutlich kürzer gewählt. In modernen digitalen →Hörgeräten kann die AGC in den verschiedenen Frequenzbändern entsprechend der individuellen Dynamik unterschiedlich eingestellt werden, um damit eine weitgehend gute Hörfähigkeit auch in schwierigen Hörsituationen zu erzielen.

AGFAS Die Arbeitsgemeinschaft der freiberuflichen und angestellten Sprachheilpädagogen wurde 1993 als Untergliederung der →dgs gegründet. Ihr Ziel war die Bündelung der Interessen der im klinisch-therapeutischen Arbeitsfeld tätigen Sprachheilpädagogen. Bereits ein Jahr nach Gründung wurden die ersten bundesweiten Rahmenverträge mit Krankenkassen geschlossen und es erfolgte eine Aufnahme in die Zulassungsempfehlungen der GKV nach § 124 SGB V. Aus der Gründungsversammlung an der Universität Köln mit 94 Mitgliedern erwuchs ein Verband, der 1999 als →dbs einen Namenwechsel und eine formale Neugründung erlebte und im Jahr 2006 knapp 3.000 Mitglieder besitzt.

Aggravation Aggravanten übertreiben ihre Schwerhörigkeit im Gegensatz zu Simulanten, die eine Schwerhörigkeit vortäuschen. Schwierigkeiten bereitet gelegentlich die Abgrenzung der unbewussten psychogenen Hörstörung von der bewusst aggravierten oder gar simulierten Schwerhörigkeit oder Taubheit. Der Simulant betrügt den Arzt oder Untersucher, der psychogen Hörgestörte täuscht sich selbst! Aggravation und Simulation können durch spezielle audiologische Prüfverfahren (→Békésy-Audiometrie, Sprachaudiogramm, Lee-Test, →Lombard Leseversuch etc.) erfasst werden.

Agnosie Zentral bedingte Unfähigkeit, trotz intakter peripherer Sinnesorgane die Bedeutung sensorischer Reize zu erfassen; Bsp.: Auditive Agnosie: Unfähigkeit, Geräusche und lautliche Signale zu diskriminieren und begrifflich zuzuordnen (syn. akustische Agnosie).

Agnosie, akustische Engl. *auditory agnosia*, zu den →zentralen Hörstörungen gehörendes Störungsbild, verursacht durch eine Schädigung des Schläfenhirns (Brodmanregion 37 und 20); Symptomatik: Unfähigkeit, Geräusche (Schädigung des linken Schläfenlappens) oder Schalleigenschaften (Schädigung des rechten Schläfenlappens) zu erkennen, meist verbunden mit Sprachverständnisstörungen.

Agrammatismus →Aphasiesymptome Telegrammstilhafte Redeweise mit Vereinfachung von Satzstrukturen, Auslassungen oder Ersetzungen von →Funktionswörtern und →Flexionsformen. Leitsymptom der →Broca-Aphasie.

Agraphie Unfähigkeit oder Störung des Schreibens trotz intakter Schreibmotorik.

Akinese →Akinesie

Akinesie „Bewegungsarmut" im Sinne einer Verminderung der Spontanbewegungen, z.B. im Rahmen eines →Parkinson-Syndroms. Akinesie ist meist verbunden mit Bradykinesie (Bewegungsverlangsamung) und Hypokinesie (Einschränkungen des Bewegungsumfanges).

Beim „akinetischen Mutismus“ liegt eine Akinesie der Sprechbewegungen und der Gliedmaßenmotorik vor.

Aktivierungstherapie →Aphasie

In der frühen Rehabilitationphase der Aphasie setzt man aktivierende Verfahren ein, die auf eine Reaktivierung von verbliebenen, aber vorübergehend beeinträchtigten Sprachfunktionen und auf die Reduzierung von pathologischem Verhalten abzielen. Bei Patienten, die nicht mehr spontan sprechen können, gelingen erste Sprachäußerungen meist durch prosodisch akzentuiertes Vorsprechen und anschließendes gemeinsames Sprechen von automatisierten Wortreihen, z.B. Zahlen, Wochen- und Monatsnamen. Bei manchen Patienten kann das Sprechen auch über Singen oder rhythmisches Klopfen und Vorsummen gebahnt werden. Wirksame Aktivierungshilfen insbesondere in der frühen Rehabilitationsphase sind Anlauthilfen und Lückensätze, bei denen die Patienten das Zielwort oder die Phrase fast automatisch ergänzen können. (z.B. Morgens trinken Sie gerne eine Tasse Ka----. Sie lesen gerne Zei----.).

Literatur

Huber, W., Poeck, K. & Springer, L. (2006): Klinik und Rehabilitation der Aphasie. Stuttgart: Thieme.

Aktivität Inaktivität und Deaktivierung spielen eine wichtige Rolle für den Einstieg in den krankhaften Abbau der kognitiven Leistungsfähigkeit (Demenz). Mit Inaktivität ist gemeint, dass Menschen für wichtige Inhalte ihres Handelns die Motivation verlieren; Deaktivierung bedeutet, dass Menschen durch Behütung und Fremdbestimmung am selbstständigen Handeln gehindert werden. Inaktivität schließt die Tendenz zur Unterordnung, die Delegation von Alltagsentscheidungen ein.

Akupädie Stimmtherapie mittels Hörtraining.

Akustikofazialer Reflex →Stapediusreflex

Akustikusneurinom Eine im inneren Gehörgang oder im Kleinhirnbrückenwinkel auftretende Geschwulst, welches den →Hörnerv und die benachbarten Nerven, den Gleichgewichtsnerv und den Gesichtsnerv (→Fazialisnerv), betreffen kann. Infolge dieses histologisch gutartigen Tumors können Hörstörungen, Gleichgewichtsstörungen und Gesichtslähmungen auftreten. Im Frühstadium können →Tinnitus und eine langsam zunehmende Hörminderung erste Symptome sein. Eine frühzeitige Erkennung mittels →BERA und hochauflösender Computertomographie oder Kernspintomographie kann zu einer gehörerhaltenden Operation führen.

Akustisch Evozierte Potenziale (AEP) Bei akustischer Reizung des Gehörs lassen sich über Elektroden sowohl in der Nähe des →Innenohres aus dem Nahfeld oder von der Schädeloberfläche aus dem Fernfeld innerhalb von bis zu 1.000 ms eine Reihe elektrophysiologischer Reaktionen mithilfe computergestützter Signalanalyseverfahren nachweisen, die als akustisch evozierte Potenziale (AEP) bezeichnet werden. Sie spiegeln die reizkorrelierte Summenaktivität der Haarsinneszellen des Innenohres sowie die räumlich und zeitlich überlagerte Aktivität der Hörnervenfasern und der Neurone der →zentralen Hörbahn einschließlich ihrer Synapsen wider. Die ERA stellt das bedeutendste Instrument zur objektiven Hördiagnostik vom ersten Lebenstag an dar, das in Ergänzung zu den subjektiven und objektiven →Hörprüfverfahren eine genaue Beurteilung über die Art und den Grad einer →Hörstörung ermöglicht und dabei auch eine Beurteilung des funktionellen Reifungszustandes der →zentralen Hörbahn auf verschiedenen Ebenen erlaubt. Die verschiedenen Wellenkomplexe der AEP werden i.d.R. nach ihrem zeitlichen Auftreten in Bezug zum akustischen Reiz eingeteilt. So treten die frühen AEP (FAEP) innerhalb der ersten 10 ms, die mittellatenten AEP (MAEP) bis 60 ms und die späten AEP (SAEP) bis zu 1.000 ms nach akustischer Reizung auf. Die Technik der Registrierung der AEP wird als Elektrische Reaktions Audiometrie (ERA, engl. *Evoked Response Audiometry*) bezeichnet. Mithilfe der Electrocochleographie (ECochG) lassen sich im Nahfeld die sensorineurale Aktivität der Haarsinneszellen und des Hörnerven invasiv über transtympanale Nadel- oder Gehörgangselektroden ableiten. Die gebräuchlichste Nomenklatur der Messung der verschiedenen Fernfeldpotenziale wurde

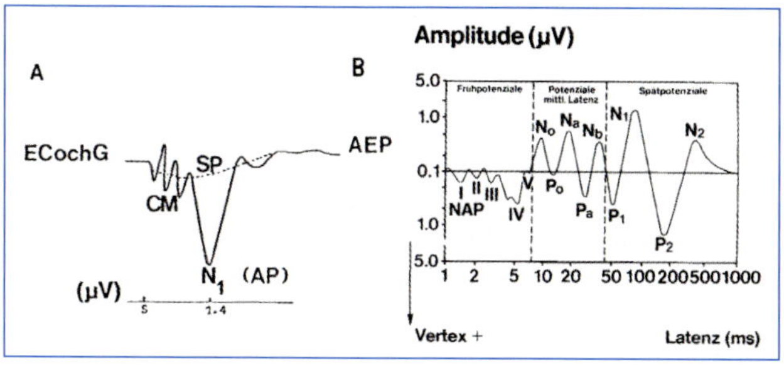

Abb.: Akustisch evozierte Potenziale.

aus dem Englischen übernommen und richtet sich nach der topologischen Zuordnung der Potenzialkomplexe oder dem zeitlichen Auftreten. So wird die Methode der FAEP-Ableitung als BERA (*Brainstem Evoked Response Audiometry*), die Ableitung der MAEP als MLRA (*Middle Latency Response Audiometry*) und die Registrierung der SAEP als CERA (*Cortical Evoked Response Audiometry*) bezeichnet. Zur genauen Hörschwellenbestimmung und zur topographischen Eingrenzung pathologischer Prozesse hat die Registrierung der FAEP die größte klinische Bedeutung in der objektiven Audiometrie bei Säuglingen, Kindern und Erwachsenen erlangt. Sie sind besonders gut im Schlaf, in Sedierung und auch in Vollnarkose ableitbar. Ihr Ursprung liegt in der Aktivität der Hörnervenfasern sowie der zentralen Hörbahnabschnitte des unteren Hirnstammes. Aufgrund der geringen Frequenzspezifität der durch Clicks evozierten FAEP kommen auch frequenzspezifische Verfahren, wie z.B. die Hochpass-Maskierung, die notched-noise BERA oder in neuerer Zeit die Registrierung der AMFR (*Amplitude Modulation Following Response*) zum Einsatz, die jedoch alle besonderen Messapparaturen sowie eine große Erfahrung der Untersucher voraussetzen. Die MAEP, die im Bereich des Thalamus und den primären kortikalen Projektionsfeldern entstehen, können besonders gut im Wachzustand bei älteren Kindern und Erwachsenen zur objektiven Erregungsschwellenbestimmung herangezogen werden. Die SAEP spiegeln die neuronale Aktivität des auditorischen Kortex sowie der sekundären und tertiären Hirnrindenfelder wider. Da sie stark vigilanzabhängig sind, werden sie nur im Wachzustand bei älteren Kindern und Erwachsenen zum Nachweis zentral auditiver Verarbeitungsstörungen (→AVWS) oder im Rahmen von →Begutachtungen zur objektiven Erregungschwellenbestimmung in verschiedenen Frequenzbereichen eingesetzt.

Akustische Analyse Analyse des akustischen Sprachsignals mittels mathematischer Signalanalyseverfahren, zur Bestimmung von Tonhöhe, Lautstärke, Segment- oder Silbendauer oder von spektralen Merkmalen von Vokalen oder Konsonanten. Methoden der a.A. können zur Diagnostik von Sprechstörungen eingesetzt werden.

Akustische Stimmanalyse Die klassische akustische Stimmanalyse umfasst Verfahren der Spektralanalyse (Sonagraphie), der Grundtonanalyse und der Periodizitätsanalyse (Bestimmung von Jitter und Shimmer). Zur Klassifikation bestehender Stimmstörungen werden die 4-stufige Heiserkeitsanalyse nach Yanagihara und das Göttinger Heiserkeitsdigramm verwendet. Zur Bestimmung der Stimmqualität von Sängern werden Sängerformantbestimmungen im 3-kHz-Bereich durchgeführt.

Akutaphasie →Aphasie

In der frühen Rehabilitationsphase, direkt nach dem Insult wechseln die aphasischen Störungen oft von Tag zu Tag. Bei akuten Aphasien ist aufgrund der starken Fluktuation der Störungen eine genaue Diagnose und Prognose nicht möglich. In der Aphasiediagnostik werden die Hauptmerkmale der gestörten Sprachproduktion und des beeinträchtigten Sprachverständnisses sowie der Begleitsymptomatik erfasst. Einige diagnostische Verfahren ermitteln auch die Stimulierbarkeit des Patienten und den Verlauf der Rückbildung. Eine Syndromklassifikation ist in den ersten Wochen wenig sinnvoll. →Aphasiediagnostik. Generell lassen sich drei Hauptformen der Akutaphasie unterscheiden: Akutaphasie mit →Mutismus, mit nichtflüssiger oder flüssiger Sprachproduktion. Für die Therapie der Akutaphasie stehen spezifische Verfahren zur Verfügung.

Akzelerationen, interverbale Erhöhung der Sprechgeschwindigkeit durch Auslassung von Lauten und/oder Silben.

Akzentmethode Die von Svend Smith entwickelte Methode stellt ein Konzept dar, bei dem rhythmisch schwingende Körperbewegungen und akzentuierte Phonationen zu einem funktionellen Ganzen verbunden werden. Die Methode hat sich in der Stimm- und Stottertherapie bewährt. (→Dysphonien, →Stottern).

Alexie Unfähigkeit oder Störung des Lesens trotz intaktem Sehvermögen.

Alkoholsyndrom, fetales Durch übermäßigen Alkoholkonsum in der Schwangerschaft verursachte kindliche Entwicklungsstörung mit →geistiger Behinderung, Hyperaktivität, geringer Aufmerksamkeits- und Konzentrationsfähigkeit, verändertem Gesichtsausdruck, verringertem Körperwachstum und →Sprachentwicklungsstörungen.

Allophonischer Gebrauch von Lautklassen →Phonologischer Prozess (pathologisch), bei dem alle Laute einer Lautklasse, meist →Frikative, durch einen Laut ersetzt oder alle betroffenen Laute scheinbar willkürlich verwendet werden.

ALS →Amyotrophe Lateralsklerose

Altersforschung →Gerontologie

Altersheilkunde →Geriatrie

Altersschwerhörigkeit Die Schwerhörigkeit im Alter, häufig auch als Presbyakusis bezeichnet, wird durch endogene und exogene Faktoren verursacht und beschreibt die vornehmlich im Hochtonbereich verschlechterte Hörschwelle und einen zunehmenden Abbau zentraler Hörleistungen wie z.B. das Sprachverstehen in geräuschvoller Umgebung (Cocktailpartyeffekt). Eine ursächliche Therapie ist nicht möglich. Humangenetische Untersuchungen haben erste Gene ermittelt, die für den Alterungsprozess im cochleären Bereich verantwortlich sind. Eine frühzeitige beidseitige Hörgeräteversorgung kann zunehmende Degenerationsprozesse im Bereich der zentralen Hörbahn verhindern und die psychosoziale Isolierung durch den zunehmenden Hörverlust im Alter verhindern.

Alveolarassimilierung →Assimilation

Alveolarisierung →Vorverlagerung

Alzheimersche Erkrankung Wichtigste degenerative Form der Demenz mit progredientem langsamen Verlauf und obligaten Sprach- und Kommunikationsproblemen; weitere Kernsymptome: Gedächtnis-, Orientierungs-, Erkennungs-, Motorik- und Verhaltensstörungen (z.B. Stimmungsschwankungen, Aggressivität, Interessensverlust, emotionaler Rückzug, Antriebsstörung, Unruhe, Ängstlichkeit u.a.); im Gegensatz zur vaskulären Form der Demenz mit abruptem Fortschreiten der Krankheit.

Amboss Einer der drei →Gehörknöchelchen des →Mittelohres.

Ambossluxation Entkopplung der gelenkigen Verbindung zwischen dem →Amboss und der Gehörknöchelchenkette des →Mittelohres, die eine →Schallleitungsschwerhörigkeit zur Folge hat.

American Speech-Language-Hearing-Association (ASHA) Gegründet 1925, weltgrößter sprachtherapeutischer Fach- und Berufsverband mit heute 104.000 Mitgliedern, prägte entscheidend die Entwicklung der Sprech- und Sprachpathologie in den USA wie auch international. Herausgabe von weltweit anerkannten Fachzeitschriften, Entwicklung von Akkreditierungs- und Zertifizierungssystemen und →Leitlinien für die Behandlung von Sprachstörungen, Vergabe des →*Certificate of Clinical Competence* (CCC) an Sprachtherapeuten zum Nachweis professioneller Qualifikation.

Ammann, Johann Konrad (1669–1724) Ammann studierte Medizin in Basel (Promotion 1687), lebte später in den Niederlanden. Ammann war unter anderem Sprachlehrer für Taubstumme. In seiner Arbeit „Dissertatio de loquela" (1700) begründet er seine Arbeit wissenschaftlich und beeinflusste die Gehörlosenbildung in starker Weise. Ammann gilt mit seinen physiologischen Unterschungen über Sprach- und Tonbildung auch als Pionier der Phonetik.

Amnestische Aphasie →Aphasiesyndrome

Sprachliche Hauptsymptome: →Wortfindungsstörungen, →semantische Paraphasien und Umschreibungen bei gut erhaltenem

Sprachfluss und überwiegend intaktem Satzbau, Sprachverständnis nur geringfügig gestört, gute Kommunikationsfähigkeit.

Amsterdam-Nijmegen Everyday Language Test (ANELT) →Aphasiediagnostik

Sprachpragmatisches Testverfahren. Beurteilt wird die Fähigkeit, zu kurzen kommunikativen Szenen eine adäquate Sprachäußerung zu produzieren. Die Durchführung des Tests dauert 20–30 Minuten. Eingeschätzt wird die inhaltliche und akustische Verständlichkeit. Nonverbale und kompensatorische Ausdrucksmittel werden nicht dabei berücksichtigt.

Literatur

Blomert, L. (1997): Everyday-Language-Test (ANELT). Lisse, NL: Swets & Zeitlinger.

Amygdala (griech. *ἀμυγδάλη*) Corpus amygdaloideum, Mandelkern des Großhirns, im Schläfenlappen liegend. Teil des limbischen Systems. Auch bekannt als das Angstzentrum des Menschen.

Amyotrophe Lateralsklerose Fortschreitende Erkrankung des ersten und zweiten motorischen Neurons (unter Aussparung der okulomotorischen Kerne), mit der Folge von Muskelschwäche und Atrophie. Bei einem Teil der Patienten beginnt die Erkrankung mit bulbären Symptomen (Beeinträchtigung der motorischen Hirnnervenfunktionen). Im Verlauf tritt eine schwere schlaffe oder gemischte Dysarthrie mit einer ausgeprägten Schwäche der Atmungsmuskulatur auf, häufig auch pathologisches Lachen oder Weinen.

Analphabetismus Bezeichnet die Unfähigkeit, lesen und schreiben zu können. Man unterscheidet zwischen einem sozialen Analphabetismus, bei dem die betreffende Person keinerlei Lese- und Schreibunterricht erhalten hat, und einem funktionalen Analphabetismus, bei dem die betreffende Person trotz Erfüllung der Schulpflicht keine schriftsprachlichen Fähigkeiten erworben bzw. diese wieder verlernt hat.

Anamnese Griech. *anamnesis*: Erinnerung. Erhebung der Vorgeschichte im Rahmen der →Diagnostik. In Gesprächen, durch gezielte Fragen oder durch den Einsatz konkreter Fragebögen werden Informationen zur bisherigen Entwicklung, zu Untersuchungsergebnissen sowie zu bereits durchgeführten Therapiemaßnahmen gesammelt. Dabei kommen – abhängig vom Alter und der Auskunftsfähigkeit des untersuchten Menschen – sowohl die Befragung des Untersuchten selbst (Eigenanamnese) als auch die Befragung der Bezugspersonen (Fremdanamnese) zum Einsatz. Ergänzende anamnestische Informationen werden gegebenenfalls vorliegenden Befundberichten entnommen. Im Rahmen einer Sprachdiagnostik beschäftigt sich die Anamnese mit dem Spracherwerb, dem Auftreten und der Entwicklung der Symptomatik. Zu ergänzen sind darüber hinaus die Erhebung der familiären Vorgeschichte (Familienanamnese), der psychischen Befindlichkeit und der sozialen Gegebenheiten sowie der Entwicklung kognitiver, motorischer und sensorischer Fähigkeiten.

Anarthrie Neurologisch bedingte Artikulationsunfähigkeit. Zusammen mit →Aphonie eine Komponente des →Mutismus. In der französischen Fachliteratur wird Anarthrie zum Teil syn. für →Sprechapraxie verwendet.

Anatomische Lagebezeichnungen In der Anatomie werden zur Erklärung von Positionen und Ausdehnungen Lage- und Richtungsbezeichnungen verwendet, die aus dem Lateinischen stammen und die Orientierung vereinfachen. Dabei sind drei Schnittebenen und vierzehn Lage- bzw. Richtungsbezeichnungen für die Beschreibung zumeist ausreichend.

- Der *Horizontalschnitt* teilt den Körper waagerecht von ventral nach dorsal in einen oberen und in einen unteren Teil.
- Der *Sagittalschnitt* ist ein senkrecht von kranial nach kaudal verlaufender Schnitt, der den Körper in rechte und linke Anteile gliedert.
- Der *Frontalschnitt* geht ebenfalls senkrecht von kranial nach kaudal durch den Körper und verläuft parallel zur Stirnebene und teilt so den Körper in vordere und hintere Anteile.

anterior	=	vorne
posterior	=	hinten
superior	=	oben
inferior	=	unten
externa	=	außen gelegen
interna	=	innen gelegen
ventral	=	bauchwärts
dorsal	=	rückenwärts
kranial	=	kopfwärts

kaudal	=	steißwärts
dexter	=	rechts
sinister	=	links
medial	=	zur Mitte hin
lateral	=	zur Seite hin

ANELT →Amsterdam-Nijmwegen Everyday Language-Test, →Aphasiediagnostik.

Anforderungs-Kapazitäten-Modell Multifaktorielle Theorie des →Stotterns nach Starkweather. Sprechunflüssigkeiten treten dann auf, wenn die Anforderungen an flüssiges Sprechen die vorhandenen linguistischen, motorischen, kognitiven und emotionalen Kapazitäten beim Kind übersteigen. Stottern kann sowohl aufgrund niedriger Kapazitäten als auch aufgrund zu hoher Anforderungen (Kommunikationsbedingungen, Erwartungshaltung von Bezugspersonen, Anspruchsniveau des Kindes) entstehen.

Angst Angst ist eine universell verbreitete Basisemotion. Während Furcht sich eher auf die Erwartung einer Schädigung richtet, bezieht sich Angst eher auf die affektive Reaktion darauf. Neben akuten Ängsten können relativ überdauernde Zustände der Ängstlichkeit als Persönlichkeitsmerkmal auftreten. Neurotische Ängste können zur →Phobie werden (→Logophobie, →Sprechangst).

Angsthierarchie Methode der systematischen Desensibilisierung (Verfahren aus der Verhaltenstherapie) wird zur gezielten Behandlung von Ängsten (hier Sprech- bzw. Stotterängsten) eingesetzt. Durch das Aufstellen einer hierarchischen Abfolge angstbesetzter Sprechsituationen steigenden Schwierigkeitsgrades und der schrittweisen Bewältigung dieser Situationen u.a. durch →In-Vivo-Training wird eine Reduktion der Sprech- bzw. Stotterängste erreicht. →Sprechangst, →Stottern.

Anlaute hören, Reime finden, Silben klatschen Erhebungsverfahren zur phonologischen Bewusstheit für Vorschulkinder und Schulanfänger (ARS): Das von Sabine Martschinke, Gisela Kammermeyer, Monica King und Maria Forster 2005 vorgelegte gestraffte Screeningverfahren zur Erfassung von Kindern, die einer metaphonologischen Förderung bedürfen, und zu ihrer Einteilung in homogene Fördergruppen ist eine Kurzfassung des „Rundgangs durch Hörhausen" (Martschinke, Kirschhock & Frank 2001), welches sich für den Rahmen der Schuleingangsuntersuchungen als zu zeitaufwendig herausgestellt hat.

Die Autorinnen empfehlen den Einsatz des Screenings am Beginn des letzten Kindergartenjahres, betonen jedoch, dass das Verfahren sowohl auch für jüngere Kinder ab dem Alter von viereinhalb Jahren als auch noch zu Schulbeginn sinnvoll einsetzbar ist. In diagnostischen Zweifelsfällen empfehlen sie bei Kindergartenkindern den Einsatz des „Bielefelder Screening" und bei Schulneulingen den „Rundgang durch Hörhausen".

Literatur

Martschinke, S., Kirschhock, E.-M., Frank, A. (2001): Rundgang durch Hörhausen. Donauwörth: Auer Verlag.

Martschinke, S. et al. (2005): Anlaute hören, Reime finden, Silben klatschen – Erhebungsverfahren zur phonologischen Bewusstheit für Vorschulkinder und Schulanfänger (ARS). Donauwörth: Auer Verlag.

Anlautprozess →Onsetprozess

Annäherungs-Vermeidungskonflikt Lerntheoretisches Konzept nach Sheehan, wonach Stottern Ausdruck eines Konflikts zwischen dem Wunsch nach Sprechen und Nicht-Sprechen bzw. Sprechen und Vermeiden ist. Die →Antizipation vor dem Sprechversagen beeinflusst und verstärkt die Konflikterwartung. →Stottern

Anotie Fehlen der Ohrmuschel des →Außenohres.

Anschlussheilbehandlung (AHB) Stationäre Leistung zur →Rehabilitation, die im zeitlichen Zusammenhang nach einer Behandlung in einem Akut-Krankenhaus erbracht wird. Für Menschen nach einem Schlaganfall mit →Aphasie stellt die Sprachtherapie eine zentrale Komponente dar, die im Idealfall mit der ambulanten Therapie vor und nach der AHB verzahnt wird. Bei Krebserkrankungen sind die Rentenversicherungen oder ggf. die Berufsgenossenschaften die Kostenträger der Maßnahme, die im Abstand von je einem Jahr als so genannte Krebsnachsorgekur (Nach- und Festigungskur) auf Antrag des Patienten bei seinem Rentenversicherungsträger noch zweimal wiederholt werden kann. Ein gesetzlicher Anspruch auf Durchführung mehrerer Nachsorgebehandlungen besteht nicht. Das Auftreten von Metastasen oder eines Rezidivs begründet allerdings die erneute Möglichkeit, Anschlussheilbehandlungen sowie Nach- und Festigungskuren zu erhalten. Bis 1990 wurden häufig drei Nachsorgebehandlungen innerhalb von 3 Jahren von jeweils 4–6 Wochen genehmigt.

Antizipation Gedankliche Vorwegnahme von zukünftigen Sprechsituation bzw. möglichen Stotterereignissen. Die Antizipation des Stotterns kann die Symptomatik verstärken und zu einer negativen Erwartungshaltung, einem negativen →Selbstbild bis hin zum →Teufelskreislauf führen. Erklärt teilweise die Aufrechterhaltung bzw. Verstärkung der Stottersymptomatik und Ausprägung der →Sekundärsymptomatik, →Stottern, →Annäherungs-Vermeidungskonflikt, →Wortangst, →Situationsangst.

Antriebsstörung im Rahmen einer demenziellen Erkrankung Allgemeine Reduktion von Interesse und Energie.

Antwortgeschwindigkeit Maß für die Anzahl von Antworten in einer vorgegebenen Zeitspanne, etwa in Aufgaben zur →Schnellbenennung, →Antwortzeit.

Antwortzeit Zeitdauer von der Präsentation eines Stimulus bis zur Antwortreaktion der Person, etwa in einem Bildbenennungstest.

Aphasie Check-Liste (ACL) →Aphasiediagnostik. Kurzform einer Testbatterie zur Erfassung von sprachlichen und kognitiven Beeinträchtigungen. Es wird eine Vielzahl von Funktionen mit jeweils wenigen Aufgaben untersucht. Die Durchführungszeit beträgt 30 Minuten. Das Ziel besteht darin, ein Profil der Beeinträchtigungen zu erstellen und den Schweregrad zu bestimmen. Die ACL enthält sieben sprachliche Untertests (Reihensprechen, Befolgen von Handlungsanweisungen, Farb-Figur-Test, Wortgenerieren, Überprüfung sprachlicher Leistungen in verschiedenen Sprachmodalitäten, Einschätzung der verbalen Kommunikationsfähigkeit, Zahlenverarbeitung) und drei kognitive Untertests (nonverbales Gedächtnis, Aufmerksamkeit, logisches Denken).

Literatur

Kalbe, E., Reinhold, N., Ender, U., Kessler, J.: Aphasie Check-Liste (ACL). Köln: Prolog.

Aphasiediagnostik Die Aphasiediagnostik sollte sowohl die sprachlichen Beeinträchtigungen als auch die erhaltenen sprachlichen Funktionen zuverlässig erfassen. Die diagnostischen Ziele unterscheiden sich je nach klinischer bzw. therapeutischer Zielsetzung. Für die Auslese, Klassifikation und Bestimmung des Schweregrads stehen im Deutschen verschiedene Testverfahren zur Verfügung. Die Standarduntersuchung wird

Tabelle: Ziele der Aphasiediagnostik.

Klinische Ziele	▸ Auslese von aphasischen Patienten ▸ Differenzierung in aphasische Syndrome und modalitätsspezifische Störungen ▸ Bestimmung des Schweregrads
Neurolinguistische Ziele	▸ Erfassen der aphasischen Störungen in den verschiedenen Sprachmodalitäten: Spontansprache, Nachsprechen, Benennen und Beschreiben, auditives Sprachverständnis, Lesesinnverständnis, Lautlesen und Schreiben ▸ Bestimmung der Störungen auf verschiedenen sprachsystematischen Ebenen: Phonologie, Lexikon, Syntax, Semantik ▸ Funktionale Lokalisation der Störungen und Kompensationsmechanismen in einem psycholinguistischen Modell der normalen sprachlichen Verarbeitung
Neuropsychologische Ziele	▸ Bestimmen der sprachrelevanten Begleitstörungen, insbesondere in den Bereichen: Visuelles und auditives Verarbeiten ▸ Bewegungsplanung ▸ Aufmerksamkeit und Gedächtnis ▸ Komplexe Informationsverarbeitung ▸ Zahlenverarbeitung und Rechnen ▸ Lernen und Problemlösen
Rehabilitations-orientierte Ziele	▸ Feststellen von Veränderungen der Aphasie im Verlauf ▸ Feststellen der Wirksamkeit der Aphasietherapie unter Berücksichtigung von Spontanremission ▸ Einschätzung der Teilhabe an der Kommunikation und am sozialen Leben im Alltag ▸ Einschätzung von Lebensqualität und Krankheitsverarbeitung der Patienten und ihren Angehörigen

Aphasie Aphasien sind erworbene zentrale Sprachstörungen, die auf einer Schädigung der Sprachregionen in der meist linken Hirnhälfte beruhen (→Sprachdominanz). Aphasien sind linguistisch als Beeinträchtigungen der Komponenten des Sprachsystems (Phonologie, Syntax, Semantik, Lexikon) beschreibbar. Die sprachlichen Beeinträchtigungen erstrecken sich auf expressive und rezeptive sprachliche Modalitäten (Verstehen, Sprechen, Lesen und Schreiben). Aphasien sind nicht auf eine sprachunabhängige Denkstörung zurückzuführen. Die aphasischen Störungen behindern die Kommunikation und Teilhabe am sozialen Leben in unterschiedlichem Ausmaß. Meist sind Aphasien mit Einschränkungen im familiären und sozialen Leben verbunden und stellen ein wesentliches Hindernis für die berufliche Rehabilitation dar (Huber, Poeck & Springer 2006).

Formen Das Auftreten der aphasischen Symptome (→Aphasiesymptome) ist nicht von Patient zu Patient zufällig. Vielmehr kehren charakteristische Einzelsymptome in Kombination mit anderen Symptomen immer wieder. Diese bilden die Grundlage für die Unterscheidung verschiedener Typen oder Syndrome der Aphasie (→Aphasiesyndrome).

Nach einem Schlaganfall lassen sich die Symptome bei rund 80 % der Patienten einem von vier Haupttypen zuordnen: →Broca-, →Wernicke-, →globale und →amnestische Aphasie. Jedes Syndrom ist durch einen unterschiedlichen Schweregrad der Störungen und durch eine bestimmte Kombination von Symptomen charakterisiert. Einzelne Symptome sind dabei vorherrschend; diese heißen Leitsymptome.

Weiterhin unterscheidet man Nicht-Standard-Aphasien (→Leitungsaphasie und →transkortikale Aphasie) sowie modalitätsspezifische Sprachstörungen wie →Alexien mit und ohne →Agraphie.

Die Aphasiesyndrome haben typische Lokalisationen im so genannten Sprachzentrum, den Sprachregionen des Gehirns.

Vorkommen Rund 80 % aller Aphasien beruhen auf Durchblutungsstörungen (Schlaganfall). Die Gesamthäufigkeit (Prävalenz) dieser Aphasien wird auf etwa 1‰ der Gesamtbevölkerung geschätzt, also auf ca. 80.000 in Deutschland. Zusammen mit weiteren Ursachen ist in Deutschland von mehr als 100.000 Patienten mit erworbenen neurogenen Sprach- und Sprechstörungen auszugehen.

Erscheinungsbild Die aphasischen Störungsmerkmale zeigen sich im Gespräch und bei gezielter Überprüfung von sprachlichen Leistungen. Die wichtigsten Symptome werden meist bei längerem spontanen Erzählen deutlich. Das Planen und Formulieren von Mitteilungen erfolgt auf verschiedenen sprachlichen Ebenen, die jeweils spezifisch gestört sein können. Dies betrifft die automatisierte Sprache, die lexikalische, semantische, phonologische und syntaktische Struktur der Äußerungen. Zusätzlich kann die Prosodie oder die Artikulation und Sprechgeschwindigkeit beeinträchtigt sein.

Tabelle 1: Klassifikationsschema der aphasischen Syndrome.

Syndrome	Leitsymptome	Typische Lokalisation
Globale Aphasie	Sprachautomatismen Schwere Sprachverständnisstörung	Gesamte Sprachregion
Broca-Aphasie	Agrammatismus nicht-flüssige Sprachproduktion Sprechapraxie	Vordere Sprachregion
Wernicke-Aphasie	Paragrammatismus Paraphasien flüssige Sprachproduktion Schwere Sprachverständnisstörung	Hintere Sprachregion
Amnestische Aphasie	Wortfindungsstörungen	Kleine variable Schädigungen
Leitungsaphasie	Herausragend schlechtes Nachsprechen	Hintere bis mittlere Sprachregion
Transkortikale Aphasie	Herausragend gutes Nachsprechen	Hintere oder vordere Sprachregion

Die wichtigsten aphasischen Symptome sind →Wortfindungsstörungen, lautliche oder bedeutungsmäßige Abweichungen von Wörtern (→phonematische und →semantische Paraphasien), vereinfachte Syntax und/oder falsche Flexionsformen (→Agrammatismus) oder Satzverschränkungen und Satzteilverdoppelungen (→Paragrammatismus). Wenn formstarre Äußerungen mehrfach wiederkehren und nicht in den sprachlichen Kontext passen, spricht man von →Sprachautomatismen. Eine sinnlose Aneinanderreihung von Wörtern und Redefloskeln bzw. von lautlich unverständlichen Wörtern mit flüssiger Sprachproduktion bezeichnet man als →semantischem Jargon bzw. phonematischem Jargon.

Ursachen Aphasien entstehen als Folge von Erkrankungen des zentralen Nervensystems. Sie werden durch Läsionen der Sprachregionen verursacht, die bei mehr als 90% der Menschen in der linken Großhirnhemisphäre liegen. Die sprachrelevanten Hirnareale umfassen in erster Linie die Hirnrinde in der Nachbarschaft der seitlichen Hirnfurche (perisylvische Kortexregionen einschließlich der Inselrinde). Die häufigste medizinische Ursache für das Auftreten von Aphasien sind Durchblutungsstörungen (Schlaganfall). Weitere Krankheitsursachen sind Schädel-Hirn-Trauma, Hirntumor, Hirnentzündung und Hirnabbauprozesse.

Verlauf und Prognose Die aphasischen Störungen bilden sich bei etwa einem Drittel der Patienten in den ersten vier Wochen zurück. Das Ausmaß der Spontanremission flacht danach immer mehr ab. Als wichtige Prädiktoren für eine Besserung gelten der initiale Schweregrad der Aphasie sowie Lokalisation und Ausmaß der Hirnläsion (Kessler, Kalbe & Heiss 2003). Jedoch lassen sich im Einzelfall die zukünftige Entwicklung und die Erfolgssaussichten logopädischer Behandlung aus der Art und Schwere der Sprachstörungen in den ersten Tagen und Wochen nicht sicher vorhersagen. Auch ist weder allein das Alter, das Geschlecht oder die Größe der Hirnschädigung ausschlaggebend, noch Bildungsstand oder Beruf. Zu beachten ist immer das Vorliegen oder Fehlen von neuropsychologischen Begleitsymptomen, wie Gedächtnisstörungen, Apraxie, Störung von Konzentration und Aufmerksamkeit sowie psychomotorische Verlangsamung. Auch der körperliche Zustand des Patienten spielt eine wichtige Rolle. Von großer Bedeutung ist auch die Motivation und das Ausmaß, in dem der Patient in seiner sozialen Umgebung sprachlich und kognitiv angeregt wird.

Die Rückbildung der aphasischen Symptome ist mit einer allmählichen Reorganisation des gestörten Sprachsystems verbunden. Neurophysiologisch wird zwischen drei Formen der Funktionswiederherstellung unterschieden: →Restitution, →Substitution und →Kompensation. Nur bei der Restitution erwirbt der Patient wieder seine ursprünglichen sprachlichen Fähigkeiten. Meist kommt es jedoch nur zur einer unvollständigen Reorganisation des Sprachsystems, bei der nur sprachliche Teilfunktionen ersetzt oder durch alternative Fähigkeit kompensiert werden.

Therapie Die Aphasietherapie orientiert sich an der →Internationalen Klassifikation der Funktionsfähigkeit, Behinderung und Gesundheit (ICF). Berücksichtigt werden drei Komponenten: Schädigung der Sprachfunktionen, Beeinträchtigung der sprachlichen Aktivitäten und der Partizipation (Teilhabe) in verschiedenen Lebensbereichen. Hinzu kommen Kontextfaktoren, die sowohl materielle und soziale Umweltbedingungen als auch personenbezogene Faktoren wie Biographie, Einstellung und Erfahrungen einer Person miteinbeziehen.

> Primäres Behandlungsziel ist die Verbesserung der sprachlichen und schriftsprachlichen Ausdrucks- und Verstehensleistungen von Aphasikern. Angestrebt wird nicht nur, dass Aphasiker erneut über sprachliche Fähigkeiten verfügen, sondern dass sie ihre eingeschränkten verbalen Ausdrucksmöglichkeiten in der Alltagskommunikation optimal einsetzen.

Weiterhin wird der Erwerb verbaler und nonverbaler Kompensationsstrategien unterstützt, beispielsweise durch sprachliche und gestische Umschreibungen oder in schweren Fällen durch elektronische Kommunikationshilfen. Darüber hinaus gilt es, die aktive Teilhabe (Partizipation) des Aphasikers am sozialen Leben zu unterstützen. Nicht nur die Aphasiker, auch ihre Angehörigen müssen

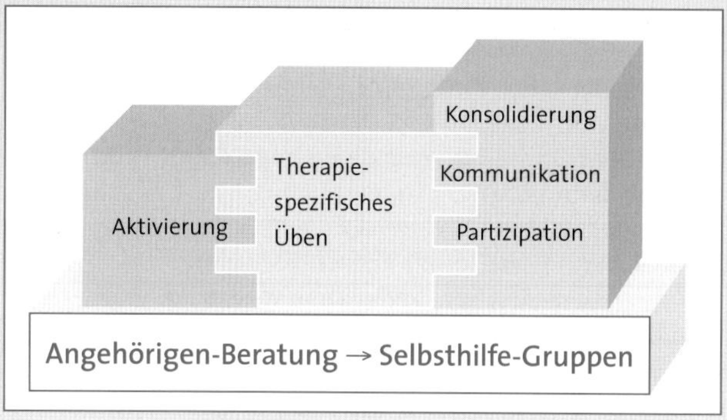

Abb. 1: Phasen der Aphasietherapie.

sich an die veränderte Lebensplanung anpassen, um zu einer neuen Lebensqualität finden zu können (Huber, Poeck & Springer 2006).

Planung der Therapieziele Die individuellen Ziele der Aphasietherapie richten sich nach der Art und Schwere der Sprachstörungen und deren kommunikative Folgen; sie berücksichtigen die klinische Verlaufsphase und die Voraussetzungen für eine funktionelle Reorganisation des Gehirns. Immer muss auch die Persönlichkeit des Betroffenen sowie die Anforderungen in Beruf und sozialer Umgebung mit einbezogen werden.

Die Therapieplanung setzt eine möglichst konkrete Beschreibung der sprachlichen und kommunikativen Behandlungsziele voraus. Die zu Beginn in der Therapie festgelegten Ziele verändern sich im Verlauf; mehrfache Anpassungen an Veränderungen der Störung, an Lernfähigkeit und Motivation sowie an soziale Anforderungen sind notwendig. Die Betroffenen und ihre Angehörigen werden in die Planung der Ziele einbezogen, um einen Transfer des Geübten in die Alltagssituation zu gewährleisten.

Grundsätzlich sind Therapieziele so zu formulieren, dass ein Erreichen quantifizierbar oder durch qualitative Analysen belegbar ist.

Behandlungsphasen und Methoden Die Auswahl der Behandlungsverfahren basiert auf den Ergebnissen des Sprach- und Sprechbefunds (→Aphasiediagnostik) sowie auf den individuellen Behandlungszielen und Lernbedingungen des Aphasikers und der Angehörigen. Ein weiteres Kriterium für die Methodenwahl ist der Verlauf der →Rehabilitation. Bewährt hat sich ein Vorgehen, das sich an den klinischen Rückbildungsphasen orientiert. Es werden drei Phasen der Behandlung unterschieden:

1. *Aktivierungstherapie* im akuten Stadium, 2. *störungsspezifische Übungstherapie* in der postakuten und chronischen Verlaufsphase und 3. *Konsolidierung* im chronischen Verlauf (vgl. Abb. 1).

1. *Aktivierungstherapie* Die sprachliche Aktivierung sollte so früh wie möglich einsetzen, am besten noch am Krankenbett im Akutkrankenhaus. Dies muss mit dem Allgemeinzustand des Patienten, seiner Belastbarkeit und dem Grad der Sprach- und Sprechstörungen abgestimmt sein. **Ziel** der Aktivierung ist die möglichst optimale Restitution der noch verbliebenen, aber vorübergehend beeinträchtigten Sprachfunktionen.

Als Therapiemethoden bieten sich deblockierende und stimulierende, hemmende sowie kompensatorische Verfahren an. Grundsätzlich werden diejenigen Symptome, die sprachliche, motorische oder neuropsychologische Basisleistungen betreffen und sich damit auf (komplexere) sprachliche Leistungen negativ auswirken, zunächst vorrangig behandelt.

Sobald der Patient 10–20 Minuten belastbar ist, kann mit ersten Versuchen, ein Gespräch zu führen, und mit der allgemeinen sprachlichen Aktivierung begonnen werden. Je nach Art und Ausmaß von neurologischen (→Lähmung und Gesichtsfelddefekt) und motorischen Begleitstörungen muss zunächst mit vorbereitenden Übungen zur Aufmerksamkeitslenkung, auditiven und visuellen Wahrnehmung, Mundmotorik, Kau- und Schluckmotorik und Körperhaltung begonnen werden. Die sprachliche Stimulierung erfolgt mit konkreten sprachlichen Stimuli, die in engem Handlungs- und Situationsbezug erarbeitet werden. Sprachliche Äußerungen lassen sich über intakte rechtshemisphärische Hirnfunktionen wie Singen und Sprechgesang (→Melodische Intonationstherapie M.I.T.) oder über automatisierte Sprache (z.B. Reihensprechen, Floskeln) stimulieren. Ein effektiver Stimulierungsansatz ist die →auditive Stimulierung, bei dem die gestörten sprachlichen Funktionen durch wiederholte Vor- und Nachsprechübungen mit Bild- und/oder Schriftunterstützung reaktiviert werden. Dieser Stimulierungsansatz eignet sich auch noch für die Therapie in der chronischen Verlaufsphase.

Neben der auditiven Stimulierung ist die →Deblockierungsmethode ein Verfahren, um Sprachfunktionen zu reaktivieren. Dabei werden systematisch intakte mit blockierten Sprachfunktionen gekoppelt. Bei unkontrollierten Sprachäußerungen (Sprachautomatismen, Jargon und Loghorrhoe, Perseverationen) sollen möglichst früh hemmende Verfahren eingesetzt werden, um ein Einschleifen von pathologisch automatisierter Sprache zu verhindern.

Trotz intensiver Stimulierung können sich manche Patienten initial nicht lautsprachlich äußern. Mit diesen Patienten sind nonverbale Kommunikationshilfen zu erarbeiten, mit denen alltägliche Bedürfnisse vermittelt werden können.

2. *Störungsspezifische Übungstherapie* Die Akutphase ist meist sechs Wochen nach dem Schlaganfall abgeschlossen. Die sprachlichen Fähigkeiten ändern sich danach nicht mehr von Tag zu Tag, sondern werden stabiler. Eine bestimmte Kombination von sprachlichen Symptomen wird erkennbar. Zu diesem Zeitpunkt ist eine ausführliche →Aphasiediagnostik notwendig.

Die Ergebnisse zeigen, in welchen sprachlichen Modalitäten (Sprechen, Verstehen, Lesen und Schreiben) und Komponenten (Wortschatz, Wortbildung, Satzbau, Lautstrukturen) der Schwerpunkt der Störung liegt. Zudem sollen die Auswirkungen der Aphasie auf die Kommunikation in Familie und Berufsleben eingeschätzt werden, um die Einschränkungen in der →Lebensqualität und die Entwicklung der →Krankheitsverarbeitung zu erfassen.

Ziel der störungsspezifischen Aphasietherapie ist es, eine funktionelle Reorganisation (Substitution und Kompensation) des geschädigten Sprachsystems zu erreichen. Es gilt, die sprachlichen Schädigungen zu reduzieren, die beeinträchtigten sprachlichen Aktivitäten zu optimieren sowie Ausfälle im Sprachwissen schrittweise wieder aufzubauen.

Für anhaltend schwer gestörte Sprachfunktionen müssen Umwegleistungen gebahnt oder Ersatzfunktionen gesucht werden, die eine Verständigung erleichtern. Sprachliche Stimulierung und Modifikation sowie der systematische Wiederaufbau von Sprachwissen sind die wichtigsten Behandlungsansätze der störungsspezifischen Übungsphase.

Linguistisch orientierte Ansätze versuchen, die Regelhaftigkeit der Sprache bewusst zu machen oder indirekt über die Auswahl von spezifischen Übungsmaterialien und Therapieformen zu vermitteln. In den letzten Jahren wurde eine ganze Reihe von sprachlichen Übungsmaterialien und -programmen entwickelt. Es werden Übungen für bestimmte sprachliche Komponenten (Semantik, Lexikon, Phonologie, Morphologie, Syntax) und für sprachliche Einheiten

Tabelle 2: Therapieansätze in der Aktivierungsphase.

Vorbereitende Übungen bei Begleitstörungen	▸ Aufmerksamkeitslenkung ▸ Körperhaltung ▸ Kau- und Schluckmotorik ▸ Mundmotorik ▸ Auditive und visuelle Wahrnehmung
Stimulierung (auditiv/multimodal)	▸ Automatisierte Sprache (Reihensprechen, Floskeln) ▸ Situationsbezogene Sprache ▸ Emotionale Sprache ▸ Intonation und Rhythmus
Deblockierung (Bahnung)	▸ Koppelung von intakten mit blockierten Sprachfunktionen ▸ Objekt- und handlungsbezogenes Deblockieren
Kompensation	▸ Nonverbale Kommunikation ▸ Kommunikationstafeln und -bücher ▸ Elektronische Hilfsmittel ▸ Unterstützendes Gesprächsverhalten

Tabelle 3: Bereiche des störungsspezifischen Übens.

Wortschatz (Lexikon)	▸ Semantische Felder und Relationen ▸ Wortklassen ▸ Phonologisch ähnliche Wörter, Reimwörter ▸ Wortbildung
Lautstrukturen (Phonologie)	▸ Phoneme und Phonemverbindungen ▸ Silben und Silbenverbindungen ▸ Prosodie
Satzbau (Syntax)	▸ Thematische Rollen (z.B. Agens, Patiens) ▸ Phrasenstrukturen ▸ Flexionsformen ▸ Freie grammatische Morpheme (Funktionswörter)
Text	▸ Sinnzusammenhang (Kohärenz) ▸ Stilistische Verknüpfung (Kohäsion) ▸ Textsorte und Textaufbau ▸ Übertragene Bedeutung (metaphorische Wendungen)
Schriftsprache	▸ Buchstaben ▸ Phonem-Graphem-Zuordnung ▸ Sichtwortschatz ▸ Orthographische Regeln/Muster ▸ Schriftliches Textverständnis

(Silben, Wörter, Sätze, Texte) in den verschiedenen Modalitäten (Sprechen, Verstehen, Lesen und Schreiben) angeboten (s. Tab. 2). Je nach Störungsschwerpunkt lassen sich die Übungsmaterialien und Übungsformen in der →phonologischen Therapie, →lexikalischen Therapie, →semantischen Therapie und →syntaktischen Therapie gezielt einsetzen (s. Tab. 3).

Ein wichtiger methodischer Grundsatz ist die intensive und multimodale Sprachstimulierung. Alle sprachsystematischen Übungen von Lautstrukturen, Wortschatz, Wortbildung, Satzbau und Textstrukturen sind möglichst nicht auf eine sprachliche Übungsmodalität zu beschränken. Vielmehr wird multimodal vorgegangen, d.h. Verstehen, Sprechen, Lesen und Schreiben werden systematisch kombiniert. Das Prinzip der multimodalen Stimulierung macht sich auch die →Modalitätenaktivierung MODAK zu nutze; in einem kleinschrittigen Vorgehen werden sprachliche Zieläußerungen in aufeinander aufbauenden Übungsstufen erarbeitet.

Zunehmend unterstützen psycholinguistische Wort- und Satzverarbeitungsmodelle sowohl die Interpretation der sprachlichen Beeinträchtigungen und Ressourcen als auch die Therapieplanung. Diese →modellorientierten Therapieansätze erleichtern eine gezielte Auswahl von Übungsmaterialien und Sprachmodalitäten. Modellorientierte Therapiemethoden im deutschsprachigen Bereich, deren Effektivität in Therapiestudien überprüft wurde, sind beispielsweise die →Mapping-Therapie, die →Reduzierte-Syntax-Therapie (REST) sowie wie verschiedene spezifische Therapieansätze zur Behandlung von phonologischen und lexikalischen Störungen.

> Die störungsspezifische Übungstherapie geht primär von den sprachlichen Symptomen und den zugrunde liegenden Störungsmechanismen aus. Aber dennoch werden die Übungen mit alltagsorientierten Zielen verknüpft, denn es gilt die Kommunikationsfähigkeit der Patienten zu verbessern, um sie am sozialen Leben im Familien- und Bekanntenkreis sowie in anderen Alltagssituationen teilhaben zu lassen.

Dazu muss geklärt werden, wie sich die jeweiligen Symptome in Gesprächen auswirken und welche Strategien Patienten und Angehörige einsetzen, um sich zu verständigen. Geeignete Therapieformen sind →kommunikativ-pragmatische Ansätze wie sprachliche Rollenspiele und dialogische Übungen, in denen spezifische Sprachfähigkeiten im Gesprächskontext geübt werden.

Um optimale Lernerfolge zu erzielen, ist eine intensive, spezifische Therapie erforderlich, die durch →computerunterstützte Sprachtherapieprogramme ggf. auch im →Heimtraining ergänzt werden sollte. Die spezifische Therapie dauert an, solange bei den Patienten sprachliche Lernfortschritte zu beobachten sind.

3. *Konsolidierung* Die Konsolidierung hat das Ziel, die kommunikative Partizipation (Teilhabe) im Alltag zu unterstützen. Alle wiedererlernten sprachlichen Fähigkeiten – zusammen mit nicht sprachlichen Umwegstrategien – sollen für die Kommunikation und die soziale Integration verfügbar gemacht werden. Der Übergang zwischen störungsspezifischem Üben und Konsolidieren ist fließend. Bereits in der störungsspezifischen Phase muss eine Konsolidierung einsetzen, um die Übertragung gelernter sprachlicher Einzelleistungen in den Alltag zu erreichen. Für die Förderung von Transferleistungen in die Alltagskommunikation bieten sich →kommunikativ-pragmatische Methoden an. Bei diesen Therapiemethoden geht es nicht primär um ein systematisches Wiederlernen spezifischer sprachlicher Fähigkeiten, sondern um die optimale Ausnutzung aller verfügbaren verbalen und nonverbalen Kommunikationsmittel. Zu den erprobten spezifisch pragmatischen Therapieansätzen gehören die →Promoting Aphasics' Communicative Effectiveness – PACE-Therapie sowie die →modifizierten PACE-Ansätze, die Prinzipien der natürlichen Kommunikation mit störungsspezifischen Therapieansätzen kombinieren. Ein darauf aufbauender Therapieansatz, der allerdings nur verbale Kommunikationsmittel zulässt, ist die →*Constraint-Induced-Aphasia-Therapy* (CIAT). Diese pragmatischen Therapiemethoden eignen sich für die Einzel- und Gruppentherapie und sind auch für die Einbeziehung der Angehörigen in die Therapie geeignet. Eine Methode, die ausdrücklich die Angehörigen in die Therapie mit einbezieht, ist das →Partner-Aphasiker-Kommunikations-Training (PAKT) sowie die Kommunikationstherapie mit Aphasikern und Angehörigen (s. Tab. 4).

Beim Erreichen von Lernplateaus wird die Einzeltherapie allmählich reduziert und möglichst von Gruppenbehandlung abgelöst. In dieser Phase erleben die Aphasiker und ihre Angehörigen, dass auch bei optimaler Therapie meist keine vollständige Restitution erreicht werden kann. Gruppentherapien und die Integration in eine Selbsthilfegruppe können jedoch Wege aufzeigen, wie sich die Lebensqualität mit den wiedererlangten kommunikativen Fähigkeiten und Umwegstrategien verbessern lässt. Die Patienten sollten sich so früh wie möglich wieder aktiv am Familienleben beteiligen und soziale Aufgaben übernehmen, die trotz Aphasie durchführbar sind.

Selbsthilfegruppe Die Krankheitsbewältigung und Teilhabe am sozialen Leben kann durch die aktive Teilnahme in einer Selbsthilfegruppe bedeutend unterstützt werden. In Deutschland hat sich in den letzten Jahrzehnten eine sehr erfolgreiche Selbsthilfebewegung der Aphasiker entwickelt. Der →Bundesverband für die Rehabilitation der Aphasiker (BRA) setzt sich dafür ein, dass die medizinische und therapeutische Versorgung sowie die psychosoziale und berufliche Wiedereingliederung von Menschen mit neurologisch bedingten Sprachstörungen verbessert wird. Die Selbsthilfearbeit wird durch Betroffene und Fachleute durch den Bundesverband und seine Landesverbände, Regionalgruppen und Aphasiezentren geleistet. In den Aphasiezentren werden multidisziplinäre Beratung, Sprachtherapie und soziale Aktivitäten

Tabelle 4: Therapieansätze in der Konsolidierungsphase.

Dialogtherapie	▸ Gesprächsmodifikation und Stimulierung von Kommunikationsstrategien ▸ Kommunikationstraining mit Aphasikern und Angehörigen
Alltagstherapie	▸ Rollenspiele ▸ Alltagserprobung
Gruppentherapie	▸ Psychosozial orientiert ▸ Sprachlich orientiert
Selbsthilfegruppen	▸ Teilhabe an den sozialen Aktivitäten ▸ Generalisierung von Kommunikationsstrategien

angeboten. Einige Zentren oder auch Stützpunkte sind Rehabilitationskliniken angegliedert und übernehmen Aufgaben der ambulanten Nachsorge.

Wirksamkeit der Sprachtherapie Wie zahlreiche Verlaufsstudien belegen, ist eine gezielte Aphasietherapie wirksamer als die Verbesserung sprachlicher Leistungen durch Spontanheilung. Zwar gab es in der Vergangenheit Kontroversen über die Wirksamkeit von Sprachtherapie. Alle Studien mit negativem Ergebnis hatten jedoch gravierende methodische Mängel in der Auswahl der Patienten sowie in der Qualität und Häufigkeit der Behandlung. Neuere Aktivierungsstudien zeigen, dass sich durch intensives und gezieltes Üben tatsächlich Sprachfunktionen des Gehirns verbessern. Sicher ist, dass intensive, das heißt möglichst häufige und auf die sprachlichen Störungen ausgerichtete Behandlung eine wichtige Voraussetzung für den Therapieerfolg ist. Befunde aus funktionell-bildgebenden Studien belegen, dass die sprachliche Reorganisation des geschädigten Gehirns unter Einfluss intensiver Sprachtherapie auch noch in der chronischen Phase möglich ist. Der Reorganisationsprozess wird auf eine Aktivierung intakter Areale der dominanten linken Hirnhälfte und homologen rechtshemispärischer Hirnregionen zurückgeführt (L. S.).

Literatur

Huber, W., Poeck, K. & Weniger, D. ([5]2002): Aphasien. In: Hartje, W. & Poeck, K. (Hrsg.): Klinische Neuropsychologie (93–158). Stuttgart.

Huber, W., Poeck, K. & Springer, L. (2006): Klinik und Rehabilitation der Aphasie. Stuttgart.

Kessler, J., Kalbe, E. & Heiss, W.-D. (2003): Sprachstörungen – Phänomenologie, Diagnostik und Therapie der Aphasie. Bremen, London, Boston.

i. d. R. mit dem →Aachener Aphasie Test (AAT) durchgeführt. Für die Untersuchung der akuten Aphasie stehen verschiedene Test- und Screening-Verfahren zur Verfügung, deren Durchführungsdauer möglichst kurz ist: z. B. →AABT, →ACL, →AST, →KAP.

Literatur

Huber, W., Poeck, K. & Weniger, D. ([5]2002): Aphasie. In: Hartje, W. & Poeck, K. (Hrsg.): Klinische Neuropsychologie (93–160). Stuttgart: Thieme.

Aphasierehabilitation Die Rehabilitation von Aphasien erstreckt sich auf verschiedene Phasen (→Aphasieverlauf, →Spontanremission). Grundlegend ist die von der Weltgesundheitsorganisation (WHO: *World Health Organization*) entwickelte „Internationale Klassifikation der Funktionsfähigkeit, Behinderung und Gesundheit" (→ICF). Am Anfang steht die Schädigung der Sprachfunktionen des Gehirns. Unmittelbare Folge sind Beeinträchtigungen von sprachlichen Tätigkeiten (Aktivitäten) beim Sprechen, Verstehen, Lesen und Schreiben. Diese können zu einer Behinderung führen, nämlich zu Einschränkungen in der der sprachlichen Kommunikation und in der Teilhabe (Partizipation) am sozialen Leben.

WHO-Klassifikation von Aphasien Die Behandlung durchläuft verschiedene klinische Phasen der Rehabilitation. Die Akutbehandlung zielt auf die Eingrenzung der Schädigung und auf frühe Sprachaktivierung. Die anschließende stationäre Behandlung intensiviert die Sprachaktivierung und versucht die Sprachschädigung zu bessern. Dies wird in der ambulanten Behandlung fortgesetzt unter Einbeziehung von Kommunikation und Partizipation im Alltag. Maßnahmen zur beruflichen Rehabilitation schließen sich an. Selbsthilfegruppen und -verbände versuchen vor allem, die Partizipation der Patienten am sozialen Leben zu unterstützen.

Literatur

Huber, W., Poeck, K. & Springer, L. (2006): Klinik und Rehabilitation der Aphasie. Stuttgart: Thieme.

Aphasie-Schnell-Test (AST) →Aphasiediagnostik

Prüfverfahren für akute Aphasien, beruht auf dem englischsprachigen Kurztest →Frenchay Aphasia Screening Test (FAST). In nur 15 Minuten werden die vier Modalitäten Sprachverständnis, Sprechen, Lesen und Schreiben erfasst. Anhand von Prozentrangbereichen kann der Schweregrad der aphasischen Störungen eingeschätzt werden.

Literatur

Kroker, K. (2000): Aphasie Schnelltest (AST). Leverkusen: Steiner.

Aphasiesymptome Die sprachlichen Störungsmerkmale (Symptome) sind zu Beginn der Erkrankung sehr variabel und schwanken in Abhängigkeit vom Allgemeinzustand. Art und Ausmaß der sprachlichen Störungen wechseln oft von Tag zu Tag. Neben Verbesserungen kann es auch zu Verschlechterungen kommen, pathologische Sprachmechanismen können sich einschleifen. Aufgrund des starken Fluktuierens der Störungen ist oft eine genaue Diagnose und Prognose nicht möglich.

Mit Abklingen der Akutphase zeigt sich mehr und mehr ein stabiles Muster der sprachlichen Ausfälle. Je nach Art und Schweregrad der Aphasie sind die Fähigkeiten für rasches, vollständiges und genaues Sprechen, Verstehen, Lesen und Schreiben in charakteristischer, konsistent wiederkehrender Weise betroffen. Das innere Sprachsystem ist gestört. Es besteht aus verschiedenen Komponenten, in denen das Wissen des Wortschatzes (Lexikon), des Satzbaus (Syntax), der Lautstrukturen (Phonologie) sowie von Sprachmelodie und Rhythmus (Prosodie) gespeichert sind. Wenn der Sprecher eine Mitteilungsabsicht sprachlich formuliert oder wenn der Hörer eine gehörte oder gelesene Mitteilung interpretiert, müssen alle diese Komponenten aktiviert werden.

Innerhalb der Vielfalt aphasischer Störungsmerkmale lassen sich drei Symptomgruppen unterscheiden:

- Symptome, die eine pathologische Enthemmung anzeigen: Dies sind unpassende sprachliche Perseverationen, Sprachautomatismen und Echolalie.
- Symptome, die Störungen des Sprachwissens anzeigen: Dies sind Fehler in der Wortfindung und Wortwahl, in der Bildung von Lautstrukturen und in der Satzbildung.
- Symptome, die Leistungsunterschiede zwischen sprachlichen Modalitäten wiedergeben: So kann Nachsprechen, auditives Sprachverstehen, Lesen oder Schreiben herausragend stark gestört bzw. gut erhalten sein.

Literatur

Huber, W., Poeck, K. & Springer, L. (2006): Klinik und Rehabilitation der Aphasie. Stuttgart: Thieme.

Aphasiesyndrome Das Auftreten der →Aphasiesymptome ist nicht von Patient zu Patient zufällig. Vielmehr kehren charakteristische Einzelsymptome in Kombination mit anderen Symptomen immer wieder. Diese bilden die Grundlage für die Unterscheidung verschiedener Typen oder Syndrome der Aphasie. Nach einem Schlaganfall lassen sich die Symptome bei rund 80 % der Patienten einem von vier Haupttypen zuordnen, den Standardsyndromen: →globale, →Broca-, →Wernicke- und →amnestische Aphasie.

Jedes Standardsyndrom ist durch einen unterschiedlichen Schweregrad der Störungen und durch eine bestimmte Kombination von Symptomen charakterisiert. Einzelne Symptome sind dabei vorherrschend; diese heißen Leitsymptome. Bei rund 80 % von Schlaganfallpatienten mit Aphasie können die Sprachstörungen als eines der vier großen Standardsyndrome klassifiziert werden. Die Klassifizierung nach Syndromen sollte man i.d.R. erst bei Entlassung aus der Akutbehandlung vornehmen. Der erfahrene Kliniker gibt eine orientierende Klassifikation allein durch Beobachtung der Spontansprache. Zuverlässig ist die Klassifikation aufgrund einer ausführlichen, 60–90 Minuten dauernden Sprachuntersuchung mit dem →Aachener Aphasie Test (AAT). Die dabei ermittelten Leistungen des einzelnen Patienten werden mit denen größerer Gruppen von Patienten statistisch verglichen, und auf diese Weise wird eine Prozentwahrscheinlichkeit für das Vorliegen eines der vier Standardsyndrome ermittelt. Diese Analyse wird mit Hilfe eines Computerprogramms durchgeführt.

Am Ende der Akutphase haben die Standardsyndrome folgende Häufigkeit:

- ca. 20 % globale Aphasie
- ca. 15 % Broca-Aphasie
- ca. 15 % Wernicke-Aphasie
- ca. 30 % amnestische Aphasie
- ca. 20 % nicht klassifizierbare Aphasie und Sonderformen.

In Rehabilitationseinrichtungen sind die Anteile von globalen Aphasikern höher, sie liegen zwischen 30 und 40 %. Dies erklärt sich aus der Schwere ihrer Sprachstörungen, die längere und intensivere Versuche der Rehabilitation notwendig machen.

Für die Beschreibung des Verlaufs ist eine Zusammenfassung der Syndrome nach den Merkmalen des Sprachflusses sinnvoll. Als nicht-flüssige Aphasien werden globale und Broca-Aphasie eingestuft, als flüssige Aphasien Wernicke- und amnestische Aphasien. Die nicht-flüssigen Aphasien sind im ersten Jahr nach Erkrankung zu rund 30 % vertreten, in späteren Jahren zu 70 %. Dabei steigt der Anteil von Broca-Aphasikern um mehr als das Dreifache an. Dies beruht darauf, dass die Broca-Aphasie mit ihrem Leitsymptom, →Agrammatismus ein Rückbildungssyndrom der globalen Aphasie ist. Dennoch werden in der chronischen Phase immer noch rund 20 % der Patienten als globale Aphasie eingestuft.

Neben den Standardsyndromen werden zwei weitere Aphasietypen unterschieden, bei denen das Nachsprechen von Wörtern und Sätzen entweder herausragend gestört (→Leitungsaphasie) oder herausragend gut erhalten ist (→transkortikale Aphasie). Nach den strikten Klassifikationskriterien des Aachener Aphasie Tests (AAT) sind diese beiden Sonderformen selten. Ihr Anteil schwankt zwischen 2 % und 5 %.

In der Tabelle unten sind die Standardsyndrome und die Sonderformen der Aphasie zusammengefasst. Das Klassifikationsschema wurde den Leitlinien 2001 der Fachgesellschaften für die Aphasie- und Dysarthriebehandlung entnommen und leicht modifiziert.

Literatur

Huber, W., Poeck, K. & Springer, L. (2006): Klinik und Rehabilitation der Aphasie. Stuttgart: Thieme.

Bauer, A., De Langen-Müller, U., Glindemann, R., Schlenck, C., Schlenck, K.-J. & Huber, W. (2002): Qualitätskriterien und Standards für die Therapie von Patienten mit erworbenen neurogenen Störungen der Sprache (Aphasie) und des Sprechens (Dysarthrie): Leitlinien 2001. Akt. Neurol. 29, 63–75.

Tabelle: Standardsyndrome und die Sonderformen der Aphasie.

Standardsyndrome

Globale Aphasie
- Leitsymptom: Sprachautomatismen
- Sprachfluss: stark eingeschränkt, oft dysarthrisch
- Kommunikation: sehr schwer bis schwer gestört

Wernicke-Aphasie
- Leitsymptome: Paragrammatismus, Paraphasien, Jargon
- Sprachfluss: unauffällig, teilweise überschießend (Logorrhoe)
- Kommunikation: bei Jargon schwer gestört, sonst schwer bis mittelgradig

Broca-Aphasie
- Leitsymptome: Agrammatismus, Sprechapraxie
- Sprachfluss: eingeschränkt, oft dysarthrisch
- Kommunikation: schwer bis mittelgradig gestört

Amnestische Aphasie
- Leitsymptom: Wortfindungsstörungen
- Sprachfluss: unauffällig, aber häufig Suchverhalten und Satzabbrüche
- Kommunikation: mittelgradig bis leicht gestört

Sonderformen

Leitungsaphasie
- Leitsymptom: herausragend gestörtes Nachsprechen mit phonematischen Paraphasien und Suchverhalten, stark reduzierte verbale Merkspanne
- Sprachfluss: unauffällig, aber häufig phonematisches Suchverhalten und Satzabbrüche
- Kommunikation: mittelgradig gestört

Transkortikale Aphasie
- Leitsymptom: herausragend gutes Nachsprechen
- Sprachfluss:
  - unauffällig, aber eingeschränktes Verstehen (transkortikal-sensorisch)
  - stark eingeschränkt mit gutem Verstehen (transkortikal-motorisch)
  - stark eingeschränkt mit schlechtem Verstehen (gemischt-transkortikal)
- Kommunikation: mittelgradig bis stark gestört

Aphasieverlauf →Aphasierehabilitation

Der Rückbildungsverlauf von Aphasien ist durch verschiedene neurophysiologische und neuropsychologische Faktoren beeinflusst. Man unterscheidet folgende Phasen: akute, postakute und chronische Phase. In der Akutphase, d.h. in den ersten 2 bis 6 Wochen, beobachtet man bei der Mehrzahl der Patienten rasche und teilweise starke Besserungen (→Spontanremission). Danach bleiben bei der Mehrzahl der Patienten anhaltende sprachliche Funktionsstörungen bestehen. Das sprachliche Störungsbild stabilisiert sich, Spontanbesserungen sind jedoch weiterhin möglich. Man unterscheidet eine frühe (ca. 1 bis 3 Monate) und eine späte (5 bis 12 Monate) postakute Phase. Spätestens nach 12 Monaten tritt ein chronischer Zustand der Aphasie ein. Weitere Besserung erfolgt nicht mehr spontan, und auch bei intensivem Üben und Lernen sind die Fortschritte häufig begrenzt. Die Patienten erwerben jedoch vielfache Möglichkeiten, die Kommunikation im Alltag trotz der gestörten Sprache zu meistern.

Die angegebenen Zeiträume für den Aphasieverlauf variieren je nach Schweregrad der Hirnschädigung und sind abhängig von der Erkrankungsursache. Nicht zutreffend sind sie bei fortschreitender Erkrankung (Hirngeschwulst, Hirnabbauprozess). Die Verlaufsphasen der Aphasie sind aus den Beobachtungen zur spontanen Rückbildung abgeleitet und sind für die Planung der Aphasietherapie wichtig.

Literatur

Huber, W., Poeck, K. & Springer, L. (2006): Klinik und Rehabilitation der Aphasie. Stuttgart: Thieme.

Aphonie Vorübergehender oder dauerhafter Stimmverlust. Die Verständigung erfolgt über eine stimmlose Artikulation mittels Flüsterstimme. Organisch bedingt kann eine Aphonie als Symptom einer Laryngitis vorkommen oder nach Kehlkopfoperationen (z.B. bei →Larynxkarzinom) auftreten. Weit häufiger ist sie psychogen verursacht (Psychogene Aphonie). Je länger eine Aphonie besteht, desto schlechter ist ihre Prognose. Eine plötzliche Aphonie gilt daher als phoniatrischer Notfall.

Apoplektischer Insult →Schlaganfall

Apoplexia cerebri →Schlaganfall

Apoplexie →Schlaganfall

Appogio →Atemstütze

Apraxie Das Leitsymptom der Apraxien sind motorischen Fehlhandlungen. Im Unterschied zu „elementaren" motorischen Symptomen einer Hirnschädigung betreffen sie auch die zur Hemisphärenläsion ipsilaterale Seite des Körpers.

> Ein weiteres Charakteristikum ist der Kontrast zwischen gravierenden Fehlern bei der Ausführung bestimmter motorischer Aufgaben und unauffälliger Ausführung anderer Aufgaben, die ähnliche oder sogar höhere Ansprüche an visuomotorische Koordination und Feinmotilität stellen.

Apraxien sind in erster Linie ein Symptom linkshirniger Läsionen und meist mit Aphasie verbunden. Sie betreffen drei Domänen von motorischen Aufgaben: Das Imitieren von Gesten, die Ausführung kommunikativer Gesten und den Gebrauch von Werkzeugen und Objekten.

- *Imitieren:* Gestörtes Imitieren wurde als Beleg für eine Unfähigkeit gesehen, richtig konzipierte Gesten in motorische Aktionen umzusetzen (De Renzi 1990). Es gibt aber Patienten, bei denen schwere Störungen des Imitierens mit völlig normaler Ausführung von kommunikativen Gesten auf Aufforderung kontrastiert, obwohl ein Defizit der Umsetzung von Handlungsentwürfen in motorische Aktionen diese unabhängig davon betreffen sollte, ob sie vom Untersucher vorgezeigt oder aus dem Gedächtnis abgerufen werden (Goldenberg 2006). Während linkshirnige Läsionen das Imitieren aller Gesten beeinträchtigen, ist die Wirkung rechtshirniger Läsionen auf Finger oder Fußstellungen beschränkt. Läsionen des linken Parietallappens können eine selektive Störung des Imitierens ohne Aphasie und ohne Beeinträchtigung kommunikativer Gesten verursachen (Goldenberg & Hagmann 1997).
- *Kommunikative Gesten*: Die klinische Prüfung kommunikativer Gesten konzentriert sich üblicherweise auf die Pantomime des Objektgebrauchs, bei der die Patienten mit der Hand zeigen sollen, wie sie ein verbal oder durch Bilder vorgegebenes Objekt benutzen würden. Studien der kinematischen Parameter solcher Pantomimen in

gesunden Versuchspersonen bestätigen, dass es sich um kommunikative Gesten handelt, deren Ziel die deutliche Darstellung des Objektes und seines Gebrauchs ist und deren kinematische Parameter sich von denen des realen Gebrauchs der Objekte unterscheiden.

Gestörte Pantomime ist ausschließlich ein Symptom linkshirniger Läsionen und immer mit Aphasie verbunden, es gibt aber aphasische Patienten ohne Störung der Pantomime. Eine bislang offene Frage ist, ob die Probleme bei der Produktion von kommunikativen Gesten in der Untersuchungssituation eine Vorhersage auf die Effizienz kommunikativer Gesten zur Kompensation sprachlicher Ausdrucksmängel in der spontanen Kommunikation aphasischer Patienten erlauben.

- *Werkzeug- und Objektgebrauch*: Fehler im Gebrauch einzelner vertrauter Werkzeuge wie etwa Messer und Gabel, Schreibstift oder Hammer werden nur bei Patienten mit ausgedehnten linkshirnigen Läsionen und Aphasie beobachtet. Mehrschrittige Handlungen mit mehreren Objekten, wie zum Beispiel das Zubereiten einer Mahlzeit, bereiten hingegen auch Patienten mit rechtshirnigen oder frontalen Läsionen Schwierigkeiten.
- *Gesichtsapraxie*: Ebenso wie die Gliedmaßenapraxie ist auch die Apraxie von Mund und Gesicht in erster Linie ein Symptom linkshirniger Läsionen. Sie kann aber unabhängig von einer gleichzeitigen Gliedmaßenapraxie vorhanden sein oder fehlen. Enger, doch ebenfalls nicht obligat, ist die Assoziation mit Sprechapraxie (Ziegler 2003).

Literatur

De Renzi, E. (1990): Apraxia. In: F. Boller & J. Grafman (Eds.), Handbook of clinical neuropsychology Vol. 2 (pp. 245–263). Amsterdam, New York, Oxford: Elsevier.

Goldenberg, G. & Hagmann, S. (1997): The meaning of meaningless gestures: A study of visuo-imitative apraxia. Neuropsychologia, 35, 333–341.

Ziegler, W. (2003): Speech motor control is task-specific: Evidence from dysarthria and apraxia of speech. Aphasiology, 17, 3–36.

Äquivalenzklassifikation Kinder und Erwachsene sprechen mit unterschiedlicher Stimmlage. Dadurch entsprechen bei Kindern die Frequenzen tiefer Vokale denen der hohen Vokale bei Erwachsenen. Um z. B. „ä", „ö" und „ü" korrekt zuordnen zu können, erfolgt nach dem ersten eindeutig identifizierbaren Vokal (meist dem ersten „i") eine Anpassung an die Grundfrequenz des Sprechers (Normalisierung der Sprachwahrnehmung). →Auditive Wahrnehmung

Arbeitsgedächtnis Engl. *working memory*, eine Modellvorstellung, die in der zeitbasierten Aufteilung der Gedächtnisfunktionen dem Kurzzeitgedächtnis entspricht. Das Arbeitsgedächtnis besitzt eine interne Struktur und ist aktiv an der Verarbeitung der zu behaltenden Information beteiligt. Im Modell des Arbeitsgedächtnisses nach Baddeley (1986) (s. Abb.) regelt eine zentrale Exekutive durch Ressourcenzuweisung die ein- und ausgehenden Informationsflüsse im Arbeitsgedächtnis. Zwei automatisiert und unabhängig arbeitende Dienstsysteme speichern visuelle Information (visuell-räumlicher Skizzenblock) oder verbale Information (phonologisches Arbeitsgedächtnis). Das phonologische Arbeitsgedächtnis besitzt einen phonologischen Speicher, in dem verbale Information nur wenige Sekunden gehalten werden kann, und eine phonologische Schleife, in der Informationen des phonologischen Speichers durch inneres, wiederholtes Sprechen (sog. *rehearsal*) wieder aufgefrischt werden und so länger für die Verarbeitungsprozesse zur Verfügung stehen.

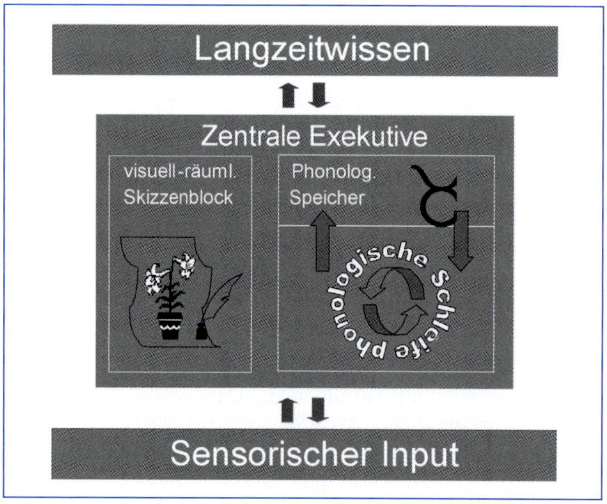

Abb.: Arbeitsgedächtnismodell nach A. Baddeley (1986). Eine eingeschränkte Funktionalität des phonologischen A. gilt als möglicher Ursachenfaktor bei →Sprachentwicklungsstörungen.

Literatur

Baddeley, A. D. (1986): Working memory. Oxford: OUP.

Arbeitsgemeinschaft der freiberuflichen und angestellten Sprachheilpädagogen →AGFAS

Arbeitsgemeinschaft für Sprachheilpädagogik 1927 in Hamburg gegründete Vorläuferorganisation der →dgs; 1933 aufgelöst. 1953 wiedergegründet; 1968 umbenannt in →Deutsche Gesellschaft für Sprachheilpädagogik e.V. →dgs.

ARS →Anlaute hören, Reime finden, Silben klatschen – Erhebungsverfahren zur phonologischen Bewusstheit für Vorschulkinder und Schulanfänger.

Arteria cerebri media lat. Bezeichnung für die mittlere Hirnarterie, die aus der Carotis interna abzweigt und große Anteile des Großhirns versorgt.

Artikulation Sprechbewegungsvorgang, meist bezogen auf die Bewegungen der orofazialen Muskulatur, der Zunge und der Gaumensegel- und Schlundmuskulatur.

Artikulationsbasis Gewohnheitsmäßige Grundeinstellung, von der die Artikulationsbewegungen ausgehen.

Artikulationsfehler Ein Laut wird nicht so ausgesprochen, wie es in der Erwachsenenlautung erwartet wird. →Aussprachestörung

Artikulationsrate Pro Zeiteinheit (meist pro Minute) gemessene Anzahl der gesprochenen Silben abzüglich der Pausen; durchschnittliche Artikulationsrate im Deutschen, d.h. Anzahl der Silben in 1 Min. ununterbrochenem Sprechen: ca. 340 Silben. →Sprechrate

Artikulationsstellenwechsel Die Laute einer Artikulationsstelle werden durch die Laute einer anderen Artikulationsstelle ersetzt →Vorverlagerung, Rückverlagerung

Artikulationsstörung Auch genannt →Phonetische Störung, →Aussprachestörungen

Artikulationstherapie Klassische Therapie der →phonetischen Störung bzw. Artikulationsstörung nach Van Riper.

Die klassische Artikulationstherapie geht davon aus, dass kindliche Aussprachestörungen in erster Linie Störungen der Artikulation und damit eher ein peripheres Problem sind. Sie seien Folgen entweder einer auf eine verzögerte neuronale Reifung zurückzuführenden sprechmotorischen Ungeschicklichkeit oder von Defiziten in der auditiven Verarbeitung.

Die Behandlung gliedert sich in drei Bereiche: Zunächst werden →mundmotorische Übungen als vorbereitendes Training durchgeführt. Dabei sollen die für den anzubahnenden Laut notwendigen mundmotorischen Muster berücksichtigt werden. Weiterer Bestandteil der Therapie ist ein →Hörtraining. Ziel dieses Hörtrainings ist die Bewusstmachung des Zielphons. Nach Van Riper & Irwin (1958) muss das Hören als Kontrollmechanismus für das Sprechen bewusst erarbeitet werden, da das falsche Lautmuster über die taktil-kinästhetische Wahrnehmung gesteuert wird. Im Rahmen des Hörtrainings soll das Kind lernen, den Ziellaut zu identifizieren, um dessen Höreindruck mit dem der Fehlbildung vergleichen zu können. Dies wird als Voraussetzung für die Korrektur angesehen.

Der Schwerpunkt der Artikulationstherapie liegt jedoch auf dem expressiven Training (Lautanbahnung). Hierbei wird das fehlgebildete Phon zunächst korrekt angebahnt. Dabei werden aktive und passive Methoden der Anbahnung unterschieden: Bei passiven Methoden bringt der Therapeut beispielsweise die Zunge mittels einer Sonde in die korrekte Position. Bei aktiven Methoden wird der Bewegungsablauf beschrieben, es werden Vorstellungsbilder eingesetzt, der Laut wird von einem benachbarten Laut aus abgeleitet oder es werden grob- oder feinmotorische Bewegungen →LUB unterstützend eingesetzt. Ist der Laut angebahnt, wird er isoliert, auf Silben-, Wort- und Satzebene in allen Wortpositionen gefestigt und schließlich der Transfer in die Spontansprache unterstützt. →Aussprachestörungen

Literatur

Van Riper, Ch. & Irwin, J.V. (1958): Voice and Articulation. Englewood Cliffs, New Jersey (deutsch: Artikulationsstörungen. Diagnose und Behandlung. Berlin 1976: Marhold).

Artikulatorischer Prozess Phonetische Lautfehlbildung, Symptom der →Artikulationsstörung, phonetische Störung, z.B. →Sigmatismus, →Lateralisation der Sibilanten, →multiple Interdentalität

Aryknorpelluxation Syn. Aryluxation. Selten spontane, meistens traumatische Verkippung des Stellknorpels, iatrogen auch nach Intubation. Hieraus resultiert eine Bewegungsstörung der betroffenen

Stimmlippe mit heiserer und behauchter Stimme. Endoskopisch ist eine Aryluxation differenzialdiagnostisch oft schwer von einer Stimmlippenparese zu unterscheiden. Da eine Aryluxation kurzfristig operativ reponiert werden muss (Aryreposition), um eine bleibende Stimmstörung zu vermeiden, ist eine Diagnosesicherung erforderlich. Diese erfolgt heute non-invasiv mittels hochauflösendem Spiral-CT (Computertomographie) des Larynx oder seltener invasiv mittels Elektromyographie der Stimmlippe.

ASHA →American Speech-Language-Hearing Association

Aspiration Ansaugen von Gasen oder Flüssigkeiten; (pathol.) Aspiration beim Schlucken: Eindringen von Bolusteilen in die Luftwege unterhalb der Stimmlippen.

Aspiration, intradeglutitiv →Aspiration während des →Schluckreflexes

Aspiration, postdeglutitiv →Aspiration nach dem →Schluckreflex

Aspiration, prädeglutitiv →Aspiration vor der Schluckreflexauslösung

Aspiration, stille →Aspiration ohne klinische Zeichen (v.a. husten).

Aspirationsschnelltest Schnell und einfach durchführbares klinisches Screening zur Einschätzung der Aspirationsgefahr (z.B. 50-ml-Wassertest kombiniert mit Untersuchung der pharyngealen Sensibilität oder mit der Pulsoxymetrie).

Aspirierung →Phonologischer Prozess (pathologisch), bei dem ein unaspirierter Laut aspiriert ausgesprochen wird.

Assimilation →Phonologischer Prozess (physiologisch) auch gen. Assimilierung, Assimilationsprozesse, Harmonisierungsprozesse, Angleichung von Lauten/Silben innerhalb eines Wortes, auch wortübergreifend. Die Angleichung kann bedeuten, dass die Artikulationsstelle, aber auch die Artikulationsart angeglichen wird, z.B. /γαβ↔λ/ →[βαβ↔λ] od. /καν↔/→[καN↔].

Man unterscheidet

- *regressive Assimilationen* (Angleichung geht von einem weiter hinten im Wort stehenden Laut aus, z.B. Gabel zu Babel) und
- *progressive Assimilationen* (Angleichung geht von einem vorne im Wort stehenden Laut aus, z.B. /πακετ/ zu [παπετ])

Teilweise wird *durch* Hinzunahme des Artikulationsortmerkmals beschrieben, an welchen Ort die Assimilation hin stattgefunden hat, z.B. Alveolarassimilierung.

Sonderform: →Kontaktassimilation

Assoziationsmethode →McGinnis

Assoziative Beeinträchtigung Verlust der semantischen Präzision.

AST →Aphasie-Schnell-Test

Asymbolie Die Bezeichnung Asymbolie wurde vorgeschlagen, um eine allgemeine Störung des Verstehens und der Produktion von kommunikativen Zeichen zu charakterisieren. Die Aphasie wird dabei als eines von mehreren Symptomen dieser Grundstörung angesehen. Andere Manifestationen sind entdifferenzierte kommunikative Gesten und Zeichnungen sowie Schwierigkeiten im Umgang mit nichtsprachlichen Notationssystemen (z.B. Zahlen oder Musiknoten) und Symbolen (z.B. Verkehrszeichen). Es ist empirisch gut belegt, dass solche Schwierigkeiten bei Patienten mit linkshirnigen Läsionen und Aphasie gehäuft auftreten, doch muss dies nicht auf eine gemeinsame Grundstörung hinweisen. Das Zusammentreffen kann auch durch anatomische Nachbarschaft verantwortlicher Regionen innerhalb der linken Hemisphäre erklärt werden.

Ataktische Dysarthrie Neurogene Sprechstörung, die durch den Pathomechanismus einer →Ataxie verursacht wird. Eine a.D. tritt meist nach Schädigungen des Kleinhirns oder dessen Verbindungen zu anderen Strukturen des zentralen Nervensystems auf.

Ataxie Form der →Cerebralparese, bei der willkürliche Bewegungen durch Läsionen des →Cerebellums zwar möglich, aber wenig gezielt auftreten; häufig kombiniert mit →Athetose oder Spastik; führt häufig zur →Dysarthrie mit unkoordinierter, skandierter, monotoner und verlangsamter Sprechweise.

Atem-Phonations-Artikulations-Dyskoordination Subjektive Luftnot während des Sprechens, die häufig als Folge einer einseitigen →Stimmlippenparese, i.R. einer →Funktionellen Dysphonie oder als Symptom der →Dysarthrophonie vorkommt.

Atemstütze Komplex zwischen agonistischen und antagonistischen Atemmuskeln;

koordinierte Form der Phonationsatmung bei Berufssprechern, Schauspielern und Sängern. Über die resultierende kontrollierte und dosierte Abgabe der Exspirationsluft kann eine besonders kräftige und lang anhaltende →Phonation erzeugt werden.

Atemübungen Während der Stimmtherapie durchgeführte Übungen zur gleichmäßig kontrollierten Luftabgabe (→Dysphonie).

Atemvolumen Bei ruhiger Atmung bewegte Menge an Atemluft; ca. 500 ml, (syn. Respirationsluft, Atemzugvolumen).

Atemwurf Ein Teilbereich der Therapie-Methode nach Fernau-Horn. Durch „Federung" des Kehlkopfes, „Atemwurf" und „Pleuelübung" der Zunge soll eine Lockerung muskulärer Spannungen im Atem-, Phonations- und Artikulationstrakt erreicht werden, die eine Weitung des Kehl- und Rachenraums sowie eine flexible Tiefstellung des Kehlkopfes ermöglicht.

Atemzeitquotient Verhältnis von Inspirations- zu Exspirationsdauer. Bei Ruheatmung 1:1,0 bis 1:1,5. Beim Sprechen verlängert sich die Exspirationsdauer auf etwa 1:4.

Atemzentrum In der Formatio reticularis gelegene atemregulierende Neuronengruppe.

Athetose Form der →Cerebralparese, bei der durch eine Läsion im extrapyramidalen System ruckhaft ausführende Bewegungen mit wechselndem Muskeltonus auftreten; führt häufig zur →Dysarthrie.

Atmung Im Zusammenhang mit der Sprech- und Stimmfunktion unterscheidet man →Phonationsatmung und →Ruheatmung. Während die Phonationsatmung die respiratorischen Vorgänge bei Stimmgebung und während der Sprechvorgänge charakterisiert, wird der Begriff Ruheatmung vielschichtiger verwendet. So ist Ruheatmung im engeren Sinne die Atmung unter völliger körperlicher Inaktivität, während die Ruheatmung im weiteren Sinne die stumme Atmung bei stimmlicher und sprechmotorischer „Ruhe" bezeichnet auch dann, wenn gerade körperliche Aktivitäten (z.B. Joggen) ausgeübt werden.

Audiogene Aussprachestörung Durch eine Hörstörung verursachte Aussprachestörung.

Audiogene Dysphonie Durch eine Hörstörung verursachte Stimmstörung.

Audiogramm Darstellung der Ergebnisse einer →Hörprüfung in einem Diagramm. Werden Töne geprüft, wird für die einzelnen Prüffrequenzen in Hz bzw. kHz die Lautstärke in dB HL ermittelt, damit der Testton gerade eben hörbar wird (→Hörschwelle). Das so ermittelte Tonaudiogramm stellt die Hörschwellen für Luftleitung (Kopfhörer) und Knochenleitung (Vibrator) dar und erlaubt eine Beurteilung über die Art einer Schwerhörigkeit (→Schallleitungsschwerhörigkeit oder →Schallempfindungsschwerhörigkeit), den Grad der Schwerhörigkeit (geringgradig, mittelgradig, hochgradig, Taubheit) und die Frequenzzuordnung des →Hörverlustes (Hochton-, Mittelton-, Tiefton- oder pantonaler Hörverlust). Wird die Hörprüfung mit Sprache vorgenommen (→Sprachaudiometrie), wird ein Sprachaudiogramm erstellt, welches den Hörverlust für Sprache sowie das prozentuale Sprachverständnis beurteilbar macht. Ton- und Sprachaudiogramm werden für die →Begutachtung, als Indikationsbasis für eine →Hörgeräteversorgung (→Heilmittel und Hilfsmittelrichtlinien) und zur Effektivitätskontrolle einer Hörgeräteversorgung durch Sprachtests in Ruhe und im Störgeräusch verwendet.

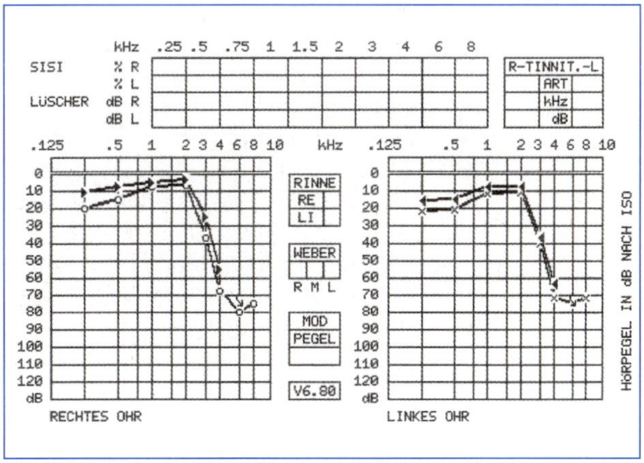

Abb.: Audiogramm, beidseitige Schallempfindungsschwerhörigkeit.

Audiologie Beinhaltet die Wissenschaft von Hören, Hörwahrnehmung und hörspezifischer Kommunikation und umfasst auch die Anatomie, Physiologie und Pathophysiologie des →Hörorgans vom →Außenohr über das →Mittelohr und die zentrale →Hörbahn bis zum auditiven Kortex. Die Wissenschaft und Technik der Hörprüfmethoden wird als →Audiometrie bezeichnet und ist Teil der Audiologie.

Audiometer Zur Durchführung von Hörprüfungen mit Tönen, Geräuschen, Sprache und anderen Testsignalen werden Audiometer verwendet, an denen über Kopfhörer, Knochenleitungshörer oder Lautsprecher →Tonaudiogramme, →Sprachaudiogramme und weitere spezielle z.B. überschwellige Untersuchungen durchgeführt werden können. Audiometer sollten möglichst in schallgeschützten Räumen, die DIN-Normen erfüllen, genutzt werden und müssen für den Praxisbetrieb 1 × pro Jahr von einem zertifizierten Betrieb kalibriert und gewartet werden.

Audiometrie Messung und Bewertung des Hörvermögens mittels subjektiver und objektiver audiometrischer Verfahren. Zu den wichtigsten subjektiven Hörprüfungen gehören die klassischen →Stimmgabel- und →Hörweitenprüfungen, die →Tonaudiometrie, →überschwellige Testverfahren, die →Sprachaudiometrie in Ruhe und im Störgeräusch, Simulations- und Aggravationstests sowie spezielle Testverfahren zur Differenzialdiagnostik der →AVWS. Zu den objektiven Verfahren zählen die →Impedanzaudiometrie, die Messung →otoakustischer Emissionen (OAE) und die Registrierung →akustisch evozierter Potenziale (AEP). Ziel audiometrischer Untersuchungen ist die Differenzialdiagnostik von Hörstörungen, um die geeigneten therapeutischen und rehabilitativen Maßnahmen einzuleiten.

Audio-Schuh Hörgeräte sind mit einem Audio-Eingang ausgestattet, der die Ankopplung externer Signalquellen ermöglicht. Die Ankopplung an den Audio-Eingang erfolgt über einen Audio-Schuh, der die Übertragung zum Fernseher, Radio, zum Handmikrofon oder zum Empfänger drahtloser Übertragungseinrichtungen (→FM-Anlage) bewerkstelligt. Alle über den Audio-Schuh eingekoppelten Signale werden bei ausgeschaltetem Mikrofon der Hörgeräte entsprechend der eingestellten Verstärkung, Begrenzung und Compression bearbeitet.

Auditive Analyse Diagnostische Beurteilung von Sprechstörungsmerkmalen durch hörerfahrene Untersucher.

Auditive Analyse Nicht-apparative diagnostische Hörbeurteilung der Stimme.

Auditive Stimulierung →Aphasie

Die auditive Stimulierungsmethode wurde von Hildred Schuell entwickelt. Dieser Therapieansatz beruht auf der Vorstellung, dass bei Aphasie eine multimodale Störung vorliege, bei weitgehend intakter sprachlicher Kompetenz. Schuell betrachtete die auditive Stimulierung als primär, um eine optimale Reaktivierung der Funktionsfähigkeit von gestörten Prozessen zu erreichen. Eine möglichst intensive wiederholte Stimulierung mit kontrollierten auditiven Stimuli wird gegenüber anderen Verfahren als besonders effektiv eingeschätzt. Das auditive System sei nicht nur für den Spracherwerb, sondern auch generell für die Sprachprozessierung und Sprachkontrolle von herausragender Bedeutung.

Wesentliche Prinzipien der auditiven Stimulierung sind Anpassung der Lautstärke, Sprechgeschwindigkeit sowie Länge und Vertrautheit der dargebotenen Wörter und Sätze an den Schweregrad der aphasischen Störungen. Erwünscht ist die Bahnung einer sprachlichen Reaktion, die jedoch nicht korrekt sein muss. Auch eine systematische Bearbeitung von Fehlern ist nicht erforderlich. Vielmehr soll die Stimulierung kontinuierlich an das jeweilige Leistungsniveau des Patienten angepasst werden.

Literatur

Schuell, H., Jenkins, J. & Jimenez Pabon, E. (1964): Aphasia in adults. Diagnosis, Prognosis and Treatment. New York: Harper and Row.

Auditive Wahrnehmung Analyse und Interpretation von Schallereignissen. Akustische Informationen gelangen vielfach verändert (Hervorhebung von Kontrasten, Unterdrückung von Störgeräuschen, Datenreduktion durch Kategorisierung) zur →akustischen Hirnrinde, in der die eintreffenden Informationen beeinflusst durch →Top-down Prozesse selektiv weiter verarbeitet und interpretiert werden. Gehörtes und Wahrgenommenes können sich erheblich voneinander unterscheiden. →Wahrnehmung

Auditory Bombardment Form der Hörübung in der →Therapie von Aussprachestörungen. *Auditory Bombardments* werden zum einen die Hörübungen nach Van Riper in der →Artikulationstherapie genannt, aber auch die Hörübungen der →phonologischen Therapie in Zyklen (Hodson & Paden, 2001). Während nach Van Riper das *Auditory Bombardment* auf einen Laut ausgerichtet wird, hat das *Auditory Bombardment* nach Hodson & Paden einen phonologischen Prozess zum Ziel.

Literatur

Hodson, B.W. & Paden, E.P. (2001): Targetting Intelligible Speech: A Phonological Approach to Remediation. Austin. TX.

Auditory Brainstem Implant (ABI) Teilimplantierbare Hörhilfe, bei der eine elektrische Stimulation über einen am Nuleus cochlearis des im Hirnstamm positionierten Elektrodenträgers erfolgt. Der Einsatz des ABI kann bei Patienten erfolgen, die eine beidseitige Hörnerventaubheit, z.B. durch Neurofibromatose Typ II, erlitten haben. Mit Ausnahme des Elektrodenträgers gleichen Bau und Funktion des ABIs dem →Cochlea Implantat (CI). Die Anpassung des Sprachprozessors muss durch speziell geschulte Audiologen und Ingenieure in speziellen CI-Zentren erfolgen. Die Implantation erfolgt in enger Zusammenarbeit zwischen Neurochirurgen und HNO-Operateuren. Intensive rehabilitative Maßnahmen mit Hör- und Sprachtraining etc. sind notwendig, um das neue Hörbild für die lautsprachliche Kommunikation nutzen zu können.

Aufblähkurve Hörschwelle im Tonaudiogramm mit angepasstem Hörgerät für jedes Ohr einzeln im freien Schallfeld gemessen. Dabei muss das Gegenohr vertäubt oder verschlossen werden, um nicht eine beidseitige Hörschwellenangabe zu erhalten. Oft reicht in Abhängigkeit vom Hörverlust auch das Ausschalten des entsprechenden Hörgeräts.

Aufmerksamkeitsdefizitsyndrom Eine psychiatrische Diagnose, in der die Unaufmerksamkeit im Vordergrund der Symptomatik steht. Die beeinträchtige Aufmerksamkeit wird durch verschiedene Verhaltensmerkmale operationalisiert. Dazu gehören: Leichtsinnsfehler, nicht länger bei einer Tätigkeit bleiben können, Vergesslichkeit, Nichtzuhören, Verlieren von Gegenständen, Ablenkbarkeit durch externe Reize, Erklärungen nicht folgen können, Schwierigkeiten bei der Organisation von Handlungen und fehlendes Durchhaltevermögen.

Die Diagnose soll nur vergeben werden, wenn ausreichend viele typische Merkmale vorhanden sind und wenn die Aufmerksamkeitsdefizite im Verhältnis zum Alter und Intelligenzniveau des Kindes sehr stark ausgeprägt sind (DSM-IV 314.00).

Aufmerksamkeitsstörung Defizite in der Aufmerksamkeitssteuerung unterschiedlicher Ätiologie, ohne dass alle Kriterien eines Aufmerksamkeitsdefizitsyndroms oder einer einfachen Aktivitäts- und Aufmerksamkeitsstörung (ICD-10 F90.0) erfüllt sind. Es handelt sich hier im engeren Sinne um Symptome und nicht um eine psychiatrische Diagnose nach ICD-10 oder DSM-IV Kriterien.

Auslassung →Tilgung

Auslassung finaler Konsonanten →Tilgung finaler Konsonanten

Auslassung initialer Konsonanten →Tilgung initialer Konsonanten

Auslassung unbetonter Silben →Tilgung unbetonter Silben

Außenohr Das Außenohr (Auris externa) ist ein luftgefüllter Gang mit trichterförmig erweiterter Ohrmuschel außen und →Trommelfell innen. Die →Ohrmuschel besteht aus elastischem Knorpel und dem Ohrläppchen (Lobus auriculae). Der äußere Teil des Gehörgangs ist knorpelig, der innere knöchern. Äußerer und innerer Teil sind behaart und abgewinkelt. Im äußeren Anteil befinden sich die Ohrenschmalzdrüsen, die einen Schutzfilm auf der Haut bilden. Das Außenohr dient der Aufnahme des Luftschalls und der Weiterleitung zum Trommelfell, wobei dieser durch Resonanzen im Frequenzbereich zwischen 2 bis 7 kHz beim erwachsenen Außenohr einen Schalldruckgewinn von bis zu 20 dB erfährt.

Ausspracheprüfung zur differenzierten Analyse von Dyslalien →LOGO-Ausspracheprüfung.

Autogenes Training Entspannungsverfahren. Methode zur konzentrativen Selbstentspannung, entwickelt von J.H. Schulz. Durch regelmäßiges Üben soll ein vertiefter Entspannungszustand erreicht werden. Wird in der →Stottertherapie zur Spannungsreduktion eingesetzt. →Stottern

Automatisierte Sprache →Aphasiesymptome

Sprachautomatismen sind formstarre Wörter oder Satzfragmente, die in der Sprachproduktion immer wiederkehren und die der Patient gegen seine kommunikative Inten-

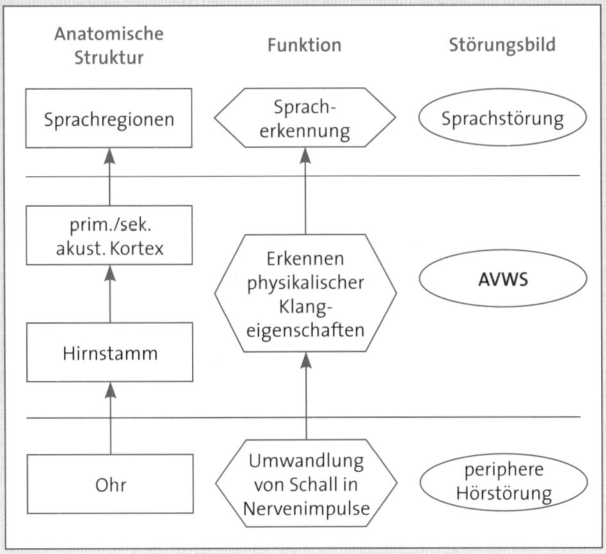

Abb. 1: Die akustische Informationsverarbeitung erfolgt hierarchisch in aufeinander aufbauenden Schichten.

Auditive Verarbeitungs- und Wahrnehmungsstörungen (AVWS) Engl. *central auditory processing disorder* bzw. *auditory processing impairment*. Modalitätsspezifische auditive Wahrnehmungsschwäche, die nicht durch eine →periphere Hörstörung bedingt ist. Die Existenz eines solchen Störungsbildes ist umstritten. Es besteht keine Einigkeit über die diagnostischen Kriterien und die Abgrenzung gegenüber Sprachstörungen, Defiziten in der phonologischen Bewusstheit und Schwächen der phonologischen Merkfähigkeit. Ähnliche Begriffe: →auditive Perzeptionsstörung, →zentrale auditive Dysfunktion, →auditive Teilleistungsstörung, →zentrale Fehlhörigkeit, →auditive Verarbeitungsstörung, →auditive Wahrnehmungsstörung.

Zugrunde liegendes Konzept Im Konzept der AVWS wird davon ausgegangen, dass die akustische Informationsverarbeitung hierarchisch in aufeinander aufbauenden Schritten erfolgt (Abb. 1), diese getrennt störbar seien und dass Defizite bei der auditiven Wahrnehmung die Ursache von Verzögerungen beim Erwerb der Laut- und Schriftsprache sowie von Konzentrations- und Verhaltensauffälligkeiten sind.

Vorkommen Verlässliche epidemiologische Studien liegen nicht vor. Häufigkeitsangaben schwanken zwischen 5 % und 20 %.

Erscheinungsbild Nach der American Speech-Language-Hearing Association ist eine AVWS charakterisiert durch Defizite beim Richtungshören, beim Erkennen akustischer Muster, bei der sequenziellen auditiven Analyse und beim Erkennen akustischer Signale im Störgeräusch. Nach dem Konsensuspapier der deutschen Pädaudiologen sind Störungen bei der Analyse der in akustischen Signalen enthaltenen Frequenz-, Zeit-, Intensitäts- und Phaseninformationen vorrangige Auffälligkeiten. In der Praxis werden klinisch besser beobachtbare Auffälligkeiten in den Vordergrund gestellt und zwischen spezifischen, unspezifischen und Sekundärsymptomen unterschieden. **1.** Zu den spezifischen Symptomen werden u.a. Geräuschüberempfindlichkeit, verzögerte Reaktionen auf Ansprechen und Verständnisstörungen bei Nebengeräuschen gerechnet. **2.** Unspezifische Symptome sind Konzentrationsstörungen bei Nebengeräuschen, Leistungsvariabilität und Verhaltensauffälligkeiten. **3.** Als Sekundärsymptome werden ganz unterschiedliche Lern- und Verhaltensstörungen (u.a. Sprachentwicklungs-, Lese-Rechtschreib-, Aufmerksamkeits- und allgemeine Lernstörungen, Störungen des Sozialverhaltens) angesehen.

Ursachen Vermutete ätiologische Faktoren sind u.a. genetische Einflüsse, frühkindliche Hirnschädigungen, unzureichende Lernangebote, wiederholt auftretende Hörstörungen und Umweltgifte. Alle Annahmen zu Ursachen einer AVWS sind bislang rein spekulativ.

Prognose Über die Prognose von Kindern mit AVWS gibt es keine gesicherten Erkenntnisse.

Diagnose Im Rahmen der Diagnostik ist zu klären, ob eine modalitätsspezifische auditive Teilleistungsstörung vorliegt. Dazu sind folgende Schritte erforderlich: **1.** Ausschluss einer allgemeinen kognitiven Beeinträchtigung (Intelligenz- bzw. Entwicklungsdiagnostik); **2.** Ausschluss einer allgemeinen Wahrnehmungsschwäche (Überprüfung weiterer Wahrnehmungsbereiche); **3.** Ausschluss einer →peripheren Hörstörung (Bestimmung der →Hörschwelle). **4.** Nachweis von Defiziten in der auditiven Verarbeitung oder Wahrnehmung. Hierzu wird die Anwendung einer umfangreichen Testbatterie bestehend aus →subjektiven und →objektiven Methoden empfohlen. Obwohl zahlreiche Testbatterien beschrieben wurden, gibt es bislang kein standardisiertes Verfahren mit definierten Auswertkriterien. Die Diagnose „AVWS" ist dadurch wenig objektiv und von den eingesetzten Methoden sowie den subjektiven Überzeugungen des Untersuchers abhängig. Bausteine auditiver Testbatterien sind weder ausreichend normiert noch auf ihre Verlässlichkeit hin überprüft. Zur Diagnostik auditiver Fähigkeiten sollten vorrangig nicht-sprachliche Tests eingesetzt werden, da in Tests mit sprachlichen Aufgaben nicht nur Kinder mit auditiven, sondern auch solche mit sprachspezifischen Schwächen versagen. AVWS und Sprachstörungen sind deshalb mit verbalen Tests nicht voneinander abgrenzbar. Häufig eingesetzte Testbausteine sind: **a)** neuropsychologische Verfahren mit nicht-sprachlichen Anforderungen: Differenzierung von Tönen unterschiedlicher Tondauer, Tonhöhe, Lautstärke oder Tonlänge; Tonmuster- und Rhythmuserkennen (→Low-Level-Funktionen); Erkennen von Geräuschen; Richtungshören; Überprüfung des Richtungshörens; **b)** neuropsychologische Verfahren mit sprachlichen Aufgaben: →dichotische Sprachverständnistests, Tests mit →sensibilisierter Sprache (u. a. Sprache im Störgeräusch, →zeitkomprimierte oder →frequenzbegrenzte Sprache), →binaurale Summationsverfahren, Lautdifferenzierungs- bzw. Lautidentifikationstests, Nachsprechen von Zahlen oder Sinnlossilben (→Hörmerkspanne, →phonologische Merkfähigkeit), Tests zur →phonologischen Bewusstheit; **c.** neurophysiologische Verfahren (→objektive auditive Tests): Ableitung →früher, →mittlerer und →später akustisch evozierter Potenziale, →Mismatch Negativity (MMN), →Stapedius-Reflex-Messung mit einem Vergleich der Schwelle auf Sinustöne und Rauschen.

Früherkennung Früherkennungsmethoden stehen nicht zur Verfügung.

Therapie Zur Verbesserung der auditiven Fähigkeiten werden übende Verfahren eingesetzt. Außerdem wird in der Behandlung eine Kompensation der auditiven Schwächen durch ein Training metakognitiver Strategien verbunden mit einer Optimierung des Umfeldes angestrebt. **1.** Übende Verfahren mit nicht-sprachlichen auditiven Aufgaben sind u. a.: →Horchspiele, →Tondifferenzierungstraining, →Richtungshörtraining, →Hochtontraining, →Training der sequenziellen Differenzierungsfähigkeit, →Ordnungsschwellentraining, →Ohrdominanztraining, →auditives Lateraltraining, →Tomatis-Therapie, →Klangtherapie (→Audio-Vokales-Integratives Training), Rhythmustraining, Training der auditiven Merkfähigkeit, Training der auditiven Aufmerksamkeit. Eine Überprüfung der Effektivität übender nicht-sprachlicher Verfahren hat ergeben, dass sich unmittelbar trainierte Fähigkeiten, wie Tondifferenzierungsfähigkeit oder Ordnungsschwelle, durch gezielte Übungen verbessern lassen. Dass es zu einem Transfer-Effekt auf nicht trainierte Bereiche kommt und sich auch sprachliche und Lese-Rechtschreibleistungen sowie Aufmerksamkeit und Verhalten verbessern, konnte bislang nicht überzeugend belegt werden. Es kann auch nicht als bewiesen gelten, dass ein Training auditiver Fähigkeiten Voraussetzung für Erfolge bei einer sonder- und heilpädagogischen Förderung ist. **2.** Übende Verfahren mit sprachlichen Aufgaben sind u. a.: Lautdifferenzierungsübungen, Training der phonologischen Bewusstheit, Training der phonologischen Merkfähigkeit. Auch für diese Verfahren gilt, dass ein Transfer-Effekt auf nicht trainierte Fähigkeiten nicht belegt ist. **3.** Kompensatorische Behandlungsverfahren vermitteln Strategien, die den Kindern helfen sollen, durch eine bewusste Aufmerksamkeitszuwendung oder die Nutzung von Informationen aus anderen Sinnesbereichen (z. B. Hinsehen zur Schallquelle) Unsicherheiten bei der auditiven Wahrnehmung auszugleichen. Durch eine Verminderung des Störschalls während des Unterrichtes, eine langsame und deutliche Sprechweise des Lehrers und einen gezielten Einsatz visueller Anschauungsmaterialien kann den Kindern in der Schule ein Verfolgen des Unterrichtsgeschehens erleichtert werden. Eltern sollten darauf achten, dass während einer Unterhaltung Radio- und Fernsehgeräte ausgeschaltet sind und dass in der Familie vereinbart wird, dass nicht mehrere gleichzeitig sprechen. Ob derartige Maßnahmen spezifische Effekte auf die auditive Wahrnehmung ausüben oder ob sie eher eine unspezifische Verbesserung der Umweltbedingungen bewirken, ist unklar (W. v. S.).

Aussprachestörungen Engl. *Speech Disorder*, sind Abweichungen von der altersüblichen Erwartungsnorm beim Erwerb und der Verwendung von Sprache im Bereich der mentalen Konzeption, der expressiv-motorischen Steuerung und/oder der artikulatorischen Produktion von Lauten, Lautkombinationen und Silben. Weitere oft synonym verwendete Termini: →Dyslalie, →phonetisch-phonologische Störung, →Artikulationsstörung, →Stammeln (veraltet).

Formen Grundsätzlich werden →organische Aussprachestörungen (Vorliegen organischer Ursachen) von →funktionellen Aussprachestörungen (keine spezifische Ursache nachweisbar) abgegrenzt. Die →Verbale Entwicklungsdyspraxie stellt eine ungeklärte Sonderform zwischen funktioneller und organischer Aussprachestörung dar.

> Dodd (1995) teilt funktionelle Aussprachestörungen (AS) aus einer →psycholinguistischen Sicht ein:
>
> 1. →phonetische Störung (Lautfehlbildungen ohne systematische Beeinträchtigung der Wortbedeutung),
> 2. →phonologische Verzögerung (systematische, rein zeitliche Abweichung im Erwerb der korrekten Lautverwendung),
> 3. →konsequente phonologische Störung (systematische pathologische Abweichung im Erwerb der korrekten Lautverwendung),
> 4. →inkonsequente phonologische Störung (unsystematische pathologische Abweichung im Erwerb der korrekten Lautverwendung).

Beschreibungssysteme nach *Schweregrad* unterscheiden zwischen

a) isolierter Aussprachestörung (ein einzelner Laut wird nicht korrekt angewendet)
b) partieller Aussprachestörung (einige wenige Laute sind betroffen)
c) multipler Aussprachestörung (eine größere Anzahl von Lauten ist betroffen) und
d) universeller Aussprachestörung (wobei fast alle Laute, insbesondere die Konsonanten betroffen sind →„Vokalsprache“)

Hinzufügend wird häufig beschrieben, ob die Lautabweichung a) konstant (der Laut wird immer ersetzt/ausgelassen), b) inkonstant (der Laut wird manchmal ersetzt/ausgelassen) oder c) inkonsequent (der Laut wird variabel ersetzt/ausgelassen) ist.

Linguistisch-deskriptive Ansätze beschreiben Aussprachestörungen mithilfe von

a) Segment benennenden Begriffen wie z.B. →Kappazismus, →Sigmatismus oder
b) Prozess-benennenden Begriffen, wie z.B. →Vorverlagerung von Velaren

Vorkommen/Häufigkeit Für Kinder variieren die Angaben zwischen 5 und 25 % eines Jahrganges; für Erwachsene finden sich in der Fachliteratur nicht einmal Schätzungen.

Erscheinungsbild Störungen der Aussprache sind gekennzeichnet durch Laut- und/oder Silbenauslassungen, -ersetzungen, -additionen, -fehlbildungen oder -angleichungen. Je nach Art der Symptomatik sind die Betroffenen leicht bis hochgradig in ihrer Verständlichkeit eingeschränkt. Je höher der Grad an Unverständlichkeit ist, desto früher und ausgeprägter kommt es zu einem →Störungsbewusstsein. Dieses kann zu Aggression, Vermeidung, Rückzug oder Frustration (= sekundäre psychische Symptomatik) führen, was den Therapiefortschritt negativ beeinflussen kann. Aussprachestörungen können isoliert auftreten (alle anderen Sprachebenen entsprechen der altersüblichen Erwartungsnorm), aber auch Symptom einer Sprach- oder allgemeinen Entwicklungsstörung sein. Hierbei können Aussprachestörungen etwa Ursache für, aber auch Folge von Problemen im Wortschatz- und Morphologieerwerb sein. Der Einsatz einer →sprachsystematischen →Differenzialdiagnostik ist in diesem Fall von besonderer Bedeutung. Deviante →Lallproduktionen des Kindes (z.B. Bevorzugung bestimmter Laute, Auffälligkeiten im Intonationsmuster) sind Risikofaktoren für Aussprachestörungen im weiteren Spracherwerbsprozess.

Die konsequente phonologische Störung im Vorschulalter geht oft mit Entwicklungsverzögerungen der →phonologischen Bewusstheit einher. Kinder mit diesen phonologischen Störungen zeigen signifikant schlechtere Leistungen bei diversen untersuchten Teilaspekten der phonologischen Bewusstheit als sprachunauffällige Kinder. Da eine ausgereifte phonologische Bewusstheit

Tabelle 1: Ursachen und Risikofaktoren für Aussprachestörungen nach differenzialdiagnostischen Kriterien.

Entwicklungsbedingte/funktionelle Aussprachestörungen	
Phonetische Störung	a) →myofunktionelle Störung b) inkorrekt gelerntes Produktionsmuster c) Entwicklungsbeeinträchtigung der Artikulationsmotorik
Phonologische Verzögerung	Verdacht auf „Entwicklungshemmer", wie gehäufte Mittelohrentzündungen, psychische Belastungen, oft völlig ungeklärt
Konsequente Phonologische Störung	Gehäuft genetische Komponente, familiärer Sprachschwächetyp
Inkonsequente Phonologische Störung	Verdacht auf minimalen Hirnschaden, z. B. aufgrund von Sauerstoffmangel unter der Geburt
Organische Aussprachestörungen	
a) Erworbene phonologische Störungen	Bei →Aphasie
→Dysarthrie	Bei neurologischen Erkrankungen, z. B. →infantile Zerebralparese →Multiple Sklerose, →Morbus Parkinson →Schlaganfall
→ Dyspraxie	Bei Kindern oft unklarere Genese →verbale Entwicklungsdyspraxie →Schädelhirntraumata →Schlaganfall
b) angeborene Aussprachestörungen	hochgradige →Hörstörung →Down-Syndrom und andere →geistige Behinderungen →Spaltbildungen

als eine der grundlegenden Voraussetzungen für einen erfolgreichen Schriftspracherwerb gilt, stellt eine konsequente phonologische Störung ein ernstzunehmendes Risiko für eine spätere Lese-Schreibproblematik dar.

Ursache Hinsichtlich der möglichen Ursachen von Aussprachestörungen sind entwicklungsbedingte (funktionelle) von erworbenen und angeborenen (organischen) Aussprachestörungen zu unterscheiden (s. Tab. 1). Auslöser von Aussprachestörungen können eine Reihe von Risikofaktoren sein, deren Bedeutung bis heute nicht eindeutig geklärt ist. Sie können auch im Rahmen von Unfällen mit Kopfverletzungen oder neurologischen Erkrankungen etc. auftreten (s. Tab. 1).

Prognose Entwicklungsbedingte Aussprachestörungen können ohne therapeutische Intervention ins Erwachsenenalter persistieren. Nur Vorschulkinder, die eine phonologische Verzögerung bis zu ca. 6–9 Monaten aufweisen, haben gute Chancen auf eine spontane Verbesserung. I. d. R. „wachsen" sich kindliche Aussprachestörungen nicht aus.

Funktionelle kindliche Aussprachestörungen können mithilfe einer störungsspezifischen Therapie i. d. R. vollständig behandelt werden. Wichtig für den Erfolg ist auch der Zeitpunkt des Therapiebeginns. Je älter die Kinder, desto schwieriger wird im Normfall die Behandlung. Bei organischen Aussprachestörungen im Kindes- und/oder Erwachsenenalter können keine generelle Aussagen gemacht werden.

Diagnose Grundlage einer Differenzialdiagnose von Aussprachestörungen ist die Analyse der Lautbildungsauffälligkeiten hinsichtlich der auftretenden →phonologischen und →phonetischen Prozesse, der →Wortproduktionskonsequenz und phonetischer Aspekte. Sie kann auf **1.** →Spontansprachaufnahmen und **2.** elizitierten Wortlisten basieren. Letzteres ist in der Kindersprache üblicher. Im Bereich der Kindersprache steht eine Anzahl informeller und formeller Prüfmaterialien zur Verfügung. Die Materialien sind zum Teil segment-orientiert (Vermerkung der betroffenen Laute, gilt als veraltet; →Ravensburger Stammler Prüfbogen, Werscherberger Lautprüfbogen, →Stammler Prüfbogen, →Phonetisches Bilder- und Wörterbuch), zum Teil sind sie prozess-orientiert (Analyse der auftretenden →phonologischen Prozesse; Logo Ausspracheprüfung, →AVAK,

→ADD, →Patholinguistische Diagnostik von Sprachentwicklungsstörungen, →Bilderbuch zur Ausspracheprüfung bei Kindern, →PAP, →PLAKSS), wobei bislang nur ein Material dem Kriterium „normiert" (PLAKSS) genügt. Ein Test berücksichtigt die Wortrealisationskonsequenz mithilfe eines Inkonsequenztestes (IK) als differenzialdiagnostisches Kriterium (→PLAKSS).

Für die Diagnostik türkischsprachiger Kinder steht das →Wiener Lautprüfverfahren für Türkisch sprechende Kinder (WIELAU-T) zur Verfügung. Für die Diagnostik der kindlichen Dyspraxie siehe →Verbale Entwicklungsdyspraxie.

Im Rahmen einer sprachtherapeutischen Diagnostik sollte, auch wenn nur der Verdacht einer Aussprachestörung vorliegt, nie die Untersuchung der anderen sprachlichen Ebenen unterlassen werden. Ergänzend können auch Verfahren zur Erfassung des Entwicklungsstandes der phonologischen Bewusstheit, die im Vorschulalter (→PIMF, →Olli, der Ohrendetektiv – Test und Förderverfahren zur phonologischen Bewusstheit in Vorschule und Schule, →ARS) und nach Schuleintritt (→BAKO 1–4, →QUIL-D,) sinnvoll sein, sowie die Bestimmung der erreichten Phase des Schriftspracherwerbs (→Lesestufen).

Für die Differenzialdiagnostik im Erwachsenenbereich siehe Diagnostik der →Aphasie, →Dysarthrie, →Sprechapraxie.

Möglichkeiten der Früherkennung Kindliche Aussprachestörungen können bereits in der zweiten Hälfte des dritten Lebensjahres mit den genannten Testmaterialien oder →Screeningverfahren für Aussprachestörungen diagnostiziert werden.

Therapie Es können drei Arten von Therapieformen für phonetisch-phonologische Aussprachestörungen bei Kindern unterschieden werden **1.** →Phonetische Therapie, **2.** →Phonologische/Metaphonologische Therapie, **3.** →Inkonsequenztherapie. Störungsspezifische Interventionen, die direkt auf die betroffene Störungsebene oder -ursachen im Sprechverarbeitungsprozess abzielen, haben sich als am effektivsten herausgestellt. Daher empfiehlt sich folgendes Vorgehen (s. Abb. 1).

Phonetische Therapie In der Literatur werden im Kern zwei Behandlungsansätze beschreiben, die →Übungsbehandlung des Stammelns und die klassische →Artikulationstherapie.

Die in der älteren Literatur beschriebenen so genannten passiven Methoden (Verwendung von Sonden, Spachteln, Stäbchen für Manipulationen an den Artikulatoren zur Korrektur abweichend gebildeter Laute bzw. zur Anbildung noch fehlender Phone) wurden ab den 30er-Jahren des vorigen Jahrhunderts durch die aktiven Methoden ersetzt. Diese zielen darauf ab, die Lautkorrektur bzw. -erarbeitung durch aktive Beteiligung der Kinder zu erreichen.

Van Riper (1963) beschreibt drei Bausteine der →Artikulationstherapie/→phonetischen Therapie:

1. Erarbeiten und Festigen der korrekten Phonproduktion in zunehmend größeren linguistischen Einheiten (→Lautanbahnung). Hier werden u. a. →Ableitungsmethoden und →Laut unterstützende Bewegungen eingesetzt.
2. →Hörübungen zur Wahrnehmung des zu erarbeitenden Phons
3. →Mund- und zungenmotorische Übungen.

Des Weiteren spielen Beratung und Anleitung der Eltern eine wichtige Rolle.

Bei der Behandlung der phonetischen Störung ist zu berücksichtigen, ob nur ein falsch

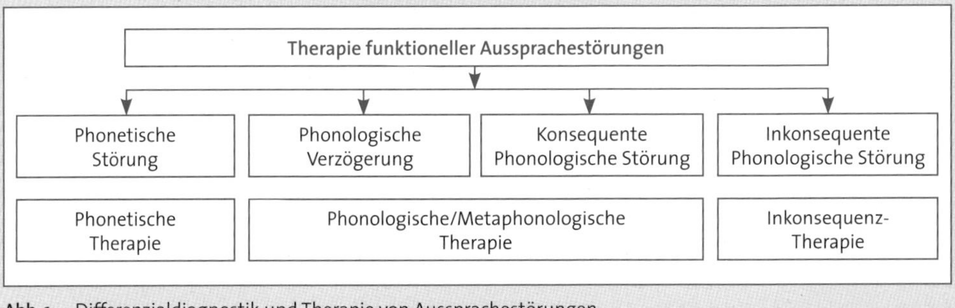

Abb. 1: Differenzialdiagnostik und Therapie von Aussprachestörungen.

erworbenes Sprechmuster oder zusätzlich eine →myofunktionelle Störung vorliegt. Im letzteren Fall muss zunächst die myofunktionelle Störung behoben werden, bevor mit der Arbeit am Laut begonnen wird.

Phonologische/metaphonologische Therapie Seit Ende der 1970er-Jahre werden verstärkt phonologische Ansätze in der Therapie von Aussprachestörungen verwendet. In der Literatur werde folgende Ansätze beschrieben: →Minimalpaartherapie; →Metaphon; →Phonological Therapy in Cycles; →P.O.P.T.; →Metaphonologische Analyse.

Ziele der phonologischen Therapie sind:

1. Rezeptives Erarbeiten des fehlenden Kontrastes der von einem Prozess betroffenen Lautgruppe
2. Übungen zur phonemisch korrekten Lautproduktion
3. Integration des Erworbenen in Wörter und die Spontansprache.

Bei der phonologischen Therapie steht die Unterscheidung bzw. genaue Differenzierung der jeweils betroffenen Lautkontraste im Vordergrund. Ziel ist es, dem Kind den jeweiligen Lautunterschied (z. B. zwischen /t/ und /k/ sowie /d/ und /g/) klar zu verdeutlichen und die Konsequenzen für die Verwendung der Laute innerhalb des Sprachlautsystems zu vermitteln. Dabei soll das Kind im ersten Schritt die Ziel- und Ersatzlaute bei einem anderen Sprecher genau hören und unterscheiden lernen. Um sicher zu gehen, dass das Kind die notwendigen analytischen Fähigkeiten erwirbt, wird anfangs ausschließlich mit sinnfreien Äußerungen (mit unterschiedlicher Komplexität) gearbeitet. Erst anschließend werden mit dem Kind Realwörter bearbeitet. Abhängig von der Fähigkeit des Kindes, im spontanen Sprechen fehlende Laute vielleicht schon einzeln produzieren zu können, können in einem weiteren Schritt evtl. auch Übungen zur Bildung von Lauten und Lautmustern ergänzend hinzukommen. Abschließend benötigt das Kind Übungen und Kontrolle in Bezug auf die eigene (alte und veränderte) Aussprache, damit sich die neuen Fähigkeiten in der Spontansprache stabilisieren können.

Die metaphonologische Analyse zielt auf die Erweiterung des metasprachlichen Wissens unter besonderer Berücksichtigung der Segmentierungs- und Dekontextualisierungsfähigkeiten des Kindes, ohne die betroffenen Lautkontraste in den therapeutischen Mittelpunkt zu stellen.

Inkonsequenztherapie Drei Ansätze werden in der Literatur beschrieben, die für Kinder mit inkonsequenter Wortproduktion konzipiert wurden: →Assoziationsmethode; →Core-Vocabulary Approach; →Inkonsequenztherapie.

Ziele der Inkonsequenztherapie:

1. Erarbeiten der phonemisch korrekten und konsequenten Laut, Silben- und Wortproduktion
2. Rezeptives Erarbeiten der Lautkontraste
3. Teilweise: Training des →phonologischen Arbeitsgedächtnisses.

Im Vordergrund der Therapie der Inkonsequenten Phonologischen Störung stehen zunächst die Behandlung der Inkonsequenz und dann erst die Behandlung weiterer Lautersetzungen oder Auslassungen. Das erste Ziel ist, dass das Kind konsequent in seiner Wortproduktion wird, was bedeutet, dass es das gleiche Wort immer gleich ausspricht. Die Ursachen der Inkonsequenten Phonologischen Störung – zum einen eine Störung des so genannten phonologischen Arbeitsgedächtnisses und zum anderen die Unfähigkeit, für ein gesprochenes Wort einen Automatismus für die Lautzusammenstellung zu entwickeln –, bedingen unterschiedliche Therapieanteile (korrektes Erkennen von einzelnen, dann von zwei und schließlich von drei Lauten; Bewusstmachen der Reihenfolge in Lautketten; korrektes Nachsprechen von Lauten, Silben, Pseudo- und Realwörtern) (A. F. & M. K.).

Literatur

Dodd, B. (1995): Differential diagnosis and treatment of children with speech disorders. London: Whurr.

Fox, A. V. (2005): Kindliche Aussprachestörungen. 3. überarbeitete Auflage. Idstein: Schulz-Kirchner.

Stackhouse, J. & Wells, B. (1997): Children's speech and literacy difficulties. London: Whurr.

Hacker, D. & Wilgermein, H. (1999): Aussprachestörungen bei Kindern. München: Ernst Reinhardt.

Van Riper, C. (1963): Speech Correction: Principles and methods. New York: Prentice Hall.

Weinrich, M. & Zehner, H. (2005): Phonetische und Phonologische Störungen bei Kindern. Heidelberg: Springer.

Autismus Griech. *autos*, engl. *autism*, tiefgreifende Entwicklungsstörung, einhergehend mit einer Beeinträchtigung von Kommunikation und sozialer Interaktion und mit stereotypen Verhaltensmustern.

Formen Zum autistischen Spektrum gehörende Krankheitsbilder: **1.** frühkindlicher Autismus (Kanner-Autismus): schwere, bereits in den ersten Lebensjahren auftretende Form einer autistischen Störung mit einer ausgeprägten sozialen Beeinträchtigung, oft verbunden mit einem Ausbleiben der Sprachentwicklung, einer geistigen Behinderung und einer hirnorganischen Erkrankung; **2.** atypischer Autismus: ähnliches Störungsbild wie der frühkindliche Autismus, aber Fehlen einzelner Kernsymptome oder Beginn erst nach dem dritten Lebensjahr, **3.** Asperger-Syndrom: weniger ausgeprägte autistische Störung mit motorischen Auffälligkeiten, aber ohne Sprachentwicklungs- oder Intelligenzstörung und ohne hirnorganische Beeinträchtigung; Auffälligkeiten werden meist erst im Schulalter deutlich; ein Asperger-Autismus wird oft übersehen und die Betroffenen als kontaktarme Sonderlinge betrachtet; durch inselförmige Sonderbegabungen und intensive Beschäftigung mit einem spezifischen Interessengebiet sind geniale Leistungen möglich.

Vorkommen Erkrankungen aus dem autistischen Spektrum: 0,6 %, frühkindlicher Autismus: 0,05 %; Jungen sind häufiger als Mädchen betroffen.

Erscheinungsbild Leitsymptome sind **1.** eine qualitative Beeinträchtigung der sozialen Interaktionen: wenig Bedürfnis nach Körperkontakt, Zärtlichkeit, Anerkennung und Lob; Leben in einer emotionalen Eigenwelt; wenig Interesse an Kontakt zu Gleichaltrigen; Schwierigkeiten beim Erkennen von Emotionen und Deuten von Gestik und Mimik; wenig Blickkontakt, soziales Lächeln und interaktionsbegleitende Mimik; spezifische Bindung an ungewöhnliche Dinge; wenig Interesse an Rollenspielen; **2.** eine qualitative Beeinträchtigung der Kommunikation: wenig kommunikativer Einsatz von Sprache, Gestik und Mimik; Ziehen und Zerren am Kommunikationspartner, um Wünsche zu äußern; Echolalie, merkwürdige Wortneuschöpfungen, bizarre und floskelhafte Äußerungen, monotone Sprachmodulation; **3.** stereotype Verhaltensmuster und eingeschränkte Interessen: motorische Stereotypien, wie Hüpfen, Schaukeln, Wedeln mit den Händen oder Klopfen; Bevorzugung spezifischer Sinneseindrücke, wie Rauschen, Scheppern, Flimmern oder bestimmte Gerüche; Erregungs- und Angstreaktionen bei Veränderungen der gewohnten Umgebung oder des Tagesablaufs, zwanghaftes Festhalten an Ritualen; formales Interesse an unwichtigen Details, Einschränkung der Interessen auf wenige Themen. **4.** Häufig vorkommende Zusatzsymptome sind: Schlaf- und Essstörungen, Ängste, hyperkinetisches Verhalten, Tics, Aggressionen und Autoaggressionen, Epilepsie.

Ursachen Ausgeprägte autistische Syndrome verbunden mit einer Intelligenzstörung sind häufig Folge hirnorganischer Erkrankungen. In Frage kommen genetische Syndrome (z.B. fragiles X-Syndrom), Stoffwechselerkrankungen (z.B. Phenylketonurie) und frühkindliche Hirnschädigungen (z.B. Röteln-Embryopathie). Bei autistischen Kindern ohne offensichtliche hirnorganische Beeinträchtigung (z.B. Asperger-Autismus) werden genetische Faktoren, die zu einer Dysbalance im Neurotransmitter-Haushalt (Serotonin-, Opiat-Stoffwechsel) führen, als Ursache angenommen. Psychodynamische Interpretationen (Verharren in einer frühkindlichen autistischen Phase durch einen unbewältigten Konflikt) werden kaum noch vertreten. Störungen der familiären Interaktion sind Folge und nicht Ursache des Autismus.

Prognose Die Symptomatik bleibt im Wesentlichen lebenslang bestehen. Betroffene mit einem schweren autistischen Syndrom sind dauerhaft auf beschützte Lebensbedingungen angewiesen. Bei weniger ausgeprägten Symptomen und guter Intelligenz ist eine selbstständige Lebensführung möglich, wenn das Umfeld die Persönlichkeitsbesonderheiten akzeptiert. Im Laufe der Jahre nehmen Interessen und soziales Verständnis zu. Soziale Regeln, die verbalisiert und erklärt werden können, werden bei ausreichenden kognitiven Fähigkeiten erlernt und befolgt. Missverständnisse in sozialen Situationen treten aber immer wieder auf, da subtile Interaktionsprozesse fehlgedeutet werden.

Diagnose **1.** Erfassung der Leitsymptome: symptom-orientierte Anamneseerhebung möglichst mit standardisierten Verfahren (z.B. Autismus: Diagnostisches Interview – ADI), Autismus-spezifische Fragebögen (z.B. Fragebogen über Verhalten und Soziale Kommunikation – VSK); strukturierte Verhaltensbeobachtung (Diagnostische Beobachtungsskala für Autistische Störungen – ADOS); **2.** Untersuchung von Intelligenz, Sprachniveau, Seh- und Hörfähigkeit; **3.** Medizinische Untersuchungen zur Klärung der Ätiologie (EEG, genetische und Stoffwechseluntersuchungen, bildgebende Verfahren wie CT und MRT); **4.** Beurteilung des sozialen Umfeldes.

Früherkennung Auffälligkeiten im ersten Lebensjahr sind unspezifisch (unmotiviertes Schreien, keine Beruhigung auf Zuwendung, Ess- und Schlafstörungen). Im 2. und 3. Lebensjahr fallen Kinder mit einem frühkindlichen Autismus durch typischere Abweichungen im Spiel, Kontakt- und Kommunikationsverhalten auf. Zur Früherkennung z.B. im Rahmen der kinderärztlichen Vorsorgeuntersuchungen eignet sich die *Checklist for Autism in Toddlers* – CHAT.

Therapie Eine kausale Therapie ist nicht möglich. Die Behandlung hat eine Verbesserung der Symptomatik und der sozialen Integration zum Ziel. **1.** Verbesserung von Selbstständigkeit sowie von Interaktions- und Kommunikationsfähigkeit durch eine heilpädagogisch und verhaltenstherapeutisch orientierte Förderung, Förderprogramme z.B. *Treatment and Education of Autistic and related Communication handicapped Children* – TEACCH, *Applied Behaviour Analysis* – ABA; **2.** Beratung, Entlastung und Anleitung der Eltern, Selbsthilfegruppen; **3.** Anpassung des Umfeldes: Konstanz und Strukturierung des Alltags, Betreuung in Integrations- oder Sondereinrichtungen; **4.** Medikamente (Neuroleptika) in Krisensituationen; **5.** unterstützende Therapiemaßnahmen: sensomotorische Therapie, Musiktherapie; **6.** Umstrittene Behandlungsverfahren mit zweifelhaftem Nutzen: psychoanalytisch orientierte Psychotherapie, Festhaltetherapie, gestützte Kommunikation, →Tomatis-Therapie, Delphin-Therapie, hochdosierte Vitamingaben (W.v.S.).

tion äußert. →*Recurring utterances* →Stereotypien.

Automatisierung (als Sprechtechnik) Annahme, vor allem von Vertretern des →Fluency-Shaping-Ansatzes, dass sich durch den intensiven Einsatz von →Sprechtechniken die neu erlernte flüssige Sprechweise auf Dauer vollständig automatisiert, konnte bisher nicht bestätigt werden. Realistischer als Therapieziel ist das kontrolliert flüssige Sprechen bzw. eine teilweise Automatisierung des neuen Sprechmusters. →Stottern

Autonomie Möglichkeit der Wahl und freien Entscheidung, Unabhängigkeit.

Autoregulation des Sprechens Rückmeldekreise des Wahrnehmungssystems zur Überwachung bzw. Autoregulation des Sprechens. Theorie (u.a. von Van Riper und Fiedler und Standop), dass während der Sprachentwicklung eine Verlagerung von der zeitlich zunächst vorherrschenden auditiven Überwachung hin zur propriozeptiven und kinästhetischen Kontrolle des Sprechens erfolgen muss. Unflüssigkeiten bzw. Stottersymptome treten demnach auf, wenn es zu Interferenzen zwischen den Rückmeldesystemen bzw. einer Verharrung auf dem auditiven System kommt. →Breakdown-Theorie, →Stottern

AVAK →AVAK-Test – Analyse-Verfahren zur Ausspracheuntersuchung bei Kindern.

AVAK-Test – Analyseverfahren zur Ausspracheuntersuchung von Kindern Das von Detlef Hacker erstmals 1989 vorgestellte und nach mehrmaliger Überarbeitung von ihm und Herbert Wilgermein 1999 publizierte nicht-normierte Verfahren erhebt den Anspruch, unterschiedlichste Formen kindlicher →Aussprachestörungen einer systematischen sprachlichen Analyse unterziehen und daraus entsprechende Behandlungsziele begründen zu können. Das Werk umfasst Kopiervorlagen sowohl für den AVAK-Test und für das von diesem abgeleitete Screeningverfahren zur Ausspracheuntersuchung (SVA) als auch für das schwarz-weiß ausgeführte

Bildprüfmaterial für beide Diagnostika. Die zweite Auflage (2002) enthält zusätzlich eine CD-ROM mit einem Auswertungsprogramm für die Transkripte sowie die schweizerdeutsche Fassung des AVAK-Tests.

Zum Verständnis der theoretischen Grundlagen sowie zum Aufbau und zur praktischen Durchführung des AVAK-Tests und des SVA-Screenings ist die Rezeption des begleitenden Buches „Aussprachestörungen bei Kindern – Ein Arbeitsbuch für Logopäden und Sprachtherapeuten" (Hacker & Wilgermein 1999), das zusätzlich ausführliche Fallbeispiele und Anregungen für die therapeutische Praxis zur Überwindung häufig auftretender phonologischer Prozesse enthält, unbedingt erforderlich.

Für den ambulanten Einsatz wird das auf 44 Bilder reduzierte, aber dennoch nach Autorenangabe aussagekräftige Screeningverfahren zur Ausspracheuntersuchung (SVA) verwiesen, dessen Wortmaterial fast vollständig dem AVAK-Test entnommen wurde.

Literatur

Hacker, D. & Wilgermein, H. (1999, [2]2002): AVAK-Test – Analyse-Verfahren zur Ausspracheuntersuchung bei Kindern. München, Basel: Ernst Reinhardt Verlag.

AWST-R Aktiver Wortschatztest für 3- bis 5-jährige Kinder (Kiese-Himmel 2005). Der AWST-R stellt eine Weiterentwicklung des AWST 3–6 dar. Als Individualtest misst er in einem Bildbenennungsverfahren den Umfang des expressiven Wortschatzes von Kindern im Alter von 3;0 bis 5;5 Jahren. Als Prüfmaterial dienen bildlich dargestellte Substantive (51 Items) und Verben (24 Items).

Backing →Rückverlagerung

BAHA (*Bone Anchored Hearing Aid*) knochenverankertes Hörgerät, bei dem der Knochenkontakt über eine in das Mastoid implantierte Titanschraube hergestellt wird. Nach Einheilen der Titanschraube kann der Körperschallgeber angebracht und entsprechend dem Schallleitungshörverlust unter Berücksichtigung einer möglichen zusätzlichen →Schallempfindungsschwerhörigkeit eingestellt werden. Derzeit können BAHA-Systeme bis zu Knochenleitungshörverlusten von maximal 50 bis 60 dB eingesetzt werden.

BAKO 1–4 →Basiskompetenzen für Lese-Rechtschreibleistungen – Ein Test zur Erfassung der phonologischen Bewusstheit vom ersten bis vierten Grundschuljahr (BAKO 1–4).

Balancierte Zweisprachigkeit Ausgewogene Zweisprachigkeit. Beide Sprachen einer mehrsprachigen Person sind gleich gut entwickelt.

Balbuties Veralteter medizinischer Fachbegriff für Stottern. →Stottern

Balbutioprogramm →Balbuties. Programm zur systematischen Registrierung von Stotterereignissen. →Stottern

Barotrauma Bei zu schnellem Ausschleusen nach Arbeiten unter hohem Druck im Senkkasten unter Wasser (Caisson) oder nach Tieftauchen kann ein Barotrauma des →Innenohres auftreten. Symptome können Schwerhörigkeit, Schwindel und Ohrgeräusche sein. Die verursachenden Gasembolien im Innenohr und im Gehirn können nur durch sofortiges Wiedereinschleusen mit anschließender langsamer Dekompression oder über eine hyperphare Sauerstofftherapie behandelt werden.

Basalganglien →Stammganglien

Basel-Minnesota Test zur Differenzialdiagnose der Aphasie (BMTDA) →Aphasiediagnostik

Basilarmembran Membran in der Hörschnecke (→Cochlea), auf der das →Cortische Organ sitzt und die Scala tympani von der Scala media trennt.

Basiskompetenzen für Lese-Rechtschreibleistungen – Ein Test zur Erfassung der →phonologischen Bewusstheit vom ersten bis vierten Grundschuljahr (BAKO 1–4) Das von Claudia Stock, Peter Marx und Wolfgang Schneider 2003 veröffentlichte Testverfahren ist eine Weiterentwicklung des Tests zur Phonologischen Bewusstheit im Grundschulalter. Es umfasst 74 Testitems, die in 7 Subtests aufgeteilt sind: →Pseudowortsegmentierung, →Vokalersetzung, →Restwortbestimmung, →Phonemvertauschung, →Lautkategorisierung, →Vokallängenbestimmung und →Wortumkehr.

Der Test wird als Einzeltest durchgeführt. Als Durchführungszeit wird je nach Alter des/r ProbandIn ein Zeitrahmen zwischen 20 und 45 Minuten angegeben. Die einzelnen verbalen Items der Subtests werden dem Kind durch die CD-ROM dargeboten. Bei einigen Subtests ist ein Abbruchkriterium von drei hintereinander folgenden falschen Antworten vorgegeben.

Literatur

Stock, C., Marx, P. & Schneider, W. (2003): Basiskompetenzen für Lese-Rechtschreibleistungen – Ein Test zur Erfassung der phonologischen Bewusstheit vom ersten bis vierten Grundschuljahr (BAKO 1–4). Göttingen: Beltz Test.

Basocochleäre Hörstörung Eine cochleäre Hörstörung im Hochtonbereich, die durch einen Ausfall oder eine Funktionsstörung der →Haarsinneszellen in der basalen Windung der Cochlea (Basis) hervorgerufen wird.

Bausteinprinzip in der Sprachtherapie Die Komplexität von Sprachstörungen und die Bezugnahme auf ein →einzelfallorientiertes Vorgehen (→Menschenbild) haben dazu geführt, dass sprachtherapeutische Maßnahmen immer häufiger im Sinne einer →Methodenkombination aus verschiedenen Bausteinen individuell je nach Einzelfall aufeinander abgestimmt werden.

Grundsätzliche Therapiebausteine sind dabei (Katz-Bernstein 2003, 88):

- Arbeit an basalen kommunikativen, sozialen, sprachvoraussetzenden und sprachtragenden Funktionen
- Die direkte Arbeit an der Sprache, am Symptom bzw. an der Störung
- Transfer, In-Vivo-Techniken und Übungen
- Stärkung des Selbstbildes, der sozialen Selbstsicherheit
- Verarbeitungs- und Coping-Ebene (z.B. Enttabuisierung, Reframing)
- Arbeit im sozialen Netz: mit Eltern, Angehörigen u.a. Fachpersonen

Literatur

Katz-Bernstein, N. (2003): Therapie aus pädagogisch-psychologischer Sicht. In: Grohnfeldt, M. (Hrsg.): Lehrbuch der Sprachheilpädagogik und Logopädie. Band 4. Beratung, Therapie und Rehabilitation (66–90). Stuttgart: Kohlhammer.

Befunderhebung Eingehende, auch interdisziplinäre Untersuchung, klinische Beobachtung, Tests und Messungen zur Diagnose eines Störungsbildes und zur Dokumentation.

Begriff Engl. *concept*; geistige Struktur, die sensorische Wahrnehmungen, emotionale Empfindungen und bestehendes Wissen zu Dingen, Ereignissen und Sachverhalten abstrahierend zusammenfasst; Begriffe selbst (z.B. „Hund", „Katze") können wiederum zu Oberbegriffen (z.B. „Tiere") zusammengefasst werden; da Begriffe selbst Zusammenfassungen von Unterbegriffen (z.B. „Setter", „Dackel") darstellen können, ergibt sich ein hierarchisches System semantischer →Relationen.

Begutachtung (einer Hörstörung) Um im Einzelfall das Ausmaß einer Hörschädigung gutachterlich zu bewerten, sind spezielle quantifizierbare audiometrische Befunde zu erheben. Die →Minderung der Erwerbsfähigkeit (MdE) und im Schwerbehindertenrecht der →Grad der Behinderung (GdB) lassen sich über entsprechende Tabellen aus den Untersuchungsergebnissen der →Tonaudiometrie und →Sprachaudiometrie einstufen. Am häufigsten werden Gutachten zur Frage der Berufskrankheit →„Lärmschwerhörigkeit" erstellt. Mit etwa 3.000 anerkannten Fällen pro Jahr ist dies die häufigste entschädigungspflichtige Berufskrankheit in Deutschland.

Begutachtung (einer Sprachstörung) Die Erstellung von Gutachten dient der Begründung und Planung sprachtherapeutischer Interventionen. Auf dieser Grundlage erfolgt im Bereich der förderungs- und therapiebegleitenden →Diagnostik eine Überprüfung, Bewertung und gegebenenfalls Neuanpassung der durchgeführten Maßnahmen.

Behandlung, endoskopisch →Endoskopie

Behaviorismus Die Übernahme von wissenschaftstheoretischen Positionen und methodologischen Normen des Behaviorismus in der Sprech- und Sprachpathologie gab entscheidende Impulse für die disziplinäre Entwicklung in den Anfängen des Faches. Es stehen nicht wie im medizinischen Modell die Untersuchungen der Ursache-Wirkungsbeziehung bei Sprachstörungen im Vordergrund, sondern die Beschreibung und Erklärung des abweichenden sprachlichen Verhaltens und seine Modifikation. Positionierung und Konturierung des fachdisziplinären Paradigmas als →Verhaltenswissenschaftliches Grundverständnis.

Behinderung Eine Behinderung ist der Folgezustand einer angeborenen oder erworbenen Erkrankung, die zu einer Einschränkung der Teilhabe am gesellschaftlichen Leben führt. Dabei kann die soziale Stellung und die Integration im privaten und beruflichen Bereich betroffen sein. Sozialrechtlich wird der Schweregrad einer Behinderung prozentual festgelegt.

Behinderung, geistige Meist seit früher Kindheit bestehende Intelligenzminderung verbunden mit einer Einschränkung in der sozialen Anpassungsfähigkeit.

Békésy-Audiometrie Automatische Audiometrie nach von Békésy, in der der Patient seine Hörschwelle selbst mit einem automatisch den Prüffrequenzbereich durchlaufenden →Audiometer aufzeichnet. Die Frequenzen werden einmal als Dauerton und dann als Impulston gegeben, um aus einer gesteigerten Separation beider Schwellenkurven Hinweise auf eine →Hörermüdung zu erhalten, die wiederum ein Hinweis auf eine retrochochleäre Hörstörung sein kann.

Belastungs-Bewältigungs-Modell Deskriptives Modell zur Erklärung kritischer Lebensereignisse auf der Grundlage des →transaktionalen Stressmodells (→Stress), das im Hinblick auf die Stressbewältigung (→Coping) herangezogen wird (s. Abb.).

Wirkt eine Belastung auf ein Individuum ein, so wird ein Belastungs-Bewältigungs-Prozess in Gang gesetzt, bei dem Personen- und Kontextmerkmale zusammenwirken.

- *Personenmerkmale* setzen sich aus den individuellen Voraussetzungen (Alter, Geschlechtszugehörigkeit usw.), vorausgegangenen Erfahrungen und individuellen Persönlichkeitsmerkmalen (Selbstvertrauen, Verwundbarkeit usw.) zusammen.
- *Kontextmerkmale* sind durch das jeweilige soziale Netzwerk gekennzeichnet, das sich über das Erleben emotionaler Unterstützungen auf den Einzelnen auswirkt.

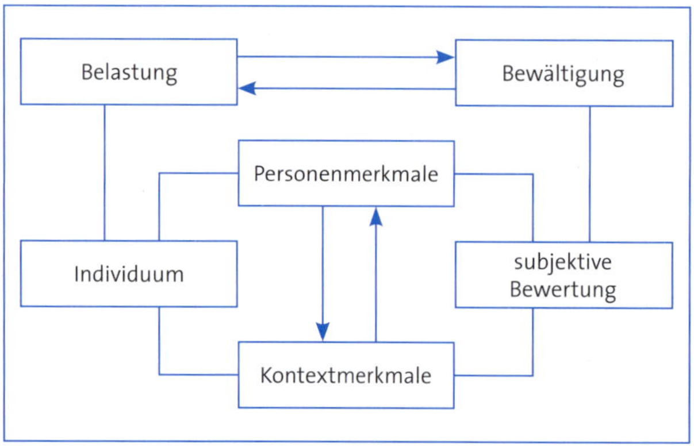

Abb.: Belastungs-Bewältigungs-Modell (Grohnfeldt 1996, 24).

Beide Bereiche sind aufeinander bezogen und je nach Einzelfall verschieden. Ihr Zusammenwirken entscheidet, inwieweit der Einzelne die Gesamtsituation subjektiv bewertet. Diese Deutung ist Grundlage für darauf aufbauende Bewältigungsprozesse, die wiederum auf das ursprüngliche belastende Ereignis zurückwirken.

Literatur

Grohnfeldt, M. (Hrsg.) (1996): Lebenslaufstudien und Sprachheilpädagogik. Grundlagen und Beispiele einzelfallorientierten Vorgehens. Dortmund: verlag modernes lernen.

Benennungsaufgaben Aufgabentyp in der Diagnostik semantisch-lexikalischer Fähigkeiten, bei dem meist visuelles Stimulusmaterial die Produktion einzelner Wörter hervorrufen soll. Benennungsaufgaben werden eingesetzt, um die expressive Wortschatzleistung eines Probanden zu Nomen, Verben, Adjektiven ohne die stützende Einbettung in einen sprachlichen Kontext zu erfassen.

BERA Brainstem evoked response audiometry (BERA) ist ein Messverfahren zur Registrierung der frühen akustisch evozierten Potenziale (→FAEP) über Oberflächenelektroden (→AEP).

Beratung (bei Aphasie) In jeder Rehabilitationsphase ist die begleitende Beratung der Angehörigen erforderlich. Die Angehörigen können bereits in der Akutphase beraten werden, wie sie mit ihren schwer betroffenen Partnern mit einfachen Mitteln kommunizieren können. In der störungsspezifischen Übungsphase sind die Angehörigen wichtige Partner in der Formulierung und Umsetzung von alltagsrelevanten Therapiezielen. Auch in der Konsolidierung benötigen Angehörige Beratung, um den betroffenen Aphasiker möglichst selbstständig und aktiv am sozialen Leben teilhaben zu lassen. →Beratung

Literatur

Bongartz, R. & Pfleiderer, H. (1995): Angehörigenberatung bei Aphasie. Sprache Stimme Gehör 19, 8–16.

Schlenck, C. & Schlenck, K.J. (1994): Beratung und Betreuung von Angehörigen aphasischer Patienten. Logos 2, 90–97.

Steiner, J. (1993): Grundzüge einer ganzheitlichen Aphasiebehandlung und Forschung. In: Grohnfeldt, M. (Hrsg.): Zentrale Sprach- und Sprechstörungen. Handbuch der Sprachtherapie. Band 6 (300–326). Berlin: Edition Marhold.

Bernoulli-Effekt Physikalische Beschreibung der aerodynamischen Grundlagen zur Entstehung von Stimmlippenschwingungen.

Berufsdysphonie Veraltet: Phonoponose. Bezeichnet die Stimmstörung bei Angehörigen verschiedener Berufsgruppen als Folge ihrer stimmintensiven Tätigkeit. Die Dysphonien sind dadurch charakterisiert, dass die Stimmgebung beim berufsmäßigen Sprechen und Singen nicht mit einem gewohnheitsmäßigen, unbemerkten Aufwand an Kraft, nicht mit gewohnter Klangreinheit und nicht in gewohnter Dauer hervorgebracht werden kann (Nadoleczny). Das klinische Erscheinungsbild ist am häufigsten dem der (hyper-)funktionellen Dysphonie zuzurechnen.

Man unterscheidet **1.** Störungen der Sprechstimme bei Pädagogen, Kindergärtnern, Verkäufern, Politikern, Priestern, Schauspielern etc. **2.** Störungen der Rufstimme (Kommandostimme) bei Sportlehrern, Vorarbeitern, Lärmarbeitern, Soldaten etc. und **3.** die →Dysodie (Singstimmstörung) bei Sängern. In den letzten Jahren bilden die Callcenter- und Hotline-Bediensteten eine stetig wachsende neue Gruppe erkrankter Berufssprecher.

Aufgrund der Häufigkeit frühzeitiger Berufsunfähigkeit der Erkrankten, kommt der Prävention von Stimmstörungen bei Berufssprechern eine besondere Bedeutung zu. Aus diesem Grund waren in der früheren DDR Stimmeignungsuntersuchungen vor Ausbildungsbeginn im Sprecher- oder Sängerberuf verpflichtend. Aktuell erfolgen diese nur auf Eigeninitiative. Ungeachtet der allgemeinen Kenntnis über das erhöhte Risiko der genannten Berufsgruppen, an einer Stimmstörung zu erkranken, ist die Berufsdysphonie gesetzlich bisher nicht als Berufserkrankung anerkannt.

Berufsgesetz zum Heilberuf Sprachtherapeut/Logopäde Die Berufsverbände dbl und dbs fordern gemeinsam die Harmonisierung der Ausbildung und die Schaffung eines Berufsgesetzes zum Heilberuf Sprachtherapeut/Logopäde.

Hintergrund dieser Forderung und dieses Bestrebens ist eine Vereinheitlichung der zersplitterten Berufslandschaft in Deutschland durch die Einführung von Mindeststandards, die für alle Professionen gleichermaßen gelten sollen. Dadurch soll auch für die Bevölkerung mehr Transparenz im Versorgungsangebot geschaffen werden.

Bisher sind einheitliche Mindeststandards für die Ausbildung nicht bundesgesetzlich geregelt; die Einhaltung von Mindeststandards wird vielmehr durch verschiedene Bundes- oder Landesgesetze bzw. Regelungen der Selbstverwaltung sichergestellt. Die Ausbildung der Logopäden regelt das Gesetz über den Beruf des Logopäden (BGBl 1980, 529); die Ausbildung der Sprachtherapeuten wird durch die universitären Prüfungs- und Studienordnungen festgelegt.

Die Berufsverbände dbl und dbs und auch die Verantwortlichen in der Ausbildung von Logopäden und Sprachtherapeuten sehen dringenden gesetzgeberischen Handlungsbedarf und haben daher an Mitglieder des Deutschen Bundestages den Appell gerichtet, die gesetzlichen Grundlagen für ein bundesweit geregeltes und einheitliches Berufsbild im Bereich der Stimm-, Sprech-, Sprach- und Schlucktherapie zu schaffen.

Berufskrankheit Seit 1925 existiert in Deutschland eine Liste, in der alle Berufskrankheiten aufgeführt sind, für die vom Gesetzgeber eine finanzielle Kompensation vorgesehen ist. Derzeit enthält die durch die Berufskrankheitenverordnung eingeführte und sich aufgrund neuerer Forschungsergebnisse ständig erweiternde Liste fast 70 anerkannte Berufskrankheiten, darunter 15 Krebsarten. Zwischen 1978 und 2000 wurden in Deutschland insgesamt 20.173 Krebserkrankungen als beruflich verursacht anerkannt. Dabei wurden lediglich 299 Fälle von Kehlkopfkrebs als Berufskrankheit anerkannt, wobei zumeist der Jahre lange (mindestens 25 Faserjahre) Umgang mit Asbest (229) als Verursacher ermittelt wurde. Weitere Stoffe waren die u.a. in Teer, Pech und Kaltschneideölen enthaltenen polizyklischen aromatischen Kohlenwasserstoffe (PAK) (26), Nickel (8), Kokereigase (8), Chrom (7), halogenierte Alkyloxide (6) und Sonstige (15). Da in den eingeführten zentralen Krebsregistern zwar geografische, aber keine genaueren beruflichen Zuordnungen vorgenommen werden und auch der berufliche Werdegang des Patienten nicht systematisch erfasst und dokumentiert wird, fehlen derzeit Daten für eine aussagekräftige Statistik über die Zusammenhänge zwischen Beruf und Krebs.

Beratung Beratung kann allgemein als „eine moderne Form fachlicher Information und Unterstützung für komplexe Situationen und/oder spezifische Fragestellungen" (Petzold 2005, 4) definiert werden. Sie erlaubt demzufolge in einer komplexen Lebens- und Sozialwelt Orientierung und Komplexitätsreduktion und soll eine Gewinnung der Handlungsfähigkeit sowie deren Optimierung ermöglichen.

Sie ist eine wissenschaftlich fundierte Dienstleistung, die eine Verbindung von Wissen und Praxis anstrebt.

Ein Zitat aus der Encyclopedia Britannica (2000) spricht die Methoden an, deren Hilfe die Beratung in Anspruch nehmen kann:

> "Counseling – professional guidance of the individual by using psychological methods esp. collecting case history data using various techniques of the personal interview, and testing interests and aptitudes."

Laut Brockhaus (2001) ist Beratung ein durch Fachleute erteilter Rat und Information (vorwiegend, wenn es sich beispielsweise um Konsumgüter, Miete, Beruf oder Rente handelt). Wenn es sich um Themen handelt, die die Lebenslage betreffen (wie auf den Gebieten der Erziehung, Familie, Sucht, Sexualität oder Schwangerschaft), so wird vorwiegend mit Lebensproblemen, Konflikten und der Beziehung gearbeitet. Die konkrete Hilfe, die methodisch überlegt und wissenschaftlich fundiert ist, soll dabei eher zu Selbstreflexion und Selbsthilfe anregen. „Denn letztendlich kann der Berater nur mithelfen, die Hintergründe und Umstände eines Problems zu erkennen", in dem Fall handelt es sich um „Hilfe zu *Selbsthilfe*" (ebd. 2001).

Beratung wird, je nach Kontext, Zielgruppe und Praxislage, vielfältig definiert. Daher kann der Anspruch auf wissenschaftliche Fundierung und methodische Reflexion gegenwärtig nicht als unproblematisch betrachtet werden. Die vorliegende Heterogenität erschwert eine übergreifende Theoriebildung, Methodenentwicklung und Forschungskultur (Petzold 2005).

In Zusammenhang mit der Sprachtherapie kann die Beratung als eine Zwischenposition zwischen Bildung und Therapie betrachtet werden (Ritterfeld 2003).

Aus den obigen Ausführungen kann erschlossen werden, dass die Beratung eine praxeologische Disziplin darstellt, deren Ausrichtung auf die Handlung in der Praxis und ihre Optimierung zielt.

Die Beratung, die Lebenslagen betrifft, hat zumeist eine dialogische Natur, setzt einen →Diskurs voraus und bezieht ihre Theorien vorwiegend aus der systemischen Theorie.

> Das →systemische Paradigma sieht das Individuum immer als einen Teil einer übergreifenden Ordnung und Ganzheit, die sein Verhalten mitbestimmen und die das Individuum seinerseits mit beeinflusst. Auf diese Weise wird in Systemen eine dynamische Homöostase, ein Gleichgewicht des Systems hergestellt.

Dies verlangt vom Berater zweierlei: den zu Beratenden als einen Teil seiner Lebenswelt anzusehen und sich selbst, als Berater, als jemanden, der temporär ein Teil des Systems geworden ist, zu verstehen. Die Metaphern des →Coachens und des Beraters als →Coach, die sich in der Arbeitswelt etabliert haben, zeigen das Bild einer Person, die „mit in die Kutsche springt" und dadurch ihre Richtung mitbestimmt.

Praxis und Methodik Die Praxis der Beratung impliziert fachliche Begleitung, Übermittlung von Kenntnissen, Fertigkeiten und Wissensbeständen sowie personelle Unterstützung, die beim Ratsuchenden in die Praxis münden soll. Sie soll Zielfindungen und Entscheidungen fördern. Dazu dienen unterschiedliche Techniken wie Hypothesenbildung, Zirkuläres Fragen, Videokonsultation, Familienskulptur, soziale Panorama und weitere darstellende Techniken, Reframing (Umdeutung) sowie provokative, humoristische Techniken und noch anderes mehr.

Die Möglichkeiten, in diese Prozesse einzugreifen, bedingen sowohl auf der Ebene des Beraters als auch auf der des Ratsuchenden (Klienten, Kunden) die Fähigkeit zur Selbstreflexion, die eine Distanzierung zum Kontext erlaubt. Dieser vorwiegend dialogische Prozess ermöglicht einen Perspektivenwechsel in zweierlei Hinsicht – ein Wechsel der personellen Perspektive sowie eine Verschiebung der zeitlichen Perspektive (v. Schlippe & Schweitzer 2003, 76). Der Wechsel der personellen Perspektive erlaubt eine Einfühlung in andere Personen und deren Handlungen.

Die Verschiebung der zeitlichen Perspektive erlaubt den Handlungen in größeren Zusammenhängen zu erscheinen, wie z.B. in geschichtlich-biografischen Zusammenhängen oder Folgen einer bestimmten Handlung vorweg zu nehmen. Oft genügt ein solcher Perspektivenwechsel für den Ratsuchenden, um die Handlungsfähigkeit zurückzugewinnen, oder aber sich mit Unmachbarkeiten und Grenzen der Handlungsmöglichkeiten abzufinden, um innerhalb von machbaren Möglichkeiten zu einer neuen Orientierung zu gelangen.

Elternberatung Die häufig anzutreffenden Varianten der Elternberatung sind die systemische Beratung, die konstruktivistische Beratung und die lösungsorientierte Beratung. Bei näherem Hinsehen unterscheidet sich das methodische Vorgehen bei den obigen Beratungsformen nur unwesentlich.

In rehabilitationspädagogischen Zusammenhängen ist vor allem die →Elternberatung bekannt geworden, die in der Literatur auch als →Elternarbeit bezeichnet wird. Im Bereich der Frühförderung sind drei Modelle der Elternberatung verbreitet (Speck 1989). Sie entsprechen einer geschichtlichen Entwicklung des Verständnisses von Beratung. Das →Laienmodell impliziert eine asymmetrische Dualität von Experten und Laien; das →Kotherapeuten-Modell schließt die Erwartung mit ein, dass die Eltern als Hilfstherapeuten zur Verfügung stehen und die Beratung sie dazu anleiten soll. Das →Kooperationsmodell schließlich soll die „Eltern als Experten für ihr Kind“ (Speck 1989) respektieren und stellt eine Symmetrie wieder her, die die beiden anderen Modelle entbehren. Damit entspricht die Beratung einem demokratischen Geschehen, das Selbstbestimmung und Selbsthilfe gemäß der ICF impliziert.

Daran schließt sich die Diskussion an, welche Art von →Praxiswissen für einen beratenden Experten vorauszusetzen sei. Ob ein allgemeines Fachwissen in Psychologie, →Supervision und →Organisationsentwicklung genügt, um Beratung in einer spezifischen →Fachdisziplin vorzunehmen, oder aber ein fachliches Know-how notwendig sei. Im ersten Fall handelt es um eine →Interdisziplinarität, um die Verbindung von Perspektiven, die sich aus dem →Praxiswissen beider Fachdisziplinen speist, die jedoch personell getrennt ist. Im zweiten Fall wird vorausgesetzt, dass der Berater neben seinen beraterischen Kompetenzen auch Erfahrungen, Kenntnisse und Praxiswissen aus der gleichen →Fachdisziplin mitbringt. Der Transfer des psychologischen Wissens in das logopädische Handeln kann dann als Transdisziplinarität bezeichnet werden, bei der ein Wissen aus einer anderen Disziplin in das jeweils andere transportiert und integriert wird.

Beratung bei Sprachstörungen Besonderer Beratungsbedarf besteht in der Logopädie/Sprachtherapie im Falle der frühen Sprachstörungen und Gefährdungen im Sinne der Prävention, sowie bei schweren Sprachentwicklungsverzögerungen und -störungen, bei →Late Talkers oder bei Sprachstörungen in Zusammenhang mit Mehrfachbehinderungen. →Stottern ist eine der ersten Sprachstörungen, bei der im Rahmen der Therapie Elternberatung, Eltern- und Müttergruppen bekannt geworden sind. Auch bei dem Störungsbild des →(selektiven) Mutismus besteht ein erhöhter Bedarf der Beratung von Eltern und Angehörigen. Im Falle der Aphasie u.a. im späteren Alter erworbenen Sprachstörungen besteht ein spezieller Beratungsbedarf sowohl bei den Betroffenen selbst sowie bei deren Angehörigen.

> Die übergreifenden Prinzipien, die allen Formen der Elternberatung gemeinsam sind, lassen sich wie folgt zusammenfassen:
>
> - zur Verfügung stellen von Informationen und Fachwissen
> - Akzeptanz der Eltern als Experten für ihr Kind
> - Autonomie und Selbstbestimmung
> - Ressourcenorientierung und →Empowerment

Ein wichtiger Beratungsfaktor, bei dem i.d.R. keine spezifische Ausbildung vorausgesetzt wird, ist die so genannte „Therapiebegleitende Elternarbeit“ (Katz-Bernstein 1992; Ritterfeld 2003). Oft zeigen sich keine fachlichen und finanziellen Möglichkeiten, eine gesonderte beraterische Funktion mit den Eltern bzw. Angehörigen zu etablieren. In diesem Fall handelt es sich um eine minimale Gestaltung der Begegnungen mit Angehörigen, die dennoch wesentlich zum Erfolg der Therapie beitragen kann und die machbaren Grenzen der alltäglichen Praxis und der Professionalität nicht überschreitet.

Neben Einzelberatung ist noch die Gruppenberatung in Form von Elterngruppen oder aber in Form von →Supervision für Fachpersonen zu nennen sowie die Organisations- oder →Teamberatung in Institutionen, die auf die Optimierung der →Organisationsentwicklung zielt. Durch die fachliche Institutionalisierung von Beratungsstellen, Ambulatorien, schulischen Einrichtungen, Praxen und Kliniken der →Rehabilitation, in denen Teams intra- und/oder interdisziplinär arbeiten, entsteht eine Dynamik, zu deren Reflexion eine externe *Teamberatung* und →Supervision zur →Qualitätssicherung und professionellen Optimierung wesentlich beitragen kann.

Die Beratung und Supervision können als qualitätssichernde Maßnahmen implementiert werden. Dies gilt sowohl in der beraterischen Tätigkeit von Angehörigen, der alltäglichen Berufspraxis von Fachpersonen als auch in der Personalführung in Teams. Auf diese Weise wird die Frage der →Finanzierung der Beratung, an der oft eine Inanspruchnahme scheitert, leichter gelöst werden können (N.K.-B.).

Literatur

Encyclopedia Britannica: deluxe CD, Oxford University Press 2000.

Katz-Bernstein, N. (1992): Therapiebegleitende Elternarbeit in der Behandlung von stotternden Kindern: Einzelgespräche, Müttergruppen, Elternberatung. In: Grohnfeldt, M. (Hrsg.): Handbuch der Sprachtherapie. Bd. 5. Berlin, 378–398.

Petzold, G.H. (2005): „Beratung" als Disziplin und Praxeologie zum Umgang mit subjektiven Theorien und ihren kollektiven Hintergründen in der modernen Wissensgesellschaft. In: Beratung Aktuell 1, 4–21.

Ritterfeld, U. (2003): Beratung. In: Grohnfeldt, M. (Hrsg.): Lehrbuch der Sprachheilpädagogik und Logopädie. Bd. 4. Stuttgart, 24–41.

von Schlippe, A. & Schweitzer, J. (2003): Lehrbuch der systemischen Therapie und Beratung. Göttingen.

Speck, O. (1989): Das gewandelte Verhältnis zwischen Eltern und Fachleuten in der Frühförderung. In: Speck, O. & Warnke, A. (Hrsg.): Frühförderung mit den Eltern. München, 13–25.

Beschränkungen Engl. *constraints*, **1.** die phänomenologisch wahrnehmbaren Einschränkungen in der Formenbildung und -verwendung auf allen Sprachebenen, **2.** feste Bestandteile linguistischer (Spracherwerbs-) Theorien, z.B. Theorien des constraint-gesteuerten Wortbedeutungserwerbs.

Betazismus Veralt. Bezeichnung für die Fehlbildung des Lautes [β].

Bewältigungsstile Es werden vier persönlichkeitsspezifische Bewältigungsstrategien: Sensitization, Repression, Nichtdefensivität und Ängstlichkeit unterschieden. Diesem Modell der Bewältigungsmodi (Krohne, 1996) liegt die Annahme zugrunde, dass Personen, die mit einer aversiven Situation konfrontiert werden, einerseits mit dem Erleben von Unsicherheit, aber auch mit der Wahrnehmung körperlicher Erregung reagieren. Dies sind elementare Gefühlszustände, an die sich durch bewertende kognitive Prozesse komplexe Angstreaktionen anschließen können. Die erlebte Unsicherheit führt dabei zu verstärktem Einsatz vigilanter Strategien zu ihrer Reduktion, während die Wahrnehmung körperlicher Erregung die Meidung bedrohungsbezogener Parameter zum Abbau dieses Gefühls nach sich zieht. Persönlichkeitsdifferenzen in der Fähigkeit, Unsicherheit oder körperliche Erregung zu tolerieren, führen zu folgenden Bewältigungstendenzen: ‚Sensitizer' zeigen hohe Vigilanzwerte (hohe Unsicherheitsintoleranz) und niedrige Werte kognitiver Vermeidung (niedrige Erregungsintoleranz) und damit ein Verhalten konsistenter Überwachung, ‚Represser' das gegenteilige Verhalten konsistenter Vermeidung (hohe Erregungsintoleranz – hohe Werte kognitiver Vermeidung; niedrige Unsicherheitsintoleranz – niedrige Vigilanzwerte). Die zweite Dimension der Bewältigung beschreibt an einem Pol Personen sowohl hoher Werte in Vigilanz als auch in kognitiver Vermeidung mit einem als Folge dieses Konfliktes fluktuierenden, ineffektiven Bewältigungsverhalten (‚Ängstliche') und am anderen Ende Personen mit geringen Werten in beiden Variablen (‚Nichtdefensive'), die flexibel auf die jeweiligen Situationserfordernisse reagieren sollen.

Literatur

Krohne, H.W. (1996): Repession – Sensitization. In: Amelang, M. (Hrsg.): Enzyklopädie der Psychologie. Differenzielle Psychologie und Persönlichkeitsforschung, Bd. 3: Temperaments- und Persönlichkeitsunterschiede. Göttingen: Hogrefe.

Bewegungsunterstützende Lautanbahnung (BULA) Die BULA geht vom Grundgedanken auf die →Lautunterstützende Bewegungen der funktionellen Therapie nach Weiser, „LUB", zurück. Mithilfe von Bewegungen soll dem Kind die korrekte Lautbildung erleichtert werden. Das Wirkungsprinzip der BULA beruht auf einer Art Verbindung zwischen verschiedenen Körperregionen. Durch Spannungsveränderungen, eine in eine bestimmte Richtung und auf eine bestimmte Art ausgeführte Bewegung von Händen und Füßen lässt sich das Geschehen im Mundraum beeinflussen.

Literatur

Weinrich, M. & Zehner, H. (2003, 2005): Phonetische und Phonologische Störungen bei Kindern. Heidelberg: Springer Verlag.

Bielefelder Screening zur Früherkennung von Lese-Rechtschreibschwierigkeiten (BISC) Das von Heiner Jansen, Gerd Mannhaupt, Harald Marx und Helmut Skowronek 2002 in 2., überarbeiteter Auflage (1. Auflage 1998) veröffentlichte Screeningverfahren ist durch zahlreiche Längsschnittuntersuchungen erprobt und erlaubt eine zuverlässige und objektive Erfassung spezifischer vorschulischer Vorläuferleistungen des Schriftspracherwerbes. Die hohe prognostische Validität ermöglicht eine zuverlässige individuelle Identifizierung von Vorschulkindern mit einem Risiko zu Problemen in der Schriftsprachaneignung.

Das Einzelverfahren kann zweimal im Verlauf des letzten Kindergartenjahres eingesetzt werden (jeweils 11–9 Monate und 5–3 Monate vor der Einschulung). Für beide Zeiträume liegen Normdaten von Repräsentativstichproben vor. Die Bearbeitungsdauer beträgt 20 bis 25 Minuten. Das BISC eignet sich nicht für Kinder mit Schriftspracherfahrung. Wird es dennoch – etwa bei Rückstellungen bzw. Rückversetzungen – eingesetzt, ist alleine die Klassifikation als Risikokind als gültig anzusehen.

Literatur

Jansen, H., Mannhaupt, G., Marx, H., Skowronek, H. (1998, [2]2002): Bielefelder Screening zur Früherkennung von Lese-Rechtschreibschwierigkeiten (BISC). Göttingen, Bern, Toronto, Seattle: Hogrefe Verlag.

Bilderbenennverfahren Verfahren zur Überprüfung von **a)** →Aussprachestörungen, **b)** →Wortschatz. Der Patient wird gebeten, Bilder zu benennen.

Bilderbuch zur Ausspracheprüfung von Kindern Prozessorientiertes Untersuchungsverfahren zur Erfassung von →Aussprachestörungen, enthält ein →Bilderbenennverfahren auf der Basis von Zeichnungen.

Literatur

Hild, U. (2002): Bilderbuch zur Ausspracheprüfung bei Kindern. Kassel: Reinhardt-Verlag.

Bildgebende Verfahren →Funktionelle Reorganisation

Bildung Als einer der Grundbegriffe der →Pädagogik, →Erziehung und →Didaktik geht Bildung über die Vermittlung von Kenntnissen und Informationen hinaus und zielt auf eine umfassende Persönlichkeitsentwicklung ab. Auf der Grundlage eines weiterreichenden Wissenserwerbs werden die einzelnen Bereiche wertgeleitet und ethisch verantwortungsbewusst zueinander in Beziehung gesetzt.

Bilingualismus Syn. →doppelter Erstspracherwerb. Gleichzeitiger Erwerb von mindestens zwei Sprachen von Geburt an (vgl. →Mehrsprachigkeit).

Bilingualität Syn. →Zweisprachigkeit. Vgl. →Mehrsprachigkeit

Billroth, Theodor Einer der bedeutendsten Chirurgen des 19. Jahrhunderts war Christian Albert Theodor Billroth, geboren am 26.8.1829 in Bergen auf Rügen, gestorben am 6.2.1894 im Alter von nur 64 Jahren in Abbazia in Kroatien. Er gilt als Begründer der modernen Bauchchirurgie und als Pionier der Kehlkopfchirurgie. 1871 führte er als Universitätsprofessor in Wien die erste Ösophagektomie (Speiseröhrenentfernung), in der Silvesternacht am 31.12.1873 die erste

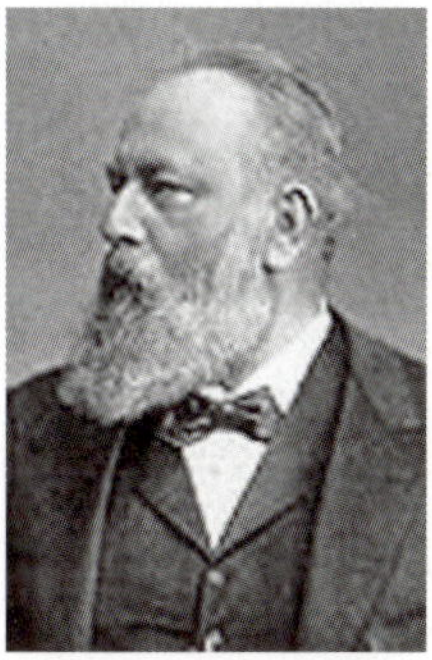

Abb.: Theodor Billroth.

Laryngektomie (Kehlkopfentfernung) wg. Kehlkopfkrebs und 1881 die erste erfolgreiche Gastrektomie (Magenentfernung) wg. Magenkrebs durch. Zwei Formen von Magenresektionen (Billroth I und II) und ein wasserdichter Verbandsstoff (Billroth-Batist) tragen seinen Namen. Musisch hoch begabt und enger Freund von Johannes Brahms galt er darüber hinaus als Violinvirtuose.

Binaurales Hören Das Hören mit beiden Ohren ist Voraussetzung für das räumliche Hören, vor allem für das →Richtungshören und das Selektionsvermögen, der Trennung von Nutzschall z.B. Sprache von Störschall z.B. Verkehrsgeräuschen. Verarbeitungsprozesse in der →Hörbahn auf der Basis interauraler Laufzeit- und Pegelunterschiede sowie Klangfarbenunterschiede zwischen beiden Ohren ermöglichen diese Fähigkeiten des Gehörs.

Biolinguistik Gegenstand sind die biologischen Grundlagen von Sprache. Beschrieben werden die physiologischen Voraussetzungen von Sprache und Sprechen. Dazu gehören die Besonderheiten des menschlichen Kehlkopfes, der Atmung und der Beweglichkeit der Gesichts- und Lippenmuskulatur genauso wie die Spezialisierung der Hirnhemisphären und die Händigkeit des Menschen. Im Mittelpunkt stehen vor allem die neurologischen Aspekte von Sprache und Kognition. Dazu kommen Fragen der ontogenetischen Reifung und der phylogenetischen Evolution von Sprache. Es besteht gegenwärtig Konsens darin, dass sich das Lexikon vor der Grammatik herausgebildet hat. In den letzten Jahren hat zunehmend die Frage nach der Bedeutung der Spiegelneuronen für die Evolution von Sprache an Bedeutung gewonnen.

Biopsie Gewebeentnahme. Erhärtet sich nach den Voruntersuchungen der Verdacht auf das Vorliegen eines Tumors, entnimmt der Arzt unter Narkose eine kleine *Gewebeprobe* aus dem verdächtigen Tumorareal und lässt es anschließend histologisch untersuchen, um eine sichere Diagnose zu stellen und das therapeutische Vorgehen zu planen.

BISC →Bielefelder Screening zur Früherkennung von Lese-Rechtschreibschwierigkeiten (BISC)

BKL Der Bundesverband Klinische Linguistik wurde 1988 gegründet und hat etwa 300 Mitglieder. Klinische Linguisten haben ein Hochschulstudium im Bereich Linguistik (Sprachwissenschaft) mit dem Studienschwerpunkt Neurolinguistik oder Klinische Linguistik absolviert, das interdisziplinär organisiert ist und Inhalte aus der Medizin (Neurologie), Psychologie (Neuropsychologie) und Sprachheilpädagogik integriert. Nach Abschluss des Hochschulstudiums absolvieren Klinische Linguisten, ähnlich den Medizinern, als klinische Praxis das LIP-Jahr (Linguist im Praktikum), welches sie mit einer Prüfung abschließen. In einem Urteil vom 25.9.2001 hat das Bundessozialgericht (BSG) entschieden, dass vom BKL anerkannten Klinischen Linguisten eine Kassenzulassung nicht verweigert werden darf (Az: B 3 KR 13/00 R). Der BKL und seine Mitglieder sind seit 2003 Vollmitglieder im →dbs.

Blocklösetechnik →Pull out, →Stottern

Blocks Bezeichnung für starke →tonische Stottersymptome, gekennzeichnet durch das Stoppen der Artikulationsbewegungen bzw. der Artikulatoren. →Stottern

BODYS →Bogenhausener Dysarthrieskalen

Bogenhausener Dysarthrieskalen Auditive Beurteilungsskalen für die Diagnostik von Dysarthrien.

Bogenhausener Semantik-Untersuchung (BOSU) →Aphasiediagnostik

Literatur

Glindemann, R., Klintwort, D., Ziegler, W. & Goldenberg, G. (2002): München: Urban & Fischer.

Bolus Bissen, Schlucksubstanz

Boston Diagnostic Aphasia Examination (BDAE) →Aphasiediagnostik

Bottom-up Analyse Von den physikalischen Reizeigenschaften ausgehende Informationsverarbeitung im Wahrnehmungsprozess (→Top-down Prozesse).

Bradyarthrie Verlangsamte Artikulationsbewegungen (→Dysarthrie).

Bradylalie Verlangsamtes Sprechen infolge einer →Bradyarthrie (→Dysarthrie); häufig verbunden mit →Skandieren.

Brainstem Electric Response Audiometry →BERA, →FAEP, →AEP.

Breakdown-Theorie Theorien zur Erklärung des Stotterns, die davon ausgehen, dass Stottersymptome aufgrund eines Versagens der komplexen Koordination der am Sprechvorgang beteiligen Subsysteme zustande kommen, unter anderem auch durch den Einfluss von Stress. Häufig wird ein konstitutioneller Unterschied zwischen stotternden und nicht-stotternden Personen angenommen. →Autoregulation des Sprechens, →Stottern.

Broca, Pierre Paul (28.6.1824–9.7.1880) Französischer Chirurg, Anthropologe und Neurologe. In der Geschichte der Neurowissenschaften als wichtiger Exponent des Lokalisationismus bekannt. Sein Name lebt in der Sprachheilkunde insbesondere durch die →Broca-Aphasie weiter. Broca gilt mit →Gall und →Wernicke als der Begründer der klassischen Lehrmeinung in der Aphasiologie. Diese besagt, dass Sprache in Zentren im Gehirn lokalisiert sei (in der linken Hemisphäre), dass die Störung der Zentren und deren Verbindungen zu bestimmten →aphasischen Syndromen führe. Die klassische Lehrmeinung ist in der Medizin als neo-klassische Lehrmeinung noch präsent, jedoch unter aktuellen Gesichtspunkten (→ICF, →Pragmatik) nicht mehr zeitgemäß. Relativ vergessen ist, dass Broca sich auch mit Therapie von Aphasien beschäftigte. Als Potenzial der Wiedergewinnung sprachlicher Leistungen betrachtete Broca die rechte Hemisphäre.

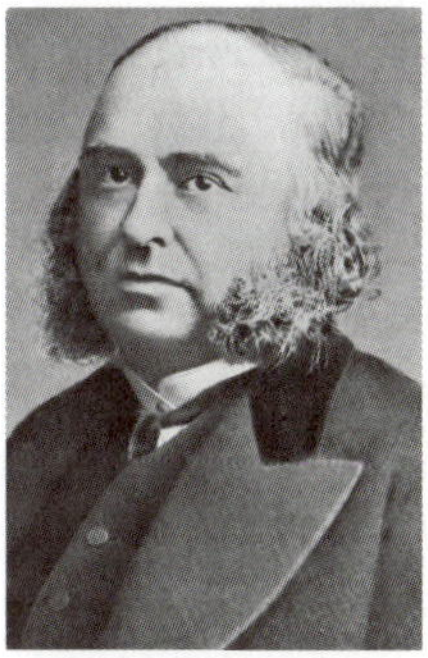

Abb.: Pierre Paul Broca.

Literatur

Nicolas, S. (2004): Paul Broca – Écrits sur l'aphasie (1861–1869). Paris: L'Harmattan.

Broca-Aphasie →Aphasiesyndrome, →Aphasie. Syn. Bezeichnungen für die Broca-Aphasie sind: motorische Aphasie, „expressive aphasia", verbale Aphasie.

Sprachliche Hauptsymptome der Broca-Aphasie Nicht-flüssige Sprachproduktion mit großer Sprachanstrengung, phonematische Paraphasien und artikulatorisches Suchverhalten sowie undeutliche Artikulation (Sprechapraxie und/oder Dysarthrie), Agrammatismus und Wortfindungsstörungen.

Nur mäßig beeinträchtigtes Sprachverständnis, Kommunikation ist vor allem durch die expressiven Störungen eingeschränkt.

Literatur

Huber, W., Poeck, K. & Weniger, D. ([5]2002): Aphasie. In: Hartje, W. & Poeck, K. (Hrsg.): Klinische Neuropsychologie (93–158). Stuttgart.

Broca-Areal 1861 von Broca bei einem Patienten mit einer motorischen Aphasie als motorisches Sprachzentrum (Verankerung grammatischer Fähigkeiten) beschriebene Hirnregion; im mittleren Bereich der unteren Windung des linken Stirnhirns (Gyrus frontalis inferior) gelegen; heute als Brodmannregion 44 und 45 bezeichnet; eine strenge Lokalisation grammatischer Funktionen in die Broca-Region wird heute als überholt angesehen, Sprachleistungen werden mit komplexeren neuronalen Netzen in Verbindung gebracht.

Bronchoskopie Untersuchung des Tracheobronchialsystems mit starrem, heute meist mit flexiblem →Endoskop.

Bruststimme Resonanzreiche Stimme. Stimmerzeugung im Brustregister (→Stimmregister). Physiologischerweise bei Männern im Bereich der unteren $^2/_3$, bei Frauen im unteren $^1/_3$ ihres Stimmumfanges. Die Bruststimmerzeugung geht laryngeal mit der Stimmlippenschwingung im →Vollregister einher.

Bukkofaziale Apraxie Hirnschädigungsbedingte Störung der Imitation von Mund- und Gesichtsbewegungen, meist nach Infarkten der linken Großhirnhemisphäre.

Bulbärparalyse Lähmung der durch die motorischen Hirnnerven versorgten Muskulatur.

Bundesarbeitsgemeinschaft Heilmittelverbände (BHV) In der Bundesarbeitsgemeinschaft für Heilmittelverbände e.V. (BHV) haben sich sechs Verbände der Berufsgruppen Physiotherapeuten/Krankengymnasten, Masseure und medizinische Bademeister, Logopäden und Ergotherapeuten zusammen geschlossen. Die BHV vertritt als Dachverband die berufspolitischen Interessen der Heilmittelerbringer auf der Bundesebene.

Mitglieder in der BHV sind:

- Bundesverband selbstständiger Physiotherapeuten e.V. – IFK
- Deutscher Bundesverband für Logopädie e.V. – dbl
- Deutscher Verband der Ergotherapeuten e.V. – DVE

C

- Deutscher Verband für Physiotherapie – Zentralverband der Physiotherapeuten/Krankengymnasten e.V. – ZVK
- VDB – Physiotherapieverband e.V. Berufs- und Wirtschaftsverband der Selbstständigen in der Physiotherapie
- Verband Physikalische Therapie – Vereinigung für die physiotherapeutischen Berufe e.V. – VPT.

Bundesgemeinschaft der Eltern und Freunde hörgeschädigter Kinder e.V. Die Bundesgemeinschaft vertritt die Interessen schwerhöriger Kinder und deren Eltern, organisiert und veranstaltet jährliche Arbeitstagungen zur Entwicklung, Erziehung, schulischen und beruflichen Weiterbildung, Elternarbeit etc. von schwerhörigen Kindern. Die Bundesgemeinschaft gibt neben Tagungsberichten, Faltblättern und Informationsbroschüren die Zeitschrift für lautsprachliche Erziehung hörgeschädigter Kinder – Spektrum Hören – heraus und engagiert sich auch gesellschaftlich für die Früherkennung und Frühförderung hörgeschädigter Kinder. Anschrift: Bundesgemeinschaft der Eltern und Freunde hörgeschädigter Kinder e.V., Pirolkamp 18, 22397 Hamburg.

Bundesinnung der Hörgeräteakustiker Da die Hörgeräteakustik dem Handwerk zugeordnet ist, haben sich die Hörgeräteakustiker wie auch andere Handwerksberufe in einer Innung zusammengeschlossen. Diese führt die Verhandlungen mit Krankenkassen und Versorgungsstellen im Hinblick auf die Kostenverteilung im Rahmen der Hörgeräteversorgung, organisiert das Qualitätsmanagement des Berufsbilds im Rahmen der personellen, apparativen und fachlichen Qualifikation und wird an der Spitze durch ihren Bundesinnungsmeister vertreten. Anschrift: Bundesinnung der Hörgeräteakustiker, Ehrthalstraße 1, 55118 Mainz, Tel.: (0 61 31) 96 56 00, E-Mail: info@biha.de.

Bundesverband für die Rehabilitation der Aphasiker (BRA) →Aphasierehabilitation

Bundesverband Klinische Linguistik →BKL

Bundesvereinigung-Stotterer-Selbsthilfe Bundesverband der Stotterer-Selbsthilfegruppen in Deutschland, Sitz ist Köln. Interessenvertretung durch Öffentlichkeitsarbeit, Beratungen, Veröffentlichungen und eigener Verlag. →Kieselstein, →Stottern.

Carhart-Schwellenschwundtest (Hörermüdungstest) Die Hörschwelle eines konstant gegebenen Dauertones kann sich bei einer →Hörermüdung verschlechtern, so dass die Lautstärke mehrfach um 5 dB erhöht werden muss, damit der Patient den Ton mindestens 1 Minute dauerhaft wahrnimmt. Wandert die Hörschwelle mehr als 30 dB ab, handelt es sich um eine neurale Schwerhörigkeit zum Beispiel beim →Akustikusneurinom.

Carhart-Senke Bei der otosklerotischen Stapesfixation mit einer →Schallleitungsschwerhörigkeit zeigt sich neben der Knochenleitungs-Luftleitungs-Differenz im →Tonaudiogramm eine Verschlechterung der →Knochenleitung im mittleren Frequenzbereich um etwa 15 dB (Carhart-Senke), die nicht als sensorische Schädigung, sondern als schallleitungsbedingte Hörminderung anzusehen ist.

Case Load Anzahl der an Schulen und klinischen Einrichtungen mit ambulanter Sprachtherapie zu versorgenden Fälle.

CERA (Cortical Evoked Response Audiometry) →Cortical Evoked Response Audiometry (→AEP)

Cerebellum Kleinhirn, ist für die Einhaltung des Gleichgewichts und die Feinkoordination der Bewegungen zuständig; Läsionen bewirken dementsprechend Gleichgewichtsstörungen und Koordinationsstörungen (→Dysarthrie).

Cerebralparese, infantile (CP) →Zerebralparese, infantile

Certificate of Clinical Competence (CCC) Qualitätszertifikat für Sprech- und Sprachpathologen, vergeben durch die ASHA auf der Basis eines schriftlichen Testverfahrens. Ziel: Sicherstellung von Qualitätsstandards in der Sprachtherapie, da das Qualitätsniveau universitärer Abschlüsse in den USA sehr heterogen ist.

Cerumen Das Sekret der Talgdrüsen, die neben Haaren Bestandteil des knorpeligen Teils der Gehörgangshaut des →Außenohres sind, bildet mit abgeschilfertem Epithel durchmischt das Ohrenschmalz. Durch Quellen, z.B. beim Baden, können die gelbbraunen Talgmassen den →Gehörgang als Ohrschmalzpfropf vollständig verlegen (Cerumen obturans). Das tägliche Auswischen des Gehörgangs mit Wattestäbchen ist nicht sinnvoll.

Cervicogene Dysphonie →Vertebragene Dysphonie

Chemotherapie Die Chemotherapie ist eine medikamentöse Behandlung mit zellteilungshemmenden Substanzen, so genannten Zytostatika, die insbesondere bei Leukämien, Lymphomen, Sarkomen, Hodenkrebs und der Krebsbehandlung von Kindern zum Teil sehr erfolgreich eingesetzt werden. Deutlich weniger effektiv ist die Chemobehandlung jedoch bei fortgeschrittenen soliden Tumoren wie Brust-, Lungen- oder Darmkrebs, die bereits Metastasen gebildet haben. Auch galt sie für die Behandlung von Larynx- und Hypopharynxkarzinomen als alleinige therapeutische Maßnahme als unwirksam und wurde lange Zeit nur unterstützend zur Bestrahlung in einer so genannten kombinierten Radio-Chemotherapie eingesetzt. Nach neueren Forschungsergebnissen scheint sich jetzt aber ein Durchbruch anzubahnen. So berichtet die Universitätsklinik Frankfurt in einer Studie, die 2001 begonnen wurde, von kompletten Remissionen bereits nach alleiniger Chemotherapie.

Im Idealfall verhindern die Medikamente die Teilung der Tumorzellen und treiben sie in die programmierte Selbstzerstörung (Apoptose). Leider verfügen Tumorzellen aber über alle intelligenten Systeme des gesunden Organismus. Eines dieser Systeme ist eine Art Pumpe, die Eindringlinge aus den Zellen herausschleust. Diese Pumpen sitzen in der Membran der Tumorzellen und werden von einem Eiweiß, dem P-Glykoprotein, angeschaltet. Je länger die Zytostatika verabreicht werden, desto mehr P-Glykoproteine produzieren die verbliebenen Tumorzellen, und desto effektiver arbeiten die Pumpen in den Zellwänden. Hinzu kommt, dass die Medikamente einen starken Selektionsdruck auf die Tumorzellen ausüben – nur die stärksten überleben. Mit jeder weiteren Zellteilung werden besonders bösartige und widerstandsfähige Zellen hervorgebracht. Die nachwachsenden Generationen benötigen kaum noch Sauerstoff und lassen sich nicht mehr in die Apoptose treiben. Tumoren nutzen darüber hinaus weitere raffinierte Abwehrstrategien. So sind die in der Lage, in die Zellen eingedrungene Zytostatika abzukapseln und deren Vordringen zum Zellkern zu verhindern. Auch können sie bestimmte Enzyme aktivieren und dafür sorgen, dass die Medikamente unschädlich gemacht, mit dem Urin ausgeschieden oder über die Leber abgebaut werden. Tumorzellen besitzen zudem schnellere Reparaturmechanismen als gesunde Zellen. Die von den Zytostatika verursachten Schäden an der Erbsubstanz der Krebszelle werden oft in kürzester Zeit behoben und der Tumor kann weiter wachsen. Weltweit arbeiten daher Forscherteams daran, die molekularen Mechanismen der Chemoresistenz zu entschlüsseln.

Zu den typischen, zeitlich begrenzten Nebenwirkungen einer Chemotherapie gehören: Übelkeit, Erbrechen und evtl. Haarausfall.

Chitismus Veralt. Bezeichnung der Fehlbildung des Lautes [X] wie im Wort <ich>, meist in Form einer →Vorverlagerung zu [σ].

Cholesteatom (Perlgeschwulst) Bestimmte Form der chronischen →Mittelohrentzündung mit Knocheneiterung und →Schallleitungsschwerhörigkeit. Das Cholesteatom kann zur Zerstörung der →Gehörknöchelchenkette und zur Schädigung des →Fazialisnerven führen. Im fortgeschrittenen Stadium können auch eine →Labyrinthitis, →eine Meningitis oder eine Enzephalitis (→Hirnhautentzündung) die Folge sein. Bei einer Cholesteatom-Operation wird versucht, das →Mittelohr wieder aufzubauen und die Hörfunktion wieder herzustellen. Häufig muss jedoch eine →Radikalhöhle angelegt werden und zur Verbesserung des Hörvermögens technische →Hörhilfen wie z.B. →knochenverankerte Hörgeräte (→BAHA) eingesetzt werden.

Chordektomie Operative Entfernung einer Stimmlippe meist infolge →Larynxkarzinom.

Chorsprechen Sprechhilfe beim →Stottern. Durch simultanes Sprechen im Chor reduziert sich die Stotterhäufigkeit. →Simultansprechen

Chronifizierung Bei einem (geringen) Teil der Kinder, die Stottersymptome zeigen, besteht die Wahrscheinlichkeit, dass sich das Stottern chronifiziert und in mehr oder minder großem Ausmaß ein Leben lang bestehen bleibt. Bislang gibt es keine eindeutigen Prädikatoren, durch die eine frühe und sichere Identifizierung eines chronischen Verlaufs möglich wäre. →Remission, →Stottern.

Chronische Aphasie →Aphasieverlauf, →Aphasierehabilitation.

Chronische Mittelohrentzündung (Chronische Otitis media) Die chronische Otitis media ist die Folge anhaltender frühkindlicher →Tubenventilationsstörungen und rezidivierender Infekte der oberen Atemwege. Das charakteristische klinische Merkmal ist der auf Dauer bestehen bleibende Trommelfelldefekt. Zwei Formen der chronischen Mittelohrentzündung sind zu unterscheiden: **1.** Die chronische Schleimhauteiterung, eine Entzündung, die ohne knöcherne Destruktionen auf die Mittelohrschleimhaut beschränkt bleibt. Symptome sind die schleimig-eitrige Sekretion ohne stärkere Ohrenschmerzen und eine Schallleitungsschwerhörigkeit. **2.** Die chronische Knocheneiterung, eine Entzündung, die auf die benachbarten knöchernen Strukturen übergreift und unbehandelt zu erheblichen Komplikationen wie beim Cholesteatom führen kann. Symptome sind jahrelange stinkende Eiterungen und eine Schallleitungsschwerhörigkeit. Die chronische Schleimhauteiterung sollte bei möglichst trockenem Defekt operiert werden, bevor durch weitere Schädigung von Trommelfell und der Gehörknöchelchenkette eine aufwendige Form der →Tympanoplastik notwendig wird. Die operative Behandlung der chronischen Knocheneiterung hat die Verheilung der Knocheneiterung sowie Vorbeugung und Behandlung otogener Komplikationen, die Wiederherstellung der unterbrochenen Schallleitungskette und Verschluss des Trommelfelldefektes zum Ziel. Häufig ist jedoch trotz Tympanoplastik eine →Hörgeräteversorgung notwendig, um die bleibende Schallleitungsschwerhörigkeit zu kompensieren. In Einzelfällen muss auch ein →Knochenleitungshörgerät oder ein knochenverankertes Hörgerät eingesetzt werden, wenn aufgrund rezidivierender Entzündungen ein klassisches Luftleitungs-Hörgerät nicht verwendet werden kann.

Clavicularatmung →Hochatmung

CIAT →Constraint-Induced-Aphasia-Therapy

Coach, Coaching Der Begriff *Coach* (engl. *coach* = Kutsche, kutschieren) hat sich im übertragenen Sinne als Bezeichnung für Trainer und Sportlehrer etabliert, die eine professionelle Begleitung und Anleitung übernehmen.

In der →Beratung und Organisationsentwicklung bezeichnet dieser entlehnte Begriff einen professionellen Berater, der Optimierungsprozesse im beruflichen Umfeld begleitet und initiiert. Im Sinne eines „gemeinsamen Kutschefahrens" ist die professionelle Beratung und Begleitung einer Person durch einen Coach (Berater, professioneller Begleiter) gemeint, der bei der Ausübung von komplexen Handlungen coacht. Das Ziel des „coachens" ist, den Coachee zu befähigen, seine Berufsausübung zu optimieren, zu verbessern und deren Qualität zu sichern.

Coaching hat eine konkrete Aufgabenstellung als Ausgangspunkt, ist auf die Erfüllung von Rollen, Aufgaben oder Funktionen bezogen, ist übungsbezogen, sach- und personenbezogen. Die Berücksichtigung des persönlichen Hintergrundes steht dabei nicht an erster Stelle. Die →Beratung soll demgegenüber auf die persönlichen Probleme des Hilfesuchenden und nicht vordergründig auf die Erfüllung von Rollen und Aufgaben ausgerichtet sein. Die Therapie soll wiederum störungsbezogen, auf die persönliche Lebenslage bezogen und erfahrungs- und erlebnisorientiert sein.

Coaching entwickelte sich neben Führungsseminaren – in den letzten Jahre zunehmend – in der →Organisationsentwicklung von Betrieben und Institutionen sowie im Bereich der Personalentwicklung von Führungskräften zum zweiten Standbein. Coaching ist verwandt mit der Beratungsform →Supervision. Eine Abgrenzung von Formen des Trainings, der Mediation oder des Consulting bzw. eine synonyme Verwendung der Begriffe wird unterschiedlich gehandhabt.

Literatur

Rauen, Ch. ([3]2005): Handbuch Coaching, Göttingen: Hogrefe.

Schreyögg, A. (2003): Konfliktcoaching, Frankfurt a.M., New York: Campus.

Bayer, H. ([2]2000): Coachingkompetenz. München: Reinhardt.

Cochlea Implantat (CI) Cochlea-Implantate (CI) sind teilimplantierbare elektronische Hörhilfen zum Ersatz der ausgefallenen Haarsinneszellfunktionen des →Innenohres. Voraussetzung ist eine weitgehend intakte Funktion des Hörnerven, der bei elektrischer Reizung Nervenimpulse generiert, die über die zentrale →Hörbahn weitergeleitet wer-

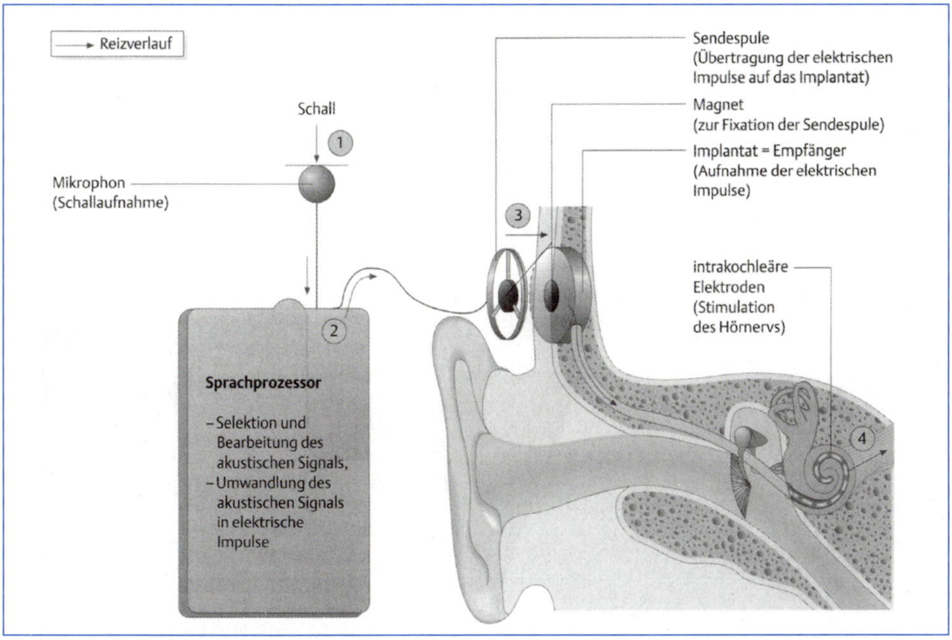

Abb.: Cochlea Implantat.

den und einen Höreindruck hervorrufen. Die Stimulation erfolgt über bis zu 22 einzelne Elektroden, die in die Scala tympani des Innenohres implantiert werden. Die einzelnen Elektroden liegen auf einem Elektrodenträger, der in die Schnecke eingeschoben wird und zusammen mit der Empfängerspule, die im knöchernen Mastoid implantiert wird, das eigentliche Implantat ausmacht. Da die Elektroden unterschiedlich weit in die →Cochlea vorgeschoben werden, können verschiedene Abschnitte der Basilarmembran und der dazugehörigen Hörnervenfasern gereizt werden (tonotope Stimulation zur Nachbildung des Ortsprinzips des normalen Innenohrs). Die zeitliche Struktur eines Schallsignals lässt sich über die Stimulationsrate an jeder Elektrode kodieren. Der extern getragene Sprachprozessor besitzt ähnlich wie ein klassisches →HdO-Hörgerät ein Mikrofon zur Schallaufnahme, einen Sprachprozessor (SP) zur Umsetzung und Vorverarbeitung der akustischen Information, insbesondere Sprache. Die mithilfe einer speziellen Sprachkodierungs-Strategie erzeugten elektrischen Impulsfolgen werden von Radiowellen transkutan, d.h. durch die intakte Haut zur Empfängerspule des Implantats übertragen. Zur Energieversorgung dienen austauschbare Batterien oder Akkus. Indikationen zum CI sind bei beidseitiger cochleärer Taubheit oder bei hochgradiger an Taubheit grenzender Hörstörung gegeben, bei der durch eine →Hörgeräteversorgung kein adäquates Sprachverstehen und Hörvermögen, welches für den Spracherwerb notwendig ist, erzielt werden kann. Bei prälingualer Taubheit, die vor dem Spracherwerb auftritt oder kongenital vorhanden sein kann, wird eine möglichst bilaterale Implantation empfohlen, um die für die Hör- und Sprachentwicklung so wichtigen sensiblen Phasen für die Hörbahnreifung optimal nutzen zu können. Bei postlingual, also nach dem Spracherwerb eingetretener Ertaubung sollte eine Implantation möglichst im ersten Jahr nach Ertaubung erfolgen. Eine bilaterale CI-Versorgung sollte auch nach einer Ertaubung durch Meningitis erfolgen, da sonst die schnelle Ossifikation (Verknöcherung der Cochlea) eine spätere Implantation erheblich erschwert oder eventuell unmöglich macht. Die CI-Versorgung erfolgt auf der Basis umfangreicher Voruntersuchungen an spezialisierten HNO-Kliniken, die i.d.R. großen Universitätskliniken angegliedert sind. Insbesondere bei Kindern ist eine intensive →Nachsorge in interdisziplinär arbeitenden CI-Zentren über mehrere Jahre notwendig. Hier erfolgen ambulant oder stationär die regelmäßige Anpassung und Kontrolle der Sprachprozessoren sowie die Hör- und Sprachförderung.

Cochlea Die Hörschnecke (cochlea) ist wesentlicher Teil des →Innenohres und enthält das für den →Hörvorgang zentral bedeutsame →Cortische Organ mit den →Haarsinneszellen.

Cochleäre Schwerhörigkeit Syn. der →Innenohr-Schwerhörigkeit, bei der sowohl sensorische als auch neurale Anteile des peripheren →Hörorgans betroffen sein können (→Schallempfindungsschwerhörigkeit, sensorineurale Schwerhörigkeit).

Cocktail-Party-Effekt Mit zunehmender Schwerhörigkeit beklagen Hörgestörte erhebliche Probleme in der Kommunikation bei zusätzlichen Nebengeräuschen. So wird das Zuhören und Verstehen bei Unterhaltungen in größerer Runde, Cocktail-Party-Situation, oder auch bei schlechter Raumakustik (Halleffekte) erschwert bzw. unmöglich. Vor allem bei Hochtonhörstörungen, typisch für eine Schwerhörigkeit im Alter, oder einer durch langjährige Lärmexposition verursachte Hörstörung tritt der Cocktail-Party-Effekt häufiger auf, da das Selektionsvermögen des Gehörs, d.h. die Trennung von Nutzschall (Sprache) und Störschall, dann erheblich eingeschränkt ist. Eine frühzeitige beidseitige →Hörgeräteversorgung kann die Probleme dieser „Gesellschaftsschwerhörigkeit", die bis zur psychosozialen Isolierung führen können, deutlich mindern bzw. sogar beheben.

Code-Mixing Syn. →Sprachmischungen

Code-Switching Sprachwechsel bzw. bewusstes Umschalten der Zweisprachigen von einer Sprache in die andere innerhalb einer Kommunikationssituation. Stellt ein integrales Element des kindlichen Sprachvermögens dar und gehört zu einer natürlichen Kommunikationsstrategie. Betrifft meist Sätze oder Satzteile und wird abgegrenzt von →Sprachmischungen bzw. →Code-Mixing.

Coen, Rafael (geb. 19.1.1839) Der in Spanien geborene Coen promovierte 1872 zum Doktor der Medizin und Chirurgie an der Universität Wien. Als Spezialarzt für Sprachstörungen und Inhaber der ersten österreichischen k.k. autorisierten Privat-Heilanstalt für Sprachkranke verfasste Coen zahlreiche, einflussreiche Arbeiten über Sprachstörungen (z.B. „Pathologie und Therapie der Sprachanomalien für Ärzte und Studirende", Wien: Urban & Schwarzenberg, 1886), insbesondere über Hörstörungen und Stottern.

Comité Permanent de Liaison des Orthophonistes/Logopèdes de l'Union Européenne →CPLOL

Communicative Effectiveness Index (CETI) →Aphasiediagnostik

Computergestützte Profilanalyse (COPROF) →Profilanalyse, in der Auswertung durch Computerstützung ökonomischer als die Profilanalyse; →COPROF (Clahsen & Hansen).

Computerprogramm Computerprogramme sind Programme, bei denen unter therapeutischer Anleitung eine sprechflüssigkeitsfördernde Sprechweise bzw. →Sprechtechnik eingeübt wird. Ein Vorteil liegt darin, dass der Computer unabhängig vom Therapeuten beständig Rückmeldung über den Einsatz der Sprechtechnik geben kann. →Fluency-Shaping-Ansatz, →Stottern.

Computertomographie (CT) Die Computertomographie ist ein spezielles Röntgenverfahren, mit dem sich Schnittbilder von allen Körperregionen herstellen lassen. Anders als das normale Röntgenbild zeigen CT-Bilder den Körper schichtweise im Quer- und Längsschnitt. Im Vergleich zum üblichen Röntgenbild ist das CT-Bild aussagefähiger. Mittels einer Röntgenröhre und Blenden wird ein schmaler Röntgenstrahl erzeugt, der die gewünschte Körperstelle des flach und ruhig auf dem Tisch des Computer-Tomographen liegenden Patienten durchdringt und innerhalb des Körpers durch verschiedene Strukturen wie Haut, Fett, Muskeln, Organe, Knochen unterschiedlich stark abgeschwächt wird. Gegenüber der Röntgenröhre befinden sich Detektoren, die das Signal empfangen, elektronisch aufarbeiten und an einen Computer zur Auswertung weiterleiten. Anschließend dreht sich die Röntgenröhre mit den gegenüberliegenden Detektoren geringfügig um den Patienten weiter und der Vorgang wiederholt sich, so dass auf diese Weise verschiedene Ansichten derselben Schicht erzeugt und im Computer zu einem Graustufen-Bild umgerechnet werden.

Das Verfahren wurde 1972 von dem amerikanischen Physiker A.M. Cormack und dem britischen Ingenieur G.N. Hounsfield entwickelt, die hierfür 1979 den Medizin-Nobelpreis erhielten.

Die Spiral-Computer-Tomographie ist die Weiterentwicklung der CT. Hierbei dreht sich die Röntgenröhre spiralförmig und kontinuierlich um den Patienten, wobei größere Körperabschnitte fortlaufend dargestellt und zu einem dreidimensionalen Bild aufgebaut werden können.

Computerunterstützte Aphasietherapie →Aphasie, →Heimtraining.

PC-gestützte Therapieprogramme bieten eine Vielzahl von sprachlichen Übungen, die Aphasiker zeitlich verteilt und häufig wiederholen können. Für das selbstständige Üben zu Hause stehen bisher nur wenige geeignete Programme zur Verfügung. PC-Übungsprogramme können jedoch eine effektive Ergänzung zur Sprachtherapie sein. Voraussetzung ist eine gezielte Beratung, welche Aufgaben für den einzelnen Aphasiker geeignet sind.

Es gibt bereits einige fortgeschrittene Computer-Programme, die sich an das jeweilige Leistungsniveau des Patienten anpassen und Rückmeldung über Anzahl und Art der Fehler geben. Sie eignen sich für das selbstständige Üben zu Hause.

Literatur

Petheram, B. (Hrsg.). (2004): Computers and Aphasie: Their Role in the Treatment of Aphasia and the Lives of People with Aphasia. Hove: Psychology Press Ltd.

Constraint-Induced-Aphasia-Therapy (CIAT) →Aphasie

Dieser Therapieansatz beruht auf einem physiotherapeutischen Konzept zur Behandlung von Hemiparesen, bei dem die Bewegungsmöglichkeiten des weniger betroffenen oder nicht-gelähmten Armes durch eine Armschlinge eingeschränkt werden, so dass der paretische Arm häufig bewegt werden muss. Die Erfolge dieses Ansatzes aus der Physiotherapie versucht die Constraint-Induced-Aphasia-Therapy (CIAT) auf die Sprachtherapie zu übertragen. In der sprachlichen Kommunikation wird der kompensatorische Gebrauch nonverbaler Ausdrucksmittel beschränkt und der kontextadäquate Sprachgebrauch wird intensiv stimuliert, teilweise auch über Sprachmodell und sprachliche Korrekturen. Eingebettet ist die Sprachstimulierung in sprachliche Spiele, bei denen die Ansprüche auf sprachliche Verständlichkeit und grammatikalische Korrektheit durch Modellierungstechniken allmählich gesteigert werden.

Ein wesentliches Prinzip dieses Ansatzes ist jedoch die massierte Übung von mindestens drei Stunden pro Tag.

In einer Therapiestudie erwies sich die CIAT bei chronischen Aphasikern bereits nach einer kurzen Übungsphase einer niederfrequenten störungsspezifischen Therapie überlegen. Da in dieser Studie die Faktoren Therapiefrequenz und Methode konfundiert wurden, lässt sich nicht belegen, ob die nachgewiesenen Lerneffekte auf die Methode oder auf die massierte Sprachstimulierung allein zurückzuführen sind.

Literatur

Pulvermüller, F., Neininger, B., Elbert, T., Mohr, B., Rockstroh, B., Koebbel, P. & Taub, E. (2001): Constraint-Induced-Therapy of Chronic Aphasis After Stroke. Stroke 32, 1621–1626.

Conus elasticus Von der Luftröhre über den Ringknorpel bis in die Stimmlippen reichender elastischer Bestandteil des bindegewebigen Kehlkopfskelettes.

Coping →Stressbewältigung

COPROF Computerunterstütze Profilanalyse. Mit COPROF haben Clahsen & Hansen 1991 ein Computerprogramm für die Analyse der in Spontansprachproben erhobenen Daten entwickelt, das die Durchführung der →Profilanalyse vereinfacht und beschleunigt. COPROF wird als linguistisches Untersuchungsverfahren in der Diagnostik von Kindern mit spezifischen Sprachentwicklungsstörungen eingesetzt, um das den kindlichen Sprachproduktionen zugrunde liegende grammatische Regelsystem zu erfassen und gegebenenfalls Therapieziele abzuleiten.

Literatur

Clahsen, H., Hansen, D. (1991): COPROF – Computerunterstützte Profilanalyse. Ein linguistisches Untersuchungsverfahren für die sprachdiagnostische Praxis. Köln: Focus.

Core-Vocabulary-Therapy Therapieansatz zur Behandlung von englischsprachigen Kindern mit →Inkonsequenter Phonologischer Störung (Dodd, 1995 →Aussprachestörungen Therapie). Ziel ist die Überwindung der inkonsequenten Wortproduktion mithilfe eines

Nachsprechdrills. Dabei soll die konsequente und möglichst korrekte Aussprache von zehn mithilfe der Eltern ausgewählten Wörtern, die für das Kind von Bedeutung sind, in der Therapiesitzung und zu Hause eingeübt werden. Durch dieses exemplarische Arbeiten wird eine Übertragung der konsequenten Wortproduktion (→Wortrealisationskonsequenz) auf ungeübte Items erwartet. Das Erreichen dieser wird mithilfe des →25-Wörter-Inkonsequenztests überprüft.

Literatur

Dodd, B. (1995): Differential diagnosis and treatment of children with speech disorder. London: Whurr Publishers.

Corrective Feedback Verbessernde Wiederholung – möglichst beiläufig im Dialog – einer vom Kind phonematisch, grammatikalisch oder semantisch fehlerhaften Äußerung.

Cortical Evoked Response Audiometry (CERA) Objektives Messverfahren zur Registrierung der →späten akustisch evozierten Potenziale (SAEP), die ihren Ursprung insbesondere in den kortikalen Zentren der auditorischen Signalverarbeitung haben (→AEP, →Hörbahn).

Cortisches Organ Auf der Basilarmembran der →Cochlea (Schnecke) sitzt das Corti-Organ, welches neben Stütz- und Pfeilerzellen und zwei mit Cortilymphe gefüllten Tunnelräumen und der Tektorialmembran die Sinneszellen, eine Reihe innere und drei Reihen äußerer Haarsinneszellen, enthält. Die Sinneshaare (Stereozilien) der äußeren Haarsinneszellen sind mit der Tektorialmembran verbunden. So genannte afferente Nervenfasern, die überwiegend von den inneren Haarsinneszellen ausgehen, übermitteln die Sinnesinformationen in Form von Nervenimpulsen zu den weiteren Abschnitten der zentralen Hörbahn. Die efferenten Nervenfasern, überwiegend mit den äußeren Haarsinneszellen verbunden, steuern die cochleären Verstärkungsprozesse, wodurch eine Feinanpassung an die jeweilige Hörsituation ermöglicht wird. Funktionsstörungen im Bereich des Cortischen Organs, insbesondere der äußeren Haarsinneszellen, können z. B. durch Lärm, ototoxische Schäden, beim →Morbus Ménière etc. auftreten und sind durch ein →Recruitment gekennzeichnet. I. d. R. lassen sich Schäden im Bereich des Cortischen Organs in Ergänzung zur →Tonaudiometrie durch →überschwellige Hörprüfungen oder durch die Verfahren der →objektiven Audiometrie (→Stapediusreflexmessung, →otoakustische Emissionen, →akustisch evozierte Potenziale) diagnostizieren.

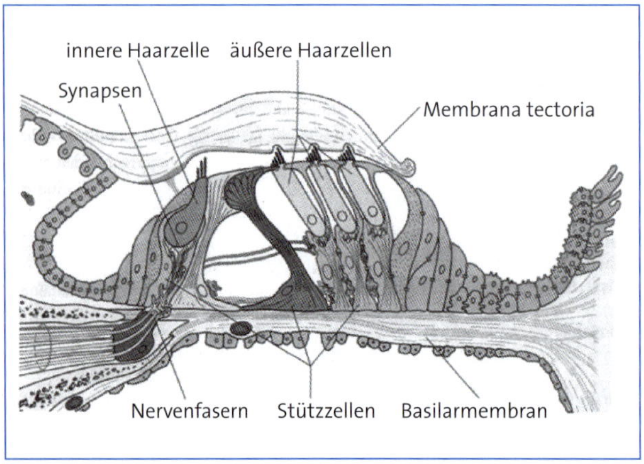

Abb.: Innenohr, Querschnitt durch das Cortische Organ.

Costo-abdominale Atmung Äußert sich in ausgewogenen und gleichzeitigen Bewegungsabläufen von Brustkorb und Bauchwand. Sie gilt als die ergonomisch effektivste Atemform.

CPLOL Das *Comité Permanent de Liaison des Orthophonistes/Logopèdes de l'Union Européenne* ist die Dachorganisation der europäischen Logopäden. Verteter 25 nationaler Verbände aus 23 europäischen Ländern mit insgesamt etwa 60.000 Mitgliedern treffen jährlich zusammen, um u. a. europäische Mindesstandards der Ausbildung festzulegen. Das CPLOL ist eine Nicht-Regierungs-Organisation (NGO) und dient vornehmlich dem Austausch von Informationen über die sprachtherapeutische Versorgung in den Mitgliedsländern. Die 1988 gegründete Vereinigung gibt den nationalen Regierungen Empfehlungen, z. B. zur Harmonisierung der Berufsfelder und der Qualifikation von Logopäden/Orthophonisten. In bislang 9 Resolutionen der jährlich stattfindenden Generalversammlung wurde etwa gefordert, dass in allen europäischen Ländern ausschließlich ein Hochschulstudium zur Berufsausübung qualifizieren dürfe. Alleiniger Vertreter Deutschlands ist der dbl, der bislang gegen die Aufnahme der deutschen akademischen Sprachtherapeuten votiert. Die Ausrufung eines europäischen Tages der Logopädie jährlich am 6. März geht auf eine Initiative des CPLOL zurück, das damit sein Gründungsdatum zitiert.

CROS-Versorgung *Contralateral Routing Of Signals* beinhaltet die Schallübertragung eines Signals auf die Gegenseite. Klassische Form dieser Versorgung ist die einseitige Taubheit, bei der ein Mikrofon auf der tauben Seite, an einem →HdO-Hörgerät angebracht, über einen Kabelstrang, im Brillenbügel oder drahtlos über Funk, die Zuleitung des Schalls zum gut hörenden Ohr auf ein dort angebrachtes HdO-Hörgerät ermöglicht. Ist das Gegenohr auch hörgeschädigt, kann eine BICROS-Versorgung erfolgen, bei der dann das ebenfalls betroffene Ohr mit einem verstärkenden HdO-Hörgerät versorgt wird. Bei Hochtonhörverlusten erfolgt seltener eine Hochton-CROS-Versorgung, zur Rückkopplungsvermeidung eine POWER-CROS-Versorgung. Eine CROS-Versorgung kann nicht ein räumliches Hören ermöglichen, erlaubt aber die Wahrnehmung von Schallereignissen auf der tauben Seite und kann so in Einzelfällen das Hör- und Kommunikationsvermögen in speziellen Hörsituationen erleichtern.

Curricular orientierte Sprachtherapie (*curriculum-based model*) In Kooperation mit dem verantwortlichen Lehrer werden kommunikative Förderungsbedürfnisse sowie die Ziele und einzelne Schritte der Sprachtherapie festgelegt und umgesetzt. Dabei erfolgt eine konsequente Bezugnahme auf Inhalte und Lernziele des Unterrichts sowie auf das schulische Lernumfeld. Die innerhalb dieses Konzepts erfolgende Sprachdiagnostik bezieht sich auf die Bewältigung individueller stofflicher und sozialer Unterrichtsanforderungen.

Czermak-Platte Ist eine einfache spiegelnde Metallplatte, auf welcher die Feuchtigkeit des nasalen Luftstromes kondensiert.

DAF *Delayed Auditory Feedback*, →verzögerte auditive Rückmeldung, →Lee-Effekt.

DAF-Gerät Technisches Gerät, welches dem Sprecher das Sprachsignal zwar unverändert, aber zeitlich verzögert über Kopfhörer zurückmeldet. Kann als tragbares Gerät zur Erhöhung der Sprechflüssigkeit bei Stottern eingesetzt werden. →verzögerte auditive Rückmeldung, →Lee-Effekt, →Stottern.

DASS (*Discourse Acquisition Support System*) In Anlehnung an den von Jerome Bruner geprägten Begriff „Language Acquisition Support System (LASS)" gewählte Bezeichnung des Unterstützungsmechanismus in der Erwachsenen-Kind-Interaktion. Hierbei stellt der erwachsene Interaktionspartner intuitiv dem kindlichen Interaktionspartner bei dessen Durchführung einer Diskurseinheit (z.B. Erzählung, Erklärung) strukturelle Hilfen zur Verfügung. Dies geschieht durch das Setzen lokaler und globaler →Zugzwänge sowie spezifisches Zuhörerverhalten, die auf das jeweilige kindliche Kompetenzniveau abgestimmt sind.

DBKS Der Deutsche Bundesverband Klinischer Sprechwissenschaftler (www.dbks.net) ist der Berufsverband für Klinische Sprechwissenschaftler. Der DBKS wurde 1990 gegründet und ging aus der AG „Klinische Sprechwissenschaft" der Gesellschaft für Oto-Rhino-Laryngologie und cervicofaciale Chirurgie der Akademie der Wissenschaften der DDR hervor. Der DBKS ist juristisches Mitglied im „Deutschen Bundesverband der akademischen Sprachtherapeuten (→dbs)". Absolventen des Studienganges „Diplom-Sprechwissenschaft und Phonetik" der Martin-Luther-Universität Halle-Wittenberg können die Berufsbezeichnung „Klinischer Sprechwissenschaftler" vom DBKS verliehen bekommen, wenn sie als Mitglieder eine durch den Verband organisierte und durchgeführte postgraduale Ausbildung im klinischen Bereich und ein Kolloquium absolviert haben. Sie sind zur Abgabe des Heilmittels „Sprachtherapie" gemäß § 124 SGB zulassungsberechtigt.

dbl Deutscher Bundesverband für →Logopädie; einziger Berufs- und Fachverband der deutschen Logopädinnen, der 1964 als →ZVL in Berlin gegründet wurde. Der dbl hat als berufsständische Vertretung der Logopädinnen die Aufgabe, die eigenverantwortliche und selbstständige Tätigkeit seiner Mitglieder zu fördern und zu sichern sowie für ihre wirtschaftlichen Interessen gegenüber den Verantwortlichen in Politik und Selbstverwaltung einzutreten. Der Verband setzt sich ein für hohe Qualitätsstandards in der klinisch-medizinischen Sprachtherapie, für die Einbeziehung der Logopädinnen in berufs- und gesundheitspolitische Entscheidungsprozesse, für die Einhaltung der Richtlinien für die Ausbildung, für eine Anhebung des Ausbildungsstatus auf akademisches Niveau und für die Vereinheitlichung der Ausbildung in Europa. Außerdem sieht der Verband seine Aufgabe in einer aktiven Weiterentwicklung des Fachgebietes Logopädie durch Maßnahmen der Wissenschaftsförderung. Die Mitgliederzahl lag Ende 2006 bei etwa 10.000.

dbs Im Deutschen Bundesverband der akademischen Sprachtherapeuten (www.dbs-ev.de) sind die Verbände der Sprachheilpädagogen, der Klinischen Linguisten, der Klinischen Sprechwissenschaftler und der Patholinguisten zusammengeschlossen. Er versteht sich als Berufs- und Fachverband und wurde 1999 als Nachfolgeorganisation der →AGFAS von Sprachheilpädagogen gegründet. Bis zum Jahr 2004 wurden auch die übrigen akademischen sprachtherapeutischen Verbände Vollmitglieder im dbs. Die Aufgaben des dbs bestehen neben der Vertretung der rund 3.000 Mitglieder (2006) auf der Bundes- und Landesebene sowie in zahlreichen nationalen und interdisziplinären Gremien, in der Förderung des wissenschaftlichen Nachwuchses (dbs-Förderpreis) und der Forschung (dbs-Förderverein).

Deaffrizierung →Phonologischer Prozess (physiologisch), bei dem einer →Affrikate der Plosivanteil genommen wird (z.B. /τσ/ →[σ]).

Deaspirierung →Phonologischer Prozess, für die deutsche Sprache nicht von Bedeutung, bei dem ein eigentlich aspirierter Laut unaspiriert ausgesprochen wird.

Deblockierungsmethode →Aphasie

Das methodische Prinzip der Deblockierung besteht nach Egon und Irina Weigl darin, das gesamte desorganisierte Sprachsystem durch wiederholte Koppelung intakter und beeinträchtiger Sprachfunktionen zu reorganisieren. Die Deblockierung nutzt den Systemcharakter der Sprachfunktionen, die sich im ontogenetischen Lernprozess herausgebildet haben. Durch die systematische Koppelung von intakten und gestörten Sprachfunktionen sollen deaktivierte Verarbeitungsrouten wieder gebahnt werden. Ziel therapeutischer Bemühung ist deshalb nicht der Neuerwerb von Sprachfunktionen, sondern die Deblockierung von mehr oder minder umfassenden Störungen von neuropsychologischen Systemvorgängen wie Input- oder Outputkomponenten des Sprachsystems. Von der Stimulierung unterscheidet sich die Deblockierung dadurch, dass die Effekte unbewusst und für den Patienten überraschend ablaufen. So kann die zunächst ‚blockierte' Benennleistung wieder verfügbar sein, wenn vor dem gestörtem Benennen intakte Sprachfunktionen wie Verstehen, Nachsprechen oder lautes Vorlesen des Zielwortes vorangestellt werden. Diesen Deblockierungseffekt veranschaulicht das folgende Beispiel: Vor dem Patienten liegen mehrere Toilettenartikel. Der Patient soll das Bild „Seife" benennen, es gelingt zunächst nicht. Erst nachdem der Patient die geschriebenen Wörter „Wasser", „Seife", „Kamm" laut vorgelesen hat, ist er in der Lage, den Gegenstand „Seife" auch selbst zu benennen.

Bei der einfachen Deblockierung wird eine intakte vor eine gestörte Funktion geschaltet, von Kettendeblockierung spricht Weigl, wenn mehrere intakte und gestörte Sprachfunktionen unmittelbar hintereinander geschaltet werden. Um mechanisches Wiederholen auszuschließen, das zu keiner stabilen Deblockierung von Sprachfähigkeiten führt, empfiehlt Weigl, die Reihenfolge der vorgeschalteten Wörter, die zur Deblockierung eingesetzt werden, zu variieren.

Deblockierungseffekte lassen sich auch durch eine Koppelung von Zeigehandlungen und Sprache oder Objektgebrauch und Sprache erzielen. Beispielsweise gelingt die Benennung eines Gegenstandes, unmittelbar nachdem eine Zeigegeste oder charakteristische Handlung ausgeführt worden ist.

Literatur

Weigl, E. (1961): The phenomenon of temporary deblocking in aphasia. Zeitschrift für Phonetik, Sprachwissenschaft und Kommunikationsforschung 14, 337–364.

Weigl, I. (1979): Neuropsychologische und neurolinguistische Grundlagen eines Programms zur Rehabiliation aphasischer Störungen. In: Peuser, G. (Hrsg.): Studien zur Sprachtherapie (491–514). München: Fink.

Springer, L. (1979): Zur Anwendung der Deblockierungsmethode. In: Peuser, G. (Hrsg.): Studien zur Sprachtherapie (462–474). München: Fink.

Definition per Exklusion Die Spezifität einer Störung (z.B. spezifische Sprachentwicklungsstörung, Legasthenie) wird dadurch hervorgehoben, dass per Definition die

Abhängigkeit des betroffenen Entwicklungsbereichs von einer andersartigen Primärbeeinträchtigung ausgeschlossen wird.

Defizittheorie →Aphasie

Die sprachlichen Störungsmerkmale (→Aphasiesymptome) beruhen auf spezifischen Schädigungen der Komponenten des mentalen Sprachsystems. Die Aphasiesymptome sind Störung oder Verlust normaler Sprachfunktionen. Ziel der →störungsspezifischen Übungstherapie ist es, die sprachlichen Symptome zu reduzieren und die normalen Sprachfunktionen wiederherzustellen.

Dehnung →Prolongiertes Sprechen, →Stottern.

Dekortikation →Stimmlippendekortikation

Deltazismus Veralt. Bezeichnung für die Fehlbildung des Lautes [δ].

Denasalierung Phonologischer Prozess (pathologisch), bei dem ein nasaler Laut durch einen nicht-nasalen ersetzt wird.

Depression bei Aphasie →Aphasierehabilitation

Depression Psychische Störung, die durch eine Stimmungsminderung und (nicht immer) Antriebsminderung gekennzeichnet ist. Depressionen zählen zu den häufigsten psychischen Erkrankungen. Man rechnet damit, dass in Deutschland und den anderen westlichen Industrienationen ca. 10–15 % aller Erwachsenen im Laufe ihres Lebens mindestens ein Mal an einer Depression leiden.

Neben den endogenen Depressionen, die zu den affektiven Psychosen gezählt werden und im schwersten Fall Ausdruck einer manisch-depressiven Erkrankung sind, treten exogene bzw. reaktive Depressionen als zeitlich begrenzte Reaktion auf ein akutes, psychisch belastendes Lebensereignis auf. Hier bestehen fließende Übergänge zu einer leichten depressiven Verstimmung.

Desensibilisierung Phase der →Van Riper-Therapie zur Behandlung des →Stotterns.

Desintegrative Störung Eine tiefgreifende Entwicklungsstörung, die durch eine Periode einer normalen Entwicklung bis zum 2. Lebensjahr vor dem Beginn der Erkrankung definiert ist sowie durch eine Phase des Verlustes bereits erworbener Fertigkeiten in mehreren Bereichen der Entwicklung (z.B. Sprache, soziale Fertigkeiten) innerhalb weniger Monate. Typischerweise entsteht das Bild einer autistischen Störung mit allgemeinem Verlust von Interessen an der Umwelt, ein Verlust der kommunikativen Fähigkeiten und das Entstehen von motorischen Stereotypien.

Deutsche Cochlea Implant Gesellschaft e.V. (DCIG) Die Gesellschaft versteht sich als Interessenvertretung der Cochlear-Implantierten und hat bundesweit Selbsthilfegruppen. Ihr Sitz ist Hannover; sie organisiert Veranstaltungen, Seminare und verschiedene regionale und überregionale Aktivitäten und gibt die Zeitschrift „Die Schnecke" heraus.

Deutsche Gesellschaft für HNO-Heilkunde, Kopf- und Hals-Chirurgie (DG-HNO-KHC) Wissenschaftliche Gesellschaft, die nach ihren Satzungen die Förderung der wissenschaftlichen und praktischen Belange der HNO-Heilkunde überwacht, die Verbindung und Vertiefung der Beziehungen zu medizinischen Nachbarfächern und Fachgesellschaften sowie die Weiter- und Fortbildung im Fachgebiet betreut. Neben einer jährlich stattfindenden Jahresversammlung mit einem umfassenden wissenschaftlich und klinisch orientierten Programm gibt es von den regionalen Fachgesellschaften veranstaltete Kongresse. Der Deutschen Gesellschaft gehören verschiedene Arbeitsgemeinschaften wie z.B. die Arbeitsgemeinschaft Deutschsprachiger Audiologen und Neurootologen (ADANO) an, die sich speziell mit der Diagnose, Therapie und Rehabilitation von Hör- und Gleichgewichtsstörungen befasst. Adresse: Hittorfstraße 7, 53129 Bonn; E-Mail: DGHNOKHC@t-online.de.

Deutsche Gesellschaft für Phoniatrie und Pädaudiologie (DGPP) Seit 1992 ist das Fachgebiet Phoniatrie und Pädaudiologie ein eigenständiges Fachgebiet. Es befasst sich mit Störungsbildern aus dem Stimm-, Sprech- und Sprachbereich sowie mit Hörstörungen bei Kindern (→Pädaudiologie). Adresse: DGPP, Robert-Koch-Straße 40, 37070 Göttingen.

Deutsche Gesellschaft für Sprach- und Stimmheilkunde e.V. →DGSS

Deutsche Gesellschaft für Sprachheilpädagogik e.V. →dgs

Deutsche Gesellschaft für Sprechwissenschaft und Sprecherziehung e.V. →DGSS

Deutsche Tinnitus-Liga (DTL) Die DTL, weltweit größte Tinnitus Selbsthilfegruppe, wurde 1986 mit Sitz in Wuppertal gegründet. Sie vertritt die Interessen von Patienten mit →Tinnitus (Ohrgeräuschen), veranstaltet und unterstützt regelmäßige Fortbildungsveranstaltungen und gibt die Mitglieder-Zeitung „Tinnitus-Forum" heraus. Ein Fachbeirat mit Experten aus Medizin, Psychologie, Audiologie, Hörgeräteakustik etc. berät die DTL und schlägt auch wissenschaftliche Schwerpunkte der nationalen und internationalen Tinnitusforschung vor. Durch eine umfassende Telefonberatung vermittelt sie wichtige Informationen und Lebenshilfen für Betroffene. Adresse: Am Lohsiepen 18, 42369 Wuppertal-Ronsdorf; E-Mail: dtl@tinnitus-liga.de.

Deutscher Berufsverband der Hals-Nasen-Ohren-Ärzte e.V. Interessenvertretung der in Deutschland niedergelassenen HNO-Ärzte gegenüber dem Gesetzgeber, den Krankenkassen und anderen Ärzteverbänden. Er arbeitet eng mit der →Deutschen Gesellschaft für Hals-Nasen-Ohren-Heilkunde, Kopf- und Halschirurgie zusammen, die im Wesentlichen die wissenschaftlichen Interessen der HNO-Ärzte vertritt. Adresse: Haart 221, 24539 Neumünster; E-Mail: bv@hno-aerzte.de.

Deutscher Bundesverband der akademischen Sprachtherapeuten →dbs

Deutscher Bundesverband Klinischer Spechwissenschaftler e.V. →DBKS

Deutscher Schwerhörigenbund e.V. (DSB) Interessenvertretung schwerhöriger und ertaubter Menschen, der bundesweit in verschiedenen Landesverbänden und Ortsvereinen organisiert ist. Er gehört seit seiner Gründung im Jahre 1902 zu den ältesten Behindertenverbänden und hat ca. 8.000 Mitglieder. Er hat seinen Sitz in Berlin und nimmt als Interessenvertretung seiner Mitglieder Einfluss auf technische, schulische, berufliche, medizinische, rehabilitative und gesetzliche Entwicklungen, die für Schwerhörige und Ertaubte von Bedeutung sind. Der DSB hat engen Kontakt zur IFOH (*International Federation of Hard of Hearing People*) und veranstaltet neben seinen Bundeskongressen vielfältige Tagungen und Seminare für seine Mitglieder und alle Interessierten. Als Verbandsorgan erscheint der DSB-Report, der über wichtige Themen aus Wissenschaft und Forschung, Klinik und Rehabilitation, Technik etc. berichtet und die regionalen Aktivitäten der Orts- und Landesverbände vorstellt. Adresse: Breite Straße 23, 13187 Berlin; E-Mail: dsb@schwerhoerigkeit.de.

Deutschschweizer Logopädinnen- und Logopädenverband (DLV) Dachverband der Berufsverbände der Logopädinnen und Logopäden in der deutschsprachigen Schweiz, vereinigt 15 regionale Berufsverbände und vertritt fachliche und berufspolitische Interessen. Der DLV hat derzeit ca. 1.730 Mitglieder.

Dezibel (dB) Um die erheblichen Schalldruckunterschiede des menschlichen →Hörfeldes, die von gerade eben wahrnehmbaren Schalldrucken an der Hörschwelle bis zu den etwa 10 Millionen mal größeren Schalldrucken an der Schmerzgrenze in eine überschaubare Skala zu überführen, wurde ein logarithmisches Verhältnismaß zwischen dem zu messenden Schalldruck und einem Bezugsschalldruck des menschlichen →Hörfeldes gebildet und als Schalldruckpegel (*Sound Pressure Level*, SPL) bezeichnet. Diesem Verhältnismaß wurde nach dem amerikanischen Ingenieur A.G. Bell die Pseudoeinheit des Bel zugeordnet (1 Dezibel (dB) = $^{1}/_{10}$ Bel). Der Bezugsschalldruck für die Entwicklung der dB-Skala bezieht sich auf den von Normalhörenden gerade eben wahrnehmbaren Schalldruck von 20 Mikropascal bei 1 kHz. Die Dynamik des Gehörs liegt demnach zwischen der frequenzabhängigen Hörschwelle und der Schmerzgrenze bei etwa 120 bis 130 dB SPL. In der relativen Hörverlustdarstellung im Audiogramm werden alle absoluten Schalldruckpegel der Hörschwelle als 0 dB HL (*Hearing Level*) definiert und die Hörverluste dabei nach unten aufgetragen. Bei Lärmpegelmessungen erfolgt eine Korrektur der absoluten Schalldruckpegelwerte durch den Einsatz von Filtern, die sich am menschlichen Hörfeld orientieren. So werden in der dB (A)-Einstellung tiefere Frequenzen weniger stark berücksichtigt und der für das Gehör besonders schädliche hohe Frequenzbereich besser erfasst.

dgs Die Deutsche Gesellschaft für Sprachheilpädagogik e.V. (www.dgs-ev.de) ist ein Fachverband, der „... sich versteht als Forum der Betroffenen – zur Wahrung der Interessen und Förderung der Sprachbehinderten" (Satzung). Die dgs hat ca. 6.000 Mitglieder, überwiegend Sprachheillehrer, die an Schulen für Sprachbehinderte, Förderzentren für Sprachbehinderte oder als Förderlehrer für Sprache in verschiedenen hauptsächlich schulischen oder vereinzelt vorschulischen Einrichtungen eingesetzt werden. Knapp $^1/_3$ ihrer Mitglieder sind akademische Sprachtherapeuten und zugleich im Berufsverband →dbs organisiert. Die dgs ist seit 1953 die Nachfolgeorganisation der bereits 1927 gegründeten Arbeitsgemeinschaft für Sprachheilpädagogik. Die dgs hat auf die Empfehlungen der Kultusministerkonferenz zur schulischen Förderung Sprachbehinderter ebenso erfolgreich Einfluss nehmen können wie bei der Gestaltung mancher landesspezifischer Schul- und Förderkonzeptionen. Sie ist Mitglied in zahlreichen nationalen und internationalen Fachgesellschaften und richtet im zweijährigen Turnus Fachkongresse aus. Die dgs ist Herausgeberin der Publikation „Die Sprachheilarbeit", die mit einer Auflage von über 8.000 Exemplaren sechs mal jährlich einen großen Leserkreis erreicht und seit 1956 als die älteste deutschsprachige sprachheilpädagogische Fachzeitschrift auf dem Markt ist.

DGSS Die Deutsche Gesellschaft für Sprach- und Stimmheilkunde e.V. (www.dgss-ev.org) ist die älteste interdisziplinäre Gesellschaft aller deutschsprachigen Gesellschaften und Verbände, deren Mitglieder sich mit Sprache, Sprechen und Stimme und deren Störungen wissenschaftlich, diagnostisch und therapeutisch beschäftigen. Die „DGSS e.V." wurde am 18. Mai 1925 gegründet. Die Mitgliedsverbände und -gesellschaften bekleiden jeweils einen Beiratsposten im erweiterten Vorstand. Zusammen organisieren sie regelmäßig interdisziplinäre wissenschaftliche Fachkongresse und verwirklichen damit ein erklärtes Ziel: die Förderung des fachlichen Austausches aller an der Sprach- und Stimmtherapie beteiligten Berufsgruppen. Die DGSS ist ihrerseits im Beirat der *International Association of Phoniatrics and Logopedics* (→IALP) vertreten.

DGSS Die Deutsche Gesellschaft für Sprechwissenschaft und Sprecherziehung e.V. (www.dgss.de) versteht sich als wissenschaftliche Gesellschaft mit berufsständischen Zielen. Sie wurde 1930 als „Deutscher Ausschuss für Sprechkunde und Sprecherziehung" gegründet. In der „DGSS e.V." sind Sprechwissenschaftler und Sprecherzieher organisiert. Sie beschäftigten sich mit allen theoretischen und praktischen Aspekten mündlicher Kommunikation, besonders mit der Rhetorik der Rede und des Gespräches, der Sprech- und Stimmbildung, dem Sprechausdruck und sprechkünstlerischen Gestaltung, sowie der Phonetik und Intonation. Sprecherzieher und Sprechwissenschaftler trainieren Personen, die auf ihre Sprech- und Redefähigkeit in ihrer beruflichen Tätigkeiten in besonderer Weise angewiesen sind. In Deutschland kann man Sprechwissenschaft als Magister- und Diplomfach, zukünftig auch im BA- und MA-Studiengang studieren. Außerdem gibt es von der „DGSS e.V." bestellte universitäre Prüfstellen, an welchen der Abschluss als „Sprecherzieher (DGSS)" erworben werden kann.

Diachronie Betrachtungsebene innerhalb der Sprachbeschreibung. Betrachtet werden Gesetzmäßigkeiten der Entwicklung von sprachlichen Einheiten und Systemen. Gesetzmäßigkeiten der Entwicklung von grammatischen Einheiten werden von der Grammatikalisierungsforschung beschrieben und erklärt. Gesetzmäßigkeiten des Bedeutungswandels von der Historischen Semantik.

Diadochokinese Aufgabe in der Diagnostik motorischer Störungen, bei der schnelle Wechselbewegungen ausgeführt werden müssen; in der Diagnostik sprechmotorischer Störungen wird die möglichst rasche und regelmäßige Wiederholung von Silben wie /pa/, /ta/, oder /ka/ oder von Silbenketten wie /bada/ oder /badaga/ geprüft; dysarthrische Patienten zeigen bei dieser Aufgabe meist eine Verlangsamung und eine unregelmäßige Artikulation.

Diadochokinetische Artikulationsbewegungen Schnelle Sprechbewegungsabfolge von Lauten mit alternierender Artikulationsstelle (z.B.: „pataka", „badabada").

Diagnose Benennung eines Störungsbildes auf der Grundlage der →Diagnostik. Die Diagnose bildet die Grundlage für die Einleitung und Gestaltung therapeutischer Maßnahmen.

Diagnosogene Theorie Theorie nach W. Johnson (aus der Mitte des letzten Jahrhun-

Diagnostik Die Diagnostik zählt zu den zentralen und grundlegenden Aufgabengebieten in den Anwendungsbereichen der Humanwissenschaften Medizin, Psychologie und Pädagogik. Die ursprüngliche Begriffsbedeutung (griech. *dia* = durch, auseinander; *gnosis* = erkennen) zielt generell auf die Unterscheidung und Beurteilung von Merkmalen. Damit bildet die Diagnostik die Grundlage der →Begutachtung. Für die →Sprachheilpädagogik gilt dabei – wie für die Mehrzahl der Handlungsfelder –, dass die hier angesprochene Unterscheidungsfähigkeit (griech. *diagnostikos* = fähig zu unterscheiden) zielgerichtet eingesetzt wird, um Entscheidungsgrundlagen für die Feststellung der Notwendigkeit einzuleitender Therapie- und Fördermaßnahmen und gegebenenfalls deren konkrete Umsetzung zu erlangen. Damit ist die Diagnostik in einem engen Zusammenhang mit der Therapie zu sehen. In diesem Verständnis umfasst der Tätigkeitsbereich der Diagnostik in der Sprachheilpädagogik die Erhebung, Auswertung und Interpretation von Daten und Informationen, die Entscheidungen über das Vorliegen, die Art und das Ausmaß einer Sprachstörung sowie die Art und Ausgestaltung der →Sprachtherapie und/oder begleitender Fördermaßnahmen ermöglichen.

Selbstverständnis der sprachheilpädagogischen Diagnostik Das Verständnis der Diagnostik ist einem deutlichen Wandel unterzogen, der sich in der Sonderpädagogik durch die Abkehr von einer primär institutionsbezogenen Selektionsdiagnostik und eine Hinwendung zu einem Verständnis des diagnostischen Vorgehens als →Förderdiagnostik auszeichnet.

Bis in die 70er-Jahre des 20. Jahrhunderts hinein dominierte in der Diagnostik das Anliegen, in einem zeitlich begrenzten Verfahren Störungsbilder im Sinne einer Abweichung von der Norm zu klassifizieren und auf dieser Grundlage die Entscheidung über die Zuweisung zu Institutionen, insbesondere spezialisierten Schulformen, vorzunehmen. In dieser weitgehend defizitorientierten Betrachtungsweise wurde die diagnostizierte Störung als relativ statisches Merkmal des Individuums angesehen (s. Abb. 1).

Demgegenüber ist die Förderdiagnostik als kontinuierlicher Prozess zu sehen, der in mehrfacher Hinsicht eine untrennbare Einheit mit der Therapie bildet: zum einen erfährt die Diagnostik keinen Abschluss nach einer begrenzten Überprüfungsperiode, sondern bleibt ein fortlaufender Bestandteil des Therapiegeschehens, das seinerseits diagnostische Informationen bietet; zum ande-

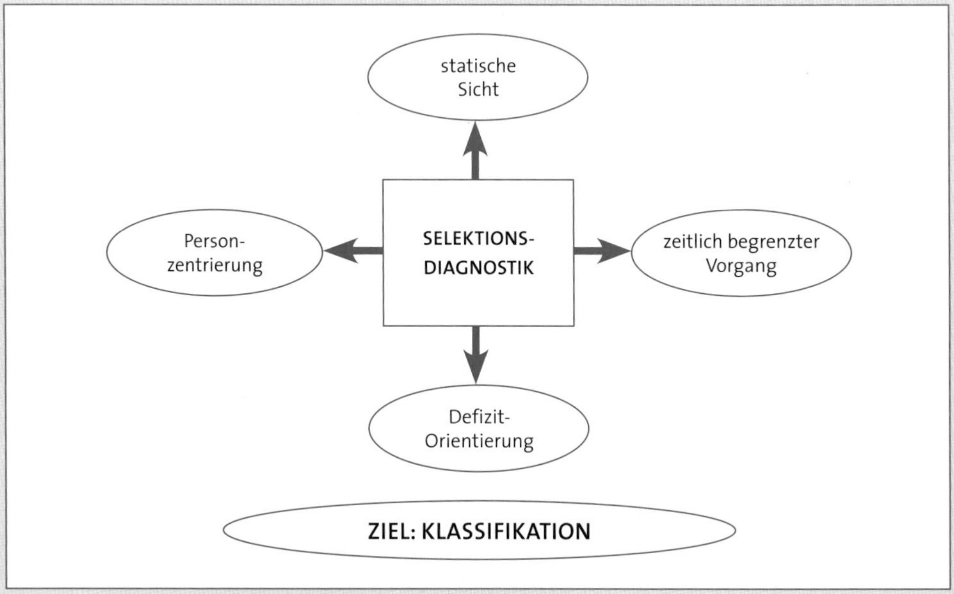

Abb. 1: Merkmale der Selektionsdiagnostik.

ren zielt die Diagnostik unmittelbar auf die Ableitung von Therapiezielen und die Erstellung konkreter Förderpläne. Im Zentrum des Untersuchungsinteresses steht damit nicht die Abweichung von einer sprachlichen Norm, sondern die Suche nach Ansatzpunkten für die Optimierung der Entwicklungs- und Förderbedingungen. Damit umfasst die Diagnostik zwangsläufig Aufgaben, die über eine individuumszentrierte und ausschließlich sprachebenenbezogene Betrachtungsweise hinausreichen, und richtet sich neben der differenzierten Beschreibung des sprachlichen Entwicklungsstandes auch auf die Analyse der Kontextvariablen im familiären, schulischen und gesellschaftlichen Umfeld einerseits und die Erfassung nichtsprachlicher Fähigkeiten im kognitiven, motorischen, sensorischen und sozial-emotionalen Bereich andererseits. Das damit in das Blickfeld rückende Bedingungsgefüge verdient keineswegs nur als möglicher verursachender oder aufrechterhaltender Faktor der Sprachstörung Beachtung, sondern kann auch im Sinne von Kompensationsmöglichkeiten und Ressourcen relevante Aspekte für die Therapieplanung erschließen. Da sowohl der Spracherwerb als auch die Ausprägung einer Sprachstörung und der damit verbundenen Kommunikationsstörung einen zutiefst dynamischen Prozess darstellen, ist die Kernfrage der Förderdiagnostik letztlich, wie das sprachlich-kommunikative Problem sich innerhalb des Bedingungsgefüges und des Systems auswirkt und auf welchem Weg – unter Einbeziehung der verfügbaren Ressourcen des Einzelnen und des Umfeldes – positive Veränderungen erreicht werden können (s. Abb. 2).

Förderdiagnostische Vorgehensweise in der Sprachheilpädagogik *Ablauf:* Der Diagnostikprozess wird eingeleitet durch die Klärung der Problem- und Fragestellung. Um hier zu einer Konkretisierung zu gelangen, werden Vorinformationen eingeholt, die sich aus der →Anamnese ergeben und in Gesprächen mit dem untersuchten Menschen selbst und dessen Bezugspersonen sowie aus der Kenntnisnahme bereits vorliegender Befunde eruieren lassen. Auch erste, zunächst noch weitgehend unsystematische Beobachtungen des sprachlichen und nichtsprachlichen Verhaltens gehen in die Phase der Sammlung von Vorinformationen ein.

Auf dieser Basis werden erste Hypothesen gebildet, die sich beispielsweise auf den Entwicklungsstand der sprachlich-kommunikativen und der nicht-sprachlichen Fähigkeiten, den Bedingungshintergrund der Problematik und den Einfluss der Kontextvariablen be-

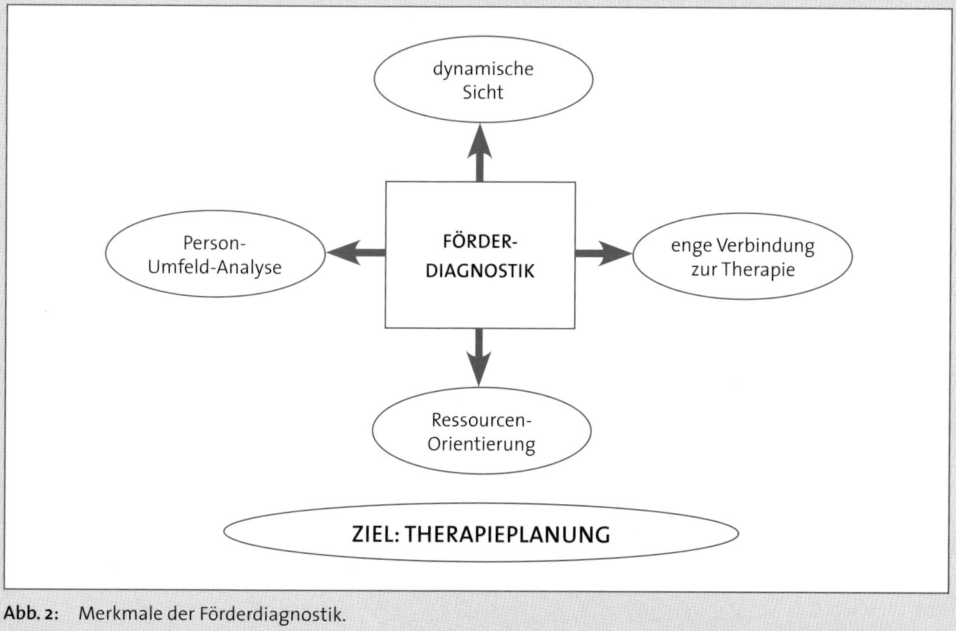

Abb. 2: Merkmale der Förderdiagnostik.

ziehen und die den weiteren diagnostischen Prozess hinsichtlich der untersuchten Fähigkeiten und der im Folgenden eingesetzten Prüfverfahren bestimmen. Dieser Hypothesenbildungsprozess stellt kein einmaliges Ereignis im Rahmen der Diagnostik dar, sondern wird fortlaufend neu angeregt und verändert, da sich aus jeder gewonnenen diagnostischen Erkenntnis und in der Folge auch aus dem Verlauf der Therapie fortwährend neue Hypothesen ergeben.

Die hypothesengeleitete Datenerhebung zur Klärung der diagnostischen Fragestellung stützt sich auf standardisierte und informelle Untersuchungs- und Prüfverfahren. Eine Kombination unterschiedlicher Zugangsweisen ist hier aufgrund des notwendigerweise begrenzten Aussagewertes jedes Verfahrens dringend anzuraten. So kommen →Screenings zum Einsatz, die gezielt und zeitökonomisch auf die Erfassung von Risikofaktoren ausgerichtet sind und in diesem Bereich relevante Informationen bieten können, jedoch ausdrücklich nicht den Anspruch erheben, einen breiten Gesamtüberblick über sprachliche Leistungen zu bieten. Psychometrische →Tests ermöglichen sowohl einen Vergleich mit der Altersnorm als auch einen interindividuellen Vergleich der überprüften – sprachlichen oder nicht-sprachlichen – Leistungen zu verschiedenen Zeitpunkten. Sie bieten damit wichtige Hinweise auf das Vorliegen einer von der Altersnorm abweichenden Leistung und können damit auf einen möglichen Therapiebedarf verweisen. Aufgrund der starken Strukturierung der Testsituation sind sie in der Lage, die Kompetenz im überprüften Bereich zu erfassen, die in vielen Fällen allerdings die tatsächlich im spontanen Sprachgebrauch eingesetzten Fähigkeiten übersteigt. Zudem erlauben sie keine unmittelbare Ableitung der nächsten Therapieschritte und bedürfen auch aus diesem Grund der Ergänzung durch qualitativ auszuwertende Prüfverfahren. Hierzu zählt die Erhebung, Analyse und Bewertung der Spontansprache, die in einer möglichst natürlichen Kommunikationssituation die tatsächlich genutzte Sprachfähigkeit erfasst (→Spontansprachanalyse).

Wichtige förderrelevante Informationen können zudem aus der fortlaufenden Verhaltensbeobachtung während des Diagnostik- und Therapieprozesses gewonnen werden (s. Abb. 3).

Das förderdiagnostische Vorgehen stellt damit einen dynamischen Prozess dar, der fortlaufend therapierelevante Informatio-

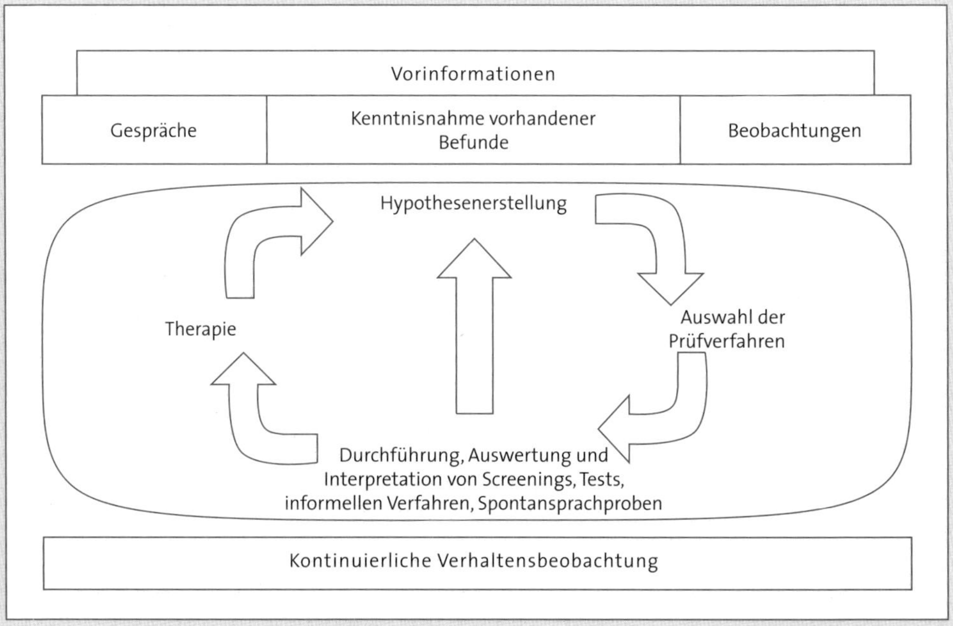

Abb. 3: Förderdiagnostischer Prozess.

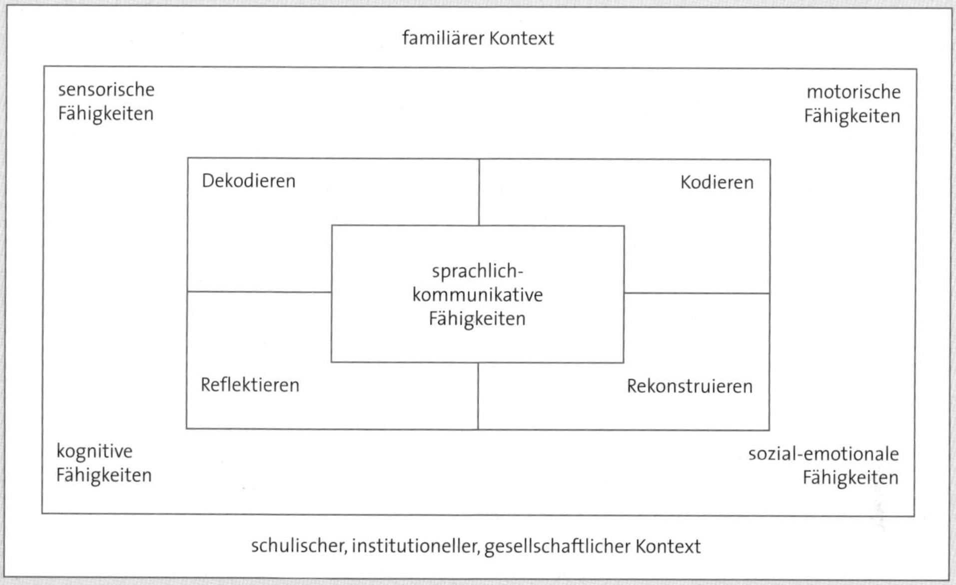

Abb. 4: Inhalte der sprachheilpädagogischen Diagnostik.

nen erhebt und in die bisher gewonnenen Erkenntnisse integriert, um die Therapie immer wieder neu an den aktuellen Förderbedarf anzupassen und die erforderlichen inhaltlichen und methodischen Entscheidungen zu treffen.

Inhalte: Im Bereich der Sprachheilpädagogik bezieht sich die Fragestellung, mit der der Diagnostiker am Anfang des Diagnoseprozesses konfrontiert wird, i.d.R. auf eine Sprachauffälligkeit, die vom Betroffenen selbst oder von den Bezugspersonen als problematisch und behindernd erlebt wird. In vielen Fällen werden dabei zunächst einzelne Symptome geschildert, die die Notwendigkeit einer differenzierten Überprüfung beispielsweise der →Aussprache, der →morpho-syntaktischen Fähigkeiten, des →Wortschatzes oder des →Redeflusses aufzeigen. Für die Abklärung des Entwicklungsstandes auf den unterschiedlichen Sprachebenen, zur genaueren Erfassung des Störungsbildes und zur Abgrenzung ähnlicher Auffälligkeiten voneinander im Sinne der →Differenzialdiagnostik steht eine Vielzahl von Prüfverfahren zur Verfügung. Da die Fähigkeiten der einzelnen Sprachebenen sich jedoch nicht unabhängig voneinander entwickeln, ist der diagnostische Blickwinkel auf die Sprach- und Kommunikationsfähigkeit als umfassendere Kompetenz auszuweiten. Unter Beachtung des →Multiperformanzprinzips wird dabei ein möglichst umfassendes Bild der sprachlichen Fähigkeiten angestrebt, das sowohl die Sprachproduktion (Kodieren, Rekonstruieren) als auch das Sprachverständnis (Dekodieren) und die Ebene der Sprachreflexion umfasst.

Aufgrund der engen Verbindung der Sprach- und Kommunikationsfähigkeit mit den individuellen sensorischen, motorischen, kognitiven und sozial-emotionalen Fähigkeiten ist es erforderlich, hypothesengeleitet auch zu diesen Entwicklungsbereichen Informationen zu erheben. Über dieses personenbezogene Vorgehen hinaus umfasst die sprachheilpädagogische Diagnostik auch eine Person-Umfeld-Analyse. Aufgrund der Komplexität der Diagnostik und der Vielzahl der Untersuchungsbereiche ist in vielen Fällen eine interdisziplinäre Zusammenarbeit mit Ärzten, Psychologen, Therapeuten und Sonderpädagogen anderer Fachrichtungen erforderlich (M.B.).

Literatur

Bundschuh, K. ([6]2005): Einführung in die sonderpädagogische Diagnostik. München, Basel: Ernst Reinhardt Verlag.

Grohnfeldt, M. (Hrsg.) (2002): Diagnostik, Prävention und Evaluation. Lehrbuch der Sprachheilpädagogik und Logopädie. Band 3. Stuttgart: Kohlhammer.

derts), wonach sich kindliche Sprechunflüssigkeiten erst durch die laienhafte Beurteilung der Eltern zum Stottern entwickeln. Johnson ging davon aus, dass in der kindlichen Sprachentwicklung zunächst keine Unterschiede zwischen stotternden und nicht-stotternden Kindern vorhanden sind. Seine These war, dass sich mit dem Erstellen der „Diagnose" das Störungsbild →Stottern entwickelt. Die Theorie wurde im deutschsprachigen Raum sehr populär und führte jahrelang dazu, dass aus Angst, Stottern auszulösen bzw. zu verfestigen, nicht direkt mit stotternden Kindern gearbeitet wurde. Als Mittel der Wahl wurde Elternberatung postuliert.

Dialogische Leistungsstufen Einteilung von dialogischen Leistungen in ein Stufenmodell für die Einschätzung des Grades an Autonomie.

Diaphragma laryngis Angeborene oder erworbene (→Synechie) luftnotverursachende Segelbildung im Kehlkopf, meist zwischen den Stimmlippen gelegen.

Diaphragma Zwerchfell

Diathese (griech. διάθεσις) Engl. *diathesis*. Neigung, Disposition für bestimmte Krankheiten.

Dichotischer Sprachverständlichkeitstest Um das Vermögen oder Unvermögen der zentralen Hörbahn zur getrennten Verarbeitung zweier voneinander unabhängiger Sprachsignale zu prüfen, werden beim dichotischen Diskriminationstest jedem Ohr gleichzeitig mehrsilbige Wörter angeboten. Der Normalhörende kann beide Wörter getrenntohrig verstehen und diese nacheinander nachsprechen. Patienten mit →zentralen Hörstörungen bewältigen diese Aufgabe gar nicht oder nur unvollständig. Im deutschen Sprachraum werden für Erwachsene der dichotische Diskriminationstest nach Feldmann und für Kinder mit Verdacht auf Zentral auditive Verarbeitungs- und Wahrnehmungsstörungen (→AVWS) ab etwa dem 6. Lebensjahr der dichotische Diskriminationstest nach Uttenweiler verwendet.

Didaktik Im weitesten Sinne versteht man unter Didaktik (vom griechischen Verb *didáskein* „lehren") die Wissenschaft vom Lehren. Sie beschreibt theoretisch, wie Lernen durch Lehre zu steuern ist. Als bedeutendes Lehrwerk gilt bis heute die „Didactica magna" („Große Didaktik") des Johan Amos Comenius aus dem Jahr 1657.

Als „Allgemeine Didaktik" beschäftigt sich Didaktik unabhängig von spezifischen Lerninhalten mit dem Wie und Warum von Lehr- und Lernprozessen. Insoweit sie näher Bezug nimmt auf die Ausgestaltung von Lernprozessen, berücksichtigt Didaktik auch Fragen der Methodik. Dadurch werden die Aspekte Verlaufsplanung, Sozialformen, Medien und Zielkontrolle zum Gegenstand der didaktischen Reflexion.

„Fachdidaktiken" beschäftigen sich mit spezifischen Lehrinhalten und -methoden einzelner Unterrichtsfächer. Sie beruhen auf den jeweils zugehörigen Fachwissenschaften (Bsp.: Die Fachdidaktik „Deutsch" beruht auf der Fachwissenschaft „Germanistik").

In Bezug auf sprachtherapeutische Fragestellungen ist Didaktik einerseits im Zusammenhang mit dem Verhältnis von →Unterricht und Therapie von Bedeutung, andererseits lässt sich auch die Sprachtherapie selbst didaktischen Reflexionen unterwerfen, indem sie den Anspruch und die Methoden der sprachtherapeutischen Vermittlung thematisiert (Wer therapiert was, wie, womit, in welcher Zeit und mit welchem Erfolg?).

Didaktische Verfahren Im Grunde können alle Maßnahmen zur Organisation sprachtherapeutischer Lehr- und Lernsituationen als didaktische Verfahren bezeichnet werden. Hier sind aber vorrangig jene Methoden gemeint, welche im Rahmen expliziter Instruktion und Erläuterung das Kind zu bewusster Reflexion und Manipulation grammatischer Formen und Operationen, zu sprachlichem Problemlösen und Übungen mit gezielter Regelanwendung u. dgl. veranlassen, wobei auch schriftsprachliches Material einbezogen wird. Solchermaßen verstanden sind didaktische Verfahren mit den Vorgehensweisen eines kognitionsorientierten Fremdsprachenunterrichts zu vergleichen. Einzelne Autoren halten diesen Lerntyp für einen unerlässlichen Kompensationsmodus für Kinder mit SLI und eine entsprechende Didaktik für den Königsweg der Sprachtherapie. Vor allem in Anstoßfunktion können didaktische Verfahren fruchtbar werden. Darüber hinaus sind Zweifel an der Leistungsfähigkeit solcher Methoden für den Aufbau spontaner kommunikativer Fertigkeiten angebracht.

Differenzialdiagnose Ausschluss von →Diagnosen, die mit ähnlichen Störungsbildern einhergehen. Die Funktion der Differenzialdiagnostik ist es, aufgrund weiterführender Untersuchungen Krankheiten oder Störungsbilder voneinander abzugrenzen, deren Symptome sich teilweise überschneiden. Dieser Eingrenzung kommt große Bedeutung zu, da unterschiedliche Diagnosen trotz Gemeinsamkeiten in der Symptomatik deutlich unterschiedliche therapeutische Konsequenzen nach sich ziehen können.

Differenzialdiagnostische Abgrenzung →Differenzialdiagnose

Diglossie Zweisprachigkeit als gesellschaftliches Phänomen bzw. Verwendung von mehr als einer Sprache in der Gesellschaft (z.B. Schweiz, arabische Länder, Haiti).

Diplakusis Störung der Tonhöhenempfindung im Sinne einer Tonhöhenverschiebung. Audiometrisch ist die Diplakusis regelmäßig dem Innenohr zuzuordnen und ist wahrscheinlich durch einen →endolymphatischen Hydrops bedingt. Die Tonhöhenwahrnehmung scheint häufiger zu höheren als zu tieferen Frequenzen hin verschoben zu sein und ist nahe der Hörschwelle deutlicher als weit überschwellig.

Diplophonie Stimmklangveränderung, bei der simultan zwei Grundfrequenzen der Stimme hörbar sind. Leitsymptom von Stimmlippenpolypen oder umschriebenen Stimmlippenschwellungen.

Disfluency Störung des Sprechflusses als ein Symptom beim →Stottern oder der →Broca-Aphasie.

Diskriminationsverlust Eingeschränkte Sprachverständlichkeit (→Sprachaudiometrie).

Diskurs Der Begriff Diskurs wurde bis in die 1960er-Jahre vorrangig in der Bedeutung „erörternder Vortrag“ oder „(fachliches) Gespräch“ verwendet. Seit den 1960er-Jahren werden spezifische philosophisch-gesellschaftswissenschaftlich geprägte Diskurstheorien entwickelt. Habermas behandelt in seiner Theorie des kommunikativen Handelns unter ‚Diskurs‘ die ausgehandelten individuellen Geltungsansprüche einzelner Akteure. Die Diskurstheorie von Foucault bezieht sich auf das in der Sprache aufscheinende Verständnis von Wirklichkeit in der jeweiligen Epoche. Der Diskurs ist dabei nur der sprachliche Teil einer „diskursiven Praxis“, die auch nichtsprachliche Aspekte mit einschließt. Diskurs meint hier die institutionalisierte gesellschaftliche Redeweise, die das Handeln der Menschen bestimmt.

Im vorliegenden Kontext wird Diskurs im Wesentlichen in seiner sprachwissenschaftlichen Verwendungsweise gebraucht. Hier bezeichnet er sprachliche (vornehmlich, aber nicht ausschließlich mündliche) Äußerungen, die übersatzmäßig organisiert sind, d.h. einen Zusammenhang aufbauen, der über die elementare Aussage einzelner Sätze hinausgeht. Während ‚Text‘ dabei die abstrakte sprachliche Strukturebene oberhalb des Satzes bezeichnet, bezieht sich Diskurs auf tatsächlich realisierte Äußerungszusammenhänge (Parole). Diese Äußerungszusammenhänge können von einem Sprecher/Autor erzeugt sein. Häufiger bezieht sich der Begriff Diskurs jedoch auf die von mehreren Sprechern sprachlich und sequenziell regelhaft aufgebauten Kontingenzen. Damit ist der begriffliche Bezug zu der Grundbedeutung i.S.v. ‚Gespräch‘ (s.o.) deutlich.

Für die allgemeine Pädagogik, für die Sonderpädagogik und damit auch für die Logopädie und Sprachtherapie gewinnt die linguistische Diskursforschung, vor allem die Forschung zu →Diskursfähigkeit zunehmend an Interesse, weil sie die Regelhaftigkeit des Aufbaus von komplexeren sprachlichen Sequenzen systematisch in den Blick nimmt.

Diskursanalyse Linguistische Forschungsrichtung, die sich mit der Analyse mündlicher (oder auch schriftlicher) Texte als übersatzmäßigen strukturellen Einheiten beschäftigt. Zentral ist die konsequente empirische Fundierung der Analyse in Form von akribisch transkribierten audio(visuellen) Aufzeichnungen authentischer Diskurse, oft in Form von mündlichen Gesprächen. Ziel ist die Aufdeckung der im Alltag der Gesprächsteilnehmer verdeckten Funktionsweisen des gesprächsorganisatorischen Apparates bzw. der zugrunde liegenden Handlungs- und Interaktionsmuster.

Die vielfältigen Richtungen innerhalb der linguistischen Diskursanalyse i.S.v. Gesprächsforschung sind in Deutschland besonders durch die ethnomethodologische Konversationsanalyse und die Funktionale Pragmatik geprägt.

Diskurseinheiten Regelhaft strukturierte Einheiten innerhalb von Gesprächen, die

Diskursfähigkeiten

„Wenn Menschen miteinander reden, dann ‚wechseln' sie entgegen der Redensart nicht nur ‚Worte'; sie ‚produzieren' auch nicht in erster Linie ‚Sätze', wie die (generative) Linguistik gerne formuliert. Wenn Menschen miteinander reden, dann bauen sie zuallererst Interaktionszusammenhänge auf, ordnen sich in bereits vorhandene Zusammenhänge ein, berufen sich implizit oder sogar explizit auf vergangene Interaktionen, erwartbare Muster, übergeordnete Aktivitäten." (Hausendorf & Quasthoff 1996, 2005)

Definition Mit Diskurs im modernen umgangssprachlichen Sinne ist eine themenbezogene sprachlich-kommunikative Aktivität gemeint, die einen Bestandteil der Alltags- oder auch Fachkultur darstellt. Zentral ist dabei der interpersonale Aspekt, d.h. ein Diskurs setzt sich immer aus den Beiträgen mehrerer Beteiligter zusammen. Der Diskursbegriff im →linguistischen Sinne bezieht sich – ähnlich wie der Begriff ‚Text' – auf übersatzmäßige sprachliche Strukturen. Im Unterschied zum ‚Text' jedoch, der im linguistischen Sinne eher auf die abstrakten strukturellen Regelmäßigkeiten oberhalb der Satzebene abhebt (pronominale Substitution, Koreferenz), wird der Begriff ‚Diskurs' i.A. auf den übersatzmäßigen Aufbau im Rahmen sprachlich-kommunikativer Aktivitäten wie z.B. Gesprächen bezogen. In diesem Sinne schließt der linguistische Diskursbegriff auch das Merkmal der Interaktivität und die empirische Orientierung auf reale sprachliche Äußerungen im Kontext ein.

Hinsichtlich des Aufbaus von übersatzmäßiger Kohärenz in Diskursen unterscheidet man zwischen der lokalen und der globalen Ebene: Lokale Zusammenhänge (→Zugzwänge) stellen sich zwischen zwei aufeinander folgenden Äußerungen her (Frage – Antwort, Einladung – Annahme/Ablehnung), globale Diskursstrukturen ergeben sich bezogen auf den Gesamtzusammenhang der diskursiven Einheit bzw. einzelner komplexer Elemente (Themenprogression, Episodengliederung, Eröffnung und Schließung von diskursiven Einheiten).

Die globale Ebene des Aufbaus regelhafter übersatzmäßiger Strukturen wurde besonders am Beispiel von →Diskurseinheiten untersucht. Dabei handelt es sich um von den Sprechern im Gespräch jeweils deutlich abgegrenzte Einheiten wie z.B. Erklärungen, Erzählungen, Witze, Argumente, Wegbeschreibungen. Diskurseinheiten unterscheiden sich hinsichtlich des Grades ihrer interaktiven Konstitution und der Art der jeweiligen sprachlichen und sequenziellen Muster: Spielerklärungen sind in Alltagsdiskursen z.B. hochgradig interaktiv, d.h. unter hoher Beteiligung des →Zuhörers hergestellt; sie unterscheiden sich bzgl. ihres spezifischen globalen Musters von →Erzählungen u.a. dadurch, dass sie statt einer Episodenstruktur in ihrem globalen Aufbau an Spielmaterial, Spielziel, Spielzügen bzw. -regeln orientiert sind.

Bemerkenswert ist also, dass der Aufbau lokaler und globaler Kontingenz in Diskursen eine Leistung ist, die von (mindestens) zwei Sprechern gemeinsam in der →Interaktion erbracht wird. Um sich als kompetenter Gesprächspartner an dieser interaktiven Leistung der gemeinsamen Herstellung von Zusammenhang und damit Sinn im Dialog beteiligen zu können, sind Diskursfähigkeiten unterschiedlicher Art vonnöten.

Theorie und Empirie Mit der lange vorherrschenden Orientierung der →Linguistik auf Phonologie, Semantik und →Grammatik, also auf die Laut-, Wort- und Satzebene der Sprache als Struktur, gingen auch die Modelle von sprachlichen Fähigkeiten in der Sprachtherapie/Sprachheilpädagogik i.A. nicht über die Satzebene hinaus (s.u.). Mit der →„pragmatischen Wende" und den Entdeckungen der →Diskurs- und →Konversationsanalyse rückte auch die regelhaft beschreibbare Strukturiertheit im Gesamtzusammenhang der Rede als Prozess und damit die Grundbedingung von Kommunikation in den Blick.

Erst →Diskurskompetenz ermöglicht also u.a., brauchbare und notwendige Informationen einzuholen und zu geben, ein wichtiges Thema gemeinsam zu erörtern, Ideen und Erfahrungen auszutauschen, Pläne zu entwickeln, Arbeitsprozesse gemeinsam vorzubereiten und durchzuführen, Vergangenes zu bewerten und damit Erfahrung zu reflektieren, Abmachungen und Regeln auszuhandeln und sich in Diskussionen oder Streitgespräche einzubringen.

Die →Diskurserwerbsforschung rekonstruierte empirisch, in welchen Abfolgen und aufgrund welcher →Erwerbsmechanismen sich die Diskursfähigkeit im Kindes- und Jugendalter herausbildete. Sie stellte fest, dass der Erwerb von Diskursfähigkeiten sich bis weit in die Adoleszenz hinein vollzieht, also keinesfalls mit Schuleintritt abgeschlossen ist, und eng mit der Fähigkeit zur schriftlichen →Textproduktion zusammenhängt (Ohlhus & Quasthoff 2005).

> Aus der Erwerbsforschung lässt sich ableiten, dass mindestens die folgenden Teilfähigkeiten für Diskursfähigkeiten zentral und für unauffälliges und erfolgreiches Kommunizieren unabdingbar sind: die Fähigkeit,
>
> 1. sequenzielle Abhängigkeiten im Gespräch, lokale und globale →Zugzwänge, zu erkennen und zu befolgen;
> 2. die sequenziellen und sprachlichen Muster zu kennen und anzuwenden, die für unterschiedliche →Diskurseinheiten bzw. -typen typisch sind;
> 3. die sprachlichen Formen zu kennen und zu beherrschen, die lokale und globale Zusammenhänge herstellen bzw. markieren.

Zu **1.**: Die Fähigkeiten, Kontingenzen in der Interaktion zu erkennen und in einer eigenen Interaktionsrolle umzusetzen, ist eine basale Voraussetzung für den Erwerb weiterer Diskursfähigkeiten, denn Erwachsene nutzen diese schon im Säuglingsalter rudimentär vorhandene interaktive Grundausstattung des Menschen intuitiv in der Kommunikation mit Kindern (z.B. Fragen stellen und damit zu Antworten provozieren). Sie stellen damit ein implizites →Unterstützungssystem für den Erwerb auch globaler Fähigkeiten bereit (s.u).

Zu **2.**: Die Fähigkeiten zum Erkennen und Anwenden der jeweils typischen sprachlichen und sequenziellen Muster sind stark von den interaktiven Erfahrungen mit dem jeweiligen Genre und damit von der familialen →Sozialisation abhängig. Kinder, die auch schon in der präliteralen Phase (positive) interaktive Erfahrungen z.B. mit schriftlichen Genres machen (→Bilderbuch ansehen, gemeinsam Phantasiegeschichten erfinden), profitieren beim schriftlichen Produzieren von Texten hiervon. Hier zeigt sich also auch in ungestörten Erwerbsprozessen eine außerordentlich hohe interindividuelle Varianz.

Zu **3.**: Die Fähigkeit zum global orientierten, also auf die gesamte Diskurseinheit bezogenen, Einsatz sprachlicher Formen auf Wort- und Satzebene stellt die wichtigste Schnittstelle zwischen Diskursfähigkeiten und den übrigen sprachlichen Fähigkeiten – und damit auch den entsprechenden Störungen – dar. Wenn gravierende Störungen oder Benachteiligungen (z.B. durch die Notwendigkeit, sich in einer nicht gut beherrschten Zweitsprache ausdrücken zu müssen) im Bereich des Wortschatzes und der Syntax vorliegen, werden Sprecher nicht in der Lage sein, globale sequenzielle Muster problemlos aufzubauen.

Relevanz und Stellung im interdisziplinären Verbund Das Zitat, das diesem Beitrag vorangestellt wurde, macht deutlich, dass der alltägliche Gebrauch von Sprache im kommunikativen Austausch liegt. Daraus resultiert die Motivation zum Gebrauch, aber auch zum Erwerb und zur Wiedergewinnung der Sprachkompetenz. Sprachkompetenz zeigt sich im Alltag an der Partizipation an Diskursen in Form von Berichten, Erzählen, Erklären und sehr viel mehr. Darauf begründet sich die Notwendigkeit, den Bereich für →Diagnostik und Therapie zu erschließen.

In der →Logopädie/→Sprachheilpädagogik/→Sonderpädagogik sind therapeutische und Förderstrategien, -konzepte und -interventionen bekannt, die der Lautbildung und Lautfolge, dem Sprachverständnis und dem Wortschatz sowie der Satzwortstellung und Satzflexionen dienen sollen. Angesichts der beschriebenen zentralen Bedeutung der übersatzmäßigen Kompetenzen müssen sie in die Entwicklung von Förderverfahren einbezogen werden. Dabei ist eine inter- und transdisziplinäre Vernetzung zwischen Forschungsergebnissen der Sprachwissenschaft, der Entwicklungspsychologie, den Neurowissenschaften und der Pädagogik und Rehabilitation von Sprachstörungen notwendig.

Mindestens vier Aspekte müssen dabei Berücksichtigung finden:

1. Die Theoriebildung des Faches, die sich im Anschluss der „pragmatischen Wende" in der Linguistik und der Entwicklungspsychologie bereits neueren Forschungs- und Theoriekonzepten zugewandt hat (vgl. Katz-Bernstein 2003), dabei ist die Zuwendung zu interaktionistisch-orientierten Forschungs- und Therapiekonzepten weiter zu entwickeln.
2. Bei diagnostischen Erhebungen und Feststellungen der notwendigen Therapie- und Fördermaßnahmen sowie des Förderortes in Zusammenarbeit mit der Regelpädagogik muss die Diskursfähigkeit nicht zuletzt aufgrund ihrer Relevanz für schulische Leistungen in allen Domänen systematisch berücksichtigt werden.
3. Für den Aufbau oder die Wiederherstellung bzw. Kompensation der oben erwähnten Teilfähigkeiten der Diskurskompetenz in Therapie und Förderung müssen Förderkonzepte entwickelt und angewandt werden;
4. Die Beachtung des interaktiven Charakters eines jeden Diskurses muss zu einer therapie- und förderdidaktischen Neuorientierung im Hinblick auf die Reflexion und Überprüfung sowie den gezielteren Einsatz der eigenen Beiträge der intervenierenden Fachkraft zu diesem Diskurs führen (s.u.).

Erzählfähigkeit, ihr Erwerb und ihre Störungen Forschungsgeschichtlich zentral für den empirischen Einblick in den Erwerb von Diskursfähigkeiten sind Arbeiten, die das Erzählen als interaktiven Prozess modellieren. Hier ist außerdem ein wichtiger Ansatz zur Rekonstruktion des Erwerbsmechanismus für Diskursfähigkeiten generell situiert: Alle gegenwärtigen Ansätze zur Entwicklung des Erzählens in interaktiver Orientierung arbeiten auf der Basis unterschiedlicher Daten, Sprachen und kindlicher Entwicklungsphasen – teilweise mit kulturvergleichenden Fragestellungen – den entwicklungsunterstützenden Charakter der Erzählinteraktion zwischen Erwachsenem und Kind heraus. M.a.W., die – natürlich den Beteiligten nicht bewusste – Regelhaftigkeit des interaktiven Zusammenspiels zwischen einem kindlichen Erzähler und einem erwachsenen Zuhörer ist so beschaffen, dass sie in strukturell vielfältiger Hinsicht den notwendigen Lernkontext für die Weiterentwicklung von (Teil-) Fähigkeiten des Erzählens in Gesprächen bereitstellt. In der Studie von Hausendorf und Quasthoff (1996) werden 5-, 7-, 10- und 14-jährige Kinder in Interaktion mit erwachsenen ZuhörerInnen beobachtet. In mikroanalytischer Rekonstruktion der mit dem Alter der Kinder variierenden Muster der Erwachsenen-Kind-Interaktion gelingt es, die tatsächliche Wirksamkeit dieser Muster eines →*discourse acquisition support system* (DASS) im Hinblick auf die Entwicklung der kindlichen →Erzählfähigkeiten herauszuarbeiten. Dies hat speziell bei der häufigsten vorhandenen Sprachauffälligkeit, bei →Spracherwerbs- bzw. →Sprachentwicklungsstörungen, spezifischer und unspezifischer Art, auch in der Verbindung mit →Hörstörungen oder Sprachentwicklungsstörungen in Verbindung mit weiteren →Mehrfachbehinderungen konkrete Konsequenzen. Die Erzählfähigkeit wird wegen der erwähnten Wechselwirkung zwischen den Diskursfähigkeiten und weiteren sprachlichen Teilebenen auch im Sinne der →Prävention als integraler Teil der Diagnostik, Therapie und Förderung zu gelten haben. Ihr interaktiver Charakter weist in die Richtung einer Therapiedidaktik hin, die dialogisch und interaktionell ausgerichtet ist. Der →Scaffolding-Effekt, der von der aktuellen Forschung empirisch rekonstruiert wurde, verspricht gezielt eingesetzte Interventionen, die den dabei erfassbar werdenden Entwicklungsstand des Kindes angepasst werden.

Bei erworbenen Störungen und Behinderungen der Kommunikation und der Sprache wie bei der →Aphasie ist – neben den artikulatorischen sowie semantisch-lexikalischen Funktionen der Sprache – auch der Aufbau der Konversations- und Diskursfähigkeiten von zentraler rehabilitativer Bedeutung. Diese Sprachfunktionen sind in den meisten Fällen grundlegend für die berufliche Ausübung und Eingliederung und der Möglichkeit der sozialen →Partizipation. Bei Menschen ohne

Lautsprache im Bereich der →Unterstützten Kommunikation (UK) müssen die Instruktionen des Zuhörenden auf die kommunikativen Restkompetenzen aufbauen oder aber auf die alternativen Kommunikationsmittel abgestimmt werden.

Verfahren der Diagnostik und Förderung Weder für die interaktionsorientierten noch für die übersatzmäßigen Bestimmungsstücke von →sprachlich-kommunikativer Kompetenz besitzen wir gegenwärtig ein standardisiertes diagnostisches Instrumentarium. Das Vorliegen eines solchen (in Vorbereitung befindlichen) Diagnoseinstruments hätte mit seiner Kommunikationsorientierung einen unmittelbar umzusetzenden Nutzen für alle gegenwärtig häufigen Versuche der Einschätzung von sprachlichen Entwicklungsniveaus bzw. Sprachstandsmessungen von Kindern mit dem Ziel der Früherkennung bzw. besonderen Förderung. Erst nach Vorliegen eines derartigen Instruments und seiner Anwendung lassen sich fundierte Entscheidungen hinsichtlich Förderort und Förderbedarf in Sinne einer gezielten Prävention und Förderung bei Kindern mit Sprach- und Lernstörungen ableiten und die Frage beantworten, wie sich Diskursfähigkeiten zu klassischen Sprachstörungsbildern in Beziehung stehen. Auch bei der Rehabilitation von weiteren Sprachstörungen im Jugend- und Erwachsenenalter verspricht eine Diagnostik, die den „Wippeneffekt" einer impliziten Hilfestellung durch den Zuhörer (Hausendorff & Quasthoff 1996) festzustellen und zu messen vermag, eine bedeutende Verbesserung im gezielten und effizienten Einsatz von rehabilitativen Maßnahmen (U.Q. & N.K.-B.).

Literatur

Hausendorf, H. & Quasthoff, U. (1996): Sprachentwicklung und Interaktion: Eine linguistische Studie zum Erwerb von Diskursfähigkeiten bei Kindern. Wiesbaden. Neu aufgelegt bei: Verlag für Gesprächsforschung: http://www.verlag-gespraechsforschung.de/2005/quasthoff.htm.

Hausendorf, H. & Quasthoff, U. (2005): Konversations-/Diskursanalyse: (Sprach-) Entwicklung durch Interaktion. In: Mey, G. (Hrsg.): Qualitative Forschung in der Entwicklungspsychologie. Köln, 585–618.

Katz-Bernstein, N. (2003): Therapie aus pädagogisch-psychologischer Sicht. In: Grohnfeldt, M. (Hrsg.): Lehrbuch der Sprachheilpädagogik und Logopädie. Band 4, Beratung, Therapie und Rehabilitation. Stuttgart.

Ohlhus, S. & Quasthoff, U. (2005): Genredifferenzen beim mündlichen und schriftlichen Erzählen im Grundschulalter. In: Wieler, P. (Hrsg.): Narratives Lernen in medialen und anderen Kontexten. Freiburg/Br., 49–68.

die Gesprächsbeteiligten sich jeweils auch als Einheit erkennbar machen, indem sie sie ein- und ausleitend deutlich vom *turn-by-turn-talk* abgrenzen (z.B. Erzählung, Witz, Erklärung, Einladung, Argument); für die Dauer der Durchführung einer Diskurseinheit wird dem jeweiligen Sprecher (z.B. Erzähler) das primäre Rederecht eingeräumt.

Diskurserwerbsforschung Teil der Spracherwerbsforschung, die sich mit dem Erwerb von →Diskursfähigkeiten beschäftigt. In Erweiterung der Spracherwerbsforschung, die sich auf der Basis eines strukturellen Sprachbegriffs lange ausschließlich mit dem Erwerb phonologischer, morpho-syntaktischer und wortsemantischer Fähigkeiten beschäftigte, rückt die Diskurserwerbsforschung seit den späten 70er-Jahren des 20. Jahrhunderts als Folge eines pragmatisch erweiterten Sprachbegriffs die strukturellen und kommunikativen Erwerbsaufgaben in den Blick, die in dem angemessenen Aufbau von →Diskursen liegen. Damit wurde die Fähigkeit zur Produktion und Rezeption komplexer, aus mehreren Äußerungen bestehender sprachlicher Zusammenhänge als ein spezifischer Gegenstand der Spracherwerbsforschung etabliert. Dies hat nachhaltige Auswirkungen auf das Konzept von Spracherwerb:

- Der Diskurserwerb ist sehr viel später im Entwicklungsverlauf abgeschlossen als der Erwerb der strukturellen Sprachfähigkeiten und betrifft deshalb das Schulalter normal entwickelter Kinder bis mindestens zum Ende der Sekundarstufe I.
- Die →Erwerbsmechanismen für alltägliche kommunikative Gattungen (z.B. Erzählungen zu persönlichen Erlebnissen oder auch Erklärungen zu Alltagsvorgängen) beruhen in besonderer Weise auf interaktiven Erfahrungen des Kindes.

Dysarthrie (syn. Dysarthrophonie): Eine Sprechstörung, die durch eine Beeinträchtigung neuronaler Funktionen der Kontrolle und Ausführung von Sprechbewegungen zustande kommt. Es sind die Bewegungen der Atmungsmuskulatur, der Kehlkopfmuskulatur und der supralaryngealen Artikulationsmuskulatur betroffen. Dysarthrien sind die häufigsten neuronal bedingten Kommunikationsstörungen. Patienten mit Dysarthrie sind oft nur eingeschränkt verständlich, sprechen meist angestrengt und verlangsamt und fallen durch stimmliche Veränderungen und eine unnatürliche Prosodie auf. Dysarthrische Patienten haben nicht notwendigerweise auch Störungen des Kauens und Schluckens, der (metabolischen) Atmung, des emotionalen (mimischen oder vokalen) Ausdrucks oder der nichtsprachlichen Willkürmotorik.

Ursachen Dysarthrien können bei allen neurologischen Erkrankungen des motorischen Systems auftreten. Häufige Ursachen sind Schlaganfall, Schädel-Hirn-Trauma, degenerative Erkrankungen der Basalganglien (z.B. M. Parkinson, M. Huntington, M. Wilson), degenerative Erkrankungen des Kleinhirns (z.B. spino-zerebelläre Ataxien, rein-zerebelläre Ataxien), Erkrankungen des motorischen Neurons (z.B. Amyotrophe Lateralsklerose), entzündliche Erkrankungen des zentralen Nervensystems (z.B. multiple Sklerose) oder neuromuskuläre Erkrankungen (z.B. Myasthenia gravis).

Dysarthrische Störungen sind auf Läsionen motorischer Strukturen des zentralen Nervensystems zurückzuführen, insbesondere des motorischen Gesichtskortex, der kortiko-nukleären Bahnen und der motorischen Hirnnervenkerne im Hirnstamm (bilateral), des medio-frontalen Kortex und der Stammganglienschleife sowie des Kleinhirns und seiner afferenten und efferenten Projektionen.

Formen Dysarthrische Störungen werden nach den für die Extremitätenmotorik beschriebenen Pathomechanismen der →Parese, →Ataxie, →Rigidität und →Akinesie, der →Dyskinesien und des →Tremors unterteilt. Die paretischen Dysarthrieformen, die sich noch weiter in einen spastischen und einen schlaffen Subtyp untergliedern lassen, treten nach Läsionen des ersten bzw. des zweiten motorischen Neurons auf, eine ataktische Dysarthrie nach Läsionen des Kleinhirns und dessen afferenter und efferenter Verbindungen, rigide, akinetische und dyskinetische Formen nach Läsionen der Basalganglien. Zum dyskinetischen Formenkreis zählen auch die fokalen Dystonien des Sprechbewegungsapparates, wie z.B. die →spasmodische Dysphonie oder die oromandibuläre Dystonie. Kleinhirn- und Stammganglienläsionen können auch einen Tremor der Stimmlippen oder supralaryngealer Strukturen verursachen.

Symptome Sprechatmung, Phonation und Artikulation sind bei den genannten Störungsformen durch jeweils syndromspezifische Merkmale gekennzeichnet, die von geschulten Sprachtherapeuten klassifiziert werden können.

Zu den Symptomen gestörter →Sprechatmung zählt in erster Linie die erhöhte Einatmungshäufigkeit, oft verknüpft mit einem Überziehen der Atemruhelage und angestrengter, deutlich hörbarer Einatmung. Diese Symptome sind häufig sekundäre Folgen eines erhöhten glottalen oder supraglottalen Luftverlusts, sie können aber auch durch eine Schwäche der Einatmungsmuskulatur bedingt sein.

Zu den Symptomen gestörter →Phonation zählen Veränderungen der Stimmqualität (raue, behauchte, heisere oder gepresste Stimme), Veränderungen (meist Einschränkungen) von Tonhöhe und Lautstärke oder eine Instabilität der Stimme (z.B. Tonhöhensprünge, Stimmtremor). Sie sind Folge eines veränderten Tonus der Stimmlippen oder einer gestörten laryngealen Spannungs- und Bewegungskontrolle. Leises Sprechen oder eine beeinträchtigte Lautstärkekontrolle können auch respiratorisch bedingt sein.

Artikulomotorische Störungen äußern sich meist in einer veränderten Konsonantenartikulation. In vielen Fällen können die Artikulatoren den Artikulationsstellen nur unvollständig angenähert werden („unterschießendes Artikulieren"), was zu einer Verringerung der Artikulationsschärfe führt. Die Vokalartikulation dysarthrischer Patienten kann bei eingeschränkter Beweglichkeit von Zunge und Lippen durch eine Zentralisierung vorderer und hinterer Vokale und durch eine Entrundung gerundeter Vokale charakterisiert sein. Ein sehr auffälliges Symptom gestörter Artikulation ist die →Hypernasalität, meist Folge einer Gaumensegelparese.

Die gestörte Motorik von Respirationsmuskulatur, Kehlkopfmuskulatur und Artikulationsmuskulatur wirkt sich meist negativ auf prosodische Parameter des Sprechens aus. Bei den meisten dysarthrischen Syndromen ist die Sprechweise verlangsamt, durch vermehrte Einatmungen kann der Redefluss zerhackt sein. Eine eingeschränkte Fähigkeit, die Stimmlippenspannung zu variieren, kann darüber hinaus zu monotoner Intonation führen.

Diagnostik Die am weitesten verbreitete Methode der klinischen Diagnostik dysarthrischer Störungen ist die auditive Befundung. Dabei analysieren hörerfahrene Sprachtherapeuten auf der Grundlage eines etablierten Merkmalinventars das Störungsprofil und die relative Beteiligung der drei Funktionskreise Atmung, Phonation und Artikulation. Die im Hörbefund ermittelten Störungsmerkmale können zu einer Klassifizierung des Dysarthriesyndroms und zur Herleitung von Behandlungsleitlinien beitragen. Ein eigenständiger Aspekt der auditiven Dysarthriediagnostik ist die Bewertung der Verständlichkeit. Die →Frenchay Dysarthrie-Untersuchung ist ein standardisiertes Diagnostikverfahren, das vor allem auch nichtsprachliche orale Bewegungsfunktionen überprüft.

Das auditive Expertenurteil kann durch zusätzliche computergestützte Analysen des Sprachsignals punktuell unterstützt werden. Beispielsweise lassen sich Sprechtempo, Redefluss und Sprechstimmlage durch akustische Parameter zuverlässig quantifizieren. Allerdings sind diese Methoden in der klinischen Standarddiagnostik noch wenig verbreitet. Apparative Methoden zur Messung von Amplitude, Geschwindigkeit und Beschleunigung von Artikulationsbewegungen oder von artikulatorischer Kraftkontrolle sind klinisch noch nicht etabliert.

Die Dysarthriediagnostik wird ergänzt durch eine Prüfung der reflektorischen und willkürlichen Beweglichkeit der am Sprechen beteiligten Organe. Dies ist beispielsweise auch Bestandteil einer neurologischen Diagnostik der Hirnnervenfunktionen. Die Beobachtung von Tonus- oder Bewegungsasymmetrien oder von verlangsamter und unregelmäßiger Ausführung von Wechselbewegungen (→Dysdiadochokinese) kann dazu beitragen, den Schädigungsmechanismus (z.B. das Vorliegen einer Hirnnervenschädigung) aufzuklären. Vorhersagen über das Ausmaß der Sprechstörung lassen sich aus diesen Befunden allerdings nur begrenzt ableiten.

Ein wichtiger Bestandteil der Dysarthriediagnostik ist die Abklärung des aus der Sprechstörung resultierenden individuellen Handicaps. Dies kann durch gezieltes Befragen des Patienten oder seiner Angehörigen geschehen, aber auch durch gezielte Verhaltensbeobachtung.

Therapie In der Behandlung dysarthrischer Störungen können unterschiedliche Zugänge gewählt werden: **1.** chirurgische oder pharmakologische Ansätze zur Behandlung der neurologischen Grunderkrankung, **2.** sprachtherapeutische Übungsmethoden und **3.** Anpassungsmaßnahmen und Einführung alternativer Kommunikationsmittel.

Neurochirurgische und neuropharmakologische Ansätze Systematische Untersuchungen gibt es zur Wirksamkeit der Tiefenhirnstimulation (bilaterale Stimulation der subthalamischen Kerne) bei Patienten mit M. Parkinson, allerdings mit widersprüchlichen Ergebnissen. Für längerfristige positive Auswirkungen dieser Methode auf Stimme oder Artikulation gibt es bislang keine Belege. Auch die pharmakologische Modulation der dysarthrischen Störung, z.B. durch dopaminerge Substanzen bei Patienten mit einer Parkinsonschen Erkrankung, ist – im Vergleich zu den allgemein-motorischen Verbesserungen, die mit diesen Methoden erreicht werden können – wenig überzeugend. Eine Ausnahme bildet hier die Behandlung der →spasmodischen Dysphonie mittels Botulinum-Toxin-Injektionen: Vor allem bei der hyperadduktorischen Variante dieser Störung erweist sich diese Behandlungsmethode als wirksam. Allerdings sind in Abständen von wenigen Monaten Re-Injektionen erforderlich, und als Nebenwirkungen können eine behauchte Stimmqualität und Schluckstörungen auftreten.

Übungsbehandlung Der Übungsansatz in der Dysarthrietherapie beruht auf der Annahme, dass durch intensives motorisches Lernen eine zumindest teilweise *Restitution* der durch die Hirnschädigung verloren gegangenen motorischen Fertigkeiten möglich ist. Eine zweite Zielsetzung besteht darin, Fehlanpassungen abzubauen und die verbliebenen Funktionen für eine möglichst effiziente Kompensation der Störung zu nutzen.

Sprachtherapeuten versuchen, durch gezielte Stimulation und durch systematisches und häufiges Üben verloren gegangene Bewegungsmuster neu zu trainieren, Fehlanpassungen zurückzudrängen und die Sprechökonomie zu verbessern. Allerdings ist für die wenigsten dieser Ansätze ein Wirksamkeitsnachweis erbracht worden. Eine Ausnahme bildet das Lee-Silverman-Voice-Treatment (LSVT) zur Behandlung der Dysarthrie bei M. Parkinson. Bei diesem Verfahren wird durch einen streng hierarchischen Aufbau von Stimm- und Atmungsübungen versucht, eine kräftigere Kehlkopfadduktion und einen höheren respiratorischen Anblasedruck zu erreichen, um dadurch die Stimmqualität zu verbessern und die Sprechlautstärke zu erhöhen. Bei Patienten, deren Verständlichkeit primär durch eine Gaumensegelinsuffizienz eingeschränkt ist (z. B. infolge einer zentralen →Gaumensegelparese), kann die Anpassung einer →Gaumensegelprothese mit nachfolgender intensiver Übungsbehandlung indiziert sein.

Anpassungsmaßnahmen Zusätzlich zu den übungstherapeutischen Maßnahmen ist es erforderlich, mit den Patienten und ihren Angehörigen Strategien einer möglichst effizienten Kommunikation zu erarbeiten. Bei schwerer Dysarthrie mit annähernd aufgehobener Fähigkeit, mündlich zu kommunizieren, muss der vorübergehende oder dauerhafte Einsatz alternativer Kommunikationshilfen erwogen werden. Diese können vom Einsatz gestischer Mittel über Buchstaben- oder Bildtafeln und individuelle Kommunikationsbücher bis zur Anpassung komplexer apparativer Systeme mit individuell angepassten Sensoren und synthetischer Sprachausgabe reichen (W. Z.).

- Zum Diskurserwerb gehört allerdings das produktive und rezeptive Umgehen mit verschiedenen kommunikativen Gattungen, die z. T. institutionell geprägt sind (z. B. Zeugenaussage, Reklamation, Selbstdarstellung in Bewerbungsgesprächen, so dass auch Schule und Unterricht eine erhebliche Rolle beim Diskurserwerb spielen muss.

diskursive Struktur Innerer Zusammenhang von Texten und Gesprächen (Relevanz, Themenkonstanz, Kohärenz).

Diskurskompetenz →Diskursfähigkeiten

Dispostion Annahme, dass bei der Entstehung des Stotterns genetische Faktoren eine nicht unerhebliche Rolle spielen. Die Art und genaue Auswirkung der Disposition ist nicht bekannt. Die Annahme gründet sich auf eine Reihe von Erkenntnissen über das Stottern, u. a. auf die Beobachtungen, dass Stottern familiär gehäuft auftritt, mehr Personen männlichen als weiblichen Geschlechts betroffen sind und auf →Zwillingsstudien, →Stottern.

DLV →Deutschschweizer Logopädinnen- und Logopädenverband

Dokumentation Unter Dokumentation versteht man das Sammeln, Zusammenstellen, Sortieren und Aufbewahren von Daten und Informationen mit dem Ziel der inhaltlichen und formalen Nutzung. Dokumentation in der Sprachtherapie ist eine zwingende und gesetzgeberisch vorgeschriebene Maßnahme zur Qualitätssicherung und findet im Bereich der →Struktur-, →Prozess- und →Ergebnisqualität Anwendung. Alle am Sprachtherapieprozess direkt oder indirekt beteiligten Personen (Patienten/Klienten, Angehörige, Therapeuten, Ärzte, Kostenträger etc.) haben ein berechtigtes Interesse, die durchgeführte Sprachtherapie i. w. S. durch Dokumentation nachzuvollziehen.

Es gibt zahlreiche Begründungen für Dokumentation:

1. In der Sprachtherapie besteht eine gesetzliche Verpflichtung dazu, die im Sozialgesetzbuch SGB V § 125, 135 verankert ist und in den →Rahmenempfehlung der Gesetzlichen Krankenkassen ihre Umsetzung findet.

2. Durch eine eindeutige Dokumentation kann das sprachtherapeutische Handeln rechtlich/formal abgesichert werden.

3. Der steigende Kostendruck im Gesundheitswesen veranlasst →Heilmittelerbringer, die sprachtherapeutischen Handlungen (Beratung, Diagnostik, Therapie) zu begründen und nachzuweisen.

4. Dokumentation bietet eine effektive und effiziente Möglichkeit, die Zunahme an Erkenntnissen und Daten zu systematisieren.

5. Die (standardisierte) Dokumentation ermöglicht die →Evaluation bzw. Selbstevaluation des eigenen Handelns.

6. Standardisierte Dokumentation bietet die Grundlage für Evaluationsprozesse, beispielsweise von Therapiemethoden.

In der Sprachtherapie existieren kaum standardisierte Systeme für die Dokumentation des Therapieverlaufs und der Berichterstattung (vgl. Giel 2005).

Literatur

Giel, B. (2005) (Hrsg.): Dokumentationsbögen Sprachtherapie. Dortmund: verlag modernes lernen.

Dominante Sprache Starke Sprache einer zweisprachigen Person, die besser beherrscht und am meisten verwendet wird (vgl. →Mehrsprachigkeit, →Submersion).

Dominante Zweisprachigkeit Der muttersprachliche Stand wird nur in einer der beiden Sprachen erreicht (→dominante Sprache).

Doppelblindstudie Studie, bei der weder Proband noch Untersucher wissen, welches Verfahren angewendet wird bzw. welches Medikament die aktive Substanz enthält.

Doppelte Halbsprachigkeit Syn. →Semilingualismus. Reduzierte Sprachkompetenz in beiden Sprachen aufgrund eines Bruchs im Spracherwerb, meist verknüpft mit allgemeiner kognitiver, emotionaler und interaktionaler Retardierung, schulischem Versagen sowie Integrationsproblemen. Als Merkmale können fehlende Trennungsfähigkeit der Sprachen, Einschränkungen im Wortschatz, Aussprachestörungen sowie Störungen des Redeflusses genannt werden. In der Wissenschaft wird die etikettierende Verwendung des Begriffs kritisiert, da dieser im Sinne einer Zustands-Festschreibung wirkt, statt Perspektiven aufzuzeigen. →Mehrsprachigkeit

Doppelter Erstspracherwerb Syn. →Bilingualismus

Down-Syndrom Das Down-Syndrom ist mit ca. 1 auf 800 Geburten eines der häufigsten angeborenen Syndrome. Die Ursache ist eine Trisomie des 21-Chromosoms; dabei kommen neben der freien Form der Trisomie (ca. 95 %) noch Translokationen (3 %) und Mosaik-Strukturen (2 %) vor.

Langdon Down hat bei seiner ersten Beschreibung diese Behinderung als „Mongolismus" bezeichnet. Um die damit verbundenen Diskiminierungen zu vermeiden, wird heute überwiegend die Bezeichnung Down-Syndrom benutzt, seltener auch Trisomie 21.

Das Down-Syndrom führt zu individuell sehr unterschiedlich ausgeprägten körperlichen Besonderheiten und vielfältigen gesundheitlichen Problemen. Die Beeinträchtigung der geistigen Entwicklung weist große Unterschiede auf von mäßiger Lernbehinderung zu schwerer geistiger Behinderung.

Kinder mit Down-Syndrom weisen im Vergleich zu anderen Kindern mit ähnlichen kognitiven Fähigkeiten häufiger besondere sprachliche Probleme auf. Aber auch in der intraindividuellen Entwicklung sind die spezifischen sprachlichen Beeinträchtigungen verglichen mit den kognitiven Fähigkeiten besonders ausgeprägt. Die Sprachentwicklung ist immer deutlich verzögert und vielfältige Aussprachestörungen sind typisch. Die Ursachen können nicht allein mit den zahlreichen Veränderungen im orofazialen Bereich (u. a. Zunge, Gaumen, Lippen) und mit der Hypotonie erklärt werden noch mit der geistigen Behinderung, sondern es wird von spezifischen Problemen ausgegangen, die das Abrufen sprachlicher Fähigkeiten und die Steuerung der Sprechbewegungen erschweren (von einigen Autoren deshalb als Sprechapraxie bezeichnet).

Um die mundmotorischen Probleme zu reduzieren hat sich eine altersentsprechende Förderung des Saugens und Kauens und eine früh einsetzende entwicklungsbegleitende

Dysphagien Altgriech. *dys* erschwert, *phagein* essen: engl. *dysphagia*. Störung des →Schluckvorganges.

Formen 1. →*Oropharyngeale Dysphagie*: Manifestation der Störung im Bereich des Mund-Rachenraumes. Behandlung ausschließlich oder überwiegend funktionell therapeutisch durch SprachtherapeutInnen/LogopädInnen. 2. →*Ösophageale Dysphagie*: Manifestation der Störung im Bereich der Speiseröhre. Behandlung medikamentös, →endoskopisch oder/und chirurgisch.

Vorkommen Alle Altersgruppen können von einer Schluckstörung betroffen sein (sehr hohe Dunkelziffer wegen lückenhafter Diagnosestandards). Derzeit existieren Häufigkeitsangaben im Zusammenhang mit speziellen Erkrankungen (Beispiel Schlaganfall: Akutstadium ca. 50 % Dysphagien, chronisches Stadium ca. 25 %).

Erscheinungsbild Im Wesentlichen kann man drei pathologische Hauptmerkmale unterscheiden, die entweder isoliert oder kombiniert auftreten können.

1. Der →Bolus nimmt den falschen Weg. Bolusteile können in die Nase dringen (→nasale Penetration), in den Kehlkopfeingang (→laryngeale Penetration) oder in die Luftröhre und weiter bis zur Lunge (→Aspiration).
2. Der Bolus kann an einer bestimmten Stelle nicht weiterbefördert werden. Es verbleiben Residuen im Mund- oder Halsraum oder/und in der Speiseröhre.
3. Der Bolus kommt wieder zurück. Bei oralen Störungen können Bolusteile aus dem Mund fallen, bei Erkrankungen der Speiseröhre kann es zum Hochwürgen unverdauter Speisen und Schleim (→Regurgitation) oder zum Rückfluss von saurem Mageninhalt (→Reflux) kommen.

Direkt äußern sich Schluckstörungen in Beschwerden beim Essen und Trinken und/oder beim Schlucken von Speichel und Sekret. Mögliche Folgen einer Dysphagie sind: →Malnutrition (Mangelernährung), →Exsikkose (Austrocknung), pulmonale Komplikationen durch →Aspiration, Abhängigkeit von →künstlicher Ernährung und/oder von →Trachealkanülen, eingeschränkte Lebensqualität und in seltenen Fällen Tod.

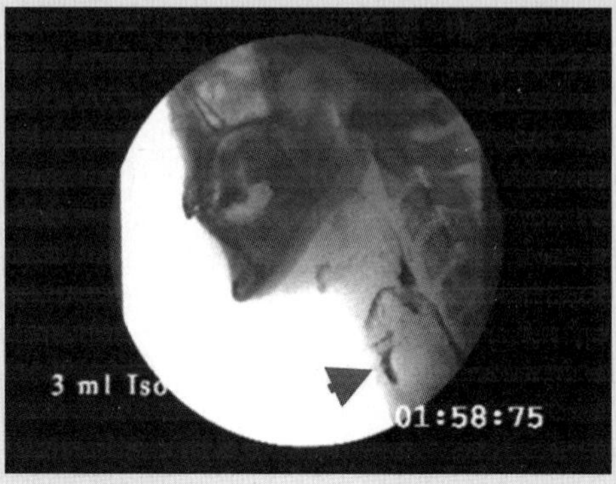

Abb. 1: Gestörtes Schlucken – Bolusteile dringen in die Luftröhre (Aspiration).

Ursachen Oropharyngeale Schluckstörungen können durch ein breites Spektrum von Erkrankungen verursacht werden. Die Dysphagie kann von Geburt an bestehen, z. B. bei →infantiler Zerebralparese, sie kann akut auftreten, z. B. nach Schlaganfall oder sich schleichend entwickeln, z. B. bei malignen Tumoren. Die beiden Hauptursachen der Dysphagie sind: 1. Schädigungen auf einer oder mehreren Ebenen der sensomotorischen Steuerung aufgrund von neurologischen Erkrankungen (→neurogene Dysphagie) und 2. strukturelle Veränderungen der am Schluckvorgang beteiligten Organe und/oder benachbarter Organsysteme. Neurogene Dysphagien treten am häufigsten bei →zerebrovaskulären Erkrankungen auf. 25 % der neurologischen Schluckstörungen sind durch einen →Schlaganfall verursacht. Unter den strukturell bedingten Dysphagien sind die größte Gruppe Patienten nach chirurgischer oder/und radiologischer und chemotherapeutischer Tumorbehandlung im Kopf-Halsbereich mit entsprechenden Defekten und Gewebeveränderungen. Desweiteren können Schluckstörungen bei neuropsychologischen und psychischen Erkrankungen auftreten oder sich als Folge von Fehlanpassungen entwickeln, z. B. um Schmerzen nach Operationen im Mund-Halsbereich zu verhindern.

Prognose Nach funktioneller Therapie können sich mehr als 50 % der sondenabhängigen Patienten mit oropharyngealer Dysphagie wieder vollständig oral ernähren. Selbst nach abgelaufener Spontanremission

(→6 Monate nach Krankheitsbeginn) kommt es durch funktionelle Behandlungsmethoden zu signifikanten Verbesserungen. Bei Patienten mit →progredienten Erkrankungen versucht man durch die Schlucktherapie den Status quo möglichst lange zu erhalten und eine Ernährung über Sonde oder/und eine Trachealkanüle zu vermeiden.

Diagnose Screening-Verfahren zur Erfassung der oropharyngealen Dysphagie sind die →Aspirationsschnelltests und die →klinische Schluckuntersuchung (Durchführung SprachtherapeutInnen/LogopädInnen). Zu den wichtigsten apparativen Methoden zur differenzialdiagnostischen Bewertung gehören die →Videoendoskopie (HNO-Arzt/Phoniater) und die →Videofluoroskopie (Radiologe) des Schluckens. Darüber hinaus spielt insbesondere für die Beurteilung von Patienten mit →Trachealkanülen (Kanülensitz, Komplikationen) die →Bronchoskopie (Pneumologe) eine bedeutende Rolle. Weitere Untersuchungsmethoden können sich je nach Befundkonstellation anschließen.

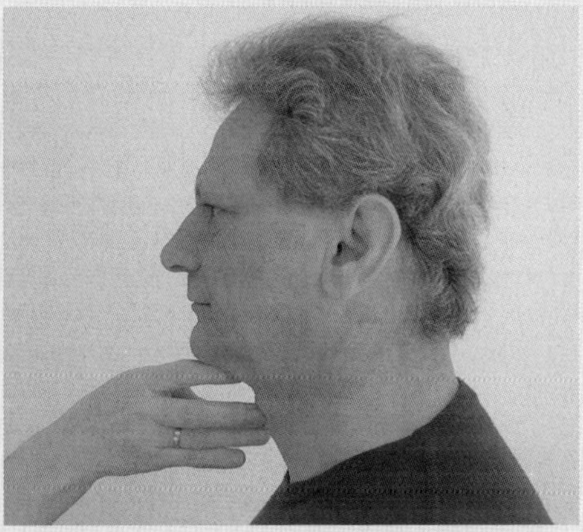

Abb. 2: Klinische Untersuchung – Schluckkontrollgriff zur Beurteilung der Kehlkopfhebung: Kehlkopf in Ruhestellung.

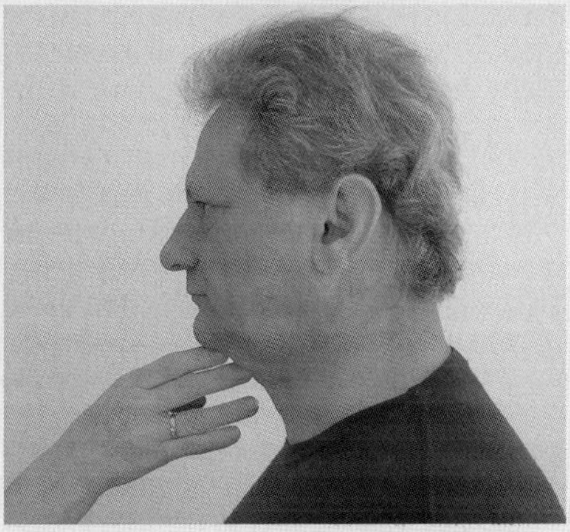

Abb. 3: Klinische Schluckuntersuchung – Schluckkontrollgriff zur Beurteilung der Kehlkopfhebung: Kehlkopfhebung während des Schluckvorgangs.

Früherkennung Mögliche klinische Symptome, die auf eine →oropharyngeale Dysphagie hinweisen können sind: Gestörtes Kauen, Herausfließen von Speichel, Nahrung, Flüssigkeit aus dem Mund, Speichelaufstau, Essensreste im Mundraum, Gefühl des Steckenbleibens im Hals, eingeschränkte, fehlende Kehlkopfhebung beim Schlucken, Husten, Räuspern bei oder nach dem Schlucken von Speichel, Nahrung oder Flüssigkeiten, gurgelnder Stimmklang, brodelndes Atemgeräusch. Husten zählt zu den wichtigsten klinischen Zeichen einer Aspiration. Allerdings bemerkt etwa die Hälfte der →aspirierenden Patienten aufgrund von Sensibilitätsstörungen das Verschlucken nicht, so dass kein Hustenreiz ausgelöst wird (→stille Aspiration). Klinische Leitsymptome →ösophagealer Schluckstörungen sind dagegen: Gefühl des Steckenbleibens in der Speiseröhre oder/und Schmerzen hinter dem Brustbein, →Regurgitation, Sodbrennen, saures Aufstoßen.

Funktionelle Therapie Die oropharyngeale Dysphagie wird primär funktionell therapeutisch behandelt. Ergänzende Pharmakotherapie und chirurgische Verfahren sind in Spezialfällen in Erwägung zu ziehen. Die Methoden der →funktionellen Dysphagietherapie (FDT) beinhalten restituierende, kompensatorische und adaptive Maßnahmen.

Als restituierende (indirekte) Verfahren bezeichnet man das Bewegungstraining am Schlucken beteiligter Muskeln. Schluckrelevante Teilbewegungen (z. B. Stimmlippenschluss) werden, falls nötig, zunächst stimuliert und dann aktiv trainiert. Dies geschieht außerhalb des Schluckvorgangs.

- Ziel ist es, die Voraussetzungen für normales bzw. annähernd normales Schlucken zu schaffen. Darüber hinaus soll bei entsprechender Indikation durch das Training bestimmter Teilfunktionen das Gelingen kompensatorischer Schlucktechniken gewährleistet werden.

Kompensatorische (direkte) Strategien sind Änderungen des Schluckverhaltens durch Modifikation der Kopfhaltung oder/ und spezielle Schlucktechniken. Die Kompensationen werden während des Schluckens angewendet.

- Ziel ist es, trotz bestehender Störung durch Verhaltensänderungen beim Essen und Trinken den Nahrungstransport zu optimieren, so dass effizientes und aspirationsfreies Schlucken möglich wird.

Da aufgrund der anatomischen Unterschiede der Effekt einer Kompensationsstrategie nicht bei jedem Patienten gleich ist, empfiehlt sich die Überprüfung mittels apparativer Zusatzdiagnostik (→Videofluoroskopie oder/und →Videoendoskopie des Schluckvorganges).

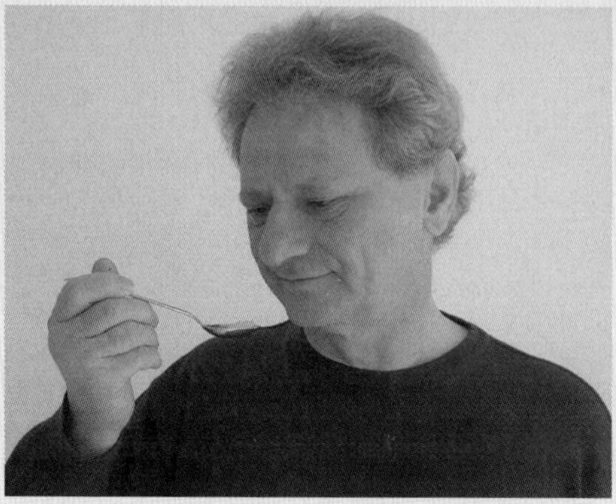

Abb. 4: Kopfdrehung zur betroffenen Pharynxseite – Bolus fließt über die gesunde Seite.

Häufig können sich auch mithilfe adaptiver Maßnahmen, d.h. durch die Anpassung äußerer Bedingungen an die Störung Verbes-

Tabelle 1: Beispiele kompensatorischer Strategien.

Kompensatorische Strategie	Ziel	Art der Störung
Kopfneigung nach vorne	Schwerkraft verhindert vorzeitiges Abgleiten des Bolus. Rückverlagerung der vorderen Halsstrukturen (Annäherung der Zungenbasis an die Rachenhinterwand, Verengung des Kehlkopfeingangs).	Gestörte orale Boluskontrolle und/ oder eingeschränkte Zungenbasisretraktion und/oder verzögerte →Schluckreflexauslösung (→prä- oder/und →intradeglutitive Aspiration).
Kopfdrehung zur betroffenen Pharynxseite	Bolustransport über die gesunde Pharynxseite, da die betroffene Seite komprimiert wird.	Einseitige pharyngeale Funktionsstörung (→hypopharyngeale Residuen oder/und →postdeglutitive Aspiration).
Kopfkippung zur gesunden Seite	Bolustransport per Schwerkraft über die gekippte Seite.	Kombinierte einseitige linguale und pharyngeale Funktionsstörung (orale und hypopharyngeale Residuen, oder/und →prä- oder/ und →postdeglutitive Aspiration).
Kräftiges Schlucken	Erhöhen des Bolusdruckes.	Eingeschränkte Pharynxkontraktion, reduzierter Zungenbasis-Rachenabschluss (hypopharyngeale Residuen oder/und →postdeglutitive Aspiration).
Supraglottisches Schlucken (SGS): bewusstes Atemanhalten unmittelbar vor und während des Schluckens, dann kurzes Husten. Supersupraglottisches Schlucken (SSGS): zusätzlich fest Atem anhalten.	Stimmbandschluss und Reinigen des Kehlkopfeingangs. Durch SSGS zusätzlicher Taschenfaltenschluss, bessere Epiglottisneigung.	→Verzögerte Schluckreflexauslösung, unvollständiger laryngealer Verschluss (→prä- oder/und →intradeglutitive Aspiration).
Mendelsohn-Technik (MT): während des Schluckens durch Drücken der Zunge gegen das Gaumendach Kehlkopf 2 sek vorne oben halten.	Verbesserung der Kehlkopfhebung, zeitliche Verlängerung der Öffnungsdauer des oberen Ösophagussphinkters (OÖS).	Eingeschränkte Kehlkopfhebung oder/und eingeschränkte Öffnung des OÖS (hypopharyngeale Residuen oder/und →postdeglutitive Aspiration).

serungen der Nahrungsaufnahme oder/und des Schluckens ergeben. Zu den adaptiven Maßnahmen gehören die diätetische Anpassung sowie spezielle Ess- und Trinkhilfen. Es gibt keine generelle Dysphagiediät, die Kost muss für jeden Individualfall speziell angepasst werden. Wichtigste Kriterien hierfür sind die Bolusgröße und die Nahrungskonsistenz (flüssig, breiig, fest). Insbesondere bei Aspirationsgefährdung sollte die Anpassung der Schluckdiät mithilfe der apparativen Zusatzdiagnostik (s. o.) erfolgen. Diverse Ess- und Trinkhilfen können entweder die Nahrungs- und Flüssigkeitsaufnahme (z. B. Bestecke mit verstärkten Griffen, Trinkgefäße mit Nasenkerbe) oder den Transport (z. B. spezielle Saugflaschen, Schiebelöffel) erleichtern.

Die so genannte →Fazio-orale Trakt-Therapie (F.O.T.T.) und die →orofaziale Regulationstherapie (ORT) sind überwiegend stimulative Therapieansätze. Erstere zielt insbesondere auf nicht kooperationsfähige Patienten ab, letztere wurde ursprünglich für die Behandlung von Kindern mit sensomotorischen Störungen des orofazialen Bereiches entwickelt. Insgesamt findet in diesen Konzepten die pharyngeale Schluckphase kaum Berücksichtigung, es handelt sich deshalb nicht um eine spezielle Dysphagietherapie (G. B.).

Literatur

Bartolome, G. (³im Druck): Grundlagen der funktionellen Dysphagietherapie. In: Bartolome, G. & Schröter-Morasch, H. (Hrsg.): Schluckstörungen – Diagnostik und Rehabilitation. München: Elsevier.
Bartolome, G. & Schröter-Morasch, H. (2002): Dysphagie. In: Grohnfeldt, M. (Hrsg.): Lehrbuch der Sprachheilpädagogik und Logopädie, Band 3, Diagnostik, Prävention und Evaluation (330–341). Stuttgart: Kohlhammer.
Logemann, J. A. (²1998): Evaluation and treatment of swallowing disorders. Austin, Texas: pro-ed.

orofaziale Therapie bewährt. Ergänzend erhalten manche Kinder mit Down-Syndrom eine Gaumenplatte zur Stimulierung der Zungenbewegungen. Die in den 1980er-Jahren noch diskutierte Zungenverkürzung wird heute nicht mehr empfohlen.

Zur Förderung basaler sprachlicher Kompetenzen und zur Unterstützung der Mitteilungsfähigkeit haben sich Gebärden in der Frühförderung bewährt. Zudem können sie offensichtlich dem Kind helfen, sich besser zu erinnern, wie ein Wort gesprochen wird. Auch das Frühlesen kann eine visuelle Unterstützung zum Sprechen lernen und zum Grammatikerwerb bieten.

Wichtig für die Sprachtherapie bei Kindern mit Down-Syndrom ist es, die nachgewiesenen starken Einschränkungen der auditiven Wahrnehmung durch geeignete visuelle Angebote entwicklungs- und kompetenzorientiert zu ergänzen.

Durch die intensive therapeutische Förderung sind die sprachlichen Leistungen von Personen mit Down-Syndrom trotz großer individueller Streuung heute insgesamt deutlich gestiegen und gute verbale aber auch schriftsprachliche Fähigkeiten sind nicht mehr selten.

Literatur

Wilken, E. (⁹2003): Sprachförderung bei Kindern mit Down-Syndrom. Berlin: Marhold.

DPOAE (Distorionsprodukte otoakustischer Emissionen) Während einer akustischen Reizung mit zwei Primärtönen auftretende →otoakustische Emissionen (OAE).

Dualismus, Dualismusproblematik Allgemein: Zwiespältigkeit, Gegensätzlichkeit. Im Zusammenhang mit der Einrichtung von Sprachheilschulen wurden verschiedene Konzepte der →Didaktik entwickelt, um →Unterricht und Therapie aufeinander zu beziehen. Formen der Überwindung der Dualismusproblematik reichen vom Postulat der „Wesensgleichheit von Therapie und Unterricht" (K. Hansen, 1929) bis zum Konzept des →sprachtherapeutischen Unterrichts.

Literatur

Hansen, K. (1929): Die Problematik der Sprachheilschule in ihrer geschichtlichen Dimension. Halle (Saale): Marhold.

Dynamikbegrenzung →Hörgeräte, →Hörgeräteversorgung.

Dynamikbereich →Hörfeld, AGC

Dysarthrophonie Gleichzeitige Sprechstörung (→Dysarthrie), Atemkoordinationsstörung und Stimmstörung (→Heiserkeit, Stimmschwäche) i. R. einer neurologischen Erkrankung.

Dysphonie Übergreifender Begriff zur Bezeichnung sämtlicher Störungsformen der Sprechstimme, der Singstimme und der Rufstimme. Synonym werden die Begriffe „Stimmstörung“ und „Stimmerkrankung“ verwendet. Herausragende Merkmale der Dysphonie sind →Heiserkeit als pathologische Klangveränderung (Leitsymptom), Einschränkung der stimmlichen Leistungsfähigkeit und Belastbarkeit sowie Missempfindungen im Hals-Kehlkopfbereich (laryngeale Parästhesien, Globusgefühl).

Stimmstörungen sind eng mit der Grundbefindlichkeit und der Gesamtpersönlichkeit des Menschen verbunden, ist die Stimme doch ursprünglichstes Ausdrucksorgan von Emotionen, Stimmungen und Gedanken. Sie ist Medium zwischen der inneren und äußeren Welt des Menschen. Als Grundlage der sprachlichen Verständigung zwischen Sprechendem und Hörendem ist sie ein universelles Instrument, das mal achtsam, mal rücksichtslos gebraucht wird. Störungen ihrer Qualität und Verfügbarkeit haben unmittelbare Auswirkungen auf den psychosomatischen, den kommunikativen, den sozialen und den beruflichen Bereich eines Menschen.

Für die Diagnostik und Therapie bedeutet es, nicht nur die biologisch-organischen Funktionen der Stimme zu erfassen, sondern auch psychische, kommunikative und soziale. Der stimmkranke Mensch muss stets in seiner Ganzheitlichkeit gesehen werden, eingebunden in ein Geflecht von vielfältigen Bezügen und Einflussfaktoren. Eine Stimmstörung ist daher nicht als isolierte Erkrankung des Kehlkopfes zu sehen, sondern als ein komplexes bio-psycho-soziales Geschehen, das dementsprechend zu behandeln ist.

Formen Stimmstörungen können von einem banalen Infekt, einer gestörten Funktion der an der Stimmgebung beteiligten Organe, einer Stimmlippenlähmung oder einer lebensbedrohlichen Krebserkrankung verursacht sein. Entsprechend der primären Erscheinung des Krankheitsbildes unterscheidet man:

- *Organische Dysphonien*, bei denen anatomisch-morphologische Kehlkopf-Veränderungen im Vordergrund stehen
- *Funktionelle Dysphonien*, bei denen derartige morphologische Veränderungen primär nicht erkennbar sind
- *Neurogene Dysphonien*, bei denen die Kehlkopfinnervation bzw. -koordination gestört ist
- Sonderformen wie →Psychogene Aphonie, →Mutationsstimmstörung, →Hormonelle Dysphonie, →Audiogene Dysphonie, →Cervicogene Dysphonie etc.

Häufig erweist es sich, dass durch langen pathologischen Gebrauch der Stimme bei bestehender funktioneller Dysphonie sekundär-organische Kehlkopf-Manifestationen (Stimmlippenödeme, Stimmlippenknötchen) auftreten können. Andererseits sind primär-organische Veränderungen oft mit sekundär-funktionellen Beeinträchtigungen der Stimmgebung verbunden, die nicht selten aus inadäquaten Kompensationsmechanismen resultieren. So bestehen „zwischen funktionell und organisch keine exklusiven, sondern vielmehr komplementäre Beziehungen. Strukturen und Funktionen bilden eine dialektische Einheit.“ (Wendler et al. 2005). Weitergehend erachtet Weiner (1990) eine Differenzierung in funktionelle und organische Krankheiten nicht mehr für sinnvoll. Gestützt auf Überlegungen zum biopsychosozialen Krankheitsverständnis sieht er den Wechsel von Gesundheit zu Krankheit nicht in den Strukturen, sondern in den Änderungen der dynamischen Funktionen des Organismus, insbesondere in seinen Rhythmen und seinen Rückkopplungsschleifen begründet. Wenn Stimmstörungen unter Abgrenzung neurogener Dysphonien und der genannten Sonderformen trotzdem weiterhin in organische und funktionelle Formen gegliedert werden, liegt dies an der bewährten Verfahrensweise in der täglichen Praxis.

Vorkommen Die Angaben zur Häufigkeit von Stimmstörungen in der Literatur sind äußerst divergent. Dies erklärt sich möglicherweise dadurch, dass, abhängig vom beruflichen und sozialen Umfeld, sehr unterschiedliche Anforderungen an die stimmliche Leistungsfähigkeit des Einzelnen bestehen. Allerdings zeigt sich im Erwachsenenalter eine Geschlechtspräferenz für verschiedene Formen von Dysphonien. Frauen erkranken häufiger als Männer an →Funktionellen

Dysphonien und →Psychogenen Aphonien, Männer erkranken häufiger als Frauen an →Organischen Dysphonien.

Erscheinungsbilder Organische Dysphonie: kann entstehen durch angeborene *Fehlbildungen*, durch entzündliche und allergische Prozesse, durch gutartige und bösartige Tumoren, durch Verletzungen, nach Intubationen und nach kehlkopfchirurgischen Eingriffen. Allen diesen Erscheinungsbildern gemeinsam sind angeborene oder erworbene Veränderungen der Kehlkopf-Morphologie, die sich klangverändernd auf die Stimme auswirken. Ursächlich hierfür sind pathologische Massenzunahmen, Verklebungen oder Substanzdefekte, die den Glottisschluss bzw. das Schwingungsverhalten der Stimmlippen krankhaft beeinträchtigen.

Zu den *Fehlbildungen*, die eine organische Dysphonie verursachen können, zählen Anomalien und Asymmetrien des Kehlkopfskelettes, angeborene Spalten-, Fistel-, und Segelbildungen bis hin zum völligen Fehlen einzelner Kehlkopfstrukturen (Aplasien). Je nach Ausprägungsgrad der morphologischen Abweichung reicht die Stimmsymptomatik von leichten Funktionseinschränkungen der Stimme bis hin zum völligen Stimmverlust. Vor Durchführung einer logopädischen Stimmtherapie ist ggf. zunächst eine plastische Kehlkopfkorrektur anzustreben.

Die häufigsten *entzündlichen Ursachen* bilden die akute und die chronische Laryngitis. Während erstere oft durch einen vorübergehenden weitgehenden Stimmausfall gekennzeichnet ist, geht die chronische Laryngitis meist mit einer anhaltenden Heiserkeit einher. In ihrer chronisch-hyperplastischen Form finden sich Übergänge zu bösartigen Kehlkopferkrankungen, so dass hier eine besondere diagnostische Sorgfalt erforderlich ist. In ihrer reflux-bedingten Form kann die Laryngitis nach aktueller Auffassung Kehlkopfgranulome und Stimmlippenspasmen verursachen. Therapeutisch wird die akute Laryngitis mit mehrtägiger absoluter Stimmruhe und medikamentös behandelt. Im Gegensatz hierzu bildet die chronische Laryngitis häufig die Indikation zur Stimmtherapie. Additive medikamentöse Strategien zur Entzündungs- und Refluxbehandlung sind anzustreben. Je nach Kehlkopfbefund sind auch diagnostische oder therapeutische Gewebeentnahmen (Mikrolaryngoskopie) in Narkose erforderlich.

Bei bestehenden *Allergien* sind Schleimhautreaktionen häufig. In Kehlkopf und Trachea können sie ein- oder beidseitige glottische (z.B. Reinke-Ödem) oder ringförmige subglottische Schwellungen (mit Luftnot) verursachen. Bei akutem Auftreten von Schwellungen ist eine antiallergische Behandlung (Kortikoide, Antihistaminika, langfristig auch Desensibilisierung) in Kombination mit mehrtägiger Stimmruhe üblich. Bei Rauchern wird eine dauerhafte Nikotinkarenz angestrebt. Länger bestehende Ödeme sind häufig nur operativ zu behandeln. Speziell bei Reinke-Ödemen hat sich die so genannte Sandwich-Therapie, bestehend aus präoperativer Stimmtherapie – Stimmlippenstripping – postoperativer Stimmtherapie bewährt.

Als *gutartige Neubildungen* finden sich häufig Polypen, Granulome (einschließlich Intubationsgranulome) und Pachydermien. Während breitbasig aufsitzende Stimmlippenveränderungen gleich bleibende Stimmklangveränderungen verursachen, kann die Stimme bei flottierenden Tumoren in ihrem Klang stark variieren. Diplophonien und Stimmabbrüche können auftreten. Mit Ausnahme von refluxbedingten Granulomen der Aryhöckerregion, die mit H_2-Blockern und Antazida erfolgreich behandelt werden, und Intubationsgranulomen, die sich häufig spontan lösen, sind gutartige Neubildungen chirurgisch abzutragen. Eine zusätzliche Stimmtherapie ist in den Fällen erforderlich, in denen bereits sekundär-funktionelle Stimmveränderungen aufgetreten sind.

Die häufigsten *bösartigen Erkrankungen* bilden die Plattenepithelkarzinome des Kehlkopfes. Seltener treten Adenokarzinome oder Sarkome auf. Papillome im Kehlkopf sind zunächst gutartig, gehen bei Erwachsenen jedoch manchmal in bösartige Formen über. Während bösartige Schleimhautveränderungen an den Stimmlippen sehr schnell Heiserkeit verursachen, können derartige Veränderungen an anderer Stelle im Kehlkopf lange unbemerkt bleiben, bevor die ersten, dann oft sehr gravierenden Stimmsymptome auftreten. Da es sich um lebensbedrohliche Erkrankungen handelt, steht die vollständige kehlkopfchirurgische Tumorentfernung mit Entfernung regionärer zervikaler Lymphkno-

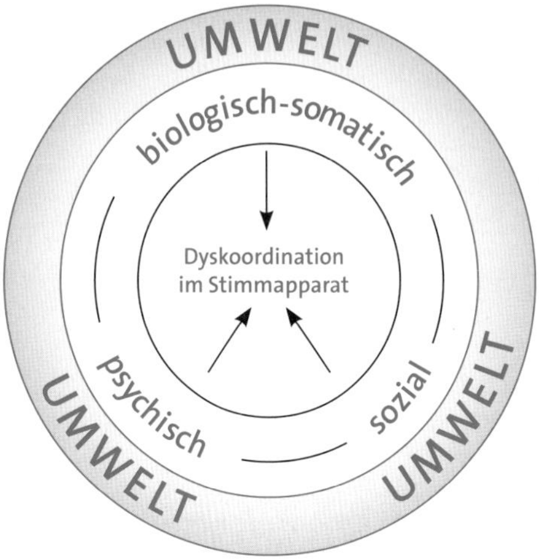

biologisch-somatisch
- Konstitutionelle, habituelle und morphologische Faktoren
- Muskuläre Dysbalancen
- Gestörte auditive, neuromuskuläre Rückkoppelungen

psychisch
- Neurotische Persönlichkeit
- Depressive Neigung
- Allgemeine Ängstlichkeit
- Verdrängung von Gefühlen und Konflikten
- Überbewertung von körperlichen Symptomen
- Inadäquate Bewältigungsstrategien

sozial
- Stimmmissbrauch
- Störlärm und Noxen
- Psycho-sozialer Stress
- Lebensverändernde Ereignisse
- Diskrepanz zwischen stimmlichen Anforderungen und Leistungsvermögen
- Gestörtes kommunikatives Verhalten

Abb. 1: Endogene und exogene Ursachen von funktionellen Stimmstörungen.

ten (*Neck dissection*) therapeutisch im Vordergrund. Je nach Tumorgröße und Tumorart wird eine Strahlenbehandlung, seltener auch eine chemotherapeutische Behandlung durchgeführt. So früh wie postoperativ möglich ist eine gezielte Stimmbehandlung durchzuführen, um das noch vorhandene laryngeale Gewebe in einen schwingungsfähigen Zustand zu bringen und Stimme zu erzeugen.

Verletzungen als Ursache einer Organischen Dysphonie finden sich nach stumpfen, spitzen oder scharfen (meist von außen einwirkenden) Gewalteinwirkungen, nach traumatischen Ingestionen (Trinken von Säure etc.) und Inhalationen (giftige, ätzende Gase oder Stäube). Während spitze und scharfe Verletzungen mit der Folge von Blutungen, Gewebedurchtrennungen bis hin zur Kehlkopfinstabilität sehr schnell ein Vollbild der Symptomatik hervorrufen, können stumpfe Schlagverletzungen zunächst fast symptomlos bleiben und erst Stunden bis einen Tag später als Folge von Einblutungen und Schwellungen starke Stimmprobleme, Schluck- und Atemsymptome hervorrufen. Schwellungen, Reizungen und Schmerzen sind die Folge von Ingestionen und Inhalationen. Die nach dem Trauma auftretenden Narbenbildungen und Strikturen können dauerhafte und schwer zu therapierende Dysphonieformen verursachen. Nach Durchführung einer toxisch-neutralisierenden Akutbehandlung sind stimmtherapeutische Interventionen, ggf. kombiniert mit chirurgischen Maßnahmen erforderlich.

Intubationsfolgen treten oft als vorübergehende Stimmschwäche (Phonasthenie), seltener in Form der bereits genannten Intubationsgranulome auf.

Die stimmlichen Folgen *kehlkopfchirurgischer Eingriffe* sind abhängig von Art und Umfang der zuvor erfolgten Operation. Wenn diese, wie sehr häufig, tumorchirurgisch ausgerichtet ist, muss das Ziel der vollständigen Karzinomentfernung dem Ziel der stimmerhaltenden Funktion oft übergeordnet werden. Die Stimmsymptomatik bei zumindestens noch teilweise erhaltenem Kehlkopf reicht von leichter Heiserkeit bis zur dauerhaften Stimmlosigkeit. In diesem Zusammenhang ist es von größter Bedeutung, eine unmittelbar postoperativ beginnende, intensive Stimmtherapie einzuleiten, um einen dauerhaften Stimmverlust der Betroffenen zu vermeiden.

Funktionelle Dysphonie Beim Entstehen einer funktionellen Dysphonie sind i.d.R. mehrere verursachende und auslösende Faktoren beteiligt, so dass von einer multifaktoriellen Genese in einem vielschichtigen Bedingungsgefüge auszugehen ist. Multifaktoriell bedeutet, dass funktionelle Stimmstörungen in einem bio-psycho-sozialen Kontext innerer und äußerer Ursachen zu sehen sind (vgl. Abb. 1).

Hierbei ist die Dysphonie pathogenetisch das Resultat fehlerhafter Steuer- und Regelungsvorgänge innerhalb des willkürlichen und reflektorischen Zusammenwirkens von Ausdruckswunsch, Atemfunktion, Stimmgebung, Lautbildung und der Funktion des Körpers als Klanginstrument. Die daraus resultierenden Dysregulationen äußern sich entweder in gesteigerten oder verminderten muskulären Aktivitäten und/oder in zeitlichen Dyskoordinationen der Bewegungs- und Schwingungsabläufe im stimmgebenden Apparat, ohne dass an diesem organisch-morphologische Veränderungen erkennbar sind. Funktionelle Dysphonien werden nach ihrer primären Erscheinungsform in →hyperfunktionelle und →hypofunktionelle Dysphonien und solche mit gemischter Symptomatik (Dysphonia mixta) unterteilt.

Angaben zur Häufigkeit funktioneller Dysphonien liegen hauptsächlich für Angehörige von Sprechberufen vor, wobei die Zahlen erheblich variieren. Innerhalb der Gruppe von Erkrankten mit funktionellen Dysphonien überwiegt die hyperfunktionelle als häufigste Dysphonieform überhaupt mit $^2/_3$, während sich hypofunktionelle Dysphonien und Mischformen entsprechend verteilen. Auffällig ist die Geschlechtspräferenz von Frauen, besonders bei berufsbedingten Stimmstörungen, die $^2/_3$ bis $^3/_4$ aller an funktionellen Dysphonien Erkrankten darstellen.

Hyperfunktionelle Dysphonie tritt häufig nach einer langjährigen symptomfreien Lebensphase erstmals auf. Personen nach andauernder oder ungewohnter stimmlicher Belastung, mit unversorgter Hörstörung oder im Anschluss an einen Infekt der oberen Luftwege sind häufig davon betroffen. Auch eine gewohnheitsmäßig erhöhte →mittlere Sprechstimmlage und habituell harte Stimmeinsätze tragen wesentlich zur Entstehung dieser Störung bei.

Gesamtkörperlich sind Verspannungen der Extremitätenmuskulatur und der Schulter-Hals-Muskulatur typisch. Die →Phonationsatmung ist atemrhythmisch oft nicht adäquat koordiniert und durch eine thorakale oder auch claviculäre →Hochatmung gekennzeichnet. Bevor sich die Stimme für Außenstehende wahrnehmbar verändert, zeigt sich häufig eine Frühsymptomatik in Form von laryngealen Missempfindungen mit Trockenheits- und Kloßgefühl, Brennen bis hin zu Schmerzen und einem →Räusperzwang, der meist mit einer vermehrten Verschleimung des Kehlkopfes einhergeht.

Je nach Ausprägung ist die hyperfunktionelle Dysphonie durch eine raue, heisere, gepresste oder knarrende Stimme gekennzeichnet. Die Artikulationsbasis (Stimmansatz) ist oft nach hinten verlagert, die Stimmeinsätze sind hart, die Stimmabsätze knarrend oder behaucht, die mittlere Sprechstimmlage – oft erhöht – kann nicht zwischen gespannt und ungespannt variiert werden. Die Melodieführung (Prosodie) der Stimme ist häufig reduziert.

Weitere typische Symptome bilden eine oft bestehende →Stimmanstrengung, eine reduzierte →Stimmbelastbarkeit, eine fehlende Steigerungsfähigkeit der Stimme bis hin zu unkontrollierten →Stimmabbrüchen bei Gebrauch. Eine Stimmermüdung (bei Gesunden erst nach 4–6 Stunden) zeigt sich bei den Erkrankten oft bereits nach 15–30 Minuten. Die eingeschränkte Leistungsfähigkeit und Verfügbarkeit der Stimme wird besonders von Personen mit Sprechberufen oft als schwerwiegender empfunden als die bestehende Heiserkeit (→Berufsdysphonie).

Die Kehlkopfuntersuchung (→Stimmdiagnostik) mittels Lupenlaryngoskopie zeigt oft eine belastungsbedingte Rötung (Hyperämie) und Verschleimung der Stimmlippen, die häufig als infektbedingte Laryngitis fehl interpretiert und behandelt wird. Die Stimmlippen sind typischerweise vermehrt gespannt, der Glottisschluss ist auf das hintere Stimmlippendrittel begrenzt oder durchgehend unvollständig. Eine pathologische Mitaktivierung der über den Stimmlippen gelegenen Taschenfalten bei Phonation stellt eine Extremform der Störung dar. Lupenstroboskopisch sind die Schwingungsamplituden und Randkantenverschiebungen der Stimmlippen reduziert. Häufig zeigen sich Asymmetrien und Phasendifferenzen im Schwingungsverhalten. Sekundär organische Kehlkopfveränderungen in Form von Stimmlippenschwellungen oder Stimmlippenknötchen (→Sängerknötchen) können auftreten.

Stauungen im Bereich der sichtbaren Halsvenen sind möglich.

Im Vordergrund der therapeutischen Maßnahmen steht die Verminderung unphysiologischer Spannungszustände mit Anpassung der Stimmleistung an die privaten und beruflichen Anforderungen. Phonochirurgische Maßnahmen sind nur in Ausnahmefällen indiziert. Zusätzliche Behandlungen von Reflux, Halswirbelsäulenerkrankungen, Hörstörungen und eine psychotherapeutische Mitbehandlung richten sich im Einzelfall nach den Besonderheiten des klinischen Erscheinungsbildes.

Hypofunktionelle Dysphonie tritt entweder als eigene Stimmstörung in Erscheinung oder als Spätzustand nach vorangegangener hyperfunktioneller Dysphonie. Eine anhaltende Stimmbelastung bei ungünstiger Kehlkopfkonstitution geht dieser Störung oft voraus. Bedeutsam sind anlagebedingte Asymmetrien des Kehlkopfgerüstes bzw. der Aryhöcker (Stellknorpel) und eine ein- oder beidseitige Rillenbildung der Stimmlippenmuskulatur (→Sulcus glottidis).

Im Unterschied zur hyperfunktionellen Dysphonie ist der körperliche Habitus bei hypofunktioneller Dysphonie primär als schlaff zu bezeichnen. Die bestehende muskuläre Unterspannung wirkt sich auch im Bereich der Atem- und Kehlkopfmuskulatur aus. Zeitweise bestehen auch Kombinationen von Über- und Unterspannung in Halteapparat und Kehlkopf-Halsbereich.

Die Stimme klingt überwiegend hauchig und matt mit geringer dynamischer Modulation. Leitsymptom ist eine subjektiv stark empfundene und für den Dialogpartner deutlich wahrnehmbare Stimmschwäche (Phonasthenie). Der Stimmklang ist entsprechend behaucht, belegt bis heiser. Die Stimmstärke ist bereits in der Spontansprache ungewollt leise, Stimmabbrüche sind möglich, die Rufstimme ist kaum verfügbar.

In der Kehlkopfdiagnostik zeigt sich: die Stimmlippenspannung ist typischerweise vermindert und der Glottisschluss ist durch eine Internusschwäche (ovalärer mittlerer Spalt) beeinträchtigt. Stroboskopisch finden sich erweiterte Schwingungsamplituden der Stimmlippen, Randkantenverschiebungen sind vermehrt vorhanden, wobei Asymmetrien und Phasenverschiebungen im Schwingungsverhalten auftreten können. Während sekundär kompensatorische Taschenfalteneinsätze vorkommen können, die einen Übergang in die Dysphonia mixta charakterisieren, sind Rötungen der Stimmlippen bei der hypofunktionellen Dysphonie nicht typisch.

Ziel der Stimmtherapie ist es, die muskuläre Grundspannung in Gesamtkörpertonus und Kehlkopf auf ein individuell angepasstes, physiologisches Maß zu regulieren. Individuelle Absprachen zu den Therapiezielen, zur Therapieplanung und zu interdisziplinären Mitbehandlungen (Internist, Psychologe, Physiotherapeut) sind bei diesem Störungsbild von großer Bedeutung. Bei besonderen berufsbedingten stimmlichen Anforderungen kann eine apparative Unterstützung mit einem tragbaren Stimmverstärker hilfreich sein.

Dysphonia mixta: Mischsymptomatik hyperfunktioneller und hypofunktioneller Anteile. Hierbei ist im Einzelfall diagnostisch oft schwer erkennbar, ob eine primäre Mischsymptomatik vorliegt oder ob eine primär-hyperfunktionelle Form durch Dekompensation der Muskelleistung in eine sekundär-hypofunktionelle Symptomatik übergegangen ist oder ob ein Symptomwandel einer primär-hypofunktionellen in eine sekundär-hyperfunktionelle Symptomatik stattgefunden hat. Da auch stroboskopische Schwingungsmerkmale meistens keine eindeutigen Zuordnungen ermöglichen, schlagen Wendler et al. (2005) vor, die Diagnose der funktionellen Dysphonie so lange beizubehalten, bis im Einzelfall eindeutig geklärt ist, welche Komponenten überwiegen.

Therapeutisch ist eine symptombezogene Vorgehensweise unter Berücksichtigung der therapeutischen Strategien beider klinischen Erscheinungsbilder sinnvoll.

Neurogene Dysphonie: Unter diesem Begriff werden Stimmstörungen als Folge von Läsionen im Bereich der Kehlkopfnerven, in deren Kerngebiet (Hirnstamm), im Bereich verschiedener cerebraler Bahnsysteme und kortikaler Zentren zusammengefasst. Hierbei gehören die Stimmlippenparese und die →Dysarthrophonie zu den häufigsten Erkrankungsformen. Sehr selten zeigt sich eine neurogene Form der →Spasmodischen Dysphonie, die durch eine sehr charakteristische, mühsam ächzende, stark gepresste und spastisch unterbrochene Phonation gekennzeichnet ist.

Ein- oder beidseitige Stimmlippenparesen treten bei Schädigungen des N. laryngeus inferior (N. rekurrens) oder des N. vagus auf. Häufige Ursachen neben Schilddrüsenoperationen (Strumektomien) bilden Raumforderungen (Entzündungen, Schwellungen, Gefäßanomalien, Tumore) in Mediastinum, Hals, Schädelbasis und Hirnstamm sowie Blutungen, Ischämien, Tumore und Läsionen zentraler Bahnen und Zentren. Neuerdings sind auch verschiedene infektiöse Ursachen von Paresen bekannt geworden. Ursprünglich definierte lupenlaryngoskopische Unterscheidungskriterien für Schädigungen des N. vagus (Intermediärstellung der Stimmlippe) und des N. Rekurrens (Paramedianstellung der Stimmlippe) stehen aktuell in der Diskussion. Aufgrund dessen kommt der ätiologischen Diagnostik durch Bildgebung des gesamten topographischen Nervenverlaufs, der elektromyographischen Kehlkopfdiagnostik, der zentralen Bildgebung und der serologischen Diagnostik auf neurotorope Viren und Bakterien große Bedeutung zu. Der Begriff der idiopathischen Stimmlippenparese wird durch die verbesserten diagnostischen Möglichkeiten stetig relativiert.

Symptomatisch unterscheidet man einseitige und beidseitige, unkompensierte und kompensierte Stimmlippenparesen. Im Allgemeinen ist die Stimmfunktion bei einseitiger Parese stärker beeinträchtigt als bei beidseitiger, wohingegen letztere mit akuter Atemnot einhergeht. Durch die veränderte Aerodynamik infolge der Parese ist der Atem-Phonations-Rhythmus gestört, die Stimme klingt behaucht, die Phrasenlänge in der Spontansprache ist reduziert. Die Erkrankten versuchen die fehlende Stimmlippenspannung durch eine erhöhte mittlere Sprechstimmlage und harte Stimmeinsätze auszugleichen.

Ziel des stimmtherapeutischen Vorgehens ist es, die zunächst unkompensierte Parese in eine kompensierte zu transformieren, in dem die gesunde Stimmlippe veranlasst wird, die Mittellinie bei Adduktion zu überschreiten, ohne einen ungewollten Taschenfalteneinsatz zu zeigen. Der dadurch erreichte weitgehende Glottisschluss ist die Voraussetzung dafür, eine phonatorisch wirksame Stimmlippenschwingung zu erzeugen. Während die Stimmtherapie bei postoperativer Parese etwa nach 2–3 Wochen beginnen sollte, erfolgt sie bei idiopathischer Parese günstigenfalls unmittelbar nach Diagnosestellung. Bei Nichtbehandlung und fälschlicher Stimmschonung kann es zu einer dauerhaften inaktivitätsbedingten Muskelatrophie (Exkavation) der Stimmlippe kommen. Eine Stimmverbesserung kann in diesen Fällen oft nur noch phonochirurgisch erfolgen.

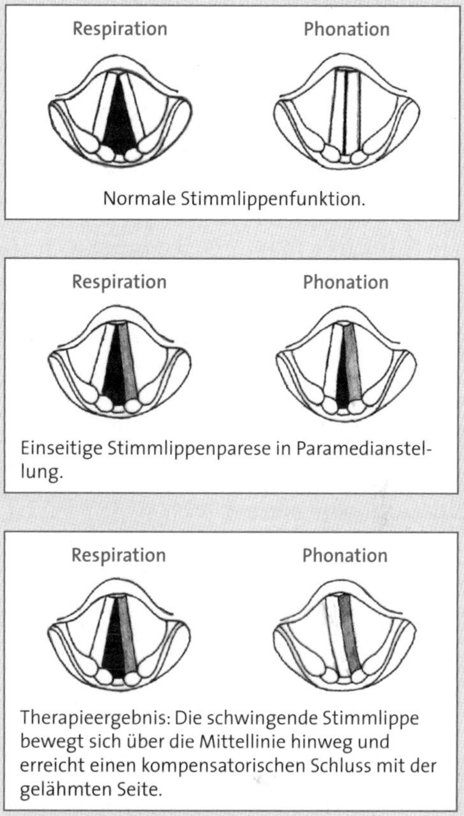

Abb. 2: Stimmlippenfunktionen.

Stimmveränderungen, die gemeinsam mit dysarthrischen Symptomen auftreten, gehören zu den Frühsymptomen ernsthafter neurologischer Erkrankungen (Multiple Sklerose, Amyotrophe Lateralsklerose, Myasthenie, M. Parkinson etc.). Je nach Grunderkrankung, Krankheitsstadium und Phasenverlauf steht in einem Fall die Sprechstörung im Vordergrund, im anderen Fall die Stimmschwäche. Beide Symptome sind meist mit Schluckstörungen vergesellschaftet. Im Kehlkopf zeigen sich Stimmlippenbewegungs- und Koordinationsstörungen bis hin zum muskulären Tremor.

Psychogene Aphonie wird als Störungsbild meistens den funktionellen Dysphonien zugerechnet. Neben bestehenden konfliktbehafteten Beziehungen im Privatbereich oder Berufsumfeld können auch einzelne, oft sexuell geprägte, traumatische Erlebnisse Auslöser dieser Störung sein. Ihr Leitsymptom ist die Tonlosigkeit der Stimme (Flüsterstimme) mit kurzen Einschüben verhauchter oder gepresster Phonation. In ihrer klinischen Erscheinungsform wird die psychogene Aphonie oft mit einer akuten Laryngitis verwechselt. Ein wichtiges Unterscheidungsmerkmal bilden die reflektorischen Stimmleistungen wie Räuspern, Husten, Lachen, die bei der psychogenen Aphonie im Gegensatz zur Laryngitis typischerweise erhalten sind. Die psychogene Aphonie gilt als stimmtherapeutischer Notfall, da sich die Chance auf einen Behandlungserfolg mit Dauer der Störung stetig reduziert. In extremen Fällen tritt ein dauerhafter Stimmverlust auf, während bei ärztlicher und stimmtherapeutischer Sofortbehandlung meist eine völlige Wiederherstellung der Stimmfunktion kurzfristig möglich ist. Eine psychotherapeutische Mitbehandlung ist häufig sinnvoll.

Stimmdiagnostik Am Anfang der Diagnostik steht ein differenziertes *anamnestisches Gespräch*, um auch weit in die Vergangenheit reichende, disponierende, auslösende und aufrecht erhaltende Faktoren des persönlichen, familiären und beruflichen Umfeldes im jeweiligen interaktionalen Kontext so genau wie möglich zu erfassen und zu deuten.

Eingebunden ist dieses Vorgehen in eine interdisziplinäre Sichtweise, da Erkenntnisse und Teilaspekte aus basalen wissenschaftlichen Bezugsebenen oft erst Verständnis und Wertung komplexer Zusammenhänge und ihrer Dynamik ermöglichen. Differenzialdiagnostisch wesentlich sind hierbei Art und Verlauf der Erscheinungen und Beschwerden, deren zeitliche Zusammenhänge mit besonderen Situationen, deren tageszeitliche Schwankungen abhängig von Belastung und Erholung, die Einstellung des Patienten und seines Umfeldes zur bestehenden Störung, Fragen zu Allgemeinerkrankungen und zu den bisherigen diagnostischen und therapeutischen Interventionen.

Erste Eindrücke zur Stimmfunktion nimmt der Untersucher bereits während des Anamnesegespräches auf. Allerdings erlaubt das Ausmaß einer bestehenden Heiserkeit nicht immer adäquate Rückschlüsse auf die Schwere der zugrunde liegenden Stimmerkrankung und deren Prognose, da unterschiedliche Störungen sich klanglich ähnlich manifestieren können.

Weitere wesentliche Informationen erhält der Untersucher während der Inspektion und Palpation (Betasten) des äußeren Halses. Hierbei werden neben Form, Größe, Stellung und Verschieblichkeit des Kehlkopfes auch die Spannungszustände der Hals- und Schultermuskulatur erfasst, die den Aufhängeapparat des beweglichen Kehlkopfes bilden.

Die *auditive und visuelle Funktionsbeurteilung* der Stimme betrifft alle an der Phonation beteiligten Parameter.

Auditive Beurteilung der Funktionsbereiche Atmung – Stimme – Artikulation – Körperinstrument

Atmung

- Regelmäßigkeit und Form des Atemablaufs
- Relation zwischen Bauch- und Brustatmung
- Frequenz und Rhythmus der Ruheatmung
- Atemmittellage beim Sprechen, reflektorische Atemergänzung

Stimme

- Stimmklang, Stimmfarbe, Vibrato, Resonanz
- Stabilität und Genauigkeit der Stimme
- Tonhöhen- und Lautstärkemodulation
- Registerübergänge
- Anpassung subglottischer Druckverhältnisse an die Phonation
- Art des Einsetzens und Absetzens der Stimme
- Mittlere Sprechstimmlage

Artikulation/Sprechablauf

- Artikulationsbasis
- Art der Bewegungsabläufe im Lippen-Kiefer-Zungenbereich
- Sprechmelodische Gestaltung
- Sprechtempo, Pausenverhalten
- Sprechanstrengung der Stimme
- Belastbarkeit

Körperinstrument

- Zusammenspiel Kopfhaltung und Kehlkopfposition
- Muskuläre Spannungsverhältnisse und Bewegungsabläufe
- Koordination von Atmung, Stimme, Artikulation und Körperinstrument

Üblicherweise wird nicht nur die Sprechstimmfunktion, sondern auch die Singstimmfunktion überprüft. Als Untersuchungsparameter der Atmung seien genannt: Regelmäßigkeit und Form des Atemablaufs, Relation zwischen Bauch- und Brustatmung, Frequenz und Rhythmus der Ruheatmung, Atemmittellage während des Sprechens, reflektorische Atemergänzung. Zur Beurteilung der Stimme gehören: Stimmklang, mittlere Sprechstimmlage, Resonanz, Art und Klang der Stimmein- und absätze, Stimmstärke, Stimmdynamik, Tonhöhen- und Lautstärkemodulation, Rufstimmfunktion, Stimmstabilität und Registergebrauch. Parameter des Sprechablaufs sind: Artikulationsbasis, Bewegungsabläufe im Lippen-Kiefer-Zungenbereich, Sprechtempo, Pausenverhalten, Sprechanstrengung, mimische Mitbewegungen. Zusätzlich werden Kopf- und Körperhaltung; Körperausdruck sowie die Koordination von Atmung, Stimme, Artikulation und Körperbewegung analysiert.

Die *ärztliche Untersuchung* umfasst vor der Insichtnahme der Stimmlippenebene üblicherweise eine Spiegeluntersuchung von Nase, Mundhöhle und Rachen. Die Untersuchung des Bewegungs- und Schwingungsverhaltens der Stimmlippen erfolgt über ein starres oder flexibles Laryngoskop mit Kameraaufsatz zur Filmaufzeichnung. Die endoskopische Beurteilung berücksichtigt primär morphologische und funktionelle Besonderheiten der Kehlkopfknorpel, Taschenfalten, Stimmlippenmuskeln und Schleimhaut. Hierbei werden Stellung, Spannung, Bewegungs- und Verschlussfähigkeit der Stimmlippen Seiten vergleichend beurteilt. Die Stroboskopie und in neuerer Zeit auch die Hochgeschwindigkeitsaufzeichnung der Stimmlippen sind besonders geeignet, das Schwingungsverhalten der Stimmlippen differenzialdiagnostisch zu bewerten. Die Größe von Schwingungsamplitude und Randkantenverschieblichkeit der Stimmlippen dient als Maß für den Spannungszustand der Stimmlippen, pathologische Phasenverschiebungen zur Beurteilung einer bestehenden Schwingungsirregularität. Entzündliche oder tumoröse Stimmlippeninfiltrationen werden als stroboskopischer Stimmlippenstillstand diagnostiziert.

Stimmfunktionsparameter wie Stimmumfang, Stimmdynamik und die tonhöhen- und stimmstärkeabhängige Tonhaltedauer werden phonetographisch erfasst. Unter speziellen medizinischen Fragestellungen werden Untersuchungsverfahren wie Elektroglottographie, Elektromyographie, Stimmakustik, Serologie, Hormondiagnostik und Radiologische Bildgebung eingesetzt.

Stimmtherapie Der Patient steht als einzigartiges Individuum mit seiner unwiederholbaren Lebensgeschichte, seiner situativen Befindlichkeit, seinen Bedürfnissen, seinen Ressourcen und seiner subjektiv erlebten Stimmerkrankung im Mittelpunkt der Therapie. Hier ist er in seiner gesamten Körperlichkeit, seiner individuellen Entwicklung, seinen Bezügen zur Zeitlichkeit und seinem sozialen Umfeld wahrzunehmen. Die multifaktorielle Genese der Stimmerkrankung erfordert einen interdisziplinären Zugang und ein Zusammmenwirken verschiedener therapeutischer Elemente. So können in einer konkreten Behandlungssituation z. B. tonusregulierende Maßnahmen neben Aktivitäten in Glottis- und Artikulationsebenen, ergänzt durch therapeutische Gespräche wirksam sein.

> Erfahrungsgemäß ist eine bestimmte Methode nicht bei jedem Patienten gleich effektiv. Es ist daher situationsbezogen und pragmatisch immer wieder neu zu entscheiden, welche Methoden und Übungen den jeweils größten Effekt für die Stimmrehabilitation bringen. Damit erübrigt sich auch die Frage nach der „effektivsten“ Methode: Im Therapieprozess haben viele Methoden ihren Platz, aber keine von ihnen wirkt immer und bei jedem Patienten gleichermaßen.

Basiselemente der Therapie: Abb. 3 zeigt verschiedene Systeme, in denen Störungen auftreten können, die die Gesamtfunktion beeinträchtigen.

Da bei der überwiegenden Mehrzahl der Stimmerkrankungen unphysiologische gesteigerte Spannungsverhältnisse vorhanden sind, wird das therapeutische Geschehen über den Körper eingeleitet. Ziel ist es, diese auszugleichen und die Stimmfunktion sowie die mit ihr zusammenhängenden Funktionssysteme und Regelkreise zu normalisieren und ihre Autoregulation zu reaktivieren. Zu

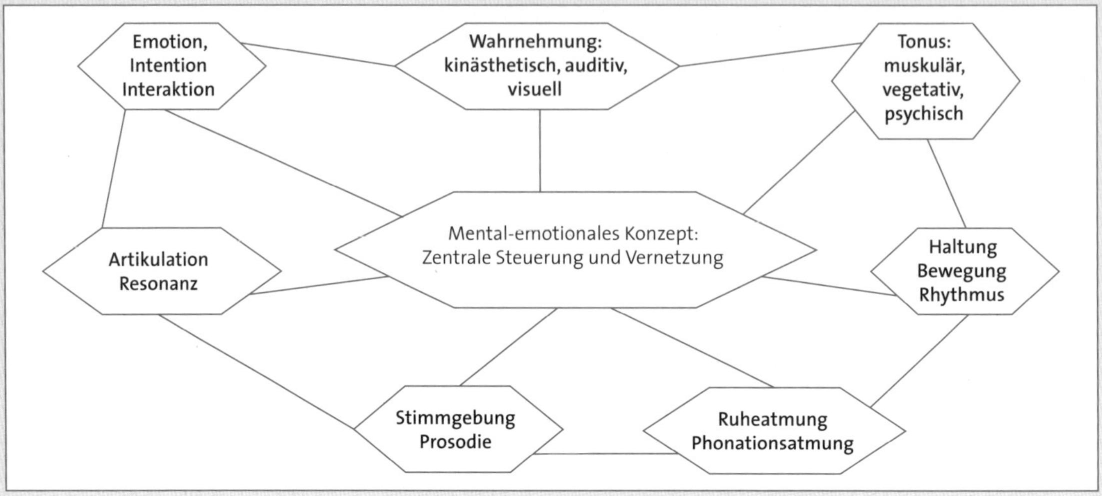

Abb. 3: Systeme, in denen Störungen auftreten können, die die Gesamtfunktion beeinträchtigen.

den tonusregulierenden Maßnahmen gehören im Wesentlichen: die Schulung der Eigenwahrnehmung und Eigenkontrolle körperlicher und stimmlicher Abläufe, Elemente verschiedener Körpertherapien (z.B. der Eutonie, der →Feldenkrais-Methode, der Alexandertechnik), Atemregulierung im Sinne der funktionellen Entspannung nach M. Fuchs, der Atemerfahrung nach I. Middendorf sowie emotionsgesteuerte Bewegungsimprovisationen im Zusammmenschluss von Atmung, Stimme und Bewegung.

Störungsspezifische Maßnahmen betreffen ein bewusstes, auf Teilbereiche fokussiertes Vorgehen. Basis sind die individuellen pathophysiologischen Verhältnisse in der Glottisebene. Feinste Sensibilisierungen betreffen z.B. die Einschwingvorgänge, das Differenzieren von Schwingungsarten in der Voll- und Randkantenfunktion, von unterschiedlichen Glottisschlussfunktionen, von subglottischen Druckverhältnissen in einatmungsgesteuerter Form, von Registerfolgen in Glissandoübergängen sowie die Empfindungsanbahnung für eine komprimierte Luftsäule.

Präventive Maßnahmen haben im Gesamtkonzept der Stimmtherapie einen hohen Stellenwert. Ein Schwerpunkt liegt u.a. in der Förderung des Patienten, die Eigenverantwortlichkeit für sein physiologisches stimmliches Verhalten im privaten und beruflichen Bereich zu übernehmen.

Ziel der therapeutischen Interventionen ist die Wiederherstellung einer leistungsfähigen und möglichst klangvollen Stimme, die dem Alltagsleben und den beruflichen Belastungen angepasst ist. Fehlkompensatorische Funktionsmuster sollen möglichst durch physiologische ersetzt werden. Liegen organische Residualzustände im Kehlkopfbereich oder chronifizierte funktionelle Störungen vor, so ist das bestmögliche individuelle Optimum der Stimmfunktion herbeizuführen (Ch. N.-R. & M. S-H.).

Literatur

Neuschaefer-Rube, Ch. & Spiecker-Henke, M. (2002): Diagnostik funktioneller und organischer Stimmstörungen. In: Grohnfeldt, M. (Hrsg.): Lehrbuch der Sprachheilpädagogik und Logopädie, Bd. 3: Diagnostik, Prävention und Evaluation. (283–303), Stuttgart: Kohlhammer.

Spiecker-Henke, M. (2001): Funktionelle und organische Stimmstörungen. In: Grohnfeldt, M. (Hrsg.): Lehrbuch der Sprachheilpädagogik und Logopädie, Bd. 2: Erscheinungsformen und Störungsbilder. (269–290), Stuttgart: Kohlhammer.

Spiecker-Henke, M. & Neuschaefer-Rube, Ch. (2003): Therapie funktioneller und organischer Stimmstörungen. In: Grohnfeldt, M. (Hrsg.): Lehrbuch der Sprachheilpädagogik und Logopädie, Bd. 4: Beratung, Therapie und Rehabilitation. (303–320), Stuttgart: Kohlhammer.

Weiner, H. (1990): Auf dem Weg zu einem integrierten biomedizinischen Modell: Folgerungen für die Theorie der psychosomatischen Medizin. Psychotherapie, Psychosomatik, Medizinische Psychologie 40, 81–101.

Wendler, J., Seidner, W., Eysholdt, U. (2005): Lehrbuch der Phoniatrie und Pädaudiologie. Stuttgart, New York: Thieme.

Dysdiadochokinese Verlangsamung und Unregelmäßigkeit bei der Prüfung schneller Wechselbewegungen (→Diadochokinese).

Dysexekutives Syndrom Die Bezeichnung dysexekutives Syndrom umfasst eine Reihe von Symptomen, die auf Versagen der Selbstkontrolle von Kognition und Verhalten zurückgeführt werden. Verhaltenssymptome sind zum Beispiel Distanzlosigkeit, mangelnde Impulskontrolle, Rigidität und egozentrisches Verhalten sowie auch Antriebslosigkeit, Apathie und Entscheidungsschwäche. Kognitiv äußert sich die mangelnde Selbstkontrolle in Aufgaben, die Problemlösungen abseits eingeschliffener Handlungsroutinen und das bewusste Benutzen von heuristischen Strategien erfordern. Läsionen der Frontallappen können ein dysexekutives Syndrom ohne sonstige neuropsychologische Defizite verursachen, weshalb es auch als „Frontalhirnsyndrom" bezeichnet wurde. Die darin zusammengefassten Symptome können aber in Kombination mit den jeweils lokalspezifischen Ausfällen auch bei Läsionen anderer Teile des Gehirns auftreten. Dabei stehen im Allgemeinen bei linkshirnigen Läsionen eher die kognitiven Symptome und bei rechtshirnigen Läsionen eher die des Verhaltens im Vordergrund.

Dysfunktion, zentrale auditive →auditive Verarbeitungs- und Wahrnehmungsstörung

Dysfunktion Funktionsstörung in qualitativer und quantitativer Hinsicht im Ablauf der Bewegung oder Reifungsverzögerung. Zu den orofazialen Dysfunktionen zählen Mundatmung, Zungenpressen, abnorme Zungenruhelage, orofaziales Muskelungleichgewicht, abweichende Unterkieferbewegungen, Habits. Bei orofazialen Dysfunktionen bestehen meist nicht nur Auffälligkeiten im motorischen Ablauf, sondern auch Defizite in der oralen Sensorik und Sensibilität. →Dyskinesie, →Myofunktionelle Störungen.

Dysgrammatismus Die traditionelle Bezeichnung Dysgrammatismus (*syn.* Entwicklungsdysgrammatismus, Agrammatismus infantilis) bezieht sich auf die entwicklungsbedingten Störungen von Kindern im Erwerb und Gebrauch morphologischer und syntaktischer Strukturen und Regeln. Sie wird fast ausschließlich im deutschsprachigen Raum verwendet. Grund dafür ist wohl die besonders dramatisch anmutende Symptomatik („verdrehte Sätze"), welche die Störung in Abhängigkeit vom besonderen Sprachtyp des Deutschen zeitweise annimmt. Dabei sticht vor allem die Finalstellung des Verbs in Hauptsätzen hervor. Kennzeichnend sind auch die Auslassungen und Fehlverwendungen morphologischer Elemente wie Flexionen (insbesondere am Verb) und grammatische Funktionswörter. Die Sätze der Kinder sind meist kurz, von reduzierter Komplexität, lückenhaft und strukturell defizitär. Einige Merkmale finden Entsprechungen in den noch unfertigen Satzbildungen viel jüngerer Kinder mit normalem Spracherwerb. Es gibt daneben aber auch abweichende Besonderheiten, die sich mit der Hypothese einer reinen Entwicklungsverzögerung nicht vereinbaren lassen.

Der Gebrauch des Begriffs Dysgrammatismus ist in manchen sprachheilkundlichen Werken bis heute mit Unklarheiten oder gar ärgerlichen Unrichtigkeiten belastet. So wird z.B. das Störungsbild fast immer als ein expressives Phänomen definiert, obwohl neuere Forschung überzeugend belegt, dass Defizite rezeptiver Funktionen und Prozesse stets mehr oder weniger in der Pathogenese involviert sind. Viele Kinder verstehen also auch anders. Ferner wird Dysgrammatismus häufig als isoliertes, autonomes Störungsbild dargestellt, das neben scheinbar andersartigen Komplikationen der kindlichen Sprachentwicklung bestehen kann. Das hat sich nicht bewahrheitet. Es ist vielmehr davon auszugehen, dass Dysgrammatismus stets einen zeitweise besonders hervorstechenden Symptombereich im Merkmalskomplex einer umfassenden Sprachentwicklungsstörung bezeichnet („Leitsymptom"; →Spezifische Sprachentwicklungsstörung). Dysgrammatismus eignet sich somit nur als Deskriptionsbegriff und nicht als Explikations- oder Klassifikationsbegriff.

Geradezu absurd erscheint die immer wieder kolportierte Einteilung des Dysgrammatismus in drei Schweregrade, wobei man sich zu Unrecht auf Albert Liebmanns Aufsatz von 1901 beruft. Zunächst sind die stets angeführten Beschreibungen und Kriterien der Graduierung durchwegs derart fadenscheinig, dass sie in professionellen Abhandlungen gar nicht erwähnt werden dürften. Darüber

Dysphonie bei Kindern (Juvenile hyperfunktionelle Dysphonie): Veränderung des Stimmklangs oder der stimmlichen Leistungsfähigkeit. Für die Prävalenz kindlicher Stimmstörungen werden für verschiedene Lebensalter und Umgebungsbedingungen 6–25 % angegeben, die Störung wird oft nicht von Eltern oder Erziehern wahrgenommen. Stimmstörungen erschweren die Kommunikation, lösen Abwehr und Widerstand beim Gesprächspartner aus und persistieren ohne Therapie bis ins Erwachsenenalter.

Ursache Grundsätzlich muss zwischen →organischen Dysphonien und den im Kindesalter weit häufigeren →funktionellen Dysphonien unterschieden werden. Zu den →organischen Dysphonien zählen solche bei Fehlbildungen, z.B. einer meist angeborenen Segelbildung im Kehlkopf, einem →Diaphragma laryngis. Auch eine →Synechie der Stimmlippen, also eine Verwachsung der Stimmlippen, meist im vorderen Anteil, kann angeboren sein, oft entsteht sie auch als Folge von Operationen, im Kindesalter am häufigsten nach der operativen Abtragung von →Kehlkopfpapillomen. Stimmstörungen sind im Kindesalter nur selten durch Neubildungen bedingt (→Tumorbedingte Dysphonie), am häufigsten durch die gutartigen, oft rezidivierenden →Kehlkopfpapillome, die jedoch unkontrolliert wachsen und so neben der Stimmstörung oft auch zur Atemnot führen. →Stimmlippenlähmungen (→Kehlkopflähmung, →Neurogene Dysphonie, →Recurrensparese) sind zuweilen angeboren (oft als Teil eines Syndroms), treten aber auch als Folge von Erkrankungen und Operationen im Kindesalter auf.

Selten, aber für das betroffenene Kind sehr schwerwiegend ist eine →hormonelle Dysphonie. Die häufigste Ursache im Kindesalter ist das adrenogenitale Syndrom (AGS), bei dem die Stimmstörung durch Geschlechtshormone hervorgerufen wird. Aber auch das Wachstumshormon und die Schilddrüsenhormone sind für eine regelrechte Stimmentwicklung notwendig.

Wie häufig laryngopharyngealer Reflux von Magensäure im Kindesalter für Stimmstörungen verantwortlich ist, ist noch nicht abschließend geklärt.

Wie im Erwachsenenalter ist auch im Kindesalter die →Kehlkopfentzündung die häufigste, aber zugleich harmloseste Ursache einer Stimmstörung.

Eine →Hörstörung, die die Kontrolle der Stimme erschwert, führt oft zur →audiogenen Dysphonie.

Bei den meisten heiseren Kindern liegt eine →funktionelle Dysphonie, und zwar meist eine →hyperfunktionelle Dysphonie vor, die aber nicht als rein mechanisches Problem, sondern als Reaktion des Kindes auf Probleme im Bedingungsgefüge, in dem es lebt und seine Stimme gebraucht, angesehen werden muss.

So sind häufiger Zweitgeborene als Erstgeborene oder Einzelkinder betroffen, Mädchen sind seltener betroffen als Jungen. Kinder mit Stimmstörungen weisen oft auffällige Persönlichkeitszüge auf, freundliche und selbstkontrollierte Persönlichkeiten sind seltener heiser. Kinder mit Stimmstörungen werden als aggressiver und unreifer beschrieben und sind schlechter in der Lage, mit Stress umzugehen. Oft lassen sich ungünstige Vorbilder in der Familie oder sonstigen Umgebung des Kindes finden, ursächliche und aufrechterhaltende Faktoren müssen offen gelegt werden.

Kinder mit einer offenen →Rhinophonie, z.B. bei →Gaumenspalten, neigen im Sinne eines unterbewussten Kompensationsversuches zu hyperfunktionellen Dysphonien.

Formen Organische Stimmstörungen führen i.d.R. zu einer konstanten Heiserkeit. Bei angeborenen Stimmstörungen wird berichtet, dass das Kind immer schon heiser gewesen sei. Bei funktionellen Dysphonien verschlechtert sich die Stimme unter stimmlicher Belastung.

Eine →psychogene Aphonie/Dysphonie tritt am häufigsten bei älteren Mädchen auf. Meist lässt sich durch die Befragung ein einschneidend empfundenes Ereignis eruieren, durch das die plötzliche Stimmlosigkeit ausgelöst wurde („Es hat mir die Stimme verschlagen").

Im Rahmen des Stimmwechsels, der nur bei 20 % aller Jungen als typischer →Stimmbruch auftritt, kann es zu organischen (meist hormonell bedingten) oder häufiger funktionell bedingten →Mutationsstimmstörungen kommen. Diese Störungen sind bei Jungen häufiger und gravierender, weil die Veränderungen durch den Stimmwechsel bei Mädchen geringer sind.

Befund Das dominierende Symptom der kindlichen Stimmstörung ist die Heiserkeit, also eine Veränderung der Stimmklangs im Sinne von Rauigkeit und/oder Behauchtheit bis zur →Diplophonie (es sind zwei Grundtöne zu hören) oder zur →Aphonie, also zur völligen Stimmlosigkeit.

Seltener als Erwachsene klagen kindliche Patienten über Missempfindungen im Hals wie einem Fremdkörpergefühl, einer Trockenheit oder einer vermehrten Verschleimung.

Bei funktionellen Stimmstörungen nimmt die Heiserkeit unter stimmlicher Belastung zu („Nach dem Fußballspiel kriegt er keinen Ton mehr raus").

Diagnostik Da man heute davon ausgeht, dass die funktionelle Stimmstörung eines Kindes im Kontext seiner Lebenssituation betrachtet werden muss, kommt der Anamnese, die entwicklungsbedingte, familiäre, psychische und soziale Faktoren umfassen muss, große Bedeutung zu.

Beim Vorliegen einer Stimmstörung ist die Beurteilung des Stimmklangs, der stimmlichen Leistungsfähigkeit und der Funktion der an der Stimmgebung beteiligten Organe notwendig.

Zum Stimmstatus gehört die Beurteilung der Körperhaltung, der →Atmung, der Stimmgebung und der →Artikulation.

Kinder mit hyperfunktionellen Dysphonien neigen zur Brustatmung.

Zur Beurteilung des Stimmklangs werden die Rauigkeit und Behauchtheit eingeschätzt, z.B. subjektiv mit dem RBH-Schema oder objektiv im Göttinger Heiserkeitsfeld. →Stimmeinsätze, →Stimmabsätze, →Stimmansatz, Stimmstärke, Stimmbelastbarkeit, die gespannte und ungespannte Sprech-→Stimmlage werden beurteilt.

Ein (Sing-) →Stimmfeld kann etwa ab dem Alter von 5 Jahren gemessen werden, um Einschränkungen des Tonhöhen- oder Dynamikumfangs der Stimme zu beurteilen.

Bei jedem heiseren Kind muss zum Ausschluss einer das Kind möglicherweise gefährdenden organischen Ursache der Heiserkeit ein Kehlkopfbefund erhoben werden. In der Regel wird diese auf dem Weg der →Lupenlaryngoskopie oder der flexiblen Laryngoskopie gelingen. In Zweifelsfällen ist auch eine Untersuchung in Narkose möglich. Nur auf diesem Weg kann eine organische Ursache der Heiserkeit diagnostiziert werden. In vielen Fällen finden sich bei dieser Untersuchung →Stimmlippenknötchen (Sängerknötchen, Phonationsknötchen) als Folge einer hyperfunktionellen Dysphonie.

Wenn möglich sollte die Laryngoskopie auch zur →Stroboskopie genutzt werden, was jedoch bei jüngeren Kindern nicht immer gelingt.

Therapie Zur Prävention kindlicher Stimmstörungen tragen vor allem die Schulung der Stimmen von Eltern und Erziehern, aber auch die Schaffung eines entsprechenden Lebensumfelds für jedes Kind bei.

Die Therapie einer kindlichen Stimmstörung erfolgt in Abhägigkeit von der Ätiologie.

Organisch bedingte Stimmstörungen können medikamentös (z.B. eitrige Laryngitis mit Antibiotika, Inhalationen und Stimmruhe) oder operativ (z.B. Abtragung einer Stimmlippenzyste) behandelt werden.

Die Therapie funktioneller Stimmstörungen wird vor allem durch die →Logopädie und die →Sprechwissenschaft geleistet. Sie setzt sich je nach Entwicklungsalter des Kindes und den Faktoren, die das Bedingungsgefüge als Ursache der Stimmstörung bilden, unterschiedlich zusammen. In der direkten Arbeit an der Stimme (→Stimmtherapie) stehen Übungen zur Optimierung der Phonation im Vordergrund, aber auch Gesamtkörpertonus, Atmung (→Atemübungen) und Artikulation werden in die Übungen mit einbezogen. Erfolgversprechend ist die Therapie nur dann, wenn auch alle Faktoren, die zur Entstehung und Aufrechterhaltung der Stimmstörung beitragen, beleuchtet und falls möglich korrigiert werden.

Aktuelle Therapiekonzepte umfassen dementsprechend verschiedene Komponenten.

- Zimmermann und Hanson (1996) schlagen vor, neben einem Verhaltenstraining und Hörtraining eine physiologische Stimmfunktion einzuüben und diese mit Negativübungen zu kontrastieren. Das Kind erlernt ein neues Stimmbildungsmuster, die Eltern werden intensiv beraten. Eltern und ErzieherInnen sollen ihre eigene Stimmtechnik in entsprechenden Übungen optimieren.

- Nienkerke-Springer (2000; 2002) betrachtet kindliche Stimmstörungen als „aktive Ausdrucksformen, mit denen sich Kinder in ihrer Lebenssituation und ihrem Lebenskontext in ihrem System mitteilen und ausdrücken" (2002, 225). Sie deutet die Stimmstörung als verschlüsselten Hilferuf, der auch als Machtausübung über Bezugspersonen oder als Versuch, von den Problemen enger Bezugspersonen abzulenken, angesehen werden kann.
- Nienkerke-Springer konzipierte den Förderansatz SYGESTI (systemisch orientierte Förderung für die gestörte Stimme), der eine Reflexion gegenwärtiger familiärer Kommunikation und gegenseitiger Erwartungen, das Herausarbeiten der Stärken des Systems und als Konsequenz klare und konkrete Vereinbarungen zu beispielsweise besprochenen Familiensituationen umfasst.
- Der mehrdimensionale Ansatz von Beushausen (1998; Beushausen & Hauck, 2003) beleuchtet möglichst viele Aspekte und Dimensionen, die zur Entstehung, Aufrechterhaltung und Beeinflussbarkeit der Stimmstörung beitragen, so dass das für den Patienten individuelle Verursachungsmodell klar wird und die Therapie entsprechend gestaltet werden kann. Ursächliche und aufrechterhaltende Faktoren werden offen gelegt und verändert. Auch dieser Ansatz erfordert eine intensive Mitarbeit der Eltern (A.K.).

Literatur

Beushausen, U. (1998): Kindliche Dysphonien im Vorschulalter – Ein psycholinguistisches Therapieverfahren. In: Sprache – Stimme – Gehör, 22, 147–152.

Beushausen, U. & Haug, C. (2003): Kindliche Stimmstörungen. Mehrdimensionale Diagnostik und Therapie. Heidelberg, Berlin.

Nienkerke-Springer, A. (2000): Die Kinderstimme. Ein systemischer Förderansatz. Neuwied.

Nienkerke-Springer, A. (2002): Forschungsergebnisse und Therapieperspektiven zur Kinderstimme. Vorstellung des systemischen Förderansatzes. In: H.K. Geissner, H.K. (Hrsg.): Stimmkulturen. St. Ingbert, 225–228.

Zimmermann, S. & Hanson, J. (1996): Therapeutische und prophylaktische Einflußnahme bei kindlichen Dysphonien. In: Gross, M. & Eysholdt, U. (Hrsg.): Aktuelle phoniatrisch-pädaudiologische Aspekte 1995, 3, 110–112.

hinaus hat Liebmann in Wirklichkeit gar keine Schweregrade, sondern Typen (Arten, Klassen) des Dysgrammatismus unterschieden, die unabhängig voneinander existieren könnten.

Zwar wurden in der Vergangenheit immer wieder Kataloge vermeintlicher Ursachen des Dysgrammatismus vorgelegt. Diese waren stets theoretisch ohne Erklärungswert, empirisch unfundiert und therapeutisch irrelevant. Heute ist klar, dass nur eine Suchhaltung, welche ein komplexes Bedingungsgefüge über eine Reihe von Funktionsebenen zu rekonstruieren versucht, wobei sie die umfassende Sprachentwicklungsstörung mit all ihren Facetten im Blick behält, die ätiologische Frage einer Beantwortung zuführen kann (→Spezifische Sprachentwicklungsstörung.

Dyskinesie Sammelbegriff für Bewegungsstörungen, die durch unwillkürliche Bewegungsabläufe des Gesichts oder der Extremitäten (z.B. Tics, choreatische Hyperkinesen) charakterisiert sind; die Dyskinesien zählen zu den extrapyramidal-motorischen Störungen.

Dyslalie Veralt. Begriff für →Aussprachestörung.

Dysodie Funktionelle Störung der Sing- und Sängerstimme. Das Krankheitsbild gehört in den Formenkreis der funktionellen Dysphonie.

Dysphagie →Schluckstörungen

Dysphagie, neurogene Schluckstörung aufgrund von neurologischen Erkrankungen (Schädigung auf einer oder mehreren Ebenen der senso-motorischen Steuerung).

Dysphagie, oropharyngeale Manifestation der Schluckstörung im Bereich des Mund-Rachenraumes. Behandlung ausschließlich oder überwiegend funktionell therapeutisch durch SprachtherapeutInnen/LogopädInnen.

Dysphagie, ösophageale Manifestation der Störung im Bereich der Speiseröhre; Behandlung medikamentös oder/und chirurgisch.

Dysphasie Bei Aphasie kommt es i.d.R. nicht zu einem totalen Verlust der Sprache (A-phasie), deshalb wird im englischen Sprachraum die Bezeichnung „Dysphasie“ für zentral-organischen Sprachstörungen bevorzugt. Im deutschen und amerikanischen Sprachraum hat sich die Bezeichnung Aphasie etabliert, auch wenn nicht von einem völligen Sprachverlust, sondern von einer Beeinträchtigung des Sprachvermögen ausgegangen wird.

Dysphonia mixta Mischform einer →hyperfunktionellen und →hypofunktionellen Dysphonie.

Dyspnoe Erschwerte Atemfähigkeit bis zur Atemnot, die neben Verlegungen der Atemwege, pulmonologischen, hämatologischen oder kardiologischen Erkrankungen auch als Ausdruck einer →Atem-Phonations-Artikulations-Dyskoordination auftreten kann.

Dyspraktische Störung Störung der →Praxie, vgl. →Verbale Entwicklungsdyspraxie, →orofaziale Dyspraxie, →generelle Dyspraxie.

Dystonie Zentral-motorische Störung der Tonusregulierung; fokale Dystonien können die Kehlkopfmuskulatur (→spasmodische Dysphonie) oder die oromandibuläre Muskulatur (oromandibuläre Dystonie) betreffen.

Echolalie Wörtliche oder leicht abgewandelte Wiedergabe des unmittelbar zuvor Gehörten; in der kindlichen →Sprachentwicklung normales Entwicklungsstadium; mögliches Begleitsymptom bei →geistiger Behinderung und →Aphasie.

Eigenhören Die →metalinguistische Fähigkeit, das, was man selber gesagt hat, zu beurteilen (z.B. hören, ob man ein Wort korrekt ausgesprochen hat).

Eigenkontrolle Fähigkeit, seine eigene Aussprache zu kontrollieren und eventuell zu korrigieren.

„Eine Person – eine Sprache“ Syn. →„une personne – une langue“. Zweitspracherwerb-Typus, bei dem die Eltern von Geburt an jeweils die eigene →Muttersprache mit dem Kind sprechen (→Sprachtrennung, →simultaner Zweitspracherwerb, →Bilingualismus, →Mehrsprachigkeit).

Einzelfallorientiertes Vorgehen Auf die individuellen Lernvoraussetzungen abgestimmtes Vorgehen (→idiographisches Vorgehen, →Methodenkombination, →Bausteinprinzip in der Sprachtherapie).

Elaboration **1.** Ausarbeitung der Struktur des mentalen →Lexikons durch Differenzierung der Einträge und Verknüpfung bzw. Organisation der Einträge. **2.** In der Bezeichnung „elaborierter Code“ auch Hinweis auf voll entwickelte Sprachverwendung im Gegensatz zum restringierten (eingeschränkten) Code.

Elektrische Reaktionsaudiometrie (ERA) Objektives Hörprüfverfahren zur Registrierung →akustisch evozierter Potenziale (AEP) des →Hörnerven und der zentralen →Hörbahn.

Elektroglottographie (EGG) Wichtiges elektrophysiologisches Untersuchungsverfahren zur Analyse des Stimmlippenschwingungsverhaltens. Durchführung: Oszillation eines hochfrequenten Wechselstromes zwischen zwei außen am Kehlkopf angelegten Elektroden. Der Kehlkopf bildet einen kapazitiven Widerstand, dessen Wert sich abhängig von den so erfassten Stimmlippenschwingungen verändert. Das so erhaltene Glottogramm ermöglicht Rückschlüsse auf das Öffnungs- und Verschlussverhalten der Glottis, das Einschwingverhalten der Stimmlippen, die Art der Stimmeinsätze, die Schwingungsfrequenz der Stimlippen, die Regelmäßigkeit der Schwingungsabläufe etc.

Elektroglottographie Verfahren zur Registrierung des Glottisverschlusses durch Messung des transglottalen Widerstandes mittels Oberflächenelektroden.

Elektromyographie des Kehlkopfes Wird eingesetzt zur diagnostischen Unterscheidung nervaler und muskulärer Formen von →Stimmlippenparesen und zur Diagnosesicherung einer →Spastischen (Spasmodischen) Dysphonie vor Botulinusinjektion.

Elektromyographie Erfassung elektrischer Muskelaktionspotenziale mittels Oberflächen- oder Nadelelektroden, beispielsweise in der Differenzialdiagnostik der →Amyotrophen Lateralsklerose.

Elektronische Kommunikationshilfen →Aphasie

Die verschiedenen elektronischen Kommunikationshilfen unterscheiden sich hinsichtlich Spracheingabe und -ausgabe, Speicherkapazität, Größe, Gewicht etc. Elektronische

E

Hilfen, die nur über Schrifteingabe funktionieren, sind für die meisten Aphasiker ungeeignet. Bei schwerer Aphasie eignen sich nur multimodale Kommunikationshilfen, die Bildsymbole integrieren (z.B. „SmallTalker“, „Minspeak“, „AladinTalk“). Ein speziell in Zusammenarbeit mit den Betroffenen entwickeltes Gerät ist die Kommunikationshilfe „TouchSpeak“, die neben Bildsymbolen und Schrift auch über einen Grafikmodus verfügt, in dem Zeichnungen erstellt werden können. Erfahrungsberichte und Einzelfallstudien zeigen, dass „TouchSpeak“ von Aphasikern eigenständig in der Kommunikation eingesetzt wird. Voraussetzung für den Erfolg in der Alltagskommunikation ist die Kooperation der Gesprächspartner.

Eine elektronische Kommunikations- und Lernhilfe in der Größe eines überdimensionalen Handys ist B.A. Bar. Es ermöglicht eine digitale Sprachaufnahme und -wiedergabe. Die digitale Sprachaufnahme wird auf einem Strichcode gespeichert und kann mit dem elektronischen Gerät B.A. Bar abgespielt werden. Die Strichcodes lassen sich mit Fotos und Schriftkarten kombinieren, so dass die Wortfindung und Satzergänzung durch audiovisuelle Hilfen unterstützt werden kann.

Literatur

Nobis-Bosch, R., Radermacher, I. & Springer, L. (2006): Das elektronische Hilfsmittel B.A. Bar in der Aphasietherapie: Eine Einzelfallstudie zum supervidierten Heimtraining. Forum Logopädie 2, 14–19.

Elektronische Sprechhilfen **1.** Technisches Hilfsmittel für kehlkopflose (→Laryngektomie) und hochgradig stimmgestörte Menschen. Anstelle der ausgefallenen natürlichen Stimme werden künstlich erzeugte, mechanische Schwingungen über eine Membran von außen an den Mundboden übertragen und somit hörbare Artikulationsvorgänge ermöglicht. In der Sprachtherapie stellt die Verwendung einer elektronischen Sprechhilfe eine Alternative zum Erwerb der Ruktussprache dar (die Schwingungen werden durch eine Verbringung und kontrolliertes Ausströmen von Luft und durch eine Engebildung im Bereich der oberen Speiseröhre erzeugt). **2.** Zum Teil syn. für Elektronische Kommunikationshilfen.

ELFRA Elternfragebögen für die Früherkennung von Risikokindern. Die standardisierten Elternfragebögen ELFRA 1 und ELFRA 2 zielen als Screeningverfahren auf die frühzeitige Erfassung von Sprachentwicklungsstörungen im Zeitraum der Vorsorgeuntersuchungen U6 (Alter: 10–12 Monate) und U7 (Alter: 20–24 Monate). Bei bekannten Entwicklungsbeeinträchtigungen ist auch ein späterer Einsatz möglich. Im ELFRA 1 werden Informationen zu den Bereichen Sprachproduktion, Sprachverständnis, gestisches Verhalten und Feinmotorik erhoben. Der ELFRA 2 umfasst Fragen zum produktiven Wortschatz sowie zu syntaktischen und morphologischen Entwicklungsschritten. Die ermittelten Rohwerte werden mit den vorgegebenen kritischen Werten verglichen.

Elision Auch genannt Auslassung, →Tilgung.

Elizitationsverfahren Nach dem Wortsinn (lat. *elicere*, hervorlocken) handelt es sich um Maßnahmen, mit deren Hilfe man Personen zu einem ganz bestimmten Zielverhalten veranlassen will, dessen gezielte Beobachtung ansonsten nur durch Zufall möglich wäre. Dabei wird i.d.R. unter arrangierten Bedingungen eine ganz bestimmte Leistung untersucht, die unter ökologisch validen Alltagsbedingungen kaum direkt zu erschließen wäre. In der Sprachdiagnostik wird beispielsweise die Fähigkeit zur rezeptiven oder expressiven Anwendung bestimmter Strukturen über Nachsprechproben, Satzvervollständigung, Ausagieren, Beantworten von gezielten Fragen, Erkennen von Unrichtigkeiten usw. geprüft. Im Grunde sind alle Items von Testverfahren als Elizitationsaufgaben zu verstehen.

Eloquenz Redegewandtheit

Elternberatung Die Elternberatung betrifft Fragestellungen zu den eigenen Kindern, zu deren physischem, psychischem, zum schulischen und sozialen Wohlergehen und zu ihrer Erziehung. Sie wird von verschiedenen Einrichtungen angeboten, beispielsweise von schulpsychologischen Diensten, von Sonderschulen, von Frühförderstellen, von Kliniken sowie von sprachtherapeutischen und logopädischen Diensten. Die beiden wichtigsten Arten der Beratung werden

- als eigenständiges Angebot, vor allem zur Stärkung der Erziehungskompetenz, und

- als begleitendes Angebot zu einer Optimierung einer Maßnahme mit dem Kind vermittelt.

Ausgehend von der Beratung von Eltern hörgeschädigter Kinder (ursprünglich Hausspracherziehung heute allgemein Hausfrüherziehung) sind Formen einer Behandlung stotternder Kinder in Form von Müttergruppen entstanden (in Ungarn in den 1960er-, in der Schweiz erstmals in den 1970er-Jahren). Sie sind heute als integraler Teil der sprachtherapeutischen/logopädischen Maßnahmen unverzichtbar und werden in den meisten Ausbildungsinstitutionen vermittelt. Im deutschen Sprachheilwesen wurden in den letzten zwanzig Jahren auch eigene, spezialisierte Konzepte des Elterntrainings und der -beratung für spezifische Störungsbilder etabliert (z.B. Dehnhardt, Ritterfeld 1998). Elternberatung sah sich in den letzten 40 Jahren zunehmend dem →systemischen Paradigma verpflichtet. In den Symptomen des Kindes wurde ein Ausgleichsversuch zur einer bestimmten Dynamik in der Familie vermutet. Der Stil der Intervention bei der Beratung ging vor allem in Richtung eines →Empowerment sowie einer Selbstbestimmung und Mobilisierung eigener Ressourcen zur Überwindung von Problemen. Neuere Familienformen, gesellschaftliche Phänomene und Auffälligkeiten bei Kindern sowie die Verunsicherung von Eltern gegenüber pluralistischen Normwerten führen zu neuen Ansätzen der Beratung, die eine stärkere Strukturierung und Konkretisierung von Verhaltensmodellen anbieten, wie z.B. im Ansatz von Omer & v. Schlippe (2002) zu Gewaltprävention oder im Marte-Meo-Modell von Aarts (2005) bei der Erziehung von Kleinkindern und Säuglingen mittels Einsatz von Videobeobachtungen. Letzteres Modell wird bereits in der Sprachtherapieberatung von Eltern sprachauffälliger Kinder eingesetzt (Mittler et al. in Hawellek & v. Schlippe 2005).

Literatur

Aarts, M. (2002): Marte Meo. Ein Handbuch. Harderwijk.

Dehnhardt, C., Ritterfeld, U. (1998): Modelle der Elternarbeit in der sprachtherapeutischen Intervention. Die Sprachheilarbeit 3: 128–136.

Hawellek, Ch., v. Schlippe, A. (2005): Entwicklung unterstützen – Unterstützung entwickeln. Systemisches Coaching nach der Marte-Meo-Modell. Göttingen: Vandenhoeck und Ruprecht.

Omer, H., v. Schlippe, A. (2004): Autorität durch Beziehung. Die Praxis des gewaltlosen Widerstands in der Erziehung. Göttingen: Vandenhoeck und Ruprecht.

Eltern-Kind-Interaktion und Stottern Jahrelang wurde die Bedeutung der Eltern-Kind-Interaktion, u.a. auch durch die Diagnosogene Theorie von W. Johnson, für die Genese des Stotterns überbewertet. Heute wird davon ausgegangen, dass die Eltern-Kind-Interaktion sich zwar im Einzelfall ungünstig auf die Aufrecherhaltung des Stotterns auswirken kann, nicht aber einen generellen verursachenden Faktor darstellt. Es wird vielmehr davon ausgegangen, dass Eltern stotternder Kinder sich in Bezug auf Persönlichkeit und Verhalten nicht generell anders verhalten als andere Eltern. →Stottern

Embolophonie →Flicklaut, z.B. „äh" oder „hmm", verbales Aufschubverhalten zur Vermeidung von Stottersymptomen und zur Aufrechterhaltung des Sprechflusses. Können auch als Starter eingesetzt werden. →Stottern

Embolophrasie Flickwörter, auch phrasenhafte Satzteile, z.B. „und so" oder „wie soll ich sagen", verbales Aufschubverhalten zur Vermeidung von Stottersymptomen und zur Aufrechterhaltung des Sprechflusses. Können auch als Starter eingesetzt werden. →Stottern

Emissionen →otoakustische Emissionen

Empathie Einfühlungsvermögen (→Gesprächstherapie)

Empowerment (Selbsthilfe) Aus dem Engl. – Ermächtigung, Befähigung. Empowerment beschreibt einen Prozess der →Beratung, der das Ziel verfolgt, die eigenen Stärken, Ressourcen, Fähigkeiten, Probleme und Krisen selbst zu bewältigen. Es baut auf die Eigeninitiative, der Selbstorganisation und Selbstbestimmung von Personen und Gruppen, die durch eine Fachperson begleitet werden. Bezogen auf aktuelle Formen der →Beratung wird das Empowerment als „Hilfe zur Selbsthilfe" bezeichnet und gilt als ein elementarer Grundsatz jeglicher Beratung. Es geht dabei um die Stärkung von Kompetenzen, Probleme selbst zu lösen, bis hin zur Initiierung von Zusammenschlüssen im Sinne einer →Selbsthilfegruppe oder von Selbsthilfeorganisationen. In der Fähigkeit zur Selbsthilfe kann ein wichtiges Indiz bei der Ausprägung einer Widerstandsfähigkeit (Resilienz) gegenüber Problem- und Krisensituationen gesehen werden.

Endolymphatischer Hydrops Hydrops des häutigen Labyrinthes infolge fehlerhafter Endolymphproduktion oder gestörter Resorption der →Endolymphe im Saccus endolymphaticus. Typisch für den →Morbus Ménière mit wannenförmiger Hörschwellenkurve im →Tonaudiogramm und Haupthörverlust im tiefen und mittleren Frequenzbereich. Der Hydrops kann durch den sog. Glyzeroltest nachgewiesen werden. Zur Hydropsbeeinflussung werden salzarme Kost und evtl. Diuretika empfohlen.

Endolymphe →Innenohr

Endoskop Röhren- oder schlauchförmiges Instrument zur Endoskopie, das mit einem optischen System, einer Beleuchtungseinrichtung und oft auch mit Spül- und Absaugvorrichtungen sowie Kanälen zum Einführen von speziellen Instrumenten (z.B. Biopsiezangen) ausgerüstet ist.

Endoskopie Ausleuchtung und Inspektion von Körperhohlräumen und Hohlorganen mithilfe eines Endoskops; als diagnostische Endoskopie (z.B. endoskopische Untersuchung des Schluckvorgangs im Kehlkopf-Rachenbereich) sowie als therapeutische Endoskopie zur Durchführung kleinerer operativer Eingriffe unter visueller Kontrolle (z.B. Abtragung von Polypen).

Entspannungstechniken Neben der Anwendung des Autogenen Trainings und der →progressiven Muskelrelaxation (Jacobson 1938) wurden in der Angsttherapie zahlreiche Varianten von Entspannungsprogrammen konzipiert, allen gemeinsam ist die Regulierung des körperlich-physiologischen Erregungsniveaus.

Literatur

Jacobson, E. (1938): Progessive relaxation. Chicago.

Entstimmung →phonologischer Prozesse (physiologisch), bei dem ein stimmhafter Laut stimmlos ausgesprochen wird, z.B. /ϖαντ/ zu [φαντ]. Die Veränderung der Stimmhaftigkeit ist im Deutschen sehr dialektal und damit regional geprägt.

Enttabuisierung des Stotterns Die Enttabuisierung des →Stotterns stellt einen wichtigen Bestandteil des Non-Avoidance-Ansatzes dar. Der Kreislauf von →Vermeidungsverhalten, Schamgeühlen (→Scham) und der Aufrechterhaltung der Stottersymptomatik soll durch einen offenen, selbstbewussten Umgang mit den vorhandenen Problemen durchbrochen werden. Die Thematisierung des Stotterns im sozialen Umfeld (auch schon bei Kindern) stellt hierbei einen wichtigen Schritt dar.

Entwicklungsbedingte Sprechunflüssigkeiten Typischerweise treten bei vielen Kindern (schätzungsweise bei bis zu 80 %) im Verlauf der Sprachentwicklung, meist zwischen dem 2. und 5. Lebensjahr, Sprechunflüssigkeiten auf. Sie gelten als normale Entwicklungsvariante und sind nach Möglichkeit vom Stottern durch eine →Differenzialdiagnose abzugrenzen. →Stottern

Entwicklungsdysphasie In den 70er- und 80er-Jahren des vorigen Jahrhunderts verwendeten einzelne Fachleute im deutschsprachigen Raum den Terminus Entwicklungsdysphasie. Dieser war abgeleitet von dem in romanischen, skandinavischen und vor allem angloamerikanischen Ländern als Option existierenden Begriff *developmental dysphasia*, welcher stets definitionsgleich mit den heute bevorzugten Bezeichnungen *specific language impairment (SLI)* bzw. →Spezifische Sprachentwicklungsstörung gebraucht wurde. Die Bezeichnung Entwicklungsdysphasie hat den Vorteil, dass sie die „phatische" oder sprachspezifische Natur des Problems von vornherein zum Ausdruck bringt: Demnach beruht die Entwicklungsstörung auf Primärdefiziten in den spezialisierten Mechanismen und Systemen der Verarbeitung und Repräsentation linguistischer Information. Als schwerwiegender Nachteil ist dagegen anzusehen, dass der Begriff im Kontext eingebürgerter Terminologie eine womöglich irreführende Analogie zum Sprachverlust Erwachsener nach entsprechender Hirnschädigung nahelegt. Ferner erweist sich eine präzise Abgrenzung zum Problem der so genannten „Kinderaphasie" als sehr schwierig. Mittlerweile wurde die Verwendung des Ausdrucks Entwicklungsdysphasie wieder aufgegeben.

Entwicklungsproximale Sprachtherapie Auf der Grundlage einer kooperativen Beziehung und im Kontext eines motivierenden „Ich-Du-Geschehens" erfolgt sukzessiv die Vermittlung ausgewählter Zielformen aus der Zone der nächsten Entwicklung, die vom

Kind aufgenommen werden können und sein System zunehmend in Richtung auf altersgemäße Standards verändern. Dabei wird die jeweilige Zielstruktur durch prägnante Modelläußerungen immer wieder in den Fokus der kindlichen Aufmerksamkeit gerückt, ihre Bedeutung und Funktion im Sach-, Sprach- und Sozialkontext erfahrbar gemacht, ihre Merkmale kontrastiv hervorgehoben, ihre Spontanimitation und Produktion durch geeignete Interaktionsrituale evoziert und ihre Sicherung im dialogischen Wechselspiel angebahnt. In solchen Situationen sind Thema, Handlungsrahmen und Interaktionsformen derart auf die Zielstruktur abgestimmt, dass sie möglichst suggestiv konvergieren, das Lernziel erhellen und seine Verwendung sachlogisch motivieren. Auf diese Weise soll dem Kind die Möglichkeit verschafft werden, über rezeptive Verarbeitung und implizites Lernen innere Repräsentationen der relevanten Merkmale von Zielformen zu rekonstruieren, die stabil und leicht aktivierbar sind, damit sie produktionsleitend werden können.

Entwicklungsstörungen Als Entwicklungsstörungen werden Abweichungen von der Norm für eine bestimmte Altersstufe bezeichnet. Solche Abweichungen können sowohl in der Entwicklung der Motorik als auch der Kognition vorkommen. Sie sind von Verzögerungen abzugrenzen, die im Entwicklungsverlauf noch aufgeholt werden. Entwicklungsstörungen haben meistens eine organische Ursache, seltener auch eine soziale Genese. Sie bedürfen einer spezifischen therapeutischen Förderung, damit der Entwicklungsrückstand so weit wie im jeweiligen Fall möglich aufgeholt werden kann.

Entwicklungsstottern →Entwicklungsbedingte Sprechunflüssigkeiten, →Stottern.

Entwicklungsverlauf Im Falle einer →Chronifizierung unterliegt Stottern häufig einem Entwicklungsverlauf, in dessen Folge sich die Symptomatik verstärken und der Schweregrad zunehmen kann. →Stottern

Epenthese Einfügung von Konsonanten oder Vokalen (z.B. Einfügen des Schwa-Lautes /ə/).

Epilepsie Eine lang anhaltende Erkrankung des Zentralnervensystems, die sich in immer wieder auftretenden epileptischen Anfällen (Krampfanfällen) äußert. Eine Epilepsie kann lebenslang bestehen oder nach einer gewissen Zeit ausheilen.

Epilepsietypische Potenziale Komponenten im Hirnstrombild (Elektroenzephalogramm, EEG), die auf eine erhöhte Anfallsbereitschaft hinweisen und bei Patienten mit einer Epilepsie häufig anzutreffen sind: ihr Auftreten im EEG ist kein Beweis für eine Epilepsie.

Epipharynx Oberster Bereich des →Pharynx.

Epitympanum (Kuppelraum) Obere Etage der luftgefüllten →Paukenhöhle des →Mittelohres.

Ergebnisqualität Die Ergebnisqualität soll die Effekte der sprachtherapeutischen Maßnahmen transparent beschreiben. Kriterien zur Beschreibung der Ergebnisqualität sind u.a. die Effektivität – die Wirksamkeit einer Maßnahme – sowie die Effizienz – die Wirtschaftlichkeit der Maßnahme.

Die Bewertung des Ergebnisses einer Maßnahme hängt im Wesentlichen von dem zugrunde liegenden Konzept ab, auf das sich im besten Fall die Fachvertreter geeinigt haben.

1. In der Struktur der →*International Classification of Functioning, Disability and Health* (ICF) der Weltgesundheitsorganisation (WHO) sind die Ergebnisse einer sprachtherapeutischen Leistung nicht primär von der objektiven Bewertung der Funktion abhängig, sondern vielmehr von der Erreichung der formulierten Ziele auf der Ebene der Partizipation, also der Teilhabe am gesellschaftlichen Leben. Zur Erreichung von Partizipationszielen sind Veränderungen auf der Funktionsebene oftmals notwendig. Die Evidenzsteigerung auf der Funktionsebene zieht jedoch nicht automatisch eine Evidenzsteigerung auf der Partizipationsebene nach sich (vgl. WHO 2001).
2. In der Systematik nach Donabedian sind die Ergebnisse einerseits auf der technical quality, also objektiv beschreibbare Veränderung der Symptomatik, und andererseits auf der Ebene der interpersonal quality, also der Klientenzufriedenheit, zu messen. Eine

einseitige Evidenzdarstellung auf der Ebene der Symptome reicht nicht aus, um die Effekte des sprachtherapeutischen Prozesses zu beschreiben. Zur Messung der Ergebnisqualität auf den beiden Ebenen müssen dem Gegenstand adäquate Methoden ausgewählt werden.

Prozess- und Ergebnisqualität lassen sich kaum voneinander trennen. Erst auf der Basis von (nationalen) Dokumentationsrichtlinien für sprachtherapeutische Befunderhebung, Beratung und Therapie lassen sich sprachtherapeutische Leistungen evaluieren. Zahlreiche Methoden der →Evaluation und Selbstevaluation stehen Sprachtherapeuten zur Verfügung, die in den meisten Fällen aus der qualitativen und quantitativen Sozialforschung gewählt werden können. Auf der Grundlage dieser Evaluationsergebnisse können dann Aussagen über sprachtherapeutische Prozesse getroffen werden. Nicht zuletzt als Ergebnis der Qualitätsmanagementdiskussion ist die Forderung nach intensiver Therapieforschung ein zentraler Gegenstand sprachtherapeutischer Wissenschaft.

Literatur

WHO (2001): International Classification of Functioning, Disability and Health: Geneva: World Health Organization.

Ernährung, künstliche Therapeutische Maßnahme zur Zufuhr adäquater Nahrungsmengen bei Unfähigkeit zur physiologischen Nahrungsaufnahme; Formen: **1.** parenterale Ernährung (umgeht den Magen-Darm-Trakt) mit zentral-venöser oder peripher-venöser Zufuhr; **2.** enterale Ernährung (nutzt den Magen-Darm-Trakt), →Sondenernährung

Ersatzstimme Zu den wichtigsten postoperativen Rehabilitationsaufgaben nach Entfernung des Kehlkopfes mit seinen tonbildenden Stimmlippen zählt die Anbildung einer Ersatzstimme. Zu den gängigen Ersatzstimmmöglichkeiten zählen die tonlose Pseudoflüsterstimme, die Ösophagusstimme, die tracheo-ösophageale Ersatzstimme via Shuntventil oder über eine operativ angelegte Fistel (z. B. Operationstechniken nach Staffieri, Asai, Amatsu, Ehrenberger, Hagen) sowie die Verwendung von Sprechgeräten.

Ersatzwort Auch als Substitution oder Paraphasie bezeichnet, wird von Sprechern eingesetzt, wenn ein in der Sprache vorhandenes, treffendes Wort momentan nicht verfügbar ist (→Wortfindungsstörung) oder im mentalen Lexikon nicht gespeichert ist (→Wortschatzdefizit), gibt in der Diagnostik Aufschluss über Organisation und Abruf von Einheiten des mentalen →Lexikons.

Ersetzungsprozesse →Substitutionsprozesse

Erstausstattung (bei →Laryngektomie) Tracheotomierte und laryngektomierte Patienten werden überwiegend noch im Akutkrankenhaus mit einem Erstausstattungs-Set versorgt, das wichtige Hilfsmittel und Geräte für die Erstversorgung enthält. Firmenvertreter und/oder das Pflegepersonal übernehmen die Einweisung und schulen die Patienten noch vor der Entlassung aus der Klinik. Die Zusammensetzung des Sets richtet sich nach den Absprachen mit der verordnenden Klinik und kann prinzipiell individuell verordnet und damit zusammengestellt sein. Kostenträger sind die Krankenkassen und bei Anerkennung einer Berufskrankheit die Berufsgenossenschaften. Ausführliche Beschreibungen sind bei den Hilfsmittelfirmen (→Adressen) kostenlos erhältlich.

Erstsprache Syn. →Primärsprache oder L1 (language 1). Sprache, die eine Person in den ersten drei Jahren ihres Lebens erwirbt. Sie ist entscheidend für die Identitätsbildung im Zusammenhang mit kultureller Sozialisation. Der Begriff wird meist im Falle des →sequenziellen Zweitspracherwerbs verwendet und bezeichnet die zeitliche Rangfolge der beiden erlernten Sprachen (vgl. →Zweitsprache).

Erwerbsmechanismen Mit Erwerbsmechanismen bezeichnet man die nicht unmittelbar beobachtbaren internen Verfahren, mithilfe derer sich Individuen bestimmte (sprachliche) Kompetenzen aneignen. Als Grundlage der Erwerbsmechanismen für Diskursfähigkeiten wurden spezifische, gemeinsam hervorgebrachte Prozesse und Muster in der (Erwachsenen-Kind-)Interaktion ermittelt, die primär auf das prinzipielle Gelingen der Interaktion abzielen, die jedoch darüber hinaus für den kommunikativ „schwächeren" Interaktionspartner einen Anforderungs- und Unterstützungskontext zur Weiterentwicklung seiner strukturellen Diskursfähigkeiten liefern. (→DASS)

Erwerbsunfähigkeit Eine durch gutachterliche Untersuchung ermittelte →Minderung der Erwerbsfähigkeit (MdE) aufgrund einer →Begutachtung berechtigt die gesetzliche Rentenversicherung zur Gewährung einer Rente. Bei Erwerbsunfähigkeit kann diese auch vorzeitig gewährt werden, auch wenn die Altersgrenze noch nicht erreicht ist. Nichterwerbsunfähig ist, wer eine selbstständige Erwerbstätigkeit ausübt.

Erzählfähigkeit Teilbereich der Diskurskompetenz: In produktiver Hinsicht die Fähigkeit, eine narrative Diskurseinheit interaktiv im Gespräch zu platzieren und auf der globalen und lokalen Ebene zu strukturieren und zu beenden, so dass sie funktional angemessen ist und formal den Erwartungen des Zuhörers entspricht. In rezeptiver Hinsicht angemessenes Zuhören, das sich der Diskurseinheit des Erzählers strukturell unterordnet und sie funktional durch entspechende Zuhöreraktivitäten begleitet. Wird in der Erwachsenen-Kind-Interaktion durch unbewusste Unterstützungssysteme erworben.

Erzählungen Narrative Diskurseinheiten, die in mündlicher Form in Gespräche oder in schriftlicher Form in größere Texteinheiten eingebettet sind bzw. eigene Texte darstellen. ‚Erzählen in Gesprächen' als eine übersatzmäßig organisierte Form der kontextualisierten Sprachproduktion heißt mündliches Erzählen in Interaktionen, das unterschieden ist von Formen des schriftlichen und literarischen Erzählens. Ereignisse und Erlebnisse werden von den Interaktanten gemeinsam sprachlich rekonstruiert; besondere Merkmale sind die besondere Form des Erzählens (z.B. szenisches Erzählen, direkte Rede), die Funktionen des Erzählens (z.B. Selbstdarstellung, Belustigung) sowie die sequenziell geordnete dynamische Struktur einer solchen narrativen Diskurseinheit, die von Erzähler und Zuhörer gemeinsam Zug um Zug aufgebaut wird und über die die Rollen Erzähler und Zuhörer in der Interaktion etabliert werden.

Erziehung Bei der Erziehung handelt es sich im weitesten Sinne um alle Einwirkungen der Umwelt auf den Menschen, die zur Entfaltung seiner sittlichen, geistigen und körperlichen Anlagen sowie zur Entwicklung der Gesamtpersönlichkeit beitragen. Dabei handelt es sich um indirekte Einwirkungen, die im Rahmen der Familie, des Kindergartens und der Schule ausgeübt werden, aber auch um bewusste und planmäßige Maßnahmen zur Erlernung von Regeln und Normen in der Gesellschaft. Das Ziel einer „Auferziehung zur Mündigkeit" ist das selbstständige und sittlich verantwortungsbewusste Leben des Einzelnen in der Gesellschaft bei einer Ausbildung aller Menschenkräfte. Wesentliche Impulse gingen dabei von Friedrich Fröbel (1782–1852) in seinem Werk „Die Menschenerziehung" (1826) aus.

Im Rahmen der Sprachtherapie wird idealtypisch zwischen den Bereichen der →Beratung, →Therapie und Erziehung unterschieden, wobei Überschneidungsmerkmale zu beachten sind (s. Abb.).

Als Unterscheidungsmerkmal wird häufig die Dauer der Beeinflussung genannt, wobei Beratung im Allgemeinen auf eine kurzfristige Klärung angelegt ist, Therapie sich auf schwerwiegende Probleme bezieht und Erziehung sich zumeist auf viele Jahre erstreckt. Von den Überschneidungsbereichen ist die

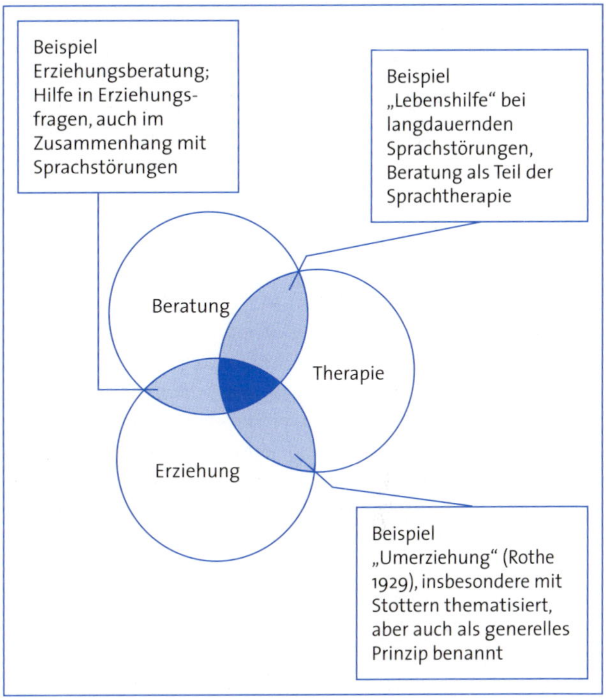

Abb.: Überschneidungsbereiche von Erziehung, Beratung und Therapie.

Evaluation Unter Evaluation versteht man die systematische Untersuchung des Nutzens oder Wertes eines Bereiches, Vorganges oder Gegenstandes.

Solche „Evaluationsbereiche" oder „-gegenstände" können Maßnahmen (z.B. Stimmtherapie bei einem stimmgestörten Patienten), Leistungen (z.B. Lehrveranstaltungen, Kongresse), Programme (z.B. Förderprogramm zur phonologischen Bewusstheit im Kindergarten), (Forschungs-)Projekte, Produkte, aber auch Organisationen (z.B. dbl, dgs), Politik, Technologien oder Forschung sein. Evaluation ist also grundsätzlich allen Gegenständen und Bereichen zugänglich.

Die aufgrund einer Evaluation gewonnenen Ergebnisse, Schlussfolgerungen oder Empfehlungen müssen nachvollziehbar sein und auf empirisch gewonnenen qualitativen bzw. quantitativen Daten beruhen.

Nutzen Evaluation kann dazu beitragen, die Wirksamkeit und Nachhaltigkeit z.B. von Maßnahmen, Leistungen, Programmen, Projekten etc. separat als auch zwischen ihnen zu beobachten und zu analysieren (Wirkungserfassung). Außerdem können im Sinne einer Ursachenzuschreibung durch eine Evaluation Hinweise gewonnen werden, ob Programme und Interventionen zu nachhaltigen Weiterentwicklungen bzw. Folgeprozessen geführt haben, um daraus entscheidungsrelevantes Wissen für die Verbesserung der Planung und Durchführung laufender und neu begonnener Programme und Maßnahmen zu gewinnen. Dies würde wiederum einen Lernprozess initiieren bzw. optimieren.

Evaluationsstandards Evaluationen sollen vier grundlegende Anforderungen erfüllen:

- *Nützlichkeit*

  Es soll sichergestellt werden, dass die Evaluation sich an den im Voraus geklärten Evaluationszwecken sowie am Informationsbedarf der vorgesehenen Nutzer und Nutzerinnen ausrichtet.

  Stichworte für die Nützlichkeit sind z.B. Identifizierung der Beteiligten und Betroffenen, Klärung der Evaluationszwecke, Glaubwürdigkeit und Kompetenz der Evaluierenden, Auswahl und Umfang der Informationen, Transparenz von Werten, Vollständigkeit und Klarheit der Berichterstattung und Rechtzeitigkeit der Evaluation.

- *Durchführbarkeit*

  Die Durchführbarkeitsstandards sollen sicherstellen, dass eine Evaluation angemessen bzw. realistisch, gut durchdacht, diplomatisch und kostenbewusst geplant und ausgeführt wird.

- *Fairness*

  Bei einer Evaluation ist darauf zu achten, dass die Evaluierenden nach formaler Information bzw. Verpflichtung der Parteien die Sicherheit, Würde und Rechte der in eine Evaluation einbezogenen Personen schützen. Die Evaluation soll selbstverständlich unparteiisch und fair durchgeführt werden und die Evaluationsergebnisse allen Beteiligten zugänglich gemacht werden.

- *Genauigkeit*

  Sinn einer Evaluation muss es sein, zuverlässige und gültige Informationen zu dem jeweiligen Evaluationsgegenstand/-bereich zu gewinnen.

  Wesentliche Stichpunkte sind hier insbesondere die prägnante Beschreibung des Evaluationsgegenstandes, Kontextanalyse, Beschreibung von Zwecken und Vorgehen, Angabe von Informationsquellen, Gewinnung valider und reliabler Informationen, systematische Fehlerprüfung sowie die Analyse qualitativer und quantitativer Informationen.

  Damit Evaluationsergebnisse weiter verwertet werden können, sollten sie so aufbereitet sein, dass sie einer späteren Metaanalyse zugänglich sind.

Evaluation und Qualitätssicherung Eng verbunden mit dem Begriff der Evaluation ist der Begriff der Qualitätssicherung, wobei unter Qualität die „Wie-Beschaffenheit" von Strukturen, Prozessen und Ergebnissen zu verstehen ist. Die Evaluation, d.h. die Messung der Qualität bzw. die Ergebnisse der Evaluation kann dann Basis für Maßnahmen der Qualitätssicherung respektive der Qualitätsverbesserung sein.

Zur Qualitätssicherung in der Medizin sind vom Sachverständigenrat für die konzertierte Aktion im Gesundheitswesen 1995 die Erstellung von evidenzbasierten Leitlinien empfohlen worden (zu den verschiedenen Evidenzstufen s. Tab. 1).

Stufe	Evidenz-Typ
Ia	Evidenz aufgrund von Meta-Analysen randomisierter kontrollierter Studien in systematischen Übersichtsarbeiten.
Ib	Evidenz aufgrund mindestens einer randomisierten kontrollierten Studie.
IIa	Evidenz aufgrund mindestens einer gut angelegten kontrollierten Studie ohne Randomisierung.
IIb	Evidenz aufgrund mindestens einer gut angelegten, quasi-experimentellen Studie.
III	Evidenz aufgrund angelegter, nicht experimenteller deskriptiver Studien (zum Beispiel Fall-Kontrollstudien).
IV	Evidenz aufgrund von Berichten/Meinungen von Expertenkreisen, Konsensuskonferenzen und/oder klinischer Erfahrungen anerkannter Autoritäten ohne transparenten Beleg.

Tabelle 1: Hierarchie der Evidenz.

Diese Empfehlung ist mittlerweile auch gesetzlich verankert: in § 137f. Absatz 1 des SGB V wird die Verfügbarkeit von evidenzbasierten Leitlinien gefordert, in Abs. 2 werden Anforderungen hinsichtlich der Behandlung formuliert. Danach soll eine Behandlung „nach dem aktuellen Stand der medizinischen Wissenschaft unter Berücksichtigung von evidenzbasierten Leitlinien oder nach der jeweiligen besten, verfügbaren Evidenz sowie unter Berücksichtigung des jeweiligen Versorgungssektors" (SGB V § 137f., Absatz 2), durchgeführt werden.

Mittlerweile sind, auch für Stimm-, Sprach-Sprechstörungen, von den medizinischen Fachgesellschaften eine Reihe von Leitlinien erarbeitet worden (http://www.uni-duesseldorf.de/WWW/AWMF/qs/qs_list.htm).

Derzeit scheint es dringend erforderlich, dass auch für Therapien von Kommunikationsstörungen im GKV Bereich nach sorgfältiger Evaluation evidenzbasierte Leitlinien erstellt werden (M.P.).

→Umerziehung in diesem Zusammenhang in besonderem Maße thematisiert.

Literatur

Grohnfeldt, M. (1999): Beratung bei Sprachstörungen – mehr als ein Schlagwort? Die Sprachheilarbeit 44, 5–14.

Erziehungswissenschaft Zwischen 1960 und 1970 wurde im Rahmen der →Pädagogik der wissenschaftliche Charakter des Faches auch im Sinne der Notwendigkeit eines Universitätsstudiums besonders herausgestellt. Die Erziehungswissenschaft sollte sich dabei in Abgrenzung zur Erziehungsphilosophie bei einer Orientierung am angloamerikanischen Vorbild als empirische Sozialwissenschaft ausweisen.

Literatur

Brezinka, W. (³1971): Von der Pädagogik zur Erziehungswissenschaft. Weinheim und Basel: Beltz.

ESGRAF Evozierte Sprachdiagnose grammatischer Fähigkeiten (Motsch ²2000). Die ESGRAF ist ein Untersuchungsverfahren, mit dem im Rahmen der →Diagnostik von Kindern mit →spezifischen Sprachentwicklungsstörungen kindliche Äußerungen in vorstrukturierten Spielsituationen erhoben und anschließend analysiert werden. Im Unterschied zu freien →Spontansprachanalysen werden dabei durch die Situationsgestaltung und die sprachlichen Beiträge des Untersuchers gezielt bestimmte morphologische und syntaktische Strukturen evoziert, deren Analyse einen Einblick in den Entwicklungsstand der grammatischen Fähigkeiten ermöglicht. Die ESGRAF folgt mit Verständnis-, Kodier- und Rekonstruktionsaufgaben dem →Multiperformanzprinzip.

Literatur

Motsch, H.J. (²2000): ESGRAF-Testmanual. München, Basel: Ernst Reinhardt.

Eustachische Röhre →Tuba auditiva Eustachii, →Mittelohr.

Eutonie Der Begriff Eutonie steht für Wohlspannung, d.h. harmonische Balance im rhythmischen Wechselspiel von Anspannung und Entspannung. Die Methode wurde von Gerda Alexander entwickelt, die sie als „Weg der körperlichen Selbsterfahrung" bezeichnet. Über Harmonisierung von Körperspannungen wird es möglich, zu einem optimalen Spannungsgleichgewicht von Körper und Seele zu gelangen.

evidenzbasiert Evidenzbasiert heißt, dass eine auf nachprüfbare Belege und Beweise gestützte Diagnose und Therapie durchgeführt wird. Dabei ist nicht das theoretische Konzept, sondern die Wirksamkeit einer Maßnahme entscheidend. Im Rahmen einer →Evaluation ist nicht nur nachzuweisen, dass durch die Sprachtherapie eine Verbesserung eingetreten ist, sondern es ist auch zu belegen, dass dieser Effekt auf die spezielle Therapiemethode zurückzuführen ist (→Doppelblindstudie). Placeboeffekte und intervenierende Variablen wie die →therapeutische Beziehung sind dabei auszuschließen (→evidenzbasierte Therapie, →Therapie).

Evidenzbasierte Praxis (*evidence based practice*) Zunehmende Forderung nach theoretisch und empirisch geleitetem Handeln in diagnostischen und therapeutischen Prozessen, umfasst Anwendung von Ergebnissen und Methoden der qualitativen wie quantitativen Forschung, die als Grundlage für therapeutische Entscheidungsfragen herangezogen werden, impliziert eine klare Abwendung vom spekulativen, auf subjektiven Meinungen und Erfahrungen beruhenden Vorgehen.

Evidenzbasierte Therapie (mittelalterlich lat. *evidentia*, engl. *evidence*, Offensichtlichkeit, Augenscheinlichkeit): auf statistisch abgesicherten Untersuchungen zur Wirksamkeit aufgebautes therapeutisches Interventionsangebot. Im Bereich medizinischer Teilgebiete wie z.B. in der Neurologie und in der Pharmakotherapie trägt die Evidenzbasierte Therapie heute zur →Qualitätskontrolle und -sicherung bei. Sowohl im System der Leistungskataloge als auch bei der Schaffung diagnosebezogener Fallgruppen (→DRGs) bildet sie die Basis für Entscheidungen über die Formen, die Komponenten und den Einsatz einzelner Therapieverfahren. Das Evidenzniveau, d.h. der Grad der Absicherung (LOEs, *levels of evidence*), wird in Stufen angegeben und kann auf die Qualität der wissenschaftlichen Untersuchung (Design, Grade I, II-1, II-2, II-3, III), auf ihre Validität (*good, fair, poor*) oder auf die klinische Absicherung (Grade A bis I) bezogen sein. In mehrerer Hinsicht bemerkenswert sind Meta-Analysen wie die Cochrane Reviews zur Effizienz sprachtherapeutischer Maßnahmen (Huber & Klamm 2005). Die dort bis 2004 vorgelegten Untersuchungsergebnisse über Wirksamkeitsstudien zur Sprachtherapie (bei Aphasie nach einem Schlaganfall, bei genuiner Dysarthrie, bei Dysarthrie im Zusammenhang mit Parkinsonismus, bei Sprachentwicklungsstörungen und -verzögerungen und zum Kommunikationstraining für Kinder mit einer infantilen Zerebralparese) ergaben, dass bei einer Anwendung des Kriteriums der Zufallsauswahl (RCT, *randomised controlled trials*) wenige Studien einzubeziehen und dass damit die Wirkungen sprachtherapeutischer Interventionsangebote bisher nicht auf einem hohen Evidenz-Niveau statistisch generalisierend nachzuweisen sind. Die Fragestellungen und Methoden bisheriger Analysen sind darüber hinaus nicht auf komplexere Strukturen der didaktischen Planung und Analyse individueller Therapiesituationen ausgerichtet. Vielmehr setzen sie eine mehr oder minder starke Abstraktion vom einzelnen Fall voraus und reduzieren – theoretisch zu einem Teil anspruchsvoll fundiert – die Komplexität der sprachtherapeutischen Interaktionen auf ein bearbeitbares Maß. Dies ist für bestimmte Kategorien wissenschaftlicher Fragestellungen wie nach der Effizienz bestimmter Pharmaka, Übungsformen oder informationstechnologischer Anwendungen eine Voraussetzung. Untersuchungen dieser Art sind im Interesse der Menschen mit Sprach-, Kommunikations- und Hörstörungen dringend notwendig, sie tragen unter anderem dazu bei, atavistische Tendenzen und eine offen oder verschleiert am wirtschaftlichen Erfolg orientierte schwer zu durchschauende Vermarktung so genannter Therapie-Konzepte zu bekämpfen. Eine Sprachtherapie-Forschung im engeren Sinne, bei der es um die Planung und die Analyse sprachdiagnostischer und -therapeutischer Prozesse geht, setzt die Mitwirkung von LogopädInnen und SprachtherapeutInnen voraus. Hier handelt es sich um die zumeist unterschätzte Kategorie der Didaktik, die von den Praktikern ein hohes Maß an Rollendistanz, Abstraktionsfähigkeit und Theorie-Verständnis abverlangt. Hinzu kommen zahlreiche Bezüge zu anderen Disziplinen wie z.B. zur Wahrnehmungs-, zur Lern- und zur Entwicklungspsychologie sowie zu sprachwissenschaftlichen Gebieten. Eine selbstbewusste Teilhabe und die Intensivierung entsprechender Forschungsaktivitäten gehört zu den Zukunftsaufgaben der Sprachtherapeutinnen.

Literatur

Bauer, A., de Langen-Müller, U., Glindemann, R., Schlenck, C., Schlenck, K.-J., Huber, W. (2001): Qualitätskriterien und Standards für die Therapie von Patienten mit erworbenen neurogenen Störungen der Sprache (Aphasie) und des Sprechens (Dysarthrie): Leitlinien 2001. Sprache-Stimme-Gehör 25, 148–161.

Huber, W., Klamm, J. (2005): Review zur Effizienz sprachtherapeutischer Programme. Lehr- und Forschungsgebiet Neurolinguistik. Neurologische Klinik. Universitätsklinikum der RWTH Aachen. Panwelsstr. 30, 52074 Aachen.

Evozierte Sprachdiagnose grammatischer Fähigkeiten →ESGRAF

exophytisch Nach außen herauswachsend

Exploration des Lebenslaufes Versuch, sich in die Lebensentwicklung, in den jetzigen Lebenskontext, in bisherige Bewältigungsstrategien und derzeitige Perspektiven des/der Betroffenen als biographische Arbeit hineinzudenken.

Explosionstrauma →Knalltrauma, →Lärmschwerhörigkeit.

Exposition Während die Reaktionsüberflutung (Implosionstherapie) die Konfrontation eines Patienten mit seinen aversiven, inneren Reizbedingungen – vor allem Emotionen und Kognitionen – beinhaltet, zielt die Reizüberflutungstechnik auf die Konfrontation mit den angstauslösenden Situationen ab. Der Klient wird bei einer Exposition (*Flooding*) sofort so lange in-senso oder in-vivo der Situation seines höchsten Angstempfindens unter Verhinderung von Flucht- und Vermeidungsverhalten ausgesetzt, bis seine Angstreaktionen nachlassen.

Exsikkose Austrocknung, Abnahme des Gesamtkörperwassers.

Fachdisziplin Teilgebiet eines Handlungs- oder Betätigungsfeldes, aus dem Lat. Schulung, fachliche Unterweisung. Die Klammer bildet in diesem Falle eine umschriebene Berufsgattung, die meist durch zertifizierte Fachausbildung oder entsprechende Studiengänge, evtl. ergänzt durch eine zusätzliche supervidierte und angeleitete Praxisphase, gefolgt durch amtlich anerkannte und erfolgreich abgeschlossene Prüfungsleistungen, erworben wird. Dazu gehören bestimmte Kompetenzen und professionelles Wissen, die sich von den Inhalten anderer Fachdisziplinen unterscheiden, auch wenn es zahlreiche Überschneidungen gibt. Ein Fach- oder →Praxiswissen, das in einer bestimmten Fachdisziplin erworben wird, umfasst Kenntnisse über fachspezifische Begriffe, Definitionen und Fachtermini sowie einen Überblick über angrenzende Fächer, Disziplinen und Bereiche. Ferner besitzt eine Fachdisziplin ein →Praxiswissen über bestimmte Methoden, Konzepte sowie über den Einsatz bestimmter Hilfsmittel und Materialien, ihre Wirkfaktoren, Wirkweise, Grenzen und Gefahren.

Die Unterscheidungen der einzelnen Fachdisziplinen bilden die Grundlage für ein Verständnis von →Interdisziplinarität, bei der die Wissensbereiche einander synergetisch zu bereichern vermögen. Eine Transdisziplinarität, d.h. die Entlehnung solches Fachwissens für die eigene Fachdisziplin, ermöglicht die Weiterentwicklung und Elaborierung von neuen Konzepten und Methoden.

Gegenwärtig wird in den meisten Forschungsgebieten, wie z.B. bei der Erforschung des Spracherwerbs, angestrebt, mehrere wissenschaftliche Fächer und Arbeitsfelder interdisziplinär zu verbinden, um umfassende Synergieeffekte zu erreichen. Auf dem Gebiet der Logopädie/Sprachtherapie gibt es in Deutschland Bestrebungen der Berufsverbände, aus unterschiedlichen Teil- und Fachdisziplinen, wie (Forschungs-)Logopädie, klinische Linguistik, Neurolinguistik, Patholinguistik, Sprachtherapie und Sprecherziehung, ein einheitliches, staatlich anerkanntes Berufsbild abzuleiten, dem dann auch eine einheitliche, eigenständige Fachdisziplin zuzuordnen wäre.

FAEP (Frühe Akustisch Evozierte Potenziale) →Akustisch Evozierte Potenziale (AEP)

Falsett Hohes Register entsprechend dem Stimmklang, den Männer verwenden, wenn sie eine Frauenstimme imitieren.

Familiäre Schwerhörigkeit →heriditäre Schwerhörigkeit

Familiensprache Sprache, die von allen Familienmitgliedern gesprochen wird. Bei einer gemischtsprachigen Ehe versteht man unter Familiensprache die Sprache, in der die Eltern miteinander kommunizieren (→Umgebungssprache).

Familientherapie Ausgehend von der Bedeutung des interaktionalen Kontextes (→Interaktion, →Kommunikation, →System, →Konstruktivismus) werden psychopathologische Störungen des Einzelnen als Ausdruck gestörter familiärer Beziehungen gedeutet. Dementsprechend setzt die Therapie bei einer Veränderung der zwischenmenschlichen Beziehungen in der Familie an.

Im Zusammenhang mit sprachtherapeutischen Interventionen werden neben den auf den Einzelnen gerichteten Maßnahmen Formen der →Elternarbeit einbezogen, die bis zu einer Veränderung der familiären Konstellationen führen kann. Die Stellung des Therapeuten entspricht der eines „teilnehmenden Außenstehenden" und setzt sich von dem anderer psychotherapeutischer Verfahren (→Psychoanalyse, →Verhaltenstherapie, →Gesprächstherapie) ab.

FAST →Frenchay Aphasia Screening Test →Aphasiediagnostik

Fazialisdiagnostik →Fazialisparese

Fazialisnerv →Gesichtsnerv

Fazialisparese Eine Fazialisparese (Fazialislähmung) kann infolge einer Fraktur des Felsenbeins, einer →akuten Otitis media, einer Virusinfektion oder durch Tumoren hervorgerufen werden. Hör- und Gleichgewichtsprüfungen, neurologische und neurootologische Untersuchungen sowie die Serologie und bildgebende Verfahren (Kernspintomographie) gehören zur Funktionsdiagnostik des N. facialis. Eine Wiederkehr der Nervenfunktion kann in 95% der Fälle durch entsprechende medikamentöse Therapiemaßnahmen erzielt werden. Bei bleibender Fazialisparese und Gesichtslähmungen sind rekonstruktive operative Maßnahmen möglich (z.B. die Hypoglossus-Fazialis-Anastomose, Fazialisplastik).

Fazio-orale Trakt-Therapie Stimulativer Therapieansatz zur Förderung der Funktionen des Fazio-oralen Traktes (F.O.T.T.), zielt insbesondere auf nicht kooperationsfähige Patienten ab, keine spezifische Schlucktherapie.

FDT →funktionelle Dysphagietherapie

Federwaage Gerät zum Messen der Lippenkraft auf Zug (Widerstand). Teil der myofunktionellen Diagnostik. Nicht wissenschaftlich objektive Messung, aber in der Hand des Therapeuten sehr hilfreich zur Beurteilung der Lippenmuskeln und zur Dokumentation des Therapiefortschritts.

Feedback →Rückkopplung

Feedbacktherapie Motorisches Training, das auf der Rückmeldung von Bewegungsparametern in Echtzeit beruht und dem Patienten die Möglichkeit gibt, durch Bewegungswiederholungen einen vorgegebenen motorischen Zielparameter kontinuierlich zu verbessern.

Fehlatmung Auffällige Unregelmäßigkeiten sowohl in der Sprech- als auch in der Ruheatmung treten häufig in Verbindung mit →Stottern auf. Inwieweit diese an der Genese des Stotterns beteiligt sind, ist nicht eindeutig geklärt. Ein großer Teil der Atemunregelmäßigkeiten ist durch habituelle Fehlverhaltensweisen zu erklären und der Sekundärsymptomatik zuzuordnen. In vielen therapeutischen Ansätzen spielt die Beeinflussung des Atmungsverhaltens eine wichtige Rolle. →Stottern

Fehlhörigkeit Früher gebräuchliche Bezeichnung von Hörverarbeitungsstörungen bei peripherer Normalhörigkeit (→Zentral Auditive Verarbeitungs- und Wahrnehmungsstörung, AVWS).

Fehlhörigkeit, zentrale →Auditive Verarbeitungsstörung

Feldenkrais-Methode Ist nach seinem Begründer Moshé Feldenkrais benannt. Leitprinzipien sind: Erweitertes Bewusstsein durch Bewegung, die Entdeckung des Selbstverständlichen und die Veränderung des Selbstbildes. Ziel ist es, ein Gespür für feine muskuläre Abläufe des eigenen Körpers herauszubilden.

Felsenbeinbruch Durch Druckeinwirkungen auf den Schädel kann es auch im Bereich des sog. Felsenbeins zu Frakturen kommen. Man unterscheidet je nach Verlaufsrichtung der Fraktur den Felsenbeinlängsbruch und den Felsenbeinquerbruch, die unterschiedliche Schädigungen des Mittelohres, des Vestibularorgans und des Innenohres zur Folge haben können. Auch →Fazialisparesen sind nicht selten.

Fensterungsoperation Nach Ruptur der Membran des runden Fensters durch Innenohrdruckerhöhung kann →Perilymphe ins Mittelohr austreten und eine plötzlich auftretende einseitige Schwerhörigkeit mit Schwindel die Folge sein. Im Rahmen eines Eingriffs im Mittelohr kann eine derartige Ruptur abgedeckt werden. Bei der operativen Behandlung des →Morbus Ménière kann eine Zerstörung des häutigen Labyrinths durch ein Bogengangfenster oder durch das ovale Fenster hindurch bei bereits praktisch ertaubtem Hörvermögen zum Abbau der vestibulären Beschwerden erfolgen.

Fernassimilation →Assimilation

Finanzierung (von Beratung) Die Finanzierung von Beratungsangeboten wird unterschiedlich gehandhabt. Idealerweise kann die Beratung als integraler Teil der rehabilitativen und therapeutischen Maßnahmen angeboten werden.

Die Leistungen, die von Versicherungen und anderen Kostenträgern erbracht werden, werden unter anderem auch als Mittel zur Optimierung und Qualitätssicherung der therapeutischen Interventionsangebote betrachtet.

In der logopädischen Praxis ist die Beratung i.d.R. nicht dezidiert enthalten. Es gilt jedoch als selbstverständlich, dass das soziale Umfeld bei der Planung der Therapie einbezogen wird, dass Eltern und Angehörige Anleitungen erhalten und ggf. Gelegenheiten zur Mitwirkung eingeräumt bekommen.

Da die Beratung jedoch sowohl aus wissenschaftlicher Perspektive als auch aufgrund praktischer Erwägungen zur Effizienz und damit ggf. zu einer Kostensenkung beitragen kann, wird sie als ergänzende Maßnahme akzeptiert und getragen. Ähnliches gilt für die →Teamberatung und →Supervision. Wie die Beratung werden sie von Arbeitgebern und Institutionen z.T. als ein selbstverständliches Qualitätsmerkmal und als Teil einer modernen Führungspolitik eingeschätzt.

Fistel Übersetzt aus dem Lateinischen bedeutet *fistula* = Röhre. In der Medizin ist hiermit ein durch Gewebezerfall entstandener oder operativ angelegter röhrenförmiger Verbindungsgang zu verstehen. Solche ungewollten Verbindungen zwischen Trachea und Pharynx können z.B. bei krebserkrankten Patienten nach großflächigen Geweberesektionen mit postoperativer Radiatio entstehen, wie bei umfangreicheren Hypopharynxteilentfernungen. Zur Druckentlastung und zur Vermeidung von Aspirationen bei der Nahrungsaufnahme können solche Fisteln eine länger andauernde Sonderernährung nach sich ziehen.

Operativ gewollt angelegte Fisteln finden sich bei kehlkopflosen Patienten bei chirurgischer Stimmrehabilitation, wenn kleine Verbindungen zwischen der Trachea und der Speiseröhre oder dem Ansatzrohr geschaffen werden, wie das der Fall ist bei Operationsmethoden nach Staffieri, Amatsu, Asai oder Blom/Singer.

Fistelstimme Physiologisch als Kunstform (→Falsett), pathologisch als Symptom einer →Mutationsstimmstörung.

Flatau, Theodor Simon (4.6.1860–29.10.1937) Flatau studierte Medizin und Musik und war danach als Facharzt für Hals-, Nasen- und Ohrenheilkunde und Lehrer für Stimmphysiologie an der Berliner Hochschule für Musik tätig. Als Leiter des Ambulatoriums für Stimm- und Sprachstörungen an der Charité wirkte er von 1927 bis 1933, bis er aus „rassischen Gründen" entlassen wurde. Flataus thematische Schwerpunkte waren neben Nasen-, Rachen- und Kehlkopfkrankheiten sicherlich die Funktionsstörungen der Stimm- und Sprechstimme, insbesondere die Ermüdungserscheinungen und die Stimmschwäche bzw. das Stimmversagen bei Sängern und Rednern.

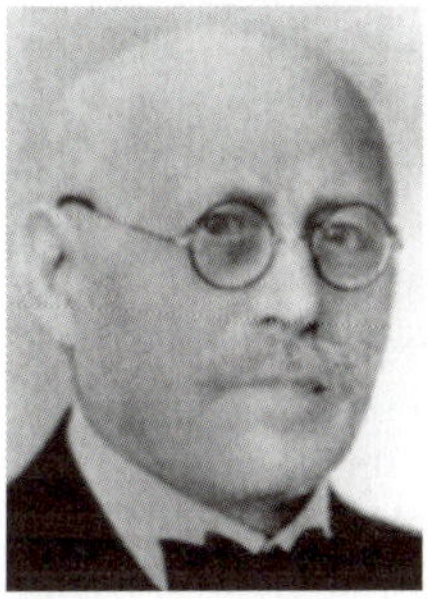

Abb.:
Theodor Simon Flatau.

Flexionsformen Endungen von Substantiven, Verben und Adjektiven.

Flicklaut →Embolophonie, →Stottern.

Flickwort →Embolophrasie, →Stottern.

Fluchtverhalten Sammelbezeichnung für Verhaltensweisen, die eingesetzt werden, um einen unangenehmen Zustand (z.B. Sprechangst) zu beenden. Teil der →Sekundärsymtomatik beim →Stottern.

Fluency-Shaping-Ansatz Speziell für das →Stottern entwickelte Therapieprogramme, die auf einer verhaltenstherapeutischen Grundlage basieren. Das Ziel dieser Ansätze besteht darin, flüssiges Sprechen systematisch aufzubauen. Der Begriff „Shaping" stammt aus der Verhaltenstherapie und bezeichnet ein therapeutisches Verfahren, bei dem sukzessive und systematisch vom Einfachen zum Komplexen ein neues Verhalten (hier: flüssiges Sprechen) ausgeformt bzw. aufgebaut wird. In den meisten Fluency-Shaping-Ansätzen wird sowohl die Methode der systematischen Verstärkung der flüssigen und spontanen Sprechanteile als auch die Vermittlung einer sprechflüssigkeitsfördernden Sprechweise kombiniert. Das stotternde Sprechen soll durch eine neu zu erlernende stotterinkompatible Sprechweise bzw. →Sprechtechnik ersetzt werden. Es wird davon ausgegangen, dass das alte Sprechmuster durch ein neues überlernt werden kann und sich mit der Zeit automatisiert (→Automatisierung: Sprechtechnik). Im Mittelpunkt dieser Ansätze steht demzufolge der Aufbau und die Stabilisierung eines flüssigen und symptomfreien Sprechmusters. Die Bearbeitung der psychosozialen Problematik findet dagegen relativ wenig Beachtung. Zu den bekanntesten Fluency-Shaping-Ansätzen zählt das *Monterey Fluency Program* von Ryan und Kirk, das von Schweppe und Jehle für den deutschsprachigen Raum adaptiert wurde (Schweppe & Jehle 1985), das *Precision Fluency Shaping Program* von Webster (1974) und das *Comprehensive Stuttering Program* von Boberg und Kully (Boberg & Kully 1985; Jehle & Boberg 1987; Jehle & Boberg & Mans 1989). Einige Ansätze, wie das *Comprehensive Stuttering Program* von Boberg und Kully sowie die *Kasseler Stottertherapie* haben Elemente aus den Non-Avoidance-Ansätzen in ihre Konzepte integriert. Die Kasseler Stottertherapie (KST) ist eine computergestützte Biofeedbacktherapie zur Behandlung stotternder Erwachsener. In einem dreiwöchigen Intensivkursus wird unter Verwendung eines Computerprogramms systematisch ein neues Sprechmuster aufgebaut und eingeübt. Die so erlernte Sprechtechnik basiert auf dem Sprechtrainingsprogramm von Webster.

Literatur

Boberg, E. & Kully, D. (1985): Comprehensive stuttering program. San Diego: College Hill Press.

Euler, H.A. & v. Guldenberg, A. (2000): Die Kasseler Stottertherapie (KST). Ergebnisse einer computergestützten Biofeedbacktherapie für Erwachsene. In: Sprache, Stimme, Gehör 24, 71–79.

Jehle, P. & Boberg, E. & Mans, L. (1989): Umfassende Therapie des Stotterns von Boberg und Kully: Prinzipien und allgemeine Charakteristika der Behandlung, Ergebnisse und Probleme der Evaluation. In: Sprache, Stimme, Gehör 13, 165–170.

Schweppe, D. & Jehle, P. (1985): Das Monterey-Sprechtrainingsprogramm in der Praxis. In: Die Sprachheilarbeit (30), 217–224.

Fluktuierendes Gehör Schwankendes Gehör z.B. beim →Endolymphatischen Hydrops, bei einigen Formen kindlicher Hörstörungen und bei einer Ruptur der Membran des runden Fensters. Die Behandlung kann evtl. medikamentös oder operativ erfolgen.

Flüssige Aphasie →Aphasiesyndrome, →Wernicke-Aphasie.

Aphasie mit flüssiger Sprachproduktion, d.h. mit durchschnittlicher Phrasenlänge von mehr als 5 Wörtern, bei wenigen Unterbrechungen und bei normaler Sprechgeschwindigkeit.

FM-Anlage Technisches Hilfsmittel im Rahmen der Hörgeräteversorgung, bei dem über den →Audioeingang des Hörgerätes eine drahtlose über UKW-Frequenzbänder vermittelte Kommunikation zwischen Sprecher und Hörgeräteträger ermöglicht werden kann. Der Sender wird vom Sprecher, der Empfänger vom Hörgestörten getragen. Besonders hilfreich in der Hörgeräteversorgung bei Kindern und Jugendlichen im Vorschul- und Schulalter. Durch diese Art der Übertragung von Sprache werden unerwünschte Störgeräusche erheblich gemindert und das Sprachverstehen deutlich verbessert.

Förderdiagnostik →Diagnostik

Fördergemeinschaft Gutes Hören (FGH) Ziel der Fördergemeinschaft ist es, durch Öffentlichkeitsarbeit in Rundfunk, Fernsehen, Presse etc. ein besseres Hörbewusstsein in Deutschland zu entwickeln und durch entsprechende Aufklärung dafür zu sorgen, dass eine Hörgeräteversorgung sinnvoll und notwendig ist, um eine psychosoziale, private und berufliche Isolation, durch eine Hörstörung hervorgerufen, zu vermeiden bzw. zu kompensieren. Hierzu sind in den vergangenen Jahren auch so genannte Testimonialanzeigen veröffentlicht worden, die die positiven Auswirkungen einer frühzeitigen Hörgeräteversorgung unterstreichen sollen. Die Fördergemeinschaft unterstützt die Arbeit der Hörgeräteakustiker durch ihre aufklärenden und informierenden Aktivitäten. Anschrift: Fördergemeinschaft Gutes Hören, Untere Kanalstraße 1a, 90530 Wendelstein, Tel.: (09129) 5557, E-Mail: info@fgh-gutes-hoeren.info.

Formanten Beim Sprechen wird der am Kehlkopf gebildete Stimmton durch die Bewegungen von Zunge, Gaumensegel, Unterkiefer und Lippen moduliert. Durch die Bewegungen der Artikulatoren verändern sich die Resonanzeigenschaften von Mund- und Rachenraum, wodurch bestimmte Frequenzanteile des Stimmsignals verstärkt, andere gedämpft werden. Bei der Bildung der Vokale entstehen auf diese Weise charakteristische Resonanzen, die als *Formanten* bezeichnet werden. Die verschiedenen Vokale des Deutschen lassen sich durch die Frequenzen der beiden niedrigsten Formanten, F1 und F2, kennzeichnen. Der erste Formant variiert mit dem Öffnungsgrad der Vokale: für geschlossene Vokale wie /i/ und /u/ liegt er zwischen 200 und 300 Hz, für das offene /a/ zwischen 700 und 800 Hz. Der zweite Formant wird vor allem durch die horizontale Zungenposition und die Lippenrundung beeinflusst: für vordere Vokale wie das /i/ liegt er über 2.000 Hz, für den hinteren Vokal /u/ zwischen 500 und 600 Hz. Durch Formantmessungen lassen sich in der Pathophonetik Abweichungen der Vokalartikulation beschreiben.

Forschungsmethoden In Fortführung positivistischer Methoden Etablierung der Fachdisziplin schwerpunktmäßig als empirische Wissenschaft. Vornehmlich empirisch quantifizierende Untersuchungen, zunehmend jedoch auch qualitative Einzelfall- und Gruppenstudien zur Erhebung von Interaktions- und Kommunikationsfähigkeiten sowie zur Wirksamkeit von Therapien, Einsatz von instrumentellen Methoden wie z. B. Elektropalatographie, bildgebende Verfahren, wie PET, fMRT.

Forschungsprogramme Sehr langfristig und systematisch angelegte Forschungsprogrammatik mit handlungsleitenden Zwischenbilanzen, die von der Beschreibung und Erklärung abweichender Sprachphänomene zur Entwicklung von Diagnoseverfahren und Therapieansätzen führt. Heute auch verstärkt Untersuchungen zur Effektivität von Interventionen. Die *National Instituts of Health,* auch oft in Kooperation mit der ASHA, wirken steuernd durch die Ausschreibung von gesellschafts-, gesundheits- und bildungspolitisch relevanten Forschungsprogrammen, z. B. zur Effektivität und Effizienz schulischer Sprachtherapie, auf diesen Prozess ein.

Fortisierung →Entstimmung

F.O.T.T. →Fazio-orale Trakt-Therapie

Fowler-Test Der Fowler-Test dient als →überschwellige Hörprüfung dem direkten Nachweis des Lautheitsausgleichsphänomens (→Recruitment). Er wird bei seitendifferentem Gehör durchgeführt, wobei festgestellt wird, ob auf dem schlechter hörenden Ohr im überschwelligen Bereich bei zunehmender Intensität der Töne diese gleich laut wie auf dem besser hörenden Ohr empfunden werden oder nicht. Der Fowler-Test ist positiv (Recruitment positiv) und spricht für eine sensorische Schwerhörigkeit (Schädigung des Corti-Organs), wenn ein Lautheitsausgleich vorliegt.

Fremdhören →Metalinguistische Fähigkeit über das vom Gesprächspartner Gesagte zu urteilen (z. B., ob dieser ein Wort korrekt ausgesprochen hat).

Frenchay Aphasia Screening Test (FAST) →Aphasiediagnostik

Der im englischsprachigen Raum entwickelte Kurztest für Akutaphasien zielt primär auf die Auslese und die Schweregradbestimmung der Aphasie.

Literatur

Enderby, P., Wood, V.A., Wade, D.T. & Langton Hewer R. (1987): The Frenchay aphasia screening test: a short, simple test for aphasia appropriate for the non-specialist. In: Int. Rehab. Med. 8, 166–170.

Frenchay Dysarthrie-Untersuchung Standardisiertes Verfahren für die Dysarthriediagnostik; das Verfahren beruht auf 28 sprachlichen und nichtsprachlichen Aufgaben, die Performanz wird auf 9-stufigen Skalen bewertet. Die Skalen sind nach verschiedenen Funktionssystemen (z. B. Respiration, Gaumensegel, Zunge etc.) untergliedert, die in Ruhe, bei nicht sprachlichen Bewegungsaufgaben und beim Sprechen beurteilt werden müssen. Dazu kommen drei Skalen, die dem bereich „Reflexe“ zugeordnet werden, sowie drei Verständlichkeitsskalen.

Frenulum labii inferiores bzw. superiores →Lippenbändchen

Frenulum linguae →Zungenbändchen

Frequenz Die Anzahl der Schwingungen pro Sekunde, gemessen in Hertz (Hz). Die Tonhöhe korreliert mit der Frequenz, so haben tiefe Töne eine niedrige, hohe Töne eine hohe Frequenz. Der hörbare Frequenzbereich im menschlichen →Hörfeld liegt zwischen etwa 16 Hz und 20.000 Hz (20 kHz). Unter dem hörbaren Bereich liegende Frequenzen werden als Infraschall, darüber liegende als Ultraschall bezeichnet.

Frikative Reibelaute; Konsonanten, die durch Reibung infolge einer Verengung im Ansatzrohr entstehen.

Frikativierung →Phonologische Prozesse (pathologisch), auch Friktion genannt, bei dem ein Laut, der nicht der Gruppe der →Frikative angehört, durch einen Frikativ ersetzt wird.

Fronting →Vorverlagerung

Fröschels, Emil (24.8.1885–18.1.1972) Österreichischer Mediziner, Facharzt und 1927 Professor an der Ohrenklinik der Universität Wien. Pionier und einer der Begründer der Phoniatrie und Logopädie. Wird in der „Deutschen Biographischen Enzyklopädie“ (München: Saur, 1996) als „Logopäde“ geführt. Fröschels gründete 1910 ein sprachärztliches Ambulatorium an der Universität Wien, leitete während des Ersten Weltkrieges eine Abteilung für Kopfschüsse und Sprachstörungen im Garnisonsspital Wien und gilt als einer der Begründer der Sprachheilkunde. Fröschels grenzte anfangs die medizinische Sprachheilkunde, die er Logopädie nannte, von der Stimmheilkunde (Phoniatrie) ab. Erst im Laufe der Jahre setzte sich Logopädie als Bezeichnung für die Therapie durch. Fröschels war auch Mitbegründer der heute noch existierenden IALP (*International Association of Logopedics and Phoniatrics*) im Jahre 1924. Sein „Lehrbuch der Sprachheilkunde (Logopädie) für Ärzte, Pädagogen und Studierende“ (1. Auflage 1912) war disziplinbildend für die Logopädie als therapeutisches Fach. Die politische Lage in Zentraleuropa erzwang 1939 Fröschels Emigration in die USA, wo er in New York (insbes. im Beth David Hospital) bis 1955 arbeitete.

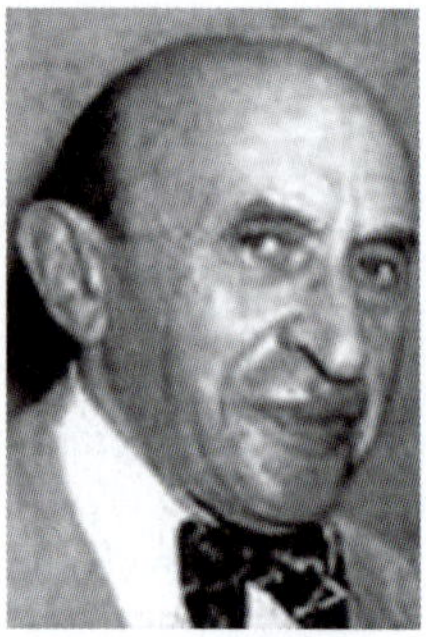

Abb.: Emil Fröschels.

Fröschelsche Kaumethode Sie nutzt die Wirkungen von rhythmisch fließenden Bewegungen beim Kauakt für den Ausgleich muskulärer Spannungsverhältnisse in der Kiefer-, Zungen- und Lippenmuskulatur, um unphysiologische Spannungsverhältnisse aufzulösen und die normalisierenden Tendenzen auf die artikulatorischen und phonatorischen Abläufe zu übertragen. Grundgedanke ist die Aktivierung einer phylogenetisch älteren Funktion zur Regeneration der überlagerten Jüngeren.

Frühbetreuung Frühbetreuung benennt innerhalb der (Heil-/Sonder-)Pädagogik unterschiedliche Sachverhalte.

1. Frühbetreuung ist tagesbezogen einzig über Zeitpunkt und -raum im Tagesverlauf bestimmt. So bieten Einrichtungen wie Kindergärten, v.a. jedoch Ganztagsschulen im Grund- und Sonderschulbereich eine Betreuung vor Unterrichtsbeginn zwischen 6–8 Uhr an (vgl. flexible Schuleingangsphase; vgl. auch Spätbetreuung). Ob in dieser Zeit Fachkräfte bereits störungsbezogene Maßnahmen durchführen und wenn ja welche, bleibt offen. Maßgebend dafür sind Ziele und Möglichkeiten der einzelnen Institutionen. Betreut werden Kinder ab drei bzw. sechs Jahren. Diese Form der Frühbetreuung ist umfassend und erfolgt auch unabhängig von einer Behinderung.

2. Frühbetreuung beinhaltet die (familienunterstützende) Begleitung von Eltern behinderter bzw. von Behinderung bedrohter Kinder teilweise bereits während der Schwangerschaft, i.d.R. jedoch ab der Geburt des Kindes. Die Betreuung erfolgt durch Fachkräfte. Sie beinhaltet sowohl Elternarbeit (soziale Unterstützung, störungsbezogene Wissensvermittlung) als auch störungsbezogene Förderung des Kindes (→Frühförderung, Früh-, Vorschulerziehung). Bis zum Eintritt in öffentliche Erziehungseinrichtungen (Kindergarten, Schule) erfolgt sie im Rahmen von Hausbesuchen und/oder ambulant in entsprechenden Einrichtungen (Beratungsstellen). Sie beinhaltet insbesondere auch Hilfestellungen bei der Entscheidungsfindung hinsichtlich der Wahl geeigneter Fördereinrichtungen wie Kindergarten, Schule oder Heim.

Frühbetreuung findet bislang überwiegend in der Familie statt, da es noch keine „Kultur des Aufwachsens außerhalb der Familie" gibt (Krappmann, 1996; vgl. jedoch Tagesmütter; Kindertagesstätten). Sie ist nicht institutionell gebunden, sondern setzt zunächst auf die traditionellen Formen der Erziehungsarbeit der Eltern. Erst ab dem Alter von etwa drei Jahren stehen institutionell getragene Formen der Frühbetreuung bereit. Gegenwärtig gibt es Überlegungen, die in den neuen Bundesländern früher weit verbreitete Frühbetreuung in Krippen wieder auszuweiten.

Literatur

Krappmann, L. (1996): Kinderbetreuung als kulturelle Aufgabe. In: Tietze, W. (Hrsg.): Früherziehung (20–29). Neuwied: Luchterhand.

Frühe Akustisch evozierte Potenziale (FAEP) →akustisch evozierte Potenziale (AEP)

Früherkennung Früherkennung wird lebensaltersbezogen bestimmt. Heute werden erste diagnostische Maßnahmen bereits vorgeburtlich (pränatale Diagnostik) und unmittelbar nach der Geburt (Apgar-Index; Brazelton: NBAS) vorgenommen. Behinderungen oder Fehlentwicklungen im neurologischen, auditiven, visuellen, kognitiven, motorischen und kommunikativen Bereich können die Entwicklung des Sprechens und der Sprache verzögern und beeinträchtigen. Früherkennung bewegt sich auf dem schmalen Grat zwischen irrtümlicher Zuschreibung von Entwicklungsstörungen und der Nichterfassung vorhandener Entwicklungsstörungen. Ungeachtet dieser Gefahren ist die Ausdehnung der Diagnostik in die ersten Lebensmonate insbesondere im Hinblick auf die Sprachentwicklung unverzichtbar. Dies belegen u. a. Befunde zur prädiktiven Bedeutsamkeit der frühen Wortschatzentwicklung im Hinblick auf spätere Fehlentwicklungen im Bereich von Morphologie und Syntax. Früherkennung mehrt die Effektivität von Fördermaßnahmen und mindert deren Dauer. Angesichts der genannten Gefahren und Chancen sind hohe Ansprüche an die Kompetenz der Fachkräfte und die Qualität der diagnostischen Verfahren zu stellen.

Der Früherkennung von Entwicklungsstörungen dienen gegenwärtig die kinderärztlichen Vorsorgeuntersuchungen (U1–U10). Diagnostische Verfahren sind Elternfragebögen (u. a. ELFRA-1, ELFRA-2), Tests (u. a. SETK-2, SETK 3–5) und Screenings (u. a. SSV; HASE). Die Güte dieser Verfahren variiert. So ist unstrittig, dass die innerhalb der kinderärztlichen Vorsorgeuntersuchungen vorgenommene Bestimmung des Sprachentwicklungsstandes im Alter von dreieinhalb bis vier Jahren (U8) zu spät und v. a. zu pauschal erfolgt. Da die Eltern für die Betreuung der Kinder in den ersten Lebensjahren verantwortlich sind (öffentliche Frühbetreuung), kommt ihnen eine Schlüsselstellung innerhalb der Früherkennung zu. Sie sollten durch Elternschulung und -beratung befähigt werden, Entwicklungsbesonderheiten ihrer Kinder im Bereich der Sprachentwicklung zu erkennen (→Prävention).

Literatur

Brazelton, T. B. (²1984): Neonatal Behavioral Assessment Scale (NBAS). Philadelphia: Lippincott.

Frühförderung Frühförderung ist ein Oberbegriff, unter den im Unterschied zur allgemeiner gehaltenen, auf Familie und Kind gerichteten Frühbetreuung bereits gezielte kind- und störungsbezogene Fördermaßnahmen fallen. Sie richtet sich an Eltern und ihre Kinder vom Säuglings- bis zum Schulalter. Frühfördermaßnahmen können in Anspruch genommen werden, wenn Eltern hinsichtlich der Entwicklung ihres Kindes Sorge haben oder eine Entwicklungsstörung bereits diagnostiziert ist. Solange die Kinder noch keine entsprechenden öffentlichen Einrichtungen wie Förderkindergärten u. ä. besuchen, wird die Frühförderung in ihrer Lebenswelt im Rahmen von Hausbesuchen (mobile Frühförderung) oder in den Räumlichkeiten von Frühförderstellen (ambulante Frühförderung) durch Fachkräfte durchgeführt. Zur vorschulischen Sprachförderung liegen mittlerweile eine Reihe von Förderprogrammen vor (Kany 2006).

Institutionell ist die Frühförderung – etwa im Unterschied zur Schweiz, die das Berufsbild der FrüherzieherInnen kennt – in Deutschland weder durch öffentliche Einrichtungen noch durch entsprechende Ausbildungsgänge bundesländerübergreifend gesichert.

Literatur

Kany, W. (2006): Sprachförderprogramme. In: Schöler, H. & Welling, A. (Hrsg.): Handbuch der Pädagogik und Psychologie bei Behinderungen. Band 3. Förderschwerpunkt Sprache. Göttingen: Hogrefe.

Frühkindliche Hirnschäden →Cerebralparese

Frühkindliche Hörstörungen Frühkindliche Hörstörungen können schon vor Geburt vorliegen (pränatale Hörschäden), während der Geburt (perinatale Hörschäden) oder erst nach der Geburt (postnatale Hörschäden) auftreten. Pränatale Ursachen können hereditär (vererbt) sein oder durch Krankheiten der Mutter während der Schwangerschaft hervorgerufen sein (Rötelnerkrankung). Auch ototoxische Medikamente, Alkohol, Drogen, Nikotin etc. können als mögliche Ursachen angesehen werden. Perinatale Hörschäden entstehen z.B. durch Geburtskomplikationen mit Sauerstoffmangel oder bei Neugeborenengelbsucht. Postnatale Ursachen sind Stoffwechselstörungen, Infektionskrankheiten, Mumps, Meningitis oder Schädelverletzungen. Da frühkindliche Hörstörungen die wichtigen kritischen und sensiblen Phasen der Hörbahnreifung und damit die Hör- und Sprachentwicklung erheblich beeinträchtigen können, ist eine möglichst schnelle Früherkennung (→Hörscreening) zur Diagnosestellung und umgehenden Hörgeräte- oder Cochlea-Implantat-Versorgung mit anschließender Hör-Sprach-Erziehung notwendig.

Frühkindlicher Zweitspracherwerb Zweitspracherwerb vor dem 10.–11. Lebensjahr. Sowohl der →simultane als auch der →sequenzielle Zweitspracherwerb finden im Kindesalter im täglichen Kontakt mit der entsprechenden Sprache statt. Beide Formen werden daher dem frühkindlichen Zweitspracherwerb zugeordnet.

Fühlschwelle Bei akustischer Reizung mit höheren Pegeln können Töne bis zu etwa 1.000 Hz nicht nur gehört sondern über die Haut auch gefühlt werden. Dies führt in der Tonaudiometrie dazu, dass z.B. taube Patienten bei der Knochenleitungsmessung bereits zwischen 15 und 45 dB und in der Luftleitungsmessung zwischen 70 und 90 dB angeben, etwas zu hören, da Hörschwelle und Fühlschwelle sich nur schwer gegeneinander abgrenzen lassen. Fälschlicherweise kann so aus dem Tonaudiogramm auf eine Schallleitungsstörung geschlossen werden. Ab etwa 1.000 Hz können die Schallschwingungen nicht mehr gefühlt werden. Bei Taubheit kann die Fühlschwelle, durch Vibrationen z.B. auf dem Handrücken erzeugt, genutzt werden, um spezielle Sprachmerkmale wie Sprachrhythmus, Grundtöne und einige tieffrequente Vokale zu übertragen.

25-Wörter-Test Test zur Differenzialdiagnostik von →Aussprachestörungen, insb. der →inkonsequenten phonologischen Störung. Enthalten in der →PLAKSS. Ursprünglich konzipiert für das Englische von Dodd, B. (1995): *Differential Diagnosis and Treatment of Children with Speech Disorders*. London: Whurr Publisher.

Funktionelle Aussprachestörung →Aussprachestörung

Funktionelle Dysphagietherapie Funktionsorientierte Behandlung von Schluckstörungen mit übenden Verfahren (z.B. Bewegungsübungen der Schluckmuskulatur, Erlernen kompensatorischer Schlucktechniken) und adaptiven Maßnahmen (z.B. Anpassung der Nahrungskonsistenz, spezielle Ess- und Trinkhilfen) (FDT), Durchführung SprachtherapeutInnen/LogopädInnen, spezifische Schlucktherapie.

Funktionelle Dysphonie →Dysphonie

Funktionswörter Wörter wie Artikel, Pronomen, Präpositionen, abtrennbare Verbpartikel, die überwiegend syntaktische Relationen im Satz ausdrücken.

Fusionsschwelle Minimaler Zeitabstand zwischen zwei hintereinander auftretenden Reizen, bei dem die Reize noch als getrennt wahrgenommen werden; die Fusionsschwelle ist modalitätsabhängig und beträgt beim gesunden Erwachsenen bei akustischen Reizen etwa 3 ms und bei visuellen etwa 20 ms.

Gähnübung Dient der Lockerung des →Gaumensegels.

Gall, Franz-Joseph (9.3.1758–22.8.1828) Österreichischer Neuroanatom, ab 1819 naturalisierter französischer Staatsbürger. Gall ist Vorläufer und Begründer der Lokalisationslehre, der Psychologie und Verhaltensbiologie. Seine später als Phrenologie bezeichnete Lehre von den Hirnfunktionen

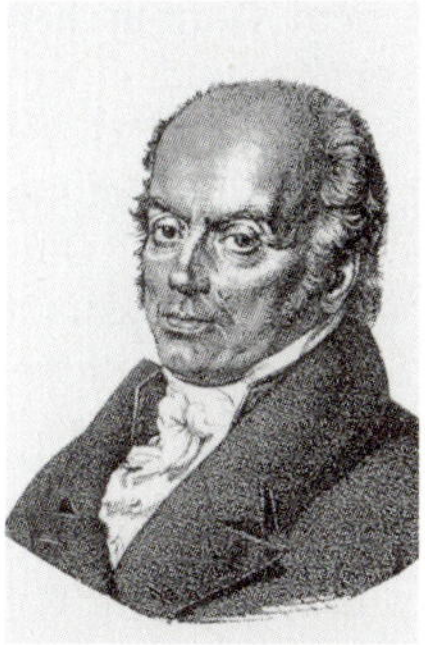

Abb.: Franz-Joseph Gall.

schreibt bestimmten Teilen des Gehirns bestimmte Funktionen zu. Fälschlicherweise nahm Gall an, dass die Ausprägung von bestimmten Funktionen sich in der Größe der entsprechenden Hirnteile widerspiegelt. Mit Gall wurde der Grundstein der klassischen Lehrmeinung der Aphasie gelegt, die später durch →Broca und →Wernicke vollendet werden sollte. Gall beschrieb ausführlich neurogene Sprech- und Sprachstörungen und auch deren Veränderung im Verlauf.

Literatur

Lesky, E. (1979): Franz Joseph Gall. Naturforscher und Anthropologe. Bern: Huber.

Gammazismus Veralt. Begriff, der die inkorrekte Realisierung des Lautes [γ] betrifft. Es komm meist zu einer →Vorverlagerung von /γ/ zu [δ].

Gaumen Der Gaumen entsteht in der 5.–8. Embryonalwoche. Man unterscheidet dabei zwischen dem primären und dem sekundären Gaumen. Der primäre Gaumen ist Teil des Zwischenkiefersegmentes, das aus der Verschmelzung der beiden medialen Nasenwülste entsteht und später die Schneidezähne trägt. Er ist am Vomer fixiert. Der größte Teil des Gaumens, der sekundäre Gaumen, entsteht durch die Verschmelzung der beiden symmetrisch angelegten Gaumenfortsätze mit dem Zwischenkiefer und dem Vomer. Dabei verschließt sich der Gaumen von der Spitze des Zwischenkiefers von ventral nach dorsal in der Mittellinie durch die Aufrichtung der zunächst in den primitiven Mundraum ragenden Gaumenfortsätze. Entsprechend der Verschlussrichtung entsteht zunächst der harte knöcherne Gaumen und nach dorsal anschließend das Gaumensegel.

Gaumenmuskeln Die Muskeln des Gaumens bilden den beweglichen Teil des Gaumens, das Gaumensegel. Sie stehen in einem funktionellen Verbund mit den Schlundmuskeln. Dabei sind fünf Muskeln beteiligt.

Der →M. tensor veli palatini und der →M. levator veli palatini, die beide lateral an der Pharynxwand u.a. an der Öffnung der Tuba eustachii ansetzen und in die Gaumenaponeurose einstrahlen, die am Hinterrand des harten Gaumens befestigt ist.

Der M. uvulae, der an der Gaumenaponeurose nahe der Spina nasalis posterior entspringt und an die Spitze der Uvula zieht.

Der M. palatoglossus und der M. palatopharyngeus, die vom weichen Gaumen in den seitlichen Zungenrand bzw. die seitliche Rachenwand einstrahlen. Der M. palatoglossus bildet die Grundlage für den vorderen Gaumenbogen (Arcus palatoglossus), der M. palatopharyngeus die für den hinteren Gaumenbogen. Anteile des M. palatoglossus und der M. levator veli palatini sind in der Mitte miteinander verbunden.

Gaumenplatte Die Gaumenplatte wird individuell auf einem Gipsmodell angefertigt, das nach Abdrucknahme vom Oberkiefer des Neugeborenen hergestellt wird. Die Gaumenplatte wird so früh wie möglich nach der Geburt eingegliedert. Sie dient neben der Trennung des Mund- und Nasenraumes zur Verbesserung der Schluck- und Saugfunktion der Normalisierung der Zungenlage (→Trinkplatte). Hierdurch wird ein weitgehend physiologisches Bewegungsmuster der Zunge

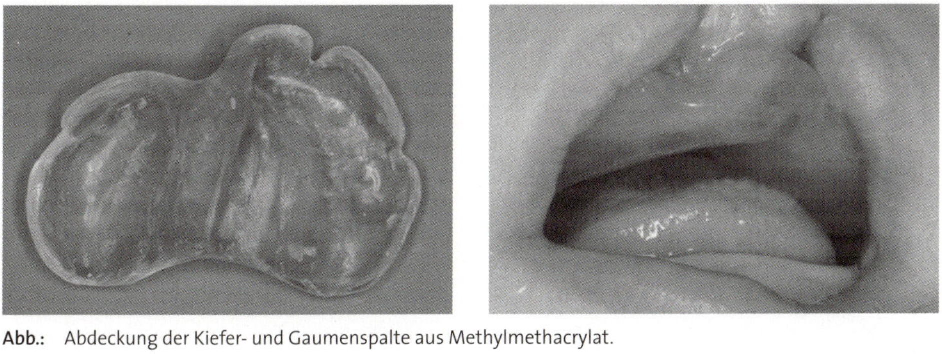

Abb.: Abdeckung der Kiefer- und Gaumenspalte aus Methylmethacrylat.

bei den oralen Funktionen erreicht. Darüber hinaus hat die Gaumenplatte die Aufgabe, das durch die Spaltbildung gestörte Wachstum der knöchernen Kiefer- und Gaumenanteile zu steuern (s. Abb., s. S. 115).

Gaumensegel Velum palatinum. Lappenartige Fortsetzung des harten →Gaumens, endet im Zäpfchen (Uvula).

Gaumensegelinsuffizienz Insuffizienter Verschluss der velopharyngealen Pforte aufgrund einer zentralen oder peripheren Gaumensegellähmung; die Gaumensegelinsuffizienz verursacht →Hypernasalität und →nasale Emission und leistet bei dysarthrischen Patienten einen Hauptbeitrag zur Minderung der →Verständlichkeit.

Gaumensegelprothese Eine an der oberen Zahnreihe befestigte, herausnehmbare Klammer mit einem flexiblen Ausleger trägt eine dünne, individuell zugeschnittene Kunststoffplatte, mit deren Hilfe das Gaumensegel leicht gegen die Rachenhinterwand gedrückt wird; wirksames Verfahren zur Reduktion der Hypernasalität bei Patienten mit zentral oder peripher bedingter →Gaumensegelinsuffizienz.

Gaumenspalte Gaumenspalten werden gemäß ihrer Entstehung in isolierte Gaumenspalten und Gaumenspalten in Kombination mit Lippen-Kieferspalten unterschieden. Sie entstehen in der 6.–8. Embryonalwoche. Isolierte Gaumenspalten sind immer doppelseitig, da die Spaltbildung in der Mittellinie mit der fehlenden Verschmelzung mit dem Vomer einhergeht. Gaumenspalten in Kombination mit Lippen-Kieferspalten können in Abhängigkeit von der Lippen-Kieferspaltform einseitig und doppelseitig auftreten. Gaumenspalten können den harten Gaumen und das Gaumensegel betreffen (Totalspalten) gegenüber den Gaumenspalten, die nur das Gaumensegel (Velumspalten) oder nur Teile des Velums betreffen (→submuköse Gaumenspalten, unvollständige Gaumenspalten). Funktionelle Folgen der Gaumenspalten sind **1.** Regurgitation von festen und flüssigen Nahrungsbestandteilen durch die Nase, **2.** fehlerhafte Sprachlautbildung im Sinne eines offenen Näselns und **3.** Minderung des Hörvermögens durch eine Störung der Tubenventilation mit konsekutiver Minderbelüftung des Mittelohres.

Gehörgang Der Gehörgang ist Teil des →Außenohres und besteht aus einem äußeren knorpeligen, mit dem Ohrmuschelknorpel zusammenhängenden und einem inneren knöchernen Teil. Er enthält Haare mit Talgdrüsen (→Cerumen) und endet am →Trommelfell. Zusammen mit der Ohrmuschel dient der Gehörgang der akustischen Verstärkung von Schall im Frequenzbereich von etwa 2 bis 4 kHz durch seine Resonanzeigenschaften bedingt.

Gehörgangskollaps Der noch sehr weiche kindliche, vor allem frühkindliche Gehörgang kann sich zum Beispiel bei der Luftleitungsmessung verschließen und so eine Schallleitungsstörung vorgetäuscht werden, die mit steigender Frequenz zunimmt. Man kann bei audiometrischen Messungen den Gehörgangskollaps durch Verwendung von Einsteckhörern vermeiden.

Gehörgangsstenose Verengung des Gehörgangs z.B. als Folge von Missbildungen. Gehörgangsstenosen führen i.d.R. zu Schallleitungsstörungen und können operativ beseitigt werden.

Gehörknöchelchen Schallübertragende Anteile des →Mittelohres (→Hammer, →Amboss, →Steigbügel).

Gehörlosigkeit Der komplette Verlust des Gehörs aufgrund einer Hörschädigung. Die Funktionsstörungen können das →Innenohr, den Hörnerven, den Hirnstamm oder die weiteren Strukturen der zentralen Hörbahn betreffen. Audiometrisch liegt Gehörlosigkeit vor, wenn der mittlere Hörverlust im Frequenzbereich von 500 bis 3.000 Hz größer als 90 dB beträgt.

Gehörschutz Gehörschutzmaßnahmen dienen dem Schutz des Gehörs vor schädigendem Lärmeinfluss. In Industriebetrieben müssen Mitarbeiter, auch wenn sie nur zeitweise Schalldruckpegeln ab 85 dB (A) ausgesetzt sind, Gehörschutz tragen. Gehörschutz-Watte, Gehörschutz-Stöpsel, Gehörschutzkapseln oder Gehörschutz-Helme ermöglichen es, bei unterschiedlichem Lärmpegel entsprechenden Gehörschutz zu bieten. Wird das Tragen von Gehörschutz trotz Gehörschutzpflicht nicht wahrgenommen, kann eine →Lärmschwerhörigkeit die Folge sein. Auch im Freizeitbereich kann bei lauter Musik ein Gehörschutz sinnvoll sein, der durch seine individuelle Fertigung und der Verwendung von frequenzspezifischen Filtern eine Dämpfung zwischen 15 und 25 dB bei Einhalt des Frequenzspektrums der Musik ermöglicht.

Gellé-Versuch Ein →Stimmgabeltest, der dem Nachweis einer Fixation der →Gehörknöchelchenkette, wie z.B. bei der →Otosklerose, dient. Dazu wird die Lautheit des Stimmgabeltons (440 Hz) über Knochenleitung bei Variation des Drucks im äußeren Gehörgang mithilfe eines Politzer-Balls überprüft. Ändert sich die Lautheit nicht, spricht dies für eine Fixation (Gellé negativ) der Gehörknöchelchenkette.

Gemeinsamer Bundesausschuss Ärzte – Krankenkassen Der Gemeinsame Bundesausschuss (GBA) ist ein Gremium der gemeinsamen Selbstverwaltung von Ärzten, Psychotherapeuten, Krankenhäusern und Krankenkassen. Gemäß § 92 Sozialgesetzbuch Fünf (SGB V) beschließt der Gemeinsame Bundesausschuss die zur Sicherung der ärztlichen Versorgung erforderlichen Richtlinien über die Gewährung für eine ausreichende, zweckmäßige und wirtschaftliche Versorgung der Versicherten. Er kann dabei die Erbringung und Verordnung von Leistungen oder Maßnahmen einschränken oder ausschließen, wenn nach dem allgemein anerkannten Stand der medizinischen Erkenntnisse der diagnostische oder therapeutische Nutzen, die medizinische Notwendigkeit oder die Wirtschaftlichkeit nicht nachgewiesen sind.

Gemäß § 92 Abs. 1 Nr. 6 SGB V soll der Gemeinsame Bundesausschuss insbesondere Richtlinien beschließen über die Verordnung von Heilmitteln (sog. Heilmittelrichtlinien) und gem. Abs. 6 dabei den Katalog verordnungsfähiger Heilmittel, die Zuordnung der Heilmittel zu Indikationen, die Besonderheiten bei Wiederholungsverordnungen und Inhalt und Umfang der Zusammenarbeit des verordnenden Vertragsarztes mit dem jeweiligen Heilmittelerbringer regeln.

Generalisierung Übertragung und Ausweitung des Therapieerfolgs auf Alltagssituationen. Wichtiges Kriterium zur Beurteilung eines dauerhaften Therapieerfolgs beim →Stottern.

Generelle Dyspraxie Beeinträchtigung der grob- und feinmotorischen Willkürmotorik.

Genetische Prädisposition Eine genetische Veranlagung, die dazu führt, dass man für eine bestimmte Krankheit empfänglich ist. Eine solche Prädisposition ist in vielen Fällen erblich bedingt.

Geriatrie Interdisziplinäres Gebiet der Medizin, das sich mit der Erkennung und Behandlung des Alters beschäftigt (Altersheilkunde).

Geriatrische Depressionsskala Ein von *Yesavage* vorgeschlagenes Verfahren zur Einschätzung des Grades der Depression bei Erwachsenen bzw. bei alternden Menschen.

Geriatrie-Indikations-Checkliste (GINCH) Vorschlag zur Indikationsklärung bei Sprach- und Kommunikationsstörungen in geriatrischen Zusammenhängen. Die Indikation zur Sprach- und Kommunikationstherapie für den Primärbetroffenen ist gegeben, solange dieser erkennbar orientiert, störungsbewusst und leidend ist, sich länger als 10 Minuten belasten kann und ein Wunsch nach Wandel besteht. Die Indikation zur Beratung der Sekundärbetroffenen ist gegeben bei deren Bedürfnis nach Beratung.

German School Deutschen Traditionen folgend fanden zunächst medizinische und pädagogische Erkenntnisse zur Behandlung von Sprech- und Sprachstörungen Eingang in ein sich langsam entwickelndes fachdisziplinäres Verständnis. Es erfolgte eine Auseinandersetzung mit den klassischen Werken u.a. von →Kussmaul, →Gutzmann, →Nadoleczny, →Fröschels und →Rothe. Zugrunde lag ein am Sprechablauf orientierter, medizinisch geprägter Sprachbegriff.

Gerontologie Lehre vom Altern und den dabei auftretenden Veränderungen (Altersforschung).

Gesamtwortverstehen →Sprachaudiometrie

Geschwind, Norman (8.1.1926–4.11.1984) US-amerikanischer Neurologe, der in den 50er- und 60er-Jahren des 20. Jahrhunderts insbesondere durch seine Arbeit „Disconnexion syndromes in animals and man" (Brain, 1965: 88, 237–294, 585–644) zu einem Wiedererstarken lokalisationistischer Positionen in der Neurologie stark beitrug. Er spielte eine wesentliche Rolle bei der Gründung des „Boston University Aphasia Research Center". Das Zentrum war zu dieser Zeit einzigartig. Es bildet bis heute den Mittelpunkt der Aphasieforschung in den USA. In der medizinischen Aphasiologie wurde durch Geschwind die klassische

Geistige Behinderung Beeinträchtigungen der geistigen Entwicklung werden verursacht durch genetische oder chromosomale Abweichungen (z. B. Rett- oder Down-Syndrom), durch prä-, peri- und postnatale Schädigungen (z. B. Alkoholembryopathie, extreme Frühgeburt), Erkrankungen (z. B. Enzephalitis) und Unfälle (z. B. Schädel-Hirn-Verletzungen). Hinzu kommen das weite Spektrum →autistischer Störungen und vielfältige Beeinträchtigungen unklarer Ursache. Allerdings haben erweiterte Diagnosemöglichkeiten im letzten Jahrzehnt zu einer Abnahme der unbekannten Ätiologien und einer deutlichen Zunahme neu erkannter genetischer und chromosomaler Abweichungen geführt.

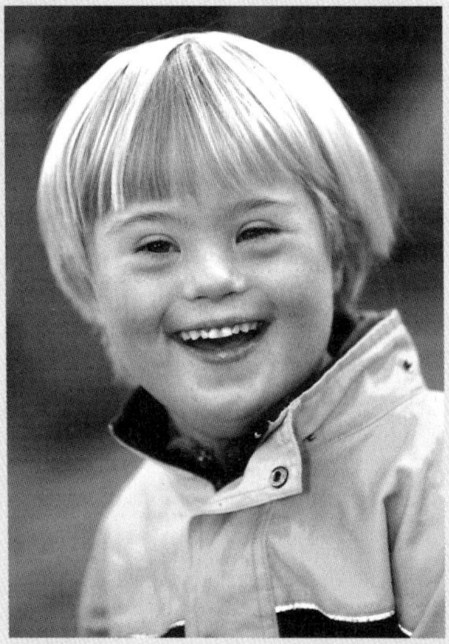

Abb. 1: Kind mit Down-Syndrom.

Die multifaktoriellen Beeinträchtigungen der geistigen Entwicklung verursachen typische, aber auch schädigungsspezifische mehr oder minder deutlich ausgeprägte Verzögerungen der verschiedenen Entwicklungsbereiche, die durch psycho-soziale Faktoren kumulieren können und die soziale Anpassung und Interaktion erschweren. Dabei gilt für jede Fähigkeits- und Verhaltensdimension, dass quantitative und qualitative Aspekte in einem komplexen System verknüpfter Teilbereiche oder Funktionen mit wechselseitigen Bedingtheiten zu sehen sind. Eine überwiegend medizinisch-psychologische und defektorientierte Beschreibung von Menschen, die als geistig behindert bezeichnet werden, vermag somit nicht das individuelle Potenzial und die besonderen Stärken und Schwächen als prozessuales Ergebnis differenziert genug zu erfassen. Deshalb ist zu problematisieren, wenn das komplexe Phänomen geistige Behinderung lediglich mithilfe von Testverfahren mittels eines aus den verschiedenen Entwicklungsbereichen zusammengefassten IQ-Wertes bestimmt wird. Die in Deutschland angegebenen IQ-Werte haben eine relativ enge obere ungefähre IQ-Grenze von 55/60 (als Abgrenzung zu →Lernbehinderung mit IQ-Werten von 55/60–75/80). Zunehmend wird aber bei der Diagnostik der geistigen Behinderung auf eine quantitative generalisierende Leistungsbeurteilung verzichtet zugunsten qualitativ-beschreibender Aussagen zum individuellen Förderbedarf.

Die Häufigkeit von geistiger Behinderung wird mit ca. 0,5 % bei Kindern und Jugendlichen im schulpflichtigen Alter angegeben.

Sprache und geistige Behinderung Die vielfältigen Probleme des →Spracherwerbs und Sprachgebrauchs bei Kindern und Erwachsenen mit geistiger Behinderung werden überwiegend als eine Folge der kognitiven Beeinträchtigung verstanden und in unmittelbarem Zusammenhang mit der Grundbehinderung gesehen. Zudem liegen abhängig von den Schädigungsursachen oft gravierende motorisch-funktionale Beeinträchtigungen des →orofazialen Bereiches vor.

> Fast alle Kinder und Erwachsene mit geistiger Behinderung weisen deshalb multifaktoriell bedingte erhebliche Verzögerungen der Sprachentwicklung auf und vielfältige mehr oder minder deutlich ausgeprägte Sprachstörungen.

Auch soziale und emotionale Fähigkeiten können beeinträchtigt sein und sind unter individuellen und schädigungsspezifischen Aspekten zu reflektieren.

Sprachentwicklung Der →Spracherwerb bei Menschen mit geistiger Behinderung ist überwiegend stark verzögert und oftmals bestehen Abweichungen und behinderungsspezifische Besonderheiten. Aus diesem Grund muss von einem häufig asynchronen

Entwicklungsverlauf ausgegangen werden, der zu auffälligen Dissoziationen zwischen allgemeiner kognitiver und sprachlicher Entwicklung führen kann und nicht von einfachen Verzögerungen. Die Sprachretardierung ist deshalb zumeist nicht niveaugleich zur Retardierung der anderen Entwicklungsbereiche.

Bei fehlender verbaler Kommunikationsfähigkeit aufgrund spezieller Beeinträchtigungen (z.B. schwere cerebrale Bewegungsstörungen, Down-Syndrom oder →Autismus) kann das Sprachverständnis und das subjektive Mitteilungsbedürfnis deutlich weiter entwickelt sein. Dann sollten im Rahmen der →Unterstützten Kommunikation alternative und ergänzende Kommunikationsmittel eingesetzt werden.

Sprachförderung und Sprachtherapie
Sprachliche Förderung von Kindern und Jugendlichen mit geistiger Behinderung berücksichtigt die individuellen Bedürfnisse, Fähigkeiten und sozialen Bedingungen und vermittelt entwicklungsbegleitend und handlungsbezogen entsprechende Kompetenzen in alltags- und bedeutungsorientierten Situationen. Das Ziel ist die Verbesserung der allgemeinen Kommunikationsfähigkeit bezogen auf das Lebensalter und den erreichten Entwicklungsstand.

Es ist deshalb wichtig, die kommunikativen Fähigkeiten des Kindes und Jugendlichen differenziert zu erfassen und zu beschreiben, wie Wünsche und Bedürfnisse deutlich gemacht werden, wie sprachliche Mitteilungen erfolgen und wie spezielle Anforderungen bewältigt werden. Auch in Spiel-, Lern- und Arbeitssituationen ist das kommunikative Verhalten und die überwiegende Form der verbalen Äußerungen zu ermitteln.

Aus dem individuellen Fähigkeitsprofil, aber auch aus den speziellen Bedürfnissen bezogen auf das Lebensalter und die Lebenssituation, ergeben sich dann unterschiedliche sprachliche Aufgaben und Ziele für Förderung und Therapie.

So kann es für einen nicht sprechenden Jugendlichen bedeutsam sein, ein alternatives multimodales Kommunikationssystem zu erlernen, das ihm aktive Mitbestimmung im Lebensalltag und kontextunabhängige Kommunikation ermöglicht, während ein kleines, noch nicht sprechendes Kind die Gebärden nicht nur als ein ergänzendes Kommunikationssystem erlernt, sondern dadurch sowohl Hilfen zum Spracherwerb als auch zur Überbrückung der oft lange Zeit fehlenden verbalen Verständigung erhält.

Die mehr oder minder ausgeprägten Sprachentwicklungsstörungen und die vielfältigen Auffälligkeiten der Sprache bei Beeinträchtigungen der geistigen Entwicklung (Artikulationsstörungen, Dysgrammatismus, Stimmstörungen, Stottern und Poltern) erfordern eine differenzierte Unterscheidung von allgemeinen entwicklungsbegleitenden sprachfördernden Angeboten im Lebensalltag gegenüber speziellen – auch zeitlich begrenzten – therapeutischen Hilfen.

Trotz der typischen quantitativen und qualitativen Abweichungen zeigen Personen mit geistiger Behinderung keine prinzipielle Andersartigkeit der Sprache. Deshalb kann die Sprachförderung sich grundsätzlich an der normalen Entwicklung orientieren. Sie soll dem Kind ermöglichen, seine sprachlichen Fähigkeiten im Verstehen und Sprechen in lebensbedeutsamen Kontexten bezogen auf den nächsten Entwicklungsbereich hin zu erweitern. Unter Berücksichtigung der allgemeinen Entwicklung und klarer Beschreibung der individuell wichtigen Ziele kann Sprachtherapie als ergänzende Hilfe bei speziellen Schwierigkeiten eine wichtige Hilfe sein.

> Ein vorwiegend sprechorientiertes Üben und ein isoliertes Funktionstraining ist daher für geistig behinderte Kinder ohne Berücksichtigung des Lebensalters, der allgemeinen Entwicklung und klarer Beschreibung der individuell wichtigen Ziele wenig sinnvoll.

Einige Kinder und Erwachsene mit geistiger Behinderung entwickeln trotz ihrer Beeinträchtigungen eine relativ gute bis annähernd normale →Sprachkompetenz. Allerdings bestehen im differenzierten Erfassen sprachlicher Mitteilungen, im situationsangepassten sprachlichen Verhalten und in der Möglichkeit, Berichte, Erlebnisse und Gefühle verständlich wiederzugeben, oft Schwierigkeiten. Einzelne Artikulationsstörungen und grammatisch-syntaktische Fehlbildungen sind bei vielen geistig Behinderten häufig festzustellen. Auch Stottern und Poltern tritt vermehrt auf und Stimmstörungen sind nicht selten. Indem diese Beeinträchtigungen in komplexen Bedingungszusammenhängen gesehen und nicht mehr ausschließlich auf die geistige Behinderung zurückgeführt werden, ist es möglich, differenziertere therapeutische Hilfen anzubieten.

Für die Sprachanbahnung, Sprachförderung und Sprachtherapie bei Beeinträchtigungen der geistigen Entwicklung ergibt sich als Konsequenz, die individuellen Stärken und Schwächen im sozialen Kontext zu berücksichtigen und zu reflektieren, welche allgemeinen sprachfördernden Bedingungen bei Beeinträchtigungen der geistigen Behinderung notwendig und welche speziellen therapeutischen Maßnahmen zur Behandlung individueller Schwierigkeiten erforderlich sind.

Eine zunehmende Bedeutung hat auch für Kinder mit Beeinträchtigungen der geistigen Entwicklung die Berücksichtigung der →Zweisprachigkeit. Eine rigide Ablehnung aufgrund der geistigen Behinderung entspricht nicht der Lebenswirklichkeit und den Bedürfnissen der Kinder. Es ist deshalb notwendig, familien- und kindbezogene förderliche Bedingungen zu gestalten (E. W.).

Literatur

Wilken, E. (⁹2003): Sprachförderung bei Kindern mit Down-Syndrom. Berlin: Marhold.

Wilken, E. (2002): Unterstützte Kommunikation. Stuttgart: Kohlhammer.

Lehrmeinung nach Jahren der Geringachtung wiederentdeckt, und die Einteilung der Syndrome in der Bostoner Lehrmeinung wurde zum Vorbild ähnlicher Bestrebungen in Europa (z. B. Aachener Lehrmeinung).

Gesichtsnerv Der Nervus facialis ist der 7. Hirnnerv und versorgt motorisch die Gesichtsmuskulatur (Lidschlag, Lippenbewegungen und Mimik). Eine Lähmung des Gesichtsnerven (→Fazialisparese) führt zur Unbeweglichkeit der betroffenen Gesichtshälfte, zu Problemen beim Augenschließen und Problemen bei der Nahrungsaufnahme. Häufig ist eine Entstellung des Gesichts die Folge einer Lähmung des Gesichtsnerven. Der Gesichtsnerv verläuft gemeinsam mit dem →Hörnerv und dem Gleichgewichtsnerv durch den inneren Gehörgang. Ein Ast des Gesichtsnerven versorgt motorisch den →Stapediusmuskel und ist damit Teil des →akustikofazialen Reflexes, dessen Funktion durch die →Stapediusreflexmessung geprüft wird (→objektive Hörprüfungen).

Gesprächspsychotherapie →Gesprächstherapie

Gesprächstherapie; Gesprächspsychotherapie Durch den Psychologen Carl Rogers (1902–1987) eingeführter psychotherapeutischer Ansatz der nicht-direktiven Beratung, der bei einem humanistischen →Menschenbild davon ausgeht, dass der Klient (→klientenzentrierte Beratung) fähig ist, sich selbst zu helfen. Ausgangspunkt sind die Grundsätze der Akzeptanz, Echtheit und Empathie (Einfühlung). Dementsprechend ist die Stellung des ratgebenden Therapeuten im Sinne eines Begleiters (→Menschenbild, →Therapiebegriff) bei einer „Hilfe zur Selbsthilfe“ zu sehen. Sein Vorgehen ist dabei weitgehend indirekt unterstützend und setzt sich von dem in der →Psychoanalyse, →Verhaltenstherapie und →Familientherapie ab.

Gesteuerter Zweitspracherwerb Syn. →kultureller oder auch →unnatürlicher Zweitspracherwerb. Erlernen der Zweitsprache durch formalen, gelenkten Unterricht (vgl. →Mehrsprachigkeit).

Gestützte Kommunikation Bei der gestützten Kommunikation (FC, *Facilitated Communication*) handelt es sich um ein spezielles Verfahren der →Unterstützten Kommunikation. Eine Hilfsperson (Stützer) ermöglicht der beeinträchtigten Person durch körperliche Stütze der Hand, am Arm oder auch nur an der Schulter kommunikationsbezogenes Zeigen auf Objekte, Bilder/Symbole oder Buchstaben bis hin zum Schreiben auf dem Computer. Neben der direkten körperlichen Unterstützung wird eine emotionale und verbale Hilfestellung gegeben. Angestrebt wird, die körperliche

Stützung nach Möglichkeit sukzessiv auszublenden.

Diskutiert wird bei dieser Methode immer wieder, inwieweit die Stützer (unbeabsichtigt) die Aussagen des Gestützten beeinflussen und ob – insbesondere die schriftsprachlichen Aussagen – als authentisch gelten können.

Gewahrsein Bewusstheit um Begrenzungen und Ressourcen.

Gleichgewichtsorgan (Vestibularorgan) Die Gleichgewichtsorgane sind Bestandteile des Innenohrs. Im Vorhof (Vestibulum) befinden sich die mit Endolymphe gefüllten Sacculus und Utriculus, die über jeweils ein Sinnespolster mit →Haarsinneszellen verfügen (Macula sacculi, Macula utriculi). Die Stereozilien der Sinneszellen ragen dabei in eine gallertige Masse, in die kleine Kristalle (Otolithen) eingebettet sind. Bei Lageveränderungen des Kopfes treten als adäquate Reize Scherbewegungen der Stereozilien auf, die zu einer Erregung der Haarsinneszellen und in der Folge zu einer Entstehung von Nervenimpulsen im Gleichgewichtsnerven (N. vestibularis) führen. Die ebenfalls mit Endolymphe angefüllten Bogengänge werden aufgrund ihrer spezifischen räumlichen Anordnung durch Dreh- und Beschleunigungsbewegungen in allen Raumrichtungen erregt. Die entsprechenden Sinnespolster liegen hier in den Ampullen an der jeweiligen Basis der Bogengänge. Pathologische Veränderungen des peripheren Gleichgewichtsorgans können zu unterschiedlich ausgeprägten Schwindelbeschwerden mit Gangunsicherheit, Fallneigungen, kompensatorischen Augenbewegungen (Nystagmus) und Übelkeit führen.

Gleichgewichtsprüfung (Vestibularisprüfung) Bei Schwindelbeschwerden kann eine Prüfung des Gleichgewichts Auskunft darüber geben, ob diese Folge einer Störung des →Gleichgewichtsorgans sind oder andere Ursachen (herz- bzw. kreislaufbedingt, vaskulär o.a.) haben. Die Gleichgewichtsprüfung dient ebenfalls der Feststellung, ob der angegebene Schwindel peripher oder zentral ausgelöst ist. Neben den klassischen Vestibularisprüfungen, die das Gleichgewichtssystem ohne experimentelle Reizung prüfen (z.B. Romberg-Versuch, Unterberger-Tretversuch, Lage-Lagerungsprüfungen unter Nutzung der Leuchtbrille nach Frenzel) werden heutzutage vermehrt experimentelle Gleichgewichtsprüfungen durchgeführt (z.B. thermische Vestibularisprüfung mit Elektronystagmographie (ENG), rotatorische Prüfungen im Drehstuhl, vestibulär evozierte Potenziale). Bei Schwerhörigkeit wird mit einer Gleichgewichtsprüfung untersucht, ob neben der Cochlea auch das Vestibularisorgan, wie zum Beispiel beim →Morbus Ménière, betroffen ist.

Gliding →phonologischer Prozess, bei dem ein →Approximant durch einen anderen ersetzt wird, z.B. im Englischen /ρ/ wird zu [ω], im Deutschen /ρ/ wird zu [φ] oder auch [λ] (pathologisch).

Glissando Meist absteigende, auf einem Atemzug gesungene Tonsequenz.

Globale Aphasie →Aphasiesyndrome

Globusgefühl Syn. Globus pharyngicus, Kloßgefühl. Verspannung des Hals-Kehlkopfbereiches, die häufig mit dem Gefühl eines Fremdkörpers im Schlund und mit Schluckproblemen beim Leerschlucken (ohne Nahrungsaufnahme) einhergeht. Eine psychische Mitverursachung wird diskutiert. Das Globusgefühl gehört zu den typischen Frühsymptomen einer →hyperfunktionellen Dysphonie. Organische Ursachen sind möglich, aber selten.

Glossoptose Zurücksinken der Zunge bei Hypotonie oder Bewusstlosigkeit.

glottal auf Stimmlippenebene

Glottale Ersetzung →phonologischer Prozess, bei dem ein nicht glottal gebildeter Laut durch einen glottalen Laut [η, /] ersetzt wird:

a) Glottale Ersetzung von /®/ (Rachen-r) durch [η] →physiologischer Prozess

b) Ersetzung von X durch [/] = →glottaler Stop →pathologischer Prozess

Glottis Stimmritze. Luftraum zwischen den freien Randkanten der Stimmlippen.

Glottisinsuffizienz →Glottisschlussinsuffizienz

Glottiskrampf Lebensbedrohliche glottale Verspannung der Stimmlippen (Laryngospasmus), spontan auftretend, i.R. einer allergischen Reaktion oder ausgelöst durch eine instrumentelle laryngeale Untersuchung.

Glottisschlag Franz. *coup de glotte*. Stimmlippenschädigende Form der Stimmgebung mit zu kraftvollen, harten Stimmeinsätzen. Symptom der →Hyperfunktionellen Dysphonie.

Geschichte der Logopädie **Vorgeschichte** Aufzeichnungen über Stimm-, Sprech- und Sprachstörungen, über Ursachenforschung und Behandlungsversuche gibt es schon im Altertum. Aber erst die Gedanken der Aufklärung und die daraus resultierenden Gründungen karitativer Einrichtungen, z.B. für Taubstumme oder Stotternde, und auch die Begründung der klinischen Medizin, die auf der Weiterentwicklung naturwissenschaftlicher Erkenntnis bis hinunter zur Zellebene beruht, hat zur Entwicklung der Stimm- und Sprachheilkunde Ende des 19. Jhs. beigetragen. Sie beruht gleichermaßen auf vertieften anatomischen, v.a. aber physiologischen und ätiologischen Kenntnissen der Medizin und auf dem Wissen zu pädagogischen Heilkursen und Behandlungsmethoden. Die Parallelität der Entwicklungen in Medizin und Pädagogik kommt auch in der Veröffentlichung der „Medizinisch-pädagogischen Monatsschrift für die gesamte Sprachheilkunde“ zum Ausdruck, die von 1891 bis 1912 in 22 Jahrgängen von A. und H. Gutzmann herausgegeben wurde.

Medizinische und pädagogische Sprachheilkunde Erst zu Beginn des 20. Jahrhunderts etablierten sich verschiedene Begriffe zur Bezeichnung der Berufs- und Tätigkeitsfelder. Für das Gebiet der pädagogischen Förderung und Unterrichtung sprachauffälliger Kinder wurde der Begriff Sprachheilpädagogik verwendet, für das Gebiet der klinischen Untersuchung und Behandlung wurden die Begriffe der medizinischen Sprach- und Stimmheilkunde gebraucht. →Fröschels schlug vor, den Begriff der medizinischen Sprachheilkunde durch den Begriff der Logopädie zu ersetzen und der Phoniatrie als medizinischer Stimmheilkunde gegenüber zu stellen. Er gründete u.a. mit der niederländischen Logopädin →Branco van Dantzig die Internationale Gesellschaft für Logopädie und Phoniatrie (IALP). Das Jahr 1926, in dem beim Wiener Kongress der IALP eine Resolution mit der Forderung nach einer speziellen, wissenschaftlichen Ausbildung (mit akademischen Abschluss) für die Logopädie verabschiedet wurde, kann daher als die Geburtsstunde der Logopädie bezeichnet werden.

Das Dritte Reich zerschlug auch den Aufschwung der Logopädie, weil aufgrund eugenischer Auslese- und Vernichtungsideologie die Therapie und Rehabilitation Behinderter in der medizinischen Versorgung kaum noch Bedeutung hatte. Allenfalls unter dem Gesichtspunkt wirtschaftlicher und militärischer Brauchbarkeit von Menschen mit Sprech- und Sprachbehinderungen wurden Sprachheilklassen und Ambulanzen zugelassen, während körperliche Missbildungen und verminderte Intelligenz, die man u.a. an gestörter Sprache zu erkennen glaubte, zu Diskrimination, Sterilisation und Ermordung führten.

Nach 1945 – Neuanfang und Etablierung Nach Ende des Zweiten Weltkrieges nahm der mühselige Wiederaufbau der medizinischen Versorgung von Menschen mit Stimm-, Sprech- und Sprachstörungen im Westteil und Ostteil des geteilten Deutschlands verschiedene Wege.

Im Westen begannen Phoniater Frauen als Helferinnen auszubilden und nannten diese Sprachheilpädagoginnen. Dabei richtete sich die Ausbildung zunächst nicht nach Lehrplänen, sondern nach den Schwerpunkten der jeweiligen Kliniken. Die Anerkennung wurde nach etwa zweijähriger Ausbildung und einer Prüfung verliehen, wobei das Abschlusszeugnis keinerlei offiziellen Charakter hatte. Erst mit Erstellung der ersten Ausbildungsordnung und eines allgemeinen, nicht institutsspezifischen Berufsbildes Mitte der 1950er-Jahre wurde die Berufsbezeichnung „Logopädin“ verwendet, um sie an den international üblichen Sprachgebrauch anzupassen und zugleich den Unterschied zur Berufsgruppe der Sprachheillehrer zu verdeutlichen. Die Weiterentwickelung der Ausbildungsstrukturen mündete 1962 in die Gründung der ersten Lehranstalt für Logopädie in Berlin. Nach zwei Jahren Ausbildung konnten die ersten Frauen 1964 ihr Staatsexamen ablegen und erhielten die staatliche Anerkennung als Logopädin. Mit hohem politischen Bewusstsein gründeten die Berliner Logopädinnen schon 1964 den →Zentralverband für Logopädie (ZVL) als Berufs- und Fachverband der Logopädinnen, der sich 1992 in →Deutscher Bundesverband für Logopädie (dbl) umbenannte.

Trotz dieses vielversprechenden Anfangs der berufs- und verbandspolitischen Vertretung wurde im Westteil Deutschlands nach dem Zweiten Weltkrieg eine neue

> Komplementarität der Begriffe Logopädie und Phoniatrie etabliert. An die Stelle der Nachbargebiete, wie sie von Fröschels vertreten wurden, trat die medizinische Hierarchie, die die Logopäden als Heilhilfsberuf und ihre Abhängigkeit von den Medizinern definierte; eine Weichenstellung mit Folgen für die gesamte weitere Entwicklung der Logopädie.

Wirtschaftswachstum und Bildungsexpansion der 1960er-Jahre förderten das soziale Bewusstsein und die Stellung von Behinderten in der Gesellschaft und ermöglichten in verschiedenen Bereichen die Weiterentwicklung der Logopädie. So wurden ab 1964 weitere Logopädenlehranstalten gegründet. Auf Betreiben des ZVL wurden 1971 die Logopäden in den Bundesangestelltentarif (BAT) aufgenommen.

> 1974 wurden medizinische Leistungen zur Vorbeugung und Verbesserung von Behinderungen im Rehabilitationsangleichungsgesetz festgelegt. Die Krankenkassen wurden dadurch verpflichtet, die Kosten für logopädische Therapie zu übernehmen.

Auf dieser Grundlage waren nun Verträge zwischen dem ZVL als Vertreter der Berufsgruppe und den Krankenkassen möglich, wie beispielsweise 1976 mit den Ersatzkassen. Gleichzeitig wurde die Neurologie als zweite medizinische Bezugsdisziplin neben der Phoniatrie erkannt – eine erfolgreiche, fachliche Zusammenarbeit begann. Der hohe Bedarf an Fachkräften zur Sicherstellung der Versorgung verlangte eine Steigerung der Ausbildungskapazitäten und führte 1980 zur Verabschiedung des Logopädengesetzes. Danach war die Berufsbezeichnung geschützt, die Ausbildung und das Examen durch die Logopäden-Ausbildungs- und Prüfungsordnung (LogAPrO) staatlich geregelt und die Zugangsvoraussetzungen festgelegt. Gegen den mittleren Bildungsabschluss als Zugangsvoraussetzung hatten die Logopädinnen im ZVL in einem mehrjährigen Ringen heftig gekämpft, konnten aber letztendlich nur das 18. Lebensjahr, nicht aber die Allgemeine Hochschulreife als Zugangsvoraussetzung durchsetzen.

In den 1980er-Jahren wurden die Verbandsstrukturen und -aktivitäten des dbl wesentlich weiterentwickelt. Die Etablierung einer eigenen Geschäftsstelle, die Herausgabe einer eigenen Schriftenreihe, der Ausbau der Kongresse, die Weiterentwicklung der ZVL-Mitteilungen zu einer eigenen Verbands- und Fachzeitschrift, die Beteiligung an der Gründung der europäischen Dachorganisation →CPLOL 1988 dokumentieren ein hohes Engagement sowohl für die Weiterentwicklung des Berufes als auch des eigenen Fachgebietes „Logopädie".

Nach der deutschen Wiedervereinigung nahm der Weg der Logopädie im Ostteil Deutschlands eine Wende. Bis 1989 wurde Logopädie dort als medizinisch-pädagogische Wissenschaft bezeichnet, aus der sechs verschiedene Ausbildungsgänge hervorgingen. Nach der Wende wurde für die eher medizinischen Ausbildungen das im Westen geltende „Gesetz über den Beruf des Logopäden" Maßstab für die Anerkennung der Berufsgruppen der „DDR". Die meisten Absolventen wurden als Logopäden anerkannt, zum Teil waren Nachschulungen erforderlich. Die eher pädagogischen Studiengänge wurden als Sprachheilpädagogik weitergeführt. Da die Versorgungsstrukturen, d.h. Ambulatorien für Sprach- und Stimmstörungen, nach der deutschen Wiedervereinigung größtenteils zerschlagen wurden, kam es zu einem Versorgungsdefizit im Bereich Logopädie, das bis heute noch nicht vollständig ausgeglichen werden konnte.

Aktuelle Entwicklungen Seit Beginn der 1990er-Jahre ist die deutsche Logopädie durch drei wesentliche Entwicklungslinien bestimmt:

1. Die Zersplitterung der Berufslandschaft im Bereich von Sprach-, Sprech-, Stimm- und Schlucktherapie, die mit der Trennung von medizinischer und pädagogischer Stimm- und Sprachheilkunde nach dem Zweiten Weltkrieg begann, wurde durch die deutsche Wiedervereinigung sowie durch die Etablierung neuer Studiengänge und die zumindest partielle Gleichsetzung von Abschlüssen durch die deutsche Rechtsprechung vorangetrieben.
2. Die Erbringung logopädischer Leistungen im Rahmen der Gesetzlichen Kranken-

versicherung gerät durch Finanznot und durch Umstrukturierungen im Gesundheits- und Sozialwesen immer stärker unter Druck. Gleichzeitig entwickelt sich ein zunehmendes Bewusstsein für die zukünftigen gesellschaftlichen Herausforderungen und für die Notwendigkeit, zu deren Bewältigung durch neue Ansätze beizutragen.

3. Die Weiterentwicklung des Faches wird durch ein hohes persönliches Engagement der Berufsangehörigen selbst vorangetrieben, die sich – unterstützt von Professoren verschiedener Disziplinen in den Hochschulen – durch ergänzende Weiterbildungsstudien einen Weg in die Forschung erkämpfen und durch Studien, Veröffentlichungen und Fortbildungen Erkenntnisfortschritte der Logopädie miterarbeiten und verbreiten.

Perspektiven Die Berufsverbände von Logopäden und Sprachtherapeuten sind gefordert, die Zusammenarbeit mit dem Ziel der Umsetzung eines einheitlichen Berufs- und Ausbildungsprofils sowohl inhaltlich wie auch politisch fortzusetzen, um ein einheitliches Berufsgesetz durchzusetzen.

Die deutsche Politik ist gefordert, der Zersplitterung der Berufslandschaft durch eine Neufassung des Logopädengesetzes entgegenzuwirken und den Weg zu einer eigenständigen, interdisziplinären Logopädie/Sprachtherapie freizumachen. Nur durch eine eigenständige, interdisziplinär angelegte Therapieforschung und deren kontinuierliche Rezeption in der klinischen Praxis können die Anforderungen des Gesundheitswesens an Qualitätssicherung und Evidenzbasierung erfüllt werden (M. R. & D. Sch.-D.)

Literatur

Macha-Krau, H. (1994): Die Entwicklung der Logopädie, Teil II. Forum Logopädie 8, 2, 14–18.

Macha-Krau, H. (2000): Logopädie im Dritten Reich. Forum Logopädie 14, 4, 23–27.

Macha-Krau, H. (2004): Wissenschaftstheorie und Wissenschaftspraxis in der Logopädie. Forum Logopädie 18, 6, 28–31.

Tesak, J. (1999): Der gegenwärtige Stand der Logopädie-Ausbildung in Deutschland. In: dbl (Hrsg.): Logopädie braucht wissenschaftliche Kompetenz. Plädoyer für eine Hochschulausbildung. Idstein, 11–16.

Glottisschluss →Adduktionsstellung der Stimmlippen

Glottisschlussinsuffizienz Unvollständiger Stimmlippenverschluss **1.** bei der →Hypofunktionellen Dysphonie infolge einer →Internusschwäche, **2.** bei der →Hyperfunktionellen Dysphonie infolge der vermehrten Grundspannung der Stimmlippen (die diese nach außen ziehen), **3.** als →Sanduhrglottis bei bestehenden →Sängerknötchen, **4.** bei sonstigen organischen Stimmlippenveränderungen, **5.** bei einseitiger →Stimmlippenparese bzw. →Recurrensparese.

Glottisverkrampfung Starke muskuläre Verspannungen im Glottisbereich beim →Stottern. Tritt selten auf.

Glottisverschluss →Adduktionsstellung der Stimmlippen

Glottographie Untersuchungsverfahren zur Aufzeichnung der Stimmlippenschwingungsbewegungen. **1.** →Elektroglottographie (EGG), **2.** →Photoglottographie, **3.** →Hochgeschwindigkeitsglottographie.

Goldstein, Kurt (6.11.1878–19.9.1965) Deutscher Neurologe und Psychiater. Nach Promotion bei →Carl Wernicke wurde Goldstein 1914 Leiter des „Instituts zur Erforschung der Folgeerkrankungen von Hirnverletzungen" in Frankfurt und 1922 Professor für Neurologie an der Universität Frankfurt. 1930 erfolgte ein Wechsel nach Berlin. 1933 wurde Goldstein in die Emigration in die Niederlande gezwungen, 1934 ging er dann in die USA, wo er als Professor an der Columbia University und der Tufts University sowie in privater Praxis wirkte. In der Sprachheilkunde und in der Aphasiologie ist Goldstein bemerkenswert, weil er eine ganzheitliche Sichtweise vertrat, die immer die Persönlichkeit, die so-

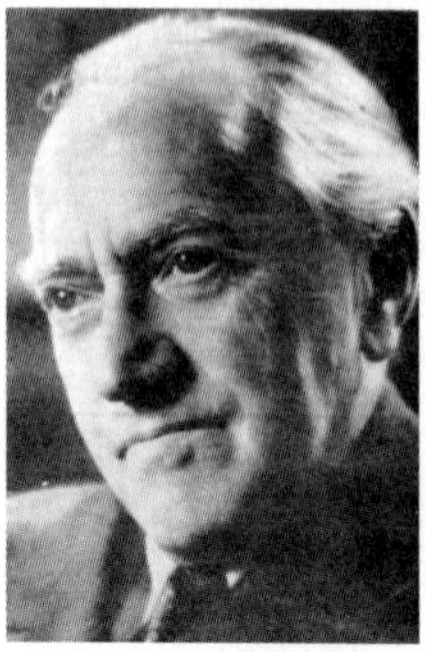

Abb.: Kurt Goldstein.

zialen Bezüge und die individuellen Aspekte hirngeschädigter Personen miteinbezog. Sein holistischer Ansatz nimmt die →ICF (*International Classification of Functioning, Disability and Health*) in ihren Grundkonstanten vorweg.

Literatur

Simmel, M.L. (1968): The Reach of Mind. Essays in Memory of Kurt Goldstein. New York: Springer.

Grad der Behinderung (GdB) bei Hörstörungen Der GdB wird von den Versorgungsämtern (Sozialadministration) auf der Basis ärztlicher Gutachten nach Vorgaben des Schwerbehindertenrechts (→Rehabilitationsrecht) ermittelt. Er wird in dezimalen Schritten in Prozent angegeben und bildet von einem GdB von 50 % an die Grundlage für die Ausstellung eines Schwerbehindertenausweises mit Eintragungen zu den speziellen Funktionseinschränkungen bzw. entsprechenden steuerlichen u.a. Vergünstigungen. Der Buchstabe „G“ bedeutet gehbehindert, „aG“ außergewöhnlich gehbehindert, „H“ hilflos, „Bl“ blind, „Gl“ gehörlos, „RF“ Befreiung von den Rundfunkgebühren und „1. Kl.“ Berechtigung auf die Benutzung der ersten Klasse mit einer Fahrkarte zweiter Klasse. Zusätzlich kann vom Versorgungsamt ein „Freifahrtausweis“ ausgestellt werden. Die Angabe des GdB entspricht insbesondere im kommunikativen und sprachlichen Bereich oft nicht den tatsächlichen Einschränkungen und möglichen Benachteiligungen (z.B. bei Menschen mit einer Schwerhörigkeit oder mit einer Redestörung).

Eckwerte sind: für einseitige Taubheit eine GdB von 15, für beidseitige Taubheit eine von 70, für eine beidseitige mittelgradige Schwerhörigkeit 20 bis 40 und eine beidseitige hochgradige Schwerhörigkeit 40 bis 60. Für kindliche Hörstörungen wird die Sprachentwicklung mit berücksichtigt und die GdB dementsprechend höher bewertet. Bei angeborener Taubheit liegt sie bei 100.

Grad der Hörstörung Für das Ausmaß einer Hörbehinderung kann der Grad einer Schwerhörigkeit aus der →Hörweitenprüfung, aus dem →Tonaudiogramm oder dem →Sprachaudiogramm ermittelt werden. Bei der geringgradigen Schwerhörigkeit liegt die Hörweite bei 4 m, der Hörverlust bei 20 bis 40 dB. Bei der mittelgradigen Schwerhörigkeit liegt die Hörweite bei 1 bis 4 m, der Hörverlust bei 40 bis 60 dB. Bei der hochgradigen Schwerhörigkeit liegt die Hörweite bei 0,25 m bis 1 m, der Hörverlust bei 60 bis 80 dB. Bei der an Taubheit grenzenden Schwerhörigkeit liegt die Umgangssprache bei 0,25 m, der Hörverlust bei 80 bis 95 dB. Bei Taubheit beträgt der Hörverlust mehr als 100 dB.

Grammatik Gesamtheit der Regelsysteme, die dazu beitragen, dass in einem Satz Bedeutungen zu Bezeichnungen transformiert werden. Dies leisten die grammatischen Kategorien (Aspekt, Tempus, Numerus, Modus, Person etc). Grammatische Kategorien lassen sich syntaktisch (über ihre Distributionseigenschaften bzw. ihre Wortstellungsregularitäten) oder morphologisch (über sichtbare Auxiliare und Affixe) realisieren. Grammatische Kategorien weisen grammatische →Semantik (im Gegensatz zu lexikalischer →Semantik) auf. Grammatische Semantik wird im Gegensatz zu lexikalischer Semantik im →Broca-Zentrum verarbeitet und daher stark automatisiert und damit unbewusst. Die Ermittlung von grammatischer Semantik stellt daher eine große Herausforderung für die →Sprachwissenschaft dar.

Grammatikalisierung Als Grammatikalisierung wird ein Prozess bezeichnet, bei dem eine lexikalische Einheit zunehmend in ein grammatisches →Morphem überführt wird. Zentral ist die empirisch abgesicherte Beobachtung, dass sich alle grammatischen Morpheme auf lexikalische Einheiten zurückführen lassen. Das Gegenteil (Degrammatikalisierung) ist bislang nicht gesichert nachgewiesen. Es gibt verschiedene Grammatikalisierungsgrade bzw. ein Grammatikalisierungskontinuum. Auch die Entwicklung eines schwach grammatischen Morphems zu einem stark grammatischen Morphem (z.B. der Übergang von einer Präposition mit räumlicher Bedeutung zu einer Präposition mit temporaler und schließlich modaler Bedeutung) wird daher dem Prozess der Grammatikalisierung zugeordnet. Im Zentrum steht die Idee des gerichteten grammatischen Wandels. Grammatikalisierung verläuft danach in spezifischen Grammatikalisierungskanälen. So entstehen z.B. definite Artikel aus Demonstrativpronomina; Kasussuffixe lassen sich auf No-

Geschichte der Sprachheilpädagogik

Die folgende Darstellung versteht sich als Kommentar zu dem Schaubild auf den Seiten 128–131. Nach einer historiografischen Ausarbeitung einzelner Fachdisziplinen (z.B. der Sprachheilpädagogik, Logopädie usw.) wird dort eine übergreifende Einordnung des sprachtherapeutischen Arbeitsfeldes vorgenommen, wobei nach einer identischen Vorgeschichte unterschiedliche Profilbildungen im pädagogischen und medizinischen Bereich zu verzeichnen sind und in der Gegenwart erhebliche Schwerpunktverlagerungen in den außerschulischen Bereich beobachtet werden können. Die Analyse zentriert sich auf die Situation in Deutschland, wobei durch den zusätzlichen internationalen Vergleich bestimmte Eigenentwicklungen erkennbar sind.

Gründung – Aufbau – Isolation Typischerweise wird auf eine zweifache Wurzel im pädagogischen und medizinischen Bereich verwiesen, wobei sich das auf das gesamte Arbeitsfeld und weniger auf eine bestimmte Fachdisziplin bezieht. Als Wegbereiter der späteren →Sprachheilpädagogik gilt der Berliner Gehörlosenpädagoge →Albert Gutzmann. Zusammen mit seinem Sohn →Hermann Gutzmann sen. gab er ab 1891 die „Medizinisch-pädagogische Monatsschrift für die gesamte Sprachheilkunde" heraus. In dieser Phase waren Medizin und Pädagogik komplementär aufeinander bezogen, wobei sich im pädagogischen Bereich aus Sprachheilkursen zur Fortbildung für Volksschullehrer erste Sprachheilklassen und später eigenständige Sprachheilschulen entwickelten. Daneben gab es die ambulante Versorgung bei Sprachärzten.

Zur Zeit der Weimarer Republik kam es zu einer ersten Aufbauphase, die wesentlich durch die Gründung von →Verbänden mitbestimmt wurde. 1927 wurde die „Arbeitsgemeinschaft für Sprachheilpädagogik in Deutschland" (AfS) durch Hamburger Sprachheillehrer gegründet. Dadurch wurden wesentliche Entwicklungen initiiert: 1928 die erste akademische Ausbildung für Sprachheillehrer an der Universität Hamburg, 1929 die wegbereitende Tagung „Das sprachkranke Kind" in Halle. 1933 erfolgte der Beitritt der AfS in den Nationalsozialistischen Lehrerbund.

Im medizinischen Sektor gehörte zu der Zeit der Wiener Spracharzt →Emil Fröschels zu den wesentlichen Potentaten der Meinungsbildung. Er hatte in einer Veröffentlichung 1913 zum ersten Mal den Ausdruck →Logopädie geprägt und ihn auch bei der Gründung der „Internationalen Gesellschaft für Logopädie und Phoniatrie" dementsprechend herausgestellt. Mit der Machtübernahme der Nationalsozialisten verließ er Deutschland aufgrund seiner jüdischen Herkunft und war in den Vereinigten Staaten wesentlicher Mitinitiator eines sprachtherapeutischen Versorgungssystems, das später weltweit führend werden sollte.

Für Deutschland, das noch 1932 als Wiege des Sprachheilwesens bezeichnet wurde, begann mit der Zeit des Nationalsozialismus (1933–1945) eine Phase der internationalen Isolation. Es wäre verfehlt, hier von einer Stagnation zu sprechen, da weiterhin Sprachheilschulen gegründet wurden (z.B. in Hamburg). Weiterhin darf nicht verschwiegen werden, dass sich einige Vertreter des Sprachheilwesens offen zur Rassenideologie bekannten bzw. diese in ihren Schriften nachhaltig unterstützten, während andere aus ihren Ämtern vertrieben wurden bzw. in Konzentrationslagern umkamen. Die Nachhaltigkeit dieser Phase ist darin zu sehen, dass sich das Sprachheilwesen in Deutschland von der Entwicklung im Ausland abkoppelte und erst Jahrzehnte später wieder den Anschluss an internationale Perspektiven fand.

Neuanfang – Ausbau – Umbruch Nach dem Zweiten Weltkrieg standen zunächst die Anforderungen der praktischen Versorgung im Vordergrund, wobei durch den Wiederaufbau die bisherigen Merkmale der sprachtherapeutischen Versorgung eher verfestigt wurden, da die Bausteine weitgehend die gleichen blieben.

In der Deutschen Demokratischen Republik (DDR) entwickelte sich ein zentralistisches System bei einer Orientierung an der Sowjetunion, das durch eine flächendeckende Frühförderung, Sprachheilschulen, LRS-Klassen und Internate gekennzeichnet war. In der Bundesrepublik Deutschland (BRD) entstand ein föderales System, das durch die Empfehlungen der Kultusministerkonferenz (KMK) Merkmale einer angeglichenen und aufeinander abgestimmten Entwicklung

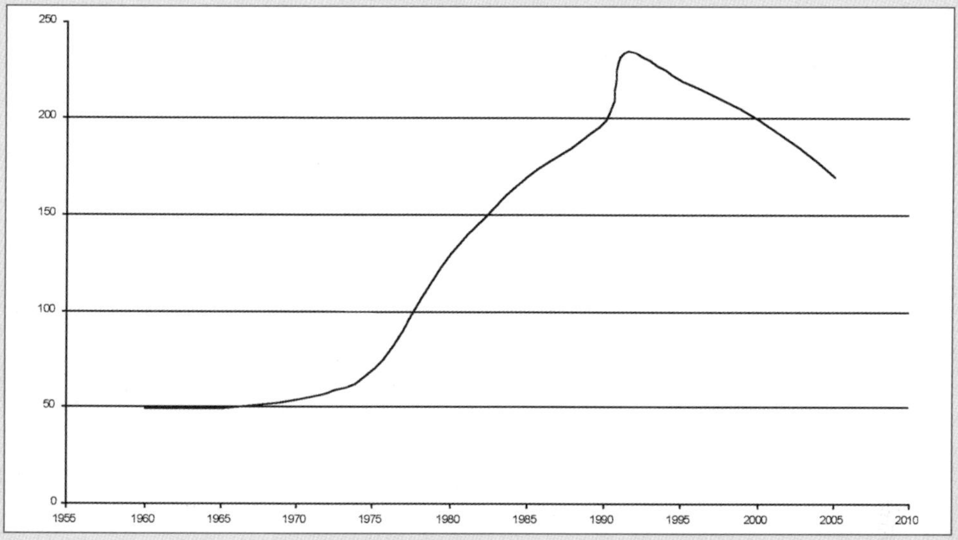

Abb. 1: Anzahl der Sprachheilschulen in Deutschland.

aufwies. Von wesentlicher Bedeutung waren dabei die →Verbände. 1953 war die „Arbeitsgemeinschaft für Sprachheilpädagogik in Deutschland" (AfS) erneut in Hamburg gegründet worden. Von hier setzte sich – teilweise gegen regionalen Widerstand – ein flächendeckendes pädagogisches Versorgungssystem durch. Von wesentlicher Bedeutung war die Arbeitstagung „Zur Eigenständigkeit der Sprachheilpädagogik" 1968 in München, bei der auch die AfS in „Deutsche Gesellschaft für Sprachheilpädagogik e.V." (dgs) umbenannt wurde. Die Betonung der Pädagogik bei einer Abgrenzung zur Medizin setzte die Grundlage, um sich bei den Empfehlungen der Kultusministerkonferenz (KMK) vom 16. März 1972 dementsprechend als sonderpädagogische Fachrichtung zu positionieren. Auf dieser Grundlage kam es zu einem erheblichen Ausbau des Sonderschulwesens und damit auch der Sprachheilschulen.

Anfang der 1990er-Jahre des letzten Jahrhunderts war im pädagogischen Versorgungsbereich ein Höhepunkt des institutionellen Ausbaus an Sprachheilschulen zu verzeichnen. Zu den 200 voll ausgebauten Sprachheilschulen in den alten Bundesländern kamen 29 Sprachheilschulen in den neuen Bundesländern hinzu. Andererseits mehrten sich die Zweifel an einer behinderungsspezifischen Didaktik, die Konfusion des Übergangs wurde offenkundig.

Zu diesem Zeitpunkt traten zwei wesentliche Ereignisse auf, die in ihrer Bedeutung kumulierten und die Struktur des Sprachheilwesens in Deutschland nachhaltig veränderten.

- Die *Empfehlungen der Kultusministerkonferenz (KMK) vom 6. Mai 1994* waren Ausdruck eines Perspektivenwechsels von der Institutionen- zur Personorientierung. Bei einem Primat integrativer Organisationsformen und störungsübergreifender Förderzentren wurden Einrichtungen wie die Sprachheilschule erst an dritter Stelle genannt. Dies führte zu einem divergierenden Entwicklungsverlauf in den einzelnen Bundesländern bei einem teilweisen Abbau von Sprachheilschulen bis zu ihrer totalen Auflösung (z.B. in Bremen). Übergreifend gesehen sank die Anzahl der Sprachheilschulen beträchtlich (s. Abb. 1).
- Die Gründung der „Arbeitsgemeinschaft der freiberuflichen und angestellten Sprachheilpädagogen" (AGFAS) am 23.1.1993 in Köln als unselbstständige Untergliederung der dgs war Ausdruck des immer drängender werdenden Wunsches der Interessenvertretung dieser Klientel. Die erhebliche Aufwärtsentwicklung führte am 23.1.1999 zur Umbenennung in „Deutscher Bundesverband der Sprachheilpädagogen" (dbs) als selbstständige Untergliederung der dgs. Als Ausdruck des Perspektivenwechsels erfolgte

Tabelle 1

1	**GESCHICHTE** der sprachtherapeutischen Berufsgruppen in Deutschland	
	Vorgeschichte	19. Jahrhundert
Gesellschaftliche Rahmenbedingungen		
Sprachheilpädagogik – Personen – Theorien/Kongresse – Institutionen – Ausbildung **Die Verbände** **Phoniatrie** **Logopädie** **Situation im Ausland**	Identische Vorgeschichte in der Antike, im Mittelalter und der frühen Neuzeit – Bibel (→ Moses) – Ägypten (→ Schädelöffnungen) – Demosthenes (384–324 v. Chr.) – 5.–16. Jahrhundert: Phase der Stagnation – Merculiaris (1530–1606) – Samuel Heinicke (1727–1790) Gehörlosenschule	„Pädagogische Wurzel ↓ Albert Gutzmann (1837–1910) Gehörlosenpädagoge Sprachheilkurse (ab 1883) ↑ O. Berkhan „Medizinische Wurzel" ↓ Dieffenbach (1792–18 Schultheiss (1802–183 Kussmaul (1822–1902) Gall (1758–1828) Wernicke (1848–1905) Broca (1824–1880)
besonders wichtiges Ereignis Weichenstellung, bedeutende Persönlichkeit		

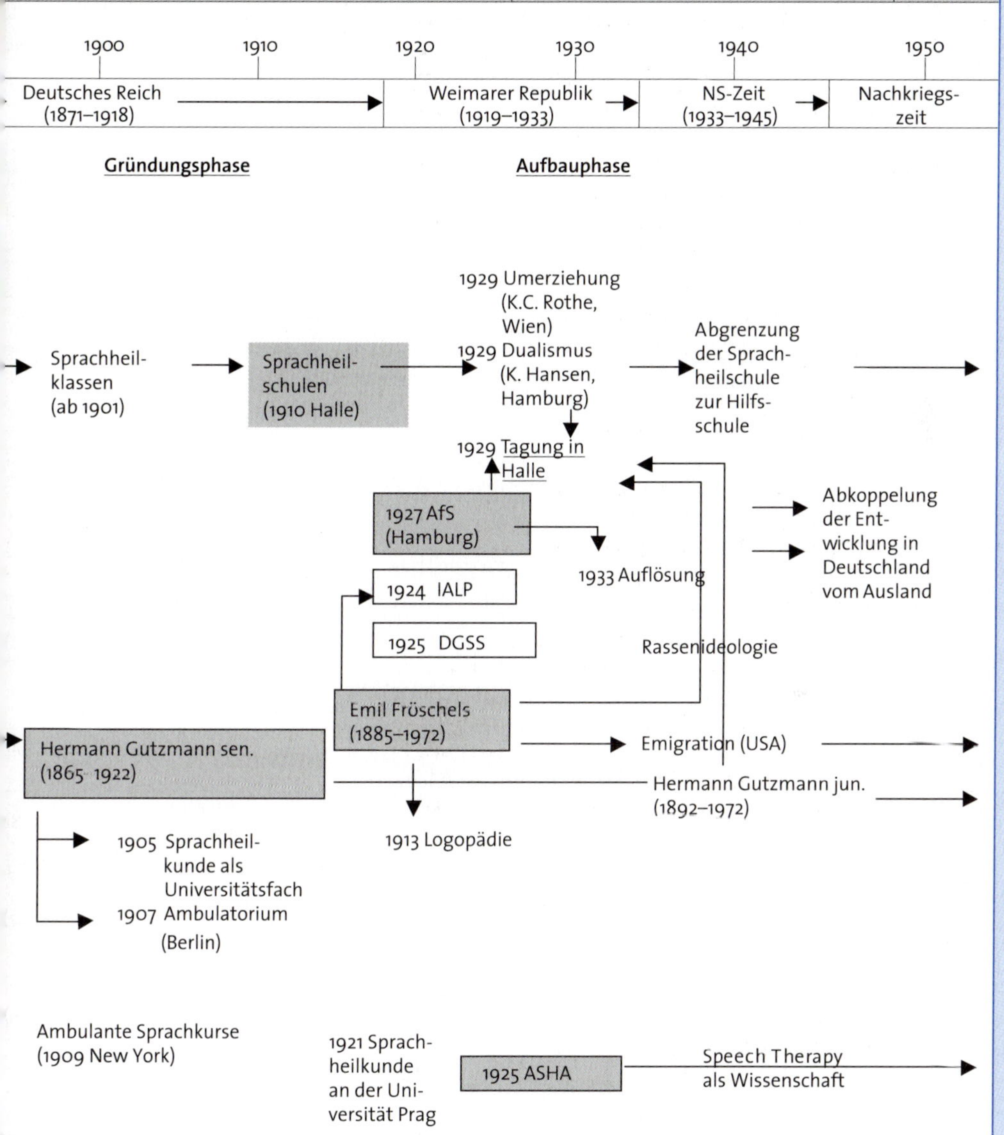

Abkürzungen:
AfS – Arbeitsgemeinschaft für Sprachheilpädagogik in Deutschland
IALP – International Association for Logopedics and Phoniatrics
DGSS – Deutsche Gesellschaft für Sprach- und Stimmheilkunde
ASHA – American Speech-Language-Hearing Association

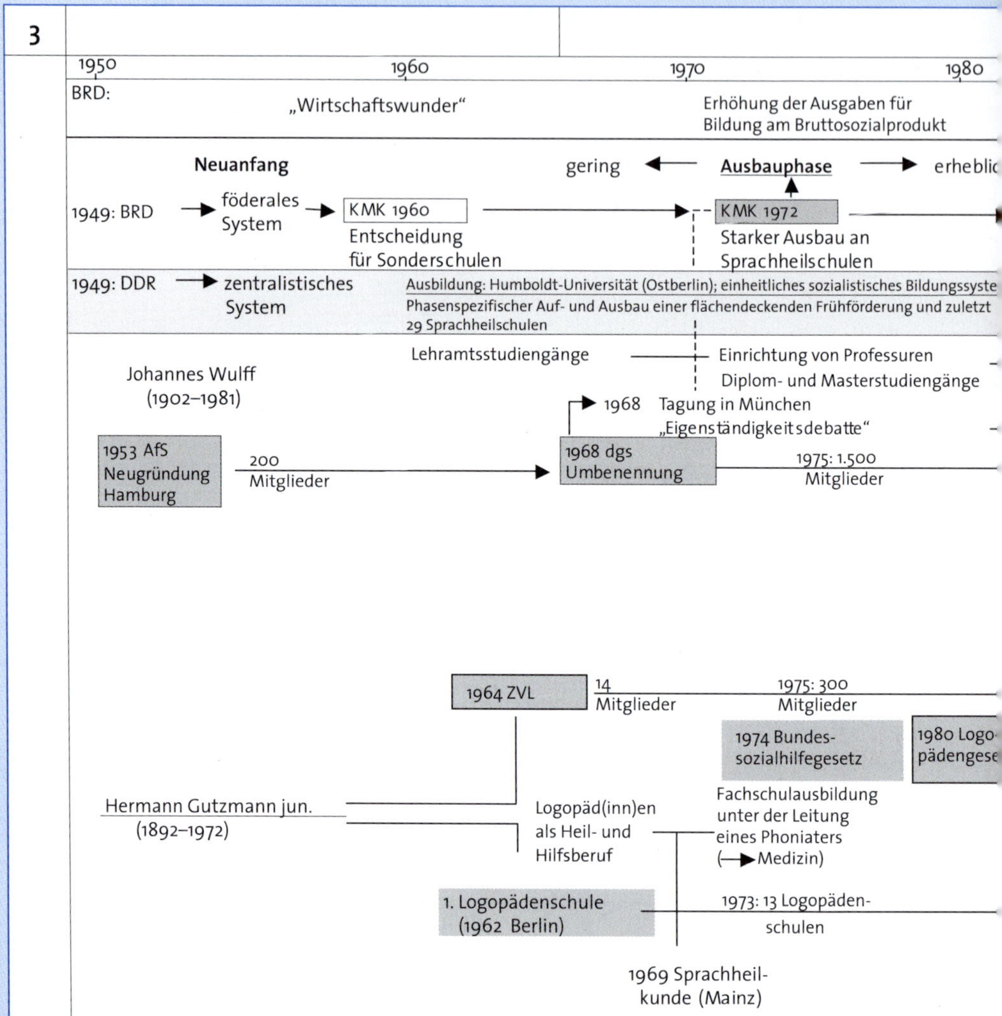

Internationaler Kontext:
Weitgehende Abkoppelung des dualen Systems in Deutschland von der Entwicklung im Ausland (kaum Sprachheilschulen, aber Sprachtherapie in Regelschulen; Primat der Sprachtherapie: Kliniken, Praxen …)
Weitgehende Verwendung des Begriffes „Logopädie“ bzw. „Logopäde“ bei unterschiedlichen Bezugswissenschaften.
Führerrolle der angloamerikanischen Länder: „Speech-language-pathologist“, „speech-therapist; Bedeutung der ASHA; Primat der Integration („mainstreaming“)

Abkürzungen:
AfS – Arbeitsgemeinschaft für Sprachheilpädagogik in Deutschland
dgs – Deutsche Gesellschaft für Sprachheilpädagogik e.V.
ZVL – Zentralverband für Logopädie
KMK – Kultusministerkonferenz

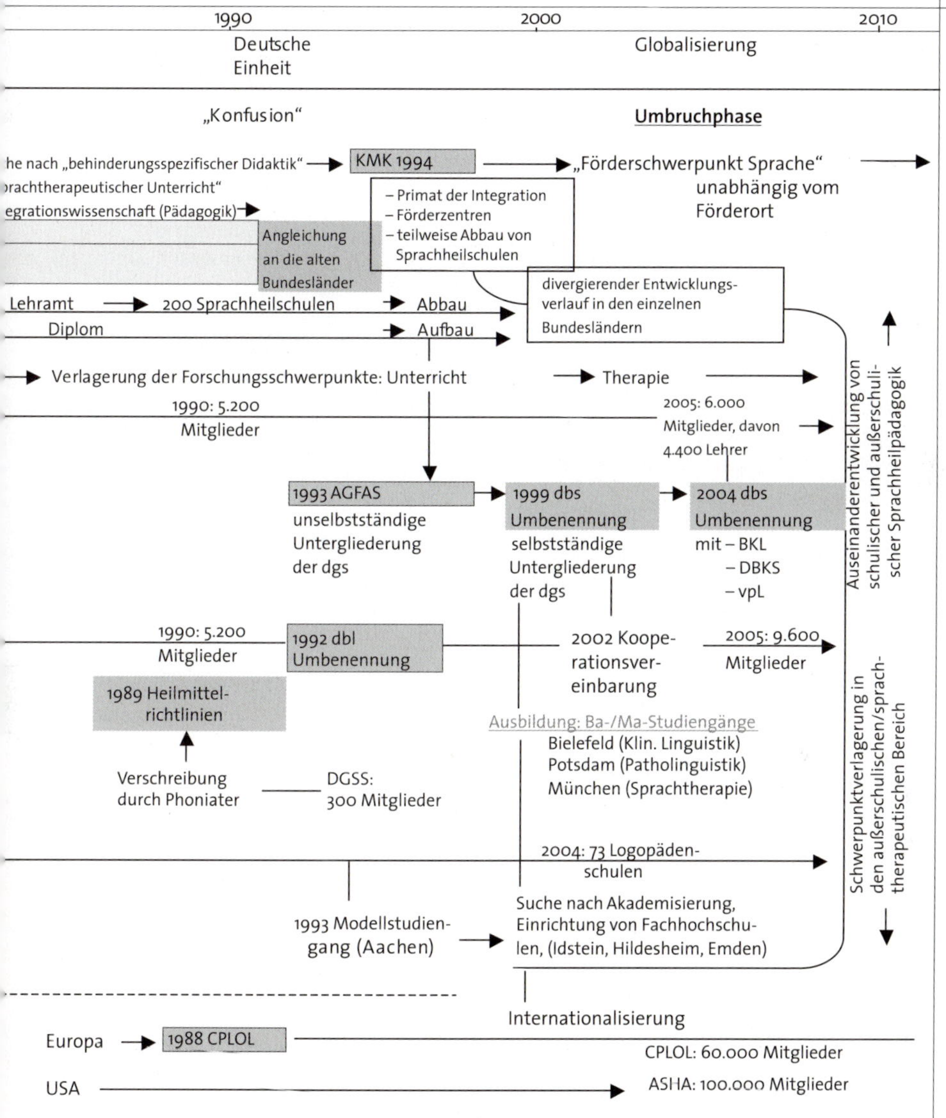

Abkürzungen:

- AGFAS – Arbeitsgemeinschaft der freiberuflichen und angestellten Sprachheilpädagogen
- dbs 1999 – Deutscher Bundesverband der Sprachheilpädagogen e.V.
- dbs 2004 – Deutscher Bundesverband der akademischen Sprachtherapeuten e.V.
- BKL – Bundesverband Klinische Linguistik e.V.
- DBKS – Deutscher Bundesverband Klinischer Sprechwissenschaftler e.V. (gegr. 1990)
- vpL – Verband für Patholinguistik e.V. (gegr. 2001)
- dbl – Deutscher Bundesverband für Logopädie
- CPLOL – Comité Permanent de Liaison des Orthophonistes-Logopèdes de l'Union Européenne

am 24.1.2004 die Umbenennung in „Deutscher Bundesverband der akademischen Sprachtherapeuten" (dbs), der gleichzeitig die Interessen der Klinischen Linguisten (→BKL), Patholinguisten (→vpL) und Sprechwissenschaftler (→DBGS) mit vertritt.

Vor dem Hintergrund der Nachwirkungen in Zusammenhang mit den KMK-Empfehlungen des Jahres 1994 und der Verbandsorganisation der akademischen Sprachtherapeuten vollzieht sich derzeit eine erhebliche Schwerpunktverlagerung in den außerschulischen/sprachtherapeutischen Bereich. Der 1992 in „Deutscher Bundesverband für Logopädie" (dbl) umbenannte ehemalige →ZVL ist heute mit über 10.000 Mitgliedern der mit Abstand größte Verband des sprachtherapeutischen Arbeitsfeldes in Deutschland. Der Kooperationsvertrag von →dbs und →dbl im Jahr 2002 ist Ausdruck einer erstarkten Interessenvertretung auf diesem Gebiet. Die Einrichtung neuer Bachelor-/Master-Studiengänge in Bielefeld, Potsdam und München dokumentiert die Bedeutung der Ausbildung für die Zukunft der akademischen →Sprachtherapie als Fachdisziplin.

Übergreifend ist zu konstatieren, dass in den letzten 10 bis 15 Jahren im Berufsfeld aus →Sprachheilpädagogik, →Logopädie, →Phoniatrie, →Linguistik usw. mehr an strukturellen Veränderungen zu verzeichnen ist als in den 50 Jahren zuvor, wobei die damit verbundenen Schwerpunktverlagerungen noch nicht abgeschlossen sind und zu weiteren nachhaltigen Veränderungen in Richtung auf eine akademische Sprachtherapie führen werden. Dies alles vollzieht sich vor dem Hintergrund einer zunehmenden Öffnung und Internationalisierung (M.G.).

Literatur

Braun, O. & Macha-Krau, H. ([2]2005): Geschichte der Sprachheilpädagogik und Logopädie. In: Grohnfeldt, M. (Hrsg.): Lehrbuch der Sprachheilpädagogik und Logopädie, Band 1, Selbstverständnis und theoretische Grundlagen (47–78), Stuttgart: Kohlhammer.

Grohnfeldt, M. (2002): Weichenstellungen in der Sprachheilpädagogik, 75 Jahre dgs, Rimpar: edition von freisleben.

men mit lokalisierender Bedeutung zurückführen.

Literatur

Diewald, G. (1997): Grammatikalisierung. Eine Einführung in Sein und Werden grammatischer Formen. Tübingen: Niemeyer (Germanistische Arbeitshefte; 36).

Grundfrequenz Tiefster Frequenzanteil des stimmhaften Sprachsignals. Die Grundfrequenz ergibt sich aus der Schwingungsfrequenz der Stimmlippen bei der stimmhaften Phonation. Sie ist das akustische Korrelat der wahrgenommenen Tonhöhe. Die Grundfrequenz erwachsener Männerstimmen liegt im Mittel bei etwa 120 Hz, bei Frauen beträgt sie im Mittel etwa 210 Hz. Während des Sprechens wird die Grundfrequenz kontinuierlich moduliert. Dadurch entstehen die charakteristischen Intonationsmuster gesprochener Sprache („Sprachmelodie"). Die Grundfrequenz lässt sich aus dem →Oszillogramm mittels akustischer Analyseverfahren bestimmen. Dadurch können pathologische Abweichungen der Grundfrequenz oder Veränderungen der Sprachmelodie bei Patienten mit Stimmstörungen beschrieben werden.

Gurrlaute Laute, die vorwiegend von Kindern im Alter von 2–4 Monaten produziert werden, insbesondere velare Konsonanten oft in Verbindung mit den zentralen Vokalen [a, ↔] →Lallen.

Gurrperiode Vorphase des →Lallens

Gütekriterien Kriterien, die darüber entscheiden, ob ein Untersuchungsverfahren im wissenschaftlichen Sinn als →Test zu bezeichnen ist. Als Hauptkriterien gelten die →Objektivität, die →Reliabilität und die →Validität eines Verfahrens.

Gutzmann, Albert (19.12.1837–27.5.1910) Deutscher Taubstummenpädagoge, der als einer der „Väter" der Sprachheilpädagogik gilt. Er etablierte systematisch Ausbildungs- und Lehrkurse insbesondere für Lehrer, aber auch für Mediziner und allgemein Interessierte. Seine Heilkurse (in erster Linie für stotternde Kinder) hatten paradigmatischen Charakter für die Entwicklung der Sprachheilpädagogik. Als sein Hauptwerk gilt das 1879 erstmals erschienene Werk „Das Stottern und seine gründliche Beseitigung durch ein methodisch

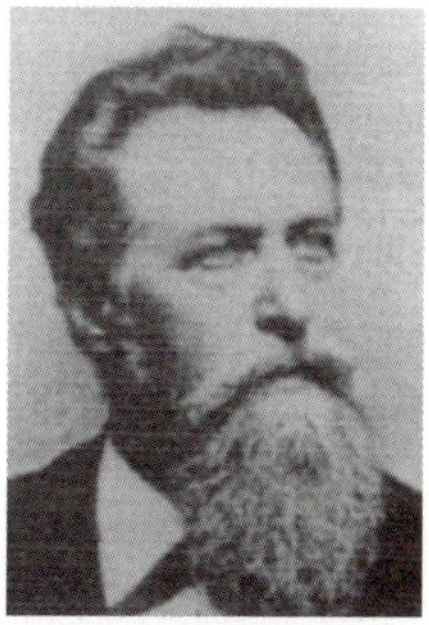

Abb.: Albert Gutzmann.

geordnetes und praktisch erprobtes Verfahren" (Berlin: Staude). Thematisch beschäftigte sich Albert Gutzmann neben dem Stottern insbesondere mit Näseln, Lispeln und Stammeln (wie es damals genannt wurde).

Literatur

Teumer, J. (Hrsg.) (1997): Zum Beispiel: Albert Gutzmann. Leben und Wirken eines bedeutenden Gehörlosen- und Sprachheilpädagogen. Berlin: Edition Marhold.

Gutzmann, Hermann Carl Albert sen. (29.1.1865–4.11.1922) Sohn des Albert Gutzmann, Mediziner. Gilt als einer Begründer der Phoniatrie und beschäftigte sich intensiv mit Stimm- und Sprachstörungen. Gründete in Berlin Zehlendorf eine Heilanstalt für Stimm- und Sprachgestörte sowie eine Poliklinik (wurde später Teil der Charité). Gründete 1891 mit seinem Vater die „Medicinisch-pädagogische Monatsschrift für die gesamte Sprachheilkunde" (wurde später in „Vox" umbenannt), welche die Sprachheilkunde auf hohem wissenschaftlichen Niveau mit entwickelte. Gründete die phoniatrische Abteilung an der Charité Berlin. Hermann Gutzmann sen. wurde 1909 Professor. Gutzmann ist für die Ausbildung von SprachtherapeutInnen von Bedeutung: er bildete zusammen mit seinem Vater therapeutischen Nachwuchs mit einer öffentlichen Prüfung aus. Die von Albert und Hermann Gutzmann sen. geschaffene Verbindung von Theorie und Praxis war bzw. ist für die logopädische Ausbildung paradigmenbildend. Sein Werk „Sprachheilkunde. Vorlesungen über die Störungen der Sprache mit besonderer Berücksichtigung der Therapie" (Berlin: Kornfeld, ²1912) wirkte pardigmenbildend für das Feld.

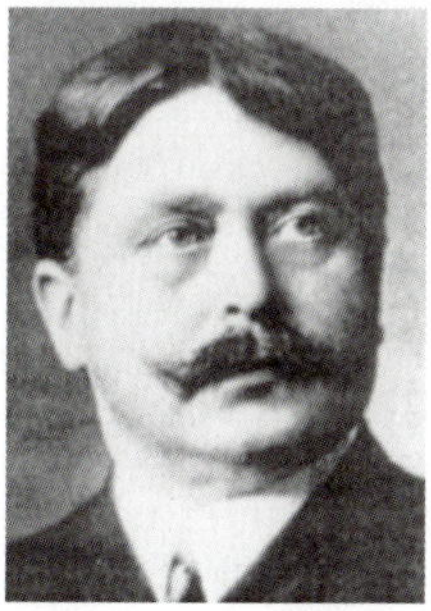

Abb.: Hermann Carl Albert Gutzmann, sen.

Gutzmann, Hermann jun. (20.1.1892–26.6.1972) Der Sohn des Hermann Gutzmann sen. führte fachlich das Werk seines Vaters fort, insbesondere im Bereich Rekurrensparesen, Laryngektomie sowie Gaumenspalten. Er leitete die Ambulanz für Stimm- und Sprachkranke, Ertaubte und Schwerhörige an der Charité in Berlin (1924–1948). Er habilitierte sich 1932 im Fach Stimm- und Sprachheilkunde.

Die Rolle Hermann Gutzmanns jun. im Dritten Reich als NSDAP-Mitglied und Befürworter der Zwangssterilisation von Sprech- und Sprachgestörten (z. B. Spaltkinder) ist ruhmlos. Hermann Gutzmann jun. ist aber für die Ausbildung von LogopädInnen von Bedeutung. Er war an der Gründung der ersten Lehranstalt für Logopädie in Berlin beteiligt, und er versuchte, die Ausbildung der Logopädie gesetzlich zu regeln. Er arbeitete entsprechend an ersten Modellen der Ausbildungs- und Prüfungsordnung für Logopädie mit, die insgesamt den Boden bereiteten, die Logopädie einerseits auf der Fachschulebene und andererseits in Abhängigkeit von medizinischer Verordnung festzuschreiben.

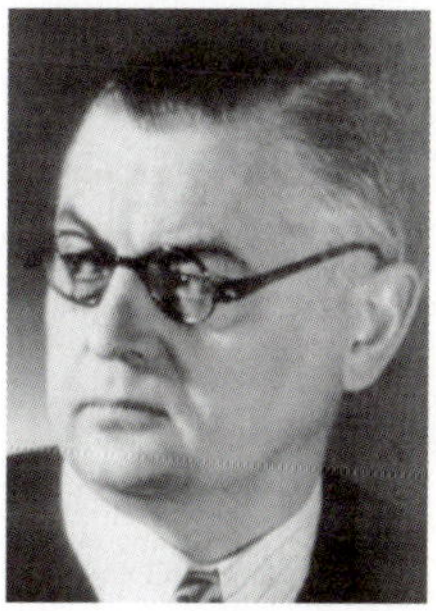

Abb.: Hermann Gutzmann, jun.

Haarsinneszellen →Innenohr

Habits Lat. *habitare* = inne wohnen.

Lutsch-Saug-Beißgewohnheiten, die nicht der physiologischen Funktion dienen.

Daumen-/Finger-/Schnullerlutschen treten in unterschiedlicher Kombination mit Schnüffeln oder Reiben an der Haut, Tuch etc. auf. Lutschgewohnheiten sind v.a. ein Erscheinungsbild der frühen Kindheit bis 2 Jahre und dienen der Beruhigung. Je nach Dauer und Intensität führen sie zu Fehlstellungen der Zähne, zur Verformung der Kiefer und des Gaumens, zu Fehlentwicklungen der Primärfunktionen und sind prädisponierend für Aussprachestörungen.

Hinter einem starken Lutschbedürfnis steht ein Motiv. Ab 3 Jahren sollte Hilfe zum Überwinden angeboten werden. Nägel-/Stiftekauen u.a. beginnt meist erst mit dem Schulalter und dient dem Stress- oder Spannungsabbau. Zungen- und Lippenbeißen oder Zähneknirschen sind habituelle Parafunktionen, die ebenfalls zu einer fehlerhaften Gebissentwicklung u. a. beitragen können.

Habits sind sowohl Symptom als auch Ursache von myofunktionellen Störungen.

Verschiedene Therapieansätze für Vorschulkinder, z. B. nach Padovan, oder für ältere Kinder, z. B. nach Garliner. Verschiedene Theorien zur Entstehung von Habits: verhaltenstherapeutische, psychoanalytische, lerntheoretische. Habits sollten vor jeder weiteren Behandlung abgestellt sein.

Haltung Der gesamtkörperliche, durch Muskelinnervation bedingter Spannungszustand (Tonus). Stabilität der Körper- und Kopfhaltung sind die Voraussetzung für isolierte, differenzierte Bewegungsabläufe (Mobilität), wie z. B. für die orofazialen Funktionen.

Der Kopf wird vom Atlas in Verlängerung der Wirbelsäule getragen. Die Lage des Unterkiefers ist definiert durch die Aufrichtung der Halswirbelsäule und gesamten Wirbelsäule. Post- und prävertebrale Muskelgruppen, die Kau-, die faziale und Hyoidmuskulatur halten den Kopf in Balance und in einer konstanten Ruheposition, so dass die Funktionen Atmen, Saugen, Kauen, Schlucken und Sprechen ohne Beeinträchtigung ablaufen können. →Hypo-/Hypertonie.

Hammer Einer der drei Gehörknöchelchen des →Mittelohres.

Händigkeit Der bevorzugte Gebrauch der rechten oder linken Hand für manuelle Tätigkeiten wird klinisch durch Fragebogen erfasst und korreliert mit objektiv messbaren Parametern der motorischen Kraft und Schnelligkeit. Da bis in die 2. Hälfte des 20. Jahrhunderts linkshändige Kinder in der Schule zum rechtshändigen Schreiben gedrängt wurden, sind Angaben über die zum Schreiben bevorzugte Hand bei älteren Personen für die Bestimmung der Händigkeit nicht verlässlich.

Die rechte Hand wird von der linken Hemisphäre kontrolliert, die bei der Mehrzahl der Menschen auch für Sprache dominant ist. Die Konkordanz zwischen Händigkeit und Sprachdominanz ist aber keineswegs zwingend. Bei einigen wenigen rechtshändigen Personen ist die rechte Hemisphäre sprachdominant, so dass rechtshirnige Läsionen „gekreuzte" Aphasien verursachen. Bei der Mehrzahl linkshändiger Personen führen linkshirnige Läsionen zu Aphasien, doch deuten eventuell Abweichungen von den für rechtshändige Patienten typischen Profilen der Sprachstörung auf eine bilaterale Repräsentation von Sprache hin. Schließlich gibt es linkshändige Patienten, bei denen rechtshirnige Läsionen Aphasien verursachen, die denen von rechtshändigen Patienten mit linkshirnigen Läsionen gleichen.

Der Zusammenhang zwischen Händigkeit und Apraxie ist nicht enger als der zwischen Händigkeit und Aphasie. Es gibt Beobachtungen von Apraxie bei rechtshändigen Patienten mit rechtshirnigen Läsionen und gekreuzter Aphasie ebenso wie solche von Apraxie nach linkshirnigen Läsionen bei linkshändigen Personen. Darüber hinaus kann die Lateralität der Apraxie auch von der der Aphasie dissoziieren und es gibt linkshändige Patienten, bei denen linkshirnige Läsionen Aphasie aber keine Apraxie verursachen und andere, bei denen rechtshirnige Läsionen Apraxie aber keine Aphasie verursachen (Beaton 2003).

Literatur

Beaton, A. A. (2003): The nature and determinants of handedness. In: K. Hugdahl & R. J. Davidson (Hrsg.): The asymmetrical brain (pp. 105–158). Cambridge, London: MIT Press.

Harmonisierungsprozesse →Assimilation

Harter Gaumen Der knöcherne Teil des Gaumens, der sich aus dem Zwischenkiefer (Os inzisivum), den Gaumenfortsätzen des Oberkiefers und den horizontalen Fortsätzen des Gaumenbeines zusammensetzt.

HASE Heidelberger Auditives Screening in der Einschulungsdiagnostik. HASE wurde als Screeningverfahren für den Einsatz im Rahmen der Einschulungsuntersuchung konzipiert und zielt darauf ab, mit geringem Zeitaufwand (Durchführungsdauer etwa 10 Minuten) bei 5- bis 6-jährigen Vorschulkindern Risikofaktoren für Schriftspracherwerbsstörungen zu erkennen. HASE umfasst vier Aufgabentypen mit maximal 10 Items, die sowohl die allgemeine sprachliche Leistungsfähigkeit (mit den Aufgaben „Nachsprechen von Sätzen" und „Erkennen von Wortfamilien") als auch das auditive Arbeitsgedächtnis (Aufgaben „Wiedergeben von Zahlenfolgen" und „Nachsprechen von Kunstwörtern") überprüfen.

Häufigkeit von Stotterereignissen Ein Kriterium zur Beurteilung der Stärke der Symptomatik oder zur Erstellung einer →Differenzialdiagnose. Die Häufigkeit von Stotterereignissen und der →Leidensdruck der Betroffenen stehen nicht in einem eindeutigen Abhängigkeitsverhältnis. →Stottern

Häufigkeit (Sprachstörung bei geistiger Entwicklung) Für Förderschulen mit dem Schwerpunkt geistige Entwicklung wird von einem Anteil nicht oder kaum sprechender Schüler von 20–40 % ausgegangen. Bei Schülern mit autistischen Störungen und bei Schülern mit cerebralen Bewegungsstörungen ist der Anteil vergleichbar hoch.

Im Vorschulschalter muss bei Kindern mit gravierenden Beeinträchtigungen aufgrund der oftmals erheblichen Entwicklungsverzögerungen mit einem noch deutlich höheren Anteil nicht bzw. noch nicht sprechender Kinder gerechnet werden.

Bei Erwachsenen mit geistiger Behinderung in Heimen und Werkstätten ist das Problem fehlender Verständigungsfähigkeit zunehmend eine Herausforderung, die nach angemessenen Lösungen verlangt.

HdO-Geräte Das **H**inter **d**em **O**hr-Hörgerät (→Hörgeräte) wird hinter der Ohrmuschel am Außenohr getragen. Es ist über einen Hörschlauch mit der →Otoplastik verbunden. Da die Mikrofonöffnung außerhalb der Ohrmuschel sich im Ohrbogen befindet und die Otoplastik den Gehörgang weitgehend verschließt, wird die natürliche Außenohrverstärkung →Außenohr nicht wirksam und muss zusätzlich zum →Grad der Hörstörung durch das HdO-Hörgerät kompensiert werden. Die hierzu notwendige frequenzabhängige Verstärkungseinstellung kann über eine →In-Situ-Messung bestimmt werden. →HdO-Hörgeräte digitaler Bauart verfügen über alle modernen Signalverarbeitungsalgorithmen, die zur Verbesserung des Hör- und Kommunikationsvermögens notwendig sind (→Hörgeräte) und lassen sich heutzutage auch bei ausgeprägteren Hochtonhörstörungen, die z.B. typisch für die am häufigsten auftretende Schwerhörigkeit im Alter sind, auch offen anpassen (→Hörgeräteanpassung).

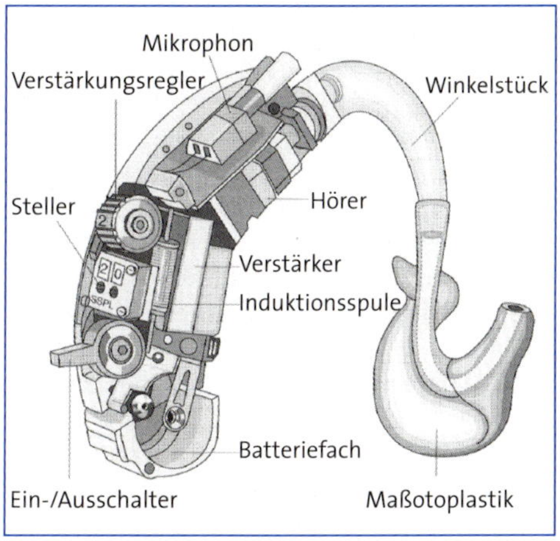

Abb.: Aufbau eines HdO-Hörgerätes.

Heidelberger Sprachentwicklungstest →HSET

Heilmittel- und Hilfsmittel-Richtlinie (HMR) Diese von einer gemeinsamen Kommission der Ärzte und Krankenkassen erarbeitete Richtlinie zur Kostenübernahme von Heilmitteln und Hilfsmitteln ist für alle Partner bindend. Bei Sprachstörungen erfolgt die Kostenübernahme gemäß den →Rahmenempfehlungen nach § 125 Abs. 1 SGB V. Bei Hörschäden werden im Rahmen der Hörgeräteversorgung und Hörgeräteanpassung die entsprechenden Kriterien zu Indikation, Anpassungsablauf, Kontrolle und Nachsorge aufgeführt.

Heilmittelerbringer Im System der gesetzlichen Krankenversicherung sind Heilmittelerbringer die zugelassenen Erbringer physiotherapeutischer, podologischer, ergotherapeutischer und stimm-, sprech- und sprachtherapeutischer Leistungen.

Heilpädagogik Der Begriff Heilpädagogik wurde erstmals von Georgens & Deinhardt in dem zweibändigen Werk „Die Heilpädagogik mit besonderer Berücksichtigung der Idiotie und der Idiotenanstalten" (1861 und 1863) verwendet. Er wird im deutschen Sprachraum teilweise synonym mit den Begriffen Behindertenpädagogik, Rehabilitationspädagogik und Sonderpädagogik benutzt. Dadurch verliert der Begriff jedoch an Trennschärfe, denn historisch gesehen steht Heilpädagogik für ein eigenes Selbstverständnis vom beeinträchtigten Menschen und dem Umgang mit ihm. Die Vorsilbe „Heil-" leitet sich vom Griechischen *holos* „ganz" ab, wobei „ganz" auch „Glück" bedeutet. Somit weist das „Heil-" in Heilpädagogik nicht allein auf den Anspruch des Heilens im (medizinischen) Sinne des Wiederherstellens eines gesunden, beeinträchtigungsfreien Zustandes hin, sondern steht überdies für ein ganzheitliches Selbstverständnis, das den Menschen auch in seinen sozialen (einschl. gesellschaftlichen) Bezügen sieht.

Gegenstand der Heilpädagogik sind nicht allein Behinderungen und die damit einher gehenden erschwerten Lebensbedingungen. Es geht immer auch um die Frage nach vorhandenen Ressourcen, die trotz und mit Beeinträchtigung zu einer erfüllten Lebensgestaltung beitragen können. Eine wichtige Rolle spielt dabei der Begriff der Autonomie. Er verweist auf die ethische Frage der Selbstbestimmung des Einzelnen und konfrontiert den Heilpädagogen mit seiner Verantwortung dem beeinträchtigten Menschen gegenüber. Heilpädagogen bewegen sich permanent auf dem Grat zwischen gezielter Einflussnahme („Führen") und abwartender Haltung („Wachsenlassen"). In diesem Sinne sind sie Pädagogen, deren Aufgabe vom Grundsatz her der Aufgabe jeglicher Pädagogik entspricht, nämlich die Entwicklung von mündigen Menschen zu ermöglichen, zu unterstützen und zu fördern.

Literatur

Georgens, J.D. & Deinhardt, H.M.: Die Heilpädagogik mit besonderer Berücksichtigung der Idiotie und der Idiotenanstalten. Band 1: Zwölf Vorträge zur Einleitung und Begründung einer heilpädagogischen Gesamtwissenschaft. Leipzig 1861. Band 2: Zwölf Vorträge über die Idiotie und die Idiotenerziehung in ihrem Verhältnis zu den übrigen Zweigen der Heilpädagogik und zu der Gesundenerziehung. Leipzig 1863.

Heilung und Stottern Verbunden mit der Frage nach der Effektivität der Therapie des →Stotterns. Ein vollständiges Verschwinden der Stottersymptomatik bei Jugendlichen und Erwachsenen gilt als unwahrscheinlich. Durch therapeutische Maßnahmen ist allerdings eine große Besserung, meist in Form eines kontrolliert flüssigen Sprechens bzw. Stotterns, sowie der Abbau der Sprech- und Sozialängste zu erreichen. Im (frühen) Kindesalter ist die Wahrscheinlichkeit einer spontanen →Remission groß.

Heilungsmythos Suggerierung von Heilungsaussichten beim →Stottern, die nicht einzulösen sind. Vielfach wird vermittelt, dass sich bei genauer Beachtung der angebotenen Methode ein dauerhafter Heilungserfolg einstellen wird. →Heilung und Stottern.

Heimtraining →Aphasie

Ein selbstständiges, intensives Heimtraining kann die Sprachtherapie sinnvoll ergänzen. Elektronische Sprachlerngeräte und Teletherapie ermöglichen ein selbstständiges Heimtraining. Die dafür notwendige Supervision durch den Sprachtherapeuten kann bei der Teletherapie zumindest teilweise über das Internet erfolgen.

Literatur

Enderby, P. & Petheram, B. (1992): Self-administered therapy at home for aphasic patients. In: Aphasiology 6 (3), 321–324.

Heinicke, Samuel (10.4.1727–30.4.1790) Heinicke wandte sich nach vielseitiger Ausbildung und wechselnden Berufen der Pädagogik zu und wurde ein bedeutender deutscher Gehörlosenpädagoge. Im Rahmen der Bildungsbestrebungen des ausgehenden 18. Jahrhunderts wandte man Aufmerksamkeit auch den Gehörlosen zu. Heinicke eröffnete 1778 das private „Churfürstlich-Sächsische Institut für Stumme und andere mit Sprachgebrechen behaftete Personen" in Leipzig. Heinicke entwickelte und unterrichtete die deutsche Lautsprachmethode für Stumme, welche im Gegensatz zur französischen Zeichensprachmethode stand. Trotz diverser Schwierigkeiten in der Führung des Instituts und in der fachlichen Auseinandersetzung gilt Heinicke als Begründer des deutschen Sprachheilwesens.

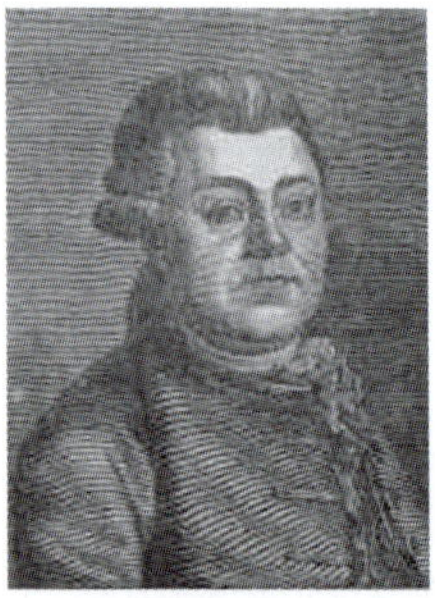

Abb.: Samuel Heinicke.

Heiserkeit Stimmklangqualitätsveränderung als Leitsymptom der →Dysphonie, resultierend aus einer Zunahme geräuschhaltiger spektraler Beimischungen des Stimmsignals.

Hemiparese Halbseitige leichte Lähmung der oberen und/oder der unteren Extremitäten. Die Hemiparese ist die leichtere Form der Hemiplegie, mit der eine schwere oder gar komplette Halbseitenlähmung bezeichnet wird.

Hemisphäre Bezeichnung für die rechte und linke Hälfte des Großhirns und des Kleinhirns.

Hereditäre Schwerhörigkeit Die erbliche Schwerhörigkeit ist eine häufige Ursache frühkindlicher Hörstörungen und gehört zu den Risikofaktoren 1. Grades, die beim Verdacht auf eine vererbte Schwerhörigkeit eine möglichst frühzeitige Diagnostik und ggf. die Einleitung therapeutischer und rehabilitativer Maßnahmen dringend erforderlich machen. Die Vererblichkeit ist an Gene gebunden, die im Rahmen einer humangenetischen Untersuchung wie z.B. das Connexin 26 bestimmbar sind. Bis heute sind mehr als 100 Genmutationen bekannt, die bei einer Mutation verschiedene Formen der Schwerhörigkeit verursachen können. Im Rahmen humangenetischer Untersuchungen können die häufigsten Mutationen, wie z.B. das häufig veränderte Connexin 26, nachgewiesen werden. Hereditäre Schwerhörigkeiten treten häufig in Kombination mit anderen Funktionsstörungen wie Sehstörungen oder Nierenkrankheiten sowie mit Missbildungen des Gesichtes oder des Kopfes auf, die dann als syndromale Ursache einer Hörstörung erfasst werden können. Man spricht von dominant vererbbaren Merkmalen, wenn diese bei nahezu allen Nachkommen auftreten oder von rezessiv vererbbaren Merkmalen, wenn die Schwerhörigkeit nur bei einem Teil der Nachkommen zur Ausprägung kommt, wenn beide Elternteile über das mutierte Gen verfügen und diese gleichzeitig auf das Kind übertragen werden. Bei der hereditären Schwerhörigkeit liegt am häufigsten eine →Innenohrschwerhörigkeit oder im Rahmen einer ererbten Missbildung des →Außen- und →Mittelohres eine →Schallleitungsschwerhörigkeit vor.

Heschlsche Querwindungen Lat. *Gyri temporales transversi*, Bereich der →primären akustischen Hirnrinde, in dem Tonhöhen identifiziert werden, Wahrnehmungsareale für einzelne Frequenzbänder liegen in Streifen (Isofrequenzlinien) nebeneinander (→tonotope Kartierung).

Hierarchie, Angst →Angsthierarchie

Hierarchie, sozial schwieriger Situationen →Angsthierarchie, Training sozialer Fertigkeiten von Stotternden durch eine hierarchische Annäherung und Bewältigung sozial schwieriger Situationen. →Stottern

Hierarchisierung Es geht um die Beschreibung der Relationen zwischen Einheiten, die zuvor durch die Methoden der Segmentierung und Klassifizierung gewonnen wurden. Die häufigste syntaktische Relation ist die der Subordination. Koordination stellt den Ausnahmefall dar. Die Beschreibung von syntaktischen Relationen führt daher zur Ermittlung der Abhängigkeitsrelationen und damit zur Hierarchisierung dieser Einheiten.

Hilfslautmethode →Ableitungsmethoden

Hippokrates (460–ca. 370 v. Chr.) Antiker Begründer einer wissenschaftlichen, rational-empirischen Medizin. Wurde später als Halbgott verehrt. In den sog. Hippokratischen Schriften (medizinische Textsammlung unterschiedlicher Autoren) finden sich eine Reihe von Beschreibungen von Sprech- und Sprachstörungen.

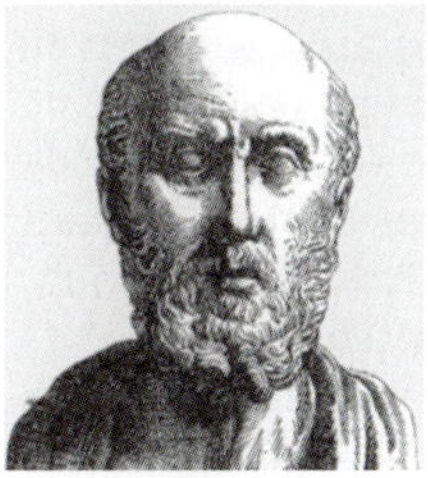

Abb.: Hippokrates.

Hirnhautentzündung →Meningitis

Hirnrinde (Kortex) Als Hirnrinde werden die äußeren Schichten des Großhirns bezeichnet, in der wichtige Strukturen und Zentren der Sinneswahrnehmung, sensorische Zentren und die der Muskelkoordination und -Regulation und die motorischen Zentren liegen. Auch die Zentren für unsere Gefühls- und Emotionswelt sowie für die Steuerung von Denk- und Verarbeitungsvorgängen sind dort lokalisiert. Die Hirnrinde hat enge Verbindungen zu den Strukturen im Mittelhirn und Stammhirn, von denen sie kontrolliert wird, die sie aber auch beeinflussen kann. Die Hirnrinde beider Hirnhälften kann unterschiedlich dominant sein. So ist bei Rechtshändern die linke und bei Linkshändern die rechte Hirnrinde dominant. Areale der auditiven Zentren, die beiderseits des Schläfenbereichs liegen, sind über die →Hörbahn eng untereinander verknüpft, so dass Ausfälle einer Hirnrindenhälfte das basale Hören und Verstehen nur wenig beeinflussen. Dies steht im Gegensatz zum Sprachzentrum der Hirnrinde, wo bei z.B. durch Schädelverletzungen bedingten Ausfällen der Patient seine Sprachfähigkeit oder das Sprachverständnis (→Aphasie) im Wesentlichen verliert, da es nur eine dominante Hirnhälfte gibt.

Hirnrinde, primäre akustische (primärer Hörkortex) An der Oberseite der oberen Windung des Schläfenlappens (in der Tiefe der Sylvischen Furche lokalisiertes Areal des Gyrus temporalis superior) gelegener Bereich der Hirnrinde, in dem physikalischen Schalleigenschaften erkannt werden.

Hirnrinde, sekundäre akustische (sekundärer Hörkortex) Seitlich gelegene Areale der oberen Windung des Schläfenlappens (Gyrus temporalis superior) mit abgrenzbaren Regionen für die Wahrnehmung von Geräuschen, Musik, Lauten und Sprache.

Hirnschädigung Angeborene oder erworbene Schädigung des zentralen Nervensystems. Als Hirnschädigung bezeichnet man irreversible Fehlentwicklungen oder erworbene Veränderungen der Hirnsubstanz oder der biochemischen Prozesse im Gehirn.

Hirnschlag →Schlaganfall

Hirnstammimplantat →Auditory Brainstem Implant (ABI)

Hirnstammpotenziale →Akustisch evozierte Potenziale (AEP)

HNO-Medizin Halsen-Nasen-Ohren-Medizin, u.a. zum interdisziplinären Team in Diagnose und Behandlung von myofunktionellen Störungen gehörend, insbesondere bei Obstruktionen der Atemwege.

Hochatmung Überwiegende Brustatmung oft mit Beteiligung der Atemhilfsmuskulatur, sichtbar durch Anhebung beider Schultern, als stimmphysiologisch ungünstige Variante der Phonationsatmung.

Hochgeschwindigkeitsfilm Aufzeichnung (früher auch Aufzeichnungsmedium) schnellster artikulatorischer oder glottaler Bewegungsabläufe (erfolgt heute nicht mehr photochemisch sondern digital). →Hochgeschwindigkeitskinematographie.

Hochgeschwindigkeitsglottographie →Hochgeschwindigkeitskinematographie

Hochgeschwindigkeitskinematographie Verfahren zur Dokumentation und Analyse von Stimmlippenschwingungsbewegungen mittels Hochgeschwindigkeitskamera. Je nach Kamera werden 4.000–10.000 Bilder pro Sekunde erzeugt.

Hochtonabfall →Hochtonschwerhörigkeit, →Schallempfindungsschwerhörigkeit

Hochtonschwerhörigkeit Bei der Hochtonschwerhörigkeit nimmt der Hörverlust im →Tonaudiogramm oberhalb einer bestimmten Grenzfrequenz unterschiedlich steil zu oder es liegt eine →Hochtonsenke vor. Sie ist als →Schallleitungsschwerhörigkeit typisch für einen Mittelohrerguss und für eine →Schallempfindungsschwerhörigkeit, typisch für die →Lärmschwerhörigkeit oder für die →Schwerhörigkeit im Alter. Auch eine ototoxische oder frühkindliche erworbene Schwerhörigkeit können mit einem Hochtonabfall einhergehen. Die moderne digitale Hörgerätetechnik erlaubt es, durch entsprechende Rückkopplungsunterdrückungssysteme einen großen Teil der Hochtonhörstörungen, bei denen vor allem das Sprachverstehen im Störgeräusch (→Cocktail-Party-Effekt) erheblich beeinträchtigt ist, adäquat mit Hörgeräten in offener Anpassung (→Hörgeräteanpassung) zu versorgen.

Hochtonsenke Ein charakteristisches Bild der →Hochtonschwerhörigkeit ist die Hochtonsenke zumeist mit einem maximalen Hörverlust um 4.000 Hz. Am häufigsten findet sie sich nach akuter oder chronischer Lärmexposition. Häufig treten im Frequenzbereich einer Hochtonsenke Ohrgeräusche auf, die die präzise Bestimmung des Hörschwellenverlaufs im Tonaudiogramm erschweren. Aus einer Hochtonsenke kann sich bei fortschreitender Schädigung eine Hochtonschwerhörigkeit mit dem Bild eines Hochtonabfalls entwickeln.

Hochtontraining Therapieverfahren zur Behandlung →Auditiver Verarbeitungs- und Wahrnehmungsstörungen; Vorgehen: Hören technisch veränderter Musik oder Sprache (Verstärkung hoher Frequenzen); →Tomatis-Therapie.

Holistische Wortrepräsentation Annahme, dass ein Wort bzw. eine Phrase von einem Kind ganzheitlich und nicht als eine Summe von Einzelteilen (Laute, Silben) gespeichert wird.

Hörbahn Die komplexe Verschaltung der Hörbahn umfasst sowohl parallele als auch mehrfach kreuzende Faserverbindungen, wobei etwa 70 % auf die gegenüberliegende (contralaterale) Seite ziehen und auf verschiedenen Ebenen wichtige Verbindungen zu anderen Sinnesmodalitäten, zum limbischen System und auf kortikaler Ebene zu den Asso-

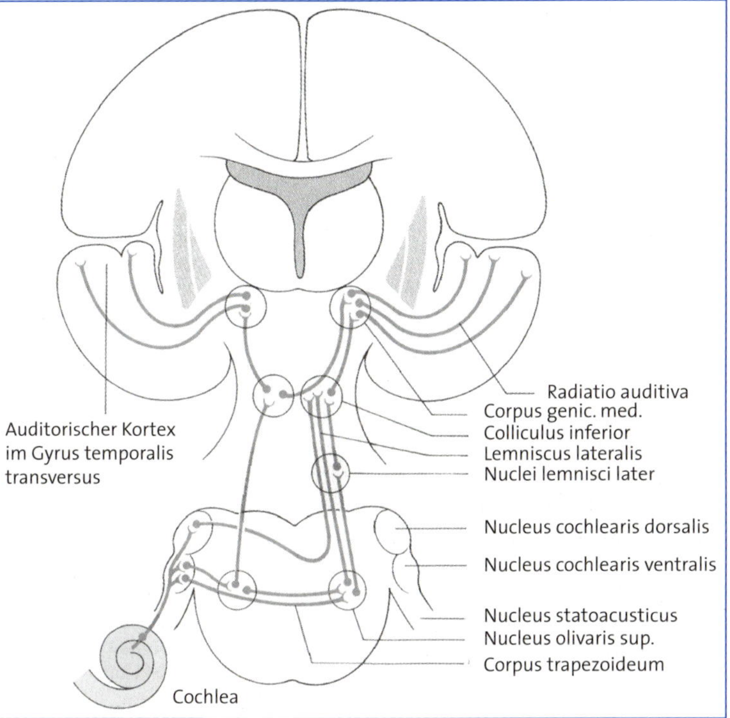

Abb.: Zentrale Hörbahn.

ziationszentren der Hör- und Sprachverarbeitung bestehen. Das aufsteigende (afferente) System beginnt mit den synaptischen Verbindungen der Hörnervenfasern, die zu 95 % an den inneren →Haarsinneszellen ansetzen. Nach erster Umschaltung im Nucleus cochlearis erfolgt die gekreuzte und ungekreuzte Weiterleitung und Verarbeitung über den Olivenkomplex (Nucleus olivaris superior) und die laterale Schleife (Nucleus lemniscus Lateralis) bis zum unteren Viererhügelgebiet des Mittelhirns (Colliculus inferior). Von hier aus ziehen die afferenten Fasern zum medialen Kniehöcker (Corpus geniculatum mediale) im Thalamus und ziehen über die Hörstrahlung bis zur Heschl-Querwindung in die primären Hörrindenfelder des temporalen Kortex. Über absteigende (efferente) Fasern ist das periphere Hörorgan über das gekreuzte und ungekreuzte olivocochleäre Bündel innerviert. Das efferente System steuert über die Regulation der Empfindlichkeit des cochleären Verstärkers oder die Kontrastverschärfung auf der Ebene der äußeren Haarsinneszellen. Dadurch kann eine optimale Anpassung des peripheren Hörorgans an die jeweilige Hörsituation, wie z. B. bei Lauschen oder dem selektiven Hören in geräuschvoller Umgebung, erfolgen. Die Hörbahn ist im Wesentlichen für die Schalllokalisation, die auditive Diskrimination, die Mustererkennung, die Integration, Differenzierung, Selektion sowie Analyse und Synthese im Rahmen der auditiven Verarbeitung von Schallereignissen verantwortlich. Bei zentralen Hörstörungen oder dem Verdacht auf auditive Verarbeitungs- und Wahrnehmungsstörung (→AVWS) ist es das Ziel, durch subjektive und objektive Hörprüfverfahren eine Störung der Teilfunktionen der auditiven Verarbeitungsprozesse von Störungen der Hör-Wahrnehmung abzugrenzen (s. Abb.).

Hörbrille →Hörgeräte können in Kombination mit einer Brille getragen werden. So lassen sich Bauteile des Hörgerätes wie das Mikrofon in den Brillenbügel einbauen und das Hörgerät mit seinen weiteren Bauteilen am Bügelende. Über einen Hörschlauch kann dann wie beim →HdO-Hörgerät die Verbindung zur →Otoplastik realisiert werden. Hörbrillen bieten hervorragende Möglichkeiten für die unterschiedlichen Formen der →CROS-Versorgung und können auch als Knochenleitungshörgerät konzipiert werden, wenn der Vibrator zur Schallübertragung auf den Mastoidknochen am Ende des Brillenbügels angebracht wird.

Horchspiele Therapieverfahren zur Behandlung →Auditiver Verarbeitungs- und Wahrnehmungsstörungen; Vorgehen: in Spiele eingekleidet sind unterschiedliche Geräusche zuzuordnen; Ziel ist ein Training der auditiven Aufmerksamkeits- und Differenzierungsfähigkeit.

Hören Hören beinhaltet die Fähigkeit, Schallereignisse durch das Hörorgan aufzunehmen. Es ist die Voraussetzung zum Zuhören, Verstehen und letztlich für die Kommunikation. Neben Sehen, Schmecken, Riechen und Fühlen ist das Hören einer der 5 Sinne, die wesentliche Fähigkeiten des menschlichen Lebens wie im Tierbereich ausmachen, darüber hinaus aber die Entwicklung von Sprache als wichtigen Träger zwischenmenschlicher Kommunikation durch Hören und Sehen ermöglichen. Hörstörungen führen zu einer mehr oder weniger ausgeprägten Einschränkung dieser Fähigkeiten und können damit neben Kommunikationsproblemen auch erhebliche Defizite in der Gesamtpersönlichkeit und im psychosozialen Umfeld verursachen.

Hörer Vom Hörvorgang her ist dies jede Person, die einem Gespräch, einem Vortrag oder einem Radio zuhört. Beim Hörgerät wird der Lautsprecher, der über Schallschlauch und Otoplastik den Schall auf das Trommelfell abgibt, Hörer genannt.

Hörermüdung Eine Ermüdung ist im Gegensatz zur physiologischen →Adaption durch ein auffälliges Nachlassen der Hörfähigkeit z. B. für akustische Signale im Bereich der Hörschwelle gekennzeichnet. So werden Töne und Geräusche, die initial wahrgenommen werden, nach einigen Sekunden immer leiser und sehr schnell nicht mehr gehört, obwohl die Lautstärke unverändert bleibt. Für Sprache kann dies bedeuten, dass sie nicht nur leiser, sondern auch unverständlicher wird. Hörstörungen, die ihre Ursache vorwiegend im Hörnerven, der Hörbahn oder im auditiven Kortex haben, können dieses Symptom einer Schwerhörigkeit aufweisen. Audiometrisch bestimmt man die Hörermüdung durch spezielle Hörermüdungstests im Rahmen der überschwelligen Audiometrie (→Carhart Test). Die Hörermüdung kann eine Hörgeräteversorgung erschweren, da die Sprachverständlichkeit eingeschränkt sein kann.

Hörfeld Der Bereich hörbarer Schallwellen zwischen der Hörschwelle und der →Schmerzgrenze sowie der Hörbereich zwischen den tiefsten und höchsten hörbaren Frequenzen beschreibt das Hörfeld. Es enthält das Sprachfeld, welches jedoch nur einen kleinen Bereich der intensitäts- und frequenzspezifischen Dynamik ausmacht. So sind die leisesten Sprachlaute zwischen 20 bis 30 dB und die lautesten zwischen 50 bis 60 dB bei normal gesprochener Sprache zu finden. Die tiefsten Frequenzen unserer Sprache im Bereich der Grundfrequenz liegen bei etwa 110 Hz, die höchsten, z. B. die der Sibilanten (Zischlaute), bei 6.000 bis 8.000 Hz. Bei einer Hörstörung ist das Hörfeld in seiner Dynamik häufig eingeschränkt, wobei Lautheitsänderungen in den einzelnen Frequenzbändern verzerrt wahrgenommen werden können.

Hörfeldskalierung Sie dient der Bestimmung des frequenzabhängigen Dynamikbereiches mithilfe von Lautheitskategorien. Die dargebotenen Prüfsignale werden dabei einer Lautheitskategorie zwischen sehr leise bis sehr laut zugeordnet. Dadurch lässt sich das bei einer Hörstörung reduzierte Hörfeld zwischen Hörschwelle und Unbehaglichkeitsschwelle frequenzbezogen genau vermessen. Die Kategoriale Lautheitsskalierung kann Hinweise auf ein Recruitment geben und im Rahmen der Hörgeräteanpassung die Einstellparameter von frequenzabhängiger Verstärkung und Dynamikkompression liefern. Sie dient auch der Hörgerätekontrolle, in der die Hörfeldskalierung einen wichtigen Stellenwert hat.

Hörgeräte Hörgeräte dienen der symptomatischen Behandlung einer Schwerhörigkeit. Durch eine Hörgeräteversorgung soll ein Hörverlust soweit kompenisert werden, dass eine ausreichende Verbesserung des Sprachverstehens erreicht wird. Über ein Mikrophon wird der Schall aufgenommen, nach entsprechender Vorverarbeitung verstärkt und i. d. R. in den äußeren Gehörgang, an den Schädelknochen oder bei implantierbaren Hörsystemen direkt mechanisch an die Gehörknöchelchen weitergeleitet. Moderne digitale Hörgeräte verfügen über individuell programmierbare Signalprozessoren zur Bearbeitung des aufgenommenen Schallsignals, wobei spezielle Algorithmen zur automatischen Verstärkungsregelung (→AGC), Verstärkungsregelung, Störschallunterdrückung, automatische Richtmikrofontechnik, automatische Mehrprogrammtechnik, Datalogging etc.) zum Einsatz kommen. Man unterscheidet Knochenleitungshörgeräte, bei denen das Nutzsignal direkt auf den Knochen übertragen wird (→Knochenleitungshörgerät, →BAHA) sowie Luftleitungshörgeräte, die den Schall in den äußeren Gehörgang und damit an das Trommelfell abgeben und als Hinter-dem-Ohr-Hörgerät (HdO-Geräte) oder als →Im-Ohr-Hörgeräte (IdO-Hörgerät) getragen werden. Der Gang der Hörgeräteversorgung umfasst die Verordnung mit Indikationsstellung durch den HNO-Arzt, die Hörgeräteanpassung durch den Hörgerätesakustiker und die Hörgerätekontrolle durch den HNO-Arzt und ist in den →Heil- und Hilfsmittelrichtlinien verankert.

Hörgeräte-Akustiker Im Gesundheitshandwerk ist der Hörgeräte-Akustiker für die Anpassung von Hörgeräten und technischen Hilfsmitteln für Hörgestörte zuständig. Nach 3-jähriger Ausbildung kann die Gesellenprüfung und nach weiteren 3 Berufsjahren die Meisterprüfung abgelegt werden, die zur selbstständigen Berufsausübung berechtigt. Die speziellen Ausbildungskurse erfolgen in der Akademie für Hörgeräte-Akustik in Lübeck. Auch der Bachelor und Master für Hörakustik können an der dortigen Fachhochschule erworben werden. Im Hinblick auf die Zusammenarbeit des Hörgeräte-Akustikers im Rahmen der Hörgeräteversorgung mit dem HNO-Arzt wurden bereits 1960 erste Richtlinien zwischen der Deutschen Gesellschaft für HNO-Heilkunde und dem Zentralverband Deutscher Hörmittel-Fachinstitute erarbeitet und vereinbart, die als Marburger Abkommen bekannt sind. In den Jahren 1969 bis 2000 wurde die Versorgungsstruktur mehrfach präzisiert und 2002 mit der Bonner Erklärung unter dem Eindruck des „verkürzten Versorgungswegs" (→Hörgeräteversorgung) nochmals das anteilige Zusammenwirken von Hörgeräte-Akustiker und HNO-Arzt festgehalten. Die deutschen Hörgeräte-Akustiker sind Mitglied in der Europäischen Union der Hörgeräteakustiker und veranstalten neben Fachseminaren und Landestagungen jedes Jahr den Internationalen Hörgeräte-Akustiker-Kongress. Adresse: Europäische Union der Hörgeräte-Akustiker e.V., Neubrunnenstraße 3, 55116 Mainz.

Hörgeräteanpassung Der Gang der Hörgeräteanpassung hat sich durch die rasche Entwicklung der Digitaltechnik seit Beginn dieses Jahrhunderts erheblich verändert. Wurden früher analog arbeitende Hörgeräte noch mittels Schraubenzieher angepasst, so sind die heutigen modernen Hörsysteme so konzipiert, dass Einstellung und Programmierung der Hörgeräteprozessoren computergesteuert erfolgt. Um aus dem vielfältigen Angebot der Industrie das richtige Hörgerät auszuwählen, müssen die akustischen Kenndaten des Gehörs ermittelt sein und das individuelle Anforderungsprofil im Hinblick auf Hör- und Kommunikationsansprüche des Hörgestörten berücksichtigt werden. Die Hörgeräteanpassung ist ein Teil der →Hörgeräteversorgung und wird überwiegend durch den →Hörgeräte-Akustiker vorgenommen nach Verordnung durch den HNO-Arzt (→Hörgeräte-Verordnung). Mit modernen Anpassverfahren wie der →In-Situ-Messung, der →Hörfeldskalierung und der →Sprachaudiometrie in Ruhe und im Störgeräusch kann unter Berücksichtigung subjektiver Beurteilungskriterien durch den Patienten, ermittelt aus standardisierten Frageninventaren zum Hör- und Kommunikationshandicap, im Rahmen der vergleichenden Hörgeräteanpassung (→Hörgeräteversorgung) eine Hörgeräteanpassung erfolgreich abgeschlossen werden. Der Gang der Hörgeräteanpassung ist in den Leitlinien zur →Hörgeräteversorgung der Deutschen Gesellschaft für HNO-Heilkunde, Kopf- und Hals-Chirurgie verankert und berücksichtigt auch die →Heilmittel- und Hilfsmittel-Richtlinien.

Hörgeräteverordnung In Deutschland sind die Voraussetzungen für die Verordnung von Hörgeräten in den →Heil- und Hilfsmittel-Richtlinien (SGB V § 128 Abschnitt 13 „Hörhilfen") niedergelegt. Sind die Indikationskriterien zur →Hörgeräteversorgung erfüllt, erfolgt die Verordnung im Rahmen der kassenärztlichen Versorgung auf dem entsprechenden Vordruck nach Muster 15. Die „Ohrenärztliche Verordnung" unterstreicht, dass diese Verordnung im Gegensatz zu den meisten anderen Hilfsmittelverordnungen nur durch den HNO-Facharzt ausgestellt werden darf. Für privat Versicherte ist die Verordnung nach dem Vordruck Muster 15 nicht Pflicht, wird aber von den entsprechenden Kostenträgern gerne gesehen! Im Einzelnen enthält der Vordruck auf der Vorderseite folgende Daten: Personaldaten des Patienten, anatomische Verhältnisse am Ohr (Gehörgang, Trommelfell), Ton- und Sprachaudiogramm mit Unbehaglichkeitsgrenzen für Töne und Sprache, Angabe, ob eine ein- oder beidseitige Versorgung erfolgen soll oder ob eine Spezialversorgung (CROS-Versorgung, Tinnitus Masker, →Knochenleitungs-Hörgerät) empfohlen wird, Vorschlag zur Bauart des Hörgerätes (HdO-Hörgerät, IdO-Hörgerät). Die ohrenärztliche Verordnung erlangt erst ihren endgültigen Verordnungscharakter, wenn nach erfolgter Anpassung der Hörgeräte durch den →Hörgeräte-Akustiker die HNO-ärztliche Überprüfung die Effektivität der Versorgung auf der Rückseite des Vordruckes bestätigt. Diese Kontrolle hat auch den Zweck, die Konformität des angepassten Hörgerätes mit dem Ohr zu prüfen und die Akzeptanz durch den Patienten festzustellen (→Hörgeräteversorgung).

Hörgeräteversorgung Die Hörgeräteversorgung in Deutschland orientiert sich an den →Heil- und Hilfsmittel-Richtlinien und den Leitlinien „Hörgeräteversorgung" der Deutschen Gesellschaft für HNO-Heilkunde, Kopf- und Halschirurgie. Der HNO-Facharzt diagnostiziert Art, Grad und Ort der Schwerhörigkeit und stellt eine vorläufige →Hörgeräteverordnung aus, die alle HNO-ärztlichen und audiologischen Daten enthält, die für eine Hörgeräteanpassung notwendig sind. Diese wird nach Abdrucknahme des Gehörgangs, um die →Otoplastiken bzw. Schalen für IO-Hörgeräte anzufertigen, durch den →Hörgeräte-Akustiker auf der Basis der Kenndaten des Gehörs vorgenommen. Hörgeräteauswahl- und -einstellung erfolgt mit modernen Anpassverfahren, auch mit modernen Multimediasystemen, wobei eine vergleichende Anpassung mit verschiedenen Hörgeräten über die abschließende Hörgerätewahl entscheidet. Nach Hörgerätekontrolle durch den HNO-Facharzt kann die →Hörgeräteverordnung endgültig ausgestellt werden. Der Hörgeräte-Akustiker und der HNO-Facharzt kontrollieren im Rahmen der Nachsorge Hörvermögen und Hörgeräte, wobei diese in ihrer Einstellung im Laufe der Eingewöhnungszeit stufenweise an die individuellen Hörgewohnheiten der Patienten angepasst werden. Auch notwendige Maßnahmen des Hörtrainings oder andere audiotherapeutische Schritte werden eingeleitet. Während der 5- bis 7-jährigen Nutzung der Hörgeräte hat der Patient Anspruch auf eine umfassende Nachbetreuung mit entsprechenden Serviceleistungen (Reinigung der Otoplastik, Nachjustieren der Geräte etc.) und eventuell Nachbearbeitung oder Erneuerung. Für kleine Reparaturen der Hörgeräte erhält der Hörgeräte-Akustiker im Rahmen der Kostenübernahme der Hörgeräte durch die gesetzlichen Krankenkassen nach einem Festbetragssystem eine Pauschale, so dass auf den Patienten i. d. R. abgesehen von seinem Eigenanteil an den Hörgeräten sonst keine weiteren Kosten zukommen. 2005 stellte die Deutsche Gesellschaft für HNO-Heilkunde, Kopf- und Hals-Chirurgie ein neues Konzept einer integrierten, qualitätskontrollierten Hörgeräteversorgung in Deutschland „Ohrwell" vor, welches weiterhin in den bisher bekannten 4 Stufen erfolgen soll, wobei jedoch im Rahmen der Indikationsstellung als auch bei der Endabnahme Verfahren zur Erfassung des Hör-Handicaps eingesetzt werden. Bei der Endabnahme soll zusätzlich ein Satztest im Störgeräusch durchgeführt werden. Die Einrichtung eines Deutschen Kompetenzzentrums für Hörgeräteversorgung soll eine ständige Qualitätsverbesserung in der Hörgeräteversorgung ermöglichen. Das Deutsche Kompetenzzentrum soll auch die Planung und Organisation der kontinuierlichen Fortbildung sowie die Zertifizierung für die Leistungserbringer übernehmen. Ob dieses Konzept sich in Deutschland umsetzen lassen wird, hängt in hohem Maße von den Kostenträgern, aber auch von den Hörgeräte-Akustikern und HNO-Fachärzten ab.

Hörkortex →akustische Hirnrinde

Hörmerkspanne Anzahl auditiver Einheiten, die im Arbeitsgedächtnis gespeichert werden können, →auditive und →phonologische Merkfähigkeit.

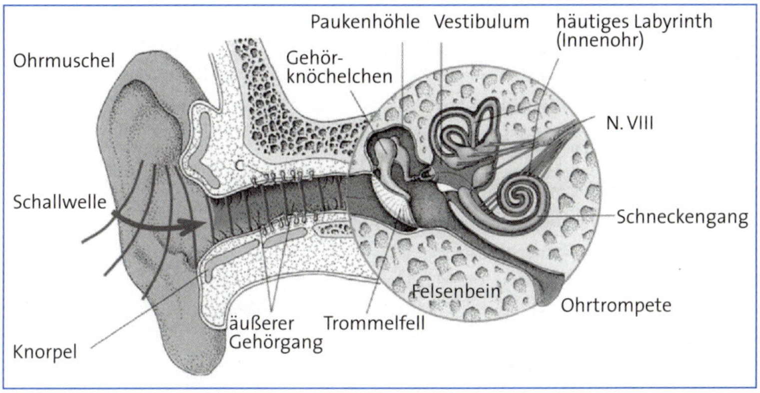

Abb.: Peripheres Hörorgan (Mittel- und Innenohr im Kreis vergrößert).

Hormonelle Dysphonie Während die →Mutationsstimmstörung nur selten mit hormonellen Dysregulationen der Sexualhormone einhergeht, gibt es eine ganze Reihe von endokrinen Erkrankungen, die eine Dysphonie verursachen. Bei den erworbenen Störungen ist das Ausmaß der stimmlichen Beeinträchtigung davon abhängig, ob die Erkrankung vor oder nach dem pubertären Kehlkopfwachstum auftritt. Auch in der Schwangerschaft, in geringem Ausmaß auch menstruationsabhängig können Stimmveränderungen auftreten. Medikamentös sind androgene Stimmveränderungen bei Frauen nach Anabolikaeinnahme bekannt. Therapeutisch sind Androgene bei biologischen Frauen im Rahmen des gewünschten Geschlechtswechsels von Transgendern stimmanpassend wirksam.

Hörnerv Der Hörnerv ist Teil des 8. Hirnnerven (Nervus vestibulo-cochlearis bzw. Nervus stato-acusticus), der zusammen mit dem →Fazialisnerv (Nervus facialis) in den inneren Gehörgang eintritt. Sowohl der N. vestibularis (Gleichgewichtsnerv) als auch der N. cochlearis (Hörnerv) gehen vom Innenohr aus. Der Hörnerv stellt das erste Neuron der Hörbahn dar, seine Nervenzellen liegen im Ganglion Spirale der →Cochlea. Die langen Nervenfasern (Neuriten) bilden den eigentlichen Hörnerv und ziehen durch den inneren Gehörgang zum Nucleus cochlearis des Hirnstamms. Eine Erkrankung des Hörnerven hat eine neurale Schwerhörigkeit zur Folge wie zum Beispiel beim →Akustikus-Neurinom.

Hörorgan Gesamtheit des peripheren Hörorgans bestehend aus →Außen-, →Mittel- und →Innenohr (das auch das →Gleichgewichtsorgan enthält) sowie der zentralen Hörbahn, die der Aufnahme, Weiterleitung und Verarbeitung akustischer Informationen dient. Damit hat das Hörorgan eine zentrale Bedeutung im Hinblick auf die zwischenmenschliche Kommunikation. Oft wird das „eigentliche Hörorgan" auch als das →Corti-sche Organ bezeichnet, in dem das akustische Reizmuster nach Schalldrucktransformation im →Mittelohr, dynamischen und mechanoelektrischen Transduktionsprozessen in der Cochlea in ein Muster einzelner Aktionspotenziale transformiert wird (s. Abb.).

Hörprüfung Im Rahmen der subjektiven Audiometrie werden psychoakustische Hörprüfungen vorgenommen. Hierzu gehören die →Tonaudiometrie, die →Sprachaudiometrie, die Verfahren der →überschwelligen Audiometrie und die der →zentralen Hörbahndiagnostik. Als Untersuchungsverfahren der objektiven Audiometrie werden die →Impedanzaudiometrie, die →otoakustischen Emissionen (OAE) und die →akustisch evozierten Potenziale (AEP) eingesetzt. Im Rahmen der Hörprüfungen sollen Art und Grad einer Hörstörung ermittelt werden. Hörprüfungen im Kindesalter sind altersentsprechend konzipiert und werden kindgerecht vorgenommen. Sie sind Bestandteil der →Pädaudiologie.

Hörreste, Hörrestigkeit Hörreste liegen i.d.R. im Tieftonbereich und sind wegen der →Fühlschwelle in der →Tonaudiometrie häufig schwierig zu bestimmen. Eine Nutzung der Hörreste durch eine Hörgeräteversorgung z.B. mit Tieftonverstärkung ist für ein Sprachverstehen meistens nur eingeschränkt

Hörstörungen Unter Hörstörungen werden Symptomkomplexe zusammengefasst, die eine partielle oder vollständige Unterdrückung der Aufnahme, Weiterleitung und/oder Verarbeitung akustischer Informationen durch das periphere Hörorgan und/oder die →zentrale Hörbahn beinhalten, wobei →Schallleitungs- und →Schallempfindungsschwerhörigkeiten, →zentrale Hörstörungen sowie zentral auditive Verarbeitungs- und Wahrnehmungsstörungen (→AVWS) voneinander abzugrenzen sind. Der Grad der →Schwerhörigkeit kann orientierend an der →Hörschwelle auf dem besser hörenden Ohr in den Hauptsprachfrequenzen (500 Hz bis 4 kHz) wie folgt eingeteilt werden: **1.** geringgradig: Hörverlust bis 30 dB; **2.** mittelgradig: Hörverlust bis 70 dB; **3.** hochgradig: Hörverlust bis 90 dB und **4.** an Taubheit grenzend (hörrestig): Hörverlust größer als 90 dB.

Vorkommen und Häufigkeit Etwa 14–16 Millionen Menschen gelten in der Bundesrepublik als dauerhaft hörgeschädigt. Durch zunehmende Lärmbelastung in Freizeit und Beruf wird die Anzahl der Hörgeschädigten in der Zukunft weiter ansteigen. Aktuelle Studien zeigen, dass etwa 12 % der 14–49-Jährigen, 26 % der 50–59-Jährigen, 37 % der 60–69-Jährigen und 54 % der über 70-Jährigen eine hörgerätepflichtige Hörstörung aufweisen. Die Prävalenz kindlicher Schwerhörigkeiten in Deutschland kann auf ca. 1–2/1.000 Normalgeburten eingeschätzt werden. Somit sind zurzeit zwischen 15.000 und 30.000 Kinder von einer frühkindlichen Schwerhörigkeit betroffen. Die jährliche Inzidenz kann mit 1.600–2.000 Neuerkrankungen eingeschätzt werden.

Erscheinungsbild Da das Gehör eine herausragende Bedeutung für die →Kommunikation hat, führen Hörstörungen zwangsläufig zu Defiziten in der →Hör- und →Sprachentwicklung bei Kindern sowie zu Kommunikationsstörungen bei Erwachsenen und besonders bei älteren hörgeschädigten Patienten. Erschwerend kommen für den Älteren die allgemein nachlassenden kognitiven Leistungen hinzu.

Hörstörungen treten häufig als Folge von Schallleitungsstörungen im Bereich des Außen- und Mittelohres auf. Sind die empfindlichen →Haarsinneszellen und/oder die →afferenten Hörnervenfasern beeinträchtigt, sind Schallempfindungsschwerhörigkeiten die Folge. Bei funktionellen Störungen im Bereich der zentralen Hörbahn und assoziierten kortikalen Arealen können zentrale Hörstörungen oder AVWS auftreten.

Periphere Hörstörungen führen zu tonaudiometrisch nachweisbaren Hörverlusten, bei der →Lärmschwerhörigkeit und der →Schwerhörigkeit im Alter besonders im Hochtonbereich sowie einem Diskriminationsverlust für Sprache insbesondere bei Umgebungslärm. Darüber hinaus können →Richtungshören, →Lautheitsempfindung und →Frequenzselektivität eingeschränkt sein. Bei der Lärmschwerhörigkeit können auch extraaurale Folgen der Schallbelastung in Form von Stress und den damit verbundenen psychovegetativen Reaktionen, wie Schlafstörungen, Herz-Kreislauferkrankungen oder Störungen des Magen- und Darmtraktes auftreten.

Bei zentralen Hörstörungen und auch der AVWS können bei peripher normalem Gehör zentral auditive Verarbeitungsleistungen, wie z. B. das Richtungshören, die Signalerkennung im Störschall oder die →dichotische Diskrimination gestört sein. Darüber hinaus können auditive Wahrnehmungsleistungen eingeschränkt sein.

Ursachen Schallleitungsstörungen werden meist durch →Tubenbelüftungsstörungen und/oder eine insuffiziente Mittelohrschleimhaut verursacht, in deren Folge Paukenunterdruck, →Paukenerguss, die chronische Mittelohrentzündung oder die chronische Knocheneiterung (→Cholesteatom) entstehen können. Auch Missbildungen im Außen- und Mittelohr, die oft im Zusammenhang mit syndromalen Erkrankungen stehen, können insbesondere im Kindesalter Schallleitungsstörungen verursachen.

Schallempfindungsschwerhörigkeiten entstehen durch Schädigungen der empfindlichen Strukturen des →Cortischen Organs und/oder Fasern des →Hörnerven infolge entzündlicher Prozesse, Durchblutungsstörungen, genetischer Defekte, Stoffwechselstörungen, ototoxischer Medikamente oder auch Lärmeinfluss. Besonders die zunehmende Belastung von Kindern und Jugendlichen durch elektronisch verstärkte Musik oder lärmerzeugende Spielzeuge und Feuerwerkskörper ist besorgniserregend. Als Ursachen für den häufig auftretenden idiopathischen →Hörsturz werden Durchblutungsstörungen des Innenohres, aber auch virale Ursachen diskutiert. Die Schwerhörigkeit im Alter wird durch eine Kombination von physiologischer Alterung sowie endogenen und exogenen Faktoren verursacht.

Zentrale oder retrocochleäre Hörstörungen können durch organische Schädigungen zentraler Hörbahnabschnitte, wie z.B. durch Tumoren, demyelinisierende Prozesse oder Durchblutungsstörungen des Zentralnervensystems verursacht werden. Die Ursachen der rein funktionell nachweisbaren, jedoch selten isoliert auftretenen AVWS sind bis heute nicht bekannt.

Prognose Trotz regionaler Unterschiede werden Hörstörungen im Kindesalter derzeit noch viel zu spät erkannt, so dass die sichere Diagnose, Therapie und (Re-)Habilitation häufig erst im 3. oder 4. Lebensjahr erfolgen. Durch das bundes- und europaweit angestrebte, teilweise bereits eingeführte flächendeckende universelle Neugeborenen →Hörscreening (UNHS) mit frühzeitiger Folgediagnostik und moderner →Hörgeräte- oder →Cochlea-Implantat- (CI) Versorgung bereits im ersten Lebensjahr können jedoch die wichtigen sensiblen Phasen der kindlichen Hörbahnreifung und Sprachenwicklung so effektiv genutzt werden, dass langfristig bei vielen Kindern, die auch eine intensive Frühförderung erhalten, eine Integration in Regeleinrichtungen erreicht werden kann.

> Der auch demographisch zu erwartende hohe Anteil an Schwerhörigen im Alter, die deutliche Zunahme an Hörsturzpatienten und die zur Zeit häufig noch geringe Akzeptanz von Hörgeräten macht die Rehabilitation hörgestörter Erwachsener zu einem zentralen Thema der nächsten Jahre.

Durch die zunehmende Lärmbelastung der Bevölkerung in Umwelt- und Freizeit wird der Anteil Hörgeschädigter weiter ansteigen. Trotz Erfolge bei der Umsetzung von Lärmschutzmaßnahmen am Arbeitsplatz ist die Lärmschwerhörigkeit auch weiterhin die häufigtse Berufskrankheit, da etwa 5 Millionen Arbeitnehmer in der Bundesrepublik Deutschland während der Arbeit hörschädigendem Lärm oberhalb von 85 dB (A) ausgesetzt sind.

Diagnose Die Verdachtsdiagnose einer Schwerhörigkeit ist sowohl beim Kind als auch beim Erwachsenen so früh wie möglich zu stellen. Die sichere Durchführung und Interpretation audiometrischer Testverfahren sollte unter fachärztlicher und audiologisch – pädaudiologischer Supervision erfolgen. Die HNO-ärztliche Basisdiagnostik besteht hierbei aus Familien- und Eigenanamnese, HNO-Status mit Ohrmikroskopie sowie den unterschiedlichen subjektiven und objektiven Hörprüfungen, die in Abhängigkeit vom Alter eingesetzt werden. Nur die geeignete Kombination mehrerer audiologischer Testverfahren gewährleistet eine sichere Aussage über die Hörfähigkeit.

Im Rahmen subjektiver Hörprüfungen können bei Kindern in Abhängigkeit vom Alter die →Reflex-, →Verhaltens- und →Spielaudiometrie, bei Erwachsenen und älteren Kindern die →Tonaudiometrie Verwendung finden. Durch →überschwellige Testverfahren können Hinweise zur Differenzierung zwischen cochleären und retrocochleären Hörstörung gewonnen werden. Durch sprachaudiometrische Testverfahren, bei Kindern ab dem 5. Lebensjahr einsetzbar, können Störungen der Sprachverarbeitung als Folge peripherer Hörstörungen und auch zentral auditiven Verarbeitungsstörungen erfasst werden. Im Rahmen der Diagnose zentraler Hörstörungen und AVWS kommen Testverfahren zur Erfassung binauraler Hörleistungen, wie z.B. Richtungshören, Lateralisation sowie auch Tests zur Signal- und Spracherkennung im Störschall sowie zur dichotischen Diskrimination zum Einsatz.

> Da die Ergebnisse subjektiver Hörprüfungen stark vigilanzabhängig sind und die Interpretation viel Erfahrung erfordert, sind objektive Hörprüfungen insbesondere bei Kindern zur sicheren Differenzialdiagnose von Hörstörungen unverzichtbar.

Mithilfe der →Impedanzaudiometrie wird die Schallübertragung des Mittelohres (→Tympanometrie), die Funktionstüchtigkeit des M. Stapedius (→Stapedius-reflexmessung) oder die Funktionstüchtigkeit der

→Eustachischen Röhre (→Tubenfunktionsprüfung) objektiviert. Durch Messung →otoakustischer Emissionen (OAE) lassen sich Schädigungen der äußeren Haarsinneszellen nachweisen. Die →elektrische Reaktionsaudiometrie (ERA) ermöglicht eine Funktionsprüfung des Hörnerven sowie zentraler Hörbahnabschnitte durch Registrierung →akustisch evozierter Potenziale (AEP). Die objektiven Hörprüfungen sind die aussagekräftigsten Untersuchungsverfahren im Rahmen der Früherkennung kindlicher Hörstörungen sowie der Differentialdiagnostik in allen Altersstufen. Neben den audiometrischen Untersuchungen sind häufig in Abhängigkeit vom Krankheitsbild ergänzende Vestibularisprüfungen, bildgebende Verfahren (CT, MRT) oder weiterführende neurootologische Untersuchungen notwendig.

Früherkennung Unbedingte Voraussetzung zur erfolgreichen Therapie und (Re-) Habilitation hörgestörter Patienten ist die frühzeitige Erkennung und Differenzialdiagnose, die nur durch die Einführung des UNHS erreicht werden kann. Durch automatisierte Registrierung der OAE oder der FAEP wird eine hohe Sensitivität und Spezifität erreicht, die sicherstellt, dass nahezu 100 % der prä- und perinatal auftretenden frühkindlichen Schwerhörigkeiten erfasst werden.

Auch bei Erwachsenen ist die Früherkennung und Therapie von Hörstörungen unabdingbar, um zunehmende Kommunikationseinschränkungen, private und soziale Isolierung durch eine frühzeitige apparative Versorgung zu reduzieren. Dazu ist eine intensive Aufklärung der Bevölkerung und der Fachleute dringend notwendig. Bereits beim Hausarzt sollten die Weichen zur Früherkennung über ein Hörscreening im Rahmen von Vorsorgeuntersuchungen gestellt werden.

Therapie Ziel der Therapie und (Re-)Habilitation muss die komplette auditive, kommunikative und soziale Eingliederung hörgeschädigter Patienten in unsere Gesellschaft sein. Bei vielen peripheren Hörstörungen ist eine medikamentöse oder operative Akuttherapie effektiv. Sind diese Maßnahmen ausgeschöpft oder nicht indiziert, sollte so früh wie möglich eine beidseitige Versorgung mit Hörgeräten eingeleitet werden. Eine Versorgung kann auch bei geringgradigen oder nur einseitigen Schwerhörigkeiten indiziert sein.

Eine regelmäßige pädaudiologische Diagnostik, Hörgerätekontrolle und hörgeschädigtenpädagogische Frühförderung im Rahmen der Hör- und Spracherziehung bei Kindern sowie audiopädagogische und audiotherapeutische Maßnahmen (Hörtraining, Hörtaktik) beim älteren Hörgestörten sind unbedingt erforderlich. Diese Maßnahmen können auch in spezialisierten Rehaeinrichtungen stationär wahrgenommen werden. Medizinisch sinnvolle zusätzliche Maßnahmen sind z.B. technische Hörhilfen und Kommunikationshilfen wie Hochfrequenz-Übertragungsanlagen (→FM), →Infrarotanlagen für Radio oder Fernsehen, →Lichtsignalanlagen, →Telefonverstärker, →Schreibtelefon, Fax und der PC.

Ertaubte und hochgradig schwerhörige Kinder und Erwachsene profitieren von der uni- oder bilateralen Versorgung mit einem CI, bei dem eine elektrische Reizung der noch intakten Hörnervenfasern über ein in die Hörschnecke implantiertes Elektrodensystem erfolgt, das seine Impulse von einem extern getragenen →Sprachprozessor erhält. Bei beidseitig geschädigten Hörnerven kann bei ertaubten Patienten der Einsatz eines →auditorischen Hirnstamm-Implantats (ABI) erfolgen.

Während die →Hörgeräteversorgung bei Erwachsenen i.d.R. in Zusammenarbeit zwischen HNO-Arzt und Hörgeräteakustiker erfolgt, wird die zeitlich intensive und anspruchsvolle Hörgeräte- und CI-Versorgung bei Kindern bevorzugt in pädaudiologischen Zentren in Zusammenarbeit mit Hörgeräteakustikern mit entsprechender Zusatzqualifikation durchgeführt. Im Bereich der CI-Versorgung ist ein interdisziplinäres Team aus HNO-Operateuren, Audiologen und Pädaudiologen, Ingenieuren, Pädagogen und Logopäden in speziellen CI-Zentren notwendig, um die Möglichkeiten der Hör- und Sprachentwicklung und damit der lautsprachlichen Integration der Hörgeschädigten optimal auszuschöpfen (H. v. W & M. W.).

Literatur

Biesalski, P., Frank. (1994): Phoniatrie, Pädaudiologie, Band 2: Pädaudiologie. Stuttgart: Thieme.

Boenninghaus, L. (2001): Hals-Nasen-Ohren-Heilkunde für Medizinstudenten. Berlin: Springer.

Friedrich, G., Bigenzahn, W., Zorowka, P. (2000): Phoniatrie und Pädaudiologie. Bern: Huber.

Lehnhardt, E., Laszig, R. (2000): Praxis der Audiometrie. Stuttgart: Thieme.

möglich. Bei solchen Patienten kann eine →Cochlea-Implantat-Versorgung indiziert sein.

Hörschaden Pathologisch verändertes Hörvermögen, das sowohl das periphere Hörorgan (→Außen-, →Mittel-, →Innenohr) als auch die zentrale Hörbahn betreffen kann. Hörschäden treten i. d. R. als →Schallleitungs- oder →Schallempfindungsschwerhörigkeit auf (z. B. auch kombiniert). Betrifft der Hörschaden die →zentrale Hörbahn, kann eine →zentrale Hörstörung oder eine →auditive Verarbeitungs- und Wahrnehmungsstörung vorliegen (→AVWS). Die Ursachen für die Entstehung eines Hörschadens sind vielfältig und reichen über genetische Faktoren, Infektionen, ototoxische Substanzen oder Lärm. Oft bleiben die Ursachen jedoch unerkannt.

Hörschädigung Pathologischer Prozess, der als Resultat zu einem →Hörschaden führt. Oft werden Hörschädigung und Hörschaden synonym verwendet.

Hörschlauch Verbindungsschlauch zwischen Winkelstück am →HdO-Hörgerät und der →Otoplastik, der i. d. R. aus Kunststoffmaterial besteht und in seinem Durchmesser und seiner Länge die akustischen Eigenschaften des aus dem Hörer des Hörgerätes abgehenden Schalls verändern kann.

Hörschwellenbestimmung Gerade wahrnehmbarer Schalldruck im hörbaren Frequenzbereich des Menschen. Bezugspunkt in der Audiometrie ist die menschliche Hörschwelle für 1.000 Hz, dessen notwendiger Schalldruck 2×10^{-5} Pa entspricht. Sie wurde als Durchschnitt bei hörgesunden Jugendlichen ermittelt und ist Bezugspunkt für die physikalische und absolute Hörschwelle in dB SPL. Festgelegt sind diese Zusammenhänge in den entsprechenden DIN- und ISO-Normen! In den tiefen und hohen Frequenzen sind höhere Schalldrucke notwendig, um die gleiche schwellenhafte Hörempfindung wie bei 1.000 Hz auszulösen. Dementsprechend verläuft die absolute Hörschwellenkurve gekrümmt. Für die praktische Audiometrie wird die relative Hörschwelle in dB HL verwendet, die dadurch entsteht, dass man nicht den physikalischen Schalldruck, sondern den gerade eben wahrnehmbaren Schalldruckpegel unabhängig von der Frequenz als 0 dB HL (*Hearing Level*) definiert und damit eine Relativdarstellung des →Audiogramms vornimmt. Ein Hörverlust in dB HL wird im Tonaudiogramm unterhalb der relativen Normalhörschwelle eingetragen.

Hörschwellenmessung Die Hörschwellenmessung kann in Luftleitung mit Kopfhörern, Einsteckhörern oder über Freifeldlautsprecher, in Knochenleitung über einen Knochenleitungshörer erfolgen und überprüft im Frequenzbereich zwischen 125 Hz und 12.000 Hz die eben gerade Hörbarkeit des Tons. Die Ergebnisse der Hörschwellenmessung in Luft- und Knochenleitung werden im →Tonaudiogramm dargestellt und erlauben eine Aussage über Art und Grad einer Hörstörung, jedoch nicht über deren Sitz, wozu überschwellige und objektive audiometrische Untersuchungsverfahren notwendig sind. Die Hörschwellenmessung beim Erwachsenen unterscheidet sich erheblich von der beim Säugling und Kleinkind. Kann der Erwachsene i. d. R. durch Knopfdruck oder „jetzt"-Angabe das Hören des Tons signalisieren, müssen bei Säuglingen und Kleinkindern altersentsprechende Testverfahren der →Pädaudiologie die Hörschwelle ermitteln. So müssen bei Säuglingen akustisch ausgelöste Reflexe, wie z. B. der →Lidreflex oder der →Moro-Reflex, genutzt werden, um eine Hörschwellenbestimmung vorzunehmen. Dabei sind Lautstärken notwendig, die deutlich über der tatsächlichen Hörschwelle liegen. Mit zunehmendem Alter können ab etwa der zweiten Hälfte des 1. Lebensjahres verhaltensaudiometrische Hörschwellenmessungen mit oder ohne Konditionierung durchgeführt werden, die näher an den tatsächlichen Hörschwellen liegen. Die Verwendung von gewobbelten (modulierten) Tönen oder von Geräuschen eignet sich bei Kindern besser als die von Dauertönen. Auch bei Erwachsenen kann die Verwendung von Impulstönen vorteilhafter sein (→Hörermüdung).

Hörscreening Aussonderungsuntersuchung im Neugeborenenalter zur Erfassung frühkindlicher →Hörstörungen, die möglichst sensitiv und spezifisch, möglichst zeiteffektiv, kostengünstig und leicht delegierbar ist. Diese Bedingungen erfüllen nur automatisierte Messsysteme zur Registrierung der →otoakustischen Emissionen (OAE) oder der →frühen akustisch evozierten Potenziale (FAEP). Ein Hörscreening sollte mindestens 95 % aller neugeborenen Kinder erfassen (universelles Neugeborenen Hörscreening). Testauffällige Kinder sollten einer unmittelbaren Folgediagnostik zugeführt werden (follow up), um eine frühzeitige Therapie und Rehabilitation einzuleiten.

Hörspule Jedes →HdO-Hörgerät verfügt über eine Induktionsspule, über die auf drahtlosem Wege z.B. Telefone, Ringschleifen und andere Induktionssysteme genutzt werden können, um akustische Signale, vornehmlich Sprache, unter Umgehung des Mikrophons direkt dem Hörgeräteverstärker oder Prozessor zuzuführen. Auf diesem Wege kann eine erhebliche Verbesserung des Signal-Rauschabstands z.B. in geräuschhafter Umgebung oder bei schlechter Raumakustik (Halleffekte, etc.) erzielt werden.

Hörstörung, zentrale Durch Hirnerkrankungen hervorgerufene →auditive Verarbeitungs- und Wahrnehmungsstörung bei Erwachsenen; Untergruppen: →kortikale Taubheit, →reine Worttaubheit, →akustische Agnosie, →Phonagnosie; von verschiedenen Autoren unterschiedlich definierte Störungsbilder mit widersprüchlichen Beschreibungen und uneinheitlicher Nomenklatur.

Hörstummheit →Agnosie

Hörsturz Plötzlich eintretende, meistens einseitige Schallempfindungsschwerhörigkeit unbekannter Ursache (idiopathischer Hörsturz) oder als Symptom einer anderen Grunderkrankung (symptomatischer Hörsturz). Häufige Begleitsymptome sind Ohrgeräusche (→Tinnitus) oder →Schwindel, der i.d.R. nur vorübergehend ist und nicht im Vordergrund der akuten Beschwerden steht. Mögliche Ursachen können Durchblutungsstörungen, Virusinfektionen, Stoffwechselstörungen oder Rupturen des →runden Fensters sein. Die beim Hörsturz vorliegende Innenohrschwerhörigkeit kann im Tonaudiogramm durch einen Hochton- oder Tieftonhörverlust unterschiedlicher Ausprägung, seltener durch eine Taubheit gekennzeichnet sein. Da beim Hörsturz eine hohe spontane Heilungschance in den ersten Tagen besteht, könnte eine Behandlung auch noch nach 3 bis 4 Tagen begonnen werden. Da diese Spontanheilung jedoch nicht prognostiziert werden kann, wird eine Behandlung so früh wie möglich begonnen (siehe hierzu auch Leitlinie Hörsturz der Deutsche Gesellschaft für HNO-Heilkunde, Kopf- und Halschirurgie). Die Behandlung besteht i.d.R. aus einer medikamentösen durchblutungsfördernden und entzündungshemmenden Therapie, wobei in manchen Fällen auch eine stationäre Infusionstherapie empfohlen wird. In jüngster Zeit wird wie im amerikanischen Sprachraum vermehrt die allgemeine Behandlung mit Cortison favorisiert. Die hyperbare Sauerstofftherapie oder die sog. Hämapherese (Blutaustauschtransfusion) werden nur in speziellen Fällen eingesetzt. I.d.R. führen die klassischen Therapien zu einer Verbesserung des Gehörs in etwa 90% der Fälle. Die Spontanremission liegt bei 40 bis 60%.

Hörtaktik Hörtaktik und →Hörtraining sind wesentliche Bausteine der Audiotherapie, die dem Schwerhörigen, vor allem dem mit Hörgeräten versorgten, helfen soll, in seinem akustischen Umfeld, in Familie, Beruf und Freizeit zu Recht zu kommen. Hörtaktiken beinhalten Strategien im Umgang mit der eigenen Hörstörung, vor allem in akustisch anspruchsvollen Kommunikationssituationen und beziehen auch die entsprechenden Gesprächspartner mit ein. Gesprächsführung, Frage-Antwortverhalten und Verbesserung der Kommunikationssituation sind wesentliche Bestandteile der hörtaktischen Maßnahmen.

Hörtraining (bei Aussprachestörungen) Auch gen. Hörübungen, Bestandteil der →Artikulationstherapie. Auditives Wahrnehmungstraining für Laute. Das Hörtraining kann je nach Therapieansatz einen anderen Aufbau und ein anderes Ziel haben.

Bei der →Artikulationstherapie nach Van Riper ist das Ziel die Wahrnehmung eines Ziellautes in unterschiedlichem Kontext. Es wird folgendermaßen vorgegangen: Zunächst wird das →Fremdhören geübt, wobei die Übungen systematisch nach ihrem Schweregrad gesteigert werden. Die Übungen reichen von der Laut- über die Silben- zur Wort- und Satzebene. Das Zielphon wird von der großen phonetischen Opposition über die kleine phonetische Opposition bis hin zur Opposition zur Fehlbildung dargeboten. Schließlich werden Übungen zur Lokalisation des Ziellautes durchgeführt. Gelingt das Fremdhören sicher, wird das →Eigenhören geübt, wobei es ebenfalls eine Hierarchie nach dem Schwierigkeitsgrad gibt: Vom verzögerten Feedback (das Kind hört sich auf dem Tonband) über das simultane Feedback (das Kind muss sich direkt beim Sprechen kontrollieren) bis hin zum antizipatorischen Feedback (das Kind soll eine Erwartungshaltung entwickeln).

In der →phonologischen Therapie in Zyklen nach Hodson & Paden (2001) wird hier von →Auditory Bombardment gesprochen, wobei das Ziel ist, durch systematisches auditives Training mit bedeutungsvollen Wörtern, die das Zielmuster enthalten (Phoneme, die erlernt werden müssen), das Kind zur Verwendung der Phoneme oder Silbenstrukturen, die es braucht, das es aber noch nicht verwirklicht, zu ermutigen. Dabei werden ca. 15 Wörter mit Zielmuster verstärkt über einen Kopfhörer angeboten. Drei bis fünf dieser Wörter sind so zusammengesetzt, dass sie eine Wortstruktur haben, die es dem Kind leicht macht, sie nachzusprechen.

In der →psycholinguistisch orientierten Phonologietherapie (Fox 2005) ist das Ziel des Hörtrainings das Wahrnehmen aller von einem phonologischen Prozess betroffenen Ziel- und Ersatzlaute in einem sich in der linguistischen Komplexität steigernden therapeutischen Input.

Literatur

Fox, A.V. (³2005): Kindliche Aussprachestörungen. Phonologischer Erwerb, Differenzialdiagnostik, Therapie. Idstein: Schulz Kirchner.

Hörtraining (bei Hörstörungen) Spezielle Übungen für Hörgestörte vor allem nach einer Hörgeräteerstversorgung, die zusammen mit hörtaktischen Maßnahmen (→Hörtaktik) im Rahmen audiotherapeutischer Konzepte helfen sollen, das mit Hörgeräten veränderte Hören und die durch langjährige hörstörungsbedingte Entwöhnung veränderte Sprachwahrnehmung wieder zu erlernen. So werden im Rahmen eines Hörtrainings z.B. Vokal-, Konsonanten- und Lautunterscheidungsübungen durchgeführt. Es kann auch das Ablesen vom Mund durch entsprechenden Absehunterricht verbessern. Im Rahmen der Fördermaßnahmen bei frühkindlichen oder kindlichen Hörstörungen spricht man eher von Hör- und Spracherziehung als von Hörtraining, da in diesen Altersstufen die Hör-Sprachentwicklung im Vordergrund der Förderung steht, die ja bei Hörstörungen im Erwachsenenalter i.d.R. längst abgeschlossen ist.

Hörübungen →Hörtraining, →Aussprachestörungen.

Hörverbessernde Operationen Bei einer mittelohrbedingten →Schallleitungsschwerhörigkeit besteht i.d.R. die Möglichkeit, diese durch eine hörverbessernde Operation zu beseitigen oder zumindest das Hörvermögen deutlich zu verbessern. Ursachen einer Mittelohrschwerhörigkeit, die operativ saniert werden kann, sind z.B. das →Serotympanon, der Mittelohrerguss, die →Mittelohrentzündung, die →Mittelohrmissbildungen und die →Otosklerose. Im Rahmen der Mikrochirurgie des Mittelohres sind fünf verschiedene Eingriffsformen der hörverbessernden Operationen (→Tympanoplastik) verfügbar. Auch die Implantation von →knochenverankerten Hörgeräten (BAHA), Mittelohrimplantaten und →Cochlea Implantaten gehören zu den hörverbessernden Operationen.

Hörverlust Ergebnis einer Schädigung des Gehörs, das über subjektive und objektive →Hörprüfungen erfasst und dokumentiert werden kann. So kann mithilfe von →Tonaudiometrie ein frequenzspezifischer Hörverlust für Reintöne und in der →Sprachaudiometrie ein Hörverlust für Zahlen ermittelt werden.

Hörweitenprüfung Die Hörweitenprüfung (Sprachabstandsprüfung) und auch die →Stimmgabeltests gehören zu den klassischen Hörprüfungen. Sie dienen der quantitativen Bestimmung des Sprachverstehens und können auch Hinweise zum Ausmaß und Sitz einer Hörstörung liefern. Die Hörweitenprüfung wird mit Flüstersprache und mit Umgangssprache durchgeführt und beinhaltet ausschließlich die Prüfung mit zweistelligen oder vierstelligen Zahlen, die beim zunehmenden Abstand zum Hörer nachgesprochen werden müssen. Das nicht geprüfte und vom Untersucher abgewandte Ohr sollte möglichst durch ein audiometrisches Rauschen oder durch Verschluss des Gehörgangs ausgeschaltet sein. Hörweiten von weniger als 6 m können, entsprechend ihrem Abstand, auf gering-, mittel- oder hochgradigen Hörstörungen oder bis hin zur Taubheit hinweisen. Die Hörweite wird auch im Rahmen der HNO-ärztlichen →Begutachtung zur Feststellung einer →Minderung der Erwerbsfähigkeit herangezogen.

Hörzentrum →akustische Hirnrinde

HSET Heidelberger Sprachentwicklungstest (Grimm & Schöler [2]1991). Der HSET dient im Rahmen der →Diagnostik von Kindern mit →spezifischen Sprachentwicklungsstörungen der differenzierenden Erfassung sprachlich-linguistischer und sprachlich-pragmatischer Kompetenzen 3- bis 9-jähriger Kinder. In insgesamt 13 Subtests werden der Regelerwerb auf Morphem- und Satzebene, semantische und interaktive Fähigkeiten sowie die Integration der Einzelleistungen überprüft.

Literatur

Grimm, H. & Schöler, H. ([2]1991): Heidelberger Sprachentwicklungstest. Göttingen: Hogrefe.

Humangenetik (bei Hörschäden) Humangenetische Untersuchungen sind im Rahmen der pädaudiologischen Umfelddiagnostik fester Bestandteil zur Bestimmung heriditärer Ursachen von →Hörstörungen. Molekulargenetische Analysen der letzten Jahre haben bis heute etwa 100 verschiedene Schwerhörigkeitsgene wie z. B. das mutierte Connexin 26 identifiziert, welches einen Hinweis auf eine non-syndromale Form der heriditären Schwerhörigkeit liefert. Aufgabe der Humangenetik ist es, neben der molekulargenetischen Analyse eine humangenetische Beratung durchzuführen, in der Informationen und Hilfen für Eltern und Betroffene im Hinblick auf weiteren Kinderwunsch angeboten werden. Auch im Hinblick auf die Schwerhörigkeit im Alter ist es der Humangenetik gelungen, erste Gene zu identifizieren, die für die zunehmende Hörverschlechterung im Alter verantwortlich sind. Denkbar ist es, dass sowohl im Kindes- aber auch im Erwachsenenalter molekulargenetische Therapien in Zukunft eine zunehmende Hörstörung im Alter verhindern und eine bestehende, z. B. heriditäre, im Kindesalter beseitigen können.

Humanistische Psychologie →Gesprächstherapie

Hyperakusis Die Überempfindlichkeit des Gehörs für laute akustische Signale wird als Hyperakusis bezeichnet. Sie kann durch die Messung der →Unbehaglichkeitsschwelle im Tonaudiogramm z. B. für Töne oder Geräusche oder im Sprachaudiogramm für Sprache, als Toleranzschwelle ermittelt werden. Eine Schädigung der →äußeren Haarsinneszellen kann für eine herabgesetzte Unbehaglichkeitsschwelle verantwortlich gemacht werden, wobei jedoch auch Verarbeitungsprozesse in der →zentralen Hörbahn eine Hyperakusis verstärken können. Bei Hyperakusis kann durch persönliche Gehörschutzmaßnahmen dafür gesorgt werden, dass diese Patienten sich auch in lauten Umgebungssituationen aufhalten können. Diese Maßnahmen können jedoch zu einer zunehmenden Entwöhnung des Gehörs gegenüber lauten Schallereignissen führen. Deshalb empfehlen viele Hyperakusis-Spezialisten eher ein Retraining, also einen Abbau der Überempfindlichkeit durch hörspezifische Übungen und technische Hilfsmittel wie z. B. Noiser.

Hyperfunktionelle Dysphonie →Dysphonie

Hyperkinesen Unkontrollierte, überschießende Bewegungen der Gesichts- oder der Extremitätenmuskulatur, z. B. im Rahmen eines →Morbus Huntington.

Hypernasalität „Offenes Näseln"; nasaler Stimmklang durch Entstehung von Resonanzen des Nasenraumes, meist aufgrund eines unvollständigen Verschlusses der velopharyngealen Pforte.

Hypo-/Hypersensibilität Hyposensibilität bezeichnet eine verminderte Empfindlichkeit aufgrund einer erhöhten Wahrnehmungsschwelle, Hypersensibilität eine erhöhte Empfindlichkeit aufgrund einer herabgesetzten Wahrnehmungsschwelle. Sensibilität ist die Fähigkeit, Sinnesreize über Rezeptoren der Haut, der Muskulatur oder der Gelenke aufzunehmen und zu verarbeiten. Hypo-/Hypersensibilität führen zu falscher Wahrnehmung und inadäquater Reaktion.

Hypo-/Hypertonie Tonusminderung bzw. Tonuserhöhung der Muskulatur.

Tonus = Spannungszustand bzw. Erregungszustand eines Gewebes, physiologisch z. B. unwillkürlicher Spannungszustand der Skelettmuskulatur, der reflektorisch über das Gamma-System aufrechterhalten wird.

Der Ruhetonus stellt ein Gleichgewicht von möglichst geringen Kräften dar. Jede Aktivität erhöht die muskuläre Spannung – bei Verspannungen und Verkrampfungen unphysiologische und unökonomische Hypertonie.

Testen lässt sich der Tonus durch Palpation, durch funktionelle Untersuchungen und durch ein Elektromyogramm.

Hypoakusis Durch eine Hörschädigung herabgesetzte Empfindlichkeit des Gehörs, →Schallempfindungsschwerhörigkeit.

Hypofunktionelle Dysphonie →Dysphonie

Hypoglossusparese Lähmung der vom XII. Hirnnerven (N. hypoglossus) versorgten Zungenmuskulatur.

Hypokinesie →Akinesie

hypopharyngeal → Hypopharynx

Hypopharynx unterster Bereich des → Pharynx

Hypopharynxkarzinom Ein Hypopharynxkarzinom ist ein bösartiger Tumor im unteren Rachenbereich.

Der beim Erwachsenen ca. 12–13 cm lange Rachenraum, ein mit Schleimhaut ausgekleideter, nach vorne offener Muskelschlauch, ist von oben nach unten unterteilt in den Nasopharynx (auch Epipharynx oder Nasenrachen genannt), den Oropharynx (auch Mesopharynx oder Mundrachen genannt) und den Hypopharynx (auch Kehlkopfrachen genannt). In jedem dieser Abschnitte kann sich ein Tumor entwickeln, wobei es sich in der Mehrzahl um Plattenepithelkarzinome handelt. Charakteristisch für alle Rachentumoren ist, dass sie früh in benachbarte Strukturen eindringen und auf dem Lymphweg Tochtergeschwülste (Metastasen) in die Halslymphknoten streuen. Ursächlich gilt ein Zusammenhang mit erhöhtem Tabak- und Alkoholkonsum als sehr wahrscheinlich.

Der Hypopharynx umfasst den Raum von der Epiglottisoberkante (Kehldeckel) bis herab zur Ringknorpelhinterfläche und geht dort am Ösophagusmund in den Ösophagus über. Die Region Hypopharynx wird unterteilt in Sinus piriformes (Schleimhautbuchten seitlich des Kehlkopfes), die Postkrikoidregion und die Hypopharynxhinterwand. Der Sinus piriformis mündet mit seinem Apex in den Ösophagus, wird medial und kranial von der aryepiglottischen Falte, lateral etwa vom Oberrand des Schildknorpels und ventralkranial von der Plica pharyngoepiglottica begrenzt. Als Postkrikoidregion wird die dorsale Fläche der Larynxhinterwand bezeichnet, die seitlich an die Sinus piriformes grenzt, kaudal mit dem unteren Rand der Ringknorpelplatte und kranial mit der Spitze der Aryknorpel endet. Leider wird die Mehrzahl der Karzinome des Sinus piriformis erst in einem weit fortgeschrittenen Stadium entdeckt und führt im Gegensatz zu den Larynxkarzinomen zu einer deutlich ungünstigeren Überlebensprognose. Erst spät verursacht das Hypopharynxkarzinom Symptome wie Schluckbeschwerden, Verschlucken, Kloßgefühl oder der Patient bemerkt Schwellungen im Bereich der Halsgefäßscheide.

Ausgedehnte Sinus-piriformis-Karzinome wachsen oft mehrere Zentimeter in den zervikalen Ösophagus vor oder auch über die aryepiglottische Falte hinweg in das Kehlkopfinnere, so dass Laryngektomien wegen eines Hypopharynxkarzinoms nicht selten sind.

Hypotone Dysarthrie →schlaffe Dysarthrie

Hypoxie Sauerstoffmangel, →Schlaganfall.

IALP Die International Association of Logopedics and Phoniatrics vereint nationale Organisationen und Personen, die sich wissenschaftlich, im therapeutischen, pädagogischen oder sonstigen professionellen Handeln mit Themen und Menschen im Zusammenhang mit Sprach-, Sprech-, Stimm-, Hör- oder Schluckstörungen, beschäftigen. Vertreter von 38 Ländern und 56 nationalen Organisationen sind neben rund 300 persönlichen Mitgliedern in der IALP organisiert und repräsentieren somit etwa 125.000 Fachleute weltweit. Verschiedene Fachgruppen der IALP erarbeiten Empfehlungen zu einzelnen Aspekten des Themenfeldes Sprachstörungen, wie bspw. zur therapeutischen Arbeit mit bilingualen oder multilingualen Menschen. Für Deutschland sind →dgs und →dbl sowie Einzelpersonen IALP Mitglieder. Die bereits 1924 gegründete Organisation versteht sich als interdisziplinäre Gesellschaft und gibt die Schriftenreihe Folia Phoniatrica et Logopaedia heraus.

Iatrogene Dysphonie Dysphonie nach tumorchirurgischen oder →phonochirurgischen Eingriffen, als Folge einer intubationsbedingten Aryknorpelluxation oder infolge einer →Recurrensparese nach Strumektomie.

ICD-10 *International Classification of Diseases and Related Health Problems*; Internationale Klassifikation der Krankheiten 10. Version, als Teil der Klassifikationsfamilie von der →WHO erstellt und im Auftrag des Bundesministeriums für Gesundheit vom

DIMDI (Deutsches Institut für Medizinische Dokumentation und Information) ins Deutsche übertragen und herausgegeben. Die ICD-10 wird seit dem 1.1.2000 in Deutschland zur Verschlüsselung von Diagnosen in der ambulanten und stationären Versorgung (§§ 295 und 301 SGB V) eingesetzt, insbesondere für die Zwecke des pauschalierenden Entgeltsystems G-DRG (German Diagnosis Related Groups). Für diese Zwecke wird die ICD-10-GM verwendet, die bis zum Jahr 2003 als ICD-10-SGB-V bezeichnet wurde. GM bedeutet „German Modification", SGB V steht für „Sozialgesetzbuch V" (s. auch www.who.int/classifications/en/, www.dimdi.de).

ICIDH International Classification of Impairment, Disability and Handicap, Teil der Klassifikationsfamilie der →WHO zur Kodierung von Krankheitsfolgen; wurde 1980 als Ergänzung zur →ICD entwickelt; die Beta-Version der ICIDH lag in den 1990er-Jahren zur Diskussion vor, ehe sie von der →ICF abgelöst wurde.

Identifikation Phase der →Van Riper-Therapie zur Behandlung des →Stotterns.

Identitätshypothese Hat ihre Wurzeln im Nativismus und besagt, dass Erst- und Zweitspracherwerb den gleichen psycholinguistischen Prozessen unterliegen. Es wird ein angeborener Spracherwerbsmechanismus – LAD (language aquisition device) angenommen. Einigkeit besteht darüber, dass es zwar Parallelen zwischen dem Erst- und Zweitspracherwerb gibt, indem die Lernenden ihre gesamte sprachliche Vorerfahrung, einschließlich des intuitiven grundsprachlichen Wissens, im Zweitspracherwerb verwenden. Man könne aber auch den erstsprachlichen Transfer im Sinne der →Kontrastivhypothese nicht völlig ausschließen (vgl. →Zweitspracherwerbshypothesen). Kritisiert wird, dass die Identitätshypothese die soziolinguistischen Variablen des Erwerbs völlig außer Acht lässt.

Idiographische Betrachtungsweise Einzelfallorientierte Betrachtungsweise, demnach sind Genese, Diagnostik und Therapie nur durch das Verständnis des Einzelfalls zu verstehen. →Stottern, →Therapie, →Diagnostik.

Idiographisches Vorgehen →Einzelfallorientiertes Vorgehen, →Methodenkombination, →Bausteinprinzip in der Sprachtherapie.

Idiosynkratische Prozesse →Pathologische Prozesse

Illinois Test of Psycholinguistic Abilities (ITPA) Sprachentwicklungstest von Kirk, McCarthy & Kirk; ins Deutsche übersetzt →Psycholinguistischer Entwicklungstest (PET).

Imitation Nachahmung. Mögliche Entstehungsursache für Stimm-, Sprech- und Sprachstörungen sowie Redeflussstörungen gemäß des elterlichen Vorbildes oder gemäß bestehender Rollenkonformität innerhalb von Peergroups.

Immersion In die zweite Sprache „eintauchen". Sprecher einer anerkannten Mehrheitssprache werden in einer anderen prestigereichen Sprache beschult: Der Unterricht in Vorschule und erster Klasse erfolgt ausschließlich in der zu erlernenden Zweitsprache, ab der zweiten Klasse kommt täglicher Unterricht in der Muttersprache hinzu. Der muttersprachliche Anteil steigt allmählich, bis ab der fünften Klasse das sprachliche Verhältnis zwischen Muttersprache und Zweitsprache 60:40 ist. Dieses bilinguale Erziehungsprogramm führt zu einer sehr hohen sprachlichen Kompetenz in der Zweitsprache, ohne dass die Muttersprache beeinträchtigt wird (→additive Zweisprachigkeit, →Submersion).

Im-Ohr-Geräte, IO-Geräte Die Im-Ohr-Geräte, auch IdO-Hörgeräte genannt, arbeiten im Prinzip wie →Hinter-dem-Ohr-Hörgeräte (HdO). Alle Bauteile sind jedoch in einem Gehäuse entweder in der Ohrmuschel plus dem Gehörgang (Concha-Geräte), halb in der Concha- und dem Gehörgang (Semi-Concha-Gerät) oder ganz im äußeren Gehörgang (Gehörgangsgeräte, Kanalgeräte, Completely-in-the-Canal-Geräte = CIG) untergebracht. Sowohl die modularen als auch die Custom-made-IO-Hörgeräte werden mit ihren technischen Bauteilen, die neben modernen Prozessoren auch Mikrofon und Hörer enthalten, in eine individuell angefertigte Hohlschale eingepasst. Durch IO-Geräte bleiben in Abhängigkeit von ihrer Platzierung die wichtigen Außenohreffekte in gewissem Maße erhalten und der nahe am Trommelfell platzierte Hörer bewirkt eine günstigere Schallverstärkung im damit kleineren Gehörgangsrestvolumen. IO-Geräte benötigen günstige anatomische Voraussetzungen und können häufig nicht im Rahmen einer offenen Hörgeräteversorgung, wie sie mit moderner Hörtechnologie durch sog. Rückkopplungsmanager möglich ist, so gut wie mit HdO-Hörgeräten realisiert werden. Bei IO-Geräten wird durch den weitgehenden Verschluss des Gehörgangs die eigene Stimme oft fremd wahrgenommen (Autophonie), Kaugeräusche werden als unangenehm empfunden und das Fremdkörpergefühl ist häufig ausgeprägter als bei HdO-Hörgeräten in offener Anpassung. Zumindest aus kosmetischen Gründen ist die Akzeptanz von IO-Hörgeräten häufig eher gegeben als mit HdO-Hörgeräten. Das Verhältnis von HdO- zu IO-Hörgeräten beträgt in Deutschland zur Zeit etwa 80:20, wohingegen in den USA der Anteil von IO-Hörgeräten bei über 80 % liegt.

Impedanzaudiometrie Die Impedanzaudiometrie dient der Funktionsdiagnostik des Mittelohres und kann Störungen des Schallleitungsapparates mittels der →Tympanometrie, der →Eustachischen Röhre mittels der Tubenfunktionsprüfungen und darüber hinaus über die Stapediusreflexprüfung Funktionsstörungen des Innenohres, des Hörnerven, des Nervus Fazialis und Strukturen des Hirnstamms bis zum oberen Olivenkomplex erfassen. Geprüft werden Impedanzänderungen des Schallleitungsapparats im Rahmen der Schalldrucktransformatin durch das Trommelfell-Gehörknöchelchen-System (→Mittelohr), hervorgerufen durch Änderungen des Luftdrucks im äußeren Gehörgang (→Tympanometrie) durch Tuben-Manöver (→Tubenfunktionsprüfungen) oder durch Kontraktion des M. stapedius (→Stapediusreflex). Mittels der Tympanometrie lassen sich über das →Tympanogramm der Tubenmittelohrkatarrh, der Paukenerguss, Luxationen der Gehörknöchelchen oder auch die Otosklerose im Rahmen der audiologischen Diagnose bestätigen. Die Tubenfunktionsprüfungen können Hinweise zur Tubendurchgängigkeit oder auch zu einer klaffenden Tube geben. Mittels der Stapediusreflexprüfung können nicht nur Funktionsstörungen des Mittelohres, sondern auch ein →Recruitment oder eine →Hörermüdung objektiviert werden.

Impedanzmessung →Impedanzaudiometrie

Implantierbare Hörgeräte Zu den implantierbaren Hörgeräten gehören als teilimplantierbare Systeme das →knochenverankerte Hörgerät (BAHA) oder teil- und vollimplantierbare Hörgeräte, die das aufgenommene Schallsignal in elektrische Spannungsschwankungen umwandeln, die einen an der Gehörknöchelchenkette befestigten elektromagnetischen oder piezoelektrischen Wandler antreiben, der diese in mechanische Schwingungen versetzt. Der Gehörgang bleibt frei, die Schallaufnahme kann über externe Mikrofone (teilimplantierbare Hörgeräte) oder über die Schallankopplung an das Trommelfell (vollimplantierbare Systeme) erfolgen. Die Energieversorgung erfolgt entweder transkutan wie beim →Cochlea Implantat oder über ein implantiertes Akku-System. Bei ausgefallener Innenohrfunktion kann ein →Cochlea Implantat, bei ausgefallener Hörnervenfunktion ein →Hirnstammimplantat (ABI) Verwendung finden. Indikationen zum Mittelohrimplantat sind Schallempfindungsschwerhörigkeiten, die nicht adäquat mit einem Luftleitungshörgerät versorgt werden können wie z. B. bei der rezidivierenden Otitis externa.

Indikation Einschlusskriterium für eine übliche therapeutische Maßnahme.

Individualsyndrom Unter Individualsyndrom versteht man in der Aphasie, dass aphasische Personen nicht nur einzelne Symptome aufweisen, sondern mehrere (Syndrom-Gedanke), diese Symptomkombination aber individuell ausgeformt ist. Entsprechend sind Diagnostikinstrumente der Symptomebene auf die Erstellung eines individuellen Leistungsprofils ausgerichtet (z. B. →Aphasie Check-Liste (ACL), Kalbe et al., 2003). Aktuell löst die Annahme des Individualsyndroms die klassischen aphasischen Syndrome ab, die ihren praktischen und theoretischen Wert verloren haben.

Literatur

Tesak, J. (2006): Einführung in die Aphasiologie. Zweite, aktualisierte Auflage. Stuttgart: Thieme.

Kalbe, E., Reinhold, N., Ender, U. & Kessler, J. (2002): Aphasie Check Liste (ACL). Köln: Prolog.

Individueller Erziehungsplan (*Individual Education Plan*, IEP) Ausgehend von den in interdisziplinärer Zusammenarbeit diagnostizierten Erziehungsbedürfnissen im Rahmen der Schule, wird für jedes behinderte Kind ein individueller Erziehungsplan erstellt, beinhaltet schriftliche Fixierung der Lernausgangslage, kurz- und langfristige Förder- und Erziehungsziele sowie die Festlegung von →zusätzlichen Hilfen *(related services)*. Dazu gehört auch die Sprachtherapie.

Induktionsschleife Die Induktionsschleife erzeugt Magnetfelder und wird zusammen mit der →Telefonspule (Induktionsspule) eines Hörgerätes genutzt, um eine von Nebeneffekten störungsfreie Übertragung von Sprache in schwierigen Kommunikationssituationen z.B. in Kirchen mit großen Halleffekten oder in Vortragssälen zu ermöglichen. Die Induktionsschleife muss an einen Verstärker angeschlossen werden, der die Signale von einem Mikrofon, einem Radio, dem Fernseher, einem Telefon (z.B. Handy) u.a. verstärkt und auf diese weitergibt.

Induktionsspule →Telefonspule

Infantiles Schlucken Beim Neugeborenen und Säugling vorliegender Zungenstoß (physiologisch) beim Schlucken. Persistiert dieses interdentale Schlucken über das vierte Lebensjahr hinaus, ist es pathologisch und wird als „infantiles Schlucken" bezeichnet. Leitsymptom des infantilen Schluckens ist die Vorverlagerung der Zunge gegen oder zwischen die Zähne, häufig verbunden mit einer interdentalen Zungenruhelage.

Infarkt Absterben eines durch Endarterien versorgten Gewebestücks oder Organteils nach plötzlicher und andauernder Unterbrechung der Blutzufuhr, wie z.B. Herzinfarkt oder Hirninfarkt. In der Neurologie wird dies als ischämischer Infarkt bezeichnet. Daneben gibt es auch den hämorrhagischen Infarkt, bei der das morphologische Substrat durch eine Blutung beschädigt wird.

Informationsverarbeitung Allgemeiner Grundbegriff u.a. in theoretischen Vorstellungen in der kognitiven Psychologie und Psycholinguistik, der sich darauf bezieht, dass näher zu spezifizierende Informationseinheiten z.B. der auditiven Wahrnehmung verarbeitet, d.h. gespeichert, analysiert, gegliedert, in Beziehung gesetzt, organisiert oder umgewandelt werden.

Infraschall Schall sehr niedriger Frequenz (unter 20 Hz), der nicht mehr im hörbaren Bereich des menschlichen Gehörs liegt, oft aber als Vibration wahrgenommen werden kann. Infraschall kann Unwohlsein und Übelkeit hervorrufen.

Inhalationen Im medizinischen Sinne ist hierunter das Einatmen von feuchtwarmen Dämpfen zur Behandlung gereizter oder entzündeter Schleimhäute der oberen und unteren Atemwege gemeint.

Bei kehlkopflosen Patienten führt die Anlage eines bleibenden Tracheostomas zum Funktionsverlust der Nase mit ihren für die Atemluft wichtigen Aufgaben der Säuberung, der Erwärmung und der Anfeuchtung. Somit werden die Schleimhäute der unteren Luftwege übermäßig strapaziert, kühlen und trocknen schneller aus und verschmutzen verstärkt. Die Zellschichten der Luftröhren- und Bronchialschleimhäute reagieren hierauf gereizt mit Sekret- und Schleimbildung, es bilden sich Borken und durch das verstärkte, kräftige Abhusten zur Entfernung dieser Partikel kleine Blutungen, die sich vermengt mit Schleim zu größeren, den Atemweg z.T. einengenden Pfropfen ausbilden können. Durch regelmäßige Inhalationen feuchtwarmer und z.B. mit Emser Sole versetzter Luft kann dem vorgebeugt bzw. eine Regenerierung der Tracheal- und Bronchialschleimhäute erreicht werden, so dass sich Borken lösen und Schleim und Sekret verflüssigen. Die Kosten für entsprechende Inhalationsgeräte werden auf ärztliche Verordnung von den Krankenkassen übernommen.

Inhalationsbehandlung Anfeuchtung der Atemluft zur Befeuchtung der Schleimhaut von Kehlkopf, Luftröhre, Bronchialsystem bzw. Alveolarsystem. Vereinfachend gilt: eine Grobverneblung mit einer Tröpfchengröße >50 μm ist geeignet für laryngeale und tracheale Indikationen (Laryngitis, Z.n. Tracheotomie etc.), eine Feinverneblung mit einer Tröpfchengröße <50 μm für pulmonale Indikationen.

Inhalationsmethode Eine Form zur Sprechluftaufnahme in die Speiseröhre bei Verwendung der Ösophagusstimme.

Die wesentlichste Voraussetzung der auch unter der Bezeichnung Aspirationsmethode bekannten Inhalationsmethode ist ein entspannter Ösophagusmund. Der Funktionsablauf ist der gleiche, der es den bayrischen Humpentrinkern ermöglicht, ohne Schluckakt größere Mengen Flüssigkeiten in den Ösophagus hinein zu gießen, oder dessen Technik sich der Degenschlucker im Zirkus bedient. Unterstützt wird das Lufteinströmen durch ein geringes Anheben des Kinns und einer leichten Vorwärtsbewegung des Unterkiefers, da sich mit diesen Muskelbewegungen der Ösophagusmund öffnen lässt. Die Luftinhalation und die tracheale Einatmung verlaufen dabei synchron, um den durch den negativen intrathorakalen Druck hervorgerufenen Sog zum Einsaugen der Luft in die Speiseröhre und der gleichzeitigen Lumenerweiterung zu nutzen. Während der Ösophagusluftaufnahme liegt die Zunge ruhig am Mundboden.

Inhaltswörter Wörter wie Substantive, Verben, Adjektive, Adverbien mit eigenständiger Bedeutung im Satz.

Initiallaut Auch Anlaut, Begriff aus der Phonologie, bezeichnet den ersten Laut eines Wortes, weitere Lautpositionsbezeichnungen: Medial- bzw. Inlaut, Final- bzw. Auslaut.

Injektionsmethode Eine Form zur Sprechluftaufnahme in die Speiseröhre bei Verwendung der Ösophagusstimme. Die Injektionsmethode arbeitet mit einem erhöhten Mund- und Rachendruck, um den durch den Sympathikus innervierten und tonisch geschlossenen Ösophagusmund zu öffnen und Luft in die unter negativem Druck stehende Speiseröhre einspritzen zu können. Wichtigstes Hilfsmittel zur Luftinjektion aus dem Pharynx in den Ösophagus ist dabei die Zunge, die durch pleuelartige Bewegungen die Luft in die Speiseröhre pumpt. Röntgenologische Filmaufnahmen zeigen, dass es sich bei der Luftaufnahme nicht um ein Luftschlucken handelt, sondern um ein Einschlürfen.

Inkonsequente Phonologische Störung Untergruppe von →Aussprachestörung, bei der ein Kind dasselbe Wort immer anders ausspricht, Hauptsymptom ist die →Inkonsequente Wortrealisation.

Inkonsequente Wortrealisation Dasselbe Wort wird immer anders ausgesprochen, Hauptsymptom der →Inkonsequenten Phonologischen Störung und der →Verbalen Entwicklungsdyspraxie. Physiologisches Auftreten im Deutschen bei Kindern bis ca. 2;7 Jahre.

Inkonsequenztherapie Therapieform zur Behandlung von deutschsprachigen Kindern mit →Inkonsequenter Phonologischer Störung (→Aussprachestörungen Therapie). Therapieform, bei der sowohl rezeptiv als auch expressiv mit dem Kind gearbeitet wird. Ziele sind a) die Erarbeitung von Kompensationsstrategien bei eingeschränktem →phonologischen Arbeitsgedächtnis und b) die korrekte, stark eigenkontrollierte Produktion von Lauten, Silben und Nichtwörtern. Die Therapie wird nur so lange eingesetzt, bis das Kind eine Inkonsequenzrate von <40 % im →25-Wörter-Inkonsequenztest erreicht hat (Kontrolle alle 10 Therapiestunden).

Literatur

Fox, A.V. (³2005): Kindliche Aussprachestörungen. Phonologischer Erwerb, Differenzialdiagnostik, Therapie. Idstein: Schulz Kirchner.

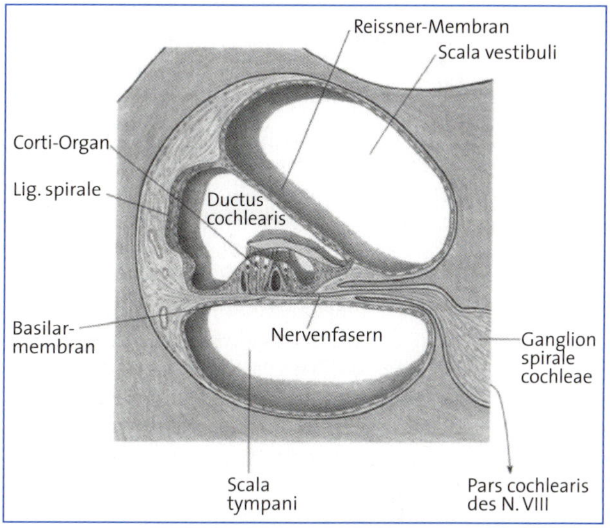

Abb.: Innenohr, Querschnitt durch die Windung der Hörschnecke mit dem Cortischen Organ.

Innenohr Das im Felsenbein liegende Innenohr besteht aus dem knöchernen und dem häutigen Labyrinth und enthält das →Hörorgan, die →Cochlea und das →Gleichgewichtsorgan, das Vestibulum mit den 3 Bogengängen. Die Cochlea (Schnecke) umfasst das Hörsinnesorgan und besteht aus dem knöchernen Teil, der sich zweieinhalbmal spiralig um die Achse (Modiolus) windet, die auch die Nerven und Gefäße enthält. Sie gliedert sich in drei Skalen, die Scala vestibuli und die Scala tympani, die in der Schneckenspitze (Helicotrema) in Verbindung stehen und mit Perilymphe gefüllt sind. Die mit Endolymphe gefüllte häutige Schnecke, die Scala media, hat im Querschnitt eine dreieckige Form, endet blind in der Schneckenspitze und wird durch zwei Trennmembranen, der Reissnerschen Membran und der Basilarmembran abgegrenzt. Letztere enthält das →Cortische Organ, das eigentliche Hörorgan. Die Scala media ist über einen Kanal (Ductus reuniens) mit dem Gleichgewichtsorgan verbunden. Die Cochlea dient der Schalltransformation von mechanischer in elektrische Energie, wobei nach hydrodynamischen Prozessen Volumenverschiebungen der Innenohrflüssigkeit zu einer →Wanderwelle führen, die in Abhängigkeit von der anregenden Frequenz ihr Ausbauchungsmaximum der Basilarmembran an unterschiedlichen Orten aufweist. So werden Schwingungen mit hohen Frequenzen ein Amplitudenmaximum nahe am Steigbügel und die mit tiefen Frequenzen in Nähe des Helicotremas auslösen (Frequenz-Orts-Transformation). Diese Prozesse sind Voraussetzung zur Erzeugung des adäquaten Reizes für die →Haarsinneszellen im →Cortischen Organ. Für vestibuläre Prozesse ist das →Gleichgewichtsorgan verantwortlich.

Innenohrschwerhörigkeit →Schallempfindungsschwerhörigkeit

Insertion →Addition

In-Situ-Messung Im Rahmen der →Hörgeräteanpassung hat die In-Situ-Messung insbesondere im Säuglings- und Kleinkindesalter einen hohen Stellenwert. Sie ermöglicht es, unter Berücksichtigung von Außenohr und →äußerem Gehörgang sowie Art und Ausführung der →Otoplastik (offene Anpassung, Belüftungsbohrung, Bakke- und Libbyhorn, etc.) nahe am Trommelfell gemessen den tatsächlich vom Hörgerät in das Ohr abgestrahlten Schall zu bestimmen. Da der Gehörgang und die Otoplastik individuelle Einflussfaktoren sind, kann die In-Situ-Messung diese erfassen und für die Feineinstellung der Hörgeräte eingesetzt werden. Moderne Verfahren bedienen sich in diesem Zusammenhang auch den Verfahren der In-Situ-Audiometrie, der Hörschwellenbestimmung mit Hörgerät und Otoplastik sowie der vergleichenden Messung am Kuppler in der Hörgeräteeinstellung und der Messung am Ohr zur Ermittlung des sog. RECD- (*Real ear coupler difference*) Wertes, der im Rahmen von präskriptiven Verfahren zur Einstellung von Hörgeräten im Säuglings- und Kleinkindesalter besonders hilfreich ist.

Integration von Forschungsparadigmen Die Ausrichtung des Erkenntnisinteresses auf die menschliche Kognition und darin eingeschlossen die kognitiven Funktionen der Sprache gegen Ende des letzten Jahrhunderts wurde zunächst im Sinne Kuhns (1967) als Paradigmenwechsel wahrgenommen, der als so genannte kognitive Wende eine Ablösung von behavioristischen Forschungstraditionen bedeutete. Aus heutiger Perspektive führte aber die Herausbildung der Kognitionswissenschaften eher zum Verschmelzen mehrerer wissenschaftstheoretischer Zugangsweisen zu Sprech- und Sprachstörungen, die auch die Integration von Behaviorismus und Rationalismus bedeutete. Fragen nach den prozessualen Vorgängen beim Erwerb und Gebrauch der Laut- und Schriftsprache sowie bei neurologisch bedingten Sprachstörungen, z.B. bei Demenz, werden damit fokussiert. Aber auch der Einfluss von Erbfaktoren und schädigende Umweltbedingungen, wie z.B. Alkohol, Nikotin und falsche Ernährung, auf die Pathogenese von Sprech- und Sprachstörungen werden heute untersucht.

Literatur

Kuhns, T.S. (1967): Die Struktur wissenschaftlicher Revolutionen. Frankfurt a.M.: Suhrkamp.

Integrative Sprachtherapie (inclusive programming) Beeinflusst durch die Weiterentwicklung des *mainstreaming*-Konzepts zur Programmatik einer Vollintegration (*full inclusion*) wurden Förderformen entwickelt, die darauf abzielen, sprachtherapeutische Maßnahmen in die Lernsituation der vom Kind besuchten Regelklasse zu integrieren. Dazu gehören →curricular orientierte Sprachtherapie und gemeinsame Beratung (*collaborative consultation*). Auf kooperativer, aber freiwilliger Basis dient sie der gemeinsamen Problemlösung von Sprech- und Sprachpathologen mit Lehrern, Sonderpädagogen und Eltern bei der Festlegung, Umsetzung, Evaluation und Modifikation des →individuellen Erziehungsplans (IEP) sprachgestörter Kinder und Jugendlicher.

Intellektuelle Fähigkeit Als Intelligenz bezeichnet man in der Psychologie das Ganze der Denkvollzüge und ihre Anwendung auf die praktisch-theoretischen Aufgaben des Lebens sowie die Fähigkeit, unter zweckmäßiger Verfügung über Denkmittel neuartige Situationen und Probleme zu meistern.

Interaktion Das Zusammenspiel zwischen mindestens zwei Beteiligten, die in gemeinsam fokussierter Aufmerksamkeit und auf den jeweiligen Adressaten bezogen zum geordneten Zustandekommen eines Prozesses (z.B. verbale Interaktion = Gespräch) koordiniert beitragen; Interaktivität erfordert eine eigene Beschreibungsebene jenseits der beteiligten Individuen.

interarytaenoidal Zwischen den Stellknorpeln gelegen.

Interdentalität Vorschlag →artikulatorischer Prozess (→Sigmatimus interdentalis, →Multiple Interdentalität). Der Enge- bzw. Verschlussort der Laute [σ, ζ, τσ, κσ, δ, τ, l, n] ist durch die zwischen die Frontzahnreihen geschobene Zungenspitze charakterisiert. Interdental gebildete Laute können einzeln, gehäuft oder insgesamt auftreten.

Interdependenz- und Schwellenniveauhypothese Annahme, dass die Entwicklung der Kompetenz in einer Zweitsprache vom Kompetenzniveau in der Erstsprache abhängt. Die Interdependenz- und Schwellenniveauhypothese stellt die Bedeutung der Muttersprache für den Zweitspracherwerb heraus. Sie resultiert aus Ergebnissen bilingualer Erziehungsprogramme (vgl. →Immersion und →Submersion). Die Schwellenniveauhypothese im engeren Sinne besagt, dass ein zweisprachiges Kind bestimmte Kompetenzschwellen in beiden Sprachen überschreiten muss, damit sich die Sprachentwicklung in beiden Sprachen positiv entwickeln kann. Man unterscheidet drei Stufen der Zweisprachigkeit, die durch zwei Schwellenwerte in der linguistischen Kompetenz voneinander getrennt werden:

a) →Doppelte Halbsprachigkeit oder →Semilingualismus, die unterste Stufe,
b) →Dominante Zweisprachigkeit,
c) →Additive Zweisprachigkeit.

Wird die erste Schwelle nicht erreicht, sind damit negative Effekte für die kognitive Entwicklung des Kindes verbunden, wird sie erreicht, können kognitive Nachteile vermieden werden. Das Erreichen der zweiten Schwelle kann sogar kognitive Vorteile ermöglichen. Die Schwellen sind dabei keine absolute Größe, sondern werden in Abhängigkeit vom jeweiligen Entwicklungsstand des Kindes definiert (→Mehrsprachigkeit).

Interdisziplinäre Behandlung Aufgrund einer interdisziplinären Diagnose/Befunderhebung aufeinander abgestimmte Behandlungen. Beispiel: bei myofunktionellen Störungen Zusammenarbeit der im orofazialen Bereich vergesellschafteten Disziplinen, v.a. Kieferorthopädie, Logopädie, HNO-Medizin und Myofunktionelle Therapie.

Interdisziplinarität Interdisziplinarität betrifft mehrere Fächer und/oder Wissenschaftszweige (Disziplinen) und ihre Zusammenarbeit. Die Spezialisierung von Teildisziplinen und Teilwissen bringt Fach- und Praxiswissen an Grenzen, die erst in der Zusammenarbeit mehrerer Fachpersonen aus unterschiedlichen Disziplinen durchbrochen, koordiniert und erweitert werden kann. →Logopädie versteht sich als eine Disziplin, die auf der Zusammenarbeit mit den medizinischen Disziplinen, wie Phoniatrie, Pädiatrie, Psychiatrie, Gerontologie, Neurologie u.a.m., sowie mit der Psychologie, Soziologie, Linguistik, Pädagogik, Physiotherapie, Sozialarbeit u.a.m. angewiesen ist. Dies umfasst sowohl das theoretische Fachwissen, das eine gezielte Forschungstätigkeit dieses Bereiches und die Ausbildung erst ermöglichen, sowie die alltägliche, logopädische Arbeit. Kaum kann eine Diagnose gestellt werden ohne eine Zusammenarbeit mit dem Mediziner, keine Koordination der Maßnahmen ohne die Zusammenarbeit mit weiteren Fachpersonen, die für weitere Maßnahmen zuständig sind. Die Formulierung und Realisierung rehabilitativer Ziele erfordert oft eine Zusammenarbeit mehrerer Fachpersonen aus unterschiedlichen Disziplinen.

In der Forschung werden in den letzten Jahren zunehmend Forschungsverbünde unterschiedlicher Disziplinen gefördert (z.B. mit der Neuro- und Biowissenschaft), da viele Fragestellungen erst durch die Synergieeffekte einer interdisziplinären Zusammenarbeit weiter gebracht werden können.

Literatur

Brockhaus, die Enzyklopädie (1997). Bd. 10, S. 596.

Interferenz Der Lernende eignet sich das System der Zweitsprache i.d.R. auf der Grundlage des muttersprachlichen Systems an und überträgt dieses unbewusst auf die →Zweitsprache. D.h. das System der Zweitsprache wird gleichsam wie durch ein Netz bzw. eine „Brille" des muttersprachlichen Systems aufgenommen, was je nach Beschaffenheit der beiden Systeme einen →positiven oder →negativen Transfer nach sich ziehen kann.

Interkulturelle Kompetenz Bewusstsein über kulturelle Unterschiede, die Vielfältigkeit und Gleichwertigkeit aller Kulturen sowie die Fähigkeit, mit diesem Wissen sich in der multikulturellen Gesellschaft orientieren zu können.

Interlanguagehypothese Annahme, dass der Lernende beim Erwerb der zweiten Sprache ein spezifisches Sprachsystem, die Interlanguage, herausbildet, welches Züge der Erst- und der Zweitsprache, aber auch eigenständige Merkmale aufweist. Diese sog. Lernersprache steht während des Zweitspracherwerbs als drittes System neben der Erst- und Zweitsprache (Umschreibungen, eigene Wortprägungen etc. in der Zweitsprache) und ist immer zielsprachenorientiert. Interlanguages sind gekennzeichnet durch Instabilität und Variabilität. Die Interlanguagehypothese beschreibt zwar die Strukturen beim Zweitspracherwerb, nicht aber, warum es zu diesen Variationen im Erwerb kommt. Dabei rücken hier sozialpsychologische Faktoren wie Chancenungleichheit, Ghettoisierung u. ä. in den Mittelpunkt. Diese können auf die Lernersprachen negativ einwirken und die Instabilität stoppen bzw. fossilierte Strukturen hervorrufen: man nimmt an, dass der Lernende dann auf eine frühere, eigentlich überwundene Interlanguageform zurückfällt.

Intermediärstellung Stimmlippenstellung zwischen Adduktions- und Abduktionsstellung im Rahmen einer bestimmten Form der →Stimmlippenparese.

International Association of Logopedics and Phoniatrics →IALP

International Classification of Functioning, Disability and Health (ICIDH-2) Abgekürzt ICF, dt. Internationale Klassifikation der Funktionsfähigkeit, Behinderung und Gesundheit (ICF). Der von der Weltgesundheitsorganisation (WHO) entwickelte Katalog bietet ein weltweites und interdisziplinäres System zur Beschreibung des Gesundheitszustandes, möglicher Behinderungen, sozialer Beeinträchtigungen und Umweltfaktoren bei einer Person und steht in einem Zusammenhang mit den normativen Konventionen, die der Verwirklichung der →Rehabilitation im Sinne eines (Bürger-)Rechts Behinderter auf Chancen zur Teilhabe (Partizipation) an der Gesellschaft zugrunde gelegt werden.

International Phonetic Alphabet (IPA) International am häufigsten verwendete Lautschrift.

Vokale	
i	Mikroskop
iː	Biene
ɪ	Tisch
e	Paket
ɛ	Messer
ɛː	Ähre
y	grün
ʏ	Küche
ɸ	Löwe
ɸː	Höhle
œ	Hölle
ə	Sonne
ɐ	Roller
a	Ball
aɪ	Leiter
ɑ	Hase
ɑː	Saal
ɑʊ	Baum
u	Nudel
uː	Kuh
ʊ	Mutter
o	Dose
ɔ	trocknen

Konsonanten	
p	Paket, Dieb
b	Ball
t	Teil, Bad
d	Dach
tʃ	Deutsch
ts	Ziege
ks	Hexe
pf	Apfel
k	Kuchen
g	Gabel
f	Feder
v	Welt
s	Messer
z	See
ʃ	Geschäft
ç	ich
x	Buch
h	Hand
m	Maus
n	Nudel
ŋ	Finger
l	Leiter
ʀ	Reich
j	Jacke

Abb.: IPA-Verzeichnis.

Internationale Klassifikation der Funktionsfähigkeit, Behinderung und Gesundheit (ICF) Die ICF wurde von der Weltgesundheitsorganisation (WHO) zur einheitlichen Beschreibung des funktionalen Gesundheitszustandes, der Behinderung, der sozialen Beeinträchtigung und der Umgebungsfaktoren einer Person entwickelt (dimdi 2002). Als länder- und fachübergreifendes Instrument zur Beschreibung von Gesundheit und Krankheit löst sie die 1980 veröffentlichte Vorgängerklassifikation ICIDH (*International Classification of Impairments, Disability and Handicaps*) ab. Die ICIDH wurde weiterentwickelt und durch die ICIDH 2 (*International*

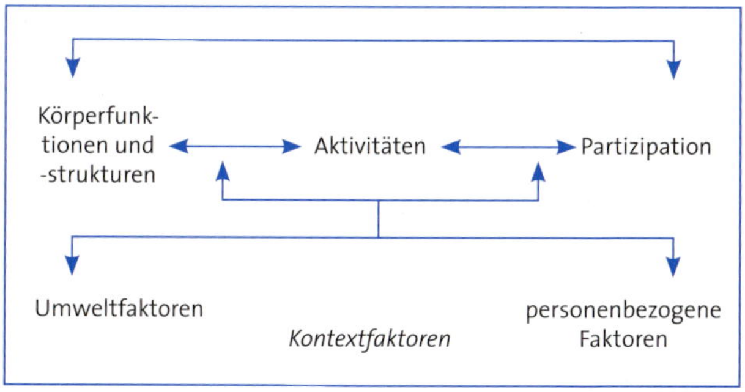

Abb.: Gesundheitsproblem (Gesundheitsstörung oder Krankheit).

Classification of Impairments and Disability) im Jahr 2000 abgelöst.

> In der ICF Klassifikation spiegelt sich ein nicht-lineares Verständnis von Gesundheit, Krankheit und Behinderung wieder. Das Modell besteht aus den Elementen Gesundheitsstörung, Körperfunktionen/-strukturen, Aktivitäten, Partizipation, Umweltfaktoren und personenbezogenen Faktoren, die sich gegenseitig beeinflussen (s. Abb.).

Die Originalversion der ICF *International Classification of Functioning, Disability and Health* wurde 2001 von der Weltgesundheitsorganisation veröffentlicht (vgl. WHO 2001).

Für den Bereich der Sprachtherapie bietet die ICF einerseits ein internationales Klassifikationsschema und andererseits eine umfassende Betrachtung sprachlicher Beeinträchtigungen, in welcher der Mensch mit seiner sprachlichen Beeinträchtigung nicht auf rein funktional beschreibbare Kriterien reduziert wird. Die Klassifikation beachtet neben den spezifischen Sprach-, Sprech-, Stimm-, und Schluckstörungen (Ebene der Körperfunktion) ebenso die Auswirkungen dieser (Körper-) Funktionsstörung auf die Ebene der Aktivität und der Partizipation, also auf das selbstständige Handeln und die Teilhabe am (gesellschaftlichen) Leben. Durch die Integration der Umwelt- und personenbezogenen Faktoren werden beispielsweise Ressourcen, aber auch behindernde Faktoren aufgedeckt.

Literatur

dimdi (2002): Internationale Klassifikation der Funktionsfähigkeit, Behinderung und Gesundheit (ICF) der Weltgesundheitsorganisation (WHO). www.dimdi.de.

WHO (2001): International Classification of Functioning, Disability and Health: Geneva: World Health Organization.

Internationale Klassifikation der Krankheiten (ICD-10) Die *International Statistical Classification of Diseases and Related Health Problems* der Weltgesundheitsorganisation (WHO) wurde im Auftrag des Bundesministeriums für Gesundheit und Soziale Sicherung vom Dt. Institut für Medizinische Dokumentation und Information (DIMDI) ins Deutsche übertragen und angepasst (aktuelle Fassung ICD-10-GM Version 2006). Sie dient in erster Linie der international gültigen Verschlüsselung der Todesursachen, der Diagnosen sowie der ambulanten und der stationären Versorgung und bildet damit die Grundlage für vergleichbare statistische Angaben (→Rehabilitationsstatistik) und für die Schaffung eines neuen Abrechnungs-Systems auf der Basis standardisierter diagnosegestützter Fallgruppen (*German Diagnosis Related Groups*, G-DRGs).

Internusschwäche Ovaläre Spaltbildung der Stimmlippen bei Phonation. Altersbedingte Kehlkopfveränderung oder Symptom einer bestehenden →hypofunktionellen Dysphonie.

Intervalltherapie Therapie, die in Intervallen stattfindet (etwa 20 Stunden Therapie, dann ca. drei Monate Pause).

Interventionstremor Zittern bei gezielten Bewegungen (→Tremor).

Intrazerebrale Blutung Hirnmassenblutung (→Schlaganfall)

Intrusion →intrusiver Laut

Intrusiver Laut →Phonologischer Prozess (pathologisch), auch gen. Addition, Migration. Hinzufügen eines bzw. mehrerer Laute/s.

In-Vivo-Techniken Einüben und Erlernen von bestimmten Techniken in der Alltagssituation.

In-Vivo-Training Verhaltenstherapeutische Standardmethode, bei der in einer Therapie erlerntes Verhalten auch unter realen Bedingungen in konkreten Lebenssituationen vom Probanden umgesetzt werden soll. Therapeutisches Vorgehen zur Bewältigung von Sprech-, Stotter- und Sozialängsten durch das gezielte Aufsuchen von angstbesetzten Alltagssituationen (→Angsthierarchie). Hierdurch soll gegen Ängste desensibilisiert (→Desensibilisierung) und soziale Kompetenzen aufgebaut werden. →Stottern

In-Vivo-Übung →In-Vivo-Training, →Stottern.

IPA →International **P**honetic **A**lphabet

ISBA „Integrative Sprach- und Bewegungsarbeit" nach Breckow bei demenzerkrankten Menschen: Sprache erhält im Prozess einer Gruppe einen Spielraum in Bewegungsübungen und -spielen.

Ischämie Mangeldurchblutung oder Unterbrechung der Durchblutung eines Organs oder Gewebes mit der Folge einer →Hypoxie.

Iterationen Unwillkürliche Wiederholung von Lauten oder Silben, meist wortinitial, beispielsweise als Symptom eines kindlichen oder eines erworbenen Stottersyndroms oder einer Sprechapraxie.

Iterationen Silbenwiederholungen (→Stottern)

ITPA →Illinois Test of Psycholinguistic Abilities

Jargon →Aphasiesymptome

Bei flüssiger Sprachproduktion sinnlose Aneinanderreihung von Wörtern und Redefloskeln (semantischer Jargon) bzw. von phonematisch veränderten Wörtern und phonematischen Neologismen (phonematischer Jargon).

Jitter Frequenzpertubationsparameter des Stimmsignals. Begriff aus der Periodizitätsanalyse von Stimmlippenschwingungen. Je höher der Jitter, desto instabiler ist die Stimme.

Jotazismus Veralt. Bezeichnung für die Fehlbildung des Lautes [φ].

Juvenile hyperfunktionelle Dysphonie →kindliche Form der hypofunktionellen →Dysphonie.

Kanüle Die Bezeichnung stammt vom lateinischen Begriff *cannula* (kleines Rohr). Im Altertum wurden zum Offenhalten des Tracheostomas die hohlen Stängel des Schilfrohres verwendet. Kanülen sind heute gebogen, um sich den anatomischen Gegebenheiten anzupassen, stellen aber immer einen Fremdkörper für den Patienten dar. Um je nach zu erfüllender Funktion und anatomischer Situation eine möglichst große Auswahl von vorgefertigten Trachealkanülen zur Verfügung zu haben, werden Kanülen aus unterschiedlichen Materialen (Silber, Metall, Kunststoffe), in unterschiedlichen Größen, Krümmungen und Längen vom Fachhandel angeboten. Über die Vielzahl der Kanülen informieren die Hilfsmittelfirmen (→Adressen) kostenlos in bebilderten, sehr informativen und ständig aktualisierten Hilfsmittelbroschüren.

Kapazität Summe der Fähigkeiten eines Individuums z.B. im Kapazitäten-Anforderungsmodell zur Genese des →Stotterns, auch Bezeichnung für Speichervermögen z.B. des →Arbeitsgedächtnisses.

Kappazismus Veralt. Begriff, der die inkorrekte Realisierung des Lautes [κ] betrifft. Es kommt meist zu einer →Vorverlagerung von /κ/ zu [τ].

Kartierung, tonotope Aufteilung neuronaler Strukturen in getrennte Bereiche für die Identifikation einzelner Frequenzbänder (Tonhöhendifferenzierung), nachweisbar von der Schnecke des Innenohres bis zur →primären akustischen Hirnrinde; →Heschlsche Querwindungen.

Kaschierungsmechanismus Methoden, um das Stottern und dessen Probleme zu leugnen und zu vermeiden. →Vermeidungsverhalten, →Stottern.

Katamnese Bericht über den weiteren Verlauf einer Therapie bzw. Erkrankung nach Abschluss der Behandlung.

Kauen Primärfunktion des Kauorgans. Die orale Vorbereitungsphase oder Kauphase leitet bei halbfester oder fester Nahrung die orale Schluckphase ein. Die aufgenommene Nahrung wird von spezifischen Rezeptoren nach Geschmack, Geruch, Temperatur, Konsistenz sensorisch überprüft, zerkleinert, mit Speichel vermischt, zu einem Bolus in der Zungenschüssel geformt. Der Kauvorgang muss entsprechend effizient, rhythmisch und ökonomisch sein. Die Kaufunktion entwickelt sich in Stufen: Abbeißen – diagonale

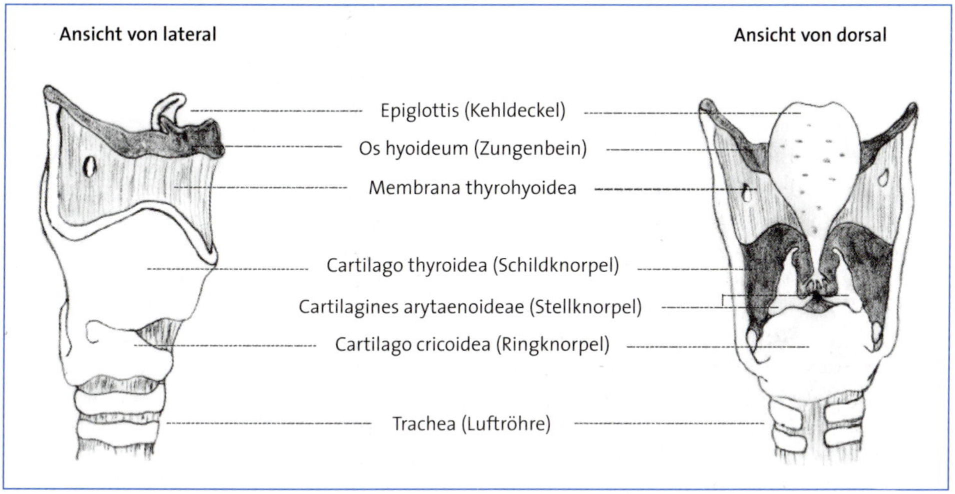

Abb.: Der Kehlkopf.

Kaubewegung bei geöffnetem Mund – rotatorische Kaubewegung mit geschlossenem Mund.

Kaumethode Therapeutische Vorgehensweise nach Fröschels zur Lockerung der Artikulation bei Stottern. →Dysphonie

Kausale Therapie →Auf die Ursache gerichtete →Therapie.

Kausaltherapie Als kausal wird eine Therapie dann bezeichnet, wenn sie nicht primär an den Symptomen einer Störung, sondern an deren Ursachen ansetzt. Es wird angenommen, dass einer Störung durch eine erfolgreiche Eliminierung bedingender Ursachen der Boden entzogen wird und sich die zuvor auffälligen Verhaltensbereiche von selbst normalisieren. Im Gegensatz dazu wird einer reinen Symptomtherapie kein nachhaltiger Erfolg zugetraut, da die fortbestehenden Ursachen weiter wuchern und evtl. neue Störungserscheinungen generieren. Infolgedessen erfreut sich die Idee der Kausaltherapie hoher Wertschätzung. Und in manchen Bereichen ist sie tatsächlich möglich. Allerdings sind kindliche Entwicklungsstörungen mehrdimensional, komplex und dynamisch. Es lässt sich i. d. R. keine klare Kausalität ermitteln. In der Praxis wird mit dem Prinzip der Kausaltherapie oft fahrlässig und naiv umgegangen. Es werden Verfahren als kausal oder ursachenorientiert propagiert, die keiner wissenschaftlichen Kontrolle standhalten.

Kehlkopf Organ zwischen Rachen und Luftröhre gelegen, in dem das Primärschallgemisch erzeugt wird. Besteht aus gelenkig miteinander verbundenen Knorpeln, die durch Bänder gehalten und durch Muskeln bewegt werden (s. Abb.).

Kehlkopfentzündung →Laryngitis

Kehlkopfkarzinom →Larynxkarzinom

Kehlkopfkrampf →Glottiskrampf, Laryngospasmus

Kehlkopflähmung →Stimmlippenparese

Kehlkopflaut /h/ ist der einzige laryngeal gebildete Laut der deutschen Sprache.

Kehlkopfpapillom →Larynxpapillom

Kehlkopfplastik
Wiederherstellende Operationsverfahren im Kehlkopf. →Phonochirurgie

Kehlkopfregister →Register

Kernvokabular-Therapie →Core-Vocabulary-Therapy

Kieferfehlstellung Kieferanomalie, Dysgnathie, Gebissanomalie. Formabweichung eines Kiefers oder der Beziehung der beiden Kiefer zueinander.

Kieferorthopädie Teilgebiet der Zahnheilkunde. Ihr Ziel ist Steuerung von Wachstum und Entwicklung. Behandlungsmaßnahmen zur Beseitigung von Gebiss- und Kieferanomalien durch mechanische und/oder funktionelle Methoden. Verschiedene Schulen und Geräte.

Kieselstein Mitteilungsblatt der Stotterer-Selbsthilfegruppen in Deutschland. →Bundesvereinigung Stotterer Selbsthilfe, →Stottern.

Kinderaudiometrie Verfahren der subjektiven und objektiven →Hörprüfungen, die auf den jeweiligen Entwicklungsstand von Kindern in den verschiedenen Altersstufen abgestimmt sind (→Pädaudiologie). So können bei Säuglingen akustisch ausgelöste Reflexe wie der Lidreflex (Aureopalpebralreflex) oder der Schreckreflex (Moro-Reflex) beobachtet werden, die eine Hörschwellenbestimmung ermöglichen. Dabei sind Lautstärken notwendig, die deutlich über der tatsächlichen Hörschwelle liegen. Mit zunehmendem Alter können ab etwa der zweiten Hälfte des 1. Lebensjahres verhaltensaudiometrische →Hörschwellenmessungen mit oder ohne Konditionierung durchgeführt werden. Dabei werden mit zunehmendem Alter die tatsächlichen Hörschwellen präziser ermittelt. Die Verwendung von modulierten (gewobbelten) Tönen oder von Geräuschen eignet sich in der Hörschwellenmessung bei Kindern besser als die von Dauertönen. Bei Kindern ab dem 3.–4. Lebensjahr sind sprachaudiometrische Untersuchungen (→Sprachaudiometrie) einsetzbar, um das Sprachverständnis und seine Entwicklung vor und nach der Anpassung von Hörhilfen (→Hörgeräte, →Cochlea Implantate) qualitativ und quantitativ zu überprüfen. Hier kommen je nach Entwicklungsalter der Mainzer und Göttinger Kindersprachtest, der Oldenburger Kinderreimtest oder der Oldenburger Kinder Satztest (OLKISA) zum Einsatz. Ab dem 7.–8. Lebensjahr können auch Elemente der →Sprachaudiometrie von Erwachsenen, wie z.B. die Zahlenreigen des Freiburger Sprachverständlichkeitstests verwendet werden. Im Rahmen der Diagnostik zentral auditiver Verarbeitungs- und Wahrnehmungsstörungen (→AVWS) kommen auch der dichotische Diskriminationstest nach Uttenweiler oder kindgerechte Verfahren zur Erfassung binauraler Hörleistungen zum Einsatz.

Kindliche Dysarthrie Neurologisch bedingte Koordinationsstörung des Sprechablaufs (betroffene Funktionskreise: Artikulation, →Phonation und Atmung), häufig in Verbindung mit Zerebralparesen.

Klang →Stimmklang

Klangtherapie (Audio-Vokales-Integratives Training) Therapieverfahren zur Behandlung →Auditiver Verarbeitungs- und Wahrnehmungsstörungen mit technisch veränderter Musik; ähnlich der →Tomatis-Therapie, zahlreiche Varianten im Vorgehen.

Klassifizierung Gehört wie die Segmentierung und Hierarchisierung zu den Verfahren strukturalistischer Syntax. Die durch Segmentierung ermittelten Einheiten werden klassifiziert, und zwar ohne Rückgriff auf die Bedeutung. Wenn zwei Elemente in den gleichen syntaktischen Umgebungen vorkommen können, gehören sie zur selben Klasse. Die Summe der Umgebungen, in denen ein Element vorkommen kann, ist die Distribution eines Elements.

Klassische Hörprüfungen Zu den klassischen Hörprüfungen zählen die →Hörweitenprüfung (Sprachabstandsprüfung) sowie verschiedene →Stimmgabeltests, die der orientierenden Abgrenzung zwischen →Schallleitungs- und →Schallempfindungsschwerhörigkeit dienen.

Kleinhirn In der hinteren Schädelgrube gelegener Teil des Gehirns; das Kleinhirn wurde ursprünglich als überwiegend motorisches Organ angesehen, es leistet jedoch vermutlich einen großen Beitrag zur Verarbeitung sensorischer Information bei der Bewegungskontrolle; in jüngerer Zeit wird auch eine Beteiligung an kognitiven Verarbeitungsprozessen diskutiert; Schädigungen des Kleinhirns verursachen meist eine →Ataxie; vielfach tritt eine Sprechstörung in Form einer →ataktischen Dysarthrie auf.

Klientenzentrierte Beratung →Gesprächstherapie

Klinische Linguistik Berufsfeld, das sich in der zweiten Hälfte des 20. Jahrhunderts zunehmend durch die Zusammenarbeit von Neurologen und Linguisten etabliert hat. Im Zentrum der Klinischen Linguistik standen daher von Anfang an Aphasien sowie weitere neurogene Sprach- und Sprechstörungen. Erweitert wurde dieses Spektrum mittlerweile durch das Feld der Sprachentwicklungsstörungen und -behinderungen. Klinische Linguisten sind akademisch ausgebildete Sprachtherapeuten, die bevorzugt in interdisziplinären Teams (Mediziner, Psychologen, Sprachheilpädagogen, Logopäden) in Kliniken oder in Praxen tätig sind (→Patholinguistik).

Klonisches Stottern Kennzeichen klonischer Symptome sind schnell aufeinanderfolgende Kontraktionen der Sprechmuskulatur, die zu Laut-, Silben- und Wortwiederholungen führen. →Stottern

Knalltrauma Irreversibler permanenter →Hörschaden, der durch ein sehr kurzes, steil ansteigendes und extrem lautes Schallereignis (Impulslärm) oberhalb von 140 dB SPL hervorgerufen wird (→Lärmschwerhörigkeit). Die häufigsten Ursachen für Knall- oder Lärmtraumen sind Explosionen von Feuerwerkskörpern oder das Abfeuern von Waffen und Spielzeugpistolen in Ohrnähe. Die Folgen sind eine direkte mechanische Zerstörung der empfindlichen Strukturen des →Cortischen Organs, insbesondere der Stereozilien der äußeren →Haarsinneszellen sowie weiterer Strukturen des →Innenohres (Basilarmembran, Tektorialmembran, Stützzellen). Auch eine Ruptur des Trommelfells oder die Unterbrechung der Gehörknöchelchenkette des →Mittelohres kann bei Knalltraumen vorkommen.

Knochenleitung Alternativer Weg der Schallübertragung zum Innenohr über den Schädelknochen unter Umgehung des →Außenohres sowie des Trommelfell-Gehörknöchelchensystems des →Mittelohres. Der natürliche Luftschall wird beim Übergang auf den Knochen und durch die verschiedenen Gewebe des Kopfes am Innenohr um etwa 50–60 dB gedämpft. Zur Abgrenzung von →Schallleitungs- und →Schallempfindungsschwerhörigkeiten wird das Hörvermögen der Patienten im Rahmen von →Stimmgabelprüfungen sowie der →Tonaudiometrie über Luft- und Knochenleitung miteinander verglichen. Ein Auseinanderweichen der tonaudiometrisch ermittelten Hörkurven um mehr als 10 dB kann auf eine Schallleitungsstörung (→Mittelohrschwerhörigkeit) hindeuten. Bei chronischen Schallleitungsstörungen können knochenverankerte Hörgeräte (→BAHA) oder auch →Knochenleitungsbrillen zum Einsatz kommen, die das Hörvermögen über das Prinzip der Knochenleitung verbessern.

Knochenleitungsbrille Bei chronischen →Schallleitungsschwerhörigkeiten einsetzbares Hörsystem, bei dem die über ein Mikrofon aufgenommenen und verstärkten Schallschwingungen über einen im Brillenbügel integrierten Vibrator auf die Gewebe des Kopfes übertragen werden, um auf dem Weg der →Knochenleitung das Innenohr anzuregen. Aufgrund des begrenzten Anpressdruckes und der dämpfenden Eigenschaften der Haut und der darunter liegenden Gewebsschichten ist der Verstärkungserfolg der Knochenleitungsbrillen begrenzt und den teilimplantierbaren knochenverankerten Hörgeräten (→BAHA) unterlegen.

Knochenleitungs-Hörgeräte Bei chronischen →Schallleitungsschwerhörigkeiten können Hörsysteme zur Rehabilitation des Hörvermögens eingesetzt werden, die auf dem Prinzip der →Knochenleitung unter Umgehung der defekten Strukturen der schallleitenden Strukturen des Außen- und Mittelohres beruhen. Knochenleitungs-Hörgeräte verfügen über einen Vibrator als Schallwandler, können als →Knochenleitungsbrille oder aber mit einem Bügel oder Stirnband am Kopf fixiert werden. Eine optimale Schallübertragung auf den Knochen bieten die teilimplantierbaren knochenverankerten Hörgeräte (→BAHA), da eine Dämpfung durch Haare, Haut und die darunter liegenden Gewebsschichten entfällt.

Knochenverankerte Hörgeräte Teilimplantierbare Hörsysteme, die auf dem Prinzip der →Knochenleitung beruhen und bei Patienten mit chronischen →Schallleitungsschwerhörigkeiten im Bereich des Außen- und Mittelohres oft auch in Kombination mit einer →Schallempfindungsschwerhörigkeit eingesetzt werden können. Das am häufigsten verwendete System ist das *bone anchored hearing aid* (→BAHA), das auf Basis der von Tjellström in Schweden entdeckten hervorragenden Osseointegration von Titan entwickelt wurde. Das BAHA wird in jüngster Zeit auch bei Patienten mit einseitiger Taubheit erfolgversprechend im Sinne einer →CROS-Versorgung eingesetzt.

Knödeln Pathologische, kloßige Stimmgebung mit nach hinten verlagertem →Stimmansatz, habituell oder i.R. einer →Funktionellen Dysphonie.

Kognitive Kompetenz Umfasst das Entdecken, Einordnen und Wiederentdecken von Informationen in unterschiedlichen Formen und in unterschiedlichen Zusammenhängen. Störungen in diesem Bereich sind das Kernsymptom einer Demenz.

Kognitive Linguistik Gegenstand der Kognitiven Linguistik sind die mentalen Repräsentationen von Sprache auf allen sprachlichen Ebenen. Im Mittelpunkt steht dabei

Klassiker der Sprachtherapie Als „Klassiker“ werden einerseits Personen und andererseits Werke bezeichnet. In der historischen Entwicklung der Sprachtherapie als Tätigkeit, in der Ausbildung von Therapeut(inn)en, der Professionalisierung sowie der Konzeptualisierung in der Sprachheilkunde, der Logopädie, der Sprachtherapie und/oder der Sprachheilpädagogik spielten und spielen einzelne Personen und/oder Werke herausragende Rollen. Es ist unumgänglich, sich mit diesen Klassikern auseinander zu setzen, will man zu einem Verständnis von aktuellen fachlichen Konzepten, berufspolitischen und fachlichen Konflikten kommen. Leider werden aufgrund der interdisziplinären Fundierung der Sprachtherapie aus anderen Disziplinen Konzepte übernommen, die in den Mutterdisziplinen bereits überholt sind, aber in der Sprachtherapie/Logopädie ein ewiges Leben führen. Theoretische Annahmen und zeitgebundene Ansichten überdauern in metaphorischer Form (oftmals tote Metaphern) und behindern neue Entwicklungen. Kenntnis und Verständnis der Klassiker erlauben daher Veränderungen – diese sind in der deutschen Sprachtherapie/Logopädie dringend notwendig.

Im Folgenden werden exemplarisch Kontexte dargestellt, in denen „Klassiker“ eine Rolle spielen, spielten oder spielen sollten.

Anekdotisch werden in sprachtherapeutischen Arbeiten gerne Bezüge zur Geschichte hergestellt: „Schon →Hippokrates stellte fest ...“, „Erstmals bei →Amman konnte gezeigt werden ...“ oder →„Heinicke gilt als der Begründer des Sprachheilwesens ...“. Auf die aktuelle Diskussion haben die genannten Klassiker dann aber keine Auswirkung.

Anders ist es, wenn die Klassiker als „normale“, ernsthafte Beiträger diskutiert werden, wenn man beispielsweise die Arbeiten von →Goldstein als Argument für ein aktuelles Thema heranzieht, z.B. in der Diskussion der →ICF (*International Classification of Functioning, Disability and Health*), welche bei Goldstein in zentralen Aspekten vorweg genommen wurde. In speziellen Fachkontexten werden „klassische“, deutschsprachige Werke kaum oder zu wenig benutzt, meistens nur im Sinne der oben genannten anekdotischen Bezugnahme. Dies lässt sich zum Teil historisch erklären. Die faschistische Zeit in Europa hat zu ungeheuren Verlusten an Kenntnissen geführt, die jetzt zum Teil mühsam wieder erarbeitet werden müssen. Hier kann die Lektüre von Klassikern viel Positives bewirken, z.B. in der Aphasie ausserhalb der klassischen Lehrmeinung nach →Broca und →Wernicke auch die Arbeiten von →Goldstein, →Steinthal oder →Kussmaul gelesen zu haben, ist horizontweitend.

Ein gänzlich anderer, noch wichtigerer Punkt betrifft die Tatsache, dass wir in der Sprachtherapie mit vermeintlichen Tatsachen und Üblichkeiten konfrontiert sind, die *prima facie* feststehen, aber bei genauerer Betrachtung rein historisch determiniert und allein aufgrund ihrer Entstehungsgeschichte verstehbar sind. Wie Ludwik Fleck (1980, 48) es für naturwissenschaftliche Tatsachen formuliert: „In der Naturwissenschaft gibt es gleichwie in der Kunst und im Leben keine andere Treue als die Kulturtreue.“ Ein Beispiel aus der Neurologie bzw. Aphasie soll diesen Aspekt illustrieren.

Mit →Gall, →Broca und →Wernicke wurde ein neurologisches Aphasiemodell institutionalisiert, welches auf der Annahme sog. Sprachzentren basierte (klassische Lehrmeinung). Die Sprachzentren als Begrifflichkeit speisten sich aus der im ausgehenden 19. Jahrhundert üblichen Sichtweise, dass im Gehirn Elemente an bestimmten Stellen „gespeichert“ wären, also auch Wörter in zwei Formen, als sog. motorische Bewegungsbilder und sensorische Klangbilder. Im Laufe der fachlichen Entwicklung veränderten sich allerdings die grundlegenden Annahmen (in der Neurologie, der Hirnphysiologie und der Psychologie). Erstaunlicherweise blieb der metaphorische Begriff „Sprachzentrum“ in der Populärwissenschaft und in weiten Teilen der Sprachtherapie erhalten – ohne empirische Basis und ohne zugrunde liegendes theoretisches Modell. Durch die Beibehaltung der Metaphorik eines versunkenen neurologischen Aphasiemodells ergibt sich das Problem, dass mit der Metaphorik Verbindungen hergestellt werden, die nicht mehr zeitgemäß sind.

Das Verständnis der Entstehungsgeschichte von Konzepten und vermeintlichen Tatsachen ist ein entscheidender Faktor zur Weiterentwicklung der Sprachtherapie (sowohl fachlich wie auch institutionell), wenn man sich aus den Zwängen „ererbter“ Annahmen befreien will.

Wenn man das Fach Sprachtherapie im deutschen Sprachraum und seine merkwürdige Zersplitterung in unterschiedliche Berufe und unterschiedliche Bezugswissenschaften betrachtet, so kann die Berücksichtigung der „Klassiker" einigen Aufschluss geben. Als Beispiel mag →Fröschels dienen. Er schreibt im Jahre 1925 „[ü]ber die Struktur und wissenschaftliche Stellung der Logopädie", die u.a. zu dem Schluss führt: „Also ist Logopädie eine medizinische Disziplin" (Fröschels 1925, IX).

Die aktuelle Positionierung der Logopädie als →Heilmittel im deutschen Gesundheitswesen ist unter bzw. hinter dem von →Fröschels angestrebten Ziel geblieben und dennoch von diesem direkt herleitbar, wenn man die historischen Bedingungen der Weiterentwicklung des Berufsbildes Logopädie im Rahmen der Medizin betrachtet. Zwar mag man argumentieren, dass es aus aktueller Sicht völlig unbedeutend sei, wo z.B. das Heilmittel-Konzept seinen Ursprung hat, doch ist dem nicht so. Erst wenn man die bedingenden Gründe erkennt, ist eine Weiterentwicklung möglich.

In der aktuellen Diskussion um das Aufgabengebiet der Sprachtherapie bzw. Logopädie, ob beispielsweise Schluckstörungen, Sprachförderung, Prävention und Prophylaxe dazu gehören, ist es lehrreich zu betrachten, wie sich die Aufgabengebiete und Themen der Logopädie bei den Klassikern wie →Hermann Gutzmann sen. oder →Fröschels entwickelt haben. Beispielsweise sind bei den Genannten Sprech- und Sprachstörungen bei Psychosen, bei Psychoneurosen oder bei Alkoholismus genuiner Teil der Logopädie.

Aus der kurzen Darstellung folgt, dass es für Fachpersonen in Therapie, Ausbildung, Lehre und/oder Forschung zumindest lohnenswert, wenn nicht notwendig ist, sich mit den „Klassikern" des Faches auseinander zu setzen. Nur ein Verständnis der Genese von Konzepten und Definitionen erlaubt es, sinnvolle Veränderungen und Entwicklungen herbeizuführen bzw. ein freier Mensch zu sein, der seine Handlungen auf eigene Entscheidungen basiert (J.T.).

Literatur

Brauer, T., Aumüller, A., Schwarz, J. (2004): Logopädie – wer ist wer? Personen mit besonderer/prägender Bedeutung für die Logopädie. Idstein: Schulz-Kirchner.

Fröschels, E. ([2]1925): Lehrbuch der Sprachheilkunde (Logopädie). Leipzig & Wien: Deuticke.

Gutzmann, H. ([2]1912): Sprachheilkunde. Vorlesungen über die Störungen der Sprache mit besonderer Berücksichtigung der Therapie. Berlin: Kornfeld.

Tesak, J. ([2]2005): Geschichte der Aphasie. Idstein: Schulz-Kirchner.

Tesak, J. (2006): Das „Bild" der Aphasie. Idstein: Schulz-Kirchner.

das Verhältnis zwischen sprachlichen Repräsentationen und weiteren, höheren mentalen Repräsentationen. Die verschiedenen Richtungen der Kognitiven Linguistik unterscheiden sich durch die jeweils unterschiedliche Modellierung dieses Verhältnisses. Anhänger des Modularismus gehen davon aus, dass die menschliche Sprache nur ein Modul unter vielen weiteren Modulen der Kognition darstellt. Vertreter des Holismus betrachten Sprache als das Ergebnis des Zusammenwirkens verschiedener nichtsprachlicher kognitiver Module (Sprache als Epiphänomen der Kognition). Die dazu entgegengesetzte Position (Kognition als Epiphänomen von Sprache) besagt, dass alle höheren Formen menschlicher Kognition von Sprache ableitbar sind. Danach unterscheiden sich Menschen von Primaten lediglich durch ein sprachliches Bioprogramm, das für den Aufbau aller höheren Formen menschlicher Kognition verantwortlich ist.

Kognitive Therapien Kognitive Behandlungsverfahren basieren auf der Annahme, dass Gefühle weitestgehend von Gedanken und Befürchtungen abhängig sind. Das Ziel besteht hierbei darin, in einer Situation auftretenden Ängsten mit wirksamen kognitiven Bewältigungsstrategien zu begegnen, indem irreale Annahmen modifiziert werden. →RET, →SIT.

Kognitive Wende Die mangelnde psychologische Erklärungsfähigkeit linguistisch generativer Theorien führte Ende des 20. Jahrhunderts zum Aufbau einer kognitiven Programmatik in der Erforschung von Sprachstörungen. Einerseits wird weiterhin die Entwicklung von expliziten linguistischen Beschreibungsmodellen bzw. Diagnoseverfahren sowie zur computergestützten

Datenrepräsentation vorangetrieben mit dem Ziel, gestörtes Sprachverhalten besser abbilden zu können. Andererseits werden im Verbund mit den Kognitionswissenschaften ebenso die Sprachverarbeitung, das mentale Lexikon sowie ihre neurobiologischen Korrelate untersucht, um das Verständnis für das sprachpathologische Geschehen zu erweitern und daraus evidenzbasierte Therapien ableiten zu können.

Kohärenz Semantisch-pragmatischer Textzusammenhang, der durch die Auswahl und Anordnung sprachlicher Elemente an die Bedürfnisse bzw. das Vorwissen des Gesprächspartners angepasst wird.

Kohäsion Verknüpfung von Sätzen oder Textteilen durch syntaktische, morphologische oder lexikalische Elemente (Konjunktionen, Pronomen, Präpositionen etc.).

Kombinierte Schwerhörigkeit Hörschädigung, die auf einer Kombination aus einer →Schallleitungsschwerhörigkeit im Bereich des →Außen- oder →Mittelohres und einer →Schallempfindungsschwerhörigkeit im Bereich des Innenohres (→Innenohrschwerhörigkeit) oder des Hörnerven (neurale Schwerhörigkeit) beruht. Zur Beseitigung einer weitergehenden Schallleitungskomponente können zunächst medikamentöse oder operative Verfahren (Parazentese und (→Paukenröhrchen) eingesetzt werden. Bei chronisch persistierenden Schallleitungsstörungen und auch der kombinierten Schwerhörigkeit können operative Eingriffe (→Pympanoplastiken) oder, wenn nicht operativ sanierbar, →Knochenleitungs-Hörgeräte oder →knochenverankerte Hörgeräte, wie z. B. das →BAHA zum Einsatz kommen.

Kommandostimme Besondere dauernde Rufstimmfunktion bei Vorarbeitern oder Militärangehörigen. →Berufsdysphonie.

Kommunikation Der Prozess der Kommunikation dient der gegenseitigen Abstimmung. Er ist ein Mittel der Beziehungsaufnahme und Beziehungsgestaltung. Kommunikation kann nicht auf „Information" oder „Mitteilung" reduziert werden, da dies einer Eins-zu-eins-Übertragung zwischen Sender und Empfänger entsprechen würde. Wesentlich im Sinne Luhmanns ist vielmehr ein dreifacher Selektionsprozess. Der Sender wählt eine Information, die er dem Empfänger zukommen lassen will. Diesem Auswahlprozess folgt die Selektion einer Mitteilung. Der Prozess wird durch „selektives Verstehen" beim Hörer abgeschlossen. Erst zusammengenommen erzeugen diese Komponenten Kommunikation. Kommunikation führt zu einer Zustandsänderung beim Empfänger, da sie zwar akzeptiert oder abgelehnt, nicht jedoch ignoriert werden kann.

Kommunikationsängste Beim Stottern anzutreffende Ängste vor Kommunikationssituationen bzw. sprachlichen Aufgaben. Sind mit der →Kommunikationsverantwortlichkeit in Zusammenhang zu sehen. →Dysphonien, →Sprechangst, →Stottern.

Kommunikationsberatung Form der strategischen Intervention, bei der der Gesprächspartner als Mitbetroffener (Sekundärbetroffener) verstanden wird.

Kommunikationstherapie mit Aphasikern und Angehörigen →Aphasie

Dieser Therapieansatz bezieht die Angehörigen in die Therapie ein. Zunächst werden den Angehörigen die sprachlichen Störungen und deren Auswirkungen auf die Kommunikation anhand von Zeichnungen und Beispielen erläutert. Dann werden gemeinsam optimale Kommunikationsstrategien entwickelt und erprobt. Ziel ist die Verbesserung der Kommunikation zwischen Aphasikern und ihren Angehörigen.

Literatur

Bongartz, R. (1998): Kommunikationstherapie mit Aphasikern und Angehörigen. Grundlagen – Methoden – Materialien. Stuttgart: Thieme.

Kommunikationsverantwortlichkeit Die Häufigkeit und Stärke des Stotterns steigt häufig mit der eingeschätzten Wichtigkeit oder dem Schwierigkeitsgrad einer Kommunikationssituation an. Dies erklärt Aspekte der →Variabilität beim Stottern. Die Kommunikationsverantwortlichkeit ist von individuellen Voraussetzungen abhängig und sehr unterschiedlich ausgeprägt. Bloodstein ging davon aus, dass der Einflussfaktor der kommunikativen Verantwortlichkeit wesentlich zur Erklärung des Phänomens →Stottern beitrage.

Kommunikativ-pragmatische Aphasietherapie →Aphasietherapie

Die kommunikativ-pragmatischen Therapieansätze stimulieren die Kommunikationsfähigkeit von Aphasikern mit verschiedenen Gesprächspartnern und in unterschiedlichen

Situationen. Dabei geht es nicht um ein systematisches Wiederlernen spezifischer sprachlicher Fähigkeiten, sondern um die optimale Ausnutzung aller verfügbaren Kommunikationsmittel. Ziel ist die Optimierung der verbalen und nonverbalen Kommunikationsfähigkeit von Aphasikern sowie die Verbesserung der Verständigung zwischen Aphasikern und ihren Gesprächspartnern.

Literatur

Glindemann, R. (1995): Pragmatische Ansätze in Diagnostik und Therapie zentraler Sprachstörungen. Sprache, Stimme, Gehör 19, 17–23.

Kompensationstheorie →Aphasie
Die Kompensationstheorie betrachtet aphasische Symptome nicht nur als Ausdruck einer zugrunde liegenden sprachlichen Schädigung, sondern als Ausdruck der neurophysiologischen Anpassung bzw. Kompensation.

Kompensatorische Stimmmechanismen Spontane oder therapeutisch erworbene Mechanismen zur Wiederherstellung der ausgefallenen Stimmfunktion.

1. bewegungsmotorische Hyperadduktion der gesunden Stimmlippe bei einseitiger Stimmlippenparese.
2. phonatorischer Einsatz einer narbigen →Pseudostimmlippe oder Taschenfalte nach →Chordektomie bzw. vertikaler Larynxteilresektion.

Konflikttheorie Stottern soll nach dieser Theorie Ausdruck eines tieferliegenden Konfliktes oder von Ängsten sein bzw. Aspekte von diesen enthalten. →Annäherungs-Vermeidungskonflikt, →Stottern.

Kongruenzdefizit Kongruenzphänomene in der Sprache liegen dort vor, wo einer Position in einer Satzkonfiguration Merkmale von einer anderen Position zugewiesen werden. Bestimmte nominale Ausdrücke erhalten z.B. die Kasus vom Verb oder der Präposition. Artikeln und Adjektiven wird das Merkmal Genus vom zugehörigen Nomen übertragen. Das markanteste Beispiel ist die Subjekt-Verb-Kongruenz, wodurch das finite Verb die obligatorischen Merkmale Person und Numerus erhält. Linguistische Untersuchungen bei deutschen Kindern mit SLI haben ergeben, dass Kongruenzphänomene für diese eine ganz besondere Schwierigkeit darstellen. In der Tat benötigen sie für die Meisterung der SV-Kongruenz oft mehrere Jahre. Da sich ein großer Teil der sprachlichen Probleme der Kinder im Zusammenhang mit Kongruenzphänomenen erklären lässt, wird bei SLI das Vorliegen eines speziellen Kongruenzdefizits vermutet.

Konsequente Phonologische Störung Untergruppe der →Aussprachestörungen, bei der ein Kind mindestens einen →pathologischen phonologischen Prozess verwendet. Es liegt eine pathologische Lautentwicklung vor.

Konsistenzeffekt Beobachtbare Regelhaftigkeit beim Stottern. Beim mehrmaligen Lesen eines Textes treten Stotterereignisse auffallend häufig an denselben Textstellen auf. Eine Erklärung für den Konsistenzeffekt ist die →Antizipation des Stotterns durch den Betroffenen. Eine endgültige Erklärung für diesen Effekt wurde bis heute nicht gefunden. →Adaptationseffekt, →Stottern.

Konsolidierung →Aphasie
Hauptziele der Therapie in der Konsolidierungsphase sind die Stabilisierung und Generalisierung der (wieder-)erlernten Sprachfähigkeiten in Alltagssituationen. Die Teilhabe in der Kommunikation und am sozialen Leben soll durch Gruppentherapien und Selbsthilfegruppen weiter gefördert werden. Methodische Ansätze der Konsolidierungstherapie sind beispielsweise Dialogtherapie, Gruppentherapie, Alltagstraining und die Integration in eine Selbsthilfegruppe.

Konstruktive Störung Form der Apraxie, die konstruktive Leistungen (z.B. Zeichnen) betrifft.

Konstruktivismus Bezeichnet die Richtung innerhalb der Wissenschaftstheorie, deren zentraler Ausgangspunkt die Auffassung ist, dass es keine vom Menschen unabhängige, objektive Erkenntnis gibt. Insofern ist Konstruktivismus ein Gegenentwurf zum Kritischen Rationalismus, der Aussagen dann für objektiv wahr hält, wenn sie sich auf dem Weg der Hypothesenprüfung als intersubjektiv nachprüfbar erweisen. Als wichtige Vertreter des Konstruktivismus gelten u.a. von Foerster, von Glasersfeld und Watzlawick, deren Schriften weit über die Wissenschaftstheorie hinaus in den Alltag hineingewirkt haben (insbesondere Watzlawick erreichte durch Schriften wie „Die erfundene Wirklichkeit“ oder „Wie wirklich ist die Wirklichkeit“ große Popularität).

Im Zusammenhang mit sprachtherapeutischen Fragen spielt der Konstruktivismus vor allem dann eine Rolle, wenn man die Vorgänge sprachlichen Lehrens und Lernens näher bestimmen möchte. Fasst man diese Vorgänge als den Erwerb sprachlichen – auch intuitiv sprachlichen – Wissens auf, so kann dieses Wissen in konstruktivistischer Sicht nicht von einem Menschen auf den anderen „übertragen" werden, sondern es wird aktiv vom Lernenden konstruiert. Diese Konstruktion findet statt durch Assimilation, d. h., dass ein Organismus immer nur das aufnimmt, was er in bereits bestehende Strukturen einpassen kann. Dies geschieht unter den Bedingungen der Kommunikation und Interaktion von Menschen. Für die Sprachtherapie bedeutet das konkret, dass es der Sprachtherapeutin gelingen soll, Anstöße zu geben, die den Klienten dazu bewegen, nicht oder nur im Ansatz beherrschte sprachliche Strukturen als neu und subjektiv bedeutsam in das eigene sprachliche System zu integrieren. Für den Klienten kommt es dabei darauf an, Unterschiede zu erkennen, denn erst die Wahrnehmung, dass etwas „anders" bzw. „neu" ist, schafft Bewusstheit.

Weiterhin ist konstruktivistisches Denken innerhalb der Sprachtherapie bedeutsam, wenn es um die Reflexion des sprachtherapeutischen Handelns in →Unterricht und Therapie geht. Reflexion geschieht in diesem Sinne durch Beobachtung bzw. durch Thematisierung der Beobachtung selbst, denn der Prämisse folgend, dass es keine subjektunabhängige Wirklichkeit gibt, können Menschen und ihre Entwicklungen allenfalls selektiv wahrgenommen werden. Indem die Sprachtherapeutin bzw. Lehrerin ihre Beobachterperspektiven thematisiert (z. B. der Frage nachgeht, ob sie in der Beurteilung eines Klienten oder einer Unterrichtssituation einem linear-kausalen oder einem zirkulär-systemischen Wahrnehmungsmuster folgt), gewinnt sie Raum für mögliche Veränderungen.

Literatur

Watzlawick, P. (1977): Wie wirklich ist die Wirklichkeit? München: R. Piper & Co. Verlag.

Watzlawick, P. (Hrsg.) (1984): Die erfundene Wirklichkeit. Wie wissen wir, was wir zu wissen glauben? Beiträge zum Konstruktivismus. München: Serie Piper.

Kontaktassimilation →Phonologischer Prozess (pathologisch), Sonderform der →Assimilation, bei der ein Kind /τ®/ und /δ®/ durch [k®] und [γ®] ersetzt.

Kontaktgranulom Überwiegend im Bereich der Aryknorpel lokalisierte, meist beidseitige exophytische Schleimhautveränderungen, oder als Kombination von Kontaktgranulom und →Kontaktulcus. Die Granulome wurden früher operativ entfernt und wiesen eine hohe →Rezidivrate auf. Inzwischen ist ein Reflux von Magensaft als Ursache bekannt, ein Zusammenhang mit Helicobacter pylori-Infektionen wird vermutet. Eine medikamentöse Behandlung der zugrunde liegenden Magenerkrankung führt i. d. R. zur Rückbildung der Granulome, so dass eine chirurgische Intervention nur noch in Ausnahmefällen erforderlich ist.

Kontaktpachydermie Meist →interarytaenoidal gelegene, bindegewebige Schwielenbildung im hinteren Kehlkopf.

Kontaktulcus Geschwürartige Schleimhautläsion überwiegend im Bereich eines Aryhöckers bei bestehendem →Kontaktgranulom der Gegenseite.

Kontaminationen Symptom des →Polterns: phonetische Auffälligkeit, bei der es durch Verschmelzungen und Vermischungen von Lauten zu unverständlichen Lautstrukturen kommt; Beispiele: „Messer und Gabel" wird zu „massel", „Wachtmeister" wird zu „wasser".

Kontinuitätshypothese Annahme, dass Stottern sich aus normalen bzw. →entwicklungsbedingten Unflüssigkeiten heraus entwickelt, da die betroffenen Kinder sich mehr und mehr anstrengen, flüssig zu sprechen. Zum Teil werden Umgebungseinflüsse (Elternverhalten), wie etwa bei der →Diagnosogenen Theorie nach Johnson, verantwortlich gemacht. Steht der Beobachtung gegenüber, dass auch schon sehr junge Kinder mit dem ersten Auftreten von Sprechunflüssigkeiten typische Stottersymptome der →Primärsymptomatik zeigen. →Stottern

Kontinuum der sprachtherapeutischen Versorgung (*continuum of speech-language-services*) Angebotsvielfalt schulischer →Platzierungsmodelle und Formen der Betreuung. Die unterschiedlichen Organisationsformen werden als ein abgestuftes Kontinuum von Serviceangeboten verstanden, das eine flexible Anpassung an sich verändernde sprachliche Förderbedürfnisse gewährleistet.

Kontraindikation Ausschlusskriterium für eine übliche therapeutische Maßnahme.

Kontrastiver Sprachvergleich Vergleich der Strukturen der verschiedenen Sprachen. In Deutschland fanden erstmals Mitte der 1970er-Jahre sprachvergleichende kontrastive Analysen Eingang in die pädagogische Praxis. Ein kontrastiver Sprachvergleich zeigt, wo mögliche Schwierigkeiten beim Zweitspracherwerb liegen können. Interferenzbedingte Fehler sind damit durch die beim Zweitspracherwerb ablaufenden Strategien erklärbar und zunächst annehmbar. Sie stellen eine Entwicklungsstufe auf dem Weg zur Zielsprache Deutsch dar und sind nicht von vornherein als pathologisch zu werten (→Interferenz).

Kontrastivhypothese Hat ihre Wurzeln im Behaviorismus. Es wird angenommen, dass die Erstsprache den Erwerb einer Zweitsprache beeinflusst, so dass Elemente, die in beiden Sprachen gleich oder ähnlich sind, leicht gelernt werden (→positiver Transfer), während unterschiedliche Strukturen Lernschwierigkeiten verursachen (→negativer Transfer). Der Ansatz wird in →kontrastiven Sprachvergleichen aufgegriffen, um mögliche sprachliche Schwierigkeiten beim Zweitspracherwerb rechtzeitig zu erkennen. Er kann allerdings nicht erklären, warum im Einzelfall Lernschwierigkeiten ebenfalls bei ähnlichen Strukturen auftreten sowie umgekehrt ein schneller und fehlerfreier Erwerb auch bei größeren strukturellen Unterschieden erfolgen kann. Kritisiert wird, dass die Kontrastivhypothese ausschließlich die linguistischen Systeme vergleicht, ohne den Erwerbskontext, d.h. die soziolinguistische Ebene, einzubeziehen (→Zweitspracherwerbshypothesen).

Kontrollverlust, motorischer Stotterereignisse werden häufig als motorischer Kontrollverlust erlebt, da es nicht mehr gelingt, das Sprechen bewusst zu steuern. →Stottern

Konvergenzprinzip Wenn alle externalen, d.h. beeinflussbaren Aspekte sprachtherapeutischer Lehr-Lernsituationen in einer Weise vorstrukturiert sind, dass ihre immanente Sachlogik derart auf das jeweils ausgewählte Lernziel zuläuft, dass dessen Verwendung situativ zwingend wird und sich die kindliche Aufmerksamkeit notwendigerweise auf diese Form fokussiert, dann gelangt das sprachtherapeutische Geschehen unter den Einfluss des Konvergenzprinzips.

Konversationsanalyse Aus der Soziologie (Ethnomethodologie) stammende, in Deutschland wesentlich durch die Linguistik weiterentwickelte Richtung der Gesprächsforschung. Die konsequente, auf der Analyse von akribisch transkribierten audio(visuellen) Aufzeichnungen authentischer mündlicher Gespräche basierte Beschreibungsperspektive der Konversationsanalyse ist, dass die Erzeugung von Gesprächsstrukturen auf allen Ebenen ein gemeinsamer, regelhaft ko-konstruierter Prozess zwischen den beteiligten Interaktanten ist, was zur selbstverständlichen Berücksichtigung der Zuhöreraktivitäten in der Analyse führte. Das Interesse der Konversationsanalyse konzentrierte sich zunächst auf alltagsweltliche im Unterschied zu institutionellen Gesprächen, die ohne Zutun des Forschers zustandekommen und die die „ethno-methodisch" hergestellte Geordnetheit nicht bewusster interaktiver Funktionsmechanismen repräsentieren.

Kooperationsmodell Das Kooperationsmodell (nach Speck 1989, im Kontext der Frühförderung) meint Eltern als Partner. Dieses Modell wird vor allem gegenüber dem Laienmodell, z.T. auch gegenüber dem Ko-Therapeuten-Modell als gegensätzlich bewertet. Es stützt sich auf ein demokratisches Verständnis von →Beratung. Als offene, komplementäre Kooperation wird ein Verhältnis zwischen Spezialisten und Eltern bezeichnet, das nicht durch eine Prädominanz auf der einen Seite und Lernabhängigkeit auf der anderen Seite gekennzeichnet ist, sondern durch einen interaktionalen, wechselwirkenden Annäherungsprozess von beiden Seiten her. Er ist auf wechselseitige Veränderung als optimale Ergänzung angelegt.

Die Ungleichheit der Ausgangssituation – Experte gegenüber Nicht-Experten oder Eltern gegenüber Nicht-Eltern – stellt kein unüberwindliches Verständigungshindernis dar. Vielmehr ergänzen sich generalisiertes Expertenwissen und -können auf der einen Seite und individualisiertes Wissen und Verstehen auf der Seite der Eltern.

Die Funktion des Fachmanns ist dabei im Prinzip eine assistierende, eine dienende. Seine Fach-Autorität wird dadurch nicht geschmälert, im Gegenteil: sie kann jetzt erst eigentlich wirksam werden, durch Hilfe zur →Selbsthilfe.

Literatur

Speck, O. (1989): Das gewandelte Verhältnis zwischen Eltern und Fachleuten in der Frühförderung. In: Speck, O. & Warnke, A. (Hrsg.): Frühförderung mit den Eltern. (13–20). München: Reinhardt.

Kopfstimme Im Vergleich zur Bruststimme hellere, resonanzärmere Stimmgebung im Kopfregister (→Stimmregister). Physiologischerweise bei Männern im Bereich des oberen $^1/_3$, bei Frauen im Bereich der oberen $^2/_3$ ihres Stimmumfanges. Die Kopfstimmerzeugung geht laryngeal mit einer Stimmlippenschwingung im →Randregister einher.

Ko-Therapeuten-Modell Das Ko-Therapeuten-Modell (nach Speck 1989, im Kontext der Frühförderung) kann, im Vergleich zur dirigistischen Position des Laienmodells gegenüber Eltern im Beratungskontext, als ein wesentlicher Fortschritt angesehen werden. Die Eltern werden nicht mehr nur als Laien oder Patienten betrachtet, sondern sie werden durch fachmännische Anleitung zu Mitwirkenden in der Therapie gemacht. Als „Ko-Therapeuten" sind die Eltern gewissermaßen der verlängerte Arm des Therapeuten, führen seine Funktion, in der sie unterwiesen werden, im Alltag aus. Sie üben mit dem Kind in der Weise, wie sie es vom Therapeuten gelernt haben. Dazu erhalten sie Programme mit aufgelisteten Übungen und Lernzielen für das einzelne Kind. Die Therapie kann durch das häusliche Üben wesentlich intensiviert werden. Ein therapeuten-zentriertes Modell erweist sich aber als umso problematischer, je komplexer sich das interaktionale Bedingungsfeld für die therapeutische Intention darstellt. Die Befürchtung wird geäußert, dass ein solches Modell zu Schuld- und Unzulänglichkeitsgefühlen der Eltern führen kann.

Es wird argumentiert, dass die Eltern primär eine andere Rolle für ihr Kind zu spielen haben, als ein Fachmann (Therapeut). Unter der Voraussetzung des Einverständnisses, des Wunsches der Eltern und einer Anpassung an die realen Möglichkeiten kann das Ko-Therapeuten-Modell als temporäres Arbeitsmodell dennoch einen Sinn machen.

Literatur

Speck, O. (1989): Das gewandelte Verhältnis zwischen Eltern und Fachleuten in der Frühförderung. In: Speck, O. & Warnke, A. (Hrsg.): Frühförderung mit den Eltern. (13–20). München: Reinhardt.

Krankheitsgewinn, subjektiver Vorteil, den eine Person aus einer Störung oder Krankheit zieht.

Krankheitsverarbeitung →Aphasierehabilitation

Krebsregister In Deutschland sterben nach der Statistik der „Arbeitsgemeinschaft Bevölkerungsbezogener Krebsregister in Deutschland" jährlich ca. 210.000 Menschen an Krebs, jedes Jahr erkranken ca. 395.000 neu, davon ca. 2.000 an Kehlkopfkrebs und ca. 10.500 an Tumoren im Mund- und Rachenbereich.

Versuche zur Einrichtung eines zentralen, bundesweiten Krebsregisters, das für eine epidemiologische Krebsursachenforschung unerlässlich ist, schlugen in Deutschland trotz breiter Akzeptanz der Öffentlichkeit lange Zeit fehl. Erst 1995 wurden alle Bundesländer per Krebsregistergesetz verpflichtet, ein entsprechendes Verzeichnis bis 1999 anzulegen und die Länder begannen, z. T. leider deutlich verspätet, in den letzten Jahren mit dem Aufbau eines entsprechenden Landesregisters. Die Daten zu den Krebserkrankungen stammen von Ärzten und Zahnärzten, die per Gesetz zur Meldung verpflichtet wurden. Gemeldet werden Diagnose, Diagnosedatum, Ausbreitung der Erkrankung, Name, Geschlecht, Adresse, Geburtsdatum, Beruf und Staatsangehörigkeit an eine Vertrauensstelle, die die Daten verschlüsselt und anonymisiert an die Registerstelle weiterleitet.

Krebsregister beschreiben mit den Diagnosedaten präzise das Vorkommen von Krebs in der Bevölkerung. Sie dokumentieren die Größenordnung des Problems, beobachten zeitliche und regionale Veränderungen und Auffälligkeiten und erstellen Analysen zu Überlebensraten der an Krebs erkrankten Menschen. Nur so können regionale Häufungen bestimmter Krebserkrankungen schneller auffallen und Daten über die räumliche und zahlenmäßige Entwicklung von Krebsarten gewonnen werden.

Im Januar 1996 wurde die „Arbeitsgemeinschaft Bevölkerungsbezogener Krebsregister in Deutschland" gegründet, in der alle epidemiologischen Krebsregister Deutschlands sowie die im Robert Koch-Institut angesiedelte Dachdokumentation Krebs zusammenarbeiten. Die Arbeitsgemeinschaft ist dem Gesamtprogramm zur Krebsbekämpfung der Bundesregierung assoziiert. Vorrangige Aufgabe der Arbeitsgemeinschaft ist es, trotz unterschiedlicher Regelungen in den einzelnen Ländern eine weitgehend methodische Einheitlichkeit durch inhaltliche Standards zu erlangen und Ansprechpartner für sowohl nationale und internationale Kooperationspartner als auch für die interessierte Öffentlichkeit zu sein. Informationsbroschüren über das epidemiologische Krebsregister sind über das Internet unter: http://www.rki.de/KREBS abrufbar.

Kultureller Zweitspracherwerb Syn. →gesteuerter Zweitspracherwerb.

Kundenorientierung Kundenorientierung ist sowohl ein Begriff aus dem Qualitätsmanagement als auch aus der systemischen Therapie. Sprachtherapie wird in diesen Konzepten als Dienstleistung und der Patient wird als Kunde verstanden. Unter Kundenorientierung wird in Anlehnung an von Schlippe & Schweitzer (1997) verstanden, dass Sprachtherapeuten als Leistungserbringer ihren Kunden (Patienten) nicht (allein) das anbieten sollen, was sie nach Expertenmeinung brauchen, sondern was ihre Kunden haben wollen.

Kundenorientierung als „systemische Dienstleistungsphilosophie" beinhaltet, dass am Beginn eines jeden sprachtherapeutischen Prozesses der Auftrag geklärt wird und die Ziele der Sprachtherapie definiert werden. Kundenorientierung impliziert, dass nicht (allein) die objektiven Ergebnisse der sprachtherapeutischen Diagnostik, sondern ebenso der subjektive Bedarf des Kunden in der Sprachtherapie leitend ist.

Dieses Verständnis von Kundenorientierung findet sich ebenfalls bei der Anwendung der →ICF der Weltgesundheitsorganisation WHO wieder.

Literatur

Schlippe, A. & von Schweitzer, J. ([3]1997): Lehrbuch der systemischen Therapie und Beratung. Göttingen: Vandenhoeck.

Künstliches Stottern →Pseudostottern

Kurze Aphasieprüfung (KAP) →Aphasiediagnostik

Die KAP ist ein einfach durchzuführendes Prüfverfahren, das sowohl bei akuten als auch chronischen Aphasien unterschiedlicher Ätiologien eingesetzt werden kann.

Die sieben Testteile (Token-Test, Nachsprechen, Diktatschreiben, Lautlesen, Benennen, Sprachverständnis, Lesesinnverständnis) umfassen nur je 10 Items, die global mit „richtig" oder „falsch" bewertet werden. Für die gezielte Therapieplanung und Evaluation ist die qualitative Auswertung unzureichend. Der KAP liefert jedoch Informationen über Beeinträchtigungsgrade (T-Werte).

Literatur

Lang, C., Dehm, A. & Leuschner, T. (1999): Kurze Aphasieprüfung KAP. Frankfurt.

Kussmaul, Anton (22.2.1822–28.5.1902) Kussmaul war nach dem Studium in Heidelberg und Würzburg Professor für Innere Medizin in Heidelberg, Erlangen, Freiburg und Straßburg. In seinem Werk „Die Störungen der Sprache. Versuch der Pathologie der Sprache" (Leipzig: Vogel, 1877) schuf Kussmaul die Grundlage für einen wesentlichen Anteil der Terminologie der neurogenen Sprech- und Sprachstörungen. Mit Kussmaul erstand der klassischen Lehrmeinung der Aphasiologie ein früher Kritiker.

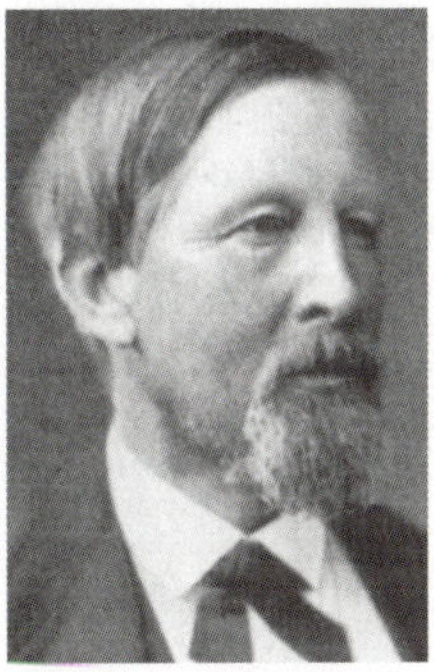

Abb.: Adolf Kussmaul.

Literatur

Kluge, F. (2002): Adolf Kussmaul. Arzt und Forscher – Lehrer der Heilkunst. Freiburg: Rombach.

Labyrinth Anteil des aus dem →Gleichgewichtsorgan, den Bogengängen und der Hörschnecke (→Cochlea) bestehenden →Innenohres, der in das mit flüssiger Endolymphe gefüllte häutige Labyrinth und in das mit Perilymphe gefüllte knöcherne Labyrinth unterteilt wird. Das kompliziert dreidimensional verlaufende häutige Labyrinth enthält in den Sinnesepithelien des Vestibulums und der Bogengänge die Rezeptoren (→Haarsinneszellen), die durch die Lage und Lageveränderungen des Kopfes im Raum sowie von Dreh- und Beschleunigungsbewegungen erregt werden. Die Haarsinneszellen des Hörorgans liegen im →Cortischen Organ des häutigen Labyrinths. Sie werden aufgrund der mechanischen Abscherung ihrer Stereozilien erregt.

Lähmung Lähmung ist ein Oberbegriff für die Minderung oder den Ausfall der motorischen oder sensiblen Funktionen eines Nervs mit Einschränkungen bzw. Unfähigkeit der Bewegungsfähigkeit. Es wird zwischen zentralen („spastischen") und peripheren („schlaffen") Lähmungen unterschieden. Die vollständige Lähmung einer Körperhälfte wird als Hemiplegie bezeichnet, während inkomplette Lähmungen Hemiparesen genannt werden.

Laienmodell Laienmodell (nach Speck 1989, im Kontext der Frühförderung) meint i.d.R. ein dirigistisches Verhalten einer Fachkraft gegenüber den Eltern im Kontext von Beratung. Als primäre Fachautorität ermittelt und interpretiert sie aus einem wissenschaftlichen Anspruch auf „Objektivität" heraus die vorliegende Behinderung und ihr Umfeld und bestimmt die erforderlichen Behandlungsmaßnahmen. Von den Eltern wird dabei die Ausführung der von den Experten festgelegten Maßnahmen erwartet; sie sind von den behandelnden Experten abhängig. Im extremen Fall drohen bei der Anwendung eines Laienmodells Eltern und Kind zu Objekten von Diagnostik und Behandlung zu werden. Einen Ausweg einer unzulänglichen Position gegenüber Experten fanden die Eltern in der Selbsthilfe. Andererseits lohnt sich auch die positive Art des „Leinmodells" der Beratung zu erwähnen. Eltern erwarten von Fachkräften oft Informationen, konkrete Anleitungen und Modelle, für die die Fachkraft Verantwortung und das nötige →Praxiswissen trägt. Daher scheint es in aktuellen Konzepten der →Elternberatung nicht sinnvoll, ein solches, evtl. temporär angewandtes Modell als rundum negativ zu bewerten. Unbestritten dabei ist der nach wie vor nötige Respekt seitens des Experten vor der Verantwortung, die Eltern durch die alltägliche Erziehungsarbeit ihrer Kinder zu tragen haben.

Literatur

Speck, O. (1989). Das gewandelte Verhältnis zwischen Eltern und Fachleuten in der Frühförderung. In: Speck, O. & Warnke, A. (Hrsg.): Frühförderung mit den Eltern. (13–20). München: Reinhardt.

Lallen Die lustbetonte, sinnfreie Produktion von Lauten durch das Kind im Alter von 2–12 Monaten. Man unterscheidet vier Phasen des Lallens: 2–4 Monate, Produktion von sog. Gurrlauten, 4–7 Monate = **1.** Lallphase sehr variable, eher zufällige Lautproduktion, 7.–12. Monat = **2.** Lallphase, das gezielte Bilden von Lallketten = Silbenwiederholungen bababa, mamama. Ab der zweiten Lallphase beginnt die langsame Ausblendung der nicht-muttersprachlichen Phone, während sich das Lallen insbesondere hinsichtlich der Prosodie und der Vokalqualität der Muttersprache sehr deutlich annähert.

Lallphasen →Lallen

Lallproduktionen →Lallen

Lamdazismus Veralt. Bezeichnung für die Fehlbildung des Lautes [λ].

Landau-Kleffner-Syndrom (syn.: erworbene Aphasie mit Epilepsie nach ICD 10, F 80.3) Innerhalb von wenigen Tagen oder Wochen kommt es zu einem nahezu vollständigen Verlust der expressiven und rezeptiven Sprachfähigkeiten, nachdem vorher die Sprachentwicklung zumeist unauffällig war. Die Ursache ist unbekannt, wobei enzephalitische Prozesse oder Autoimmunstörungen zu organisch-strukturellen Veränderungen der betroffenen Hirnregionen führen können.

Der Verlauf ist unterschiedlich und reicht von der Gesundung bis zu bleibenden schwersten Störungen, die auf den Sprachebenen der →Phonologie, →Semantik, →Syntax und →Morphologie unterschiedlich ausfallen können. Die Therapie beinhaltet neben der medikamentösen Behandlung mit Antiepileptika und Glukokortikoiden vor allem Maßnahmen zur →Elternberatung, →Verhaltenstherapie sowie sprachtherapeutische Interventionen nach dem →Bausteinprinzip. Neben Bildmaterialien werden dabei auch nonverbale Kommunikationshilfen wie Mimik, Gestik, Gebärdensprache usw. sowie, wenn möglich, die Schriftsprache eingesetzt.

Literatur

Baur, S. ([2]2004): Landau-Kleffner-Syndrom. Berlin: Edition Marhold.

Lärm Schallereignisse können als Lärm bezeichnet werden, wenn sie durch ihre Lautstärke und Struktur für den Menschen als störend oder belästigend empfunden werden. Dabei unterliegt es immer der subjektiven Bewertung des Einzelnen, ob ein Schallereignis als störender Lärm wahrgenommen wird. Als schädigend gilt Lärm, wenn er zu einer Hörschädigung führt. Dementsprechend kann eine Lärmexposition in Abhängigkeit von den physikalischen Eigenschaften des Schalls zur vorübergehenden oder auch permanenten →Lärmschwerhörigkeit führen. Lärm stellt eine der häufigsten Ursachen erworbener Hörstörungen bei Erwachsenen, Jugendlichen und zunehmend auch bei Kindern dar. So sind etwa 5 Millionen Menschen in Deutschland während ihrer Arbeit gesundheitsschädigendem Lärm von mehr als 85 dB (A) ausgesetzt. Darüber hinaus wird eine steigende Zahl von Kindern und Jugendlichen in ihrer Freizeit durch extreme Musikhörgewohnheiten, laute Spielzeuge oder Feuerwerkskörper hörschädigenden Belastungen ausgesetzt. Dabei können schon einzelne Schallereignisse, z.B. durch Impulsschalle, das Gehör dauerhaft schädigen (→Knalltrauma). Der →Lärmprävention kommt daher nicht nur im Berufsleben, sondern bereits im Kindesalter eine große Bedeutung zu.

Lärmschaden Eine durch unphysiologisch hohe Schallbelastung entstandene vorübergehende oder dauerhafte →Lärmschädigung des Gehörs. Lärmschäden können bei Schallexpositionen ab 85 dB (A) in Abhängigkeit vom Schalldruckpegel, der Dauer der Einwirkung sowie der physikalischen Feinstruktur des →Lärms (Frequenz, Anstiegszeit) auftreten.

Lärmschwerhörigkeit Bei Schallbelastungen oberhalb von 85 dB (A) kann das Gehör in Abhängigkeit von der Dauer, der Intensität sowie der zeitlichen Struktur der Exposition vorübergehend oder dauerhaft geschädigt sein. Physiologisch werden temporäre Schwellenverschiebungen (TTS, *temporary threshold shift*), die nach Minuten oder Stunden vorübergehen, von permanenten Schwellenverschiebungen (PTS, *permanent threshold shift*) unterschieden. TTS können als Folge von Stoffwechselermüdungen der →Haarsinneszellen im →Innenohr interpretiert werden. Häufig können auch Ohrgeräusche (Tinnitus) infolge einer Schallexposition auftreten. Überschreitet die Lärmbelastung gewisse Grenzen, können insbesondere die nicht regenerationsfähigen äußeren →Haarsinneszellen des Innenohres dauerhaft geschädigt oder zerstört werden, so dass sich eine PTS entwickelt. Dabei kann Schall in Abhängigkeit von seinen physikalischen Eigenschaften durch direkte mechanische Einwirkung (→Knalltrauma) oder aber als Folge einer metabolischen Stressantwort seine schädigende Wirkung entfalten. Neben der Schädigung der äußeren Haarsinneszellen können auch die inneren Haarsinneszellen, die afferenten Fasern des Hörnerven sowie auch das zentrale Hörbahnsystem durch zu hohe und ständige Schallbelastungen geschädigt werden. Typisch für die Lärmschwerhörigkeit ist die tonaudiometrisch meist im empfindlichen Hochtonbereich nachweisbare Senke bei 4 kHz (C5-Senke). In diesem Bereich ist häufig die Frequenzselektivität reduziert und die Tonhöhenempfindung (pitch) gestört. Als Folge kann eine frequenzmäßige Fehlhörigkeit (Diplakusis) auftreten. Im Bereich der Senke ist meist die Lautheitsempfindung pathologisch verändert (Recruitment) und das Sprachverstehen ist besonders im Störgeräusch eingeschränkt. Die →otoakustischen Emissionen (OAE) sind bei der Lärmschwerhörigkeit als Ausdruck der Schädigung der äußeren →Haarsinneszellen reduziert oder ausgefallen. Die Lärmschwerhörigkeit kann zu einer →Minderung der Erwerbsfähigkeit (MdE) führen und als Folge einer zu hohen Schallbelastung am Arbeitsplatz als entschädigungspflichtige Berufskrankheit anerkannt werden (→Begutachtung).

Lärmtrauma →Knalltrauma. Eine durch extrem hohe Schallbelastung entstandene →Lärmschädigung des Gehörs, bei der i.d.R. eine dauerhafte Hörschädigung durch die direkte mechanische Zerstörung empfindlicher Strukturen des →Innenohres oder auch des Trommelfell-Gehörknöchelchensystems des →Mittelohres vorliegt.

Laryngeale Fehlbildungen Angeborene Missbildungen im Kehlkopfbereich. Hierzu gehören u.a. Mikrolarynx, Makrolarynx, Larynxspalten, besondere Formen von Halszysten und -fisteln, Aryknorpeldeformitäten, →Diaphragma laryngis, angeborene Form des →Sulcus glottidis.

Laryngitis Kehlkopfentzündung.

1. Akute Laryngitis tritt auf im Rahmen eines Infektes der oberen Atemwege. Geht einher mit erheblicher Dysphonie bis hin zur →Aphonie, mit subjektiver Stimmanstrengung und Schmerzen im Kehlkopf. Therapie: absolute Stimmruhe, medikamentös.

Laryngektomie Griech. *Larynx* = Kehlkopf, *Ektomie* = herausschneiden = operatives Herausschneiden des Kehlkopfs (→Larynx).

Die vollständige (totale) Entfernung des Kehlkopfs wird notwendig bei bösartigen Tumoren im Kehlkopf- (→Larynx-Ca., ICD 161) und u.U. unterem Rachenbereich (→Hypopharynx-Ca., ICD 149), die weder durch eine organerhaltende (→Operationsmethoden) Tumorentfernung, noch durch Bestrahlung (→Radiatio) oder →Chemotherapie behandelt werden können.

Die erste Kehlkopfentfernung wegen einer Syphiliserkrankung nahm 1866 Watson in Edingburgh vor. Sein Patient überlebte die Operation, starb jedoch einige Wochen später an Lungenentzündung. Am 31.12.1873 führte der in Bergen auf Rügen geborene Universitätsprofessor Theodor →Billroth in Wien die erste Laryngektomie wegen Krebserkrankung an einem 36-jährigem Religionslehrer durch, der sieben Monate nach der geglückten Operation an einem Rezidiv verstarb.

Vorkommen, Häufigkeit Seit den 1990er-Jahren haben Krebserkrankungen im Mund-, Rachen- und Kehlkopfbereich nach jahrelangem Anstieg lt. Auswertung der →Krebsregister durch das Robert Koch-Institut in Deutschland in der Gesamtbetrachtung ein Plateau erreicht und zeigen sich bei Männern leicht rückläufig. Obwohl das Erkrankungsalter meistens zwischen dem 5. und 6. Dezennium liegt, erkranken aufgrund der Zunahme der Hypopharynxkarzinome immer mehr jüngere Patienten zwischen 40 und 50 Jahren.

Nach wie vor sind Frauen erheblich seltener betroffen, allerdings mit steigender Tendenz. Das mittlere Erkrankungsalter beider Geschlechter liegt bei ca. 60 Jahren. Gemessen an der Gesamtzahl aller bösartigen Tumorerkrankungen entfallen auf die Larynx- und Hypopharynxkarzinome, die die Hauptindikationen für eine Laryngektomie darstellen, ca. 2–3 %.

In Deutschland muss mit etwa 2.900 Neuerkrankungen durch Kehlkopfkrebs und mit ca. 10.800 Erkrankungen durch Mund- (ICD 140) und Rachen-Ca. pro Jahr gerechnet werden, wobei die Gesamtzahl an Kehlkopftotalentfernungen bei ca. 2.200 mit deutlich abnehmender Tendenz zugunsten organerhaltener Maßnahmen liegt. In Deutschland leben gegenwärtig geschätzte 20.000–25.000 kehlkopflose Menschen bei einem Geschlechterverhältnis von ca. 8 : 1.

Der statistisch betrachtete laryngektomierte Patient ist männlich, 61 Jahre alt, verheiratet, Vater von 2 Kindern, besuchte die Hauptschule, rauchte seit seiner Jugend 20 und mehr Zigaretten und ist als gelernter Facharbeiter zum Zeitpunkt seiner Erkrankung in einem noch bestehendem Arbeitsverhältnis krank geschrieben oder bereits berentet.

Erscheinungsbild Jede totale Laryngektomie führt durch Aufhebung aller Kehlkopffunktionen (→Larynx) und durch Schaffung eines bleibenden →Tracheostomas zu gravierenden anatomischen und funktionellen Veränderungen vor allem in den Bereichen, Phonation und Atmung. Radiatio und →*Neck dissection* bewirken darüber hinaus häufig: Mund- und Rachentrockenheit, Geschmackseinbußen, Zahnprobleme, Bewegungseinschränkungen im Hals- und Schulterbereich, Lymphstauungen, Hörbeeinträchtigungen, Narbenprobleme, Sensibilitätsstörungen im Mund- und Halsbereich sowie eine reduzierte Leistungsfähigkeit (s. Tab. 1).

Ursachen An der Entstehung von Rachen- und Kehlkopftumoren sind nach heutigem Forschungsstand hauptsächlich Zigarettenrauchen und Alkohol beteiligt, wobei sicherlich mehrere Faktoren zur Entstehung beitragen. Diskutiert werden genetische Dispositionen, chronische Schleimhautentzündungen, Schadstoffe wie Asbest, Abgase, Arsen, Staub, Hitze, Senfgas, Nickel, ionisierende Strahlen, Schwefelsäure, Lösungsmittel, Pflanzenschutzmittel, Farben, Lacke, Teerprodukte, Chrom und Benzpyrene, sofern die krebserzeugenden Dämpfe und Gase in hoher Konzentration über viele Jahre inhaliert wurden.

Prognose *Heilungsprognose*: Die relativ günstige Überlebensprognose glottischer Karzinome mit 70–95 %, gemessen an der 5-Jahres-Überlebensrate, darf nicht darüber hinwegtäuschen, dass die Heilungsrate mit der Ausbreitung und Größe des Tumors sinkt und sich bei Hypopharynxkarzinomen auf unter 30 % verschlechtert. Die Dauerheilungsziffern der Larynxkarzinome liegen bei 40–95 %, wobei zu berücksichtigen ist, dass totale Laryngektomien heute fast ausschließlich bei Tumoren der Klassifikation T3–T4 erfolgen und sich die veröffentlichten Überlebensraten nicht alleine auf kehlkopflose Menschen beziehen.

Stimmliche Prognose: Die Wahrscheinlichkeit, dass laryngektomierte Menschen eine der möglichen →Ersatzstimmen erlernen, ist hoch, wobei der tracheo-ösophagealen Ersatzstimme via →Shuntventil (→Stimmprothese) mit über 80 % die beste Rate der Erlernbarkeit bei gleichzeitiger phonetischer Überlegenheit zukommt.

Während der Einsatz elektronischer →Sprechgeräte häufig an der fehlenden Elastizität des Gewebes, unzureichender feinmotorischer manueller Geschicklichkeit oder fehlender Akzeptanz seitens des Benutzers oder seiner Gesprächspartner scheitert, bleibt die →Pseudoflüsterstimme nur bei sehr guter, präziser Artikulation in ruhiger Umgebung bei geringer Gesprächsdistanz verständlich und die klassische Form der →Ösophagusstimme über die Ruktusbildung (→Inhalations-,→Injektions-, →Plosivlaut-Injektionsmethode) nur für ca. 50 % der Patienten erlernbar.

Der phonetische Erfolg wird entscheidend von der Tumorausdehnung (→TNM-Klassi-

Tabelle 1: Organe und ihre funktionellen Veränderungen nach totaler Laryngektomie.

Organ	Präoperativ	Postoperativ
Kehlkopf	Trennung von Luft- und Speiseweg	Luft- und Speiseweg operativ getrennt, bleibendes Tracheostoma
	Stimmgebung	Ersatzstimme
	Glottisschluss beim Husten und bei der Bauchpresse	Kompensierbar durch digitales Verschließen des Tracheostomas
Rachen	Bolustransport	Möglich, evtl. eingeschränkt
	Schnarchen	Nicht möglich
	Gurgeln	Nicht möglich
	Resonanz	Verändert
Mund	Atmen	Nicht möglich
	Artikulieren	Möglich
	Resonanz	Vorhanden
	Kauen	Möglich, evtl. eingeschränkt
	Schmecken	Möglich, evtl. eingeschränkt
	Gähnen	Möglich, tracheostomaler Luftaustritt
	Lachen	Tonlos
	Pfeifen	Stark eingeschränkt, Mundluft
	Schlürfen	Nicht möglich
	Saugen	Eingeschränkt möglich
	Pusten	Stark eingeschränkt
Nase	Passieren der Atemluft	Nicht möglich
	Atemluft anfeuchten	Nicht möglich
	Atemluft säubern	Nicht möglich
	Atemluft erwärmen	Nicht möglich
	Schnäuzen	Stark eingeschränkt
	Riechen	Stark eingeschränkt
	Niesen	Reiz vorh., tracheost. Sekretabsonderung
	Resonanzraum	Eingeschränkt

Tabelle 2: Verständigungsmöglichkeiten nach Laryngektomie.

Körpereigene Ersatzstimmen		Sprechgeräte	Nonverbale Verständigung	
Mit chirurgischem Eingriff	Ohne chirurgischen Eingriff	Pneumatische Geräte External Geräte Intraorale Geräte Elektronische Halsgeräte	Mimik Gestik	Schrift-Sprache
Operativ angelegte tracheo-ösophageale bzw. tracheo-pharyngeale Verbindungen Shunts mit Shuntventil-einlage Larynxtransplantation	Pseudoflüsterstimme Parabuccalstimme Pharynxstimme Ösophagusstimme			

fikation), der Erfahrung des Operateurs, der Qualität des Sprachtherapeuten und der Motivation des Patienten mitbestimmt.

Diagnose Bei richtiger Reaktion seitens des Patienten und seines aufgesuchten Arztes hinsichtlich der Frühwarnsymptome gelingt häufig bereits dem erfahrenen HNO-Arzt die Erkennung des Karzinoms bei einer gründlichen Kehlkopfspiegeluntersuchung, die durch eine →Lupenlaryngoskopie und eine →Stroboskopie zu ergänzen ist. Völlige Sicherheit in der Beurteilung maligner Prozesse bringt schließlich die histologische Aufarbeitung entnommenen Gewebes (→Biopsie) im pathologischen Institut. Zum Ausschluss oder Nachweis von Metastasen haben sich neben der Palpation der Halsweichteile, die →Computertomographie (CT), die →Magnetresonanztomographie (MRT) und die →Sonographie durchgesetzt. Ergänzt wird die ärztliche Untersuchung von Pharynx und Larynx routinemäßig durch die Inspektion des gesamten Ansatzrohres, der Trachea, der Bronchien und der Lunge.

Früherkennung Rachen- und Kehlkopfkrebs verursachen zumeist bereits im Frühstadium Beschwerden, die insbesondere von Menschen, die zur Risikogruppe (Raucher, erhöhter Alkoholkonsum, Krebserkrankungen in der Familie, Umgang mit krebserzeugenden Dämpfen und Gasen, chronische Schleimhautentzündungen) gehören, sehr ernst genommen werden sollten.

Zu den typischen Beschwerden gehören je nach Lokalisation und Ausbreitung:

Heiserkeit, Schluckbeschwerden, Atemnot, Fremdkörper- und Kloßgefühl im Rachen, Schmerzen und Kratzen im Rachen, Knotenbildung am Hals, ins Ohr ausstrahlende Schmerzen, blutiger Auswurf.

Nur selten wachsen bösartige Tumoren im Rachen- und Kehlkopfbereich beschwerdefrei ohne Frühwarnsymptome. In über 90 % der Fälle kann ein sehr früh entdeckter Rachen- und Kehlkopfkrebs ohne totale Laryngektomie erfolgreich behandelt werden, so dass Betroffene und Ärzte aufgefordert sind, spätestens bei Fortbestehen der o.g. Symptome nach 2–3-wöchiger konservativer Behandlung mit Medikamenten und Inhalationen eine genauere HNO-ärztliche Untersuchung mit →Laryngoskopie und evtl. →Biopsie durchzuführen.

Ohne Aufgabe des Rauchens ist der Erfolg der medizinischen Behandlung deutlich verringert, da die fortgesetzte krebsfördernde Einwirkung im gesamten Bereich des Ansatzrohres und der Atmungsorgane oft zu →Rezidiven, →Metastasen und zur Entwicklung von →Zweittumoren führt.

Therapie Im gesamten Rehabilitationsprozess stellt die stimmliche Rehabilitation eine der wichtigsten postoperativen Aufgaben dar, wobei unterstellt wird, dass das Ergebnis der stimmlichen Rehabilitation entscheidenden Einfluss auf die psychische, soziale und berufliche Stellung des an Kehlkopfkrebs erkrankten Patienten hat. Angesichts einer krankheitsbedingt z. T. deutlich verkürzten Lebenserwartung muss das oberste Ziel sprachtherapeutischer Bemühungen in einer schnellen, effektiven und patientenangepassten stimmlichen Rehabilitation bestehen. Nach ca. zehn, für die postoperative Wundheilung notwendigen Tagen kann mit der eigentlichen Stimmrehabilitation begonnen werden.

Die heutigen Möglichkeiten basieren im Wesentlichen auf drei Prinzipien:

- Verwendung eines mechanischen oder elektronischen Tongebers, der den Primärton erzeugt und die Luftsäule im Ansatzrohr in Schwingungen versetzt (→Sprechgeräte).
- Die operative Anlage einer Verbindung zwischen Trachea und Ösophagus bzw. zwischen Trachea und Hypopharynx (→Fistel) mit oder ohne Verwendung im →Shunt liegender →Stimmprothesen.
- Das Erlernen körpereigener Ersatzstimmen unter Benutzung eines im Ansatzrohr (→parabuccale Stimme, →Pharynxstimme, →Pseudoflüsterstimme) oder im Ösophagus (→Ösophagusstimme) angelegten Luftdepots und der Ausbildung einer →Pseudoglottis ohne technische Hilfsmittel.

Versuche, menschliche Kehlköpfe zu transplantieren, wurden 1969 von Kluyskens in Belgien und 1998 von Strome in den USA in zwei beschriebenen Fällen mit fragwürdigem Erfolg durchgeführt (→Larynxtransplantation). Für krebserkrankte, laryngektomierte Patienten haben sich nach heutigem Stand der onkologischen Forschung damit aber noch keine neuen Therapiemöglichkeiten eröffnet (s. Tab. 2).

Das Flussdiagramm in Tab. 3 zeigt die vom Therapeuten zu berücksichtigenden Faktoren auf, die den Weg der stimmlichen Rehabilitation mitbestimmen und z.T. therapeutisch beeinflussbar sind.

Aufgrund der veränderten anatomischen, funktionellen, sozialen und psychischen Situation sind an der Behandlung von laryngektomierten Patienten interdisziplinär zusammengesetzte Teams, bestehend aus Ärzten, Sprachtherapeuten, Psychologen, Sozialarbeitern (→Schwerbehindertenausweis,

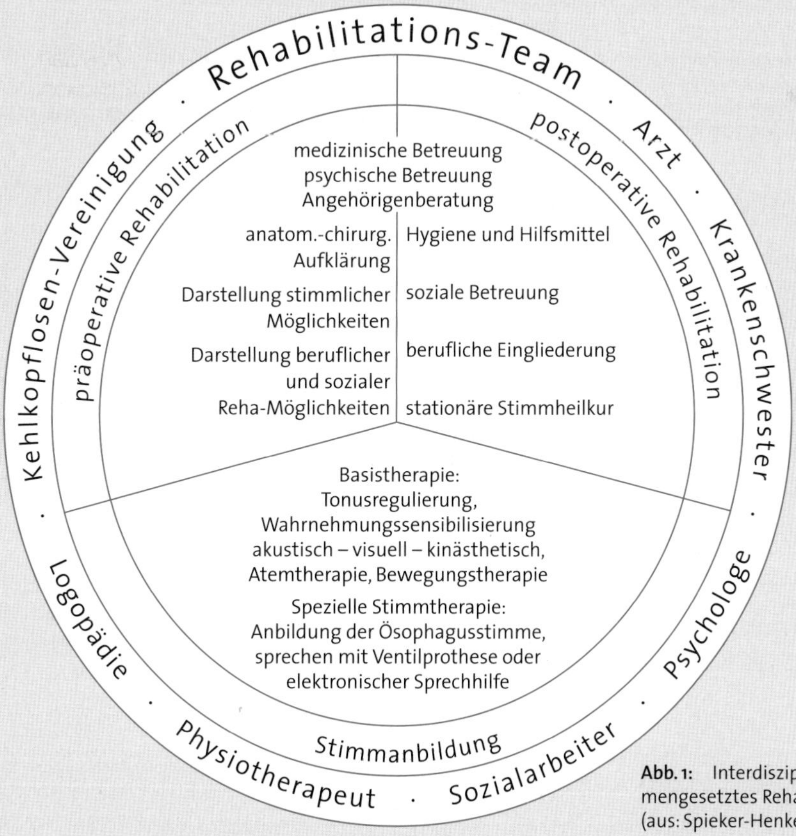

Abb. 1: Interdisziplinär zusammengesetztes Rehabilitationsteam (aus: Spieker-Henke 1997).

Rentenantrag), Physiotherapeuten (→*Neck dissection*, →Lymphdrainage, →Wassertherapie, →Inhalationen), Ernährungsfachkräften (→Sondenernährung), Pflegepersonal (→Erstausstattung) und Mitgliedern des →Selbsthilfeverbandes Kehlkopfloser, in der Akut- und Rehabilitationsphase beteiligt, bevor ambulante Therapien im Bereich der Logopädie und Physiotherapie evtl. ergänzend hinzukommen (s. Abb. 1).

Tabelle 3: Den Weg der stimmlichen Rehabilitation beeinflussende Faktoren.

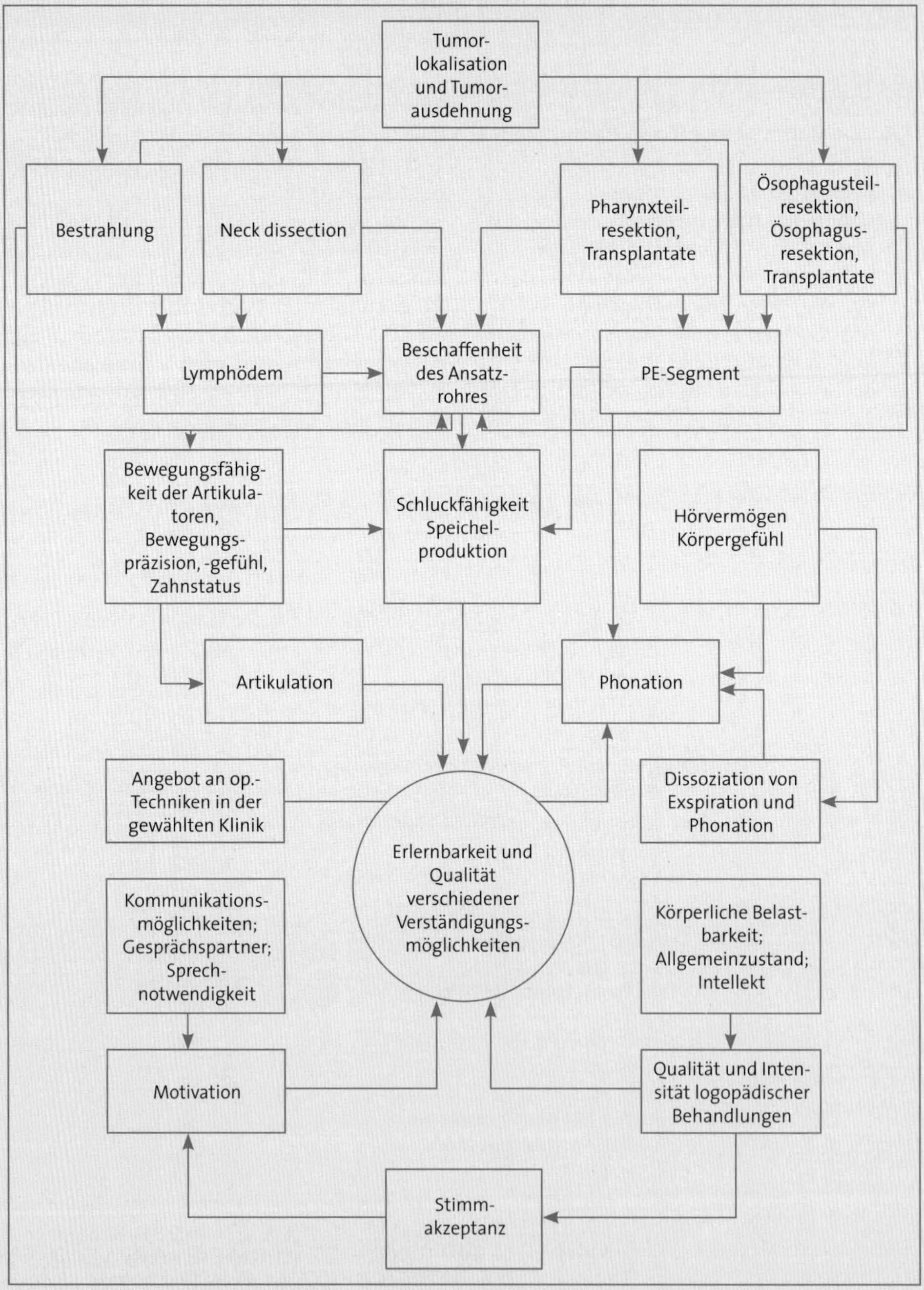

Die Behandlungskosten übernehmen in der Akut- und der ambulanten Phase nach Abzug der Eigenbeteiligung die Krankenkassen, während in der 3–5-wöchigen stationären Rehabilitationsbehandlung (→AHB, →onkologische Nachsorgebehandlung) in ausgesuchten Fachkliniken die Rentenversicherungen überwiegend Kostenträger sind. Mehrere, in Jahresabständen durchgeführte onkologische Rehabilitationsmaßnahmen mit intensiver, täglicher Sprachtherapie sind auf Antrag möglich, wobei ihre Genehmigung durch den Kostenträger aufgrund der angespannten Finanzsituation leider schwieriger geworden ist (A. K.).

Literatur

Kürvers, A. (1997): Sprachtherapie bei Laryngektomie. Entwicklung und Überprüfung prognostisch relevanter Kriterien für die stimmliche Rehabilitation kehlkopfektomierter Patienten. Frankfurt a. M.

Kürvers, A. (2001): Zustand nach Laryngektomie. In: Grohnfeldt, M. (Hrsg.): Lehrbuch der Sprachheilpädagogik und Logopädie, Bd. 2, Erscheinungsformen und Störungsbilder. Stuttgart, 291–297.

Kürvers, A. (2002): Diagnostische Maßnahmen bei Patienten mit Larynx- und Hypopharynxkarzinomen. In: Grohnfeldt, M. (Hrsg.): Lehrbuch der Sprachheilpädagogik und Logopädie, Bd. 3, Diagnostik, Prävention und Evaluation. Stuttgart, 304–309.

Kürvers, A. (2003): Stimmrehabilitation bei Patienten mit Zustand nach totaler Laryngektomie. In: Grohnfeldt, M. (Hrsg.): Lehrbuch der Sprachheilpädagogik und Logopädie, Bd. 4, Beratung, Therapie und Rehabilitation. Stuttgart, 321–335.

Spieker-Henke, M. (1997): Kehlkopflosigkeit: Ein Schicksal mit tiefen Einschnitten in die Lebenswelt des Betroffenen. In: Sprache, Stimme, Gehör 21, 3, 2–6.

Adressen

www.kehlkopflosenbundesverband.de
www.halsatmer.at
www.kehlkopflos.at
www.kehlkopfoperiert.ch
www.laryngectomees.inuk.com
www.larynxlink.com
www.m-ww.de/krankheiten/krebs/kehlkopfkrebs.html
www.m-ww.de/krankheiten/krebs/rachenkrebs.html
www.krebskompass.de
www.atosmedical.com
www.fahl.de
www.heimomed.de
www.servox.de
www.tracoe.com

2. Chronische Laryngitis mit anhaltender Heiserkeit einhergehende Dysphonie. Die Stimmlippen sind gefäßinjiziert, gerötet. Oft bestehen Stimmlippenbeläge (hyperplastische Laryngitis), die je nach Differenzierungsgrad des Gewebes in ein Larynxkarzinom übergehen können. →Organische Dysphonie.

3. Belastungsbedingte Laryngitis i. R. einer →hyperfunktionellen Dysphonie (Laryngitis chronica secundaria vocalis).

Laryngofissur Kehlkopfspalte, **1.** als angeborene Fehlbildung des Larynxskelettes, **2.** als chirurgische Technik i. R. externer Larynxchirurgie, **3.** traumatische Kehlkopferöffnung.

Laryngographie Veraltete Untersuchungstechnik des Kehlkopfes unter Röntgendurchleuchtung nach Kontrastmittelgabe. Heute ersetzt durch hochauflösendes Spiral-CT und durch die Kernspintomographie des Kehlkopfes. →Elektroglottographie

Laryngoskopie Die erste publizierte und an sich selbst durchgeführte Kehlkopfspiegelung wird 1854 von dem spanischen Gesangslehrer Manuel García durchgeführt. Erfinder ist jedoch der Engländer Guy Babington, dessen Entdeckung 1829 aufgrund seiner publizistischen und wissenschaftlichen Zurückhaltung weitgehend unbekannt blieb.

Kehlkopfspiegelungen werden vom HNO-Arzt mithilfe von Spiegeln (indirekte Kehlkopfspiegelung) oder eines Laryngoskops (direkte Kehlkopfspiegelung) durchgeführt, um zu klären, ob krankhafte Veränderungen vorliegen und eine weitere Differenzialdiagnostik erforderlich ist.

Bei der indirekten Kehlkopfspiegelung zieht der HNO-Arzt die Zunge des Patienten über die Unterlippe vorsichtig vor und führt einen kleinen, angewärmten, runden Spiegel in den Mund des Patienten bis zur Uvula ein. Über einen zweiten, an der Stirn des Arztes befestigten und mit einer Stirnlampe angestrahlten Spiegel wird Licht auf den im Mund befindlichen Spiegel reflektiert, so dass Larynx und Pharynx ausgeleuchtet betrachtet werden können. Eine andere, sehr viel aussagefähigere Form der indirekten Kehlkopfspiegelung ist die Lupenlaryngoskopie mit einer 90°-Winkeloptik, die ebenfalls im Wachzustand, evtl. mit lokaler Anästhesie zur Ausschaltung des Würgereizes der reizempfindlichen Rachenhinterwand, durchgeführt wird.

Durch Kameraanschluss an das Lupenlaryngoskop kann die Untersuchung auf einem Monitor verfolgt, dauerhaft festgehalten und zeitlich unabhängig ausgewertet werden.

Bleibt nach der indirekten Laryngoskopie mittels Spiegel und Lupenlaryngoskop ein Verdachtsmoment bestehen und soll eine Biopsie weitere Klärung bringen, muss eine direkte Kehlkopfspiegelung unter Narkose bei dem auf dem Rücken mit weit nach hinten überstrecktem Hals liegenden Patienten durchgeführt werden. Hierzu führt der Arzt ein röhrenförmiges, zumeist mit einem Auflichtmikroskop (Mikrolaryngoskopie) ausgerüstetes Laryngoskop durch Mund und Rachen ein. Erstmals angegeben wurde eine solche Untersuchung von dem Laryngologen Kirstein 1894. Durch das Untersuchungsinstrument kann eine kleine Greifzange an die auffällige Gewebestelle geführt werden, um eine Gewebeentnahme (Biopsie) durchzuführen.

→Lupenlaryngoskopie. →Transnasale Laryngoskopie. →Larynxmikroskopie.

Laryngospasmus →Glottiskrampf

Larynx Medizinischer Ausdruck für Kehlkopf.

Larynxelevation Kehlkopfhebung bei Stimmgebung oder beim Schlucken.

Larynxmikroskopie Ist beim wachen und sitzenden Patienten nur bei simultaner Verwendung eines Kehlkopfspiegels möglich, während in Narkose eine direkte Mikroskopie über ein eingeführtes Metallrohr erfolgen kann (→Mikrolaryngoskopie).

Larynxpapillom Virusbedingte, exophytische Schleimhautveränderungen in Kehlkopf, oft auch Trachea (Luftröhre). Hohes Risiko der Streuung und des →Rezidivs nach chirurgischer Entfernung. Im Kindesalter auftretende Papillome sind meist gutartig, die im Erwachsenenalter auftretenden können zum Krebs entarten.

Larynxtransplantation Versuche zur Replantation und Transplantation von Kehlköpfen im Tierversuch stammen aus den 60er-Jahren des letzten Jahrhunderts. Am 10.2.1969 setzte dann das Operationsteam unter Leitung von Kluyskens in Gent, Belgien, einem wegen Kehlkopfkrebs laryngektomierten Patienten den Larynx eines tödlich verletzten Unfallopfers ein. Der Mann starb 8 Monate später an einem Tumorrezidiv am Tracheostoma. Sicherlich auch bedingt durch die heftigen Diskussionen in der Fachwelt, dauerte es fast drei Jahrzehnte, bis am 4.1.1998 ein Ärzteteam unter Leitung von Strome an der Cleveland Klinik in Philadelphia, USA, erneut eine Larynxtransplantation vornahm. Bei dem Patienten handelte es sich um einen 40-Jährigen, der 19 Jahre zuvor das Opfer eines schweren Motorradunfalls geworden war und dabei seinen Kehlkopf verlor. Spender war ein 40-jähriger, an einem Schlaganfall verstorbener Amerikaner. Die wenigen postoperativen Publikationen zu diesem Fall dokumentierten größere Funktionsprobleme in den ersten Jahren. Nach 3 Jahren soll der Patient allerdings aspirationsfrei geschluckt und gut verständlich gesprochen haben. Sieht man einmal von den enormen Operationskosten, der ca. 20-stündigen Operationszeit, den vielen Nachbehandlungen und der jahrelangen schweren Funktionseinschränkung des Transplantates ab, verbietet sich bisher der Einsatz bei Krebserkrankten allein schon wegen der lebenslangen Immunsuppression und der zumeist notwendigen postoperativen Bestrahlung bei der Indikation zur totalen Laryngektomie.

Läsion **1.** Verletzung, Wunde, Schädigung, **2.** Funktionsstörung, Funktionsausfall.

Late Bloomer Kinder mit einer Verzögerung in der Sprachentwicklung. Weniger als 50 Wörter im Alter von 24 Monaten. Viele dieser Kinder zeigen später eine normale Sprachentwicklung. →Late Talker

Lateralisation Lautveränderung, **a)** →artikulatorischer Prozess = Lateralisation von →Sibilanten /σ, ζ/ und /Σ/, **b)** →Phonologischer Prozess = aus dem Zungenspitzen-/r/ wird [λ].

Lateralisierungshypothese Hiernach wird davon ausgegangen, dass sich bei stotternden Personen keine eindeutigen zerebralen Dominanzverhältnisse entwickeln und es dadurch immer wieder zu den typischen Störungen im Sprechablauf kommt. →Stottern

Lateraltraining, auditives Therapieverfahren zur Behandlung →Auditiver Verarbeitungs- und Wahrnehmungsstörungen mit dem Ziel, die Zusammenarbeit der Hirnhälften bei der auditiven Informationsverarbeitung zu verbessern; Vorgehen: über Kopfhörer eingespielte Musik oder Sprache wandert von einem Ohr zum anderen.

Late Talker Als *Late Talker* werden im anglo-amerikanischen Sprachraum Kinder bezeichnet, die einen verzögerten Sprechbeginn aufweisen. Die Bezeichnung *Late Talker* wurde in der deutschsprachigen Fachliteratur übernommen. Nach der wissenschaftlichen Definition sprechen Late-Talker-Kinder mit 24 Monaten weniger als 50 Worte oder noch keine Zweiwortkombinationen, ohne dass dies auf Primärbeeinträchtigungen wie Hör-, Seh-, Körper- und geistige Behinderungen, manifeste neurologische Auffälligkeiten, tiefergreifende Entwicklungsstörungen oder soziale Deprivation zurückzuführen ist. Die Prävalenz liegt bei 10–15%. Ungefähr die Hälfte der Kinder holt diese umschriebene Sprachentwicklungsverzögerung bis zum 36. Lebensmonat auf (so genannte *Late Bloomer*, also „Spätblüher"). Die weitere sprachliche Entwicklung dieser *Late Bloomer* wurde jedoch noch nicht systematisch dokumentiert. Die andere Hälfte der Late-Talker-Kinder entwickelt eine umschriebene bzw. spezifische Sprachentwicklungsstörung. Welche Risikofaktoren und Prädikatoren die sprachliche Prognose spezifizieren ist zur Zeit noch unklar, diskutiert werden z.B. familiäre Disposition, elterliches Kommunikationsverhalten sowie sprach-rezeptive und symbolische Fähigkeiten des Kindes.

Lautagnosie →Aphasiesymptome. Störung oder Unfähigkeit zur Unterscheidung und Identifizierung von Lauten.

Lautanbahnung Verschiedene therapeutische Techniken, ein Kind ein bisher nicht beherrschtes Artikulationsmuster eines Lautes erwerben zu lassen. →Artikulationstherapie

Lautgebärden Gebärden, die Laute symbolisieren und oft unterstützend im Leseprozess oder in der Artikulationstherapie eingesetzt werden.

Lautheit Psychophysisches Maß für die subjektive Empfindung der Lautstärke eines Schallsignals. Der Lautheitsanstieg ist bei Erhöhung des physikalischen Schalldrucks nicht linear, sondern folgt im Wesentlichen einer exponentiellen Funktion (Stevens Potenzfunktion). Als Maß für die Lautheit wurde die Sone-Skala eingeführt, wonach sich die subjektiv empfundene Lautheit eines Testtones oberhalb von 40 dB bei einer Pegelerhöhung von 10 dB jeweils verdoppelt. Die Messung der kategorialen Lautheit wird bei der →Lautheitsskalierung eingesetzt, um ein mögliches →Recruitment nachzuweisen und die überschwellige Dynamik des Gehörs im Hinblick auf eine optimale Anpassung von Hörhilfen zu ermitteln. Ziel der Hörgeräteanpassung ist dabei die Normalisierung der Lautheitsfunktion.

Lautheitsskalierung Subjektives Hörprüfverfahren zur kategorialen Ermittlung der →Lautheit, das insbesondere im Rahmen der →Hörgeräteanpassung Verwendung findet. Dazu werden dem Patienten bei einer bestimmten Frequenz zwischen →Hörschwelle und →Unbehaglichkeitsschwelle kurze Töne präsentiert, denen über ein Eingabefeld (z.B. Würzburger Hörfeld) die Kategorien von „leise" bis „sehr laut" zugeordnet werden. Mit dieser Hörfeldaudiometrie lässt sich die Normalisierung der Lautheitswahrnehmung durch die Hörgeräteanpassung zeigen.

Lautsymbole Symbole, die in der →Therapie von Aussprachestörungen verwendet werden. Hierbei wird jedem Laut ein Symbol zugeordnet, das diesen repräsentieren soll, z.B. Schlange für den Laut [σ].

Lautunterstützende Bewegungen Die Lautunterstützenden Bewegungen der funktionellen Therapie nach Weiser, „LUB", haben die Erleichterung der Produktion von Ziellauten bei Kindern mit Aussprachestörungen zum Ziel. In Testreihen, in denen Probanden während der Artikulation Gaumenabdrücke genommen wurden, konnte nachgewiesen werden, dass bestimmte Körperbewegungen oder -haltungen tatsächlich Auswirkungen auf Zungenbewegungen und somit Artikulationsmuster haben. Die Bewegungen, die gleichzeitig mit der Lautbildung ausgeführt werden, können bestimmte Parameter des Lautmusters speziell unterstützen. Artikulationsauffällige Kinder vermögen den Ziellaut in der Übungssituation leichter zu bilden. Veröffentlicht wurde der Therapiegedanke als →Bewegungsunterstützte Lautanbahnung „BULA" von Weinrich & Zehner (2001).

Literatur

Weinrich, M. & Zehner, H. (2003, 2005): Phonetische und Phonologische Störungen bei Kindern. Heidelberg: Springer Verlag.

Lebensqualität →Aphasierehabilitation

Lebensweltliche Zweisprachigkeit Der Begriff wurde von Ingrid Gogolin (1988) in die Pädagogik eingeführt und besagt, dass Familien ethnischer Minderheiten ihr Leben im Einwanderungsland nicht anders als zweisprachig organisieren können und der kindliche Sprachbesitz daher aus beiden Sprachen bestehe. Völlig unabhängig von ihrer linguistischen Kompetenz in beiden Sprachen wird den Kindern aufgrund dessen →Zweisprachigkeit zugesprochen.

Literatur

Gogolin, I. (1988): Erziehungsziel Zweisprachigkeit. Hamburg: Bergmann & Helbig.

Lee-Effekt Lee beobachtete bereits 1950, dass sich unter Anwendung von →DAF bei nicht-stotternden Menschen stotterähnliche Symptome zeigen, während Stotternde deutlich weniger Symptome produzieren. Der Effekt ist von den gewählten Verzögerungszeiten abhängig.

Lee-Test Sprachverzögerungstest, der bei Patienten mit Verdacht auf →Aggravation oder →Simulation einer Hörstörung eingesetzt werden kann. Dabei wird dem Patienten seine eigene Stimme beim Vorlesen zeitlich verzögert über Kopfhörer vorgespielt. Bei einer bestimmten Zeitverzögerung wird auch der Normalhörende durch seine eigene Sprache so irritiert, dass sein Redefluss deutlich gestört oder unterbrochen wird. Bedingt wird dies durch eine Störung der Rückkopplung zwischen Stimm-, Sprach- und Hörorgan. Damit lässt sich bei Patienten der tatsächliche Hörverlust einschätzen.

Legalität →Pseudowörter

Legato-Technik Form einer →Sprechtechnik zur Behandlung des →Stotterns, bei der neben weichem Stimmeinsatz das typische Kennzeichen ist, dass die aufeinanderfolgenden Worte eines Satzes fließend ineinander gezogen werden, als ob es sich um ein Wort handle.

Leidensdruck Viele Stotternde leiden unter dem Stottern und den daraus resultierenden Problemen, wie Sprech- und Sozialängsten oder →Vermeidungsverhalten, enorm. Der Leidensdruck ist nicht von der Stärke der Symptomatik abhängig und lässt auch keine eindeutige Aussage über die Motivation zu einer Therapie zu. Wesentlich für das Entstehen des Leidensdrucks scheinen die internen Bewertungsmaßstäbe der Betroffenen zu sein. →Stottern

Leitlinie Der Begriff Leitlinie wird in der Sprachtherapie äußerst heterogen verwendet.

In der Medizin werden Leitlinien nach festgelegten Kriterien von Medizinischen Fachgesellschaften entwickelt mit dem Ziel, Hilfen zur Entscheidungsfindung bei spezifischen Erkrankungen zu liefern. Sie sollen den aktuellen Stand der wissenschaftlichen Erkenntnis wiedergeben und beruhen auf Forschungsergebnissen der evidenzbasierten Medizin (EBM). Durch das „Deutsche Leitlinien-Bewertungs-Instrument" „DELBI" wird die Bewertung der Qualität von Leitlinien sowie die Dokumentation des Entwicklungsprozesses sichergestellt. Leitlinien sind rechtlich nicht bindend, sie sollen dem Anwender aber in der alltäglichen Praxis mehr Sicherheit geben und auch ökonomische Aspekte sollen berücksichtigt werden.

Für die Medizin haben sich 1999 die Selbstverwaltungskörperschaften im Gesundheitswesen (Bundesärztekammer, Kassenärztliche Bundesvereinigung, Deutsche Krankenhausgesellschaft, →Spitzenverbände der Gesetzlichen Krankenversicherungen) und die Arbeitsgemeinschaft der Wissenschaftlichen Medizinischen Fachgesellschaften (AWMF) auf die gemeinsame Förderung von Leitlinien und damit auf ein einheitliches Vorgehen bei der Entwicklung und Bewertung geeinigt (vgl. www.awmf.de).

Für den Bereich Sprachtherapie existieren zur Zeit solche Regelungen nicht. Es wurde von den betreffenden Verbänden (→Deutscher Bundesverband der akademischen Sprachtherapeuten (dbs), →Deutscher Bundesverband für Logopädie (dbl)) und den →Spitzenverbänden der Gesetzlichen Krankenkassen noch kein vergleichbares Konzept zur Entwicklung und Bewertung von Leitlinien vorgelegt. Ob die Kriterien aus der Medizin für den Bereich der Sprachtherapie Anwendung finden sollten, ist in den nächsten Jahren zu diskutieren.

Leitlinien für die Behandlung von Sprachstörungen ASHA-Dokumentation (2004) mit dem Titel *Preferred Practice Patterns for the Profession of Speech-Language Pathology*, Zusammenstellung von Leitlinien für das diagnostische und therapeutische Vorgehen für alle Störungsbilder. Zielgruppe: Sprachtherapeuten und Patienten. Ziele: Aufbau von vergleichbaren Qualitätsstandards sowie Transparenz der Leistungen für die Abnehmer.

Leitungsaphasie →Aphasiesyndrome

Lemma **1.** Stichwort in einem Nachschlagewerk, **2.** im Modell des mentalen →Lexikons (Levelt 1989) als Eintrag auf der Lemma-Ebene, in dem semantische und syntaktische Informationen zu einem Wort gespeichert werden.

LEMO →Aphasiediagnostik

Lenisierung →Sonorierung

Lesestufen – Ein Instrument zur Feststellung und Förderung der Leseentwicklung Das von Albin Niedermann und Martin Sassenroth erstmals 2002 für die Schweiz entwickelte und evaluierte Screeningverfahren wurde 2004 für Deutschland in leicht abgeänderter Form publiziert. Es besteht aus dem diagnostischen Bilderbuch „Dani hat Geburtstag" und einem Band, der die theoretischen Grundlagen des Verfahrens, die Durchführung der Lesestandserfassung, teststatistische Bemerkungen, Fallbeispiele, Anwendungsmöglichkeiten bei verschiedenen Kindergruppen und Kopiervorlagen für den Untersuchungsbogen enthält.

Literatur

Niedermann, A. & Sassenroth, M. (2004): Lesestufen – Ein Instrument zur Feststellung und Förderung der Leseentwicklung. Horneburg: Persen Verlag.

Lexem **1.** Worteinheit eines Wortschatzes, der eine feste Bedeutung zugeordnet ist (→Lemma-Ebene) im Gegensatz zu Ad-hoc-Bildungen, **2.** im Modell des mentalen →Lexikons (Levelt 1989) als Einträge auf der Lexem-Ebene, in denen phonologische und morphologische Informationen zu einem Wort gespeichert werden, sog. →Wortform.

Lexikalische Aphasietherapie →Aphasie

Für die Behandlung von Störungen des Wortwissens und/oder des Wortabrufs bzw. -zugriffs lassen sich direkte, indirekte und kompensatorische Therapieansätze unterscheiden. So lässt sich die Wortfindung direkt durch Wort-Bild-Zuordnungen und anschließendes Benennen trainieren. Indirekte Ansätze nutzen das noch vorhandene Wortwissen und stimulieren die Wortfindung durch sog. Cueing-Strategien, bei denen entweder eine semantische (z. B.: „kein Löffel, sondern ein ... Zielwort: Messer" oder eine phonologische Hilfe (z. B.: „das ist eine Ga...... Zielwort: Gabel") gegeben wird.

Aphasiker mit leichteren Wortfindungsstörungen können lernen, eigene Self-Cueing-Strategien anzuwenden, um den Wortabruf zu erleichtern, z. B. sprachliches Umschreiben oder Aktivieren von verfügbaren phonologischem Teilwissen.

Literatur

Kotten, A. (1997): Lexikalische Störungen bei Aphasie. Stuttgart: Thieme.

Lexikalische Störungen Störung in der Sprachproduktion durch fehlende oder nicht vollständig erworbene oder im →Abrufprozess nicht verfügbare →Lexeme.

Lexikon Bezieht sich als sprachwissenschaftlicher Begriff in der primären Lesart auf das mentale Lexikon und nicht auf das gedruckte Inventar lexikalischer Einheiten. Das mentale Lexikon besteht aus Lexemen, die ihrerseits durch semantische Merkmale charakterisiert sind. Inwieweit sich Einträge phonologischer, graphematischer, morphologischer und syntaktischer Art im Lexikon befinden, ist umstritten (modellabhängig). Unumstritten ist, dass das mentale Lexikon hierarchisch strukturiert ist (Basisebene, übergeordnete Hyperonyme, untergeordnete Hyponyme) und dass jede Ebene die Organisation in semantische Felder aufweist.

Lidreflex Bei akustischer Stimulation von Säuglingen lässt sich in den ersten Lebensmonaten der Lidschlag (aureopalpebraler Reflex) als unbedingter Reflex auslösen (→Kinderaudiometrie). Er dient damit als wichtiger reproduzierbarer Indikator für die subjektive →Hörschwellenmessung bei Säuglingen.

Linguistisch-deskriptiver Ansatz →Aussprachestörungen, Klassifikation.

Linguistische Fundierung Integration linguistischer Ansätze in die Theoriebildung der Sprech- und Sprachpathologie als Folge der Verbreitung der Generativen Grammatiktheorie von N. Chomsky in den 60er-Jahren der 20. Jahrhunderts. Auf der Grundlage einer nun sprachwissenschaftlichen Terminologie und Methodologie, die dem kritischen Rationalismus verpflichtet ist, setzte eine linguistische Deskription und Explikation von Sprech- und Sprachstörungen ein, darauf aufbauend auch die Entwicklung diagnostisch-therapeutischer Konzepte. Die Erkenntnis, dass dem sprachpathologischen Störungsbild eine sys-

Logopädie Das Wort „Logopädie“ kommt aus dem Griechischen und fokussiert auf die Aspekte Wort und Erziehung. Der Begriff wurde 1913 von →Fröschels eingeführt. Logopädie bezieht sich allgemein auf den Bereich von →Kommunikationsstörungen in dem Sinne, wie er von der →ASHA (*American Speech-Language-Hearing Association*) beschrieben worden ist:

> "A Communication disorder is an impairment to receive, send, process and comprehend concepts of verbal, non-verbal and graphic symbol systems. It may be evident in the processes of hearing, language and/or speech." (ASHA 1993)

Der Begriff →Kommunikation wird hier in einem engeren Sinne als Oberbegriff für die zwischenmenschliche Verständigung mittels sprachlicher Zeichen und deren regelhafter Verknüpfung sowie mithilfe paraverbaler Mittel gebraucht.

Die Bezeichnung Logopädie bzw. die Berufsbezeichnung →LogopädeIn wird europaweit mit Präferenz verwendet, d.h. in Belgien, Dänemark, Estland, Griechenland, Italien, den Niederlanden, Norwegen, Österreich, Schweden, der Schweiz, Spanien und Tschechien repräsentiert der Titel Logopäde die gesetzlich geschützte Berufsbezeichnung.

Tabelle 1: Berufsbezeichnungen in Europa (vgl. CPLOL 2004, Satzung, Artikel 4).

AUSTRIA	*Diplomierter/e LogopädeIn*
BELGIUM	*Logopède/Logopedist*
CYPRUS	*Λογοπαθολόγος–Λογοθερα–πευτής*
CZECH REPUBLIC	*Logoped*
DENMARK	*Talepædago/Logopæd/Audiologopæd*
ESTONIA	*Logopeed*
FINLAND	*Puheterapeutti*
FRANCE	*Orthophoniste*
GERMANY	*LogopädIn*
GREECE	*Logopediki*
IRELAND	*Speech and Language Therapist*
ITALY	*Logopedista*
LUXEMBOURG	*Orthophoniste*
NETHERLANDS	*Logopedist*
SPAIN	*Logopeda*
PORTUGAL	*Terapeuta da fala*
UNITED KINGDOM	*Speech and Language Therapist*
SWEDEN	*Logoped*

In einigen Ländern werden andere Termini synonym gebraucht. In Großbritannien und Irland wird der Terminus →*Speech and Language therapy* verwendet, in Frankreich und Luxemburg (und Canada-Québec) →Orthophonie. Der Begriff →*Speech and Language Pathology* repräsentiert die internationale Bezeichnung, die sowohl in Nordamerika (USA und Kanada) als auch in Australien und Neuseeland gebräuchlich ist.

Kennzeichen (Charakteristika) von Logopädie International hat sich somit unter leicht variierenden Bezeichnungen eine eigenständige Wissenschaftsdisziplin etabliert, die mit verschiedenen Bezugsdisziplinen verbunden ist.

> "Speech and Language Therapy is an applied Science in the sense that the study and practice of speech and language therapy is predicated on adopting relevant theories and methods from other disciplines and applying these to the context of abnormal communication" (Lum 2002, 2–3)

Erkenntnisfortschritte der Logopädie rekurrieren auf Empirie und Theoriebildung der Medizin (→Phoniatrie, →Pädiatrie, →Neurologie), der Verhaltens- bzw. Sozialwissenschaften (→Psychologie, →Soziologie) und der Sprachwissenschaften (→Linguistik, →Neurolinguistik, →Patholinguistik, →Psycholinguistik).

In den deutschsprachigen Ländern, d.h. Deutschland, der Schweiz und Österreich, sowie in den osteuropäischen Ländern ist die →Pädagogik, d.h. die →Sprachheilpädagogik als weiteres Wissenschaftsgebiet zu nennen.

Insbesondere interdisziplinäre Wissenschaftsgebiete, wie die Psycholinguistik, Neurolinguistik und klinische →Neuropsychologie, haben einen entscheidenden Einfluss auf die Entwicklung der Logopädie (vgl. dbl 1999; Lum 2002). Daher ist Logopädie durch →Interdisziplinarität gekennzeichnet, die neben der Eigenständigkeit ein wesentliches Bestimmungsmerkmal der Logopädie repräsentiert.

Terminologie und Klassifikation Die Interdisziplinarität hat ganz wesentlich dazu beigetragen, dass eine terminologische Vielfalt besteht, die nicht nur in der unterschiedlichen Bezeichnung des Fachgebietes im internationalen Raum (Logopädie = *Speech-Language-Therapy* = *Speech-Language-Pathology*) zum Ausdruck kommt. International ist die Diskussion um eine eindeutige Terminologie zur Bezeichnung klinischer Entitäten in vollem Gang. Dabei hat sich im Verlauf der letzten 100 Jahre die Klassifikation der Störungsbilder von einer medizinisch-phänomenologischen über eine ätiologische, dann eine deskriptiv-verhaltensorientierte bis hin zu einer (psycho-)linguistisch-prozessorientierten Systematik weiterentwickelt. So wurden und werden beispielsweise Artikulationsstörungen als →Stammeln, → Dyslalie (z.B. audiogene oder ideopathische usw.), → phonetisch-phonologische Störung, →phonologische Störung (z.B. mit Schwerpunkt im Bereich der phonologischen Prozesse) bezeichnet. Begriffe aller Klassifikationssysteme kommen heute nebeneinander vor.

Die Anwendung unterschiedlicher Klassifikationssysteme wie →ICD-10 (WHO 2003), →ICIDH (WHO 1980) oder DSM III (Diagnostic and Statistical Manual of Mental Disorders) auf die Logopädie hat nicht zu einer terminologischen Klärung beigetragen, da diese Systeme zu sehr auf medizinische (psychiatrische) Aspekte von Krankheit abzielen. Die Konzeption von →ICF (WHO 2005) stellt gegenüber der in der Medizin eingeführten defizitorientierten Klassifikation (ICD-10) eine fähigkeitsorientierte Klassifikation dar, die die grundlegenden logopädischen Funktionsbereiche benennt und im Bereich Sprache lediglich unzureichend differenziert ist (Schrey-Dern 2003).

Teilgebiete der Logopädie Während also die sich ändernden Fachbegriffe für die verschiedenen Störungsbilder die Weiterentwicklung des Fachgebietes widerspiegeln, haben sich die Teilgebiete der Logopädie als relativ robust erwiesen und werden „on both sides of the Atlantic" (deMontfort Supple 1995, 20) mit hoher Übereinstimmung gefasst (s. Tab. 2). Die Teilgebiete der Logopädie sind →Sprache, →Sprechen, →Stimme und →Schlucken.

Der →Redefluss wird dabei unter der Überschrift Sprechen subsumiert. Um eine Mischung aus verhaltensorientierter und ätiologischer Systematik zu vermeiden, wird →Hören als mögliche Ursache von Sprach-, Stimm- und/oder Sprechstörungen meist nicht als eigenes Teilgebiet der Logopädie geführt. Behandlungsbedürftige Störungen innerhalb der Teilgebiete der Logopädie können isoliert oder kombiniert auftreten und mit zusätzlichen Störungen (z.B. der →Wahrnehmung, der Kognition, der Motorik) assoziiert sein, ohne dass damit eine Aussage über kausale Zusammenhänge zwischen den Störungen gemacht wird. Vorgeschlagen wird damit eine (linguistisch-)deskriptive Klassifikation, die um die Aspekte Störungsgrad, Störungstyp, Zeitpunkt des Auftretens der Störung und zugrunde liegende Verursachung näher spezifiziert werden kann.

Tabelle 2: Teilgebiete der Logopädie und ihre Untergliederungen (dbl (2005): Dokumentationsleitlinien).

Sprache	Sprechen	Stimme	Schlucken
→Phonologie	→Phonetik/ Artikulation	→Sprechstimme	→Schlucken
→Semantik/ Lexikon	→Redefluss	→Singstimme	→orofaziale Funktion
→Morphologie			
→Syntax			
→Pragmatik			
→Schriftsprache			

Tabelle 3: Klassifikationsmerkmale (in Anlehnung an Byers Brown 1989, 35).

Merkmal	Inhalt
Grad der Störung	Leicht ↔ Schwer
Art der Störung	Rezeptiv ↔ Expressiv
Zeitpunkt des Auftretens	Während der Entwicklung ↔ Erworben
Verursachung	Primäre ↔ Sekundäre Störung

Zu den →Sprachstörungen bei Kindern gehören die →spezifischen Sprachentwicklungsstörungen als primäre Sprachstörung, die sekundären Sprachentwicklungsstörungen z.B. bei mentaler Retardierung oder bei sensorischer Behinderung und die erworbenen Sprachstörungen (→kindliche Aphasien). Sprachstörungen bei Erwachsenen treten als →Aphasie auf, als nicht-aphasische Störung oder als komplexe Sprach- und Kommunikationsstörung z.B. bei Demenz. Zu den →Sprechstörungen bei Kindern werden die →Redeflussstörungen, →Stottern und →Poltern, gezählt sowie die →Artikulationsstörungen, die bei verschiedensten Ursachen entstehen können (Hörstörungen, →auditive Wahrnehmungsstörungen, →myofunktionelle Störungen, →orofaziale Fehlbildungen, neurologische Störungen). Zu den Sprechstörungen bei Erwachsenen rechnet man neben

Stottern und Poltern die neurogenen Sprechstörungen (Dysarthrophonie, Sprechapraxie). →Stimmstörungen bei Kindern oder bei Erwachsenen können nach der Verursachung als organische, funktionelle oder psychogene Stimmstörung weiterdifferenziert werden. Bei →Schluckstörungen im Kindes- oder Erwachsenenalter wird ebenfalls zwischen funktionellen und organischen Störungen unterschieden. Daneben werden die etablierten Begriffe einer medizinisch-phänomenologischen Klassifikation gebraucht (z.B. →Aphasie, →Dysarthrophonie, →Alexie, →Dyslexie, →Agraphie, Dysgraphie, →Apraxie, →Dyspraxie, →Dysphagie, →Dysphonie, →Rhinolalie, →Rhinophonie; die Begriffe →Dysgnathie oder →Dysglossie tauchen nur noch selten auf.).

Aufgabenfelder Die Aufgabenfelder der Logopädie sind vielfältig. Im Kerngebiet stehen →logopädische Diagnostik, →Therapie und →Beratung. Historisch gewachsen dienten diese Formen logopädischer Intervention primär der →Kuration (lat. *curare* = heilen) von Krankheiten, zunehmend aber auch der →Rehabilitation (lat. *habilitatio* = Gewöhnung). Derzeit gewinnt in Deutschland die →Prävention (lat. *praevenire* = zuvorkommen) im Gesundheitswesen insgesamt, aber auch in der Logopädie an Bedeutung. Gerade im internationalen Vergleich ist das logopädische Aufgabenfeld nicht auf den Umgang mit Störungen und mit Patienten beschränkt, sondern schließt Training, Beratung und Fortbildung von Menschen ohne Kommunikationsstörung (z.B. Familienangehörige, Berufsangehörige benachbarter Professionen) ein. Die →Evaluation logopädischer Intervention wird zunehmend systematisiert und objektiviert. →Therapieforschung gehört zu den Aufgabenfeldern der Logopädie ebenso wie →Lehre und logopädische Supervision.

Sowohl in der Beschreibung der Teilgebiete der Logopädie als auch in der Betrachtung der Aufgabenfelder zeigt sich, dass der Begriff →Sprachtherapie nicht ohne Reduktion synonym mit dem Begriff Logopädie gebraucht werden kann.

Perspektiven Vor dem Hintergrund der →Geschichte der Logopädie muss in Deutschland über schon heute vorhandene vereinzelte Ansätze hinaus der Anschluss an internationale Forschung gelingen und sowohl Grundlagenforschung als auch Anwendungsforschung selbst betrieben werden. Voraussetzung dafür ist eine grundständig akademische Ausbildung zum Logopäden, wie sie im europäischen Vergleich Standard ist. Angesichts der Annäherung in den mit Grundlagen, Diagnostik und Therapie von Kommunikationsstörungen befassten Fachgebieten (→klinische Linguistik, Neurolinguistik, Patholinguistik, Sprachheilpädagogik), ist eine Überwindung der in Deutschland einzigartig zersplitterten Ausbildungs- und Berufslandschaft angestrebt. Dies wird von den beteiligten Berufsverbänden →dbl und →dbs aktiv vorangetrieben. Eine Wissenschaftsdisziplin Logopädie/Sprachtherapie könnte dabei eine inhaltliche Klammer zur Verfügung stellen.

Logopädische Leistungen (s.o.: Aufgabenfelder) werden in einem gesellschaftlichen und sozialrechtlichen Bezugssystem erbracht. Demographische Entwicklung, zunehmende Mobilität bei wirtschaftlicher Globalisierung, Kostendruck auf die Sozialversicherungssysteme, technischer Fortschritt und Individualisierung stellen nicht nur Sozialpolitiker, sondern auch die Leistungserbringer im System vor große Herausforderungen. Evidenzbasierung, Qualitätssicherung, Flexibilität und Lernbereitschaft sowie Spezialisierung, Patienten- und Kundenorientierung bilden das Antwortenbündel, mit dem Logopädinnen und Logopäden diesen Herausforderungen begegnen können (M.R. & D.S.-D.).

Literatur

ASHA (American Speech-Language-Hearing Association) (1993): A communication disorder. Definition. www.asha.org.

Byers Brown, B. (1989): Developmental Disorders of Language. London: Whurr Publishers.

CPLOL (2004): Satzung. www.cplol.org/eng/documents.htm (1.3.2006).

dbl (Deutscher Bundesverband für Logopädie e.V.) (Hrsg.) (1999): Logopädie braucht wissenschaftliche Kompetenz. Plädoyer für eine Hochschulausbildung. Idstein. Schulz-Kirchner-Verlag.

De Montfort Supple, M. (1995): Classification of communication disorders. In: Leahy, M.M. (ed.). Disorders of communication. The Science of Intervention. London: Whurr Publishers. S. 14–29.

Lum, C. (2002): Scientific Thinking in Speech and Language Therapy. London: Laurence Earlbaum.

Schrey-Dern, D. (2003): Systematisierung des Fachbereichs Logopädie unter Berücksichtigung der ICF – Konzeptionelle Überlegungen. *SAL-Bulletin*, Nr. 109, September 2003.

tematische Struktur zugrunde lag, führte zur linguistischen Prinzipien folgenden Auswahl von Therapiezielen. Gegenstandsbereich ist der systematische Aufbau von Sprachwissen auf den einzelnen Sprachstrukturebenen Phonetik, Phonologie, Grammatik, Semantik. Ablösung von einem bis dahin medizinisch geprägten Sprachbegriff.

Lippenbändchen (Frenulum labii inferiores bzw. superioris) Schleimhautfalte, die sich in der Mittellinie vom Zahnfleisch des Unterkiefers zur Unterlippe bzw. vom Zahnfleisch des Oberkiefers zur Oberlippe erstreckt.

Verkürztes Lippenbändchen: an oder nahe der Papilla zwischen den mittleren Schneidezähnen ansetzend, Ursache für Ausbildung eines Diastemas. Durch einen kleinen Eingriff zu korrigieren.

Lippen-Kiefer-Gaumenspalte Lippen-Kiefer-Gaumenspalten (LKG-Spalten) entstehen durch eine fortgesetzte Störung der Gesichtsbildung, die die Lippen- und Kieferbildung durch Verschmelzung der weichgewebigen und knöchernen Anteile des medialem Nasenwulstes und Oberkieferwulstes (→Lippenspalte) und die Entstehung des Gaumens durch Verschmelzung der Gaumenfortsätze des Oberkieferwulstes (→Gaumenspalte) betrifft. Entsprechend der Entstehung können LKG-Spalten einseitig und doppelseitig in variabler Kombination auftreten.

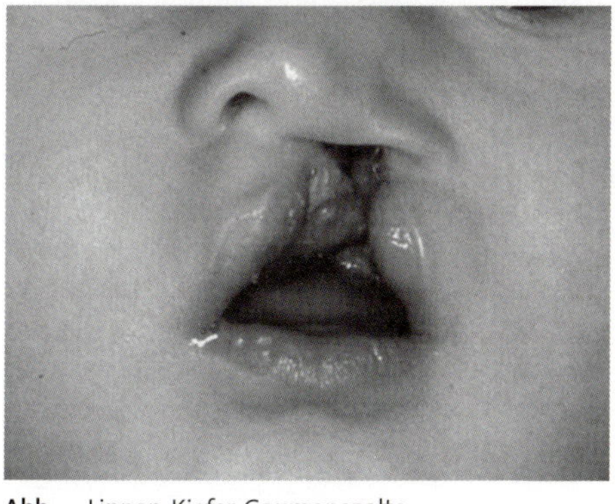

Abb.: Lippen-Kiefer-Gaumenspalte.

Lippenspalte Lippenspalten entstehen in der 5.–7. Embryonalwoche durch eine Hemmung der Verschmelzung des medialen Nasenwulstes mit dem lateralen Oberkieferwulst. Bei der nicht gespaltenen Lippe entspricht diese Verschmelzungslinie der Philtrumkante der Oberlippe. Lippenspalten können einseitig und doppelseitig auftreten. Einseitige Lippenspalten treten bevorzugt beim männlichen Geschlecht (m/w: 2/1) und doppelt so häufig auf der linken wie auf der rechten Seite auf. Vollständige Lippenspalten betreffen die Haut, die Muskulatur sowie die Schleimhaut der Oberlippe und des →Naseneinganges. Eine vollständige Lippenspalte ist zusätzlich mit einer Spaltung des Nasenbodens verbunden. Unvollständige Lippenspalten betreffen die vorgenannten Strukturen in variablem Ausmaß. Das Spektrum der unvollständigen Lippenspalten reicht von einer kleinen Hautbrücke unterhalb des Naseneinganges bei sonst vollständiger Spaltbildung bis zum „Lippenkniff", bei dem Haut und Schleimhaut geschlossen sind und lediglich eine Trennung im Bereich der Muskulatur (M. orbicularis oris) vorliegt.

LOGO-Ausspracheprüfung Prozessorientiertes Untersuchungsverfahren zur Erfassung von →Aussprachestörungen, enthält ein →Bilderbenennverfahren auf der Basis bunter Zeichnungen.

Literatur

Wagner, I. (1994): Logo-Ausspracheprüfung. Oldenburg: Logo Verlag für Sprachtherapie.

Logopädische Therapie In der logopädischen Therapie werden übende Verfahren zur Behandlung von Störungsbilder in der Sprachentwicklung und -produktion, der Stimmgebung und der Nahrungsaufnahme eingesetzt. Es handelt sich hierbei meist um angeborene oder entwicklungsbedingte Störungen bei Kindern oder um erworbene Störungen bei Erwachsenen. Vor einer jeden logopädischen Therapie ist die fachärztliche Differenzialdiagnostik erforderlich.

Logophobie Ausgeprägte →Sprechangst, häufig mit einem starken Vermeidungs- und Fluchtverhalten assoziiert.

Logorrhoe Starker Rededrang, inadäquate, thematisch unpassende Äußerungen unter Verletzung der Regeln des Sprecherrollenwechsels.

Lombard Leseversuch Dient der Erkennung der beidseitigen Schwerhörigkeit oder Taubheit bei Verdacht auf →Aggravation oder →Simulation. Dabei wird dem vorlesenden Patienten über Kopfhörer ein lautes Rauschen auf beiden Ohren präsentiert. Dies würde bei ein- oder beidseits normalhörenden Patienten zu einem Stocken oder Anheben der Stimme führen, da die auditive Rückkopplung und damit der Redefluss durch das Rauschen gestört werden.

Low-Level-Funktionen, auditive Basale auditive Wahrnehmungsfunktionen, wie z. B. Differenzierung von Tondauer, Tonhöhe, Tonlänge, Lautstärke, Tonmuster, Rhythmus, Richtungszuordnung; →Auditive Verarbeitungs- und Wahrnehmungsstörungen.

LUB →Lautunterstützende Bewegungen

Lupenlaryngoskopie Endoskopie des Kehlkopfes mithilfe einer starren Winkeloptik (70°-, 90°-, 100°-Optik) durch den Mund bei Phonation von „hi“ oder „he“. Die Untersuchung dient der Beurteilung der Kehlkopfmorphologie, des Schleimhautzustandes, des Glottisschlusses und der Stimmlippenbeweglichkeit.

Lupenstroboskopie →Stroboskopie

Lutschgewohnheiten →Habits

Lutschverhalten →Myofunktionelle Störung

Lymphdrainage Das Lymphgefäßsystem ist ein Netzwerk sehr feiner Gefäße, das eng mit dem Blutgefäßsystem zusammenarbeitet und den ganzen Körper durchzieht. Es ist ein dem Venensystem parallel gestelltes Drainagesystem, das Stoffe befördert, die nicht sofort dem Blut beigemischt werden können und erst in den Lymphknoten gefiltert werden müssen. Dabei ist das Lymphsystem anders als der Blutkreislauf kein Kreissystem, sondern beginnt blind in den Geweben des Körpers mit Lymphkapillaren, die sich zu immer größeren Lymphbahnen vereinigen. Im Kopf-Hals-Bereich fließt die Lymphe, durch Muskel- und Blutbewegungen angetrieben, mehrere Lymphknotenfilterstationen passierend, in Richtung der rechten und linken Venenwinkel in der Schlüsselbeingrube, wo sie in den Blutkreislauf gelangt.

Durch operative und radiochemotherapeutische Behandlungen werden Lymphgefäße verletzt und durch Halsausräumungen (*Neck dissection*) Lymphknoten entfernt. Die Folge ist, dass die Lymphe nicht mehr ausreichend und ungehindert fließen kann, es entstehen Lymphstaus. Durch Lymphdrainagen kann der Ödembereich etwas verringert werden, wobei es zunächst immer wieder zu neuen Lymphödemen kommt, bis durch Aussprossung (Anastomosen) neue, haarfeine Lymphgefäße gewachsen sind, was Monate dauern kann. Obwohl die Lymphdrainage immer nur eine kurzfristige Reduzierung des Lymphstaus bewirkt, empfinden die meisten Patienten die Verringerung der Gewebespannung als sehr wohltuend, wobei bei frisch bestrahlten Patienten aufgrund der Hautempfindlichkeit Vorsicht geboten ist. Bei Patienten mit Tumorrezidiven, nicht in-sano entfernten oder weit ins Lymphsystem gestreuten Tumoren gilt die Lymphdrainage als umstritten und z. T. kontraindiziert, weil die Befürchtung besteht, noch vorhandene Tumorzellen in den gesamten Körper zu transportieren.

Bei kehlkopfoperierten Patienten mit *Neck dissection* entstehen die Lymphstaus im Gesichts- und Halsbereich und können zu Bewegungseinschränkungen insbesondere des Kopfes und Unterkiefers führen. Manuelle Lymphdrainagen, ausgeführt von entsprechend geschulten Masseuren und Physiotherapeuten, fördern den Abtransport von Gewebeflüssigkeit durch spezielle Handgriffe entlang des Verlaufes der Lymphgefäße in Abflussrichtung, wobei zunächst durch Dehnungsreize die Regionen behandelt werden, die den Lymphgefäßmündungen nahe liegen, danach entferntere Regionen, um eine Entstauung zu erzielen.

M. constrictor pharyngis superior Er bildet die muskuläre Hinterwand des Rachens und setzt an den Hinterrändern des Schildknorpels (Teil des Kehlkopfes) sowie an der Schädelbasis an.

M. levator veli palatini Muskel des Gaumensegels (Velum), der die Aufgabe hat, das Velum anzuheben. Setzt an der Schädelbasis und an der Öffnung der Tuba eustachii an und strahlt schräg in den weichen Gaumen ein, wo er sich mit dem kontralateralen Muskel in der Mitte vereinigt. Bei Aktivierung wird gleichzeitig die Öffnung der Tuba eustachii unterstützt.

M. tensor veli palatini Muskel des Gaumensegels (Velum), der die Aufgabe hat, das Velum anzuspannen. Setzt an der Schädelbasis und an der Öffnung der Tuba eustachii an, zieht um einen knöchernen Sporn (Hamulus) als Umlenkung herum nach medial und verbreitert sich zur Gaumenaponeurose, die am Hinterrand des harten Gaumens befestigt ist. Der M. tensor veli palatini ist entscheidend am Mechanismus der Tubenöffnung beteiligt.

Magnetresonanztomographie (MRT) Mit der Magnetresonanztomographie, auch Kernspintomographie genannt, lassen sich wie mit der Computertomographie Schnittbilder von allen Körperregionen erstellen, wobei mit ihr besonders die Darstellung des Weichgewebes ohne Strahlenbelastung gelingt.

Das Technische Prinzip wurde bereits 1946 von *Bloch* und *Purcell* unabhängig voneinander entdeckt und in der Physik und Chemie bald darauf angewandt. Für ihre Arbeit erhielten die beiden Wissenschaftler 1952 den Nobelpreis. Die Weiterentwicklung zu einer diagnostischen, bilderzeugenden Technik in der Medizin geht im Wesentlichen auf Lauterbur und Mansfield im Jahr 1973 zurück, die hierfür 2003 den Medizinnobelpreis für das seit 1984 verfügbare Verfahren erhielten.

Im Gegensatz zur Röntgenuntersuchung arbeitet die MRT nicht mit Röntgenstrahlen, sondern mit Magnetfeldern und Radiowellen, wobei ohne Lageveränderung des Patienten verschiedenste Schnittebenen dargestellt werden können und sehr genaue und differenzierte Darstellungen aller Körpergewebe möglich sind, sofern sie nicht einen geringen Wassergehalt, wie z.B. Knochen, oder luftreiche Regionen wie die Lunge abbilden soll.

Magnetresonanztomographie, funktionelle (fMRT) Bildgebendes Verfahren zur Darstellung funktioneller Hirnregionen (z.B. sprachspezifischer Hirnregionen); hohes räumliches (im Millimeterbereich), aber geringes zeitliches Auflösungsvermögen; ungefährliche Methode ohne Strahlenbelastung. Bei Anforderungen an das Gehirn werden aufgabenspezifische Hirnregionen aktiviert und stärker mit Blut versorgt. Unter Ausnutzung magnetischer Eigenschaften der Moleküle des roten Blutfarbstoffes (Desoxyhämoglobin) werden in einem starken Magnetfeld Veränderungen der regionalen Hirndurchblutung sichtbar gemacht. →Positronen-Emissionstomographie, →sprachgebundene ereigniskorrelierte Potenziale.

Malleus (Hammer) Erster der drei Gehörknöchelchen des →Mittelohres, der durch den Hammergriff fest mit dem Trommelfell verwachsen ist und zusammen mit →Amboss (Incus) und →Steigbügel (Stapes) der Schallübertragung auf das Innenohr dient.

Malnutrition Sammelbegriff für Fehl- oder Mangelernährung.

Mapping-Therapie →Aphasie

Dieser Ansatz beruht auf der Mapping-Defizit-Hypothese, die erstmals 1983 von Linebarger und Kollegen aufgestellt und in vielen Studien von Schwartz et al. repliziert wurde. Störungen in der Satzproduktion und im Satzverstehen beruhen demnach nicht auf einem sytaktischen Defizit, sondern auf einer gestörten Zuordnung (Mapping) zwischen semantischen Rollen (Agens und Patiens) und syntaktischen Funktionen (Subjekt und Objekt). Die Mapping-Therapie (Byng 1994, Mitchum et al. 1995) versucht eine verbesserte Zuordnung von semantischen zu syntaktischen Informationen durch Übungen zu erzielen, bei denen die Agensrolle nicht mit dem Subjekt übereinstimmt. Dazu eignen sich beispielsweise Passivsätze („Der Junge wird von dem Mädchen geküsst"). Bei vorliegendem Mapping-Defizit sollten sich die metasprachlichen Übungen zum Satzverstehen gleichermaßen auf Verstehen und Produzieren von Sätzen auswirken.

Studien zur Effektivität der Mapping-Therapie zeigen unterschiedliche Übungs- und Transfereffekte, die von begrenzten Übungseffekten zu vorrangigen Verbesserungen des Satzverstehens bis hin zu Transferleistungen in nicht geübte Satzproduktion reichen.

Für die deutsche Sprache liegen bereits sprachspezifische Stimulusmaterialien und erste Einzelfallstudien vor, die keine generellen Leistungsverbesserungen für Satzverstehen und Satzproduktion erbrachten.

Literatur

Byng, S., Nickels, L. & Black, M. (1994): Replicating therapy for mapping deficits in agrammatism: remapping the deficit? Aphasiology 8, 315–341.

Linebarger, M.C., Schwartz, M.F. & Saffran, E.M. (1983): Sensitivity to grammatical structure in so-called agrammatic aphasics. Cognition 13, 361–392.

Mitchum, C.C., Haendiges, A.N. & Berndt, R.S. (1995): Treatment of thematic mapping in sentence comprehension: implications for normal processing. Cognitive Neuropsychology 12, 503–547.

Markiertheit Ein sprachliches Element weist Markiertheit auf, wenn es formal oder inhaltlich auffällig ist. Diese Auffälligkeit wird durch sprachliche Markierungen wie Affixe oder Morpheme signalisiert. Unmarkierte Elemente sind im Gegenzug dazu unauffällig, formal nicht markiert und in inhaltlicher Hinsicht präsupponiert. Unmarkiert sind zum Beispiel das Präsens, der Singular und der Indikativ. Markiert sind der Plural, das Präteritum und der Konjunktiv. In formaler Hinsicht ist bei markierten Elementen ein Mehr an materieller Substanz vorhanden; bei unmarkierten Elementen kann formale Substanz ganz fehlen. So gibt es im Deutschen keine Endung für den Indikativ, das Präsens oder den Singular. Diese Markierungen fehlen, weil die Realität der Aussage, Gegenwartsbezug und der Singular als gemeinsame Vorannahme bei Sprecher und Hörer vorausgesetzt (präsupponiert) werden, solange keine Markierung auf eine Abweichung von dieser Präsupposition aufmerksam macht. Markiertheitshierarchien sind ein grundlegendes Kennzeichen sprachlicher Organisation. Unmarkierte sprachliche Elemente sind bei Sprachverlust weniger anfällig als markierte Elemente. Das gilt vor allem für Agrammatiker (Broca-Aphasiker). Unmarkierte Elemente werden im Spracherwerb vor den markierten erworben. Bei der Entstehung von neuen Sprachen (Kreolsprachen) entstehen die unmarkierten Einheiten vor den markierten. Die unmarkierten Pole einer Opposition (Singular vs. Plural) sind frequenter als die markierten Pole. Markiertheitswerte werden bevorzugt durch die Beobachtung der vier Datenquellen Sprachverlust, Spracherwerb, Sprachgenese und Frequenz ermittelt.

Maskierung →Masking, →Stottern

Masking Ausschaltung der auditiven Rückmeldekanäle durch künstliche Vertäubung, meist durch „weißes Rauschen", was kontrolliert über Kopfhörer dargeboten wird. Unter diesen Bedingungen wird i.d.R. eine drastische Reduzierung der Stotterhäufigkeit erreicht. Durch das Masking soll die kinästhetisch-propriozeptive Autoregulation des Sprechens gestärkt werden. Als technische Hilfsmittel zur Reduzierung des Stotterns werden tragbare Maskierungsgeräte eingesetzt, das bekannteste ist der „Edinburgh-Masker". →Rauschen, →Stottern.

Maze-Verhalten Symptom des →Polterns: semantisch-pragmatische Auffälligkeit, bei der es durch Nicht-Beachtung von →Kohärenz und →Kohäsion zu unverständlichen Schilderungen kommt, die auf Nachfragen nicht korrigiert werden. Die Äußerungen drehen sich irrgartenartig (engl. = *maze* Irrgarten) um unwichtige Details, ohne für den Zuhörer wichtige Informationen hinzuzufügen.

McGinnis Assoziationsmethode nach Mildred McGinnes: Die Schriftform eines Lautes wird mit dessen Artikulationsmuster assoziiert, d.h. eine Verknüpfung des visuellen Kanals mit dem taktil-kinästhetischen und auditiven Kanal wird hergestellt.

MdE Bewertung (bei Hörschäden) Festlegung eines körperlichen Schadens in Prozent, für den ein Entschädigungsanspruch nach dem sozialen Entschädigungsrecht oder der gesetzlichen Unfallversicherung geltend gemacht wird. So wird im Rahmen der →Begutachtung einer →Hörschädigung eine Minderung der Erwerbsfähigkeit (MdE) durch den HNO-ärztlichen Gutachter festgelegt. Bei einer anerkannten Berufskrankheit, wie z.B. der →Lärmschwerhörigkeit, besteht eine Entschädigungspflicht ab einer MdE von 20%. Die Festlegung der MdE erfolgt anhand der subjektiven Hörprüfergebnisse beider Ohren aus der →Hörweitenprüfung, der →Tonaudiometrie und der →Sprachaudiometrie.

Mediainfarkt Bezeichnet einen ischämischen oder hämorrhagischen Hirninfarkt im Versorgungsgebiet der Arteria cerebri media.

Mehrdimensionale Behandlung Auf mehrere Entwicklungsbereiche bezogene Art des Vorgehens mit dem Ziel der kumulativen Verstärkung; Beispiel: Aus der Erkenntnis heraus, dass es sich beim →Stottern um ein sehr komplexes und individuelles Phänomen handelt, dessen Probleme auf verschiedenen Ebenen (sprechmotorische, persönliche, soziale u.a.) angesiedelt sind, hat sich die Einstellung entwickelt, dass die Therapie die verschiedenen Problemebenen zu beachten hat und entsprechende therapeutische Maßnahmen zu kombinieren sind. →Methodenkombination.

Mehrfachbehinderung

1. Kategorie im Bereich des Sozialrechts. Für den Personenkreis „schwerbehinderte Menschen mit geistiger oder seelischer Behinderung oder mit einer schweren Körper-, Sinnes- oder Mehrfachbehinderung" sind

z. B. besondere Maßnahmen zur Förderung der Beschäftigung vorgesehen (SGB IX Rehabilitation und Teilhabe behinderter Menschen § 132 (1) und (2), Absatz 1; Gesetz zur Förderung der Ausbildung und Beschäftigung schwerbehinderter Menschen vom 23. April 2004). Eine Mehrfachbehinderung ergibt sich dabei aus den Wechselwirkungen und aus dem Zusammenwirken verschiedener Behinderungen (vgl. →Behinderung).

2. In der sonderpädagogischen Diskussion wird Mehrfachbehinderung unterschiedlich definiert. Behinderungen treten relativ selten isoliert in Erscheinung. Sprachbehinderungen können z. B. als Folge einer Hörschädigung, einer spastischen Lähmung oder einer Minderung der kognitiven Fähigkeiten auftreten und andererseits weitere Folgebehinderungen z. B. affektive Störungen oder Lernstörungen nach sich ziehen. Mehrfachbehinderung wird eher als Regelfall betrachtet, teilweise wird dem Begriff deshalb seine Berechtigung abgesprochen. Im Zusammenhang mit der Organisation schulischer und berufsbildender Angebote ist dagegen ein pragmatischer Umgang zu beobachten: spezielle Klassen, Kurse und Programme für Menschen mit einer Mehrfachbehinderung werden dann gebildet, wenn der notwendige Aufwand an Integrationshilfen nicht mehr im Verband mit nicht Behinderten oder in Gruppen mit einer bestimmten Behinderung zu leisten ist. Nach wie vor geeignete Ansatzpunkte für eine rehabilitationspädagogische Analyse und Systematisierung des Begriffs und seiner Verwendung bietet S. Solarová im Band „Mehrfachbehinderte – Ursachen, Erscheinungsformen und Auswirkungen". Hrsg. Dt. Bildungsrat, Gutachten und Studien der Bildungskommission, Sonderpädagogik 5, Band 52, Stuttgart 1975. →Sprachstörungen und -behinderungen gehören zu den häufigsten Komponenten komplexer Behinderungssyndrome. Andererseits sind im Falle einer →Sprachbehinderung häufig sekundäre Lern- und Verhaltensauffälligkeiten zu beobachten, die die Prognose für den sozialen, den schulischen und den beruflichen Erfolg zum Teil erheblich beeinflussen können (G. D.).

Mehrfachkonsonantenreduktion →Reduktion von Konsonantenverbindungen.

Mehrkanal Geräte Elektroakustische Hörhilfen (→Hörgeräte), die in mehreren Kanälen von einstellbarer Frequenzbreite eine Signalverarbeitung entsprechend dem individuellen Verstärkungsbedarf ermöglichen. Es gibt digitale Hörgeräte mit bis zu 24 Kanälen, die miteinander gekoppelt werden können.

Melodische Intonationstherapie →Aphasie. Die melodische Intonationstherapie (M.I.T.) beruht auf der Vorstellung, dass die Verarbeitung von Sprachmelodie weitgehend eine Funktion der intakten rechten Hirnhälfte ist, die durch Stimulierung einen bahnenden Effekt auf die nicht verfügbare Lautsprache ausübt. Die Anbahnung von Phrasen und Sätzen erfolgt über rhythmisch-melodische Muster, die Sprachäußerungen zugrundeliegen. Die M.I.T. besteht aus drei Stufen, wobei die Zieläußerung auf der elementaren Stufe durch Summen und Klopfen des Sprechrhythmus unterstützt wird. Danach werden die melodischen Muster von Zieläußerungen über Sprechgesang und Klopfen eingeübt. In der letzten Stufe werden die therapeutischen Hilfen wie Mitsummen, Klopfen, unisono Sprechen schrittweise ausgeblendet, bis der Patient schließlich in der Lage ist, die Phrasen ohne therapeutische Hilfe selbstständig zu äußern.

Die M.I.T. hat sich erfolgreich bei Patienten erwiesen, die ein relativ gutes Sprachverständnis und schwere expressiv-sprachliche Störungen hatten. Gute Ergebnisse werden auch bei Sprechapraxie und zur Hemmung von Sprachautomatismen berichtet.

Literatur

Helm, N.A. (1979): Melodische Intonationstherapie. In: Peuser, G. (Hrsg.): Studien zur Sprachtherapie (428–441). München: Fink.

Sparks, R.W., Helm, N. & Albert, M. (1974): Aphasia rehabilitation resulting from melodic intonation therapy (303–316). Cortex 10.

Ménièrsche Krankheit Eine nach dem französischen Arzt Prosper Ménière (1799–1862) benannte Erkrankung des →Innenohres, die durch eine Symptomtrias von akuten, starken Schwindelanfällen, →Hörverlust (meist im Tieftonbereich) und →Tinnitus charakterisiert ist. Als Ursache wird ein →endolymphatischer Hydrops im häutigen Labyrinth des →Innenohres angenommen, der verschiedene Ursachen haben kann und in einer gestörten Resorption von Endolymphe im Bereich des Sacculus endolymphaticus resultiert. Die Druckerhöhung kann zu

Mehrsprachigkeit Zustand eines Individuums oder einer Gesellschaft (→Diglossie), der auf die gleichzeitige Verwendung von mehr als einer Sprache hinweist. Mehrsprachig ist jemand, der Zugang zu mehr als einem linguistischen Code hat.

Die Reichweite der möglichen Definitionen im Hinblick auf den Grad der Beherrschung der Sprachen reicht von dem maximalistischen Ansatz mit dem Anspruch der muttersprachlichen Kompetenz in den betreffenden Sprachen in Laut und Schrift bis zum minimalistischen Ansatz, nach dem bereits geringe Kenntnisse in mindestens zwei Sprachen ausreichen, um als mehrsprachig angesehen zu werden. Neben dem Kriterium der linguistischen Kompetenz wird auch ein pragmatischer Ansatz vertreten, nach dem Mehrsprachigkeit einen abwechselnden Gebrauch mehrerer Sprachen darstelle. Für die sprachheilpädagogische Auseinandersetzung war vor allem der Begriff der →„lebensweltlichen Zweisprachigkeit" (Gogolin 1988) prägsam, da er eine Perspektive beinhaltet, die über das Kriterium der linguistischen Kompetenz hinaus geht.

Formen 1. *Simultaner und sukzessiver Erwerb*: Wenn ein Kind von Geburt an zwei oder mehr Sprachen gleichzeitig erwirbt, spricht man von einer simultanen (= gleichzeitigen) Zwei- bzw. Mehrsprachigkeit (auch →Bilingualismus oder →doppelter Erstspracherwerb genannt). Meist gestaltet sich eine derart bewusste Erziehung zur Mehrsprachigkeit nach dem Prinzip →„Eine Person – eine Sprache" (Synonym: →„une personne – une langue"). Eine sukzessive (=schrittweise; Synonym: →sequentielle) Mehrsprachigkeit liegt vor, wenn der Erwerb der zweiten und weiteren Sprachen nach dem dritten Lebensjahr erfolgt, d.h. nachdem sich die →Erstsprache schon einigermaßen etabliert hat. Typisches Beispiel für diese Konstellation sind Familien mit Migrationshintergrund.

2. *Natürlicher und gesteuerter Erwerb*: Beim natürlichen Erwerb wird die →Zweitsprache oder weitere Sprachen ausschließlich durch den Kontakt mit der fremdsprachigen Bevölkerung in alltäglichen Kommunikationssituationen erworben, ganz ohne systematische Versuche, den Lernprozess zu steuern. Dieser Erwerbstyp ist häufig bei Migrantenkindern im Vorschulalter zu finden, wenn die zweite Sprache im Kindergarten allein durch den Umgang mit Muttersprachlern erlernt wird. Als gesteuerten (oder auch →kulturellen) Erwerb bezeichnet man das Erlernen der Zweitsprache oder weiterer Sprachen durch formalen, gelenkten Unterricht. Bei Migrantenkindern, die bereits die Schule besuchen, liegt häufig eine Mischform dieser beiden Erwerbstypen vor: die zweite Sprache wird dann zum einen durch den natürlichen Kontakt zu den Sprechern dieser Sprache, zum anderen in systematischem Unterricht erworben.

3. *Additive und subtraktive Mehrsprachigkeit*: Bei der additiven Mehrsprachigkeit erweitert das Kind sein Sprachrepertoire um eine neue Sprache, wobei die Kenntnisse in der Erstsprache auf dem gleichen Niveau beibehalten werden wie bei →Monolingualismus (auch →Immersion). Diese Form der Mehrsprachigkeit trifft man meist bei mehrsprachigen Kindern, die einer Majorität angehören, wie z.B. die Englisch sprechenden Kinder in Kanada, die Französisch sprechen lernen. Subtraktive Mehrsprachigkeit meint dagegen die allmähliche Ersetzung der →Erstsprache durch eine dominante →Zweitsprache infolge von politischem oder sozialem Druck (vgl. auch →Submersion). Diese Form der Mehrsprachigkeit, die eine verzögerte Sprachentwicklung, schlechte Schulleistungen oder auch emotionale Probleme nach sich ziehen kann, ist häufig bei Migrantenkindern zu finden.

Vorkommen Die Angaben zur Häufigkeit von Mehrsprachigkeit sind widersprüchlich. Es ist jedoch davon auszugehen, dass ein erheblicher, wenn auch regional sehr unterschiedlicher Anteil der Weltbevölkerung mehrsprachig ist. So sind in Deutschland heute ca. 17% der Ehen binational. In diesen werden über 20% der Kinder geboren. Selbstverständlich finden sich darunter auch Kinder mit Sprachstörungen. Zu der Häufigkeit liegen allerdings äußerst widersprüchliche Befunde vor, die offensichtlich auf unterschiedliche methodische Zugänge bzw. uneinheitliche Interpretationen zurückzuführen sind.

Erscheinungsbild Unter dem Begriff „Mehrsprachigkeit" wird eine sehr inhomogene Personengruppe subsumiert. Manche Kinder wachsen von Geburt an mehrsprachig auf, andere erlernen die zweite Sprache im Zuge der Migration im frühen Kindesalter (→frühkindlicher Zweitspracherwerb), wieder andere erst im Jugend- und Erwachsenenalter.

Manche Personen entwickeln eine ausgewogene bzw. →balancierte Mehrsprachigkeit mit sehr guten sprachlichen Kenntnissen in beiden oder mehreren Sprachen. Ist in der Umwelt des Kindes eine Sprache stärker vertreten als die andere, wird eine dominante Zwei- oder Mehrsprachigkeit begünstigt, bei der es eine starke und eine schwache Sprache gibt. Unter Umständen kann die schwache Sprache völlig durch die starke bzw. →dominante Sprache abgelöst werden (vgl. →Submersion). Im ungünstigsten Fall erwirbt das Kind nur eine reduzierte Sprachkompetenz in beiden Sprachen, wodurch es in seiner kommunikativen Kompetenz wesentlich eingeschränkt wird (vgl. →doppelte Halbsprachigkeit).

Ursachen Heutzutage gilt als weitgehend gesichert, dass Mehrsprachigkeit allein keine Gefahr für die Sprachentwicklung darstellt. Vielmehr wird ein multifaktorielles Bedingungsgefüge angenommen: sprachliche (z. B. Qualität und Quantität des Sprachinputs), individuelle (z. B. Motivation zum Sprachgebrauch, Sprachbegabung etc.) und →soziokulturelle Faktoren (z. B. →Sprachprestige) wirken im Sinne eines vernetzten Systems zusammen und beeinflussen die Sprachentwicklung mehrsprachiger Kinder positiv oder negativ. Die Rolle der Mehrsprachigkeit kann dabei eher als Auslöser oder Multiplikator beschrieben werden.

Prognose Beim Zusammenwirken mehrerer Belastungsfaktoren kann Mehrsprachigkeit nicht nur Schwierigkeiten oder Störungen in den verschiedenen sprachlichen Bereichen auslösen (vgl. →doppelte Halbsprachigkeit oder →Semilingualismus), sondern sie kann auch negative Auswirkungen auf die Entwicklung der kognitiven Kompetenz haben (vgl. die unterste Stufe auf Abb. 1). Durch das Erreichen des ersten Schwellenniveaus können kognitive Nachteile vermieden werden; das Kind entwickelt muttersprachliche Kompetenzen in einer seiner beiden Sprachen. Wird bei positiv geprägten Bedingungskonstellationen sogar die zweite Schwelle erreicht, ist durch die Mehrsprachigkeit eine Intensivierung des

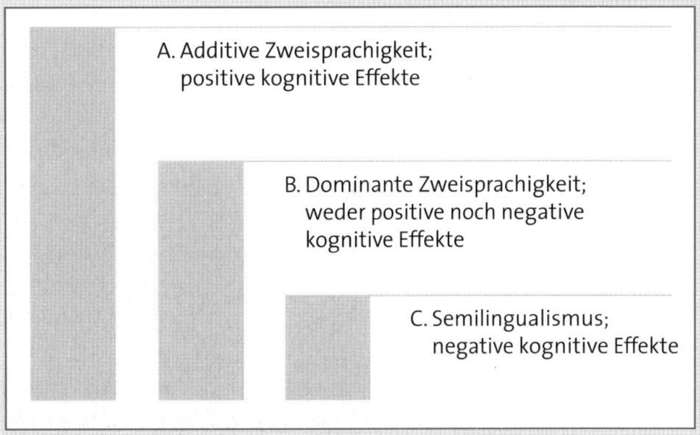

Abb. 1: Schwellenniveaus und ihre unterschiedlichen Effekte auf Mehrsprachigkeit (in Anlehnung an Toukomaa/Skutnabb-Kangas, 1977).

positiven Entwicklungsverlaufs in den verschiedenen sprachlichen Bereichen verbunden mit kognitiven Vorteilen zu erwarten.

Diagnose Bei mehrsprachigen Kindern rückt die Notwendigkeit einer →differenzialdiagnostischen Abgrenzung zwischen erwerbsbedingten Auffälligkeiten in der →Zweitsprache Deutsch und sprachlichen Störungsphänomenen, die i. d. R. in beiden Sprachen auftreten, in den Vordergrund. →Kontrastive Sprachvergleiche zeigen entwicklungsbedingte →Interferenzen auf, die zu einem normalen Ablauf einer mehrsprachigen Sprachentwicklung gehören und nicht voreilig als →Sprachstörung zu klassifizieren sind (Jedik 2002).

Nach den Ergebnissen der PISA-Studie werden in vorschulischen Einrichtungen sowie der Grundschule vermehrt Fördermaßnahmen für Kinder mit Migrationshintergrund angeboten. Die Sprachstandsdiagnose in Deutsch als Zweitsprache soll Hilfe zur Bestimmung des Förderbedarfs sowie Kriterien zur Einstufung in Klassenformen geben. Hierbei wird der Entwicklungsstand der deutschen Sprache bei mehrsprachigen Kindern erfasst. Einer der Hauptkritikpunkte in Bezug auf Sprachstandsdiagnoseverfahren ist, dass es darunter kaum Verfahren gibt, die einer testtheoretischen Überprüfung standhalten. Des weiteren fanden in diesen Verfahren bisher sprachheilpädagogische Aspekte wenig Berücksichtigung. Um diese Lücke zu schließen werden aktuell neue Diagnoseinstrumente für mehrsprachige Kinder entwickelt, die eine schnelle und zuverlässige Einschätzung des sprachlichen Entwicklungsstandes der mehrsprachigen Vorschulkinder auch in ihrer Erstsprache erlauben (vgl. dazu Artikel v. L. Wagner in: Grohnfeldt, Triarchi-Herrmann & Wagner 2005). Dadurch soll eine Früherfassung und damit eine rechtzeitige und spezifische sprachliche Förderung von mehrsprachigen Vorschulkindern mit Sprachstörungen ermöglicht werden.

Nicht zuletzt sind bei der Diagnostik grundlegende Kenntnisse der kulturellen Eigenarten mehrsprachiger Kinder von Bedeutung und erfordern auf Seiten des Diagnostikers Fähigkeiten wie →interkulturelle Kompetenz, Offenheit und Toleranz im Hinblick auf mögliche kulturelle Differenzen.

Früherkennung Die Frage, ab wann man bei mehrsprachigen Personen von einer behandlungsbedürftigen Störung sprechen kann, wird in der Fachwelt kontrovers diskutiert. Eindeutige Indikation besteht bei der Untergruppe von mehrsprachigen Personen mit Störungen in beiden Sprachen. Auch bei der Untergruppe von mehrsprachigen Personen, die im Deutschen durch einen Akzent oder einen reduzierten Wortschatz auffallen bei einer gleichzeitig sehr guten sprachlichen Kompetenz in der →Erstsprache, besteht weitgehend Einigkeit darüber, dass dies das Aufgabengebiet eines Deutschkurses und weniger der Sprachheilpädagogik sei. Bei einer anderen Untergruppe von mehrsprachigen Personen mit so genannten Interferenzerscheinungen, die durch Strukturvergleiche verschiedener Sprachen aufgedeckt werden können, gibt es geteilte Meinungen. Während einige Fachvertreter darauf hinweisen, dass →Interferenzen entwicklungsbedingte Übergangsstadien auf dem Weg zur Zielsprache Deutsch darstellen, sehen andere in der Persistenz einiger interferenzbedingten Fehler im Deutschen bereits eine Indikation für die Sprachtherapie.

Therapie Unter Berücksichtigung der psycholinguistischen →Zweitspracherwerbshypothesen, im engeren Sinne der →Interdependenzhypothese, sollte eine optimal ausgerichtete Sprachtherapie beide Sprachen eines mehrsprachigen Kindes in das therapeutische Geschehen einbeziehen. Aufgrund der relativ geringen Zahl an mehrsprachigen Sprachtherapeuten sind vermehrt monolinguale Therapeuten in der Praxis gefordert, diesem Anspruch gerecht zu werden. Die Möglichkeiten der therapeutischen Einbeziehung der →Erstsprache des Kindes in pädagogisch-therapeutische Interventionen erstrecken sich dabei von a) einer implizit wertschätzenden Haltung gegenüber der Erstsprache über b) eine Förderung der Trennungsfähigkeit der beiden Sprachen bis zu c) einem expliziten Einbezug der Erstsprache in therapeutische Sprachhandlungssituationen.

Formen und Gradabstufungen der Intervention:

a) Eine *wertschätzende Haltung* kann z.B. in der Beratertätigkeit des Therapeuten gegenüber den Eltern zum Tragen kommen, wenn er diese darin unterstützt, mit ihrem Kind in ihrer Erstsprache zu sprechen und dadurch beim Kind eine positive Einstellung zur Mehrsprachigkeit zu entwickeln. Eltern in Mischehen könnten z.B. zu einer →personalen Sprachtrennung angehalten werden nach dem Prinzip →„Eine Person – eine Sprache" (syn. →„une personne – une langue"). Eltern mit gleicher →Erstsprache, z.B. in Migrantenfamilien, sollten im Sinne einer →situativen Sprachtrennung ermutigt werden, in der Familie die →Erstsprache als →Familiensprache zu pflegen.

b) Eine *Förderung der Trennungsfähigkeit der beiden Sprachen* beim Kind ist vor allem bei →Semilingualismus (syn. →Doppelte Halbsprachigkeit) erforderlich und kann z.B. durch einen gezielten Einsatz von zwei Handpuppen, die die beiden verschiedenen Sprachen symbolisieren, erfolgen: In einer konkreten Spielhandlung beginnt zunächst der Erwachsene mit der Signalisierung, wenn das Kind die →Erstsprache anwendet, zu einem späteren Zeitpunkt kann das Kind selbst die Signalisierung übernehmen. Durch den Gebrauch verschiedener Gegenstände, Signale wie z.B. einem Gong oder auch Gesten kann das Kind anzeigen, in welcher Sprache es sich gerade äußert. In einer späteren Übungssequenz kann es versuchen, in einer vorgegebenen Zeit ohne →Sprachmischungen die vom Therapeuten angezeigte Sprache anzuwenden. Um den Wechsel in eine andere Sprache bewusst zu registrieren und auch im Spontangespräch die Gedanken konsequent in einer Sprache mitteilen zu können, ist die Vorbildfunktion der Eltern von großer Bedeutung.

c) Ein *expliziter Einbezug der →Erstsprache in das therapeutische Geschehen* kann z.B. erfolgen, indem das Kind dem Therapeuten

Wörter, Begrüßungsrituale oder Redewendungen in seiner →Erstsprache beibringt oder für Atem- bzw. Stimmübungen aus seiner →Erstsprache Lautabfolgen selbst auswählt. Bei Vorliegen einer Stottersymptomatik könnte man das Kind z.B. aus Büchern in seiner →Erstsprache vorlesen lassen, um diesem ein entspanntes Sprechen zu ermöglichen. Neben der Verwendung von muttersprachlichem Material wie Büchern oder Liedern kann auch der Gebrauch von Rollenspielen für das mehrsprachige Kind positive Erfahrungen mit sich bringen, wenn z.B. beim „Einkauf in einem Lebensmittelgeschäft" das Kind die Wünsche in seiner →Erstsprache gefolgt von der →Zweitsprache äußern darf.

Je mehr das zweisprachige Kind sich als Experte für seine → Erstsprache erfährt, umso offener ist das Kind für neue sprachliche Erfahrungen in der → Zweitsprache. Bei der Therapie in der →Zweitsprache sollten vor allem die Förderung der Sprechfreude und Steigerung der allgemeinen Sprechaktivität im Vordergrund stehen. Der Einsatz von →Modellierungstechniken im Rahmen einer →entwicklungsproximalen Sprachtherapie wie z.B. →Expansion oder korrektives Feedback ist auch in Sprachhandlungssituationen mit mehrsprachigen Kindern sinnvoll. Parallel zur Wertschätzung der →Erstsprache sollte beim Kind immer auch der Kontakt zu Gleichaltrigen, die die Ziel- oder →Zweitsprache sprechen, verstärkt werden. Nur ein ausgewogener Input, Gebrauch sowie Akzeptanz und Wertschätzung von Erst- und Zweitsprache können zum Aufbau einer gesunden Persönlichkeitsentwicklung bzw. einer →balancierten Mehrsprachigkeit beim Kind führen (L.W.).

Literatur

Gogolin, I. ([1]1988): Erziehungsziel Zweisprachigkeit. Konturen eines sprachpädagogischen Konzepts für die multikulturelle Schule. Hamburg: Bergmann & Helbig.

Grohnfeldt, M., Triarchi-Herrmann, V. & Wagner, L. (Hrsg.) (2005): Mehrsprachigkeit als sprachheilpädagogische Aufgabenstellung. Würzburg: edition von freisleben.

Jedik, L. (2002): Die russlanddeutsche Migration in der Sprachbehindertenpädagogik. Geschichtlich-theoretischer Hintergrund und praxisrelevante Forschungsergebnisse für das sprachbehindertenpädagogische Handlungsfeld durch konfrontierende Sprachanalyse. Aachen: Shaker Verlag.

Toukamaa, P./Skutnabb-Kangas, T. (1977): The intensive teaching of the mother tongue to migrant children at pre-school age. University of Tampere. Tampere.

einem Zerreißen der dünnen Membranen und damit zu einer Durchmischung von Endolymphe und Perilymphe kommen, die insbesondere die Funktion der →Haarsinneszellen in den apikalen, tieffrequenten Bereichen des Innenohres schädigt. Die Ménière Anfälle können wenige Minuten bis zu mehreren Stunden dauern und in Intervallen von Tagen, Monaten oder auch Jahren auftreten. Die Behandlung kann durch selektive medikamentöse Ausschaltung des Gleichgewichtsorgans mithilfe von Gentamycin oder aber durch eine Druckentlastung des Endolymphraums durch eine Saccotomie erfolgen.

Meningitis Hirnhautentzündung, die durch Bakterien oder Viren ausgelöst werden kann. Die Meningitis ist eine der häufigsten Ursachen für die frühkindlich erworbene Taubheit, bei der neben einer fast vollständigen Zerstörung der →Haarsinneszellen des Innenohres auch die Hirnnerven sowie Strukturen des Zentralnervensystems betroffen sein können, in deren Folge auch →zentrale Hörstörungen nachweisbar sind. Da besonders bei bakterieller Meningitis eine Verknöcherung der flüssigkeitsgefüllten Hörschnecke (→Cochlea) droht, besteht die dringende Empfehlung zur umgehend einzuleitenden bilateralen →Cochlea-Implantat-Versorgung ohne vorherigen Trageversuch von →Hörgeräten. Die Gefahr einer bakteriellen Meningitis durch die CI-Versorgung selbst kann heute nahezu ausgeschlossen werden, da immer eine vorherige Impfung durchgeführt wird und zudem Elektrodenträger verwendet werden, die eine sichere Abdeckung der Eintrittsstelle in die Cochlea gewährleisten.

Menschenbild Menschenbilder sind grundsätzliche Sichtweisen der Realität, die durch Orientierung an unterschiedlichen Denkschemata und Bezugssystemen entstehen. Die damit einhergehenden Grundüberzeugungen führen zu einer präjudizierenden Sichtweise, mit der die Welt und damit der

Mensch gesehen wird. Derartige Einstellungen können einen geradezu prägenden Einfluss ausüben und sind meist recht dauerhaft, unterliegen jedoch dem epochalen Wandel und sind grundsätzlich veränderbar. Insgesamt sind Menschenbilder für den Einzelnen von hoher subjektiver Gültigkeit (Subjektmodelle), obwohl sie nicht objektiv beweisbar sind und somit nicht als „richtig" oder „falsch" verifiziert bzw. falsifiziert werden können.

Mentale Repräsentation Repräsentationen sind Eindrücke im menschlichen Geist, welche durch die Abstraktion von materieller Substanz entstehen. Inwieweit diese Abstraktion durch ein angeborenes Programm oder durch Erfahrung gesteuert wird, ist umstritten. Repräsentationen sind somit Formen, die durch Abstraktion von Substanz entstehen. Die Abstraktion besteht dabei in der Klassenbildung aufgrund von relevanten Merkmalen. Phoneme, Grammeme oder Lexeme sind somit mentale Repräsentationen, die als Formen mental real sind, die jedoch in der Welt der Substanz nicht vorkommen. Die Funktion mentaler Repräsentationen besteht in der Reduktion von maximal variabler Substanz auf maximal invariable Formen. Dieser Reduktionsprozess ist notwendig, um dass Maß an Komplexität zu reduzieren und die Orientierung in der Welt zu garantieren.

Merkfähigkeit, auditive Fähigkeiten, akustische Informationen kurzfristig im Arbeitsgedächtnis zu speichern (→Hörmerkspanne).

Merkfähigkeit, phonologische Fähigkeiten, sprachliche Informationen kurzfristig im Arbeitsgedächtnis zu speichern (→Hörmerkspanne).

Mesopharynx Mittlerer Bereich des →Pharynx.

Metakommentar Äußerungstyp, der inhaltlich eine gedankliche Reflexion über den Inhalt oder die Form der vollzogenen oder beabsichtigten Äußerungen darstellt. Metakommentare werden u.a. im Feedback der Therapeuten eingesetzt („Das war wirklich ein weicher Stimmeinsatz!") oder treten als Symptome in der Klientensprache auf („Wie heißt das gleich wieder?").

Metalinguistische Bewusstheit (engl. *linguistic awareness*) Auch metasprachliche Bewusstheit genanntes Bündel von Fähigkeiten, über unterschiedliche formale Elemente der Sprache losgelöst von ihrer inhalts- und erlebnisorientierten Bedeutung zu reflektieren. Metalinguistische Bewusstheit wird in der Literatur unterschiedlich interpretiert und definiert, häufig wird zwischen metalinguistischer Bewusstheit im weiteren Sinn (synonym, aber auch zum Teil unterschiedlich: epilinguistische, frühe, holistische metalinguistische Bewusstheit) und metalinguistischer Bewusstheit (im engeren Sinn, synonym, aber auch zum Teil unterschiedlich: analytische, automatisierte metalinguistische Bewusstheit) unterschieden. Auch das Verhältnis metalinguistischer Bewusstheit zu metalinguistischem Bewusstsein wird kontrovers diskutiert. Eine voll entwickelte metalinguistische Bewusstheit erlaubt eine Erfassung von Sprache als Objekt unter Verzicht auf jeglichen Bezug zur jeweilig entsprechenden Referenzwelt (Dekontextualisierung).

Das breite Spektrum der metalinguistischen Bewusstheit kann sich auf alle Strukturebenen von Sprache beziehen. Prominenten Platz in der Diskussion nimmt die →phonologische Bewusstheit ein, aber auch Wortbewusstheit, Form- und pragmatische Bewusstheit (ähnlich: metaphonologische, metalexikalische, metasyntaktische und metapragmatische Fähigkeiten) werden in Verbindung mit dem Schriftspracherwerb gebracht, wobei die beiden ersten Fähigkeiten eher mit den frühen Aneignungsprozessen in Zusammenhang stehen und den beiden anderen Einfluss auf die Entwicklung der späteren Phasen des Lesen- und Schreibenlernens zugeschrieben wird (Hartmann, 2002, 49).

Literatur

Hartmann, E. (2002): Möglichkeiten und Grenzen einer präventiven Intervention zur phonologischen Bewusstheit von lautsprachgestörten Kindergartenkindern. Freiburg/CH: Bod GmbH.

Wilgermein, J. (1991): Metaphonologische Bewusstheit – Entwicklung, Besonderheiten beim sprachbehinderten Kind und pädagogische Implikationen. Rimpar: edition von freisleben.

Metaphon Auch gen. *Metaphon Ressource Pack*, Therapiemethode für →Aussprachestörungen, insbesondere →phonologischer Störungen. Metaphon geht davon aus, dass verzögerte oder pathologische →phonologische Prozesse durch das Fehlen von phonologischen Kontrasten zustande kommen. So fehlt zum Beispiel bei →Vor- oder →Rückverlagerungen der Kontrast der Artikulationsorte velar vs. alveolar. Phonologische Ersetzungs- und Auslassungsprozesse werden mithilfe von phonologischen Merkmalskontrasten dargestellt und sollen mithilfe der Erkennung und Wahrnehmung der Phonem- oder Silbenstrukturkontraste therapiert werden.

In der Behandlung liegt der Schwerpunkt auf dem Nutzen metaphonologischer Fähigkeiten, worunter die Fähigkeit, sich der Phonologie einer Sprache aufmerksam zu widmen und darüber zu reflektieren, verstanden wird. Sie helfen dem Kind zu erkennen, dass Laute bestimmte Charakteristika beinhalten, die diesen Laut von anderen der gleichen Sprache unterscheiden, aber auch, dass diese Charakteristika Laute einer Sprache verbinden. Insofern können Laute einer Sprache in Untergruppen zusammengefasst werden. Der grundlegende Schwerpunkt dieser Art Therapie liegt somit auf den kognitiven Fähigkeiten des Kindes und der Vermittlung von Wissen, das Kinder verwenden können, um Veränderungen der Sprachproduktion zu provozieren.

Die Metaphontherapie besteht aus zwei Phasen. In der ersten Phase werden die zu bearbeitenden Kontraste dem Kind vermittelt und es wird ermutigt, die Laute der Muttersprache zu entdecken und zu manipulieren. In der zweiten Phase wird dem Kind die Wahrnehmung seiner eigenen Fehlbildungen verdeutlicht und das Kind wird in den Versuchen, diese Fehlbildungen zu verändern bzw. zu „reparieren", unterstützt.

Literatur

Howell, J. & Dean, E. (1995[2]): Treating phonological disorders in children: Metaphon: theory to practice. London.

Jahn, T. (2000): Phonologische Störungen bei Kindern – Diagnostik und Therapie. Stuttgart: Thieme.

Metaphonologische Analyse Im Rahmen der →Wiener Sprachheilschule entwickelter Interventionsansatz für →Aussprachestörungen, der auf einer Erweiterung des kindlichen metaphonologischen Wissens basiert. Therapieziele sind die Überwindung sowohl von →Aussprachestörungen als auch von sich schriftsprachlich manifestierenden Symptomen nicht altersgemäß entwickelter →phonologischer Bewusstheit (→Legasthenie, →Lese-Rechtschreibschwäche).

Der Weg ist die Elizitierung bewussten →auditiven Segmentierens lexikalischen Materials in kleinsten hierarchischen Stufen. Die bisher kindliche subjektiv erlebnisbezogene Sichtweise von Sprache soll durch die Einbeziehung formaler linguistischer Aspekte derart erweitert werden, dass es dem Kind möglich wird, die lautliche Struktur eines Wortes unabhängig von seiner lexikalischen Bedeutung zu bearbeiten (→Dekontextualisierung, 2. Symbolstufe der Sprache) und zumindest vorbewusst das lautstrukturelle Prinzip einer Alphabetsprache wie des Deutschen zu durchschauen.

Das Verfahren der metaphonologischen Analyse ist streng hierarchisch in sechs Module gegliedert und wird in dieser Form für alle Kinder mit →phonologischer Verzögerung/→konsequenter phonologischer Störung uniform eingesetzt, wobei die betroffenen Lautkontraste nicht im therapeutischen Mittelpunkt stehen. Das Verfahren bietet für jede Teilphase eine erweiterbare Vielzahl von unterschiedlichen Spielen, Arbeitsblättern und Aufgabenstellungen an. Damit kann so lange auf einer Stufe verweilt werden, bis die entsprechende Teilfähigkeit entwickelt und die nächst höhere Hierarchiestufe in die Zone der nächsten Entwicklung tritt. Abgestimmt auf den individuellen Stand des einzelnen Kindes können – falls die jeweilige Subteilleistung bereits erworben ist – Module übersprungen, bei Resistenzen aber auch durch Übungen strukturell identer Art erweitert werden.

Verbesserungen der verbalen Performanz und/oder Änderungen der Strategien für den Schriftspracherwerb, beides Hinweise für die neu erworbenen metasprachlichen Fähigkeiten, sind in vielen Fällen bereits während der Bearbeitung früherer Module zu beobachten. Gelegentliche Resistenzen im oralsprachlichen Bereich dürften auf tief im motorisch-artikulatorischen Arbeitsspeicher gefestigte Muster zurückzuführen sein. Zusätzliche Angebote in der Form →phonetischer Therapien führen zumeist schnell zum endgültigen Erfolg.

Literatur

Kalmár, M. (2004): Theorie und Praxis der metaphonologischen Analyse. mitSPRACHE 36, 2, 5–17.

Metaphonologische Therapie Interventionsansätze, die auf der Annahme beruhen, dass in dem sich grundsätzlich interdependent beeinflussenden Dreieck →phonologische Verzögerung/konsequente phonologische Störung – Schriftsprachaneignung – →phonologische Bewusstheit letztere nicht alleine nur grundlegende Vorläuferleistung für das Lesen- und Schreibenlernen ist, sondern auch einen starken direkten Einfluss auf die Entwicklung der Aussprache hat. Obwohl kaum Belege für einen direkten Einfluss des konkreten Entwicklungsstandes der phonologischen Bewusstheit auf individuelle Aussprachestörungen vorliegen, führen derartige sprachtherapeutische Ansätze (z. B. →Metaphonologische Analyse, →Pyrmonter Inventar Metaphonologischer Fähigkeiten) in der Praxis zu guten Ergebnissen.

Literatur

Kalmár, M. (2004): Theorie und Praxis der metaphonologischen Analyse. mitSPRACHE 36, 2, 5–17.

Metastasen Aus dem Griechischen wörtlich übersetzt = das Umstellen, Versetzen; die Wanderung.

In der Medizin spricht man von Metastasen, wenn durch Verschleppung von Tumorkeimen auf dem Lymph- oder Blutweg an entfernter gelegenen Körperstellen eine Tochtergeschwulst entsteht. Metastasen zeigen dabei, wie auch Rezidive, eine große Abhängigkeit vom Sitz und TNM-Status des Tumors. Bei Tumoren von weniger als 2 cm Durchmesser sind Metastasen noch relativ selten, während ihre Häufigkeit mit zunehmender Tumorgröße wächst. Auch neigen Tumoren mit infiltrierenden Rändern häufiger und früher zur Metastasierung. Darüber hinaus belegen zahlreiche Untersuchungen, dass die Heilungsaussichten deutlich schlechter sind, wenn die Lymphknotenkapsel von der Metastase durchbrochen ist und wenn sich Tumorzellthromben in den Lymphgefäßen befinden.

Wie bei vielen anderen Tumoren zeigt sich auch beim Larynx- und Hypopharynxkarzinom ein typisches Metastasierungsmuster. Fast immer bilden sich zuerst Halslymphknotenmetastasen und erst dann Fernmetastasen in der Lunge, der Leber und im Knochenmark. Die Metastasierung setzt voraus, dass sich aus dem Primärtumor oder einer Metastase Zellen ablösen und sich an anderer Stelle ansiedeln und vermehren. Je älter und größer ein Tumor ist, umso mehr Tumorzellen streut er, wobei es einer Vielzahl von Faktoren bedarf, damit Tumorzellen zu Metastasen werden. Spätmetastasen, die erst fünf und mehr Jahre nach der Primärbehandlung auftreten, sind bei Kehlkopfkrebsen außerordentlich selten. Statistische Angaben über die Häufigkeit von Fernmetastasen der Larynxkarzinome schwanken stark und stehen in deutlicher Abhängigkeit zur Untersuchungsmethode. Zahlenangaben, die sich auf klinische Untersuchungen stützen, sprechen von 7,5–12 % Fernmetastasen, bei der Autopsie von Patienten, die an Larynxkarzinomen verstorben sind, fanden sich in 34–88 % der Fälle Fernmetastasen. Nach einer Literaturauswertung von Kleinsasser (1987) verteilen sich die häufigsten Fernmetastasen bei Larynxkarzinomen folgendermaßen auf die einzelnen Organe:

Lungenmetastasen = 50–80 %; Lebermetastasen = 30 %; Knochenmetastasen = 10–35 %; Herzmetastasen = 10 %.

Sind einmal Fernmetastasen diagnostiziert, beträgt die Überlebenszeit selten mehr als ein Jahr. Bei Knochenmetastasen, bei deren Auftreten fast regelmäßig auch Lungen- und Lebermetastasen vorhanden sind, sinkt die noch verbleibende Lebenszeit zumeist auf wenige Monate.

Metathese Lautumstellung innerhalb eines Wortes (z. B. Lokomotive ⇒ Mokolotive).

Methodenkombination Verbindung unterschiedlicher Ansätze im Rahmen der Therapie im Sinne eines →Baukastenprinzips. Dabei wird davon ausgegangen, dass keine Theorie alle Zusammenhänge menschlichen Lebens aufdecken kann und jeweils nur Teilaspekte erfasst werden. Bei der Methodenkombination wird geprüft, welche Ansätze sich komplementär ergänzen können (z. B. Verbindung von Person- uns Systemorientierung) bzw. gegenseitig ausschließen (z. B. problem- vs. lösungsorientiertes Vorgehen), um im Sinne eines →einzelfallorientierten Vorgehens die Maßnahmen individuell abzupassen.

Metrisches Sprechen Sprechen im Takt eines Metronoms. →Metronomsprechen, →Stottern.

Metronomsprechen Das Sprechmuster wird an den Takt eines Metronoms angepasst, Silben erhalten dadurch einen regelmäßigen bzw. metrischen Rhythmus und werden mit gleicher Betonung produziert. Unter diesen Bedingungen reduziert sich die Stotterhäufigkeit erheblich. →Sprechtechnik, →Stottern.

Metz-Recruitment Mithilfe der objektiven →Stapediusreflexmessung durch Metz (1952) indirekt nachgewiesener pathologischer Lautheitsanstieg bei hörgestörten Patienten, die trotz Hörverlust von bis zu 50–60 dB einen normal auslösbaren →Stapediusreflex in diesem Frequenzbereich mit Reizpegeln zwischen 80–90 dB HL zeigen. Damit ist ein Äquivalent des →Recruitments nachweisbar, das besagt, dass bei der rein sensorischen Schwerhörigkeit ein Lautheitsausgleich bei höheren Reizpegeln stattfindet. Ein indirekter und auch direkter Recruitmentnachweis kann mithilfe →überschwelliger Testverfahren erfolgen.

Migration →Intrusiver Laut

Mikrogenie Unterentwicklung des Unterkiefers.

Mikrolaryngoskopie Technik zur Durchführung von Kehlkopfoperationen unter Vollnarkose ohne äußere Eröffnung des Kehlkopfskelettes durch Einführung eines Stützlaryngoskopes (Metallrohr) und unter Verwendung eines Kehlkopf-Mikroskopes. Übliches Verfahren in der →Phonochirurgie.

Minderung der Erwerbsfähigkeit (MdE) →MdE Bewertung, →Begutachtung.

Minimalpaartherapie Therapiemethode für Behandlung von →Aussprachestörungen, insbesondere phonologischer Störungen. Diese Form der Therapie geht davon aus, dass es möglich ist, dem Kind über Minimalpaare zu vermitteln, wie wichtig die korrekte Phonemrealisation ist, da Wörter durch den Austausch eines Phonems inhaltlich eine andere Bedeutung erhalten. Ziel der Minimalpaartherapie ist, dass das Kind die Fähigkeit erwerben bzw. verbessern soll, Laute in ihren bedeutungstragenden Funktionen richtig einzusetzen. Das Therapieprogramm gliedert sich in zwei Abschnitte: Vorbereitungs- und Präsentationsphase.

In der Vorbereitungsphase wird anhand der Prozesse ein entsprechendes Laut- und darauf aufbauendes Minimalpaar ausgewählt. Im nächsten Schritt, der Materialauswahl, wird beiden Wörtern eine verknüpfte sinnvolle kommunikative Handlung zugeordnet, wobei die Handlung für den Ziellaut anregender sein soll. Bsp. Auslassung /λ/ nach dem Schwalaut: Minimalpaar Säge – Segel (ergibt durch die Vokaldehnung im Norddeutschen bei Säge [ζε:γ↔] ein Minimalpaar), Handlung Segel: Einsammeln von Goldstücken und wegtransportieren, Handlung Säge: von der Kiste mit den Goldstücken ein Stück wegsägen. In der Präsentationsphase wird dem Kind die Bedeutung des Minimalpaares verdeutlicht und der Handlung zugeordnet. Anschließend wird das sog. Auditive Training durchgeführt, bei dem der Therapeut die Wörter des Minimalpaares in zufälliger Reihenfolge spricht und das Kind die entsprechende Handlung durchführen soll. Ist die Differenzierung eindeutig, wird mit dem Produktionstraining begonnen, wobei das Kind nun die Rolle des Sprechers einnimmt und der Therapeut die entsprechende Handlung durchführt. Dadurch soll dem Kind der bestehende phonologische Prozess verdeutlicht werden. Der Therapeut kann nun eingreifen und dem Kind erklären, wie es seine „falsche" Strategie ändern kann (evtl. muss dem Kind dabei die korrekte Artikulationsstelle gezeigt werden). Ist das Kind in der Lage, das Minimalpaar entsprechend zu benutzen, wird als Transfer ab Wortebene der Artikulationstherapie weitergearbeitet und zwar ausschließlich mit dem Laut, den das Kind nicht verwendet.

Literatur

Blanche, St.A. (1982): Minimal Word Pairs as Distinctive Feature Training. In: Crary, M.A.: Phonological Intervention – Concepts and Procedures. San Diego.

Babbe, T. (1993, 1994): Pyrmonter Wortpaare – Zur Therapie von phonetischen und phonologischen Störungen bei Kindern und Erwachsenen. Leverkusen: Steiner Verlag.

Hacker, D. & Wilgermein, H. (1999): Aussprachestörungen bei Kindern – Ein Arbeitsbuch für Logopäden und Sprachtherapeuten. München/Basel: Ernst Reinhardt.

Mismatch Negativity (MMN) Komponente des →späten akustisch evozierten Potenzials; neurophysiologisches Korrelat der unbewussten, automatischen Differenzierung akustischer Signale durch neuronale Strukturen in der Nähe der primären akustischen Hirnrinde; →Auditive Verarbeitungs- und Wahrnehmungsstörungen.

Mitbewegungen →Parakinesen, →Stottern.

Mittelohr Mittlerer Teil des peripheren →Hörorgans, der die Energie des vom →Trommelfell aufgenommenen Luftschalls durch Impedanzwandlung an die mit Flüssigkeit gefüllte →Hörschnecke (Cochlea) überträgt. Dabei erfolgt eine bis zu 22-fache Schalldruckverstärkung durch die Flächenuntersetzung vom Trommelfell (ca. 55 mm^2) auf die Steigbügelfussplatte (ca. 3 mm^2) sowie die Hebelwirkung der Gehörknöchelchenkette. Das Mittelohr besteht aus der mit Schleimhaut ausgekleideten lufthaltigen →Paukenhöhle (tympanon), die über die →Eustachische Röhre mit dem Nasen-Rachenraum verbunden ist, den drei →Gehörknöchelchen (→Hammer = malleus, →Amboss = incus, →Steigbügel = stapes) sowie den Trommelfellspanner (musculus tensor tympani) und den Steigbügelmuskel (musculus stapedius). Im mittleren Teil der Paukenhöhle wird das Mittelohr lateral durch das →Trommelfell und medial durch die knöcherne Wand der Cochlea mit dem →ovalen Fenster sowie dem →runden Fenster begrenzt. Die →Mittelohrmuskeln sorgen für eine optimale Spannung des Trommelfells und schützen das Innenohr über den →Stapediusreflex im tiefen und mittleren Frequenzbereich vor hohen Schalldrucken. Physikalisch werden die Schallübertragungseigenschaften des Mittelohres durch die Masse, Reibung und Federkraft des Trommelfell-Gehörknöchelchen-Systems (TGS) bestimmt. Pathologische Veränderungen dieser Parameter führen zu →Schallleitungsschwerhörigkeiten.

Mittelohrentzündung (Otitis media) Durch virale oder bakterielle Infektion hervorgerufene Entzündung der Mittelohrschleimhäute, die mit einer Sekkretabsonderung in die →Paukenhöhle (Mukotympanon) und damit zu einer →Schallleitungsschwerhörigkeit führt. Die Behandlung erfolgt über schleimlösende und entzündungshemmende Medikation oder die operative Einlage von →Paukenröhrchen in Verbindung mit der Entfernung der →Adenoide, die oft den Eingang in die →Eustachische Röhre verlegen und für eine →Tubenbelüftungsstörung mitverantwortlich sind.

Mittelohrerguss Er entsteht durch unzureichende Belüftungsverhältnisse im Mittelohr (Paukenhöhle). Die vorhandene Luft wird über das Gewebe resorbiert und es entsteht ein Unterdruck. Diese Situation bewirkt eine Umwandlung der Paukenhöhlenschleimhaut mit Ausbildung von Sekret bildenden Becherzellen. Das Sekret sammelt sich als Paukenerguss und verschlechtert die Mittelohrbelüftung weiter. →Schallleitungsschwerhörigkeiten und die Begünstigung von Mittelohrentzündungen sind die Folge. Die häufigste Ursache hierfür sind →Adenoide, welche die Tubenöffnungen im Nasenrachen, über welche die Mittelohrbelüftung erfolgt, verlegen. Auch bei der Mehrzahl der →Gaumenspalten treten Mittelohrergüsse auf, wenn hierbei die Muskeln des Gaumensegels, welche die Belüftungstuben mechanisch öffnen (→M. levator veli palatini, →M. tensor veli palatini) (z.B. beim Schlucken oder Gähnen), unterbrochen sind. Neben der →Adenotomie sind die →Paracentese und die Einlage von →Paukenröhrchen wirksame Therapien.

Mittelohrmissbildung Angeborene Fehlbildung des schallleitenden Apparates des →Mittelohres, die zu →Schallleitungsschwerhörigkeiten führt. Die Behandlung erfolgt über tympanoplastische Maßnahmen (→Tympanoplastik) oder die Versorgung mit →Knochenleitungs-Hörgeräten.

Mittelohrmuskeln Die als Tensor tympani (Musculus tensor tympani, Trommelfellspanner) sowie Stapedius (Musculus stapedius) bezeichneten Muskeln des →Mittelohres. Eine Kontraktion des Stapedius wird durch den →Stapediusreflex ausgelöst, der im tiefen und mittleren Frequenzbereich eine Schutzfunktion des →Innenohres vor hoher Schallbelastung (Ausnahme Impulsschalle) hat.

Mittelohrschwerhörigkeit →Schallleitungsschwerhörigkeit (SLS)

Mittlere Sprechstimmlage Mittlerer Tonhöhenwert (akustisch: Grundfrequenz) der Stimme, um den sich die Sprechmelodie auf- und abbewegt. Sie liegt normalerweise 4–8 Halbtöne über der unteren Grenze des Stimmumfangs und stellt die energetisch günstigste Tonhöheneinstellung zum mühelosen Sprechen dar.

Mnestische Kompetenz Gedächtnisleistung

MODAK-Therapie →Aphasie

Auf der Grundlage der Stimulierung von H. Schuell und der Kettendeblockierung von Irina Weigl entwickelte Luise Lutz die Modalitätenaktivierung (MODAK). Bei diesem multimodalen Therapieansatz werden die sprachlichen Zieläußerungen in möglichst vielen sprachlichen und schriftsprachlichen Modalitäten mit Bildunterstützung systematisch eingeübt. Mit jeweils vier Abbildungen werden acht Übungen mit steigendem Schwierigkeitsgrad durchgeführt: Beispielsweise soll zu einer Zieläußerung in der ersten Übung die korrekte Abbildung gezeigt werden (auditives Verstehen). Danach folgen Übungen zum Lesesinnverstehen, wiederholtem auditiven und Lesesinnverstehen, Analyse und Synthese der Wörter, Abschreiben und selbstständigem Schreiben. In der letzten Übung soll die Zielphrase in einen dialogischen Kontext eingebettet werden.

Literatur

Lutz, L. (1992): MODAK – Modalitätenaktivierung in der Aphasietherapie. Ein Therapieprogramm. Berlin: Springer.

Modalitäten des Sprachvollzuges In den Sprachsystemen Schriftsprache und Lautsprache können in der Vollzugsebene (Performanz) rezeptive, imitative und produktive Leistungen unterschieden werden; hieraus ergeben sich die Modalitäten Verstehen – Lesesinnverständnis, Nachsprechen – Nachschreiben, Sprechen – Schreiben. Zusätzlich gibt es transformative Leistungen (Diktat schreiben – laut Lesen).

Modalitäten Bezeichnet in der Linguistik u.a. die verschiedenen Formen der Sprachproduktion und der Sprachverarbeitung: Sprechen, Schreiben, Verstehen und Lesen.

Modellierungstechniken Verbale Verhaltensweisen von Sprachtherapeutinnen, welche entweder kindlichen Äußerungen vorausgehen oder diesen nachfolgen und möglichst prägnant und frequent die zu lernende Zielform in den Fokus der kindlichen Aufmerksamkeit rücken. Aufgrund solcher sprachlicher Modelle kann sich das Kind eine innere Repräsentation relevanter Merkmale der Zielform rekonstruieren. Zudem werden durch Modelläußerungen, welche kindliche Äußerungen aufgreifen und unter Einfügung der zu lernenden Struktur widerspiegeln, ohne ihre semantische Intention zu ändern (*recasting*), kindliche Spontanimitationen mit der neuen Form stimuliert. Diese Imitationen erfüllen eine Art Brückenfunktion zwischen rezeptiver und expressiver Bewältigung des Lernziels und gehen zunehmend über in spontane und generalisierte Eigenproduktionen, die nicht mehr unter Modellwirkung stehen.

Modellorientierte Aphasietherapie →Aphasie

Psycholinguistische Modelle zur Wort- und Satzverarbeitung liefern die Grundlage für modellorientierte Ansätze in der Aphasietherapie. Die verschiedenen Verarbeitungsmodelle auf Wort- und Satzebene (z.B.: Logogenmodell, Levelt-Modell) unterstützen die Analyse sowohl von erhaltenen als auch gestörten Sprachfunktionen und erlauben Rückschlüsse auf zugrunde liegende Störungen. Dies erleichtert ein theoriegeleitetes Vorgehen in der Therapieplanung und Therapiekontrolle. Aus den Modellen lässt sich jedoch meist kein direktes therapeutisches Vorgehen ableiten.

Modifikation Phase der →Van Riper-Therapie zur Behandlung des →Stotterns. Schwerpunkt liegt im Einsatz sprechtechnischer bzw. stottermodifizierender Elemente.

Modifizierte PACE-Therapie →Aphasie

Im modifizierten PACE-Ansatz von Springer, Glindemann werden pragmatische und störungsspezifische Methoden kombiniert. Die modifizierte PACE-Therapie orientiert sich an den Grundprinzipien des traditionellen Pace-Konzeptes, beispielsweise am Prinzip der Vermittlung von neuen Informationen. Das therapeutische Setting unterscheidet sich jedoch vom traditionellen Ansatz. Patient und Therapeut sitzen sich an einem Tisch gegenüber. Beide haben vor sich das gleiche verdoppelte Stimulusmaterial. Dazwischen ist eine Sichtblende, so dass Manipulationen mit dem Stimulusmaterial für den Partner nicht sichtbar sind.

Wie im traditionellen PACE-Ansatz bezieht sich Rückmeldung immer auf die Verständlichkeit und nicht auf die sprachliche Korrektheit der Patientenäußerungen. Im Gegensatz zum traditionellen Vorgehen gibt

Mutismus Lat. *mutus* = stumm, engl. *mutism*. Schweigen nach abgeschlossener →Sprachentwicklung bei vorliegender Sprechfähigkeit.

Formen: **1.** elektiver Mutismus (Tramer 1934), auch selektiver Mutismus: Das Schweigen tritt nur in definierbaren Situationen oder bei bestimmten Personen auf, häufig im Kindergarten, in der Schule, bei weiteren Verwandten und bei Fremden. In Gegenwart der Eltern und der Geschwister wird ungehemmt gesprochen, oft sogar etwas zu viel, was als Befriedigung eines Nachholbedürfnisses angesehen wird. Umgekehrte Kommunikationsmuster können ebenfalls auftreten, sind aber seltener. Die Hör- und Sprechfähigkeit ist intakt, d.h., es liegen keine organischen Schädigungen des →motorischen Sprachzentrums und des →sensorischen Sprachzentrums sowie der ableitenden Nervenbahnen vor. **2.** totaler Mutismus: wie beim (s)elektiven Mutismus, mit dem Unterschied, dass in jeder Situation geschwiegen wird. **3.** akinetischer Mutismus (Cairns et al. 1941), auch posttraumatischer Mutismus: Sonderform, das Schweigen ist organisch bedingt und wird durch gedeckte oder offene →Schädelhirntraumata oder Läsionen der zentralen Sprechfunktionen verursacht. Differenzialdiagnostisch ist der Mutismus vom →Autismus und →Landau-Kleffner-Syndrom abzugrenzen.

Vorkommen 0,02%–0,05% (hohe Dunkelziffer).

> **Erscheinungsbild** Die partielle oder totale Sprechhemmung wird begleitet von einer Vermeidung jeglicher Lautäußerungen, d.h., ein Räuspern, Lachen, Niesen oder Husten findet ebenfalls nicht statt. Meist erfolgt nur ein stummes und tränenarmes, sogar tränenloses Weinen. Die Mimik wirkt distanziert oder depressiv, der Mund ist geschlossen. Die Körpersprache zeichnet sich durch Gehemmtheit und →Angst aus. In der Regel geht das Schweigen mit einem sozialen Rückzug einher.

Kombinationen mit Sprachstörungen (33%–51,9%) und migrationsbedingten sprachlichen Anpassungsstörungen (21,4%) sind möglich. Wird der Mutismus nicht erkannt oder mit Schüchternheit bzw. Autismus verwechselt (beides sehr häufig), erhöht sich aufgrund der verzögerten bzw. unspezifischen Therapie die Wahrscheinlichkeit einer gravierenden psychosozialen Gefährdung. Massive Schulprobleme, soziale Isolation, inadäquate Schulabschlüsse und reduzierte Berufsperspektiven überwiegen. Die im sozialen Umfeld entstehenden Problemfelder haben negative Rückwirkungen auf die seelische Befindlichkeit der Betroffenen und wirken angstverstärkend. Im Jugend- und Erwachsenenalter nimmt die Suizidalität zu, ist der Mutismus häufig mit →sozialen Ängsten und →Depressionen verbunden. Hier kann ein →Stupor sogar den Einsatz von Mimik, Gestik und der Schriftsprache, ansonsten bevorzugte nonverbale Kompensationsstrategien, verhindern. Ein Kontakt zur Außenwelt ist dann nicht mehr möglich. Der Mutismus tritt im Kindes-, Jugend- und Erwachsenenalter auf. In allen Altersgruppen zeigt sich neben dem Schweigen eine weitere Gemeinsamkeit: ein Dominanz- und Kontrollverhalten gegenüber jenen Personen, bei denen ein ungehemmtes Sprechen möglich ist.

Ursachen Verschiedene Ansätze werden diskutiert. Das Vorliegen einer →Diathese, zu der weitere Faktoren hinzukommen können, gilt als sehr wahrscheinlich. Eine direkte Ursache ist nicht bekannt. Es empfiehlt sich das Verständnis einer zirkulären Induktion, nach der sich gegenseitig beeinflussende Verursachungselemente kreisförmige Entwicklungsprozesse erzeugen, die sich selbst aufrechterhalten. **1.** erbliche Disposition für kommunikative und soziale Gehemmtheit. **2.** Hypokonzentration des Neurotransmitters Serotonin im Hirnstoffwechsel. **3.** erhöhter Erregungszustand der →Amygdala. **4.** →Soziale Angst. **5.** →Depression. **6.** prä-, peri- oder postnatale Entwicklungsstörungen. **7.** seelische Traumata bzw. Konflikte. **8.** Überbelastungen durch →Stress. **9.** Lerneffekte durch positive Konsequenzen (vermehrte Aufmerksamkeit, Überbehütung, Sonderstellung, Befreiung von Pflichten) bzw. Imitation. Bedeutsam auch bei der Entstehung des →subjektiven Krankheitsgewinns, der zu einer Aufrechterhaltung des Mutismus führt. **10.** Milieueinflüsse wie sozial isolierter Wohnort, Dialekt, wirtschaftliche Instabilität, Bildungsarmut, Deprivation (s. Abb. 1).

Die **Prognose** für eine therapeutische Überwindung des Schweigens im Kindesalter ist gut. Voraussetzung hierfür ist jedoch eine frühzeitige Identifikation und mutismusspezifische Behandlung. Im Jugend- und Erwachsenenalter erhält der Mutismus aufgrund der häufigen Einbettung in psychiatrische Störungsbilder eine ungünstigere Prognose.

Diagnose Für die Identifikation des Mutismus sollte der Nachweis erbracht werden, dass **a)** eine nahezu altersadäquate Sprachentwicklung vorliegt, **b)** das Sprachverständnis unbeeinträchtigt ist, **c)** ein diametraler Unterschied im Kommunikationsverhalten besteht (Sprechen vs. Schweigen), **d)** dieser Unterschied im Kommunikationsverhalten voraussagbar ist.

Sowohl das Schweigen als auch das Sprechen müssen in definierbaren Situationen konsequent auftreten, d.h., der gegensätzliche Einsatz der verbalen Kommunikation gilt als Voraussetzung für die Diagnose. Der Mutismus offenbart sich erstmalig beim Eintritt in den Kindergarten, wenn sich das Kind von der bevorzugten Bezugsperson trennen muss. Tendenzen für ein sozialängstliches Verhalten lassen sich jedoch bereits in der Krabbelgruppe erkennen: geringes exploratorisches Verhalten, permanente Positionierung in der Nähe bzw. auf dem Schoß der Mutter, keine Kontaktaufnahme zu anderen Krabbelkindern, konstantes Fremdeln selbst bei vertrauten Erwachsenen. Wird der Kindergarten nicht besucht, zeigt sich der Mutismus beim Eintritt in die Schule. Im Jugend- und Erwachsenenalter empfiehlt sich neben der Mutismusdiagnostik eine weiterführende Untersuchung Richtung Sozialphobie und Depression. Hierfür stehen z.B. mit dem Sozialphobie und -angstinventar für Kinder/SPAIK und dem Depressions-Inventar für Kinder und Jugendliche/DIKJ nonverbale Diagnostika zur Verfügung. Aufgrund des Schweigens sollten ausschließlich nichtmündliche Testverfahren und Prüfmittel eingesetzt werden. Zur Erfassung einer hereditären Disposition für den kommunikativen und sozialen Rückzug, für die Depression und die Sozialphobie ist eine Familienanamnese, die drei Generationen umfasst, dringend erforderlich.

Früherkennung Eine Person ist mit hoher Wahrscheinlichkeit vom Mutismus betroffen, wenn **1.** auf eine Frage, Begrüßung bzw. Verabschiedung konstant mit Schweigen reagiert wird, **2.** ein Blickkontakt nur begrenzt oder nicht möglich ist, **3.** der Gesichtsausdruck ausdruckslos, abwehrend oder ängstlich wirkt, **4.** die Körpersprache Verkrampftheit und Angst signalisiert, **5.** ein sozialer Kontakt nicht aufgenommen wird, **6.** Integrationshilfen für ein Gruppenverhalten abgewehrt werden.

Therapie Die Behandlung richtet sich nach der primären Ätiologie. Aufgrund der Gefährdung einer gesamtpersonalen Entwicklungshemmung sollte frühzeitig mit einer mutismusspezifischen Therapie begonnen werden, um die Betroffenen in die sprachliche und soziale Gemeinschaft zu (re-)integrieren. Behandlungsmaßnahmen, die keine kommunikative Öffnung Richtung Sprechen erzielen, sind problematisch, weil sie zu einer Aufrechterhaltung und Perfektionierung nonverbaler Kompensationsstrategien führen, den subjektiven Krankheitsgewinn verstärken und eine Erweiterung der Sozialkompetenz verhindern. Es kommen drei Disziplinen in Frage.

1. *Psychiatrische Behandlung*: Im Rahmen eines stationären bzw. teilstationären Klinikaufenthaltes oder ambulanten Therapieprozesses kann eine Flankierung durch eine Medicotherapie vorgenommen werden. Häufig kommen so genannte selektive Serotonin-Wiederaufnahmehemmer (→SSRI) zum Einsatz, d.h. Antidepressiva, die den Verbrauch (die Wiederaufnahme) von Serotonin hemmen und damit zu einer Anreicherung dieses Botenstoffs im synaptischen Spalt führen. Weiterentwicklungen antidepressiver Wirkstoffe sind die Serotonin-Noradrenalin-Wiederaufnahmehemmer (→SNRI) und Noradrenalin-Wiederaufnahmehemmer (→NARI). Die medikamentöse Behandlung dient der Auflockerung der zugrunde liegenden Angsterkrankung bzw. Depression und reduziert die Suizidalität. Indikationsregelungen bestehen für das Jugend- und Erwachsenenalter, im Kindesalter nur in Ausnahmefällen. Psychiatrische Maßnahmen sind in einen Gesamtbehandlungsplan zu integrieren und werden häufig mit psychotherapeutischen und sprachtherapeutischen Strategien kombiniert.

2. *Psychologische Behandlung*: Im Kindesalter erfolgt in der Regel eine →Spieltherapie, um auf nondirektivem Weg das vermutete

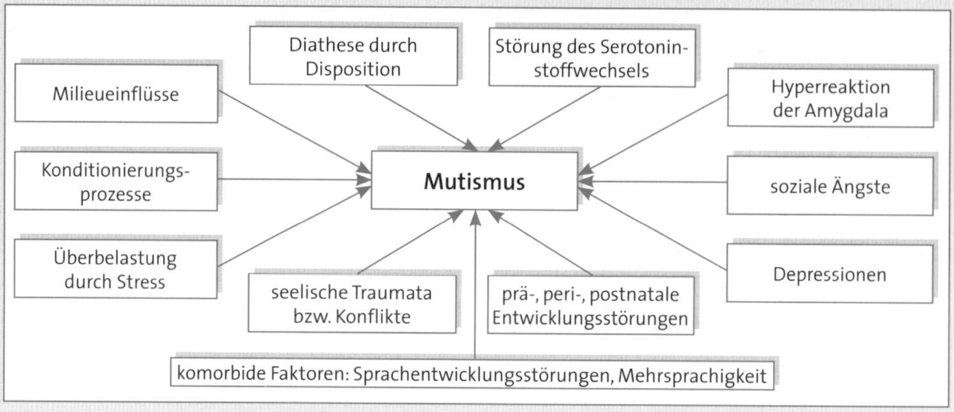

Abb. 1: Verursachungsfaktoren bei Mutismus.

seelische Trauma bzw. den vermuteten seelischen Konflikt aufzuspüren und spielerisch zu reduzieren. Mit zunehmendem Alter werden Maßnahmen aus der →Verhaltenstherapie, →Familientherapie, →Gesprächstherapie (zuerst in schriftlicher, später in mündlicher Form) und →Musiktherapie eingesetzt. Dabei stehen die Offenlegung des Traumas bzw. Konflikts, die Druckentlastung, die Stärkung des Selbstwertgefühls, der Aufbau kommunikativer Strukturen und der Abbau aufrechterhaltender Beziehungsstörungen in der Familie im Vordergrund. Eine wesentliche Bedeutung erhält die psychologische Diagnostik mit der psychometrischen Erfassung von (möglichen) Intelligenzminderungen, Wahrnehmungsstörungen, ungünstigen Familienkonstellationen, Stressempfindungen, sozialen Ängsten und Depressionen.

3. *Sprachtherapeutische Behandlung*: Die →Systemische Mutismus-Therapie, abgekürzt SYMUT, ist eine sprachtherapeutisch/logopädisch induzierte Behandlungskonzeption, die mit dem Rückgriff auf Phasen der Sprachentwicklung, der Anbahnung von angstreduzierter Kommunikation, der intensiven Elternarbeit und der Betonung von Interdisziplinarität auf eine Neukonfiguration von Sprechen und Emotionalität ausgerichtet ist. Es gilt, das Sprechen mit bzw. vor anderen Menschen als ein wertvolles soziales Instrument erkennbar werden zu lassen. Eine Auflockerung der psychosozialen Hemmung erfolgt durch ein mehrstufiges Sprechtraining und eine Angst-Desensibilisierung in realen Alltagssituationen (In-vivo-Therapie). Zentrale Themen der Beratung sind: das *System Mutismus*, d.h. Funktionen des Schweigens und aufrechterhaltende Faktoren innerhalb der Familie. Sprachtherapeutische Maßnahmen sind direktiv, versuchen nicht, wie etwa die Spieltherapie und die Familientherapie, durch nondirektive Strategien ein verdecktes frühkindliches Trauma bzw. einen Beziehungskonflikt innerhalb der Familie als Ursache des Schweigens aufzudecken. Die Sprachtherapie geht davon aus, dass der Mutismus infolge eines dispositionell erhöhten Angstempfindens auftritt und durch ungünstige Faktoren des familiären Systems wie Überbehütung, Förderung einer narzisstischen Mittelpunktfixierung und Verhinderung von Angstbewältigung aufrechterhalten wird. Sie schaut nicht zurück, sondern nimmt den Ist-Zustand der Schweigenden, um gemeinsam kommunikative und soziale Handlungsmuster für die Zukunftsgestaltung zu entwickeln (B.H.).

Literatur

Bahr, R. (³2002): Schweigende Kinder verstehen. Kommunikation und Bewältigung beim selektiven Mutismus. Heidelberg: C. Winter.

Cairns, H., Oldfield, R.C., Pennybacker, J.B., Whitteridge, D. (1941): Akinetic mutism with an epidermoid cyst of the third ventricle. Brain 64, 273–290.

Dobslaff, O. (2005): Mutismus in der Schule. Berlin: V. Spiess.

Hartmann, B. (⁵2007): Mutismus – Zur Theorie und Kasuistik des totalen und elektiven Mutismus. Berlin: V. Spiess.

Katz-Bernstein, N. (2005): Selektiver Mutismus bei Kindern. München: Reinhardt.

Tramer, M. (1934): Elektiver Mutismus bei Kindern. Zeitschrift für Kinderpsychiatrie 1, 30–35.

der Therapeut nicht nur „natürliche" Rückmeldungen über die Verständlichkeit der Mitteilungen, sondern interveniert direkter. Der Patient erhält genauere Rückmeldung über die Wirksamkeit seiner Ausdrucksmittel, zum Beispiel seiner verbalen Umwegstrategien, Gesten oder Zeichnungen („Ich konnte sie besser verstehen, weil Sie mir gesagt/gezeigt haben, was man mit dem Gegenstand tut").

Die Wirksamkeit der modifizierten PACE-Therapie gegenüber dem traditionellen Vorgehen konnte in einer methodenvergleichenden Therapiestudie mit vier chronisch aphasischen Patienten untersucht werden. Wie sich zeigte, lassen sich durch störungsspezifisch ausgewähltes Therapiematerial und durch gezieltes Feedback in der PACE-Therapie bessere Lerneffekte erzielen.

Literatur

Glindemann, R. & Springer, L. (1989): PACE-Therapie und sprachsystematische Übungen – Ein integrativer Vorschlag zur Aphasietherapie. Sprache – Stimme – Gehör 13, 188–192.

Springer, L. (1991): Kann und soll sprachsystematisches Üben in der PACE-Therapie stattfinden? Neurolinguistik 5 (2), 117–130.

Modulkonzept Das Modulkonzept zu Form und Inhalt eines einheitlichen Berufs- und Ausbildungskonzeptes zum akademischen Logopäden/Sprachtherapeuten ist von der dbl/dbs-Dozentenkonferenz Sprachtherapie in einem mehrjährigen Diskussions- und Abstimmungsprozess geschaffen worden.

Dem Modulkonzept liegt ein Säulenmodell zu Grunde, das die Mindeststandards zu Form und Inhalt der erforderlichen Qualifikation in drei Säulen der Ausbildung aufteilt: in Basisqualifikationen, fachspezifische und interdisziplinäre Qualifikationen.

Monolingualismus Einsprachigkeit

Montery Program →Fluency-Shaping-Ansatz, →Stottern

Morbus Ménière →Ménièrsche Krankheit

Morbus Parkinson Degenerative Erkrankung der Stammganglien, ausgelöst durch den Untergang dopaminproduzierender Zellen in der Substantia nigra; Trias von Bewegungsarmut (Maskengesicht), Ruhetremor und Rigor; 60–80 % aller P.-Patienten entwickeln eine Dysarthrie.

Moro-Reflex Im Rahmen der →Kinderaudiometrie durch akustische Signale (Töne, Rauschen) ausgelöster unbedingter Reflex der Extremitäten von Säuglingen, der neben dem →Aureopalpebralreflex für eine subjektive Bestimmung der →Hörschwellen herangezogen wird. Die Reflexschwelle liegt beim Neugeborenen bei etwa 80 dB HL im Freifeld.

Morph Kleinstes bedeutungstragendes Segment einer Äußerung, das noch nicht klassifiziert worden ist. Wenn zwei Morphe dieselbe Verteilung (Distribution) und dieselbe Bedeutung aufweisen, dann sind sie als Varianten (Allomorphe) desselben Morphems zu klassifizieren. Beispiel: das Morph *-er* in *Kind-er* und das Morph *-s* in *Auto-s* sind als Repräsentanten desselben Morphems (hier: Pluralmorphem) zu klassifizieren.

Morphem Kleinste bedeutungstragende Einheit. Es gibt lexikalische Morpheme, grammatische Morpheme und Wortbildungsmorpheme. So lässt sich das Lexem *Kinder* in das lexikalische Morphem *Kind* und das Pluralmorphem *-er* dekomponieren. Morpheme beziehen sich somit auf eine andere Einheitenebene als die Silben. Morpheme lassen sich weiter klassifizieren in gebundene Morpheme und in freie Morpheme. So ist *Kind* ein frei vorkommendes Morphem, während *-er* ein gebundenes Morphem darstellt. Wortbildungsmorpheme wie *-heit* in Kindheit sind i. d. R. gebundene Morpheme und werden zur Ableitung neuer Wörter verwendet, in diesem Fall zur Bildung eines abstrakten Nomens.

Morphologie Theorie der Wortstruktur. Befasst sich mit dem Aufbau und den Gesetzmäßigkeiten der sprachlichen Einheit Wort. Dazu gehören Regularitäten der wortinternen Serialisierung, d. h. der Reihung von lexikalischen Morphemen, Wortbildungsmorphemen und von Flexionsmorphemen mit grammatischen Inhalten unterschiedlicher Komplexität. So werden Modusmorpheme nie näher am lexikalischen Stamm angeordnet als Tempusmorpheme. Der Grund ist, dass weniger komplexe grammatische Kategorien näher (oder maximal gleichnah) als komplexere grammatische Kategorien

Myofunktionelle Störungen (MFS) Griech. *myos* Muskel, orofaziale Dysfunktionen, orofaziale Dyskinesien, mundmotorische Störungen, engl. *myofunctional disorders, orofacial disorders.*

MFS bezeichnen Störungen der Muskelfunktion, des Muskeltonus oder der harmonischen Bewegungsabläufe und zwar immer – auch wenn nicht explizit erwähnt – im orofazialen Bereich (Gesichts-, Mund-, Nasen- und Rachenbereich). Das sind **1.** Fehlsteuerungen der Bewegungsabläufe der Kaumuskulatur oder der mimischen Muskulatur, **2.** Fehlsteuerungen von Funktionen (Atmen, Saugen, Schlucken, Kauen, Trinken u.a.) und deren Koordination, Störungen des muskulären Gleichgewichts.

Erscheinungsbilder *Dyskinesien des äußeren Funktionskreises* wie Lippeninkompetenz, offene Mundhaltung, Hypo-/Hypertonie der Lippen- und Wangenmuskulatur, Wangensaugen und -beißen, auffällige Mundmotorik, Hyperaktivität des M.mentalis, Parafunktionen der mimischen Muskeln. (Abb. 1).

Dyskinesien des inneren Funktionskreises wie hypo-/hypertone oder vorverlagerte Ruhehaltung der Zunge an oder zwischen den Zahnreihen mit reflektorischem Kontakt zur Unterlippe und das falsche Schlucken (interdental, addental oder lateral) auch Zungenstoß, *tongue thrust*, infantiles oder viszerales Schlucken genannt, Parafunktionen der Zunge, dysdiadochokinetische Zungenbewegungen, Zungenbeißen. (Abb. 2).

Zu MFS zählen ineffiziente Bewegungsmuster in der Kaufunktion, sensorische Defizite (atypischer Würgreiz, Hypo/-Hypersensibilität), Mundatmung und Lutschgewohnheiten (engl. Habits). MFS sind häufig mit Fehlhaltung und grobmotorischen Entwicklungsrückständen vergesellschaftet.

Abzugrenzen sind →Dysphagien aufgrund neurogener Ursachen oder Traumen u.a. und →orale Dyspraxie.

Häufigkeit MFS sind ein Krankheitsbild vorwiegend des Kindesalters. 42 % der Vorschulkinder weisen ein ausgeprägtes Zungenpressen mit weiteren orofazialen Symptomen auf (Meilinger 1999). Bei ca. $^1/_3$ der Erwachsenen persistieren MFS.

Prognose Prävention und Früherkennung von Saug- und Schluckstörungen beugen Fehlentwicklungen im Kindesalter vor. Prävention verfolgt ein regelrechtes Wachstum der Zähne und Kiefer, den Erhalt der Milchzähne, den zeitgemäßen Abbau der Reflexe, unterstützt die normale Reifung der orofazialen Funktionen. Physiologische Kau- und Schluckmuster sollten mit 3–4 Jahren erworben sein; sie sind Voraussetzung für einen korrekten Lauterwerb.

Kinder mit MFS weisen um 6 % mehr Störungen der Hör- und Sprachentwicklung auf als Kinder ohne MFS (Schönweiler 2000). MFS sind am Entstehen und Erhalt von Zahn- und Kieferfehlstellungen und von Aussprachestörungen beteiligt und mitverantwortlich für Therapieresistenz oder Rezidive in der kieferorthopädischen oder logopädischen Behandlung.

Ätiologie Die Morphologie der oralen Strukturen und die Funktion der umgebenden Weichteile entwickeln sich in gegen-

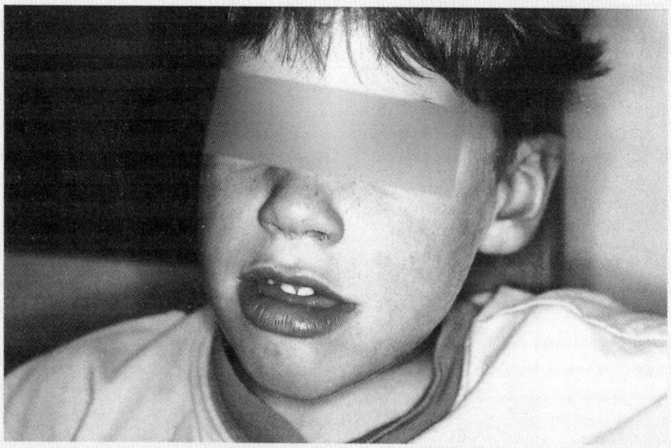

Abb. 1: Komplexe Dyskinesien des äußeren Funktionskreises bei einem 5-Jährigen.

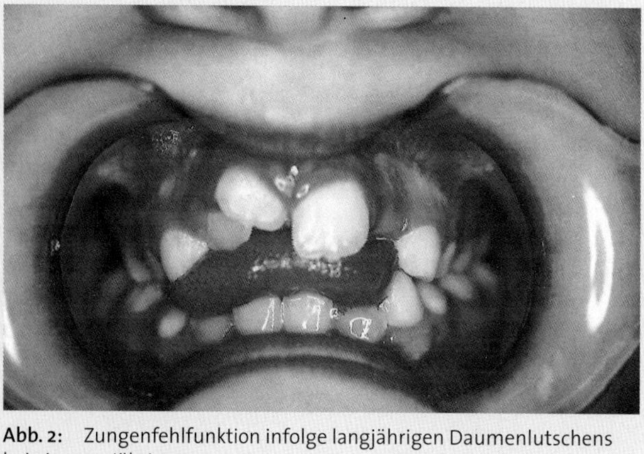

Abb. 2: Zungenfehlfunktion infolge langjährigen Daumenlutschens bei einer 10-Jährigen.

seitiger Abhängigkeit und bilden lebenslang den Regelkreis von *Form und Funktion*. MFS können angeboren oder erworben sein. MFS aufgrund genetischer, organischer Veränderungen bei →LKGS-Fehlbildungen, →frühkindlicher Hirnschädigung, →Morbus Down, →Pierre-Robin-Syndrom; aufgrund physiologischer Einschränkungen →Zungenankylose, →Obstruktionen der Nasenwege. Erworbene MFS bei häufigen Infektionen der oberen Luftwege (→Mundatmung) und des Mittelohrs (→Paukenerguss), bei Zahn- und Kieferfehlstellung (→Dysgnathie), Lutschgewohnheiten, Fehlhaltung und Hyper-/Hypotonie im Ganzkörperbereich, Störungen der sensorischen Kontrolle, psychischen Problemen oder Reifungsrückständen in der Gesamtentwicklung u. a.

Diagnose Früherkennung und interdisziplinäre Diagnostik von MFS erfolgen durch alle im orofazialen Bereich beteiligten Fachdisziplinen: Logopädie/Sprachheilpädagogik, Zahnmedizin/Kieferorthopädie, HNO-Medizin, ggf. Neurologie, Pädiatrie, Orthopädie. Die standardisierte Befunderhebung orofazialer Dyskinesien umfasst Anamnese, allgemeine und spezielle Krankheitsgeschichte, Beurteilung des orofazialen Komplexes, des Sprechens, der Sprache und Stimme sowie Tests und Messungen. Der HNO-Status, der zahnmedizinisch/kieferorthopädische Befund, die neurologische oder orthopädische Diagnose werden nach Bedarf angefordert und ergänzt. Die eigentliche Untersuchung der orofazialen Funktionen (Motilität, Sensibilität und orale Stereognose) und der Strukturen des orofazialen Systems (M. orbicularis oris, Zunge, M. masseter, M. mentalis, M. temporalis) geschieht durch Funktionsprüfung, durch Palpation, durch Palatogramm und elektronische Messung (Myometer).

Das Schlucken steht im Zentrum der myofunktionellen Diagnose; es muss intraoral beurteilt werden (Palatographie, Payne-Technik). Federwaage, Myometer oder Tonometer messen Widerstand oder Kraft der orofazialen Muskeln. Aufwendigere Hightech-Verfahren werden für wissenschaftliche Zwecke angewendet: Elektromyogramm (EMG), Articulograph, Zungensonographie, SensOral System, Röntgenkinematographie u. a.

Das Entwicklungsalter ist wesentlich für die Beurteilung, da die orofazialen Funktionen von reflexhaften Bewegungsabläufen bei der Geburt zu hochentwickelten Praxien im Kindesalter reifen.

Therapie Die Myofunktionelle Therapie (MFT) ist ein in sich geschlossenes, eigenständiges sensomotorisches Therapiekonzept bei funktionellen Störungen im orofazialen Bereich. Inhalt ist das Erlernen physiologischer oraler Praxien (v. a. des somatischen Schluckens, der physiologischen Zungenruhelage, der physiologischen Nasenatmung mit Mundschluss). Diese wirken sich positiv auf die Lauterzeugung und die Sprachwahrnehmung aus. Der Zugang ist entwicklungsbezogen. Als Basistherapie wird die MFT vorbereitend, begleitend oder sichernd v. a. in der Logopädie und Kieferorthopädie innerhalb eines individuell erstellten Behandlungsplans eingesetzt. Ziel der Myofunktionellen Therapie ist eine vollständige Rehabilitation.

Unterschiedliche Ansätze: Präventive Maßnahmen von Geburt an bei Frühchen und Mehrfachbehinderungen, Frühe MFT (3–6 Jahre), MFT (ab Schuleintritt), MFT für Jugendliche und Erwachsene.

Verschiedene MFT-Konzepte: MFT nach amerikanischer Systematik (Garliner), Neurofunktionelle Reorganisation (Padovan), Neurosensorisches Konzept mit Berücksichtigung der oralen Stereognose (Dahan, Hahn), Logopädisch orientierte MFT, Kieferorthopädisch orientierte MFT, Vorschulische Konzepte u. a.

Ziele Körperaufrichtung, Überwinden von Lutschgewohnheiten, Fördern der oralen Sensibilität und Stereognose, Training der orofazialen Muskeln, Erlernen und Habitualisieren der physiologischen Zungenruhelage, des Mundschlusses und der Nasenatmung, Erlernen und Habitualisieren des somatischen Schluckens von Speichel, fester Nahrung und Flüssigkeit (V. H. & H. H.).

Literatur

Hahn, V. & Hahn, H. (2003): Myofunktionelle Störungen. Beratung, Therapie und Rehabilitation. In: Grohnfeldt, M. (Hrsg.): Lehrbuch der Sprachheilpädagogik und Logopädie. Bd. 4, 350–358. Stuttgart: Kohlhammer.

Meilinger, M. (1999): Untersuchung ausgewählter Aspekte myofunktioneller Störungen im Vorschulalter. München.

Schönweiler, R. (2000): Myofunktionelle Störungen und deren mögliche Auswirkungen auf die Hör- und Sprachentwicklung. Sprache-Stimme-Gehör 24, 177–181.

geordnet werden müssen. Neben den Gesetzmäßigkeiten der Morphemfolge werden auch die Regularitäten der Wortbildung beschrieben.

Most Comfortable Level (MCL) Als Bereich angenehmen Hörens definierter Schalldruckpegel, der mithilfe der subjektiven →Lautheitsskalierung in verschiedenen Frequenzbereichen für eine optimale Anpassung von →Hörgeräten und →Cochlea Implantaten bestimmt wird.

Motilität Einzelbeweglichkeit eines Organs. Motorik vs. Motilität (nach Pschyrembel):

Motorik: willkürlich aktive Bewegungsvorgänge

Motilität: subkortikal, vegetativ, reflektorisch gesteuerte Bewegung.

Motorische Aphasie →Aphasiesymptome, →Broca-Aphasie.

Motorisches Neuron Direkte Faserverbindung zwischen motorischer Rinde und Muskel; das *erste* m.N. verbindet die motorische Rinde mit den motorischen Kernen im Hirnstamm (für die Kehlkopf- und die Artikulationsmuskeln) bzw. des Rückenmarks (für die Atmungsmuskulatur und die Rumpf- und Gliedmaßenmuskulatur), das *zweite* m.N. führt von dort zu den Muskelendplatten der Muskelfasern.

Mototherapie Über eine verbesserte motorische Funktion und Koordination sollen Kinder zu neuem Selbstvertrauen und Kontaktbereitschaft geführt werden (→Rhythmische Erziehung).

MRT →Magnetresonanztomographie

MS →Multiple Sklerose

Mukotympanon (Paukenerguss) Eine mit zähflüssigem Schleim angefüllte →Paukenhöhle des →Mittelohres, die zu einer →Schallleitungsschwerhörigkeit bei →Mittelohrentzündungen führt. Verdichtet sich der Schleim zu einem zähen Pfropf, spricht man von einem *glue ear* (Leimohr), das nur operativ über eine →Parazentese abgesaugt werden kann.

Multiperformanzprinzip Grundsatz der Beachtung der unterschiedlichen Modalitäten der Sprache in der →Diagnostik. Um ein möglichst umfassendes Bild der sprachlichen Fähigkeiten zu erhalten, werden Aufgaben zur Rezeption (Sprachverständnis), zur Sprachproduktion (Kodieren einerseits und Rekonstruieren bzw. Imitieren andererseits) und zur sprachbezogenen Reflexion (Korrektheitsurteile über sprachliche Äußerungen oder Korrektur fehlerhafter Strukturen) kombiniert.

Multiple Interdentalität →Artikulatorischer Prozess, bei dem mehrere bzw. alle alveolaren Laute interdental realisiert werden.

Multiple Lateralität →Artikulatorischer Prozess, bei dem mehrere Sibilanten lateral realisiert werden, →Sigmatismus, Schetismus lateralis.

Multiple Sklerose (MS, syn.: Encephalomyelitis dissemenata) Chronisch entzündliche Erkrankung des zentralen Nervensystems (ZNS), die mit einem herdförmigen Verlust der Nervenfaserumhüllungen (Markscheiden) einhergeht. Die Ursache ist bisher nicht sicher geklärt. Vermutlich handelt es sich um eine multifaktorielle Entstehung, bei denen autoimmunologische Vorgänge eine Rolle spielen.

Während des schubförmigen Verlaufs kann es u.a. zu Sprechstörungen im Sinne einer →Dysarthrie und →Sprechapraxie kommen.

Mund- und zungenmotorische Übungen →Mundmotorik, →Aussprachestörungen Therapie.

Mundatmung Physiologisch bei größerer Anstrengung, pathologisch anstelle der normalen Nasenatmung.

Unterscheidung zwischen habitueller Mundatmung und nasalen Obstruktionen (Septumdeviation, Adenoidhyperplasie, Tonsillenhyperplasie, Muschelschwellung).

Offene Mundhaltung (OMH) tritt mit Mundatmung oder Mischatmung auf. Sie ist Ausdruck einer ganzheitlichen Haltungsschwäche, häufig verbunden mit Ernährungs- und Stoffwechselproblemen.

Mundmotorik Therapieanteil der →Artikulationstherapie bei →Aussprachestörungen. Durch mundmotorische Übungen soll das Kind die orale taktil-kinästhetische Wahrnehmung verbessern. Ein orofaziales Muskelgleichgewicht soll hergestellt, die Luftstromlenkung und -dosierung gefördert und die Lippen- und Zungenbeweglichkeit und somit die Anbahnung der korrekten Lautproduktion erleichtert werden. Öfters sind Übungen zum Aufbau eines physiologischen Schluckens angezeigt →myofunktionelle Therapie.

Mundschluss Lippenschluss bei physiologischer Nasenatmung. Therapieziel der Myofunktionellen Therapie.

Musiktherapie Ausnutzen der Wirksamkeit von Musik in physiologischer und psychologischer Hinsicht, häufig in Verbindung mit Entspannungstechniken und →Mototherapie.

Mutation Umwandlung der kindlichen Stimme in die eines Erwachsenen während der Geschlechtsreifung. Durch das unter hormoneller Steuerung einsetzende Wachstum der anatomischen Strukturen des Kehlkopfes sinkt die Stimme bei Jungen im Mittel um eine Oktave, bei Mädchen im Mittel um eine Terz ab. Die Mutation tritt meist zwischen dem 12. und 15. Lebensjahr ein.

Bei etwa 20% der Jungen verläuft der Stimmwechsel nicht harmonisch, über eine gewisse Zeit gelingt es ihnen nicht, eine konstante Sprechstimmlage beizubehalten. Bei einem unkontrollierten Wechsel zwischen Kopf- und Bruststimme spricht man von „Stimmbruch".

Mutationsdreieck Meist ergeben sich bei Mutationsstimmstörungen keine auffälligen Kehlkopfbefunde. In Einzelfällen zeigt sich ein unvollständiger Glottisschluss im hinteren Drittel in Form eines Dreiecks.

Mutationsstimmstörungen Man unterscheidet organische von funktionellen Mutationsstimmstörungen. Ein zu früh einsetzender Stimmwechsel weist oft auf eine hormonelle Störung hin, z.B. beim adrenogenitalen Syndrom (AGS). Auch ein unvollständiger oder ausbleibender Stimmwechsel kann hormonell bedingt sein.

Meist kann (und muss) eine organische Ursache aber ausgeschlossen werden. Dann liegt eine funktionelle Mutationsstimmstörung vor, die in den unterschiedlichsten Erscheinungsformen vorkommt. Man beobachtet häufig ein Umkippen der Stimme, Pressen, Diplophonien. Die mittlere Sprechstimmlage ist häufig zu hoch, kann sogar höher als die Kinderstimme sein, aber auch zu tief. Am häufigsten sind inkomplette Mutationen, die über Jahre nicht auffallen können und erst durch zunehmende stimmliche Belastung im Berufsleben durch eine überwiegend hyperfunktionelle Symptomatik klinische Bedeutung erlangen.

Muttersprache Wird meist synonym zu →Erstsprache bzw. L1 verwendet. Sprache, die das Kind von Geburt an erlernt. Muttersprache ist keine feststehende Größe, d.h. zur Beschreibung der Muttersprache können mehrere Kriterien (z.B. Herkunft, Kompetenz, Funktion, Identifikation) gleichzeitig verwendet werden.

a) Herkunft: Muttersprache ist die Sprache, die die erste Bezugsperson mit dem Kind spricht.

b) Kompetenz: Muttersprache ist die Sprache, die das Kind am besten beherrscht.

c) Funktion: Muttersprache ist die Sprache, die das Kind am häufigsten gebraucht.

d) Identifikation: Muttersprache ist die Sprache, mit der sich das Kind identifiziert.

Die Gewichtung der Kriterien kann sich je nach Lebenssituation des Menschen ändern.

Myofunktionelle Therapie (MFT) Behandlungsmethode im orofazialen Bereich (Gesichts-, Mund-, Nasen-, Rachenraum). Sie befasst sich mit Störungen oder Entwicklungsdefiziten der Primärfunktionen Atmen, Saugen, Beißen, Kauen, Schlucken. Die MFT soll schädliche Gewohnheiten (→Habits) abstellen und abweichende Bewegungsmuster (orofaziale →Dysfunktionen) umtrainieren.

Verschiedene Schulen und Konzepte (→Myofunktionelle Störungen).

Die MFT-Programme setzen den Schwerpunkt auf eine sensomotorische Übungsbehandlung mit dem Ziel, die somatische Schluckfunktion und Zungenruhelage zu erwerben, den Mundschluss zu erlernen, zu festigen und in die Gewohnheit zu überführen, sowie ein stabiles orofaziales Muskelgleichgewicht aufzubauen.

Myometer Früher Myoscanner (Garliner). Messgerät mit verschiedenen Ansätzen zur Kraft- und Widerstandsmessung von Lippen, M. mentalis, Zunge und M. masseter. Nicht wissenschaftlich vergleichbare Messwerte, aber Objektivierung der Muskelpalpation zur Dokumentation des Therapiefortschritts sowie zur Motivation.

Nachbesserung Oder *cancellation*, Element der Phase der →Modifikation nach →Van Riper. Bewusste Nachbesserung des Stotterns durch prolongierte Wiederholung des gestotterten Wortes. Dient der Verbesserung der sprechmotorischen Fähigkeiten. →Stottern

Nachsorge (bei Hörschäden) Nach einer Versorgung mit →Hörgeräten oder →Cochlea Implantaten ist eine intensive audiologische, technische, logopädische und hörgeschädigtenpädagogische Nachbetreuung der Patienten notwendig, um den gewünschten Erfolg einer (Re-)Habilitation des Hör- und Sprachvermögens sowie eine lautsprachliche Integration oder Wiederherstellung der Kommunikationsfähigkeit zu erreichen. So muss das neue Hören und dadurch vermittelt auch das Sprechen bei taub geborenen Kindern völlig neu erlernt werden. Die wesentlichen Elemente der Nachsorge bei Hörgeräteträgern sind die optimale Einstellung der Hörhilfen durch adaptive Anpassung der Verstärkung, Klangeigenschaften, Dynamikregelung und Störschallunterdrückung in verschiedenen Hörsituationen durch den Hörgeräteakustiker oder bei Säuglingen und Kleinkindern in spezialisierten pädaudiologischen Zentren. Sinnvoll ist eine Unterstützung der Patienten durch →Hörtraining und →Hörtaktik, die zunehmend durch Audiotherapeuten angeboten werden, wobei die Kostenübernahme bis heute strittig ist. Die Nachsorge CI-versorgter Kinder ist ein lebenslanger Prozess, der in spezialisierten CI-Zentren entweder ambulant oder stationär angeboten wird. Hier erfolgt die engmaschige Feineinstellungen der Sprachprozessoren sowie die Hör-Spracherziehung durch gezielte hörgeschädigtenpädagogische und logopädische Förderung, der über einen Zeitraum von 2–3 Jahren (40–50 Behandlungstage) durch die Kostenträger finanziert wird. Nur wenige niedergelassene Praxen haben sich auf die besonderen Anforderungen der Nachsorge von CI-Kindern, z.B. durch auditiv verbale Förderung eingestellt. Auch Erwachsene CI-Träger haben einen Anspruch auf Nachsorge, die meist ambulant, in schwierigen Einzelfällen jedoch auch in stationären Reha-Kliniken durchgeführt werden können. Dazu ist vorher ein Kostenübernahmeantrag bei der betreuenden Krankenkasse zu stellen.

Nachsorge, therapeutische Da die →Generalisierung und langfristige Aufrechterhaltung des Therapieerfolgs z.B. beim →Stottern das eigentliche Problem darstellt, hat es sich als sinnvoll erwiesen, über das Ende der eigentlichen Therapie hinaus, Nachsorgetermine anzubieten. Sie dienen der →Stabilisierung und Aufrechterhaltung des Therapieerfolgs.

NARI Abk. engl. *Noradrenalin Reuptake Inhibitors*, Noradrenalin-Wiederaufnahmehemmer. Spezielle Psychopharmaka-Gruppe zur medikamentösen Behandlung von Ängsten, Depressionen, Zwangsstörungen u.a.

Naseneingang Der Naseneingang ist bei Lippenspalten mit in die morphologischen Veränderungen einbezogen. Bei einseitigen Lippenspalten ist der Nasenflügel durch die Spaltung der Haut und Schleimhaut sowie des M. orbicularis oris und der subnasalen Muskulatur nach lateral abgewichen und das spaltseitige Nasenloch queroval verzogen. Bei doppelseitigen Lippenspalten ist der Nasensteg oftmals hypoplastisch, so dass die Nasenspitze eine unzureichende Projektion aufweist und die Nasenlöcher beidseits breit nach lateral verzogen sind.

Natürlicher Zweitspracherwerb Syn. →ungesteuerter Zweitspracherwerb. Erlernen der Zweitsprache ausschließlich durch den Kontakt mit der fremdsprachigen Bevölkerung in alltäglichen Kommunikationssituationen (vgl. →Mehrsprachigkeit).

Neck dissection Die Ausräumung der Halslymphknoten wird als *Neck dissection* bezeichnet.

Da die Karzinome des Kehlkopfes ebenso wie die des Pharynx und der Mundhöhle fast ausschließlich lymphogen in die Lymphknoten des Halses metastasieren, muss sich der kehlkopfkrebserkrankte Patient in den fortgeschrittenen Stadien neben der Laryngektomie zumeist auch einer Halsausräumung unterziehen, deren Indikation sich nach Sitz und Ausdehnung des Tumors richtet. Bereits 1880 kam der Vorschlag auf, befallene Lymphknoten weiträumig zu entfernen und um 1900 diskutierte man die routinemäßige Lymphknotenausräumung.

Es wird differenziert zwischen einer kurativen *Neck dissection*, bei Vorliegen gesicherter Lymphknotenmetastasen, und einer elektiven, d.h. systematischen prophylaktischen *Neck dissection*, wobei die

> Lymphknotenmetastasen klinisch noch nicht nachweisbar sind, aber eine hohe Metastasierungsneigung des Primärtumors besteht.

Unterschieden werden je nach Radikalität konservative (funktionelle) und radikale Halsausräumungen und je nach Lateralität beidseitige, rechtsseitige und linksseitige *Neck dissections*, wobei die Halsausräumung zumeist gleichzeitig mit der Laryngektomie, bei beidseitiger *Neck dissection* aber in einigen wenigen Kliniken z.T. auch zweiphasig operiert wird. D.h. eine Halsseite wird mit der Laryngektomie operiert und die andere ca. 6–8 Wochen später.

Bei der konservativen, funktionserhaltenden *Neck dissection* werden die Lymphknoten entlang der tiefen Halsgefäße von der Schlüsselbeingrube bis zur Schädelbasis entfernt. Die Entfernung kann sich z.T. auf die Regionen beschränken, in denen Absiedelungen bösartiger Tumoren am häufigsten auftreten. Bei der radikalen *Neck dissection* werden zusätzlich weitere Strukturen entfernt, z.B. das gesamte Fettgewebe, die Unterkieferspeicheldrüse, der Schulterhebernerv (Nervus accessorius), die tiefe Halsvene, der Kopfnickermuskel (M. sternocleidomastoideus). Bei der modifizierten radikalen *Neck dissection* kann der Musculus sternocleidomastoideus, die Vene jugularis oder Nervus accessorius erhalten werden.

> Bei Karzinomen in den Lymphknoten des Halses handelt es sich immer um Metastasen eines Primärtumors, der zu ca. 80% im Kopf-Hals-Bereich lokalisiert ist, d.h. Lymphknotenmetastasen des Halses kommen nur als sekundäre Gebilde vor. Am häufigsten betroffen sind die Lymphknotenstationen am Unterkieferwinkel und entlang der Gefäßscheide.

Die funktionellen Folgen einer *Neck dissection* variieren stark und lassen sich unterschiedlich gut behandeln bzw. kompensieren. Zu den tiefgreifendsten Eingriffen in die Motorik des Kopf-Hals-Schultergürtel-Bereiches zählen die Resektion des N. accessorius (XI. Hirnnerv), der u.a. für die motorische Versorgung des M. sternocleidomastoideus und des M. trapezius zuständig ist, sowie die Entfernung des Musculus sternocleidomastoideus, dessen Aufgabe in der Drehung des Kopfes zur Gegenseite besteht. Aus der Resektion des M. sternocleidomastoideus resultieren Fehlhaltungen des Kopfes und der Halswirbelsäule. Ungünstige Narbenbildungen und Verwachsungen der Haut-Platysma-Lappen verschlechtern die Situation noch. Daraus entstehen Schmerzen im Schultergelenk, im Bereich von Skapula und Klavikula, die auch ausstrahlen in Arm und Hand. Der M. trapezius sorgt primär für die normale Ruhelage des Schultergürtels und sekundär in Zusammenarbeit mit anderen Muskeln für das Anheben des Armes. Aufgrund dieser anatomischen Gegebenheiten muss der Patient bei einem Impulsausfall durch den N. accessorius mit einem 1–5 cm großen Tiefstand der Schulter und einer Vorverlagerung der betreffenden Schulter sowie mit Bewegungsbeeinträchtigungen beim Schulter- und Armheben rechnen, woraus langfristig u.U. eine Muskelatrophie erwachsen kann. Ferner kann es zu Lymphstauungen und somit zur Entstehung von Ödemen kommen, da die Halslymphbahnen sich im Operationsgebiet nicht oder nur wenig rekanalisieren. Ein Ödem im Hals-Gesichtsbereich mit dick geschwollenen Lippen und Zunge, zugeschwollenen Augenlidern und Kopfschmerzen kommen z.T. nach beidseitiger *Neck dissection* mit Unterbindung der Jugularvenen vor. Die von Patienten häufiger beklagten Kopfschmerzen sind z.T. diffus, erfassen aber vornehmlich die Hinterkopf- und Schläfenregionen. Auslöser sind vor allem die Fehlhaltung des Kopfes sowie die schlechten Durchblutungsverhältnisse infolge des venösen Rückstaus bei ungünstiger Vernarbung. Zieht die *Neck dissection* die Submandibularloge mit ein, kann es durch Schädigung des Mundastes des N. facialis zu Einschränkungen der Lippenbeweglichkeit und zu einer Asymmetrie des betroffenen Mundwinkels kommen. Gelegentlich kommt es auch zu einer Schädigung der N. hypoglossus und damit zu einer Beeinträchtigung der Zungenmobilität.

In wenigen Einzelfällen wird leider auch von enzephalitisähnlichen Hirnveränderungen und Todesfällen infolge der Schädelinnendrucksteigerung und Hirnnervenstauung berichtet, weswegen der Erhalt

Neuropsychologie Die Bezeichnung Neuropsychologie wird im gängigen Sprachgebrauch in zwei verschiedenen Bedeutungen verwendet.

> Einerseits bezeichnet sie eine wissenschaftliche Disziplin, die sich mit den neuronalen Grundlagen kognitiver Leistungen und des Verhaltens beschäftigt. Andererseits wird sie aber auch als Bezeichnung der, von einschlägigen Fachgesellschaften kontrollierten, beruflichen Zusatzqualifikation von Psychologen verwendet, die Patienten mit kognitiven und Verhaltensstörungen nach Hirnschädigung behandeln.

Dieser Artikel befasst sich mit der wissenschaftlichen Disziplin. Sie ist im Verlauf ihrer nunmehr rund 200-jährigen kontinuierlichen Tradition unter wechselnden Namen aufgetreten. Die Bezeichnung „Neuropsychologie" setzte sich in der 2. Hälfte des 20. Jahrhunderts durch und verdrängte zum Beispiel im deutschen Sprachraum die bis dahin vorherrschende Bezeichnung „Großhirnpathologie". Die Namensgebung signalisierte die wachsende Bedeutung exakter experimenteller psychologischer Verfahren, die die bisher vorherrschende mehr oder weniger anekdotische klinische Beobachtung von Verhalten, Sprache und Kognition ablöste und war verbunden mit der Verselbstständigung der Disziplin, die bis dahin ein Zweig der klinischen Neurologie und Psychiatrie war.

„Neuropsychologia" war auch der Name der ersten, ausschließlich dieser Disziplin gewidmeten Zeitschrift. Sie wurde 1962 gegründet. 1987 erhielt sie den Untertitel „An international journal in behavioural neuroscience", der 1993 zu „Behavioural and cognitive neuroscience" erweitert wurde. Am Anfang des 21. Jahrhunderts ist die Bezeichnung „cognitive neuroscience" (kognitive Neurowissenschaft) in der Grundlagenforschung populärer als „Neuropsychologie", während in der klinischen Forschung und Praxis nach wie vor der Name „Neuropsychologie" dominiert.

Forschungsansatz Das Aufkommen der „kognitiven Neurowissenschaft" ging Hand in Hand mit geradezu revolutionären Fortschritten in der Darstellung und Messung der neuronalen Korrelate von Verhalten, Kognition und Sprache. Neue technische Verfahren wie ereigniskorrelierte Hirnpotenziale, funktionelle Magnetresonanztomographie und emissionstomographische Messung der Hirndurchblutung eröffnen seit dem letzten Viertel des 20. Jahrhunderts die Möglichkeit, dynamische Veränderungen von Hirnfunktionen bei gesunden Personen zu messen und mit der Ausführung kognitiver Aufgaben zu korrelieren. Das hatte auch Auswirkungen auf die wissenschaftliche Infrastruktur. Bis dahin war neuropsychologische Forschung an den Zugang zu Patienten mit erworbenen Schädigungen des Gehirns gebunden. Nunmehr können Experimente an gesunden Versuchspersonen ausgeführt werden und liegt die Beschränkung für Experimente nur mehr in der Menge und Qualität der technischen Ausrüstung und der beteiligten Wissenschaftler. Diese „Befreiung" von der Klinik hatte eine enorme Ausweitung der Zahl der Wissenschaftler, ihrer Publikationen und nicht zuletzt der investierten finanziellen Mittel zur Folge. Beurteilt nach der Menge der Publikationen, der finanziellen Zuteilungen und der öffentlichen Popularität erscheint die klinische Neuropsychologie nunmehr wie ein respektables, aber bescheidenes Randgebiet des großen Feldes der kognitiven Neurowissenschaften.

Die Fortentwicklungen der Techniken und der Infrastruktur sollten aber nicht darüber hinwegtäuschen, dass grundlegende Annahmen und Fragestellungen der Neuropsychologie seit ihren Anfängen gleich geblieben sind.

> Die Neuropsychologie verficht seit ihren Anfängen eine materialistische Position in der philosophischen Tradition der Leib – Seele Problematik. Ihr Ziel ist es, die Absolutheit des Dualismus von immateriellem Geist und räumlich ausgedehnter körperlicher Substanz auf ein Maß zu reduzieren, in dem er der empirischen Forschung zugänglich wird.

Der Weg dazu besteht darin, sowohl die geistige als auch die materielle Seite des Dualismus in Teile zu zerlegen und empirisch zu erforschen, ob einzelne Teile des Geistigen mit einzelnen Teilen des Gehirns zusammenhängen. Auf der Seite des Geistigen sind die Teile die konstanten Eigenschaften und Fähigkeiten der Menschen, die in der ersten Ausformulierung dieser Doktrin durch Franz Gall als „Fakultäten" bezeichnet wurden und in moderner Nomenklatur meist als „kognitive Funktionen" auftreten.

Auf der Seite des Materiellen sind die Teile anatomisch oder physiologisch definierte Unterteilungen des Gehirns. Die empirische Erkenntnis, dass die Sprachfähigkeit an die Integrität von Teilen der linken Hirnhälfte abhängt, sagt eigentlich nichts darüber aus, wie aus den Aktionspotenzialen der dort lokalisierten neuronalen Netzwerke Gedichte entstehen, aber sie schafft einen Zusammenhang zwischen anatomischen Eigenschaften des Gehirns und der Sprachfähigkeit, der es uns leichter macht zu glauben, dass Poesie ein Werk des Gehirns und nicht der göttlichen Eingebung ist.

Selbstverständnis und Perspektiven Man könnte glauben, dass die Akkumulation von Erkenntnissen über Zusammenhänge von Anatomie und Kognition schließlich in eine umfassende Karte mündet, die jeder kognitiven Funktion eine Lokalisation im Gehirn zuweist. Aber anders als beim Ausfüllen der weißen Flecken in geographischen Landkarten werden in der Neuropsychologie die schon gezeichneten Karten beständig umgezeichnet und neu aufgeteilt. Sowohl auf der Seite der Anatomie als auch und erst recht auf der Seite der kognitiven Funktionen gibt es immer mehrere Möglichkeiten, die Elemente zu definieren, die auf der Karte abgebildet werden sollten. Auf der Seite des Gehirns können dies zum Beispiel die beiden Hälften des Großhirns, die großen Hirnlappen, einzelne Hirnwindungen, zytologisch homogene Rindenfelder oder auch über große Distanzen im Gehirn ausgespannte neuronale Netze sein. Auf der Seite der Kognition ist die Vielzahl der Möglichkeiten noch größer und gibt es noch weniger objektive Kriterien für die Abgrenzung der Funktionen.

Einerseits kann fast jede Funktion in voneinander mehr oder weniger unabhängige Subfunktionen zerlegt werden. Zum Beispiel zerfällt die Sprachfähigkeit in Kompetenzen für mündliche oder schriftliche Sprache, Semantik und Phonologie, Lexikon und Syntax, Sprachproduktion und Sprachverständnis usw., und in weiterer Analyse können auch diese Subfunktionen weiter in einzelne Schritte der Informationsverarbeitung zerlegt werden (Shallice 1988; Goldenberg 2002).

Andererseits können oberflächlich verschiedene Funktionen als Ausdruck einer gemeinsamen Grundfunktion interpretiert werden. Zum Beispiel wurde behauptet, dass die Sprachfähigkeit nur ein Ausdruck der allgemeinen Fähigkeit sei, Symbole zu bilden und zu verstehen (→Asymbolie).

> Angesichts dieser prinzipiellen Unsicherheit in der Bestimmung der relevanten Elemente des Geistigen und der Anatomie nimmt es nicht Wunder, dass jeder empirische Befund zur zerebralen Lokalisation kognitiver Funktionen mehrdeutig und das Ziel, eine umfassende und endgültige Landkarte der Lokalisation kognitiver Fähigkeiten aufzustellen, unerreichbar ist (Uttal 2001).

Diese Beschränkungen bedeuten nicht, dass die Zuordnung von kognitiver Funktion zu anatomischer Lokalisation kein solides empirisches Fundament hat. Gerade in der klinischen Neuropsychologie gibt es Erkenntnisse, die sich nicht nur in experimentellen Untersuchungen, sondern auch in alltäglicher klinischer Praxis bestätigen. So ist das Auftreten von Aphasien bei Läsionen der perisylvischen Regionen der linken Hemisphäre ein robuster Befund, dessen Bestätigung nicht von den Feinheiten des linguistischen Modells abhängt, mit dem die Aphasie analysiert wird. Aber auch die klinische Praxis konfrontiert Sprachtherapeuten immer wieder mit der Unsicherheit der Abgrenzung zwischen Sprache und anderen Funktionen der linken Hemisphäre (→Apraxie, dysexekutives Syndrom), und mit Ausnahmen, die die Allgemeingültigkeit der lokalisatorischen Zusammenhänge in Frage stellen (→Händigkeit) (G.G.).

Literatur

Goldenberg, G. (³2002): *Neuropsychologie – Grundlagen, Klinik, Rehabilitation*. München: Urban & Fischer.
Shallice, T. (1988): *From neuropsychology to mental structure*. Cambridge, New York: Cambridge University Press.
Uttal, W.R. (2001): *The New Phrenology – The Limits of Localizing Cognitive Processes in the Brain*. Cambridge, London: MIT Press.

zumindest einer durchgängigen Jugularvene angestrebt oder ggf. eine zweiphasige radikale *Neck dissection* erfolgt.

Negativer Transfer Syn. →Interferenz. Verletzung einer sprachlichen Norm in der Zweitsprache durch Übertragung einer automatisierten sprachlichen Gewohnheit aus der Erstsprache. Für die Sprachen Türkisch und Deutsch kann das Beispiel der Konsonantenverbindungen genannt werden: Im Türkischen existieren primär keine Konsonantengruppen im Silbenanlaut. Die vielfältigen Konsonantenhäufungen der deutschen Sprache können somit zu Ausspracheschwierigkeiten führen. Häufig kann dabei das Einschieben von Stützvokalen beobachtet werden: „S**i**tress“ statt „**St**ress“, „Sch**ü**tück“ statt „**St**ück“ (vgl. →Interferenz, →positiver Transfer, →kontrastiver Sprachvergleich).

Neoglottis Ersatzsubstrat zur Stimmschallerzeugung nach Chordektomie, Kehlkopfteilresektion oder Laryngektomie in Form **1.** einer narbigen →Pseudostimmlippe, **2.** der schwingenden →Pseudoglottis oder **3.** einer eingesetzten →Stimmprothese.

Neologismen →Aphasiesymptome
Wörter, die in der Standardsprache aus lautlichen bzw. semantischen Gründen nicht vorkommen (phonematischer bzw. semantischer Neologismus).

Nervus facialis →Gesichtsnerv

Neugeborenen-Hörscreening (Universelles) Neugeborenen-Hörscreening, (U)NHS: (abgeleitet von engl. *screening*, Schirmbilduntersuchung, ehemals eine flächendeckende Reihenuntersuchung zur Früherkennung der Lungentuberkulose).

Angeborene Schwerhörigkeiten und Taubheiten müssen früh erkannt und behandelt werden, um einen optimalen Spracherwerb zu ermöglichen. Ohne ein NHS werden angeborene Schwerhörigkeiten erst mit etwa 2 1/2 Jahren entdeckt und ein halbes Jahr später mit Hörhilfen und Frühförderung versorgt. Dies ist für einen optimalen Spracherwerb zu spät. Würde man ein Hörscreening ausschließlich bei Kindern mit besonderen Risiken durchführen („Risikoscreening“), könnte man nur die Hälfte der angeborenen schwerhörigen Kinder entdecken. Gerade Kinder mit Risiken haben oft weitere Entwicklungsstörungen, die den Spracherwerb zusätzlich beeinträchtigen, während die Schwerhörigkeiten bei sich sonst gut entwickelnden Kindern mit den besten Chancen auf einen normalen Spracherwerb weiterhin zu spät entdeckt würden. Deshalb hat man den weltweiten Konsens formuliert, ein Hörscreening nicht nur für Risikogeburten, sondern für möglichst alle Geburten (d.h. wenigstens 80 %, „Universelles“ Neugeborenenhörscreening, UNHS) zu favorisieren (z.B. USA: National Institutes of Health, NIH 1993, American Speech, Language, and Hearing Association, ASHA 2000, Europäische Gemeinschaft: Mailand 1998, 2000, Cernobbio 2004). Die Hauptargumente für ein universelles Screening sind:

1. die Relevanz (sehr hohe Prävalenz von 1–2 auf 1.000 Lebendgeburten)

2. der Mangel (zu späte Diagnose ohne Hörscreening)

3. die Diagnostizierbarkeit (Verfahren sind verfügbar und zuverlässig)

4. die Therapierbarkeit (bisherige Behandlungserfolge bei Frühtherapie)

5. eine vermutete volkswirtschaftliche Ökonomie (Keren et al., Pediatrics 110, 2002, 855–864)

Bei stationären Geburten wird das Screening am zweiten oder dritten Tag nach der Entbindung durch das Stationspersonal der Geburtsklinik durchgeführt („Erstscreening“, „Primärscreening“). Bei auffälligem Ergebnis („fail“; im Gegensatz zum unauffälligen Ergebnis, „pass“) wird es nach der Entlassung durch niedergelassene Ärzte wiederholt („Nachscreening“, „Kontrollscreening“). Bei weiterhin auffälligem Ergebnis wird eine Folgeuntersuchung („Follow up“) in die Wege geleitet. Bei Bestätigung der Diagnose sollte eine frequenzspezifische Schwellenbestimmung erfolgen (z.B. *Notched-Noise*-BERA oder *Auditory Steady State Responses*, ASSR) und die Therapie eingeleitet werden (akustische Hörsysteme oder Cochlear Implantate, Frühförderung, Hörtraining). Bei ambulanten Geburten wird das Erst- und Nachscreening ambulant durchgeführt. Bei Risikogeburten wird nur das Erstscreening und bei auffälligem Ergebnis sofort die Folgeuntersuchung durchgeführt.

Einige Länder begnügen sich mit einem einseitigen Screening, so dass einseitige Schwerhörigkeiten unter Umständen nicht erkannt werden. Die meisten Länder screenen beide Ohren. Für das Erstscreening werden in den meisten Ländern automatisch ausgewertete otoakustische Emissionen (OAE) bevorzugt (meist transitorische Emissionen, TEOAE, in einigen Ländern auch Distorsionsprodukte, DPOAE, bis zu fünf Versuche pro Ohr). OAE sind preiswert und in wenigen Sekunden durchführbar, weisen aber eine hohe Rate falsch auffälliger Befunde auf (hohe „Refer-Rate"), so dass bei recht vielen Kindern (2–5 %) ein Nachscreening notwendig wird. Außerdem werden nur Störungen der äußeren Haarzellen entdeckt, nicht aber Störungen der inneren Haarzellen, zentrale Schwerhörigkeiten sowie die seltene Auditorische Neuropathie. Wegen dieser Nachteile bevorzugen einige Länder ein Erstscreening mit automatisch ausgewerteten akustisch evozierten Potenzialen (*Automatic Auditory Brainstem Response*, AABR) oder ein Zweistufenscreening (Erstscreening mit OAE, Nachscreening mit AABR). Bei Risikogeburten werden bevorzugt AABR eingesetzt.

Die bisherigen Erfahrungen zeigen, dass gerade Eltern von Kindern mit auffälligen Befunden die Folgeuntersuchungen meiden. Deshalb ist ein Nachverfolgungssystem („Tracking") mit Datenmanagement erforderlich, das die Aufgabe hat zu erkennen, ob noch Untersuchungen ausstehen, um dann die Eltern zu motivieren, diese Untersuchungen durchführen zu lassen. Wenn Eltern nach der Geburt des Kindes den Wohnort wechseln, erreichen sie die Benachrichtigungen oft nicht, und es muss die neue Adresse ermittelt werden, z. B. über das Einwohnermeldewesen. Die verschiedenen Maßnahmen des Trackings sollen „verlorene Fälle" vermeiden („Lost-to-follow-up").

Neurochronaxische Theorie der Stimmerzeugung Nach Husson. Basiert auf der Annahme, dass jede Stimmlippenschwingung durch einen einzelnen Nervenimpuls ausgelöst sei. Gilt inzwischen als widerlegt. →Stimmtheorien

Neurofibromatose Eine Erkrankung des Nervensystems mit Bildung multipler Tumore des Gliagewebes an peripheren Nerven sowie auch im Zentralnervensystem. Bei der Neurofibromatose Typ II (Morbus Recklinghausen) können bilaterale →Akustikusneurinome auftreten, die bei den multipel gehandicapten Patienten zu einer beidseitigen Hörnerventaubheit führen können. In diesen Fällen kann eine partielle Rehabilitation durch den Einsatz eines auditorischen Hirnstamm-Implantats (→*Auditory Brainstem Implant*, ABI) erfolgen. Neuerdings wird an der Entwicklung und dem klinischen Einsatz eines Mittelhirn-Implantats (*Auditory Midbrain Implant*, AMI) gearbeitet, bei dem ein penetrierendes Elektroden-Array in den unteren Viererhügel (Colliculus inferior) der →zentralen Hörbahn eingesetzt wird.

Neurogene Dysphonie Stimmstörung als Folge einer Erkrankung im Bereich der Kehlkopfnerven, deren Kerngebiet (Hirnstamm), verschiedener cerebraler Bahnsysteme oder kortikaler Zentren. **1.** →Stimmlippenparese, **2.** Begleitstörung bei Dysarthrie (→Dysarthrophonie), **3.** neurogene Form der Spastischen (Spasmodischen) Dysphonie. Klinisch tritt die Störung entweder als →Heiserkeit, als →Phonasthenie oder als Kehlkopftremor in Erscheinung.

Neurolinguistik →Patholinguisitik

Neuronale Plastizität →Aphasie

Neurosensorischer Ansatz Behandlungskonzept bei myofunktionellen Störungen aufgrund vorwiegend neurosensorischer Übungen. Rückstände in der Entwicklung von Bewegungsabläufen oder in der fehlerhaften Ausbildung von Bewegungsmustern sind mit Störungen der taktilen, kinästhetischen, propriozeptiven, visuellen oder auditiven Sinnesfunktion verbunden. Die Wahrnehmungsfähigkeiten entwickeln sich am stärksten im Alter zwischen 4 und 7 Jahren. In diesem Alter finden neurosensorische oder neurosensorielle Ansätze vorrangig ihre Anwendung. Die vielfältigen Wahrnehmungsmöglichkeiten des Mundraums und der Zunge werden bewusst gemacht und erweitert unter gleichzeitiger Aktivierung der Mundmotorik. →Myofunktionelle Therapie, →myofunktionelle Störungen.

Nicht-direktive Beratung →Gesprächstherapie

Nicht-flüssige Aphasie →Aphasiesyndrome, →Broca-Aphasie.

Aphasie mit nicht-flüssiger Sprachproduktion, d. h. mit durchschnittlicher Phrasenlänge von weniger als 5 Wörtern, bei vielen Unterbrechungen und bei verlangsamter Sprechgeschwindigkeit.

Nihilismus, therapeutischer Sicherung der lebenserhaltenden Funktionen, Abwarten bzw. Nichtstun statt Therapie (*Fischer:* „Kaspar-Hauser-Therapie").

Non-Avoidance-Ansatz Die Non-Avoidance-Ansätze entstanden in der zweiten Hälfte des letzten Jahrhunderts in den USA. Der bekannteste Vertreter im deutschsprachigen Raum ist Charles Van Riper, dessen Buch „Die Behandlung des Stotterns" zu einem Standardwerk der Stottertherapie wurde. Im deutschsprachigen Raum wurden die Ideen und Vorgehensweisen des Ansatzes vor allem durch den Berliner Stottertherapeuten Wolfgang Wendlandt und die →Stotterer-Selbsthilfebewegung bekannt. Die Nicht-Vermeidungsansätze vereinen sowohl sprech- als auch psychotherapeutische Methoden, die auf den individuellen Bedarf des Klienten abgestimmt werden. Das Ziel der Non-Avoidance bzw. Nicht-Vermeidungs-Ansätze liegt vorrangig darin, den →Teufelskreislauf des Vermeidens zu durchbrechen, die Persönlichkeit der Betroffenen zu stabilisieren und sie gegen ihre eigenen Ängste und Frustrationen, die das Stottern aufrechterhalten, zu desensibilisieren. Erst in einem weiteren Schritt werden sprechtechnische Verfahren zur Modifikation des Stotterns eingesetzt. Ziel der Stottermodifikation ist es, eine Art von „flüssigem" Stottern zu erlernen, die frei von Vermeidung und Anstrengung ist. Zum exemplarischen Ablauf einer Non-Avoidance-Therapie siehe unter →Van Riper-Therapie. →Stottern

Literatur

Van Riper, Ch. (1986): Die Behandlung des Stotterns. Solingen: Demosthenes Verlag.

Non-Avoidance-Therapie →Non-Avoidance-Ansatz, →Stottern.

Nonwörter →Pseudowörter

OAE →otoakustische Emissionen

Oberer Ösophagussphinkter Besteht im Wesentlichen aus der Muskelschlinge des M. cricopharyngeus, zieht von Schild- und Seitenfläche des Ringknorpels zur Rachenhinterwand; wegen der anatomischen Vielfalt werden auch inferiore Anteile des unteren Schlundschnürers und superiore Abschnitte des zervikalen Ösophagusabschnittes dem oberen Ösophagussphinkter zugesprochen.

Objektivität Grad, in dem das Ergebnis einer Untersuchung unabhängig ist vom Untersucher. Die Objektivität zählt zu den →Gütekriterien von →Tests und führt zu einem hohen Grad von interpersoneller Übereinstimmung bei der Durchführung von Tests (Durchführungsobjektivität), der Auswertung von Antworten und der Vergabe von Testpunkten (Auswertungsobjektivität) sowie der Gesamtbewertung und -gewichtung von Testergebnissen (Interpretationsobjektivität). Voraussetzung für ein hohes Maß an Objektivität sind die Durchführung des Untersuchungsverfahrens unter zuvor festgelegten, unveränderten Bedingungen und die festgelegte, einheitliche Zuordnung von Antworten oder gezeigten Verhaltensweisen zu Punktwerten.

Occipitallappen Bezeichnung für die Hirnrinde, die sich am Hinterhaupt befindet. Dieser Hirnlappen ist u.a. und insbesondere für die Verarbeitung visueller Reize zuständig.

Öffnung →Phonologischer Prozess (physiologisch), auch →glottale Ersetzung genannt, bei dem das Phonem /ρ/ i.d.R. durch den Laut [η], manchmal aber auch durch den Glottisschlag [/] realisiert wird.

Öffnungslaut →Vokal

Ohr Sinnesorgan zur Aufnahme, Weiterleitung und Verarbeitung von Schallwellen im hörbaren Bereich, bestehend aus dem →Außenohr, →Mittelohr, →Innenohr und der →zentralen Hörbahn. Im umgangssprachlichen Gebrauch wird als Ohr oft nur der periphere, sichtbare Teil des Hörorgans verstanden.

Ohrdominanztraining Therapieverfahren zur Behandlung →Auditiver Verarbeitungs- und Wahrnehmungsstörungen mit dem Ziel, Rechtsohrigkeit zu erreichen (→Tomatis-Therapie).

Ohrensausen →Tinnitus

Ohrenschmalz Auch als Cerumen bezeichnete Absonderung von Drüsen im Bereich des knorpeligen äußeren Gehörgangs. Durch die antibakterielle und haftende Wirkung hat das Cerumen gegenüber eindringenden Keimen und Feinstpartikeln eine wichtige Schutzfunktion des →Außenohres.

Ohrgeräusche →Tinnitus

Ohrmuschel (Auricula) Teil des →Außenohres, bestehend aus einer Hautfalte mit einer eingelagerten Platte aus elastischem Knorpel (Cartilago auriculae, definiert die Ohrmuschelform) und dem Ohrläppchen (Lobulus auriculae; ohne Knorpel). Die Ohrmuschel dient der Aufnahme und Weiterleitung des Schalls in den äußeren Gehörgang und hat eine Richtcharakteristik im Hinblick auf das →Richtungshören. Dabei wird der Schall durch die besondere Ausprägung der Fläche besonders im mittleren Frequenzbereich um etwa 10 dB verstärkt.

Ohrpassstück Auch als Otoplastik bezeichnete Verankerung und Schallzuführung eines →HdO-Hörgerätes oder einer →Hörbrille in der Concha der →Ohrmuschel sowie im äußeren Gehörgang des →Außenohres. Die individuelle Anfertigung des Ohrpassstückes erfolgt durch den →Hörgeräteakustiker im Rahmen der →Hörgeräteversorgung. Durch eine Bohrung erfolgt die Schallführung zwischen dem Hörgerät und dem geschlossenen oder offenen äußeren Gehörgang des Patienten. Bestehen Undichtigkeiten bei hochgradigem Verstärkungsbedarf, so kommt es zu einem lästigen →Rückkopplungspfeifen, da keine ausreichende Trennung zwischen dem Mikrofon und dem Gehörgangsrestvolumen besteht, das ja direkt mit dem Lautsprecher (Hörer) in Verbindung steht.

Ohrtrompete →Eustachische Röhre (Tuba Eustachii)

Okklusionsstörung Fehlerhafte Gebissstellung und/oder Prothesenstellung als mögliche Ursache einer →Artikulationsstörung oder →Dysphonie.

Olli, der Ohrendetektiv – Test und Förderverfahren zur phonologischen Bewusstheit in Vorschule und Schule Der von Erich Hartmann und Ruth Dolenz 2005 verfasste Band basiert auf dem schweizerdeutschen Abklärungsverfahren zur vorschulischen →phonologischen Bewusstheit, welches ursprünglich für eine Interventionsstudie mit Kindern aus Innerschweizer Kantonen und aus Deutschfreiburg entwickelt worden war. Er gliedert sich in einen Test- und einen Förderteil und enthält eine CD-ROM mit den Untersuchungs- und Auswertungsbögen und den Arbeitsblättern für die Intervention.

Das Diagnoseinstrument ist ein Einzeltestverfahren zur Erfassung der vorschulischen phonologischen Bewusstheit und dient als Entscheidungsgrundlage für Indikation und Planung präventiver Fördermaßnahmen für den →Schriftspracherwerb. Die Abklärung ist im letzten Kindergartenjahr etwa 9 bis 10 Monate vor Schulbeginn vorgesehen. Die Durchführungszeit beträgt durchschnittlich 20 Minuten, Auswertung und Interpretation nehmen etwa 5 Minuten in Anspruch. Nicht einsetzbar ist der Test bei Vorschulkindern mit Lese- und Schreibfertigkeiten und bei Kindern mit Migrationshintergrund mit keinen bis geringen Deutschkenntnissen.

Ein förderdiagnostisches Schema erleichtert die Entscheidungsfindung bezüglich eines eventuellen Förderbedarfs und daraus resultierender Förderschwerpunkte. In dem von Ruth Dolenz zusammengestellten Förderteil des Werkes werden bildgestützte, an den jeweiligen individuellen Stand der metaphonologischen Entwicklung anpassbare und hierarchisierte Übungsmodule präsentiert, die sachlogisch auf die Bausteine →Wort, →Silbe, →Reim und →Laut aufgeteilt sind. Zur Einleitung jedes dieser Teilbereiche wird kurz dessen Bedeutung im Interventionsprozess erläutert.

Literatur

Hartmann, E. & Dolenz, R. (2005): Olli, der Ohrendetektiv – Test und Förderverfahren zur phonologischen Bewusstheit in Vorschule und Schule. Donauwörth: Auer Verlag.

Onkologische Nachsorgebehandlung →Anschlussheilbehandlung (AHB)

Onset →Anlaut

Onsetprozess →Phonologischer Prozess (pathologisch), bei dem alle betonten Silben- →Onsets von Wörtern i.d.R. durch [η] oder [δ] ersetzt werden, z.B. <Vogelkäfig>: [ηογ↔ληεφικ]. Lediglich aus den Lauten [μ, ν, β, π, δ, τ] bestehende Onsets bleiben erhalten.

OÖS →oberer Ösophagussphinkter

Operationsmethoden (bei Larynx- und Hypopharynxkarzinomen) Die sehr ungünstige Prognose des Hypopharynxkarzinoms, die sich trotz multimodaler Therapiekonzepte, bestehend aus radikaler Chirurgie, Radiotherapie und/oder Chemotherapie, innerhalb der letzten Jahrzehnte nur unwesentlich verbessert hat, führte bei einigen Behandlerteams in Abwägung der Prognose und der verbleibenden Lebensqualität zu einer Abkehr von ultraradikalen chirurgischen Methoden. Insbesondere Steiner begann Anfang der 1980er-Jahre sich vehement für das Konzept der minimal invasiven Therapie unter besonderer Berücksichtigung der transoralen Lasermikrochirurgie einzusetzen, was in den Folgejahren dazu führte, dass immer mehr Kliniken auch bei fortgeschritteneren Larynx- und Hypopharynxkarzinomen zu Organ erhaltenden Behandlungsstrategien übergingen, um durch Vermeidung einer Laryngektomie mit radikaler Halsausräumung die Lebensqualität der Patienten bei gleichen Überlebenszeiten wie nach radikalem chirurgischem Vorgehen zu verbessern. Die letzte bundesweite Erhebung zur Häufigkeit in Deutschland durchgeführter Laryngektomien stammt von 1990. Damals ermittelte Hagen eine Zahl von 2.200 Kehlkopfentfernungen pro Jahr, ohne die neuen Bundesländer mit einzubeziehen. Die auf Gesamtdeutschland hochgerechnete Zahl von ca. 2.700 Laryngektomien dürfte heute trotz stagnierender Erkrankungszahlen daher deutlich niedriger ausfallen.

Aber trotz der zunehmenden Berichte über ermutigende onkologische Ergebnisse Organ erhaltender Behandlungsverfahren bleibt noch immer die totale Entfernung des Kehlkopfes für viele Patienten mit fortgeschrittenen Larynx- und Hypopharynxkarzinomen die einzige Möglichkeit, eine langjährige bzw. dauerhafte lokale Tumorfreiheit zu erreichen.

Um den damit verbundenen Stimmverlust zu kompensieren, stehen dem Chirurgen mehrere Operationstechniken zur Verfügung.

Mit ca. 10-jähriger Verzögerung setzte sich auch in Deutschland die 1979 von Blom und Singer in den USA initiierte Shuntventilmethode zur Stimmrehabilitation durch und findet weitere Verbreitung, wenngleich auch einige wenige Kliniken hiervon wieder Abstand genommen haben und Shuntventile nur in Ausnahmesituationen primär einsetzen.

Zur Zeit werden nur an wenigen spezialisierten Kliniken rein operative Stimmrehabilitationsverfahren angeboten. In Deutschland kommen derzeit drei verschiedene Operationstechniken zum Einsatz:

- die mikrovaskuläre Laryngoplastik nach Hagen (Fallzahl >300), die von ihm 1989 an der Universitäts-HNO-Klinik Würzburg eingeführt und mit hoher Frequenz am Katharinenhospital des Klinikums Stuttgart weiter verfolgt wird;
- die von Remmert modifizierte Technik eines „Jejunum-Sprech-Siphons“ (Fallzahl >60), die auf Ehrenberger et al. zurückgeht, der diese Technik an der Wiener Universitäts-HNO-Klinik einführte;
- die von Maier und Weidauer an der Universitäts-HNO-Klink Heidelberg modifizierte Technik nach Asai (Fallzahl >80), die der Japaner 1965 beschrieb.

Bei kleineren Tumoren stehen den Chirurgen in einer Vielzahl von Modifikationen im Wesentlichem die folgenden Eingriffe zur Verfügung:

- *Dekortikation* der Stimmlippe = Entfernung des Stimmlippenepithels.
- *Partielle* oder *vollständige Chordektomie* = Entfernung des tumorbefallenen Stimmlippenanteils bzw. der gesamten Stimmlippe.
- *Kehlkopf-Teilresektionen* = Entfernung von supraglottischem, glottischem und subglottischem Gewebe, ggf. unter Resektion knorpeliger Strukturen im Bereich von Schild- und/oder Ringknorpel.
- *Horizontale Kehlkopfteilresektion* = Absetzen des supraglottischen Larynxanteils mit Erhalt der Glottisebene und der Stellknorpel.

Orale Dyspraxie Auch bukkofaziale Apraxie; glossolabiale Dyspraxie; Willkürbewegungen der Zungen-, Lippenmuskulatur gelingen nicht oder kaum.

Orale Stereognose Bezeichnet die Fähigkeit des Menschen, mit seinen Mundorganen Objekte zu tasten, zu testen, also zu identifizieren ohne Zuhilfenahme der Augen. Der Mund kann wie die Hand das Objekt voll umschließen und dessen Oberfläche, Gewicht, Größe, Temperatur und Konsistenz erfühlen. Dadurch gewinnt er eine räumliche, d.h. dreidimensionale Empfindung und Vorstellung vom Objekt. Die OS ist eine gemeinsame Leistung der Zunge mit der Mundschleimhaut des Gaumens. Die oralen Funktionen wie Saugen, Beißen, Kauen, Schlucken und Artikulieren beruhen auf Leistungen der oralen Stereognose, d.h. sie werden sensorisch reguliert.

Mithilfe von 9 Prüfkörpern werden sensorische Defizite als Kofaktor von orofazialen Dysfunktionen festgestellt und therapiert.

Ordnungsschwelle Minimaler Zeitabstand zwischen zwei hintereinander auftretenden Reizen, ab dem die Reihenfolge (die Ordnung) der Reize angegeben werden kann; die Ordnungsschwelle ist modalitätsunabhängig und beträgt bei gesunden Erwachsenen etwa 30–40 ms; →Auditive Verarbeitungs- und Wahrnehmungsstörungen.

Ordnungsschwellentraining Therapieverfahren zur Behandlung →Auditiver Verarbeitungs- und Wahrnehmungsstörungen; Vorgehen: Training mit Geräten, die auditive und/oder visuelle Reize in kurzen, einstellbaren Abständen anbieten.

Organisationsentwicklung Längerfristige Maßnahmen im Sinne von Erneuerungs- und Problemlösungsprozessen, die i.d.R. durch einen Berater verbessert, koordiniert und unterstützt werden. Geschichtlich basiert die Organisationsentwicklung auf der Feldtheorie Kurt Lewins, seinen Forschungsarbeiten zur Gruppendynamik in der Arbeitswelt und auf Verfahren der Organisationsanalyse. Ausgangspunkt ist die theoretische Annahme, dass kleinere Organisationseinheiten eine Dynamik in Richtung größerer Organisationsstrukturen entwickeln, die ihren Wirkungsraum prägen.

Maßnahmen der Organisationsentwicklung werden von Führungskräften und Mitarbeitern mitgetragen. Sie orientieren sich an den Bedingungen, sozialen Eigenarten und Organisationskultur der jeweiligen betrieblichen Organisation. Meistens werden sie eingesetzt, um eine Verbesserung der Arbeitsqualität und des Arbeitsklimas sowie des Beteiligungsgrades zu erzielen. Angestrebt werden ferner die effiziente Verteilung sowie die Flexibilität der Übernahme bestehender neuer Arbeitsaufgaben und -verläufe. Dadurch soll die Arbeitszufriedenheit am Arbeitsplatz durch eine möglichst hohe Identifizierung mit dem eigenen Aufgabenbereich und den eigenen Zuständigkeiten erreicht werden. Dies erleichtert die Steuerung, Kontrolle und Führung von komplexen Arbeitsverläufen, wie sie heute in den meisten mittleren – und größeren Betrieben und – Organisationen, aber auch in kleineren Betrieben mit Dienstleistungscharakter bestehen.

Je nach Problemlage werden Maßnahmen der Arbeitsstrukturierung, Programme der Aus-, Fort- und Weiterbildung oder Förderung sozialer Kompetenzen mit solchen der Arbeitsplatzgestaltung, der Einführung neuer Technologien bzw. der Vorbereitung ihrer Einführung durch Gruppendiskussionen kombiniert.

Literatur

Graumann, C.F. (Hrsg.) (1982): Einführung. In: Kurt-Lewin-Werkausgabe, Bd. 6, Psychologie der Entwicklung und Erziehung. Stuttgart: Klett-Cotta, 200–215.

Pühl, H. (Hrsg.) (2000): Supervision und Organisationsentwicklung. Opladen: Leske & Budrich.

Organische Aussprachestörung →Aussprachestörungen Formen. Aussprachestörung, bei der eine organische Ursache angenommen wird (z.B. angeborene Gehörlosigkeit, Spalten etc.)

Organische Dysphonie →Dysphonie

Orofaziale Regulationstherapie Überwiegend stimulative Therapie, ursprünglich entwickelt für die Behandlung von Kindern mit sensomotorischen Störungen des orofazialen Bereiches (ORT), keine spezifische Schlucktherapie.

ORT →Orofaziale Regulationstherapie

Orthopädie Medizinische Disziplin, die sich mit der Orthologie, Funktion und den Erkrankungen des Bewegungsapparats beschäftigt. Gehört fallbezogen zum interdisziplinären Team bei Myofunktionellen Störungen, da die Haltung und Aufrichtung der Wirbelsäule und der Halswirbelsäule sich auf die physiologischen Abläufe der orofazialen Funktionen auswirken.

Orthophonie **1.** Allgemein: eine den Normvorstellungen entsprechende Stimme, **2.** Bezeichnung für die französische Fachdisziplin der Sprachtherapeuten (Orthophonisten).

Ösophagus Speiseröhre; ca. 25 cm langer und 1 cm weiter Muskelschlauch; besteht im oberen Drittel aus quergestreifter und nach allmählichem Übergang im unteren Drittel aus glatter Muskulatur.

Ösophagusstimme Den Begriff Speiseröhren- oder Ösophagusstimme prägte der tschechische Phoniater Seemann, als er 1919 in der Wiener laryngologischen Gesellschaft eine Patientin vorstellte, bei der er systematisch die Speiseröhre als Phonationsorgan ausgebildet hatte.

Das tongebende Prinzip der Ösophagusstimme besteht in der Erzeugung von Schleimhautvibrationen im Bereich des Ösophaguseinganges. Die im Ansatzrohr befindliche Luft wird durch Saug-, Schlürf-, Schluckbewegungen in den caudalen Abschnitt der Speiseröhre befördert und durch kontrollierte Beteiligung der Bauchmuskulatur wieder ausgestoßen, so dass es aufgrund der dabei entstehenden hohen Ausströmungsgeschwindigkeit zu Vibrationen der Schleimhautfalten im Bereich des Überganges vom Ösophagus in den Hypopharynx kommt.

Die natürliche Enge des Ösophagussphinkters (Pseudoglottis) ist dabei besonders geeignet, die passierende Speiseröhrenluft in Schwingungen zu versetzen. Den substituierenden Windkessel übernimmt dabei der Ösophagus, wie dies durch zahlreiche röntgenologische und röntgenkinematographische Untersuchungen nachgewiesen wurde. Die maximale Luftaufnahmekapazität beträgt dabei ca. 80 ml.

Oszillogramm Das Oszillogramm des Sprachsignals stellt die Veränderungen des Schalldruckes während des Sprechens als Funktion der Zeit dar. Die Schalldruckschwankungen werden durch die Membran eines Mikrophons erfasst und in ein elektrisches Signal umgewandelt, das als Oszillogramm graphisch dargestellt und elektronisch weiterverarbeitet werden kann. Im Oszillogramm zeigen sich charakteristische phonetische Ereignisse wie etwa der Wechsel zwischen stimmlosen (= geräuschhaften) und stimmhaften (= periodischen) Segmenten, Sprechpausen, artikulatorische Verschlüsse und Verschlusslösegeräusche (z. B. bei den Konsonanten /p/, /t/ und /k/) etc. Aus dem Oszillogramm lassen sich zeitliche Parameter des Sprechens ablesen und weitere akustische Parameter (z. B. die →Grundfrequenz) berechnen.

Othämatom Bluterguss im Bereich der →Ohrmuschel, der meist durch Schlageinwirkung oder mechanische Verletzung ausgelöst wird. Ein starkes Anschwellen kann zu einer Verengung oder einem Verschluss des →äußeren Gehörgangs und damit zu einer →Schallleitungsschwerhörigkeit führen.

Otitis media →Mittelohrentzündung, →Paukendrainage, →Schallleitungsschwerhörigkeit.

Otoakustische Emissionen (OAE) Die erstmals von David Kemp (1978) beschriebenen Schallemissionen, die mithilfe empfindlicher Messmikrophone im äußeren Gehörgang eines Patienten registriert werden können. Man unterscheidet spontane OAE (SOAE, klinisch keine Bedeutung) sowie evozierte OAE (EOAE). Letztere können als transiente EOAE (TEOAE) nach akustischer Reizung mit Clicks oder Ton-Bursts in einem Zeitabschnitt von etwa 20 ms registriert werden oder aber perstimulatorisch während der frequenzspezifischen Reizung mit zwei Sinustönen unterschiedlicher Frequenz als Distorsionsprodukt-OAE (DPOAE) aufgezeichnet werden. Die Entstehung evozierter OAE wird dadurch erklärt, dass bei akustischer Reizung der Cochlea eine retrograde Wanderwelle durch schnelle Oszillationen der →äußeren Haarsinneszellen entsteht, die das Trommelfell-Gehörknöchelchensystem zur Schwingung bringt, so dass akustische Energie in den äußeren Gehörgang abgestrahlt wird. Dabei können Emissionspegel bei Säuglingen von bis zu 30 dB entstehen. Da das Auftreten der OAE lediglich die Aktivität der OHC widerspiegelt, reicht die diagnostische Aussagekraft nur bis zur Ebene der →äußeren Haarsinneszellen. Schädigungen der inneren Haarsinneszellen, retrocochleäre Schädigungen oder zentral auditive Verarbeitungsstörungen (→AVWS) werden durch diese Technik nicht erfasst.

Otoplastik →Ohrpassstück, →Hörgeräte.

Otosklerose Eine durch Knochenumbauprozesse hervorgerufene Erkrankung der knöchernen Ohrkapsel, die insbesondere beim weiblichen Geschlecht klinisch in Form von →Schallleitungsschwerhörigkeit, →kombinierter Schwerhörigkeit oder auch einer reinen →Schallempfindungsschwerhörigkeit auftreten kann. Otoskleroseherde führen dabei i. d. R. zu einer partiellen oder vollständigen Fixation der Steigbügelfußplatte im ovalen Fenster des →Innenohres. Auch Ohrgeräusche (→Tinnitus) können bei Otosklerose auftreten. Differnzialdiagnostisch zeigt sich tonaudiometrisch eine Schallleitungskomponente im tiefen Tieftonbereich, ein leicht abgeflachtes →Tympanogramm, negativer →Rinne-Versuch und Gelee-Test sowie ein recht gutes Sprachverstehen im Störgeräusch. Die Stapesfixation und damit die Beseitigung der Schallleitungsstörung kann nur operativ mithilfe der heute meist angewandten Stapedotomie und Einsetzen einer Stapesprothese erfolgen (→Tympanoplastik).

Ovales Fenster Eine ovalförmige Öffnung des →Innenohres zum →Mittelohr hin, über das die Schallenergie bei Anregung der Trommelfell-Gehörknöchelchenkette auf die Flüssigkeiten des Innenohres übertragen wird. Im ovalen Fenster ist die etwa 2–3 mm große Steigbügelfußplatte mithilfe eines Ringbandes verankert.

PACE-Therapie →Aphasie

Davis und Wilcox entwickelten mit der PACE-Therapie (*Promoting Aphasics' Communicative Effectiveness*) einen pragmatischen Therapieansatz, der Aspekte natürlicher Gesprächssituationen aufgreift. Der PACE-Ansatz zielt nicht primär auf korrekte Sprachleistungen ab, sondern auf eine verbesserte Verständigung mit allen verfügbaren verbalen und nonverbalen Mitteln. PACE eignet sich sowohl für Einzel- auch auch für Gruppentherapien.

Davis und Wilcox unterscheiden drei Therapiestufen: Benennen und Beschreiben von Objekten, Beschreiben von Handlungen und schließlich von Bildergeschichten.

Das therapeutische Vorgehen beruht auf vier Prinzipien: Gleichberechtigte Beteiligung, freie Wahl der Mitteilungsmodalität, neue Informationsübermittlung und natürliches Feedback.

Die Prinzipien lassen sich methodisch umsetzen, wenn die Stimuluskarten für Objekte, Handlungen und Situationen umgedreht auf einem Stapel liegen, so dass sie nicht sichtbar sind (neue Information). Abwechselnd wird von den Teilnehmern eine Karte gezogen (Gleichberechtigte Übernahme von Sprecher- bzw. Rezipientenrollen). Die Aufgabe besteht nun darin, dem Kommunikationspartner die Stimuluskarte so zu beschreiben, dass er sich die Abbildung vorstellen und das entsprechende Wort nennen kann. Patienten sollen selbst entscheiden, welche Ausdrucksmittel sie erproben möchten. So können sie sich direkt sprachlich äußern oder kompensatorisch Gestik, Mimik, Schriftsprache oder Zeichnen einsetzen (freie Wahl der Modalität).

Ein wesentliches therapeutisches Prinzip ist das natürliche Feedback. Schrittweise geben Therapeuten Rückmeldungen, ob sie die Mitteilung des Patienten verstanden oder teilweise verstanden haben. Es erfolgt keine Rückmeldung oder Aufforderung zur Selbstkorrektur bei aphasischen Fehlern, außer sie führen zu Verständigungsproblemen. Bei unverständlichen Patientenäußerungen erfolgt zunächst nur ein allgemeines Feedback (z.B. „Das hab ich nicht ganz verstanden"). Wenn der Patient nicht in der Lage ist, seine Sprachäußerung nachzubessern, wird ein spezifisches Feedback gegeben, das beispielsweise mögliche Antwortalternativen vorgibt (z.B. „Meinten Sie Glas oder Gas?", „Hat es etwas mit Ihrem Garten zu tun?").

> Die Interventionen des Therapeuten sind möglichst indirekt; es erfolgen keine direkten Aufforderungen zu bestimmten Sprachhandlungen. Vielmehr wird dem Patienten die optimale Mitteilungsmodalität über das Modellverhalten des Therapeuten nahegelegt, beispielsweise umschreibende Gestik oder Zeichnen bei Wortfindungsstörungen.

Lerneffekte werden in der PACE-Therapie durch wiederholte Überprüfung der Verständlichkeit von Benennung oder Beschreibungen von Stimuluskarten anhand einer Rating-Skala überprüft. Der Erfolg der PACE-Kommunikation wird mit einer 5-Punktebewertung eingeschätzt: 5 Punkte bedeutet, dass die Information beim ersten Versuch erfolgreich übermittelt wurde, 4 Punkte nach allgemeinem Feedback, 3 Punkte erst nach spezifischem Feedback. Ist die Information auch danach nur teilweise verständlich, wird der Punktwert 2 vergeben. Für unverständliche Mitteilungsversuche gibt es Punktwert 1 und sofern ein Patient keine Mitteilungsversuche unternimmt, entspricht dies dem Punktwert 0.

Die PACE-Therapie kann sowohl in Einzel- als auch in der Gruppentherapie eingesetzt werden und eignet sich auch gut für häusliche Sprachübungen in der Familie.

Zur Überprüfung der Wirksamkeit der PACE-Therapie legten Davis und Wilcox eine Gruppen- und eine Einzelstudie vor. Dabei wurde PACE mit einer direkten Stimulationsmethode verglichen. Im Gegensatz zum kommunikativen Erfolg, der bei PACE angestrebt wird, geht es bei dieser direkten Therapiemethode eher um normgerechte Verwendung eines vom Therapeuten vorgegebenen kommunikativen Modus. Die Leistungen der Patienten wurden vor, während und nach der Therapie mit einer Rollenspiel-Batterie und mit dem *Porch Index of Communicative Ability* (PICA) untersucht. Die Ergebnisse im Rollenspiel weisen auf eine größere Effektivität der PACE-Methode hin. Allerdings war die Anzahl der Testpersonen in den beiden Probandengruppen mit je 4 Patienten gering.

Um alle Kapazitäten des Wiederlernens auszuschöpfen, sollte die PACE-Therapie durch störungsspezifische Methoden ergänzt werden.

Literatur

Bongartz, R., Claussen, J.-P. & Sigle, G. (1990): Anwendung des PACE-Ansatzes zur Behandlung aphasischer Patienten in einer Gruppentherapie. Sprache–Stimme–Gehör 4, 133–196.

Davis, G.A. & Wilcox, M.J. (1985): Adult Aphasia Rehabilitation: Applied Pragmatics. San Diego, California: College-Hill Press.

Porch, B. (1967): Porch Index of Communicative Ability: Theory and Development. Vol. I. Palo Alto, California: Consulting Psychologists Press.

Greitemann, G. & Wolf, W. (1991): Erfahrungen mit der PACE-Therapie bei schweren Aphasien. Neurolinguistik 5, 93–103.

Pädagogik Griech. *paidagogike*; ursprünglich: Knabenführung, Menschenführung, später: Erziehungskunst. Theorie und Praxis der →Erziehung und →Bildung.

Pädagogische Reflexionen gehören seit der Antike zur Philosophie. Gezielte Ansätze pädagogischer Arbeit lassen sich bis ins 17. Jahrhundert zurückverfolgen. Wesentliche Impulse gingen von Johannes Pestalozzi (1746–1827), Friedrich Fröbel (1782–1852) und Johann Friedrich Herbart (1776–1841) aus.

Im Rahmen der →Sprachheilpädagogik ist die →Heilpädagogik und Pädagogik wesentliche Bezugsdisziplin. Damit im Zusammenhang stehen Fragen von →Unterricht und Therapie, →Umerziehung und →sprachtherapeutischem Unterricht. Im Gegensatz zur Sprachheilpädagogik als sprachtherapeutische Disziplin haben andere fachwissenschaftliche Disziplinen im internationalen Vergleich auch aufgrund der historischen Entwicklung (→Geschichte) als wesentliche Bezugswissenschaft die Medizin (→Orthophonie) und Verhaltenswissenschaft (→Speech-language pathology).

Pädaudiologie Teilbereich des medizinischen Fachgebietes der Phoniatrie und Pädaudiologie, der sich mit der Diagnose, Therapie, Habilitation und Rehabilitation des kindlichen Hörvermögens auseinandersetzt. In speziellen Kliniken und Fachabteilungen für Phoniatrie und Pädaudiologie oder auch bei niedergelassenen Fachärzten erfolgt die Diagnose kindlicher Hörstörungen sowie die Verordnung und Anpassung von →Hörgeräten in enger Zusammenarbeit mit den →Hörgeräteakustikern (Pädoakustiker) oder die Einleitung der CI-Versorgung in speziellen CI-Zentren. Zur Differenzialdiagnostik kindlicher Hörstörungen werden die speziellen subjektiven und objektiven →Hörprüfverfahren der →Kinderaudiometrie eingesetzt. Pädaudiologische Zentren und Beratungsstellen sind oftmals auch an Schulen für Hörgeschädigte angegliedert. Von hier aus werden die erforderlichen Maßnahmen zur Frühförderung hörgeschädigter Kinder vor der Eingliederung in den Kindergarten koordiniert.

Pädaudiologisches Zentrum Ein Audiologisches oder Pädaudiologisches Zentrum beschäftigt sich als Hörzentrum mit der Erkennung, Diagnostik, Therapie und evtl. auch Rehabilitation von Hörstörungen. Hörzentren sind häufig an HNO-Kliniken oder Phoniatrisch-pädaudiologischen Einrichtungen zu finden.

PAKT →Aphasie

Das Partner-Aphasiker-Kommunikations-Training (PAKT) von Roth ist ein pragmatischer Ansatz, der darauf abzielt, die Kommunikation der Aphasiker mit ihren Angehörigen bzw. Partnern zu verbessern. Auch schwierige innerfamiliäre Themen versucht der PAKT-Ansatz zu lösen. I.d.R. nehmen vier Personen an den Therapiesitzungen teil: Aphasiker, Angehöriger, Sprachtherapeut und PAKT-Therapeut. Problematische

Situationen werden durch Rollenspiele bearbeitet, in denen die Therapeuten mögliches kommunikatives und problemlösendes Verhalten modellieren. Die Betroffenen werden ermutigt, unterschiedliche Rollen einzunehmen und das therapeutische Modellverhalten zu imitieren. PAKT kann als Ergänzung zur sprachorientierten Therapie eingesetzt werden, erfordert von den Therapeuten aber eine gezielte, möglichst familientherapeutische Weiterbildung.

Literatur

Roth, V. (1986): Sprachhandlungstraining in der Aphasikerfamilie. In: Mellies, R., Ostermann, F. & Vauth, F. (Hrsg.): Erschwerte Kommunikation und ihre Analyse (179–209). Hamburg: Buske Verlag.

Palatogramm Lat. *palatum* = Gaumen. Um die Zungenlage und Bewegungsabläufe bei der Sprechartikulation und beim Schlucken zu registrieren, bedarf es geeigneter Techniken, da die geschlossenen Lippen und Zahnreihen den Einblick verwehren, oder die Situation und Geschwindigkeit des Vorgangs eine optische oder palpatorische Kontrolle unmöglich machen. Als Forderung für die Diagnostik gilt, dass die Zungenfunktion möglichst wenig irritiert, dass sie ohne Beeinflussung, z.B. ohne manuelles Öffnen der Lippen, geschieht. Darüber hinaus sollte das Verfahren reproduzierbar und dokumentierbar sein.

Das klassische Palatogramm erfolgt mit einer dünnen Tiefziehplatte für den Gaumen, die über eine Gewöhnungsphase getragen werden muss, um unbeeinflusste Bewegungen zu gewährleisten. Die Aufzeichnung der gewünschten Funktion geschieht mittels unlöslicher Farbpulver, z.B. Kohlepuder oder weißes Bariumsulfat, die auf bestimmte Plattenareale oder auf die Zunge punktförmig aufgetragen werden. Durch verschiedene Farben kann man die Ruhelage und bestimmte Aktionen sowie Fehlfunktionen darstellen. Die Gaumenplatte lässt sich nach jedem Test herausnehmen und unter genormten Bedingungen photographieren und vermessen. Der zeitliche und technische Aufwand ist beträchtlich. Deshalb wird er in der Wissenschaft, nicht aber in der Praxis aufgebracht. Aus diesem Grund wird in der alltäglichen Diagnostik der Myofunktionellen Therapie häufiger die so genannte →Payne-Technik verwendet.

Palatolalie Veralt. Bezeichnung für eine Störung der Artikulation durch eine →Gaumenspalte, →organische Aussprachestörung.

Palilalie →Dysarthrophonie

PAP →Pyrmonter Aussprache Prüfung – Diagnostik von Aussprachestörungen bei Kindern (PAP).

PAPP →Pyrmonter Analyse Phonologischer Prozesse (PAPP)

Parabuccale Stimme Bei der 1948 von Van Gilse beschriebenen parabuccalen Stimme dient ein zwischen Wange und Oberkiefer liegendes Mundluftreservoir als vikariierender Windkessel, während ein schmaler Spalt zwischen Wange und Zähnen die Funktion einer Pseudoglottis übernimmt. Treibt der Patient unter Mitwirkung der Wangenmuskulatur die Luft aus dem Luftreservoir durch diesen Spalt, so entsteht ein hoher und gequetscht klingender Grundton, der durch die Artikulationsbewegungen im Ansatzrohr zu lautähnlichen Geräuschen geformt wird. Aufgrund der schlechten Klangqualität zählt die parabuccale Stimme nicht zu den therapeutisch geförderten körpereigenen Ersatzstimmen.

Paracentese →Parazentese

Paragrammatismus →Aphasiesymptome Komplex angelegter Satzbau mit häufigen Satzverschränkungen und Satzteilverkoppelungen. Der Paragrammatismus ist eines der Leitsymptome der Wernicke-Aphasie.

Paragraphie Fehlleistung beim Schreiben, die Reihenfolge und Auswahl auf Graphemebene und/oder auf semantischer Ebene betreffend.

Parakinese Motorische Mitbewegungen beim Stottern, Bewegungen und Verkrampfungen von Gesichts- und Halsmuskulatur, von Extremitäten oder gar des ganzen Körpers. →Stottern

Paralalie Veralt. Bezeichnung für den Ersatz eines oder mehrerer Laute/s durch einen/mehrere andere/n aus dem Phoninventar der Mutter-/Umgebungssprache, →Aussprachestörung.

Paramedianstellung der Stimmlippen Parallel zur Mittellinie stillstehende Stimmlippe bei einseitiger, seltener auch beidseitiger →Stimmlippenparese. Diese Stellung ist nicht beweisend, aber typisch für eine →Recurrensparese.

Patholinguistik Die Patholinguistik befasst sich mit der Forschung, Lehre, und Praxis in den theoretischen Grundlagen sowie der Diagnostik und Therapie von Sprach-, Sprech- und Schluckstörungen.

> Der Begriff „Patholinguistik umfasst drei Teilbereiche: die kognitive Neurolinguistik, die Psycholinguistik und die Sprachverarbeitung. Diese Teilbereiche beschäftigen sich mit der Erforschung des Zusammenhangs von Sprache und Gehirn, der Entwicklung von Modellen der normalen Sprachverarbeitung und den theoretischen, diagnostischen und therapeutischen Grundlagen von Sprach-, Sprech- und Schluckstörungen bei Erwachsenen und im Kindesalter.

In der Patholinguistik sind ferner Kenntnisse aus den Bereichen Allgemeine Sprachwissenschaft, Medizin und Psychologie unabdingbar. Hier liegen die Schwerpunkte in den Fachgebieten der Neurologie, Neuroanatomie und -physiologie, Hals-Nasen-Ohren-Heilkunde, Pädiatrie/Neuropädiatrie und Phoniatrie sowie der Neuropsychologie und Entwicklungspsychologie.

Auf der Grundlage der Erkenntnisse aus der patholinguistischen Forschung mit sprachgesunden und aphasischen Sprechern können Schlussfolgerungen über die Sprachverarbeitungsprozesse gezogen und fundierte Modelle der →Sprachverarbeitung entwickelt werden. Diese Modelle helfen, die Mechanismen bei der Verarbeitung von Sprache (Sprachverständnis, Lautsprache, Lesen, Schreiben) zu verstehen und können wiederum für die Entwicklung von Diagnostik und Therapiematerialien für die Sprachtherapie genutzt werden.

Patholinguist(inn)en haben theoretische und therapeutische Kenntnisse über Sprach- und Kommunikationsstörungen sowie Sprech- und Schluckstörungen bei Kindern und Erwachsenen. Die Beeinträchtigungen bei Erwachsenen können z.B. durch einen →Schlaganfall, ein Schädelhirntrauma, einen chirurgischen Eingriff, demenzielle Prozesse (→Demenz) u.ä. bedingt sein. In diesem Fall spricht man von erworbenen Störungen. Bei Kindern, die im Verlauf des Spracherwerbs Kommunikationsstörungen zeigen, spricht man von →spezifischen Sprachentwicklungsstörungen (SSES), wenn kein primäres Krankheitsbild vorliegt.

Sowohl erworbene als auch entwicklungsbedingte Störungen beinhalten rezeptive (das Sprachverständnis betreffende) sowie expressive (die Sprachproduktion betreffende) Schwierigkeiten. Alle sprachlichen Ebenen können davon betroffen sein, so dass übergreifende oder selektive phonetisch-phonologische, morphosyntaktische und semantisch-pragmatische Störungen vorliegen können. Bei expressiven und rezeptiven Störungen der Schriftsprache spricht man von Dyslexien und Dysgraphien. Diese können den altersgemäßen Schriftspracherwerb beeinträchtigen oder nach Abschluss des Schriftspracherwerbs im Rahmen von neurogenen Störungen auftreten.

Störungen der Sprechmotorik können sowohl bei Kindern (→Dyslalien, →Entwicklungsdyspraxien) wie auch bei Erwachsenen (→Dysarthrophonien, →Sprechapraxien) auftreten. Ebenso kann es zu erworbenen und entwicklungsbedingten Störungen der oralen Nahrungsaufnahme (→Dysphagien) kommen.

Zum Spektrum der patholinguistischen Diagnostik und Therapie gehören auch kindliche →Redeflussstörungen und Sprachentwicklungsstörungen (SES) im Rahmen primärer Krankheitsbilder (SES bei genetischen Syndromen, →Hörstörungen, →Autismus).

> **Was untersucht die patholinguistische Forschung?** Der Schwerpunkt kognitive Neurolinguistik konzentriert sich in der Forschung auf die Zusammenhänge zwischen Sprache und Gehirn und untersucht die Auswirkungen, die erworbene Schädigungen der Hirnfunktion auf die Fähigkeiten der Sprach-, Sprech- und Schluckfunktion haben.

Neurolinguistische Fragestellungen bei erwachsenen Patienten sind z.B. syntaktische Verarbeitungsprozesse und agrammatische Störungen, semantische Verarbeitung und Störungen der Semantik bei lokalisierter sowie progredienter Aphasie, die Verarbeitung von Wortarten und wortartenspezifische Störungen sowie die Konstruktion und Evaluierung modelltheoretischer Aphasie-, Dyslexie- und Dysgraphietherapien. Da viele Patienten mit Aphasie begleitende sprechmotorische Störungen (→Dysarthrophonien und →Sprechapraxien) und Schluckstörungen (→Dysphagien) haben, sind diese Störungsbilder ebenfalls Gegenstand der neurolinguistischen Forschung. Dabei werden u. a. bestehende Diagnostik- und Therapieansätze evaluiert und neue Konzepte für die Diagnostik und Therapie entwickelt.

In letzter Zeit finden kognitiv-neurolinguistische Ansätze auch bei der Erforschung von Störungen des Schriftspracherwerbs bei Kindern (→Entwicklungsdyslexien und -dysgraphien) ihre Anwendung. In diesem Bereich können so auch modelltheoretisch motivierte Diagnostik- und Therapieinstrumente erstellt werden.

In der neurolinguistischen Forschung werden verschiedene Methoden zur Bestimmung der Zusammenhänge zwischen Sprache und Gehirn eingesetzt. Den Beginn der wissenschaftlichen Aphasiologie im 19. Jahrhundert bildete die Einführung der Läsion-Symptom-Korrelationsmethode, bei der hirnorganisch bedingte Sprachstörungen mit Läsionen in spezifischen Hirnarealen in Zusammenhang gebracht werden. Auf dieser Grundlage ist zunächst die Einteilung aphasischer Störungen in Aphasiesyndrome vorgeschlagen und später durch psychometrische Verfahren ergänzt worden. In den 70er-Jahren des 20. Jahrhunderts fand ein Paradigmenwechsel statt, da die Syndromeinteilung nach theoretischen und klinischen Gesichtspunkten nicht haltbar war. Auf der Grundlage der kognitiven Neurolinguistik werden jetzt detaillierte modellorientierte Einzelfalluntersuchungen durchgeführt.

Eine neuere Methode, um die Beziehungen zwischen sprachlichen Funktionen und Gehirnstrukturen zu bestimmen, besteht in der Analyse von Aufnahmen mit bildgebenden Verfahren (z. B. →PET, →MRT) während der ungestörten Sprachverarbeitung. Hier zeigen sich Aktivierungen in unterschiedlichen Hirnregionen in Abhängigkeit von der sprachlichen Aufgabe. Mit diesen Untersuchungen konnten die aus Läsionsstudien gewonnenen Erkenntnisse über die Sprachareale in der linken Hirnhälfte bestätigt werden. Darüber hinaus traten jedoch auch Aktivierungen in bisher für die Sprachverarbeitung noch unbekannte Gebiete auf. In Zukunft wird zu klären sein, inwiefern diese Aktivierungsmuster außerhalb der Sprachareale auf die Rolle verschiedener Gedächtnismechanismen (z. B. prozedurales vs. deklaratives Gedächtnis, Arbeitsgedächtnis, usw.) bei der Sprachverarbeitung zurückzuführen sind.

Psycholinguistische Studien zum →Spracherwerb befassen sich zum einen mit der Erfassung und der genauen Beschreibung des typischen Spracherwerbsverlaufs in einer spezifischen Sprache. Hier stehen Fragen nach dem chronologischen Aufbau von Wissen in den verschiedenen sprachlichen Komponenten wie Phonologie, Lexikon und Syntax im Vordergrund.

Die Ergebnisse dieser Forschungsrichtung sind zentral für die Erarbeitung diagnostischer Kriterien für Spracherwerbsstörungen. Ein zweiter Forschungsbereich ist die Frage nach den verschiedenen Einflussfaktoren, die es dem Kind erlauben, seine Muttersprache im Normalfall problemlos und relativ schnell zu erwerben: Welchen Anteil haben hier sprachspezifische kognitive Mechanismen, welchen Anteil generelle, nicht nur auf den Erwerb von Sprache spezialisierte Lernstrategien und welche Rolle spielen soziale Aspekte der kindlichen Interaktion mit seiner Umwelt? Eine Klärung dieser Fragen ist notwendig für die Eingrenzung möglicher Ursachen für Spracherwerbsstörungen und damit auch die Voraussetzung für die Entwicklung von therapeutischen Interventionsmaßnahmen, die speziell auf die jeweilige Störungsursache abzielen.

Die klinische Umsetzung patholinguistischer Forschung im Bereich der →Spracherwerbsstörungen findet durch die Entwicklung, Erprobung und Evaluierung spezifischer Diagnostik- und Therapieverfahren für sprachentwicklungsgestörte Kinder statt.

Durch eine gezielte Diagnostik kann der Sprachentwicklungsstand eines Kindes auf allen sprachlichen Ebenen erfasst und mit den erwartbaren Leistungen sprachunauffälliger gleichaltriger Kinder verglichen werden. Aus dem individuellen Störungsprofil werden dann die Therapiegegenstände abgeleitet und mit geeigneten Therapiemethoden umgesetzt. Eine therapeutische Intervention kann im Sinne einer Frühintervention bei

Kindern mit verzögertem Sprechbeginn bereits im dritten Lebensjahr einsetzen; weitere Zielgruppen der patholinguistischen Therapie sind Vorschul- und Schulkinder mit spezifischen Sprachentwicklungsstörungen und Lese-Rechtschreibstörungen sowie Kinder und Jugendliche mit Sprachstörungen, die im Rahmen anderer Krankheitsbilder auftreten.

> Im Bereich →Sprachverarbeitung konzentriert sich die Forschung auf die Architektur kognitiver Prozesse und auf die Eingrenzung und Beschreibung der Rechenkapazitäten, welche das Gehirn bei der Verarbeitung unterschiedlicher Aspekte von Sprache aufwendet.

Dabei sind zeitliche und topologische Eigenschaften des Sprachverarbeitungsprozesses von Interesse. Eine häufig angewandte Methode, um die elektrophysiologischen Vorgänge zu untersuchen, die im Gehirn während des Sprachverarbeitungsprozesses stattfinden, ist die Ermittlung so genannter ereigniskorrelierter Potenziale (EKP). Dabei wird bei einem sprachgesunden oder aphasischen Probanden eine EEG-Ableitung vorgenommen, während er eine sprachgebundene Aufgabe löst. Diese Forschungsmethode hat zur Identifizierung spezifischer elektroenzephalographischer Erregungsmuster geführt, die definierten sprachlichen Leistungen zugeordnet werden können. Solche Studien zielen u.a. darauf ab, die strukturellen und assoziativen Komponenten beim Sprachverstehen zu identifizieren. Des Weiteren kann auf diese Weise die Rechenkapazität, die bei der Verarbeitung spezifischer sprachlicher Phänomene verwendet wird (z.B. Negation, unpassende Argumentstruktur, Verletzungen des Bedeutungszusammenhangs etc.), ermittelt werden.

Womit befasst sich die patholinguistische Lehre? Das Studium der Patholinguistik ist ein grundständig praxisorientierter Bachelorstudiengang, der mit einem Bachelor abgeschlossen wird (→Ausbildung). Nach dem Bachelorabschluss kann darauf aufbauend ein Master-Studiengang absolviert werden.

Die patholinguistische Lehre umfasst Veranstaltungen zu kognitiv-neurolinguistischen, psycholinguistischen, neuropsychologischen und medizinischen Themen. Dabei werden in Grundlagenveranstaltungen zunächst Kenntnisse zu normalen Sprachverarbeitungs- und Erwerbsprozessen vermittelt. In klinisch bezogenen Veranstaltungen werden dann aus aktuellem theoretischen Wissen diagnostische und therapeutische Techniken abgeleitet und umgesetzt. In das Studium integrieren sich spezielle praxisorientierte Veranstaltungen sowie mehrmonatige obligatorische supervidierte interne und externe Praktika. Die Studierenden erlernen dabei die theoretischen und praktischen Fähigkeiten, die sie zur Ausübung eines sprachtherapeutischen Berufes benötigen. Von zentraler Bedeutung sind Lehrveranstaltungen zur Statistik und Forschungsmethodik sowie Forschungskolloquien, die eine Vorbereitung für eine Tätigkeit in der patholinguistischen Forschung bieten. Ergänzendes Bestandteil des Studiums können Forschungspraktika sein.

Was machen Patholinguist(inn)en? Patholinguist(inn)en arbeiten in verschiedenen klinischen Einrichtungen, Ausbildungsstätten und Forschungseinrichtungen: z.B. Krankenhäusern, Rehabilitationskliniken, geriatrischen Einrichtungen, sprachtherapeutischen Praxen, Logopädieschulen, Universitäten etc.

Das Spezialgebiet der klinisch tätigen Patholinguist(inn)en sind Diagnostik und Behandlungen von Sprachstörungen bei Erwachsenen und Kindern in den Bereichen →Phonologie, →Semantik, →Morphologie, →Syntax, →Störungen der Schriftsprache bei Erwachsenen und Kindern (Lese- und Schreibstörungen) sowie bei motorischen Sprech- und →Schluckstörungen.

Die in Logopädieschulen, Universitäten und Forschungseinrichtungen tätigen Patholinguist(inn)en bilden angehende Logopäd(inn)en und akademische Sprachtherapeut(inn)en aus und arbeiten in Forschungsprojekten. Hier steht unter anderem die →evidenzbasierte Therapieforschung im Vordergrund, bei der wissenschaftlich fundierte Diagnostik- und Therapiematerialien entwickelt werden und ihre Effektivität und Effizienz in kontrollierten Studien nachgewiesen wird. Auch tradierte und klinisch bewährte Therapiemethoden können so verglichen und evaluiert werden. Dies trägt dazu bei, die Qualität sprachtherapeutischer Interventionen nachzuweisen und eine effektive Verbindung zwischen linguistischer Theorie und sprachtherapeutischer Praxis herzustellen (R. de B.).

Paraphasie Symptombezeichnung für Ersetzungen und Veränderungen von Wörtern. Unterschieden werden: Semantische Paraphasie als Ersetzung eines Zielwortes durch ein semantisch ähnliches →Ersatzwort (z. B. äußert der Klient „Stuhl" zu einem Bild mit einem Tisch). Phonematische Paraphasie (auch: formbezogene Paraphasie) als Verwendung eines klangähnlichen Ersatzwortes bzw. als lautliche Veränderung des Zielwortes (z. B. „telefonieren" statt „fotografieren" bzw. „but" statt „Buch"). Paraphasien sind Anzeichen für semantisch-lexikalische Störungen, wie sie bei Spracherwerbsstörungen und Aphasien auftreten.

Paraphasie, lexikalische (formale) →Aphasiesymptome. Ersetzung eines Wortes durch ein formal ähnliches Wort (z. B. „rauschen" statt „lauschen", „Latte" statt „Matte").

Paraphasie, phonematische →Aphasiesymptome. Lautliche Veränderung eines Wortes durch Substituierung, Auslassung, Umstellung oder Hinzufügen einzelner Laute (z. B. „Spille" statt „Spinne", „Tock" statt „Stock", „Urine" statt „Ruine", „Bansane" statt „Banane").

Paraphasie, semantische →Aphasiesymptome. Fehlerhaftes Auftreten eines Wortes in der Standardsprache, das zum Zielwort eine entweder bedeutungsmäßige Ähnlichkeit hat oder grob davon abweicht (z. B. „Mutter" statt „Frau", „Einbringen" statt „Einbrechen", „Bad" statt „Hemd", „Telefon", „wo man zumachen kann" statt „Kühlschrank").

Pararhotazismus →Rhotazismus

Parasigmatismus →Sigmatismus

Parazentese Operativer Einschnitt in den vorderen unteren Quadranten des →Trommelfells, der unter Vollnarkose oder in Lokalanästhesie durchgeführt wird, um einen →Mittelohrerguss abzusaugen, der durch medikamentöse Therapie der →Otitis media nicht zu beseitigen ist. Auf die Parazentese folgt i. d. R. die Einlage eines →Paukenröhrchens, um eine lang andauernde Belüftung des →Mittelohres und eine Regeneration der Mittelohrschleimhäute zu gewährleisten. Dadurch wird auch die →Schallleitungsschwerhörigkeit zumindest vorübergehend beseitigt.

Parese →Motorische Schwäche, unvollständige Lähmung, →paretische Dysarthrie.

Paretische Dysarthrie Neurogene Sprechstörung, verursacht durch eine schlaffe oder eine spastische Parese der am Sprechen beteiligten Muskulatur.

Parkinson →Morbus Parkinson

Parkinson-Syndrom →Morbus Parkinson

Partizipation Teilhabe (mittelalterl. lat. *participere*, franz. *participer*: teilnehmen, sich beteiligen).

1. Begriff im Bereich der allgemeinen philosophischen und staatsrechtlichen Theorien, insbesondere der normativen Grundlagen der Demokratiebewegung. Partizipation beschreibt dabei das Recht der Bürger, ihre Interessen öffentlich zu artikulieren und im Rahmen verfasster demokratischer Strukturen politisch durchzusetzen. Darüber hinaus beschreibt Partizipation das Recht der Bürger, sich für Ämter zu qualifizieren und in Wahlen um Positionen zu bewerben, in denen es um die parlamentarische Konsensbildung, die staatliche Machtausübung (Gewaltmonopol) und die rechtliche Kontrolle geht (Gewaltenteilung in Legislative, Exekutive und Judikative).

2. In sozialwissenschaftlichen Disziplinen wie z. B. in der Organisationssoziologie sowie im Bereich internationaler und nationaler Konventionen z. B. zum Gesundheits- und zum Bildungswesen erfährt das Recht auf Partizipation eine Konkretisierung, die sich auf bestimmte gesellschaftliche Gruppen und Zielsetzungen bezieht. Dazu gehört die Überwindung sozialer Benachteiligungen von Unterprivilegierten (z. B. aufgrund von Bildungs- und Ausbildungsdefiziten), von ethnischen, sprachlichen, religiösen Minderheiten und von anderen gesellschaftlichen Randgruppen sowie von Menschen mit Benachteiligung aufgrund von Krankheiten, von Behinderungen und von altersbedingten Abweichungen. Die Leistungen der Gesellschaft für diese Gruppen stellen im säkularen Staats- und Gemeinwesen nicht ein mehr oder minder großzügig gehandhabtes caritatives Angebot dar, das allein aus den Wertvorstellungen und normativen Vorgaben der Majorität abgeleitet wird. Vielmehr geht es um die Verwirklichung von Bürgerrechten der Menschen, die in einem demokratisch verfassten Staat leben. Die Gesellschaft schuldet z. B. den Menschen mit einer Krankheit Leistungen, die dazu geeignet sind, sie in die Lage zu versetzen, das Recht auf Partizipation in Anspruch zu nehmen. Dieses gilt uneingeschränkt, besonders auch im Falle von schwersten Behinderungen. Bereits im Betreuungsgesetz (BtG, 1980) wird festgelegt, dass der Betreuer über die Sicherstellung des Wohls des Betreuten hinaus dessen subjektive Sichtweisen und Willensäußerungen zu berücksichtigen hat. In den internationalen Katalogen wie z.B. in der →ICF (*International Classification of Functioning, Disability and Health*, deutschsprachige Übersetzung 2005 auf den Internet-Seiten des Dt. Instituts für Medizinische Dokumentation und Information DIMDI) gehört die Partizipation zu den wichtigsten normativen Vorgaben. Sprachliche und kommunikative Fähigkeiten gehören zu den Schlüsselfunktionen, die für die Wahrnehmung des Rechts auf Partizipation erforderlich sind. →Sprachtherapie als Leistung des Gesundheitssystems und →Sprachförderung im Rahmen des Bildungsangebotes gehören daher zu den wichtigsten Komponenten der →Rehabilitation einschließlich der →Prävention von Krankheiten und Behinderungen.

Passavantscher Wulst Er entsteht durch die Kontraktion der Rachenhinterwand (→M. constrictor pharyngis superior) und sichert gemeinsam mit dem →Gaumensegel den →velopharyngealen Abschluss.

Pathologische Prozesse →Phonologische Prozesse, die in der regelhaften phonologischen Entwicklung nicht auftreten. Werden diese beobachtet (ab ca. 2;5 Jahren deutlich erkennbar), liegt eine →Aussprachestörung vor, die frühzeitig behandelt werden sollte. Es kommt nie zu einer Spontanremission. Im Gegenteil, es muss davon ausgegangen werden, dass, je länger diese Prozesse unbehandelt bleiben, sie umso schwerer zu beheben sind. Die Kinder haben häufig ein deutliches Störungsbewusstsein und sind schlecht verständlich.

Pattern drill Mechanistische Übungsverfahren, durch welche bestimmte formale Satzrahmen oder Strukturen innerhalb derselben eingeschliffen werden sollen. Dabei bleibt der *frame*, das leere Positionsgefüge für Satzkonstituenten konstant (z.B. Subj+Aux+N_{Akk}+Partizip), während die lexikalischen Items variiert werden. Pattern drill leistet sicher sehr wenig zur Herbeiführung grammatischer Erkenntnisprozesse. Seine Funktion bei der Automatisierung bereits angebahnter Regeln und Formen ist dagegen nicht zu unterschätzen.

Paukendrainage Die durch eine →Parazentese und →Paukenröhrcheneinlage wiederhergestellte Belüftung des →Mittelohres zur Beseitigung von →Schallleitungsstörungen, die nicht durch medikamentöse Therapien oder Abfluss durch die →Eustachische Röhre zu beseitigen sind.

Paukenerguss →Mukotympanon

Paukenhöhle (Tympanon) Luftgefüllter Hohlraum des →Mittelohres, der über die →Eustachische Röhre mit dem Nasen-Rachenraum verbunden und von der Mittelohrschleimhaut ausgekleidet ist. Die Paukenhöhle wird in die drei Etagen Hypo-, Meso- und Epitympanon unterteilt, das mit seinem Kuppelraum eine Verbindung zu dem pneumatischen System des Warzenfortsatzes und des Felsenbeines hat. Die Paukenhöhle stellt einen wichtigen Resonanzraum dar, der im Bereich des Mesotympanons das Trommelfell-Gehörknöchelchen-System beinhaltet.

Paukenröhrchen Ein aus Teflon oder Gold bestehendes Röhrchen, das über eine etwa 1 mm große Öffnung verfügt und nach einer →Parazentese in das →Trommelfell unter dem Operationsmikroskop zur →Paukendrainage eingesetzt wird. Hier sorgt es für eine Belüftung des Mittelohres über mehrere Wochen und Monate, wobei es in den äußeren Gehörgang abgestoßen wird, wenn die natürliche Tubenbelüftung wiederhergestellt ist. Beim Duschen, Haarewaschen oder normalen Schwimmen besteht keine Gefahr, dass Wasser über das Paukenröhrchen in das Mittelohr eindringt.

Pausenfüller Auch Füllsel, meist als Interjektionen („ähm") oder →Metakommentare realisierte Äußerungsteile, die in Produktionspausen eingesetzt werden, um anzuzeigen, dass der Sprecher seinen Gesprächsbeitrag noch nicht beendet hat. Pausenfüller treten bei unterschiedlichen Sprach- und Sprechstörungen als Symptome auf: bei →Stottern, bei →Wortfindungsstörungen, bei →Spracherwerbsstörungen.

Payne-Technik Nach dem amerikanischen Zahnarzt E.V. Payne benanntes →Palatogramm. Eine fluoriszierende Substanz wird auf die relevanten Punkte der Zunge,

z. B. auf Zungenspitze, Zungenmitte und Zungenränder aufgetupft. Dann wird das Schlucken oder das Artikulieren einzelner Laute ausgeführt. Die Markierung am Gaumen durch den Zungenabdruck lässt sich gut mit Schwarzlicht sichtbar machen, über Spiegelset dem Patienten zeigen und auch photographieren. Es fehlt allerdings die exakte Reproduzierbarkeit und Dokumentation, wie sie für wissenschaftliche Zwecke postuliert wird.

Peak Clipping (PC) Obere Pegelbegrenzung (Pegelbeschneidung) eines →Hörgerätes, die individuell durch Regelung des Endverstärkers eingestellt werden kann. Das Peak Clipping verhindert ein Überschreiten der →Unbehaglichkeitsschwelle des Hörgeschädigten, führt jedoch zu einer Verzerrung des Ausgangssignals und damit zu einer eingeschränkten Sprachverständlichkeit.

Penetration Eindringen; (pathol. Penetration) beim Schlucken: Eindringen von Bolusteilen in die Luftwege oberhalb der Stimmlippen; **1.** in die Nase (nasale Penetration); **2.** in den Kehlkopfeingang (laryngeale Penetration).

Perforation Eine mechanische Öffnung oder Ruptur des →Trommelfells, des →runden Fensters oder empfindlicher Membranen des →Innenohres. Eine Trommelfellperforation kann durch eine Ohrfeige, ein →Knalltrauma, starke Sekretbildung infolge einer akuten →Otitis media oder operativ bei einer →Paukendrainage entstehen. Sie führt zu einer leichten →Schallleitungsschwerhörigkeit. Eine Perforation der Membran des runden Fensters kann zu einem Abfluss von Perilymphe und damit zu einer →Schallempfindungsschwerhörigkeit führen. Ein Verschluss der Perforation kann durch die Abdeckung der Membran mit Bindegewebe im Rahmen einer Tympanoskopie erfolgen.

Perilymphe Flüssigkeit des →Innenohres, die sich außerhalb des häutigen →Labyrinths in der →Scala tympani und →Scala vestibuli befindet. In ihrer Zusammensetzung gleicht die Perilymphe der natriumreichen Extrazellularflüssigkeit. Zwischen der Peri- und Endolymphe des Innenohres besteht eine Potenzialdifferenz von etwa + 85 mV.

Perilymphfistel Undichtigkeit im Perilymphsystem des →Innenohres meist im Bereich des →runden Fensters oder des →ovalen Fensters mit Austritt von →Perilymphe in das →Mittelohr. Perilymphfisteln können durch starke Prellungen und Verletzungen, aber auch starke Druckschwankungen zwischen Innen- und Mittelohr entstehen und zu →Schallempfindungsschwerhörigkeiten oft in Kombination mit →Tinnitus und →Gleichgewichtsstörungen führen. Die Diagnose und Behandlung der Perilymphfisteln kann nur operativ erfolgen.

Perseveration Ungewolltes Haftenbleiben an sprachlichen Konstrukten oder Äußerungen; das Vorangegangene kann nicht gelöscht werden. →Aphasie, →Demenz.

Personale Sprachtrennung →Sprachtrennung

Perzeption Wahrnehmung eines Reizes, der im Gegensatz zur Apperzeption unbewusst ist. Demzufolge finden die Prozesse der Perzeption von Schallsignalen unterhalb der kortikalen Areale bewusster Wahrnehmung statt (→Hören).

Perzeptionsstörung, auditive →auditive Wahrnehmungsstörung

PET →Positronenemissionstomographie, →Psycholinguistischer Entwicklungstest

Pharynx Rachen, Schlund; Muskulatur, die von der Schädelbasis bis zum oberen Speiseröhreneingang zieht; Einteilung in drei Etagen: →Epipharynx (Pars nasalis), →Mesopharynx (Pars oralis), Hypopharynx (Pars laryngea).

Pharynxstimme Zu den nur in Ausnahmesituationen gelehrten Ersatzstimmen laryngektomierter Patienten gehört die Pharynxstimme. Bei ihr entsteht der Grundton meistens zwischen der hinteren Pharynxwand und der Zungenwurzel, während sich der Luftkessel im Rachen befindet. Kennzeichnend für die Pharynxstimme ist, dass sowohl die Pseudoglottis als auch das Luftreservoir im Meso- oder Hypopharynx liegen. Klanglich ist sie an ihrem krächzend-hohen, rauen und wenig modulationsfähigen Klang zu erkennen und bildet sich eher aus bei verkrampfenden Patienten mit engen Hypopharynxverhältnissen und/oder bei Ösophaguseingangsstenosen. Z. T. ist sie auch das Lernergebnis unerfahrener Therapeuten, bei unterlassener, verspäteter oder nicht adäquater Intervention auf pharyngeale Tonproduktionen kehlkopfloser Patienten.

Phonetik (griech. *phone*, die Stimme). Die Phonetik beschäftigt sich mit den lautlichen Aspekten gesprochener Sprache, insbesondere mit den Bewegungsvorgängen des Sprechens (Artikulatorische Phonetik), den Merkmalen und physikalischen Eigenschaften der beim Sprechen erzeugten Schallereignisse (Deskriptive Phonetik und Akustische Phonetik) und den perzeptuellen Aspekten des Sprachverstehens (Perzeptive Phonetik).

> **Phonetik und Phonologie** Phonetik beschäftigt sich mit den physikalischen Phänomenen, die bei der Produktion und Wahrnehmung von sprachlichen Lauten auftreten. Im Mittelpunkt steht die materielle, wahrnehmbare Seite (Substanz) von sprachlichen Lauten, die mit naturwissenschaftlichen Methoden untersucht wird. Im Gegensatz dazu versteht sich die Phonologie als geisteswissenschaftliche Disziplin, welche nicht die Substanz, sondern die Form sprachlicher Laute, d.h. die mentalen Repräsentationen von Lauten untersucht.

Artikulatorische Phonetik Gegenstand der Artikulatorischen Phonetik sind die Bewegungsvorgänge des Sprechens. Der Sprechbewegungsapparat wird dabei nach den „Funktionskreisen" der Sprechatmung, der Phonation und der Artikulation unterteilt. An der Kontrolle der Sprechatmung sind die thorakale und die abdominale Atmungsmuskulatur beteiligt, an der Phonation die Kehlkopfmuskulatur und an der Artikulation die Muskulatur des Schlund- und Rachenraumes, die Kiefer- und Zungenmuskulatur und die untere Gesichtsmuskulatur. Der Sprechvorgang erfordert eine präzise räumliche und zeitliche Koordination der Bewegungen aller beteiligten Muskelgruppen. Dabei besteht keine eindeutige Beziehung zwischen den Sprachlauten und den für ihre Produktion erforderlichen Bewegungsmustern; vielmehr erlaubt die Bildung von Lauten und Silben eine hohe Flexibilität der motorischen Vorgänge („motorische Äquivalenz").

Die Artikulatorische Phonetik bedient sich verschiedener apparativer Verfahren zur Messung von myoelektrischen Vorgängen („Muskelaktionspotenzialen"), von Muskelkräften und von Bewegungsparametern des Sprechens.

Perzeptive Phonetik Gegenstand der Perzeptiven Phonetik sind die Mechanismen der Hörwahrnehmung beim Sprachverstehen. Dies beinhaltet in erster Linie die psychoakustischen Vorgänge der auditiven Sprachverarbeitung, also die Diskrimination und Identifikation von Konsonanten und Vokalen, die auditive Worterkennung und die Verarbeitung der rhythmischen und tonalen Muster gesprochener Sprache. Dazu werden in Wahrnehmungsexperimenten natürliche, technisch modifizierte oder vollsynthetische Sprachstimuli dargeboten und die Reaktionen der Versuchspersonen auf diese Stimuli analysiert.

Deskriptive Phonetik und Symbolphonetik Die Deskriptive Phonetik befasst sich mit der Klassifikation der lautlichen Ereignisse gesprochener Sprache und der Entwicklung und Evaluation von Zeichensystemen für deren Transkription. Eine wichtige Rolle spielt dabei das Internationale Phonetische Alphabet der *International Phonetic Association* (→IPA), das unter anderem die Buchstaben des lateinischen und griechischen Alphabets und zahlreiche diakritische Zeichen verwendet, um die in den verschiedenen Sprachen vorkommenden Sprachlaute universell zu repräsentieren. Die phonetische Transkription mit dem IPA-Zeicheninventar stellt eines der wichtigsten sprachwissenschaftlichen Instrumente für die Analyse, Beschreibung und Dokumentation gesprochener Sprache dar.

Akustische Phonetik Die Akustische Phonetik verwendet Methoden der mathematischen Signalverarbeitung zur Analyse des akustischen Sprachsignals. Während dazu in früheren Jahren noch analoge Technologien eingesetzt wurden, werden heute fast ausschließlich computergestützte, digitale Analyseverfahren eingesetzt. Die über ein Mikrophon aufgezeichneten Schalldruckänderungen werden als Zeitsignal (→Oszillogramm) dargestellt und dieses Signal kann hinsichtlich seiner zeitlichen und seiner spektralen Parameter analysiert werden. Wichtige Kenngrößen sind der Schallpegel (als akustisches Korrelat der Lautheit), die →Grundfrequenz (als akustisches Korrelat der Tonhöhe) und die spektrale Energieverteilung, wie sie sich beispielsweise in vokalspezifischen Resonanzfrequenzen (→Formanten) zeigt. Im Unterschied zur Deskriptiven Phonetik, die auf subjektiven Urteilen phonetischer Experten beruht, liefert die akustische Phonetik objektive Messdaten. Akustische Parameter stellen eine wichtige Referenz für die Messdaten der Artikulatorischen Phonetik und für die experimentellen Ergebnisse der Perzeptiven Phonetik dar (s.o.).

Klinische Phonetik In der Klinischen Phonetik werden die beschriebenen phonetischen Methoden verwendet, um Sprachproduktion und Sprachverstehen klinischer Populationen mit Sprechstörungen oder mit Störungen der auditiven Sprachverarbeitung zu untersuchen und zu beschreiben. Messverfahren der Artikulatorischen Phonetik können beispielsweise eingesetzt werden, um die Veränderungen sprechmotorischer Variabler bei Patienten mit Sprachentwicklungsstörungen oder mit neurogenen Sprechstörungen zu untersuchen, akustische Analyseverfahren oder Methoden der Deskriptiven Phonetik können verwendet werden, um die charakteristischen Merkmale dieser und anderer Störungsbilder (z.B. auch →Stottern oder →Aussprachestörungen) zu analysieren. Schließlich können die experimentellen Paradigmen der Perzeptiven Phonetik eingesetzt werden, um die auditive Sprachverarbeitung von Kindern und Erwachsenen mit peripheren oder zentralen Störungen der Hörwahrnehmung oder von Patienten mit einer →Aphasie zu untersuchen und zu quantifizieren (W.Z. & E.L.).

Literatur

Maassen, B., Kent, R.D., Peters, H., van Lieshout, P. & Hulstijn, W. (2004): *Speech Motor Control in Normal and Disordered Speech*. Oxford.

Ladefoged, P. & Maddieson, I. (1996): *The Sounds of the World's Languages*. Oxford.

Stevens, K.N. (1998): *Acoustic Phonetics*. Cambridge.

Phon Unklassifizierter sprachlicher Laut (Einheit der ‚parole', d.h. der konkreten sprachlichen Äußerungen).

Phonagnosie Zu den →zentralen Hörstörungen gehörendes Störungsbild; Symptomatik: Unfähigkeit, bekannte Stimmen zu erkennen (Schädigung im Schläfenhirn) oder zwischen verschiedenen Stimmen zu unterscheiden (Schädigung im rechten Scheitelhirn) bei ungestörtem Sprachverständnis und intakter Geräuschdiskriminationsfähigkeit.

Phonasthenie Stimmschwäche. Leitsymptom bei unkompensierter →Stimmlippenparese, bei neurogener Dysphonie, nach Thoraxtrauma oder thoraxchirurgischen Eingriffen, als allgemeiner Ausdruck schlechten Allgemeinzustandes bei schwerwiegenden Erkrankungen.

Phonation Erzeugung eines „Primärschalles" am Kehlkopf: als stimmhafte Phonation durch Erzeugung von Stimmlippenschwingungen, als hauchende und Flüster-Phonation durch Erzeugung eines Reibegeräusches an den einander angenäherten Stimmlippen, oder als Glottisschlag durch abruptes Sprengen eines kräftigen Verschlusses der Stimmlippen. →Stimmgebung

Phonationsatmung Besondere Atemkoordination während der Stimmgebung beim Sprechen oder Singen im Unterschied zur stimmlosen Atmung (→Ruheatmung).

Phonationskontrolle Stimmsteuerung

Phonem Kleinste bedeutungsunterscheidende Einheit. Im Gegensatz zum Phon handelt es sich beim Phonem um einen klassifizierten sprachlichen Laut (Einheit der ‚langue', d.h. des sprachlichen Systems). Klassifiziert werden Laute auf der Grundlage ihrer Funktion. Die Funktion von sprachlichen Lauten besteht in der Differenzierung von Bedeutungen. Das wird an Oppositionen wie zum Beispiel bei *Lage* vs. *Lake* sichtbar. Das Entdeckungsverfahren für Phoneme besteht in der Bildung von Minimalpaaren. Das Phonem kann als Einheit weiter analysiert werden: Es besteht aus einer begrenzten Anzahl von phonologisch relevanten Merkmalen. Diese Merkmale ermöglichen es, dass materiell voneinander unterschiedene Laute (Phone) als funktional gleiche Laute (Phoneme) identifiziert werden. Die wesentliche Funktion des Phonems ist es, wiedererkannt zu werden. Das Phonem ist somit eine Konstruktion des Hörers. Wahrnehmbare Varianten von Phonemen, die nicht zur Bedeutungsdifferenzierung beitragen (zum Beispiel die verschiedenen r-Realisierungen im Deutschen), werden als Allophone bezeichnet. Neutralisationen von phonologisch relevanten Merkmalen, die in spezifischen Umgebungen eines Wortes, bevorzugt aber im Auslaut vorkommen können, werden als Archiphoneme bezeichnet (zum Beispiel /d/ und /t/ in der deutschen Auslautverhärtung. Darstellung des Archiphonems: /T/. Neutralisiert wird hier die Opposition zwischen den Merkmalen [+stimmhaft] vs. [-stimmhaft]).

Phonembestimmtes Manualsystem Lautbegleitende Handzeichen geben über den visuellen und kinästhetischen Kanal Hinweise auf Artikulationsort und -modus, Luftstromlenkung und Stimmhaftigkeit bzw. -losigkeit eines Lautes.

Phonemerwerb Unter Phonemerwerb versteht man die zeitliche und hierarchische Abfolge, in der Kinder die →Phoneme ihrer Muttersprache(n) erwerben. Der Phonemerwerb wird als ein im Wesentlichen universeller, d.h. sprachenunabhängiger Prozess angesehen, was bedeutet, dass Kinder unterschiedlicher Muttersprachen einen ähnlichen Erwerbsprozess zeigen. →Spracherwerbstheorien versuchen diese Ähnlichkeit, aber insbesondere auch die sprachenspezifischen Abweichungen, zu erklären. Der Phonemerwerb für das Deutsche ist im Alter von 3;5–4;0 Jahren weitgehend abgeschlossen; lediglich Unsicherheiten mit dem Laut /Σ/ können noch beobachtet werden.

Literatur

Fox, A.V. ([3]2005): Kindliche Aussprachestörungen – Phonologischer Erwerb, Differenzialdiagnostik, Therapie. Idstein: Schulz Kirchner.

Phonetische Prozesse Es kommt zu einer reinen Lautfehlbildung, wobei der Laut als →Phonem eindeutig zugeordnet werden kann. Die für das Deutsche häufigsten Symptome sind die →Lateralisierung der Sibilanten /Σ/ und/oder /σ ζ/ und die verschiedenen Formen des →Sigmatismus und →die multiple Interdentalität.

Phonetische Störung →Aussprachestörung, auch genannt →Artikulationsstörung. Es kommt zu einer reinen Lautfehlbildung, wobei der Laut als →Phonem eindeutig zugeordnet werden kann. Symptomatik →phonetische Prozesse.

Phonetische Therapie →Aussprachestörungen Therapie, →Artikulationstherapie.

Phonetisches Bilder- und Wörterbuch Schema zur Überprüfung der Sprachentwicklung 2–6-jähriger Kinder: Die von der Wiener Sprachheilkindergärtnerin Maria Cervenka erstmals 1968 publizierte und von Helga Demmer (ab der 2. Auflage farbig) illustrierte Mappe ist bis heute in Österreich ein vielfach verwendetes informelles Diagnostikum kindlicher Sprachstörungen. Sie beinhaltet 85 Bildkärtchen mit Einzeldarstellungen zur Laut- und Wortschatzüberprüfung und jeweils mehrere Bilderserien zu unsystematischen Teilaspekten der →Morphologie, →Semantik und →Pragmatik, ein Manual („Inhaltsverzeichnis“) und eine Kopiervorlage des Überprüfungsprotokolls.

Literatur

Cervenka, M. (1999): Phonetisches Bilder- und Wörterbuch – Schema zur Überprüfung der Sprachentwicklung 2–6-jähriger Kinder. Wien: Verlag Jugend und Volk.

Phonetisch-phonologische Störung Oberbegriff für verschiedene Formen von →Aussprachestörungen.

Phonetographie Messung des Stimmumfangs und der Stimmdynamik der Singstimme bei leisestmöglicher und lautestmöglicher Stimmgebung, meist in Terzabständen. Die zweidimensionale Form der Darstellung wird als Stimmfeld bezeichnet. Im Rahmen der 3D-Phonetographie werden zusätzliche Parameter wie die zugehörige maximale Tonhaltedauer erfasst.

Phonochirurgie Operative Eingriffe im Bereich des Kehlkopfes mit dem Ziel, die Stimmqualität zu optimieren (z.B. Stimmlippenaugmentation).

Phonologie Untersuchungsgegenstand sind die sprachlichen Laute als mentale Repräsentationen. Hörer erbringen eine Abstraktionsleistung, wenn sie die Laute einer Einzelsprache wahrnehmen. Jeder sprachliche Laut (→Phon) wird von einer Lautidee bzw. einer Lautrepräsentation und damit einem Prototypen zugeordnet. Potenziell unendlich viele und sich voneinander unterscheidende sprachliche Laute werden auf diese Weise auf eine endliche Anzahl von Lautklassen (→Phoneme) abgebildet. Neben der segmentalen Phonologie, die sich mit der Klassifikation von sprachlichen Lauten beschäftigt, hat sich in den letzten Jahren die suprasegmentale Phonologie herausgebildet, die sich mit lautlichen Einheiten beschäftigt, welche die Segmentgröße des Phonems überschreiten. Im Mittelpunkt stehen dabei die *Silbe* und ihre Struktur, Prosodie und Akzent.

Phonologische Bewusstheit (engl. *phonological awareness*) PHB ist die sich hierarchisch entwickelnde (zum Teil vorbewusste) Fähigkeit, die distinktive Funktion sprachsystematisch relevanter Eigenschaften der Sprechsprache auf unterschiedlichen Ebenen zu erkennen (etwa die prosodischen Hinweise zu Satzaussage/Frage/Anweisung oder die Funktion der Oppositionsmerkmale eines Phonemsystems zur Bedeutungsunterscheidung) und zu nutzen. Dieses Wissen um das mutter-/umgebungssprachliche System ermöglicht in weiterer Folge der Sprachentwicklung – auch stimuliert durch die sich verfeinernden Analyse- und Dekontextualisierungsfähigkeiten – einen werkzeugartigen („linguistischen") Umgang mit immer kleineren sprachlichen Segmenten, der im Falle der vollständigen Entwicklung der PHB den Verzicht auf jeglichen Bezug zur jeweiligen entsprechenden Referenzwelt und/oder zu prosodischen Bezügen ermöglicht (etwa bei der Phonemsegmentierung) und die Reflexion darüber. In der Literatur wird zwischen →PHB im weiteren Sinn (syn., aber auch zum Teil unterschiedlich: epiphonologische, frühe, holistische PHB) und →PHB im engeren Sinn (syn., aber auch zum Teil unterschiedlich: Phonembewusstheit, analytische PHB, segmentale oder phonemische Bewusstheit) unterschieden. Die vollständige Entwicklung der PHB ist gleichzeitig Folge und bedingende, aber nicht allein ausreichende Voraussetzung für einen erfolgreichen Erwerbsprozess einer alphabetischen Schriftsprache.

Phonologische Bewusstheit im engeren Sinn Das metasprachliche Wissen um die distinktive Funktion sprachlicher Segmente unterhalb der Wortebene ermöglicht – unbeeinflusst von der semantischen und prosodischen Ebene – die Isolierung der einzelnen Phoneme eines Wortes und damit die bewusste Manipulation einzelner Laute eines Wortes (Vertauschungen, Auslassungen und Hinzufügungen). Diese Fähigkeiten sind Voraussetzungen für die →phonologische (syn. alphabetische/phonetische) Strategie/Phase des Schriftspracherwerbs. Sie ermöglichen dadurch die für den Erwerb einer phonemographisch bestimmten Alphabetsprache notwendige Einsicht in und Anwendung von Laut-/Phonem-Graphem-Beziehungen. Eine frühzeitige Förderung der PHB i.e.S. erleichtert die Schriftsprachaneignung. Bei Analphabetismus, aber auch bei kompetenter Nutzung von logographischen Schriftsystemen ist Phonologische Bewusstheit i.e.S. häufig nur unzureichend vorhanden. Personen mit Analphabetismus verfügen kaum über Lösungsstrategien für differenzierte Aufgabenstellungen auf der Phonemebene.

Phonologische Bewusstheit im weiteren Sinn Phonologische Bewusstheit i.w.S. ist vorbewusstes basales Wissen um die distinkte Funktion von Elementen sprachlicher Kommunikation. Bereits pränatal können sprachliche Äußerungen der Mutter von denen anderer Menschen und die Muttersprache von Fremdsprachen unterschieden werden. Etwa 80 % einer Jahrgangspopulation erwerben vor Schuleintritt die Fähigkeit, Wörter in Sprechsilben zu segmentieren und in weiterer Folge innersilbische Strukturen (etwa →Onset-rime-Segmente), aber auch Komposita aufzulösen. Die Bewältigung solcher konkreter, im Rahmen vertrauter Spielhandlungen dem Kind gestellter Aufgaben wird durch prosodische und/oder semantische Charakteristika der entsprechenden Wörter unterstützt. Entwicklungsverzögerungen der PHB i.w.S. sind starke Prädiktoren für spätere Probleme bei der Schriftsprachaneignung und gehen oft mit phonologischen →Aussprachestörungen einher.

Phonologische Entwicklung Im Rahmen der phonologischen Entwicklung werden zum einen deskriptiv der →Phon- und →Phonemerwerb und die →physiologischen phonologischen Prozesse betrachtet, zum anderen auf der Basis von phonologischer Theorie versucht zu erklären, wie dieser Erwerb vonstatten geht. Einigkeit herrscht in den verschiedenen Theorien darüber, dass der Phonologieerwerb im Wesentlichen universell abläuft, d.h. dass ähnliche Entwicklungsschritte bei Kindern der verschiedensten Muttersprachen zu finden sind. Des Weiteren geht man davon aus, dass die Fähigkeit des Phonologieerwerbs angeboren ist.

Phoniatrie **Geschichte** Als Gründung des Faches „Phoniatrie" (griech. Stimmheilung, griech. *phoniatros* Stimmheiler) im Sinne eines akademischen medizinischen Lehrgebietes gilt die erfolgreiche Habilitation von Hermann Gutzmann sen. im Jahre 1905 an der Charité in Berlin. 1912 gründete er, ebenfalls an der Charité, die weltweit erste phoniatrische Abteilung. Seine Schüler, zu denen auch sein Sohn Herman Gutzmann jun. gehörte, verbreiteten das Gebiet weltweit.

Erweiterung Professor Peter Biesalski, HNO-Arzt, Phoniater und Kinderarzt in Mainz, erkannte die besondere Bedeutung des Hörvermögens für den Spracherwerb beim Kind und die Besonderheiten der Hörentwicklung. Deshalb entwickelte in den 1960er-Jahren erstmals entwicklungsgerechte Hörprüfverfahren für Kinder und Apparaturen, mit denen man sie durchführen konnte (z.B. die Mainzer Kindersprachtests und der Mainzer Kindertisch). Er passte erstmals Kindern die damals noch neuen elektroakustischen Hörgeräte an. 1969 gründete er die Klinik für Kommunikationsstörungen an der Johannes-Gutenberg-Universität in Mainz. Die durch Biesalski initiierten Entwicklungen waren die Grundlage dafür, dass wir heute das Gebiet „Phoniatrie" stets einschließlich der „Pädaudiologie" verstehen. Dies gilt auch für Länder, in denen sich die hinzugefügten Inhalte nicht ausdrücklich in der Facharztbezeichnung niederschlagen wie z.B. Österreich und die Schweiz („Phoniatrie"). In anderen Ländern hat man die Pädaudiologie sprachlich mit einbezogen, z.B. in Deutschland („Phoniatrie und Pädaudiologie") und Frankreich („Audiophonologie").

Facharztkompetenz Die Phoniatrie bzw. Phoniatrie und Pädaudiologie als medizinisch-wissenschaftliche Disziplin war in Deutschland viele Jahre ein „Teilgebiet" innerhalb der Hals-Nasen-Ohrenheilkunde. Im Jahr 1992 jedoch hat die Phoniatrie und Pädaudiologie durch einen Beschluss der Bundesärztekammer einen selbstständigen Status erhalten und ist damit die „jüngste" Facharztkompetenz in Deutschland. Die Selbstständigkeit der Facharztkompetenz (innerhalb des Gebietes Hals-Nasen-Ohrenheilkunde) wurde durch einen Beschluss der Bundesärztekammer im Jahr 2004 im Rahmen der Neuordnung aller medizinischen Gebiete bestätigt und gleichzeitig in die deutschsprachige Bezeichnung „Fachmedizin für Stimm-, Sprach- und kindliche Hörstörungen" umbenannt, ohne dass inhaltliche Änderungen vorgenommen wurden. Eine ähnliche Selbstständigkeit wie in Deutschland hat das Fachgebiet etwa in der Hälfte aller Staaten in der Welt erlangt. In Deutschland dauert die Facharztausbildung wenigstens 5 Jahre.

Aufgaben und Tätigkeiten Die Aufgaben der Phoniatrie und Pädaudiologie sind die Diagnostik, Therapie und Rehabilitation bei Stimmkrankheiten, Sprech- und Sprachkrankheiten, Schluckkrankheiten und kindliche Schwerhörigkeiten.

Stimmkrankheiten Die Stimmkrankheiten umfassen heute nicht nur funktionelle, lähmungsbedingte und psychogene Dysphonien – die klassischen Domänen der Phoniater seit der Anfangszeit –, sondern auch alle organisch bedingten chronischen Dysphonien, besonders nach organerhaltenden Krebsoperationen am Kehlkopf. Bei der phoniatrischen Stimmuntersuchung werden sowohl stimmliche Funktionen als auch die Möglichkeiten für spätere Übungstherapien oder phonochirurgische Maßnahmen ausgelotet. Dabei kommen nicht mehr nur laryngoskopische, stroboskopische und subjektive Stimm- und Atmungsuntersuchungen zum Einsatz, sondern auch die Hochgeschwindigkeitsglottographie, Elektroglottographie und elektroakustische Stimmanalyse in Verbindung mit statistisch validierten, rechnergestützten und „intelligenten" Bewertungsverfahren. Die Behandlung umfasst die Planung (teils auch Durchführung) der Übungstherapie, die physikalische Medizin einschließlich Elektrostimulation sowie phonochirurgische Operationen, z.B. die Implantation von Kollagen oder Hyaluronsäure und Operationen am Kehlkopfskelett (z.B. Thyreoplastiken nach Ishiki). Eine besondere Verantwortung ist die Prophylaxe, Pflege und Behandlung professioneller Stimmen (Sprecherstimmen, Gesangsstimmen, engl. *professional voice care*). Dies schließt nicht nur eine stimmärztliche Behandlung ein, sondern alle Aspekte der ärztlichen Behandlung im Hinblick auf die stimmlichen und sprachlichen Auswirkungen verschiedener Krankheiten einschließlich unerwünschter Medikamentenwirkungen. Außerdem bieten Phoniater und Pädaudiologen Eignungsuntersuchungen für Kandidaten einer Ausbildung in Stimm- oder Sprechberufen an.

Schluckkrankheiten Viele Patienten mit Sprech- oder Stimmkrankheiten leiden auch unter einer →Schluckstörung (Dysphagie). Künstlich ernährte Patienten (z.B. durch Magensonde oder intravenös ernährte Patienten) sind oft mangelernährt (qualitativ einschl. Aminosäuren, Spurenelemente und Vitaminen) und/oder untergewichtig (quantitativ, Nährstoffe). Daher ist Schlucken vital wichtig. Schluckkrankheiten im Kindesalter können organisch verursacht sein (z.B. große Mandeln, Lippenspalten, Gaumenspalten, auch wenn diese operativ verschlossen sind), oder sie treten als sog. orofaziale myofunktionelle Störungen im Rahmen von Entwicklungsstörungen oder infantilen Zerebralparesen auf (z.B. bei Trisomie 21). Bei Erwachsenen behandeln Phoniater und Pädaudiologen meist erworbene Schluckkrankheiten, z.B. nach Schlaganfällen, neurologischen Systemerkrankungen und Tumoroperationen im Kopf-Halsbereich.

Sprech- und Sprachkrankheiten Bei Kindern treten Sprech- und Sprachstörungen (einschl. Redeflussstörungen und Schriftspracherwerb) nicht nur als Entwicklungsstörung sui generis auf (→spezifische Sprachentwicklungsstörung, SSES), sondern auch medizinisch oder sozialmedizinisch bedingt. Diese Ursachen und Kofaktoren sollten Phoniater und Pädaudiologen rechtzeitig erkennen (z.B. durch Hörprüfungen, endoskopische Untersuchungen, Entwicklungstests) und behandeln, um damit den Erfolg einer Übungstherapie zu verbessern. Bei erworbenen Sprech- und Sprachstörungen (Aphasien, Dysarthrien, Dysarthrophonien) müssen Phoniater und Pädaudiologen insbesondere organische und neurophysiologische Ursachen erkennen, z.B. durch endoskopische, elektromyographische oder andere physiologische Untersuchungen der Sprechorgane.

Kindliche Hörstörungen Eine Hauptaufgabe von Phoniatern und Pädaudiologen ist die Diagnostik und Therapie permanenter Schwerhörigkeiten, z.B. angeborener Schallleitungs- und/oder Innenohrschwerhörigkeiten sowie die Entwicklungsstörungen des Hörens. In vielen Bundesländern wurde das Universelle →Neugeborenenhörscreening (UNHS) zur Früherkennung permanenter Schwerhörigkeiten durch die federführende Initiative von Phoniatern und Pädaudiologen organisiert. Bei Schwerhörigkeiten stellen Phoniater und Pädaudiologen die Indikation für Hörsysteme (einschl. →Cochlear Implantat) und führen die Anpassung oft auch selbst durch. Für die sog. →auditiven Verarbeitungs- und Wahrnehmungsstörungen (AVWS) haben Phoniater und Pädaudiologen interdisziplinär konsensusbildende Behandlungskonzepte entwickelt.

Kooperationen Nach Jahrzehnten der zunehmenden Spezialisierung auf allen Gebieten in der Medizin gewinnt die interdisziplinäre Zusammenarbeit der Fachärzte zunehmend an Bedeutung. Dabei kooperieren Phoniater und Pädaudiologen besonders eng mit Hals-Nasen-Ohrenärzten, Kinder- und Jugendärzten, Kinder- und Jugendpsychiatern, Neurologen, Psychiatern, Mund-Kiefer-Gesichts-Chirurgen und Kieferorthopäden. Außerdem gilt ein enger Kontakt mit Psychologen, Pädagogen, Sonderpädagogen und Hörgeräteakustikern als selbstverständlich. Besonders enge Verbindungen bestehen auch zur →Logopädie als Lehre der Übungsbehandlung. Deshalb sind vielen Abteilungen und Kliniken Lehranstalten bzw. Schulen für Logopäden angeschlossen, so dass die Schüler ihre theoretische und praktische Ausbildung in enger Zusammenarbeit mit einer klinischen Einrichtung und einem häufigen Kontakt mit Patienten absolvieren können.

Derzeit aktive Fachverbände *International Association of Logopedics and Phoniatrics* (IALP) Die IALP wurde durch Professor Emil Fröschels 1924 in Wien gegründet und war die weltweit erste Gesellschaft für Phoniater und Logopäden. Emil Fröschels war ihr erster Präsident. Seitdem hat sich die IALP zu einer weltweiten Organisation mit mehr als 50 assoziierten Fachgesellschaften im Beirat entwickelt. Die Verkehrssprache war anfangs deutsch und ist inzwischen englisch.

Deutsche Gesellschaft für Sprach- und Stimmheilkunde e.V. (DGSS) Die DGSS war die erste deutschsprachige und interdisziplinäre Fachgesellschaft auf dem Gebiet Sprache und Stimme. Sie wurde 1925 von den HNO-Ärzten und Phoniater sowie Professoren Rudolf Schilling, Hermann →Gutzmann jun., Julius und Anita Berendes, Helmut Loebell,

Emil →Fröschels, Miroslav →Seeman, Max Nadoleczny und Richard Luchsinger gegründet. Erster Präsident 1925–1936 war Professor Max Nadoleszny mit Professor Hermann →Gutzmann jun. als Geschäftsführer. In der DGSS können nicht nur Phoniater und Logopäden Mitglied werden, sondern auch andere Ärzte, Psychologen, Pädagogen und andere Sprach- und Sprechwissenschaftler. Die DGSS versteht sich heute als interdisziplinärer, internationaler und deutschsprachiger Dachverband, in der zahlreiche Fachgesellschaften aus Deutschland, Österreich und der Schweiz kooperierend im Beirat vertreten sind.

Union Europäischer Phoniater (UEP) Die UEP wurde durch die Professoren Peter Biesalski, Dusan Cvejic, Gerhard Kittel und Oscar Schindler am 21.10.1971 in Belgrad gegründet. Seit Beginn hat die UEP wesentlich zum wissenschaftlichen Gedankenaustausch von Phoniatern aus Ost- und Westeuropa beigetragen, insbesondere in der Zeit des Eisernen Vorhangs. Heute hat sich die UEP zu einer weltweit aktiven Gesellschaft weiterentwickelt und arbeitet z.B. an internationalen Richtlinien für die Facharztausbildung und an der internationalen Klassifikation der Krankheiten (ICD).

Deutsche Gesellschaft für Phoniatrie und Pädaudiologie e.V. (DGPP) Die DGPP wurde 1983 als wissenschaftliche Vereinigung aller Fachärzte für Phoniatrie und Pädaudiologie gegründet. Inzwischen können auch Weiterbildungsassistenten Mitglied werden („Junior-Mitgliedschaft"). Die DGPP ist aus der „Arbeitsgemeinschaft der deutschsprachigen Phoniater" hervorgegangen, die durch die Professoren Peter Biesalski und Friedrich Frank 1966 ins Leben gerufen und 1999 aufgelöst wurde, nachdem die DGPP deren Aufgaben übernommen hatte. Der erste Präsident der DGPP war 1984–1988 Professor Gerhard Kittel.

Deutscher Berufsverband der Fachärzte für Phoniatrie und Pädaudiologie e.V. (DBPP) Der DBPP ging aus einer Arbeitsgruppe der deutschen Fachärzte hervor und wurde am 16.9.2005 als Verein gegründet. Er vertritt die deutschen Fachärzte berufspolitisch. Der erste Präsident ist Gerrit Wohlt.

Bureau International d'Audiophonologie (BIAP) Das BIAP wurde am 24.3.1967 durch einen königlich-belgischen Beschluss „Arrêt Royal Belge" gegründet. Gründer waren u.a. die Professoren Paul Hennebert (Belgien), Albert Roussel (Belgien), Paul Veit (Frankreich), Gustav Müller (Deutschland). Paul Hennebert war auch der erste Präsident des BIAP. Das BIAP versteht sich als internationaler und multidisziplinärer Dachverband für nationale und internationale Fachgesellschaften auf dem phoniatrischen, audiologischen und logopädischen Gebiet. Eine Veröffentlichung der Empfehlungen des BIAP erfolgt jeweils in Französisch, Englisch, Deutsch und Spanisch.

Von Phoniatern gegründete und herausgegebene Fachzeitschriften *Folia Phoniatrica et Logopedica* (Karger, Basel): Die Zeitschrift wurde 1947 von den Professoren Richard Luchsinger, Miloslav Seeman und Jean Tarneaud gegründet. Sie publiziert bevorzugt Arbeiten in englischer Sprache, aber auch in Deutsch und Französisch. Sie berücksichtigt Arbeiten zum gesamten Fachgebiet der Phoniatrie, Pädaudiologie und Logopädie. Ihr erster Herausgeber war 1947–1966 Richard Luchsinger.

Sprache Stimme Gehör (Thieme, Stuttgart): Die Zeitschrift wurde 1975 von Peter Biesalski gegründet und herausgegeben. Sie publiziert Arbeiten in deutscher Sprache zum gesamten Fachgebiet der Phoniatrie und Pädaudiologie.

Bedeutende historische Persönlichkeiten

Biesalski, Peter, Prof. Dr. med. Dr. h.c. (1915–2001): HNO-Arzt, Phoniater und Kinderarzt, erster Lehrstuhlinhaber für das Gebiet „Phoniatrie und Pädaudiologie", 1969 Gründung der „Klinik für Kommunikationsstörungen" an der Johannes-Gutenberg-Universität Mainz. 1975 Gründung der Zeitschrift Sprache Stimme Gehör.

Fröschels, Emil, Prof. Dr. med. (1885–1972): Schüler Herman Gutzmanns sen., 1909 Gründung der Ambulanz für Stimm- und Sprachstörungen in Wien. 1913 Autor des ersten Lehrbuches (Lehrbuch der Stimm- und Sprachheilkunde, Wien 1913), 1924 Gründung der IALP in Wien, 1938 Emigration in die USA, 1940 Direktor der „Clinic for Voice and Language", Mount Sinai Hospital, New York, 1950 Beth David Hospital, 1952 Publikation der Kaumethode zur Behandlung von Stimmstörungen.

Hermann Gutzmann sen., Prof. Dr. med. (1865–1922): 1905 Gründung des Fachgebietes Phoniatrie (s.o.).

Hermann Gutzmann jun., Prof. Dr. med. (1892–1972): 1962 Gründung der in Deutschland ersten staatlich anerkannten Lehranstalt für Logopäden an der Freien Universität Berlin, Klinikum Steglitz (heute Charité Universitätsmedizin, Campus Benjamin Franklin). Er leitete sie bis 1970.

Nadoleczny, Max, Prof. Dr. med. (1874–1940): Schüler Herman Gutzmanns sen., 1910 Gründung der Abteilung für Stimm- und Sprachstörungen in München. 1926 Autor des „Kurzen Lehrbuches der Sprach- und Stimmheilkunde mit besonderer Berücksichtigung des Kindesalters", der DGSS gewidmet.

Perelló Gilberga, Jorge, Prof. Dr. (1918–1999): 1977 Autor des Wörterbuches und Lexikons „Lexicon de Comunocologia", das in sieben Sprachen erschienen ist.

Seeman, Miloslav, Prof. Dr. (1892–1975). Schüler Hermann Gutzmanns sen., 1922 Gründung der Phoniatrischen Ambulanz an der Karls-Universität in Prag. 1957 Umwandlung der Abteilung in die erste phoniatrische Klinik in Europa mit 30 Betten. 1958 Gründung eines phoniatrischen Labors, 1967 Selbstständigkeit der Klinik, Gründer der IALP und der Zeitschrift Folia Phoniatrica et Logopedica.

Schönhärl, Elimar, Prof. Dr. med. (1916–1989): 1960 Einführung der bis dahin nur experimentellen elektroakustisch gesteuerten Kehlkopf-Stroboskopie in die klinische Routine.

Sedláckova, Eva, Prof. Dr. (1892–1975): Schülerin von Miloslav Seeman in Prag, Erstbeschreibung des velo-kardio-fazialen Syndroms (Sedláckova-Shprintzen-II-Syndrom). Es handelt sich um eine genetisch durch 22q11.2-Mikrodeletion verursachte Sprechstörung mit starkem offenen Näseln (R. Sch.).

Literatur

Böhme, G. ([4]2003): Sprach-, Sprech-, Stimm- und Schluckstörungen. Band 1. Klinik. München: Urban & Fischer.

Böhme G. (Hrsg.) ([3]2001): Sprach-, Sprech-, Stimm- und Schluckstörungen. Band 2. Therapie. München: Urban & Fischer.

Friedrich, G., Bigenzahn, W. & Zorowka, P. ([3]2005): Phoniatrie und Pädaudiologie. Bern: Huber.

Wendler, J., Seidner, W. & Eysholdt, E. (2005): Lehrbuch der Phoniatrie und Pädaudiologie. Stuttgart: Thieme.

Wirth, G., Ptok, M., Schönweiler, R. ([5]2000): Sprachstörungen, Sprechstörungen, kindliche Hörstörungen. Köln: Deutscher Ärzteverlag.

Phonologische Prozessanalyse Diagnostisches Vorgehen bei →Aussprachestörungen. Die Prozessanalyse kann auf der Basis von kindlichen Äußerungen im Rahmen eines →Bilderbenennverfahrens oder einer Spontansprachprobe (→Spontansprachanalyse) durchgeführt werden. Sie versucht das Regelsystem der individuellen kindlichen Phonologie zu beschreiben.

Phonologische Prozesse Begriff zur Beschreibung der phonologischen Andersartigkeit einer Sprachäußerung im Vergleich zur Erwachsenensprache.

1. Ursprüngliche – stark kritisierte – Definition: „Ein phonologischer Prozess ist eine mentale Operation, die bedingt, dass beim Sprechen eine Gruppe von Sprachlauten oder Sequenzen von Sprachlauten, die eine spezifische gemeinsame Schwierigkeit der Sprechkapazitäten des Einzelnen teilen, durch eine alternative identische, aber diese Schwierigkeit vermissen lassende, Gruppe ersetzt werden" (Stampe, D. [1979]: A Dissertation on Natural Phonology. New York.).

2. Heute aus Sicht der →Non-linearen Phonologie ein beschreibendes Hilfsmittel zur Darstellung von von der Norm abweichender Aussprache. Man unterscheidet in der Kindersprache für jede Sprache **a)** →physiologische und **b)** →pathologische phonologische Prozesse.

Phonologische Regeln Begriff aus der →Generativen Phonologie (Chomsky, N. 1965; Chomsky, N. & Halle M. 1968), der die Vermittlung zwischen dem vom Kind Gehörten und dem, was das Kind an Lauten schon produzieren kann, ausdrücken soll.

Literatur

Chomsky, N. (1965): Aspects of the Theory of Syntax. Cambridge, MA: MIT Press.

Chomsky, N., Halle, M. (1968): The Sound Pattern of English. New York: Harper and Row.

Phonologische Repräsentation Baustein des →*Psycholinguistic framework*, in dem es um die Speicherung von phonologischem

Material geht (Abspeicherung der Wortform).

Phonologische Störung →Aussprachestörung

Phonologische Therapie in Zyklen (engl. *Phonological Therapy in Cycles*) Therapieform für →Aussprachestörungen, insbesondere phonologischer Störungen. Die Therapie nach Hodson & Paden (2001) richtet sich nicht auf das Erlernen von →Phonemen an sich, sondern auf Phoneme als Teil einer größeren linguistischen Einheit: der Laut in einer bestimmten Position im Wort. Vor dem Beginn der Therapie werden mittels einer phonologischen →Prozessanalyse die vom Kind verwendeten und damit zu überwindenden phonologischen Prozesse ermittelt.

Durch systematisches auditives Training (→Auditory Bombardment) wird das Kind zur Verwendung der Phoneme oder Silbenstrukturen ermutigt, die es noch nicht verwirklicht. Die Therapie beruht auf einem zyklischen Konzept: Dem Kind wird ca. zwei bis vier Wochen lang immer das gleiche Zielmuster angeboten. Anschließend wird zum nächsten Zielmuster übergegangen, bis alle Zielmuster einmal behandelt wurden und wieder von vorne begonnen werden kann.

Literatur

Hodson, B.W. & Paden, E.P. (1991): Targeting Intelligible Speech: A Phonological Approach to Remediation. Austin, TX: Pro Ed.

Phonologische Therapie →Aussprachestörung

Phonologische Therapie (bei Aphasien) →Aphasie

Bei der phonologischen Therapie wird zwischen rezeptiven, expressiven und metasprachlichen Übungsansätzen unterschieden. Liegen Störungen in der Phonemdiskrimination vor, wird die Unterscheidung von Phonemen und Phonemfolgen im Kontrast und mit Unterstützung durch das Schriftbild gearbeitet.

Ein bewährter Ansatz ist die Minimalpaar-Therapie, bei der Wörter auditiv und/oder schriftlich zur Differenzierung und Reproduktion angeboten werden, die sich nur in einem Phonem unterscheiden. Die bedeutungsdifferenzierende Funktion von Phonemen wird mit dem Minimalpaaransatz indirekt vermittelt: z.B. Damm – Stamm – Kamm.

Andere Ansätze arbeiten mit Pseudowörtern, die der Phonotaktik des Deutschen entsprechen. Die Patienten mit phonologischen Störungen sollen dabei ohne Unterstützung durch die Wortbedeutung die Phonemstruktur der Pseudowörter analysieren und einzelne Phonemsegmente (z.B. Silbenanfang und Reim) synthetisieren. Bei leichteren phonologischen Störungen bieten sich metasprachliche Übungen, beispielsweise auch Selbstbeurteilung und -korrektur der eigenen Fehler.

Zur Behandlung von phonologischen Störungen stehen spezifische Therapiematerialien zur Verfügung.

Literatur

Corsten, A., Mende, M., Cholewa, J. & Huber, W. (2004): Modellgeleitete Therapie von phonologischen Störungen bei Aphasie: Eine Einzelfallstudie zur Leitungsaphasie. Sprachheilarbeit 49, 6, 284–297.

Phonologische Verzögerung →Aussprachestörung

Phonologisches Erkennen Baustein des →*Psycholinguistic framework*, in dem es um die Analyse des phonologischen Materials geht: Analyse der Silben und Lautstruktur eines gehörten Wortes.

Phononeurosen Veralt. Sammelbegriff für psychogene Formen von →Aphonie und →Dysphonie.

Phonoponosen →Berufsdysphonie

Photoglottographie Nicht mehr gebräuchliches Verfahren zur Photodokumentation der Stimmlippenschwingungsbewegungen; Untersuchung erfolgt heute mittels Hochgeschwindigkeitskameras (→Hochgeschwindigkeitskinematographie, Videokymographie).

Phrase Abfolge von Wörtern, die aufgrund syntaktisch-semantischer und/oder prosodischer Merkmale zusammengehören (kleinste Redeeinheit).

Physiologische Prozesse →Phonologische Prozesse, die im regelrechten phonologischen Erwerb bei Kindern zu beobachten sind. Es handelt sich hierbei um systematische Lautersetzungen oder -auslassungen. Normdaten geben Auskunft darüber, welcher Prozess in welchem Alter überwunden sein sollte. Tritt ein Prozess mehr als sechs Monate nach dem Überwindungszeitpunkt noch auf, spricht man von einer →phonologischen Verzögerung (s. Tab., S. 239).

Tabelle: Physiologische Prozesse im Deutschen.

Prozess	Anzahl	2;0–2;5	2;6–2;11	3;0–3;5	3;6–3;11	4;0–4;5	
TUS	selten (5)						phonologisch
RKV	unbestimmt						phonologisch
TFK vor allem /l/	selten (5)						phonologisch
Assimilation	selten (5)						phonologisch
Vorverlagerung /κ/γ/	unbestimmt						phonologisch
Vorverlagerung /N/	unbestimmt						phonologisch
Vorverlagerung /Σ/X/	unbestimmt						phonologisch
Rückverlagerung /Σ/	unbestimmt						phonologisch
Plosivierung	selten (5)						phonologisch
Glottale Ersetzung /®/	unbestimmt						phonologisch
Sonorierung/Entstimmung	unbestimmt						phonologisch
Deaffrizierung	selten						phonologisch
Interdentalität	***unbestimmt***						***phonetisch***

Aus: Fox, A.V. ([3]2005): Kindliche Aussprachestörungen. Idstein: Schulz Kirchner.

Pierre-Robin-Syndrom Fehlbildung des ersten Kiemenbogens, ausgeprägte Unterentwicklung und Rücklage des Unterkiefers (→Mikrogenie und Retrogenie), Zurückfallen der Zunge (→Glossoptose) und mediane Gaumenspalte. Klinisch mitunter bedrohliche Atemwegsverlegung durch die Mirkogenie in Kombination mit der Glossoptose. →Gaumenspalte, →Rhinophonien.

Piktogramm Bildhafte Darstellung von Begriffen.

PIMF →Pyrmonter Inventar Metaphonologischer Fähigkeiten.

PLAKSS →Psycholinguistische Analyse kindlicher Sprechstörungen.

PLAKSS-Screening Screening-Instrument zur groben Einschätzung der Aussprache, →Aussprachestörungen Diagnostik.

Literatur

Fox, A.V. ([2]2005): PLAKSS – Psycholinguistische Analyse kindlicher Sprechstörungen. Frankfurt: Harcourt.

Planum temporale Neben den →Heschlschen Querwindungen gelegener Bereich des Hörkortex, in dem Lautbilder von Silben und Wörtern gespeichert werden (phonologische Repräsentation); links deutlich größer als rechts; bei sprachgestörten und lese-rechtschreibgestörten Kindern fehlende oder umgekehrte Asymmetrie.

Platzierungsmodelle →*pull-out Model*, →Spezialklassen für Sprachgestörte, →Integrative Sprachtherapie.

Plosivierung →Physiologischer, bei hoher Auftretensfrequenz →pathologischer phonologischer Prozess, bei dem es i.d.R. zu einer Ersetzung der →Frikative durch →Plosive kommt (z.B. /ϕα:ν↔/ →[π:αν↔].

Plosivlaut-Injektionsmethode Eine Form zur Sprechluftaufnahme in die Speiseröhre bei Verwendung der Ösophagusstimme.

Als Sonderform der Injektionsmethode gilt die Verschluss-Injektions-Methode, die Moolenaar-Bijl 1953 und Damsté 1958 eingehend beschrieben. Nachdem ein 1943 laryngektomierter Patient der Groninger Hals-, Nasen- und Ohrenklinik in den Niederlanden bei sich selbst entdeckt hatte, dass er nach einmaligen Lufteindrücken in den Ösophagus sehr lange hintereinander sprechen konnte, wenn er die stimmlosen, verstärkt artikulierten Explosivlaute [p], [t], [k] mit Vokalen kombinierte, griff Moolenaar-Bijl diese Erfahrung auf und arbeitete sie zu einer neuen Unterrichtsmethode aus, der sie den Namen „Plosivlaut-Injektionsmethode" gab.

Pneumographie Historisches Verfahren nach Gutzmann, bei dem über am Brustkorb und auch befestigte dehnbare Gürtel Aufzeichnungen der zeitlichen Koordination thorakaler und abdominaler Atemexkursionen vorgenommen wurden.

Pneumotachographie Verfahren zur Erhebung der Atemstromgeschwindigkeit.

Poltern ist eine kombinierte Sprach- und Sprechstörung, die durch unrhythmisches, unorganisiert und überhastet wirkendes Sprechen, Unterbrechungen des Redeflusses sowie eine oft hohe →Artikulationsrate gekennzeichnet ist. Hauptmerkmale sind Auslassungen und Verschmelzungen von Lauten und Silben sowie Auslassungen von →Morphemen oder syntaktischen Elementen, was zu eingeschränkter →Verständlichkeit führt.

Poltern zeigt sich i.d.R. in allen sprachlichen →Modalitäten und betrifft alle →Sprachebenen.

Vorkommen und Häufigkeit Zum Störungsbild Poltern liegen nur sehr wenige aktuelle Forschungsergebnisse vor und keine Daten zur →Prävalenz und →Inzidenz. Die Angaben zur Häufigkeit des reinen Polterns (d.h. ohne Stotterkomponenten) schwanken von 0,05 % bis zu 1,5 % der Bevölkerung, der Anteil von stotternden Personen mit gleichzeitiger Poltersymptomatik wird in den teilweise sehr alten und methodisch nicht mehr nachprüfbaren Quellen mit 30–66 % angegeben (vgl. Sick 2004, S. 51, S. 57).

Erscheinungsbild Die Symptome des Polterns können sich auf allen linguistischen Ebenen zeigen:

- *Phonetik und Phonologie:* Es kommt zu →Elisionen, →Kontaminationen und Symptomen des →Telescoping, d.h. Laute werden fehlerhaft gebildet, miteinander verschmolzen oder ausgelassen, Silben oder Silbenstrukturen werden ausgelassen oder miteinander verschmolzen, die →Artikulation wirkt verwaschen und unvollständig; Lautfehlbildungen treten nicht konstant auf und werden selten korrigiert;
- *Morphologie und Syntax:* Auslassungen von →Morphemen und syntaktischen Elementen oder eine nicht regelhafte Satzstruktur führen zum Eindruck →dysgrammatischen Sprechens;
- *Semantik und Lexikon:* Auslassungen von Worten, unpräzise Wortwahl, Füllwörter, Satzabbrüche oder Umstellungen erwecken den Eindruck →semantischer Störungen bis hin zu →Wortfindungs- oder →Wortabrufstörungen;
- *Sprechablauf und Sprechflüssigkeit:* Sprechgeschwindigkeit und →Sprechrate sind zumeist hoch; Wiederholungen, Auslassungen und Abbrüche führen zu Redeunterbrechungen; Sprechen in „→Spurts" (Daly/Burnett 1999, S. 194) zeigt sich in sehr raschen Sprechanfängen, die in unverständlichem Murmeln auslaufen; es kommt zu →intra- und interverbalen Akzelerationen; Unterbrechungen und sinnentstellende Pausen lassen das Sprechen und die Sprechatmung unrhythmisch erscheinen;
- *Prosodie:* die Sprechmelodie ist häufig monoton, das Betonungsmuster ist uneinheitlich und oft nicht der Mitteilungsintention angemessen; die Lautstärke schwankt stark von sehr lauten Sprechanfängen bis hin zum Versanden am Ende der Äußerungen; →suprasegmentale Elemente sind der Mitteilungsabsicht oft nicht angemessen.
- *Pragmatik und Kommunikation:* die genannten Störungsbereiche führen zu einem oft schwer oder gar nicht verständlichen Sprechen, die Sachinhalte und die Mitteilungsabsicht bleiben trotz hoher Sprechtätigkeit vielfach unklar; Selbstkorrekturen oder Überarbeitungen zur Anpassung an den Kommunikationspartner unterbleiben (→„Maze-Verhalten", Iven 2003, S. 178), so dass der Eindruck entsteht, schlecht zuzuhören oder wenig auf seinen Gesprächspartner einzugehen; Regeln des Turntaking und andere Kommunikationsregeln werden nicht beachtet; in (Nach-) Erzählungen werden →Kohärenz und →Kohäsion nicht ausreichend beachtet.

Beispiele für Poltersymptome, wobei meist mehrere Sprachebenen gleichzeitig betroffen sind (s. Tab. 1).

Vom Poltern ist neben der →Sprachproduktion auch das →Sprachverständnis betroffen: Viele polternde Menschen haben Probleme damit, Anweisungen, komplexe Aufgabenstellungen oder geschilderte Abläufe zu verstehen und korrekt darauf zu reagieren. Antworten auf Äußerungen des Gesprächspartners sind oft nicht angemessen, so dass der Eindruck entsteht, dass der polternde Mensch das zuvor Gesagte nicht verstanden habe.

Tabelle 1: Poltersymptome auf verschiedenen Sprachebenen.

Sprachebene	Zielstruktur	Realisierung
Phonetik/Phonologie	Straße	/schras/ (Elisionen)
	Messer und Gabel	/massel/ (Kontamination)
	Schneewittchen	/schnittchen/ (Telescoping)
Morphologie/Syntax	Er ist nach Hause gegangen	/is hause na gang/ (Elision von morpholog. und syntakt. Elementen)
	Bei denen, wo ich als Baby war	/bei den wo als bee/
	Da wollte ich den Schirm aufmachen	/da hab – da woll ich de – den da den den schmach den auf/
Lexikon/Semantik, Pragmatik/Kommunikation	Einkaufswagen	/da so mit – äh – wo mit – äh – so wo da so ne wo rollt/
	Wir organisieren gerade eine Foto-Ausstellung	/da mach mer so also ja wo alle so zamm sin also mit die sie wissen schon da also die biller/
	Zum Bahnhof geht es an der Ampel rechts	/also da so lang un wenn da so ne wo mer da so dann da rechts ab/

Darüber hinaus ist vom Poltern i. d. R. auch die →Schriftsprache betroffen, in der sich fast alle der oben geschilderten Symptome wiederfinden. Die Symptome ähneln dabei sehr den schriftsprachlichen Produkten lese-rechtschreibgestörter Personen.

- *Schreiben:* Es finden sich viele Auslassungen von Buchstaben, Wörtern oder Satzteilen; I-Punkte oder T-Striche werden weggelassen, Wörter verschmelzen wie bei der verbalen Äußerung, ganze Passagen sind unleserlich, ineinander geschrieben und/oder durchgestrichen, die Schreibbewegung ist oft unrhythmisch und ungelenk, das Schriftbild ist oft sehr unausgewogen und bleibt nicht in der Zeile.
- *Lesen:* Auch hier kommt es zu Auslassung von Buchstaben, Wörtern, Endungen oder Satzteilen; mehrere Wörter werden zusammengezogen wie beim Telescoping; es werden Zeilen oder ganze Absätze übersprungen, nach Pausen wird das zuletzt gelesene Wort nicht wiedergefunden.

Poltern tritt oft gemeinsam mit →Sprachentwicklungsstörungen und mit →Aussprachestörungen, mit →Lese-Rechtschreibstörungen, mit generellen Lernstörungen, mit →Aufmerksamkeits- und Konzentrationsstörungen, mit →zentral-auditiven Verarbeitungsstörungen oder mit →sensomotorischen Entwicklungsverzögerungen auf. Somit scheint es sich um ein Anzeichen einer allgemeinen Signalverarbeitungsstörung zu handeln, nicht um ein isoliert sprachliches Phänomen. In älteren Quellen wird diese Verarbeitungsstörung als *zentrale Sprachgestaltungsschwäche* bezeichnet, die die gemeinsame Pathologie-Basis für Sprachentwicklungsstörungen, phonologische und grammatische Störungen, Lese-Rechtschreibstörungen und Poltern bildet.

Ursachen Da es beim Poltern an aktueller Grundlagenforschung fehlt, sind zu den Ursachen bislang nur unzureichende Erklärungsansätze bekannt. Diese beziehen sich größtenteils auf Annahmen, die sich aus der Verwandtschaft bzw. dem gemeinsamen Auftreten der Poltersymptome mit anderen Auffälligkeiten ergeben. Hierbei werden gemeinsame Symptomkomplexe oder ähnliche Erscheinungsbilder in einen ursächlichen Zusammenhang gesetzt, ohne dass bislang eine tatsächliche Ursache des Polterns oder eine klar abgrenzbare Grundstörung definiert werden könnte. Folgende Annahmen werden derzeit diskutiert:

Zusammenhänge von Poltern und →auditiver Verarbeitung Poltern tritt häufig gemeinsam mit Einschränkungen der Aufmerksamkeits- oder →Hörgedächtnisspanne, mit Sprachentwicklungsstörungen und mit Aussprachestörungen auf, so dass die Vermutung naheliegt, dass bei diesen Störungsbildern übergreifende Probleme der peripheren und zentralen Verarbeitung von Höreindrücken vorliegen. Vor allem die →zentrale Hörverarbeitung scheint beim Poltern eine Rolle zu spielen. Bei der Ableitung →akustisch evozierter Potenziale zeigen sich bei polternden Probanden weniger ausgeprägte Reaktionen auf akustische Reize, verzögerte oder ausbleibende Reaktionen oder atypische kortikale Aktivitätsregionen. Bei der Durchführung →dichotischer Hörtests zeigten die polternden Probanden ebenfalls unterdurchschnittliche Leistungen, eine erhöhte auditive Ablenkbarkeit und eine verkürzte →auditive Aufmerksamkeitsspanne. Diese Ergebnisse legen den Schluss nahe, dass polternde Personen eher ineffektive Hör-Verarbeitungsmuster nutzen, die sich sowohl auf die Ebene der →Sprechflüssigkeit auswirken als auch im Bereich der Aufmerksamkeit, vermutlich auch auf der Ebene der →Sprechplanung und -kontrolle.

Zusammenhänge von Poltern und →Pragmatik Polternde Menschen zeigen oft eingeschränkte pragmatische Fähigkeiten und inadäquate, ‚polter-typische' Kommunikationsstrategien. Mit Studien zu so genannten Dialog-Irritationen ist nachweisbar, dass polternde Probanden dreimal häufiger Aussagen mit ungrammatischer oder unvollständiger Struktur verwenden oder Selbstkorrekturen durchführen, die unverständlich bleiben und kaum zur Informationserweiterung beitrugen (so genanntes ‚Maze-Verhalten', von engl. *maze* = Irrgarten). Die flüssigen Sprecher verwenden in ihren Selbstkorrekturen ergänzende Informationen, die zu besserer Verständlichkeit führen, während die polternden Probanden, wenn sie nicht verstanden wurden, sich hauptsächlich mit erneut unverständlichen oder unvollständigen Aussagen zu korrigieren versuchten. Polternde Menschen geben oft die hinreichenden und notwendigen Informationen nicht, oder sie gehen in einer Fülle von Wiederholungen, unverständlichen Anteilen und Einschüben verloren. Polternde Menschen sind selten in der Lage, ihre Aussagen so umzuformulieren, dass mehr und verständlichere Informationen fließen. Ihre pragmatischen Fähigkeiten erweisen sich also oft als eingeschränkt, wobei auch hier die genauen Ursachen noch im Dunkeln liegen.

Zusammenhänge von Poltern und Sprechmotorik Poltern tritt häufig in Verbindung mit Aussprachestörungen auf und ist von Auslassungen oder Fehlbildungen von Lauten, Silben und auch ganzen Wörtern gekennzeichnet, was erheblich zum oft schlecht verständlichen Sprechen beiträgt. Forschungsergebnisse zur Klärung der Ursachen dieser Sprechstörungen liegen bislang jedoch nicht vor. Erste Hypothesen verweisen darauf, dass eine verzögerte Innervation der Artikulationsmuskulatur und der →Phonationszeit bzw. →Voice-Onset-Time vorliegen könnte sowie eine beeinträchtigte Fähigkeit zur →Diadochokinese. Einige Fallstudien belegen, dass bei einzelnen polternden Personen eine eingeschränkte Zungenbeweglichkeit, verlangsamte diadochokinetische Fähigkeiten und eingeschränkte handmotorische Fähigkeiten vorliegen oder eine insgesamt später einsetzende und langsam verlaufende motorische Entwicklung mit phonetischen Störungen einhergeht. Diese allerdings erst sporadisch vorliegenden Studien verdeutlichen, dass Zusammenhänge von Poltern und der Steuerung von →Respiration, →Phonation und →Artikulation bestehen.

Zusammenhänge von Poltern und schriftsprachlichem Lernen Die sprachlichen Symptome, die das Poltern kennzeichnen, zeigen sich oft auch im schriftsprachlichen Bereich. Diese Phänomene in der Sprach- und Schriftproduktion ähneln denen, die Kinder mit Problemen des →Schriftspracherwerbs oder mit Lernbehinderungen zeigen. Auch die Annahme, dass bei polternden Kindern Aufmerksamkeits- und Wahrnehmungsstörungen vorliegen könnten, deckt sich mit den Annahmen über die Ursachen von generellen Lernstörungen. Letztendlich ist bislang jedoch nur auf der Symptomebene eine gewisse Ähnlichkeit beschrieben worden (vgl. Iven 2003, S. 177 ff., Sick 2004, S. 52 ff.).

Ob zwischen den genannten Phänomenen und dem Poltern Ursache-Wirkungszusammenhänge bestehen oder ob sie auf einer gemeinsamen Grundstörung beruhen, ist noch weitgehend ungeklärt. Die Vermutung liegt jedoch nahe, dass das Poltern ein Anzeichen einer komplexen →Sprachverarbeitungsstörung darstellt und daher auch mit einem →Sprachproduktionsmodell beschrieben werden kann: Auf der Ebene des →Konzeptualisierers kann die Redeabsicht nicht oder nur unzureichend an den Kommunikationspartner und die Situation angepasst und in semantisch-lexikalische und grammatikalische Pläne umgesetzt werden, auf der →Formulator-Ebene kann kein passender phonetischer Plan erstellt werden, so dass auf der →Artikulator-Ebene die sprechmotorische Ausführung nicht gelingen kann. Die →Monitoring-Prozesse, mit denen innerhalb der Sprachverarbeitung das Gelingen der einzelnen Schritte überwacht wird, sind beim Poltern offensichtlich ebenfalls beeinträchtigt: Selbstwahrnehmung und Selbstkorrektur von abweichenden Sprechakten sind nur unzureichend möglich. Poltern kann demnach als nicht erfolgreiche Sprechtätigkeit aufgrund fehlender Verarbeitungs-, Planungs- und Überwaschungsgrundlagen betrachtet werden: Die Poltersymptome manifestieren sich auf allen Ebenen des Sprachproduktionsmodells (vgl. Schneider 2003, S. 236). Was allerdings die Ursache dieser komplexen Sprachverarbeitungsprobleme ist, bleibt unklar.

Diagnostik *Diagnose des Polterns:* Es gibt keine →standardisierten Testverfahren für die Diagnose des Polterns. Um festzustellen, ob überhaupt Poltern vorliegt, und eine adäquate Therapieplanung zu ermöglichen, muss daher auf →informelle Verfahren zurückgegriffen werden, mit denen die Symptomatik beschrieben und analysiert werden kann. Im Einzelnen müssen folgende Bereiche betrachtet werden:

a) *Anamnese*

Klientenbefragung, Eltern-/Angehörigenbefragung, medizinische und/oder psychologische Gutachten; Fragen nach folgenden Aspekten:

- subjektive Beschwerden/Therapieanlass/Problembewusstsein
- Beginn und Verlauf der Sprachentwicklung
- Beginn und Verlauf der Störung; Probleme im Alltag
- Kommunikationsanforderungen im Beruf, bei Hobbys
- Einschätzung der Lese- und Schreib-Kompetenzen
- Familiäre Häufung von polternden, sprachentwicklungsverzögerten, dyslektischen, stotternden Personen

b) *Spontansprachanalyse und informelle Untersuchung*

Klienteninterview mit Audio-/Videoaufzeichnung über selbst gewähltes Thema, Einschätzung von

- Sprechgeschwindigkeit und Sprechflüssigkeit, Spurts, Akzelerationen
- Verständlichkeit, Artikulation
- Polter-Kernsymptome: Elisionen, Kontaminationen, Telescoping
- Sprach-Organisation: Themenwechsel, Kohärenz und Kohäsion
- Pragmatik: Sprecherwechsel-Regeln. Pausen-Toleranz, Blickkontakt, „Maze"-Verhalten etc.

Lautes Lesen für 3–5 Minuten

- Einschätzung von Poltersymptomen, Sprechtempo, Beachtung von Pausen/Satzzeichen, „Verlesungen"

Schriftprobe mit eigenem Namen, Adresse, Diktat von 3–4 Sätzen, freie Schriftprobe über Thema der Wahl, Einschätzung von

- Leserlichkeit des Schriftbildes
- polterähnliche Schreibfehler
- Themenwechsel, unvollständige Gedankengänge in der freien Schriftprobe

Rhythmusgefühl/Musikalität

- Singen eines Liedes, Summen einer Melodie, Nachklopfen verschiedener Rhythmen

c) *spezifische Testverfahren*

- Sprechflüssigkeit: Artikulationsrate, Sprechgeschwindigkeit, Quantität und Qualität der Unflüssigkeiten, z.B. mit dem →SSI oder dem →Fluency Meter
- Hörwahrnehmung, Hörverarbeitung: dichotischer Hörtest, Nachsprechen immer kom-

plexerer Sätze z.B. *Michigan Memory for Unrelated Sentences Test*

- Gedächtnis, Aufmerksamkeit und Konzentration: standardisierte Konzentrations- und Gedächtnistests, z.B. Zahlenfolgegedächtnis-Untertest aus dem →PET
- Artikulationsgenauigkeit: Nachsprechen sinnloser Silben, z.B. →Mottier-Test, Untertest aus dem →SETK
- Schriftsprache: standardisierte Lese- und Schreibtests, z.B. →DRT, →Deutscher Lese-Test
- Motorik: motorische Entwicklung, Mundmotorik und Diadochokinese, z.B. mit dem →MOT, standardisiertem →Diadochokinese-Test, Verfahren zur Überprüfung der →oralen Stereognose und →Mundmotorik
- Störungsbewusstein: Selbsteinschätzung der Sprach- und Sprechprobleme, z.B. mit dem Bogen „Selbsteinschätzung des Sprechens und der Kommunikation" (Sick 2004, S. 226ff.)

Für das Poltern sprechen neben den störungsspezifischen Sprechmerkmalen folgende Aspekte:

- später Sprechbeginn, Sprachentwicklungsstörung
- polterähnliche Symptome der Schriftsprache, Schriftspracherwerbsprobleme, LRS
- eingeschränkte auditive Merkspanne
- eingeschränkte Aufmerksamkeits-/Konzentrationsfähigkeiten
- oft gutes abstraktes/mathematisches/naturwissenschaftliches Denkvermögen bei auffälligem Sprachlernen
- motorische Auffälligkeiten (überschießende Bewegungsimpulse, →Hyperaktivität)
  (vgl. Iven 2003, S. 182, Lemke-Eidams 2004, S. 223ff., Sick 2004, S. 66ff.).

Differenzialdiagnostik Stottern und Poltern Obwohl die Häufigkeitsangaben schwanken, gehen die meisten Quellen von einem großen Überschneidungsbereich beider Störungsbilder aus und vermuten bei ca. 30–40% der redeflussgestörten Menschen eine kombinierte Symptomatik von Stottern und Poltern. Unklar ist bei diesen Angaben jedoch, welche Symptome dem einen oder dem anderen Störungsbild zugeordnet wurden, wie die Befunderhebung erfolgte und nach welchen Kriterien die Analyse der diagnostischen Werte stattfand. Es scheint sich demnach eher um tradierte Schätzwerte zu handeln. Wie bei den anderen Begleiterscheinungen des Polterns (LRS, Sprachentwicklungsstörungen etc.) ist auch hier unklar, ob beide Phänomene quasi zufällig gemeinsam auftreten, ob sie eine gemeinsame Ursachenbasis haben oder ob das eine die Ursache des anderen ist – und wenn ja, welche Symptomatik ‚führt'.

Eine genaue Analyse der Symptome und der Bedingungen, unter denen sie auftreten oder veränderbar sind, sollte jedoch eine ausreichend sichere Aussage darüber ermöglichen, ob es sich bei den vorliegenden Sprechunflüssigkeiten eher um Stottern oder eher um Poltern handelt. Hier ist die von Sick (2004, S. 192f.) vorgelegte Checkliste hilfreich, weil sie Unflüssigkeitssymptome aus dem Formenkreis beider Störungsbilder erfasst. Bei Patienten, die Komponenten beider Störungsformen zeigen, fällt eine Unterscheidung oder genaue Zurordnung aber naturgemäß schwerer, so dass das Ziel des diagnostischen Prozesses hier eher in der Bestimmung von Störungsschwerpunkten und Hauptbelastungspunkten liegt.

Grundsätzlich muss allerdings die Frage offen bleiben, ob eine Differenzialdiagnose bei Phänomenen, die so eng miteinander in Verbindung stehen, überhaupt sinnvoll und zielführend ist. Eine Quantifizierung der Symptomatik, also eine Festlegung, wie viele Symptome bei unflüssigem Sprechen eher als Stotter- oder eher als Polter-Komponente zu werten sind, erscheint nur dann angemessen, wenn sie Orientierungshilfen für Therapieschwerpunkte liefern kann.

> Eine Einteilung in vermeintlich feststehende und klar abgrenzbare Personengruppen, wie sie früher z.B. mit den Termini ‚Stotter-Polterer' oder ‚Polter-Stotterer' vorgenommen wurde, kann bei so oft miteinander verbundenen Störungsbildern nicht Sinn der Diagnose sein.

Diese Feststellung gilt auch für die veralteten und sehr kritisch zu bewertenden Versuche, beiden Gruppen von Betroffenen

Tabelle 2: Differenzialdiagnose von Stottern und Poltern.

Analysekriterium	Poltern	Stottern
Sprechunflüssigkeiten	Wiederholungen von Wörtern, Einschüben oder Phrasen; Unterbrechungen durch unphysiologische Pausen oder Satzabbrüche	Kernsymptome: Blockaden, Dehnungen, Lautwiederholungen; Unterbrechungen durch unphysiologische Pausen oder Satzabbrüche im Symptom
Zeichen von Anspannung und Anstrengung während der Sprachproduktion	nein	ja
Sekundärsymptomatik im Sinne von Mitbewegungen, Vermeidungsverhalten, Angst- oder Schamgefühlen	nein/selten	ja
Sprechtempo	Kernsymptom: meist erhöht oder irregulär	normal bis langsam
Artikulation	Kernsymptom: häufig auffällig	nicht betroffen
Elisionen, Kontaminationen	Kernsymptom: große Häufigkeit	nein
Syntax, Morphologie	Kernsymptom: häufig auffällig	nicht betroffen
Kohärenz und Kohäsion von Erzählungen	Kernsymptom: häufig auffällig	nicht betroffen
Sprachentwicklung	oft verzögert und Merkmale von Sprachentwicklungsstörungen	meist normal
Schriftspracherwerb	auffällige Häufigkeit von LRS	nicht betroffen, oft kompensatorisch gute Schriftsprachfähigkeiten
Aufmerksamkeit, Gedächtnis	häufig auffällig	nicht betroffen
Symptomwahrnehmung	oft eher gering, wenig Selbstkorrekturen, meist wenig Störungsbewusstsein	starke Symptomwahrnehmung, hohes Störungsbewusstsein

(vgl. Iven 2003, S. 182, Sick 2004, S. 58)

unterschiedliche Persönlichkeitsmerkmale zuzuordnen (Iven 2003, S. 180ff., Sick 2004, S. 56ff.). Bei Klassifikationsversuchen, die dem einen Störungsbild gegensätzliche Eigenschaften zum anderen zuschreiben (z.B. Stotterer gehemmt, schüchtern, introvertiert, Polterer ungehemmt, aggressiv, extrovertiert), müssten die Personen, die Anteile aus beiden Symptomkomplexen zeigen, schon fast als gespaltene Persönlichkeiten betrachtet werden.

Auf der Ebene der deskriptiven Analyse der Symptome lassen sich dennoch einige Kriterien finden, die diagnostisch erkennbar sind und beide Störungsformen voneinander abgrenzbar machen (s. Tab. 2):

Zusammenfassend lässt sich festhalten, dass sich mehr Anzeichen für Unterschiede als Gemeinsamkeiten beider Störungsformen finden lassen.

Beim Stottern handelt es sich um eine Redefluss-Störung, bei der der Sprechablauf nicht mit angemessener Kraft, Kontinuität und Geschwindigkeit gelingt. Daraus resultieren Unterbrechungen in Form von Blockaden mit Phonationsstopp, auffällig lange Dehnungen und auffällig häufige Wiederholungen von Lauten. Linguistische Kompetenzen sind beim Stottern nicht eingeschränkt.

Poltern ist demgegenüber eine übergreifende sprachsystematische Störung, bei der der gesamte Sprachverarbeitungs- und -produktionsprozess betroffen ist und alle linguistischen Ebenen affiziert werden. Der Zugriff auf semantische, grammatikalische oder phonologische Strukturelemente gelingt nur unzureichend, ebenso wie die Anpassung an pragmatisch-kommunikative Erfordernisse. Der Redefluss wird durch

Wiederholungen von Wörtern oder Phrasen und inhaltsleeren ‚Endlosschleifen' unterbrochen.

Die Zuordnung des Polterns zu den Redefluss-Störungen erscheint vor diesem Hintergrund eher willkürlich und ausschließlich an der Oberflächensymptomatik der Wiederholungen orientiert. Aufgrund von Symptomähnlichkeiten könnte es ebensogut den Sprachentwicklungsstörungen (mit den Symptomen von Aussprachestörungen, grammatischen und semantisch-lexikali-

Tabelle 3: Verschiedene Interventionsbereiche je nach Störungsschwerpunkt.

a) Schwerpunkt Höraufmerksamkeit und Eigenwahrnehmung

- Übungen mit Nachsprechaufgaben, z. B. mit sinnlosen Wörtern, deren Komplexitätsgrad ansteigt
- Nachsprechen von Sätzen mit 8, 10, 12, 14 ... Silben
- Nachsprechen von grammatikalisch korrekten, aber inhaltlich sinnlosen Sätzen
- Analyse der eigenen Spontan- und Übungssprache mit Tonband-/Videokontrolle und eigenem Transkript
- eigenes und fremdes Sprechen evaluieren: unterschiedliche Sprechgeschwindigkeiten und Artikulationsfehler erkennen

b) Schwerpunkt Artikulationsgenauigkeit

- Silbenlesen in langsamer Geschwindigkeit
- Benennungen mit Tonbandkontrolle und Transkription
- Sprechübungen mit übertriebenen Mundbewegungen
- Lesen mit Tonbandkontrolle, typische „Fehlerstellen" im Text markieren (Endsilben, Konsonantenverbindungen)
- hierarchische Anforderungen von der Silben- über die Einzelwort-Ebene bis hin zu Sätzen und Texten

c) Schwerpunkt Sprechgeschwindigkeit

- Sprechen und Lesen unter von außen vorgegebener Rhythmisierung, z. B. →Metronomsprechen, →Unisono-Sprechen, evtl. Sprechen unter →DAF
- Beginn mit deutlicher Verlangsamung: 1 Silbe pro Sekunde, Zeitlupensprechen
- bewusster Pauseneinsatz
- Dehnung des Vokals der betonten Silbe

d) Schwerpunkt sprachliche Organisation/Kohärenz und Kohäsion

- Etablierung von Stopping-Techniken: Vereinbarungen treffen, wie der Patient unterbrochen werden kann, wenn er zu schnell oder unverständlich spricht (verbal, Gesten, Berührung etc.); Verhindern von ‚Endlosschleifen'
- Techniken zur Informationsvermittlung: Wichtiges erwähnen, Unwichtiges weglassen; W-Fragen zur inhaltlichen Strukturierung beachten
- Strategien zur Erleichterung des semantischen Zugriffs: semantische Relationen, →Synonyme und →Antonyme, Ober-/Unterbegriffe; →„Rapid-naming-drills"; Lückentexte
- Hilfestellungen für komplexere Äußerungen: Verwendung von relationalen Wörtern wie z. B. weil, obwohl, damit, trotzdem
- Erarbeitung von informationserweiternden Korrekturen statt „Maze"-Verhalten: Reformulierung statt Wiederholung

e) Schwerpunkt Pragmatik und Kommunikation

- Wahrnehmen und Beachten der Bedürfnisse des Kommunikationspartners: Gestik und Mimik einschätzen und einsetzen können; Mimik-Bilder oder Fotos, Pantomime
- „Pannen" in der Kommunikation erkennen können: Videoaufnahmen, Dialog-Irritationen und Missverständnissituationen analysieren, Alternativ-Strategien erarbeiten
- Übungen in alltagsrelevanten Kommunikationssituationen: Rollenspiele und In-Vivo-Übungen (telefonieren, einkaufen, Weg beschreiben, Anleitung/Gebrauchsanweisung geben etc.)

schen Störungen) oder zentralen Störungen (mit Symptomen der →Agraphie, →Dyslexie, →Apraxie, komplexen Sprachproduktionsstörungen) zugeordnet werden (vgl. Daly/Burnett 1999, S. 203).

Therapie Ebenso wie im Bereich der Diagnostik finden sich auch im Bereich der Therapie des Polterns keine Therapieprogramme oder standardisierten Vorgehensweisen. Dies basiert sowohl auf der gravierend geringen Forschungsaktivität als auch auf verschiedenen Vorurteilen auf der Therapeuten- und Patientenseite: Das Poltern fristet gegenüber dem Stottern in der therapeutischen Aufmerksamkeit ein Schattendasein, daher sind viele Therapeutinnen hier nur rudimentär ausgebildet und kennen keine therapeutischen Ansatzpunkte. Darüber hinaus wird den Patienten aufgrund der unzureichenden Symptomwahrnehmungsfähigkeiten oft eine geringe Therapiemotivation unterstellt, was wiederum die Misserfolgserwartung auf therapeutischer Seite schürt und somit therapeutische Zurückhaltung verursacht. Auf der Patientenseite ist oft nur ein diffuser Leidensdruck vorhanden, der sich zumeist auf Teilbereiche der Symptomatik bezieht, z.B. die Schriftsprachprobleme, das hohe Sprechtempo oder den sozialen Druck durch die sich ständig beschwerenden Kommunikationspartner (vgl. Schneider 2003, S. 235 f.). Die Therapie wird also häufig durch das Umfeld initiiert und die Patienten selbst haben eine oft unspezifische oder geringe Therapiemotivation.

Grundvoraussetzung für eine erfolgreiche Therapie ist demnach, zunächst ein Bewusstsein dafür zu wecken, dass und wie die poltertypischen Symptome die Kommunikation erschweren und wie die Therapie darauf einwirken kann. Nur so ist eine Kooperation des Patienten und größtmögliche Eigenverantwortung für den Therapieprozess zu erreichen. In der Frühphase der Therapie, aber auch immer wieder therapiebegleitend muss also auf der metakommunikativen Ebene ein Abstimmungsprozess erfolgen, der dem Patienten das Vorgehen transparent macht und die Bedeutung der Sprechmodifikation für die Alltagskommunikation erläutert (vgl. Schneider 2003, S. 236 f.).

In der Therapie selbst kann man sich je nach individuellen Störungsschwerpunkten auf verschiedene Interventionsbereiche konzentrieren bzw. ihre Abfolge festlegen (vgl. Schneider 2003, S. 237 ff., Sick 2004, S. 112 ff.) (s. Tab. 3):

Übergreifend gelten zur Unterstützung von Selbstwahrnehmung, Selbstkorrektur-Fähigkeiten und Erweiterung von Handlungsoptionen die folgenden Therapieprinzipien:

- konsequente und direkte Rückmeldungen für gelungene und nicht gelungene Sprechakte
- Arbeit mit eindeutigen Kontrasten (z.B. sehr schnelles vs. sehr langsames Sprechen) und vielfältigen sprachlich-kommunikativen Handlungsmöglichkeiten
- Verbesserung der Körperwahrnehmung durch bewusste Wahrnehmung von Gestik, Mimik und Artikulationsmotorik
- Unterstützung durch Audio- und Videokontrolle, selbst angefertigte Mitschriften, Selbstkontrollmöglichkeiten durch einen Abgleich von Zielstruktur und Produktion
- Einbezug von In-Vivo-Übungen und des kommunikativen Umfeldes zur Transfersicherung.
  (vgl. Schneider 2003, S. 238 ff., Sick 2004, S. 132 ff.).

Bei Beachtung dieser Prinzipien und einer störungsspezifischen Therapiestruktur kann eine erhebliche Verbesserung der Sprechkontrolle erreicht werden (C.I).

Literatur

Daly, D.A./Burnett, M.L. ([2]1999): Cluttering: Traditional Views and New Perspectives. In: Curlee, R.F. (Ed.): Stuttering and Related Fluency Disorders (179–204). New York: Thieme Medical Publishers.

Iven, C. ([2]2003): Poltern. In: Grohnfeldt, M. (Hrsg.): Lehrbuch der Sprachheilpädagogik und Logopädie. Band 2: Erscheinungsformen und Störungsbilder (173–182). Stuttgart: Kohlhammer.

Lemke-Eidams, A. (2002): Poltern. In: Grohnfeldt, M. (Hrsg.): Lehrbuch der Sprachheilpädagogik und Logopädie. Band 3: Diagnostik, Prävention und Evaluation (222–228). Stuttgart: Kohlhammer.

Schneider, P. (2003): Poltern. In: Grohnfeldt, M. (Hrsg.): Lehrbuch der Sprachheilpädagogik und Logopädie. Band 4: Beratung, Therapie und Rehabilitation (235–241). Stuttgart: Kohlhammer.

Sick, U. (2004): Poltern. Theoretische Hintergründe, Diagnostik, Therapie. Stuttgart: Thieme.

Prävention ist eine Form der Intervention. Dem Wortsinn nach bedeutet Prävention: Vorbeugen, Zuvorkommen. Somit verbietet es sich eigentlich, von sekundärer und tertiärer Prävention zu sprechen. Präventive Maßnahmen umfassen Maßnahmen, die gemeinhin als primäre Prävention (Prophylaxe) bezeichnet werden. Sie beinhalten zum einen die Identifikation von Personen mit Entwicklungsrisiken, zum anderen die Einleitung und Durchführung von Maßnahmen zur Vorbeugung der Ausbildung sich abzeichnender Störungen.

Die Differenzierung in primäre, sekundäre und tertiäre Prävention erschwert die Einigung auf ein gemeinsames Verständnis. Sekundäre Prävention (Früherkennung [-diagnose] und -förderung bei bereits manifesten Störungen; etwa in der Heilpädagogik) und tertiäre Prävention (kurative und rehabilitative, sich auf die Minderung bzw. Behebung der Folgen bereits eingetretener Störungen, richtende Maßnahmen) kommen der Störung nicht zuvor. Sie zielen auf Schadensbegrenzung durch die Vermeidung von Folgebeeinträchtigungen. Intervention bei bereits manifester Störung betrachten wir nicht als Prävention, denn hier handelt es sich um →Früherkennung, -förderung bzw. -behandlung bereits zutage getretener Störungen. Unstrittig ist, dass die Grenzen gelegentlich fließend sind.

> Was sind Merkmale der (primären) Prävention? Entscheidend ist der Zeitpunkt der Intervention. Prävention erfolgt *vor* Entstehung bzw. Auftreten der Störung. Lebenslaufbezogen bedeutet dies weiter v.a., dass präventive Maßnahmen in den ersten Lebensjahren nicht in der Hand des prospektiv Betroffenen liegen können.

Selbst- und fremdinitiierte Formen der Prävention sind deshalb zu unterscheiden. Selbstinitiierte Formen der Prävention nehmen die (prospektiv) Betroffenen selbst vor. Sie ernähren sich körperbezogen gesund, meiden Genussmittel und sind körperlich aktiv, in psycho-sozialer Hinsicht pflegen sie geistige Aktivitäten und Sozialkontakte. Hierbei handelt es sich um Erwachsene. Fremdinitiierte Formen der Prävention berücksichtigen dagegen den Umstand, dass der (prospektiv) Betroffene, wie das Kleinkind beim Sprachlernen, (noch) nicht selbst vorbeugen kann, sondern dass Sozialisationsinstanzen (Familie, Kindergärten, Schule) entsprechende, vorbeugende Entwicklungsbedingungen schaffen. Die Entwicklung in den ersten Lebensjahren wird durch die Umgebung (mit)bestimmt. Verläuft sie normal, liegt dies auch an fremdinitiierten, von der Umwelt nicht bewusst vorgenommenen Formen der Prävention. Die Umwelt beugt vor, indem sie für optimale Entwicklungsbedingungen sorgt. Dies gilt insbesondere für den in den ersten Lebensjahren stattfindenden Spracherwerb. Prävention in der frühen Kindheit ist aufgrund des Alters der Betroffenen Aufgabe der Umwelt (Eltern, Kindergarten, Schule).

Unabhängig von selbst- oder fremdbezogen initiierter Prävention gilt es person- oder umweltbezogene Präventionsformen zu unterscheiden. Sämtliche Ebenen der körperlichen und psychischen Entwicklung sind darin eingeschlossen. Prävention im Bereich der Sprachentwicklung ist wesentlich umweltorientiert. Bislang richten sich Präventionsmaßnahmen, nicht zuletzt bedingt durch die krankenkassenbasierte Finanzierung, zumeist jedoch ausschließlich auf Personen und deren Entwicklungsvoraussetzungen.

Ziele: Prävention verfolgt unterschiedliche Ziele. Allgemein und unspezifisch gilt es Risikofaktoren auszuschalten, zu vermeiden bzw. zu kontrollieren, die die körperliche und psychische Entwicklung zu gefährden drohen. Spezifischere Präventionsmaßnahmen richten sich auf bestimmte Funktionsbereiche. Sie erfordern hinsichtlich der Ziele eine entwicklungspsychologisch motivierte Differenzierung zwischen Formen der Prävention.

Entwicklungs-, lebenslaufbezogen bedeutet dies die Kontrolle der Faktoren, die den Auf- und Abbau von Kompetenzen und Fertigkeiten bedingen.

> So richtet sich Prävention aus entwicklungspsychologischer und/oder heilpädagogischer Sicht auf die Vermeidung von Störungen beim *Aufbau* von Kompetenzen und Fertigkeiten, aus medizinischer und

allgemeinpsychologischer Sicht (Gerontologie, Entwicklungspsychologie) auf die Vermeidung des *Abbaus*, d.h. die Vermeidung von Verlusten nach erfolgreichem Aufbau.

Im Mittelpunkt der bislang medizinisch dominierten gesundheitspolitischen Maßnahmen stand das Bestreben nach Vermeidung von Beeinträchtigungen physiologischer und psychischer Systeme nach erfolgtem Aufbau. Entsprechende Maßnahmen richten sich gegen Abbau und Verlust (Gerontologie). Vorgeordnete Prävention zielt im Unterschied dazu auf die Vermeidung von Störungen beim Aufbau. Hier ist das Alter kritisch. Insbesondere in den ersten Lebensjahren scheinen viele psychische Funktionen anfälliger, weniger robust als die körperliche Entwicklung. Körperliche Entwicklung ist vielfach reifungsgesteuert, psychische Entwicklung sozialisationsgesteuert. Dies gilt – trotz gegenteiliger Auffassungen – insbesondere für den Spracherwerb.

Bedeutung: Die Bedeutung der Prävention ist unstrittig. Die EU-Minister erklärten im Januar 2005 psychische Gesundheit zu einem vorrangigen Präventionsziel. Ihre wachsende gesellschaftliche und individuelle Bedeutung unterstreicht die Schaffung eines – wenn auch inhaltlich umstrittenen – Präventionsgesetzes. So sei dieses, wie manche monieren, zu medizin- und bürokratielastig ausgefallen.

Voraussetzungen, Bereiche und Grundlagen der Prävention von Sprachentwicklungsstörungen Der Spracherwerb bildet einen zentralen Bereich der menschlichen Entwicklung. Aufgrund ihrer Funktion als Mittel der Kommunikation, der Repräsentation und der Handlungssteuerung ist Sprache entscheidend für die kognitive, sozial-emotionale und Persönlichkeitsentwicklung. Allein diese Tatsache belegt die Bedeutung von Präventionsmaßnahmen in diesem Funktionsbereich. Hinzu kommt, dass der Aufbau des Sprachwissens möglicherweise besonderen, von der allgemeinen Entwicklung entkoppelten Gesetzmäßigkeiten folgt. Hierin liegt das Besondere, das Spezifische der Prävention von Sprachstörungen.

Im Folgenden liegt der Fokus auf sprachspezifischen Präventionsmaßnahmen. Auf allgemeine präventive Maßnahmen wird allenfalls hingewiesen, wobei dies ihre Bedeutung nicht mindert – da sie die Voraussetzungen für eine gute Allgemeinentwicklung sichern und damit spezifische Beeinträchtigungen wie eine Störung der Sprachentwicklung mindern oder vermeiden helfen.

Voraussetzungen: Die Kenntnis bzw. Identifikation von Risikogruppen ist Voraussetzung für präventive Maßnahmen. Selbstverständlich können Maßnahmen der (primären) Prävention auch gesamte Populationen umfassen (Schutzimpfungen). Ökonomischer und erfolgversprechender ist jedoch die risikogruppenbezogene Prävention. Zu unterscheiden sind soziale und individuelle Entwicklungsrisiken. (Soziale) Risikogruppen hinsichtlich des Spracherwerbs sind Kinder mit Migrationshintergrund, mit niedrigem Sozialstatus oder entsprechender Familiengeschichte. Individuelle Entwicklungsrisiken, d.h. beeinträchtigte Entwicklungsvoraussetzungen aufgrund des Schwangerschafts- oder Geburtsverlaufs sowie hyperaktiver, aggressiver, hypersensitiver oder ängstlich-zurückgezogener Verhaltensweisen kommen hinzu. Entscheidend für den Erfolg präventiver Maßnahmen ist auch die Kenntnis von Vulnerabilitäts- bzw. Resilienzfaktoren.

Bereiche: Präventive Maßnahmen können auch im Hinblick auf Spracherwerbsstörungen relativ allgemein oder bereichsspezifisch gestaltet werden. Präventive Maßnahmen zur Vermeidung von Störungen im Bereich der Allgemeinentwicklung haben den Nebeneffekt, auch das Risiko für Sprachstörungen zu mindern. Derartige sprachunspezifische Maßnahmen reichen von der Unterstützung der sozial-emotionalen Entwicklung (Bindung) bis hin zur Förderung der kognitiven Entwicklung. Die Schaffung unterstützender Entwicklungsbedingungen im Hinblick auf die Gesamtentwicklung im Vorschul- und Schulalter ist fraglos eine der Voraussetzungen für normalen Spracherwerb. Dagegen richten sich bereichsspezifische präventive Maßnahmen gezielt nur auf einen oder wenige Funktionsbereiche, wie beispielsweise den Spracherwerb.

Diagnostische Grundlagen: Grundlage der Prävention ist (Früh-) →Diagnostik, die Risikokinder identifiziert. Ohne Diagnostik sind präventive Maßnahmen orientierungslos. Diagnostik sollte dabei nicht allein erfahrungsbasiert sein, wie häufig in (pädiatrischen) Vorsorgeuntersuchungen, sondern auf der Grundlage normierter Verfahren erfolgen (psychometrische Tests, →Screeningverfahren). Informelle(re) Verfahren (Fragebögen, Prüfverfahren) flankieren und vertiefen die gewonnenen Informationen. Präventives Handeln setzt derlei Wissen voraus. Deshalb sollten diagnostische Verfahren klare Angaben enthalten, wann entsprechende Maßnahmen einzuleiten sind. Zu ihrer Alltagstauglichkeit gehört des Weiteren, dass sie so gestaltet sind, dass sie auch dem für sie infrage kommenden Personenkreis in ihrem Alltag bzw. den jeweiligen Ausbildungsgängen vermittelt werden können.

Diagnostische Verfahren: Generell nehmen die vorliegenden Verfahren keine klare Trennung zwischen Sprachverstehen und -produktion vor.

Die aufgrund der krankenkassenbasierten Finanzierung am umfassendsten wahrgenommenen personbezogenen Vorsorgeuntersuchungen (U1–U9) beim Allgemein- bzw. Kinderarzt bieten eine große Chance zur allgemeinen Prävention. Die Beurteilung der Entwicklung psychischer Leistungen genügt jedoch häufig keinerlei diagnostischen Standards, sie erfolgt meist unstandardisiert, (subjektiv) erfahrungsbasiert und kursorisch. Die erste Erfassung des Sprachentwicklungsstandes (U7) erfolgt relativ spät (mit zwei Jahren), die nächste Untersuchung (U8) wird im Hinblick auf den Spracherwerb in zeitlich zu großem Abstand (mit vier Jahren) durchgeführt und ist nach wie vor unzulänglich. Gemessen an der Bedeutung der Sprache muss die Beurteilung ihrer Entwicklung im Rahmen der Vorsorgeuntersuchungen stärkeres Gewicht erhalten und kompetenzbasierter erfolgen.

Sprechen und Verstehen: Erfreulicherweise liegen mittlerweile eine Reihe standardisierter psychometrischer Verfahren zur Identifikation von Risikokindern vor: Vorhandene Mittel sind Elternfragebögen (→ELFRA 1, 2), Test- bzw. Screeningverfahren (→SETK 2, →SETK 3–5, →SSV) und -batterien (→IDIS). Diese berücksichtigen auch die sich für den Spracherwerb als zentral bedeutsam erweisenden Leistungen im Bereich der auditiven Verarbeitung und Merkfähigkeit. Hinzu kommt eine Vielzahl informeller Verfahren (→COPROF, →ESGRAF usw.). Insbesondere letztere sind jedoch meist nicht für die Belange der Prävention (Ökonomie, Handhabbarkeit, klare Handlungsanweisungen) geschaffen und vor allem nicht normiert.

Zu nennen sind auch speziell auf unterschiedliche Sprachebenen zugeschnittene Verfahren, etwa im Bereich der Phonetik/Phonologie (→PLAKKS), der Semantik (→Teddy-Test) u. v. m.

Insbesondere im Rahmen der Prävention von Störungen der gesprochenen Sprache sind Verfahren gefordert, die in frühen Stadien des Spracherwerbs, d. h. vor dem vollendeten dritten Lebensjahr eingesetzt werden können. Die meisten der vorliegenden Verfahren genügen diesem Anspruch leider nicht.

Lesen/Schreiben: Beim Erlernen der Schriftsprache hat sich gezeigt, dass phonologische Bewusstheit (weit- und eng gefasst) ein Prädiktor für die künftige Entwicklung des Lesens und Schreibens ist. Phonologische Bewusstheit gilt als eine gut untersuchte individuelle Determinante für die Vorhersage des Lesen- und Schreibenlernens. Sowohl Verfahren zur Identifikation von Risikokindern (→BISC, →HASE) als auch entsprechende präventive (Förder-)Maßnahmen (u. a. Hören-Lauschen-Lernen, Rundgang durch Hörhausen) für Einzel- und Gruppentrainings liegen vor.

Orte, Formen und Evaluation der Prävention *Orte* (primärer) Prävention sind Familie, Kinderkrippen und -gärten sowie Schulen. Im Unterschied zu den auf einmalige, punktuelle Kontakte beschränkten Vorstellungen in der (Kinder-)Arztpraxis verweilen die Kinder in diesen Kontexten/Einrichtungen langfristig. Daher können nur hier intensive, ermutigende, von der Kenntnis des Kindes geprägte, positive Interaktionsmuster aufgebaut werden. Beides bildet Voraussetzungen für die Einflussnahme auf die kindliche Entwicklung. In Arztpraxen (Pädiatrie) können präventive Maßnahmen daher kaum sinnvoll vorgenommen werden. Die Maßnahmen sind dort personbezogen und punktuell. Sie sehen zudem keine Schritte zur Verhinderung von Störungen im Bereich der kognitiven und sozio-emotionalen Entwicklung vor.

Formen: Für das präventive Handeln zentral sind die Wissens- und Handlungsressourcen von Eltern, ErzieherInnen und LehrerInnen. Jedes dieser drei Settings birgt bislang unausgeschöpftes präventives Potenzial. Nach wie vor ist die Familie für die Betreuung der unter Dreijährigen im Wesentlichen verantwortlich. Prävention hat hier ihren Ort. Kinderkrippen und -garten sowie Schule sind nachgeordnet.

Elternberatung und -schulung: Eine zentrale Stellung innerhalb der Prävention nehmen die Eltern ein. Sie begleiten das Kind in den ersten Lebensjahren und haben privilegierten Einfluss auf seine Entwicklung. Deshalb sollten sie bei Kenntnis entsprechender Risiken im Mittelpunkt erster Interventionsmaßnahmen stehen. Präventive Maßnahmen umfassen Beratung und Schulung. Diese richten sich auf die Stärkung der Erziehungskompetenz von Eltern und Familien durch Informationsabende, Elterntrainings und Elterncoaching. Insbesondere im Hinblick auf die wünschenswerten frühen Präventionsmaßnahmen ist der Einbezug der Eltern unerlässlich. Nur sie können im Kleinkindalter, wenn die Kinder für Interventionsmaßnahmen Fremder – etwa für eine logopädische Behandlung u.ä. – (noch) unzugänglich sind, präventive Maßnahmen durchführen. Der Erfolg derartiger Maßnahmen wird leider dadurch beeinträchtigt, dass insbesondere die Risikogruppen entsprechende Angebote nicht wahrnehmen: So nehmen Eltern mit niedrigem Sozialstatus seltener Kontakt zu Frühförderstellen auf und halten ihn weniger dauerhaft aufrecht als Eltern mit hohem Sozialstatus.

Schulung und Ausbildung der ErzieherInnen: Ein weiteres Setting für Prävention sind Einrichtungen im Elementarbereich. Zu nennen sind hier sonderpädagogische Vorschulkindergärten. Präventionsmöglichkeiten hängen von deren Dichte, Nutzung insbesondere durch Risikogruppen wie Migranten und der Qualifikation des Personals ab. Erste Untersuchungen stellen diesen Einrichtungen jedoch bislang kein gutes Zeugnis für Prävention aus (zsf. König, 2005): Die Anregungen zum Spracherwerb in diesen Einrichtungen sind bislang unzulänglich, Risikokinder werden kaum speziell gefördert. Prävention und präventive Maßnahmen sollten im Ausbildungscurriculum der ErzieherInnen nachdrücklicher verankert werden. Nur so können sprachliche Entwicklungsprozesse begleitet und gefördert werden. Mittlerweile liegen einige sprachbezogene Förderprogramme für den Kindergartenbereich vor oder werden entwickelt (Kany 2007).

LehrerInnen: Wenn die Kinder in die Schule kommen, ist es für primäre Prävention meist zu spät. Der Spracherwerb ist bereits fortgeschritten und u.U. negativ gebahnt. Vorrangige Aufgabe von SprachheilpädagogInnen sind therapeutische Maßnahmen im Bereich der Phonologie, Morphologie und Syntax. Dennoch können sie präventiv wirken. Dies gilt insbesondere für den Schriftspracherwerb. Weitere präventive Maßnahmen richten sich auf die Vermeidung von begleitenden Schäden im Bereich der kognitiven und sozial-emotionalen Entwicklung. Ähnlich wie bei der Frühpädagogik ist der Aspekt der Prävention künftig nachdrücklicher auch im Ausbildungscurriculum für das Lehramt zu verankern.

Förderprogramme: Ergänzend zu den genannten diagnostischen Verfahren liegen präventive Fördermaßnamen vor. Dies gilt für den Bereich der Lautsprache als auch der Schriftsprache (zu einem Überblick s. Kany 2007).

Evaluation: Die präventiven Maßnahmen (Programme) sind vergleichsweise jung. Erfahrungen mit ihnen liegen noch nicht in der wünschenswerten Breite, Dauer und Nachhaltigkeit vor. Unerlässlich ist die begleitende Evaluation, die in einem entsprechenden Untersuchungsdesign vom ersten Einsatz sukzessive die entsprechenden Daten akkumuliert und den aktuellen Stand abrufbar macht. Mit der Einführung der Kindergarteneinschätzskala (KES, Tietze et al. 2005), dem ‚Nationalen Kriterienkatalog für Kindertagesstätten‘ wurden erste Schritte unternommen.

Präventionsressourcen Prävention ist mit Kosten verbunden. Für die personbezogene Prävention stehen Mittel der Krankenversicherung, für settingbezogene Prävention Mittel der Kommunen, Kirchen und freien Träger (Kinderkrippen und -gärten, Schulen) zur Verfügung. Hinzu kommen private Aufwendungen von Eltern. Dass die Mittel der Krankenkassen bislang ausschließlich für personbezogene ärztliche Maßnahmen vorgesehen sind, ist vor dem Hintergrund der Notwendigkeit der qualifizierten Kooperation der beteiligten Disziplinen Medizin, Psychologie und Pädagogik nicht länger hinnehmbar. Erforderlicher Aufwand und potenzieller Ertrag stehen in keinem Verhältnis. Begrenzte Aufwendungen in der Vorsorge hinsichtlich der Vermeidung von Sprachentwicklungsstörungen versprechen eine Minimierung der Folgekosten im Bereich der Elementar- und schulischen Erziehung sowie auch für außerschulische – etwa logopädische – Maßnahmen.

Fazit Deutlich wird die Differenz zwischen Präventionskonzepten und -praxis. Prävention von Spracherwerbsstörungen ist aufbauorientiert, fremdinitiiert und umweltbezogen. Dies bedeutet auch, die zur Verfügung stehenden Mittel (z.B. der Krankenkassen) weg von personzentrierten hin zur umweltzentrierter Prävention zu verlagern. Leider sind die zur Umsetzung von systemorientierten Maßnahmen erforderlichen Mittel bislang überwiegend an die von Medizinern dominierte, personbezogene (somatische) Prävention gebunden. Systembezogene Prävention ist den Trägern von Kinderkrippen und -gärten sowie Schulen überlassen. Erfreulicherweise sind diese in den vergangenen Jahren, insbesondere etwa im Hinblick auf die Risikogruppe der Kinder mit Migrationshintergrund, aktiv geworden, wovon eine Vielzahl von Maßnahmen zur Förderung der Sprachkompetenzen und -fertigkeiten dieser Kinder zeugen. Vielfach wird in diesen Programmen auch die Risikogruppe der sozial Benachteiligten einbezogen.

Präventionsmaßnahmen hinsichtlich der Risikogruppe der prä-, peri-, postnatal geschädigten Kinder bleiben bislang leider der Aktivität der betroffenen Eltern überlassen.

Dass Prävention die Kosten in unserem Gesundheitssystem minimiert, ist unstrittig. Damit einhergehen sollte nicht zuletzt die Professionalisierung der für diese Maßnahmen verantwortlichen ErzieherInnen und LehrerInnen (Ausbildungscurricula) (W.K. & H.S.).

Literatur

Kany, W. (2007): Sprachförderprogramme. In: Schöler, H., Welling, A. (Hrsg.): Handbuch der Sonderpädagogik, Band 3, Sonderpädagogik der Sprache. Göttingen: Hogrefe.

König, A. (2005): Prävention/Prozessqualität. In: Textor, M.R. (Hrsg.): Kindergartenpädagogik. Online Handbuch. Verfügbar unter: www.kindergartenpädagogik.de [7.10.2005]).

Tietze, W., Schuster, K.-M., Grenner, K. & Rossbach, H.-G. (³2005): Kindergarten-Skala (KES-R). Feststellung und Unterstützung pädagogischer Qualität in Kindergärten. Weinheim: Beltz.

Polterkomponente Poltern kann in Verbindung mit →Stottern auftreten. Je nachdem, welcher Anteil überwiegt, wird von Stottern mit Polterkomponente bzw. umgekehrt von Poltern mit Stotterkomponente gesprochen.

P.O.P.T. →Psycholinguistisch orientierte Phonologietherapie, →Phonologietherapie.

Porch Index of Communicative Ability (PICA) →Aphasiediagnostik

Positiver Transfer Automatisierte Übertragung muttersprachlicher Elemente, die auch in der Zweitsprache weitgehend gleiche Merkmale aufweisen bzw. sich auf gleiche Art und Weise in das System der Zweitsprache einfügen lassen, in die Zweitsprache. Für die Sprachen Russisch und Deutsch könnte z.B. das Merkmal der Auslautverhärtung genannt werden (→negativer Transfer, →kontrastiver Sprachvergleich).

Positronen-Emissionstomographie (PET) Bildgebendes Verfahren zur Darstellung funktioneller Hirnregionen; Messung der Veränderung der regionalen Hirndurchblutung bei spezifischen Anforderungen unter Einsatz radioaktiver Substanzen; →funktionelle Magnetresonanztomographie →sprachgebundene ereigniskorrelierte Potenziale.

Potenziale, ereigniskorrelierte (EKP), sprachgebundene Komponenten im EEG, die durch sprachliche Reize ausgelöst werden (bioelektrische Korrelate der Aktivierung sprachspezifischer neuronaler Netze) und eine Aufklärung des Sprachverstehensprozesses im zeitlichen Verlauf ermöglichen; hohes zeitliches (im Millisekundenbereich), aber geringes räumliches Auflösungsvermögen; einzelne Potenziale spiegeln spezifische Sprachverarbeitungsprozesse wider: Erstellen einer primären syntaktischen Struktur (Potenzial: ELAN), morpho-syntaktische Analyse (Potenzial: LAN), semantische Analyseprozesse (Potenzial: N400), Reanalyse nach der Zusammenführung morpho-syntaktischer und semantischer Informationen (Potenzial: P600); →funktionelle Magnetresonanztomographie,→Positronen-Emissions-tomographie.

Prädisposition
→Disposition, →Stottern.

Pragmatik Theorie der Sprachverwendung; Theorie von den allgemeinen Bedingungen der Bezugnahme von Zeichen. Untersucht wird der Wirkungs- und Handlungsaspekt von Sprache. Sprachliche Zeichen enthalten Steuerungskapazitäten. Sie helfen uns dabei, uns in einer reichen Umwelt an Handlungsalternativen zurechtzufinden, indem sie Ausschnitte der Umwelt fokussieren, als relevant kennzeichnen und vordergrundieren. Die Steuerungskapazitäten von sprachlichen Einheiten werden auf allen Ebenen wirksam:

Phonologie: Vordergrundierung von ‚relevanten' phonetischen Merkmalen.

Morphologie: Die grammatischen Kategorien steuern unsere Aufmerksamkeit, indem sie diese auf ferne Kontexte lenken (z.B. auf einen vergangenen Kontext durch ein Vergangenheitsmorphem). Alle grammatischen Kategorien enthalten solche deiktischen (zeigenden) Kapazitäten.

Syntax: Die Wortstellung signalisiert unterschiedliche Aufmerksamkeitsniveaus (Thema-Rhema-Struktur).

Semantik: Die semantischen Merkmale stellen wiederum eine als relevant erachtete Auswahl von potenziell unendlich vielen Merkmalen dar.

Textebene: Vorder- und Hintergrundierung von Propositionen.

Literatur

Levinson, S. (1990): Pragmatik. Tübingen: Niemeyer [Engl. 1983].

Meibauer, J. (1999): Pragmatik. Eine Einführung. Tübingen: Stauffenburg.

Prävalenz beim Stottern Die Prävalenzrate beim →Stottern liegt bei ca. 1% der Erwachsenenbevölkerung, während die Inzidenzrate (Neuerkrankungsrate) bei ca. 4% liegt.

Praxie Kortikal gelenkte Fähigkeit, Bewegungen zu planen und willkürlich und zielbewusst auszuführen.

Praxiswissen Eine einer →Fachdisziplin angehörende Fachperson verfügt i.d.R. über umfangreiches Wissen auf einem oder mehreren bestimmten Fachgebieten oder über spezielle Fähigkeiten. Eine Fachperson mit Praxiswissen hat ein Wissensvorsprung gegenüber dem Laien und wird als Sachverständiger oder Fachmann aufgesucht und zu Rate gezogen. Neben dem theoretischen Wissen ist auch eine kompetente Anwendung desselben, also praktisches Handlungswissen, kennzeichnend. Solche Fertigkeiten, die das Praxiswissen darstellen, gründen sich meist auf Training, Erfahrung, Spezialisierung, Weiterbildungsgänge sowie auf Vorlieben und Talent. Im Bereich der Sprachrehabilitation, Sprachtherapie/Logopädie kann eine Fachkraft ein Praxiswissen in mehreren oder spezialisierten Gebieten aufweisen. Manche Gebiete, wie beispielsweise die Behandlung von →Late Talkern, Unterstützte Kommunikation (→UK), →Audiologische Auffälligkeiten, →Dysphagie, →Dyspraxie, →Aphasie, →Stottern, →Mutismus u.a.m., beanspruchen je ein spezielles Praxiswissen und stehen i.d.R. unmittelbar nach dem Abschluss der Ausbildung nicht hinreichend zur Verfügung.

Durch eine kontinuierliche Begleitung in Form von Hospitationen, Dokumentationen und supervidierte Praxis sowie in Fallbesprechungen und Fallseminaren kann idealerweise bereits während des Studiums ein modellhafter Erwerb von Praxiswissen stattfinden.

Präzedenzeffekt Gesetz der ersten Wellenfront: Schallereignisse gelangen durch Reflexionen von Wänden und Gegenständen in kurzen zeitlichen Abständen mehrfach zum Ohr. Nur das erste Schallereignis wird bewusst verarbeitet, während die folgenden automatisch unterdrückt werden. Erst ab einem Abstand von mehr als einer Sekunde, wird ein Echo wahrgenommen. →auditive Wahrnehmung

Precision Fluency Shaping Program
→Fluency-Shaping-Ansatz, →Stottern.

Preparatory Set Element der Phase der →Modifikation nach →Van Riper. Dient der vorbereitenden Einstellung und dem „Umschalten" in eine spannungsreduzierende Sprechweise wie weiche und kontrollierte Dehnungen. →Stottern

Presbyakusis →Altersschwerhörigkeit

Primär progressive Aphasie →Aphasie, →Demenz.

Aphasien können auch durch Alterskrankheiten des Gehirns entstehen. Sehr selten sind Abbaukrankheiten, die zunächst nur mit Störungen der Sprache (Aphasie) oder des Sprechens (Dysarthrie, Sprechapraxie) beginnen. Diese können bereits im 5. Lebensjahrzehnt einsetzen. Mindestens 2 Jahre lang bleiben die Ausfälle auf Sprache und Sprechen beschränkt. Danach kommt es auch zu nichtsprachlichen Störungen. Zunehmend werden die Patienten dement.

Primärfunktionen Sind lebensnotwendige Vitalfunktionen im orofazialen Bereich: Atmen, Saugen, Schlucken, Beißen, Kauen. Sie unterliegen einer Reifung vom reflektorisch-vegetativen Reflexgeschehen zu hoch differenzierten Praxien. Die Reifung ist mit 3–4 Jahren abgeschlossen. Auf den Bewegungsabläufen der Primärfunktionen bauen die Sekundärfunktionen Artikulation und Phonation auf. Korrekte Muster im Atmen, Schlucken und Kauen sind die Voraussetzung für den korrekten Lauterwerb.

Primärkassen Als Primärkassen wurden bis zur Einführung der freien Kassenwahl zum 1.1.1996 die Krankenkassen genannt, für die eine gesetzliche Zuweisung galt. Primärkassen war daher der Begriff für die in § 4 Sozialgesetzbuch Fünf (SGB V) aufgeführten gesetzlichen Krankenkassen mit Ausnahme der Ersatzkassen. Der Begriff wird aber auch nach Einführung der freien Kassenwahl für die unten aufgeführten Krankenkassen weiter verwendet.

Primärkassen sind:

- Ortskrankenkassen (AOK),
- Betriebskrankenkassen (BKK),
- Innungskrankenkassen (IKK),
- Seekrankenkassen,
- Landwirtschaftliche Krankenkassen,
- die Deutsche Rentenversicherung Knappschaft-Bahn-See als Träger der knappschaftlichen Krankenversicherung (Deutsche Rentenversicherung Knappschaft-Bahn-See).

Primärsprache →Erstsprache

Primärsymptomatik (bei Stottern) Auch Kernverhalten, besteht aus →klonischen und →tonischen Symptomen und →Blocks. Alle Symptome können von Beginn an auftreten. →Stottern

Profilanalyse Ein von dem Linguisten Harald Clahsen 1986 entwickeltes Verfahren zur Spontansprachdiagnostik im Vorschulalter. Es präsentiert eine deskriptive Synthese der damals verfügbaren Daten zum Grammatikerwerb deutscher Kinder, geordnet nach Phasen und Strukturbereichen (Wortstellung, Verbflexion, Kasus, Konstituentenstruktur, komplexe Sätze). Somit wird es möglich, die Analyseergebnisse aus Spontansprachproben von Kindern mit Sprachentwicklungsstörungen vor dem Hintergrund normaler Entwicklungssequenzen zu beschreiben und zu interpretieren. Ursprünglich war dieses Verfahren als Forschungsinstrument gedacht. Es hat sich aber gerade in der sprachtherapeutischen Praxis als extrem nützlich erwiesen. Daher ist seine Weiterentwicklung entsprechend vorliegender Erfahrungen und neuer Erkenntnisse erforderlich. Logopäden, klinische Linguisten und akademische Sprachtherapeuten kommen nicht umhin, seine Anwendung intensiv zu trainieren.

progredient fortschreitend

Progressive Muskelentspannung Entspannungsverfahren. Methode nach Jacobson, durch gezieltes An- und Entspannen einzelner Muskelgruppen sollen sich körperliche Verspannungen lösen. Wird in der →Stottertherapie zur Spannungsreduktion eingesetzt. →Stottern, →Progressive Muskelrelaxation.

Progressive Muskelrelaxation Jacobson entwickelte 1938 eine Entspannungstechnik, die progressive Muskelrelaxation (PMR), die auf der fortschreitenden (progressiven) Anspannung und Entspannung einzelner Muskelgruppen basiert. PMR fußt auf der Annahme, dass der Muskeltonus sich aufgrund erhöhter Aktivität des sympathischen Systems im Zusammenhang mit Angst verändert und durch eine Verminderung der Körperspannung auch Angst reduzierbar wird. Inzwischen existieren zahlreiche Variationen unterschiedlicher Länge.

Literatur

Jacobson, E. (1938): Progressive relaxation. Chicago.

Prolongiertes Sprechen Verlangsamung der Sprechgeschwindigkeit, meist durch Dehnung der Vokale. →Sprechtechnik, →Stottern.

Promontorium Knöcherne Wand der →Hörschnecke (Cochlea) im Bereich der Basalwindung zwischen →rundem Fenster und →ovalem Fenster. Vom Promontorium können durch die Elektrocochleographie die Nahfeldpotenziale (→AEP) des →Innenohres gemessen werden oder eine elektrische Reizung der Hörnervenfasern (→Promontoriumstest) vorgenommen werden.

Promontoriumstest Die elektrische Reizung am →Promontorium oder auch im äußeren Gehörgang kann eine subjektive Hörempfindung auslösen, wenn eine noch ausreichende Anzahl erregbarer Hörnervenfasern vorhanden ist. Damit steht eine subjektive Hörprüfung zur Verfügung, die bei ertaubten Patienten vor einer Versorgung mit →Cochlea Implantaten (CI) vorgenommen werden kann, die Aufschluss über die Stimulierbarkeit des →Hörnerven und der →zentralen Hörbahn gibt. Mit einer auf das →Promontorium unter Lokalanästhesie aufgesetzten Nadelelektrode wird die Cochlea mit ladungsausgeglichenen Rechteckimpulsen unterschiedlicher Frequenz 20–1.600 Hz elektrisch gereizt. Durch den Untersucher werden die subjektiven Schwellenstromstärken, die Dynamik bis zur Unbehaglichkeit und mögliche Nebenwirkungen überprüft. Der Promontoriumstest unterstützt damit die Indikationsstellung und Seitenwahl einer CI-Versorgung. Da bei Kindern die Durchführung eines subjektiven Promontoriumstests nicht möglich ist, kann unter genereller Anästhesie ein objektiver Promontoriumstest durchgeführt werden, bei dem nach elektrischer Reizung die elektrisch evozierten auditorischen Potenziale früher oder auch mittlerer Latenz (→AEP) über Oberflächenelektroden registriert werden. Das Verfahren hat sich bis heute aufgrund der technischen Probleme mit dem Reizartefakt, der Überlagerung durch myogene Potenziale und die eingeschränkte Aussagekraft in der klinischen Routine nicht durchsetzen können.

Prompt-Therapie (*Prompts for restructuring oral muscular phonetic targets*) Über den taktil-kinästhetischen Kanal werden Hinweisreize zur Anbahnung und Unterstützung von Artikulationsmustern und Lautbewegungsfolgen gesetzt.

Prozessqualität Der sprachtherapeutische Prozess setzt sich aus verschiedenen sprachtherapeutischen Handlungen und Maßnahmen zusammen. Die Beratung, die Befunderhebung, die Therapie (Auftragsklärung, Planung, Zielklärung, Methodenauswahl, Therapieverlauf etc.), die interdisziplinäre Kooperation sowie die →Dokumentation und Berichterstattung dieser Handlungen (Baumgartner & Giel 2000, Giel 1999).

Die Qualität dieses Prozesses ist mit wissenschaftlich entwickelten Kriterien zu beschreiben. →Leitlinien sollen dem Therapeuten Entscheidungs- und Handlungssicherheit bei der Auswahl und Anwendung geeigneter Diagnose-, Beratungs- und Therapiemethoden bieten, da sie den aktuellen Stand der Wissenschaft widerspiegeln.

Durch die standardisierte →Dokumentation (Anfangs-, Verlaufs- und Enddokumentation) wird das sprachtherapeutische Handeln gegenüber Dritten sowie für die Therapeuten nachvollziehbar und transparent. →Evaluationsprozesse und Bilanzierungen werden dadurch ermöglicht und sind damit Werkzeuge für die →Ergebnisqualität.

Literatur

Baumgartner, S., Giel, B. (2000): Qualität und Sprachtherapie. In: Grohnfeldt, M. (Hrsg.): Lehrbuch der Sprachheilpädagogik und Logopädie. Bd. 1. Selbstverständnis und theoretische Grundlagen (274–303). Stuttgart: Kohlhammer.

Giel, B. (1999): Qualitätsmanagement und Sprachtherapie. Die Sprachheilarbeit 44, 29–38.

Pseudoflüsterstimme Eine Technik, die von den meisten laryngektomierten Patienten als erstes verbales Ausdrucksmittel schon bald nach der Operation angewandt wird, ist die Pseudoflüsterstimme, auch als Pseudoflüstersprache, Pseudoflüstern, als Mundstimme, tonlose Sprache, Konsonantensprache oder als buccale Stimme, Mundsprache und Flüstersprache bezeichnet, wobei sich die Begriffe Pseudoflüstern und Pseudoflüsterstimme als die gebräuchlichsten durchgesetzt haben. Stern, der den Ausdruck „Pseudo-Flüstern“ 1929 prägte, wollte diese Art des Flüsterns abgegrenzt wissen vom Flüstern des laryngeal Sprechenden, der mit pulmonaler Luft flüstert, während die Stimmlippen in der Position des so genannten Flüsterdreiecks stehen. Kehlkopflose erzeugen ihre Pseudoflüsterstimme hingegen ausschließlich mit der Mundluft. Die Konsonanten werden dabei unter einem gewissen

Psychologische Merkmale

Psychologische Probleme bei Sprachgestörten Sprachstörungen gleich welcher Art führen zu einer mehr oder minder großen Veränderung der Interaktion zwischen Gesprächspartnern. Eltern als Gesprächspartner ihrer Kinder neigen dazu, ihr Verhalten gegenüber dem Kind zu ändern, sobald sie sprachliche Auffälligkeiten festgestellt haben, und Gleichaltrige treten seltener in Kontakt zu sprachauffälligen als zu sprachunauffälligen Spiel- oder Schulkameraden ein. Die Kommunikationspartner können durch ihre Reaktionen auf Sprachstörungen mit zum Gelingen oder Misslingen der →Kommunikation beitragen (Keese 2003).

Interaktionsänderungen und erschwerte Kommunikationsverläufe wirken auf die Betroffenen zurück und determinieren ihr künftiges soziales Verhalten. Vermehrte Erfahrungen von Ablehnung oder Kontaktabweisung schlagen sich dabei in der Erwartung nieder, dass auch künftige Kommunikationsabläufe misslingen werden. Je nach Persönlichkeit können Sprachbehinderte darauf mit sozialem Rückzug, einem beeinträchtigten Selbstwertgefühl oder anderem sozialen Fehlverhalten reagieren. Sozialer Rückzug oder soziales Fehlverhalten wirken wiederum auf die Beziehungen zu Sprachunauffälligen zurück und verstärken deren ablehnendes Verhalten.

Die erschwerten Bedingungen bei der Aufnahme oder Aufrechterhaltung von Kontakten können bei den Betroffenen zu erheblichem Leidensdruck führen. So entwickeln z.B. manche stotternden Menschen komplizierte Rituale, um sprachlich fordernden Situationen aus dem Wege zu gehen. Leidensdruck kann auch auf Seiten der sprachunauffälligen Kommunikationspartner entstehen, etwa wenn im Gefolge einer Aphasie Lebenspartner sich nicht mehr oder nur eingeschränkt austauschen können (s. Abb. 1).

Psychologische Merkmale von Therapien Der Therapie vorangeschaltet ist die diagnostische Abklärung von Art und Ausmaß der vorhandenen Sprachstörung. Dabei werden Daten gesammelt, die bei anstehenden therapeutischen Entscheidungen zugrunde gelegt werden sollen. Bei dieser linearen Vorgehensweise ist jedoch zu überlegen, ob sie ausreichend ist. Die Beziehungen der Betroffenen werden dabei ausgeklammert. Das erhaltene Datenmaterial ist zudem von der Konstruktion des jeweiligen diagnostischen Verfahrens abhängig.

Ziel der Therapie bei sprachgestörten Menschen ist die maximale Verbesserung der Handlungs- und Kommunikationsfähig-

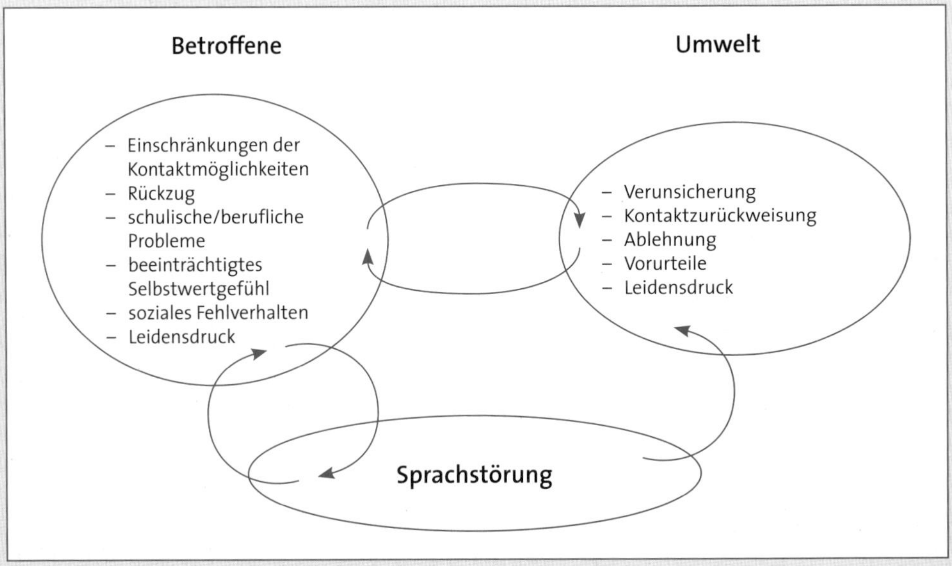

Abb. 1: Wechselwirkung psychologischer Faktoren bei Sprachstörungen.

keit. Die Betroffenen sollen dabei unterstützt werden, mithilfe der Sprache ihre Beziehungen zu sozialen Partnern in unterschiedlichen Lebensräumen in ihrem Sinne optimal zu gestalten. Bei dieser Zielsetzung sind die Beziehungen, die durch die Sprache ausgestaltet werden, mit zu berücksichtigen. Im Blickpunkt des Therapeuten muss entsprechend auch sein, wer sich in der Umgebung des Sprachbehinderten kommunikationsbehindernd verhält und wie dieses Verhalten verändert werden kann.

Von besonderer Bedeutung für das Gelingen einer Therapie ist das Beziehungsgeflecht zwischen Therapeut und Klient. Das durch die Nähe zur Medizin geprägte Rollenverständnis von Sprachtherapeuten hat sich in den vergangenen Jahren grundlegend geändert. Weitgehend durchgesetzt haben sich die systemischen Vorstellungen, (→System, →Interaktion), dass Menschen als autonome Systeme von außen nicht steuerbar sind und dass sie selbst über die notwendigen Ressourcen verfügen, Änderungen in allen Lebensbereichen herbeizuführen.

Sprachtherapeuten können sich in diesem Sinne nur als Begleiter und Unterstützer eines kindlichen oder erwachsenen Klienten mit sprachlichen Störungen verstehen, die im Rahmen einer positiv getönten Beziehung den Betroffenen Hilfestellung und Unterstützung bei der Überwindung sprachlicher Probleme geben.

Wenn eine Instruktion oder Steuerung komplexer eigendynamischer Systeme von außen jedoch nicht möglich ist, stellt sich die Frage, ob und inwieweit Therapien überhaupt geplant werden können. Unter systemischen Gesichtspunkten kann es bei der Sprachtherapie nicht darum gehen, unter allen Umständen den vom Therapeuten vorgegebenen Zielsetzungen zu folgen. Wichtig ist vielmehr, den Klienten mit geeigneten Anstößen und Hilfestellungen zu bewegen, an seiner Sprache zu arbeiten. Kommen die angestrebten Veränderungen im Bereich von Sprache und Verhalten dann tatsächlich zustande, so kann sich der Therapeut nicht sicher sein, dass er es war, der diese Veränderungen in Gang gesetzt hat. Von Bedeutung ist schließlich auch nur, dass Veränderungen im angestrebten Sinne eingetreten sind.

Therapeuten müssen sich bewusst sein, dass sie im Rahmen von Therapien Teil eines →Systems sind, in dem jeder auf jeden einwirkt. Das bedeutet, dass ihr Verhalten in dem gleichen Maße vom Klienten mitbestimmt wird, wie sie auf das Verhalten des Klienten einwirken. Die für Therapien geforderte positive Beziehung kann entsprechend nur von allen an der Therapie beteiligten Personen hergestellt werden.

Trotz des veränderten Rollenverständnisses wird in vielen Fällen noch immer auf Absprachen zwischen Therapeut und Klient bezüglich Verlauf und Zielsetzung einer Therapie verzichtet. Unterschiedliche Erwartungen über Therapieverläufe, die eher die Regel als eine Ausnahme sind (v. Schlippe & Schweitzer 2000), können auf Seiten des Klienten zu Unzufriedenheit oder dem Abbruch der Therapie führen. Eltern, die unter der Sprachstörung ihres Kindes leiden, verstehen oft nicht, warum ein Therapeut mit dem Kind „spielt“ und sich nicht ausschließlich um dessen Sprache kümmert. Mangelnde Aufklärung der Klienten über die Notwendigkeit bestimmter Vorgehensweisen führt jedoch nicht nur bei diesen zu zunehmender Unzufriedenheit. Unzufriedenheit bei Klienten wirkt auf den Therapeuten zurück und ihm unerklärliche Therapieabbrüche beeinträchtigen sein Selbstverständnis. Auch hinsichtlich der Zielsetzung einer Therapie bestehen oft unterschiedliche Erwartungen. Die Betroffenen wünschen sich, dass das, was sie im Zusammenhang mit der Sprachstörung am meisten belastet, therapeutisch zuerst angegangen wird. Therapeuten haben jedoch oft eine ganz andere Sichtweise der vorhandenen Probleme und verfolgen Zielsetzungen, die für den Klienten nicht verständlich sind. Kommunikation und Absprachen über den Verlauf der Therapie wie auch die Berücksichtigung der Klientenwünsche (→Evaluation, →Qualitätsmanagement) sind daher für die Zufriedenheit von Klienten und Therapeuten mit Therapieverläufen unabdingbar (A.K.).

Literatur

Keese, A. (2003): Interaktionen mit Sprachbehinderten, Heidelberg: Winter.

V. Schlippe, A. & Schweitzer, J. (2000): Lehrbuch der systemischen Therapie und Beratung, Göttingen.

Druck produziert, während die Vokale nur andeutungsweise gebildet werden können, wenn sich das Ansatzrohr in Vokalstellung befindet und durch das konsonantische Geräusch zum Resonieren gebracht wird.

Pseudoglottis Als Glottis wird der durch die Stimmlippenbewegungen in der Weite variable Raum im Kehlkopf zwischen den Stimmlippen bezeichnet.

Als Pseudoglottis wird eine Engstelle im menschlichen Körper zur Erzeugung des Grundtons nach operativer Entfernung der Stimmlippen bezeichnet.

Bei laryngektomierten Patienten übernimmt das pharyngo-ösophageale Segment (PE-Segment) die tonbildende Funktion einer Pseudoglottis.

Pseudostimmlippe Meist narbige Ersatzstimmlippe nach →Chordektomie. Wird auch als Neoglottis bezeichnet.

Pseudostottern Absichtliches und willentlich herbeigeführtes Stottern, Methode in der →Van Riper-Therapie. →Stottern

Pseudowort Kunstwort, das v.a. für diagnostische Zwecke erzeugt wird und kein „echtes" Wort einer gegebenen Sprache ist. Unterschiede bestehen hinsichtlich der Konstruktionsprinzipien. So können Pseudowörter durch Beachtung der phonotaktischen Gesetzmäßigkeiten ähnlicher oder auch gewollt unähnlicher zu einer gegebenen Sprache sein. Analog dazu können Pseudowörter auch schriftsprachlich gebildet werden. Einsilbige Pseudowörter werden Logatome genannt und u.a. zur Sprachverständlichkeitsprüfung eingesetzt.

Pseudowörter →semantisch-lexikalische Störungen; Lautketten, die Wörter sein könnten, z.B. timane, eingesetzt in der Therapie von →Aussprachestörung (z.B. →P.O.P.T.).

Psychoakustik Ein Teilgebiet der von G.T. Fechner 1860 begründeten Sinnespsychologie und Sinnesphysiologie, das sich mit der Beziehung physikalischer Reize und subjektiver Sinnesempfindungen auseinandersetzt. Ein Grundgesetz der Psychophysik stellt das Weber-Fechner-Gesetz dar, nach dem die Intensität einer Empfindung dem Logarithmus des Reizes proportional ist. Dies gilt jedoch nur annäherungsweise für mittlere Reizstärken. Die Psychoakustik untersucht demnach die Zusammenhänge zwischen den Reizparametern akustischer Signale im hörbaren Bereich (→Hörfeld) mithilfe psychophysischer Messmethoden und liefert so die Basis der vielfältigen Verfahren der →subjektiven Audiometrie.

Psychoanalyse Von Sigmund Freud (1856–1939) begründete psychotherapeutische Methode, bei der freie Assoziationen und Merkmale der Traumdeutung zur Bewusstmachung verdrängter Ereignisse gedeutet und neu verarbeitet werden sollen. Dementsprechend besteht die Aufgabe des Therapeuten in der Aufdeckung zumeist verdrängter Kindheitserinnerungen und seelischer Verwundungen.

Die Art des Vorgehens setzt sich von anderen Arten der Psychotherapie bewusst ab (→Verhaltenstherapie, →Gesprächstherapie, →Systemtherapie), wird aber auch im Sinne einer →Methodenkombination im Rahmen der Sprachtherapie verwendet.

Im Zusammenhang mit sprachtherapeutischen Interventionen ist die Bedeutung der biographischen Anamnese zum Verständnis der individuellen Bedingungshintergründe der Störung von Bedeutung, um die →Lebensbedeutsamkeit für den Einzelnen näher einzuschätzen.

Psychogene Aphonie →Aphonie

Psychogene Fistelstimme Zu hohe resonanzarme Stimmgebung bes. bei Männern als Symptom einer →Mutationsstimmstörung.

Psychogene Hörstörungen Die psychogene Hörstörung wird im Gegensatz zur →Aggravation und →Simulation durch die Patienten unbewusst im Rahmen →subjektiver Hörprüfungen glaubhaft angegeben und ist oft auf eine psychische Belastungssituation zurückzuführen, die oftmals schon bei Schulkindern nachweisbar ist. Oft geben die →Simulationstests keinen deutlichen Aufschluss, so dass auf die Verfahren der →objektiven Audiometrie und die Bildgebung zurückgegriffen werden muss. In keinem Fall sollte dem Patienten vorschnell eine Täuschungsabsicht unterstellt werden.

Psycholinguistic framework Modell zur Diagnostik und Therapie von kindlichen →Aussprache- und →Lese-Rechtschreibstörungen.

Literatur

Stackhouse, J. & Wells, B. (1997): Children's Speech and Literacy Difficulties. London.

Psycholinguistisch orientierte Phonologietherapie (P.O.P.T.) Therapieform für →Aussprachestörungen (→Phonologische Verzögerung, →konsequente phonologische Störung). Basierend auf einer →phonologischen Prozessanalyse wird die Abfolge der zu behandelnden Prozesse ermittelt. Die Therapie gliedert sich in drei Phasen. Phase I hat das rezeptive Identifizieren der von dem Prozess betroffenen Ziel- und Ersatzlaute in sich in ihrer linguistischen Komplexität steigernden Übungsitems zum Inhalt, wobei das Kind Lautproduktionen ausprobieren kann, aber nicht muss. In Phase II steht die Produktion der Ziel- und Ersatzlaute auf isolierter Laut- und auf Silbenebene im Vordergrund. In der dritten Phase soll das Kind die Ziel- und Ersatzlaute korrekt auf Wortebene anwenden. Die Behandlung wird als →Intervalltherapie durchgeführt.

Literatur

Fox, A.V. ([3]2005): Kindliche Aussprachestörungen – Phonologischer Erwerb, Differenzialdiagnostik, Therapie. Idstein: Schulz-Kirchner Verlag.

Psycholinguistische Analyse kindlicher Sprechstörungen (PLAKKS) Normiertes, prozessorientiertes Untersuchungsverfahren zur Erfassung von →Aussprachestörungen, enthält ein →Bilderbenennverfahren auf der Basis von bunten Zeichnungen und den →25-Wörter-Test. Mithilfe des Verfahrens kann eine Differenzialdiagnose nach Dodd (→Aussprachestörungen Formen/Diagnostik) gestellt werden, auf deren Basis die Auswahl des geeigneten, störungsspezifischen Therapieansatzes (→Artikulationstherapie, →Phonologische Therapie, →Inkonsequenztherapie) getroffen werden kann.

Literatur

Fox, A.V. (2005): Psycholinguistische Analyse kindlicher Sprechstörungen (PLAKKS). Frankfurt: Harcourt.

Psycholinguistische Sicht Diagnostik und Therapie von Sprachstörungen aus der Sicht der Psycholinguistik.

Psycholinguistischer Entwicklungstest (PET) Sprachentwicklungstest von J. Angermaier für Kinder von 3–10 Jahren, der in 12 Untertests verschiedene linguistische Funktionen misst; deutsche Übersetzung des ITPA.

Psychotherapie Verfahren der systematischen Veränderung psychischer, psychosomatischer, neurotischer, teilweise auch psychotischer und sozialer Störungen; unterschiedliche theoretische Grundlagen und Verfahren, z.B. →Psychoanalyse, →Verhaltenstherapie, →Familientherapie, →Spieltherapie usw.

Pull-out Element der Phase der →Modifikation nach →Van Riper. Wird als Technik eingesetzt, wenn Stotternde in einem →Block festhängen. Ziel ist die Befreiung bzw. das Herausziehen aus dem Stottersymptom durch das „Umschalten" in eine spannungsreduzierende Sprechweise wie weiche und kontrollierte Dehnungen. →Stottern

Pull-out Model Additive Sprachtherapie während der regulären Unterrichtszeit in einem in der Schule eingerichteten Therapieraum (*ressource room*), Häufigkeit und Dauer der Sprachtherapie abhängig vom Schweregrad der Sprachstörung (ein- bis mehrmals pro Woche).

Pyrmonter Analyse Phonologischer Prozesse (PAPP) →Pyrmonter Aussprache Prüfung (PAP)

Pyrmonter Aussprache Prüfung – Diagnostik von Aussprachestörungen bei Kindern (PAP) Das von Thomas Babbe 2003 veröffentlichte Verfahren ist eine Weiterentwicklung, Erweiterung und komplette Neubearbeitung der seit langem vergriffenen „Pyrmonter Analyse Phonologischer Prozesse – PAPP" (Babbe 1994), eines der ersten Diagnostika phonologischer Prozesse im deutschen Sprachraum überhaupt. Anders als im PAPP enthält das Werk keine theoretischen Ausführungen zum Erwerb der Aussprachefähigkeiten, zur Phonetik und Phonologie sowie zur phonologisch orientierten Sprachtheorie. Der Autor hält im Hinblick auf die zwischenzeitlich zahlreichen Publikationen und dem daraus resultierenden allgemeinen Wissenstand zum Thema diese für nicht mehr erforderlich.

Die PAP ermöglicht eine profunde Diagnose →phonetischer und →phonologisch beschreibbarer kindlicher Aussprachestörungen durch eine Artikulationsprüfung und eine geleitete Analyse →phonologischer Prozesse.

Das in einer Ringmappe vertriebene Verfahren besteht aus dem Manual mit Angaben zur Wortauswahl und zur Durchführung sowie mit einer ausführlichen Übersicht über die herangezogenen →phonologischen Prozesse und einer Überblickstafel „→Distinktive Merkmale der Konsonanten", 6-farbigen

Kartensätzen, Protokoll- und Auswertungsbögen in orthographischer und phonetischer Umschrift.

Literatur

Babbe, T. (2003): Pyrmonter Aussprache Prüfung – Diagnostik von Aussprachestörungen bei Kindern (PAP). Köln: Prolog.

Pyrmonter Inventar Metaphonologischer Fähigkeiten (PIMF) Das von Annette Poetter (geb. Kreuz) und Thomas Babbe 2005 veröffentlichte Verfahren zielt auf die Erfassung des metaphonologischen Entwicklungsstandes von viereinhalb bis sechsjährigen Vorschulkindern mit →Aussprachestörungen jeglicher Art. Das Instrumentarium basiert auf dem „Bogen zur Erfassung metaphonologischer Fähigkeiten bei aussprachegestörten Kindern", dessen erste Erprobungsergebnisse (Kreuz 2000) überarbeitet in einer weiteren Studienphase mit 74 sprachauffälligen und nicht-sprachauffälligen Vorschulkindern im Alter von 4;0 bis 6;8 Jahren überprüft wurden.

Zur Auswertung werden die vom Kind erreichten Rohpunktwerte der einzelnen Aufgabengruppen in die Gesamtauswertung auf der letzten Seite des Protokoll- und Auswertungsbogens übertragen, sodann addiert in die Spalte Gesamtpunkte. Durch die graphisch hervorgehobenen Mittelwerte der Referenzgruppen sprachauffällige und nicht-sprachauffällige Kinder ist eine getrennte Einschätzung der →metaphonologische Fähigkeiten von Kindern aus beiden Gruppen – sowohl innerhalb der fünf Aufgabengruppen als auch insgesamt – möglich.

Literatur

Poetter, A. & Babbe, T. (2005): Pyrmonter Inventar Metaphonologischer Fähigkeiten (PIMF). Köln: Prolog.

Qualitätszirkel Unter einem Qualitätszirkel wird eine kleine Gruppe (5–12 Personen) verstanden, die sich regelmäßig mit dem Ziel trifft, Probleme eigenständig und freiwillig zu identifizieren und zu bearbeiten. Je nachdem, in welchem Kontext der Qualitätszirkel arbeitet, müssen die ausgewählten Probleme und später auch die erarbeiteten Lösungen durch Entscheidungsträger genehmigt werden.

Die Diskussion, die Entwicklung, die Erprobung und die Bilanzierung von Lösungen ist Gegenstand des Qualitätszirkels.

Nach Kamiske & Brauer (2006, 252) ist folgendes Vorgehen bei der Lösungseinführung und Erfolgsüberwachung sinnvoll:

- Genehmigung der Einführung der Lösung durch die Steuerungsgruppe
- Einführung der Lösung
- Dokumentation von Problem, Lösungsweg und Ergebnis
- Erfolgsüberwachung
- Nach Möglichkeit quantifizierbare Verbesserung
- Vorher-Nachher-Vergleich
- Übertragbarkeit der Lösung auf andere Bereiche

Literatur

Kamiske, G.F., Brauer, J.-P. ([5]2006): Qualitätsmanagement von A bis Z. München, Wien: Hanser.

Queensland Inventory of Literacy – Deutschland (QUIL-D) Für das Deutsche konzipiertes, bisher unveröffentlichtes Untersuchungsverfahren zur phonologischen Bewusstheit im Grundschulalter (Schnitzler, C., geb. Hofmann, in Vorbereitung), basierend auf dem Queensland Inventory of Literacy (Dodd, B., Holm, A., Oerlemans, M. & McCormick, M., 1996, Department of Speech Pathology & Audiology, The University of Queensland) erlaubt ein umfassendes und differenziertes Profil der phonologischen Bewusstheitsfähigkeiten auf unterschiedlichen Ebenen.

QUIL-D →Queensland Inventory of Literacy – Deutschland

Radiatio Mit der 1895 von Wilhelm Conrad Röntgen entdeckten Strahlung steht der Medizin nicht nur zur Diagnostik, sondern auch zur Behandlung bösartiger Erkrankungen ein wichtiges Instrument zur Verfügung, das u. a. bei der Behandlung von Larynx- und Hypopharynxkarzinomen als alleiniges oder zusätzliches Behandlungsverfahren unverzichtbar ist. Ca. 60 % aller Krebspatienten erhalten im Laufe ihrer Therapie eine Strahlenbehandlung, wobei erst Ende der 1980er-Jahre die Fachgebietsbezeichnung „Facharzt für Strahlentherapie" eingeführt wurde, was die rasante Weiterentwicklung in den letzten Jahren miterklärt. Die bildgebenden Verfahren wie Computertomographie (CT) und Magnetresonanztomographie (MRT) ermöglichen exakte Darstellungen von Tumoren und Organsystemen, und Linearbeschleuniger schufen die Voraussetzungen, um auch in der Tiefe des Körpers gelegene Tumoren zu bestrahlen und dabei Nachbarorgane und Hautoberflächen weitgehend zu schonen.

Zur Basisfunktion des Lebens gehört die Zellteilung, die auch das Wachstum von Tumoren regelt. Eine der Hauptwirkungen der Strahlentherapie besteht darin, die Zellteilung zu stören und im Idealfall zu verhindern, also auf den Zellkern, der die so genannte Desoxyribonukleinsäure (DNS) enthält, einzuwirken. Während sich gesundes Gewebe von der Bestrahlung zumeist wieder erholt, können Tumorzellen soweit geschädigt werden, dass sie zur Reparatur nicht mehr fähig sind und absterben und von den Fresszellen, den Makrophagen, zerlegt und abgeräumt werden.

Die vom Radioonkologen zur Zerstörung errechnete Strahlengeamtdosis wird in Einzelportionen (Fraktionen) aufgeteilt und bei Larynx- und Hypopharynxkarzinomen mit 2 Gray (Gy) täglich, fünfmal pro Woche über 6 bis 7 Wochen bis zur Erreichung von 60 bis 70 Gy in speziell ausgestatteten Räumen durch spezielle Therapiegeräte erzeugt und über Bestrahlungsfelder in das Körperinnere des Tumorpatienten eingestrahlt. Benannt nach dem Physiker Louis Herold Gray bezeichnet man mit Gray (Gy) die Dosiseinheit in der Strahlentherapie.

Bei der Dosis von 60 bis 70 Gray (Gy) wird das Tumorgewebe bröckelig und zerfällt, wobei die strahlenbedingte Nekrose bis zu einem Monat nach Beendigung der Radiatio fortschreiten kann und nach spätestens 6 bis 8 Wochen abgeschlossenen seien sollte.

- *Kurative Strahlentherapie:* Mit der Strahlentherapie ist die Heilung des Betroffenen möglich.
- *Palliative Strahlentherapie:* Eine Heilung ist mit der Strahlentherapie nicht möglich, sie wird zur Lebensverlängerung und zur Verbesserung der Lebensqualität eingesetzt.
- *Externe Strahlentherapie:* Eine Bestrahlung von außen, sie macht den größten Teil der Strahlenbehandlung aus.
- *Telekobaltgeräte:* Sie produzieren Gammastrahlen, die sich für nahe der Hautoberfläche, halbtief gelegene Tumoren eignen.
- *Linearbeschleuniger:* Die im medizinischen Bereich am häufigsten eingesetzten Linearbeschleuniger können zwei verschiedene Arten von Strahlen erzeugen. Zum einen ultraharte Röntgenstrahlen, die sich für die Behandlung tiefliegender Tumoren eignen und zum anderen negativ geladene Teilchen (Elektronen), die nur wenige Zentimeter tief ins Gewebe eindringen und daher zur Behandlung nahe der Oberfläche gelegener Krankheitsherde verwandt werden.

Da durch die Strahlentherapie freie Radikale erzeugt werden, die Tumorzellen durch Oxidierungsprozesse zerstören sollen, warnen Wissenschaftler vor der gleichzeitigen Einnahme pflanzlicher Präparate der alternativen Medizin oder Tabletten mit den Vitaminen A, B, C und E, weil diese Antioxidantien enthalten, die diesem Effekt entgegenwirken.

Zu den typischen unerwünschten, zumeist zeitlich begrenzten Begleiterscheinungen bei Bestrahlungen im HNO-Bereich gehören: Hautverfärbungen, Mundtrockenheit, Veränderung oder Verlust der Geschmacksempfindungen, Schleimhautentzündungen im Mund und Rachen, Appetitlosigkeit und Müdigkeit.

Rahmen- und Kassenzulassungsvereinbarungen →Zulassung, →Rahmenempfehlungen nach § 125 Abs. 1 SGB V.

Rahmenempfehlungen nach § 125 Abs. 1 SGB V Bei den Rahmenempfehlungen nach § 125 Abs. 1 Sozialgesetzbuch Fünf (SGB V) handelt es sich um Empfehlungen der Spitzenverbände der Krankenkassen und der für die Wahrnehmung der Interessen der Heilmittelerbringer maßgeblichen Spitzenorganisationen auf Bundesebene über die einheitliche, qualitativ hochwertige und wirtschaftliche Versorgung mit Heilmitteln.

In den Rahmenempfehlungen sind insbesondere geregelt:

1. Inhalt der einzelnen Heilmittel einschließlich Umfang und Häufigkeit ihrer Anwendungen im Regelfall sowie deren Regelbehandlungszeit,

2. Maßnahmen zur Fortbildung und Qualitätssicherung, die die Qualität der Behandlung, der Versorgungsabläufe und der Behandlungsergebnisse umfassen,

3. Inhalt und Umfang der Zusammenarbeit des Heilmittelerbringers mit dem verordnenden Vertragsarzt,

Qualitätsmanagement in der Sprachtherapie Qualitätssicherung und Qualitätsmanagement (QM) sind in der Sprachtherapie aufgrund externer und interner Anforderungen und Interessen ein zentraler Gegenstand. Einerseits existiert eine externe Anforderung, da in den gesetzlichen Regelungen zur Erbringung des Heilmittels Sprachtherapie Maßnahmen zur Qualitätssicherung vorgeschrieben sind. Andererseits besteht auch von der Seite der Kostenträger, der Arbeitgeber und nicht zuletzt der Patienten/Klienten die Erwartung, dass die sprachtherapeutische Leistung die Kriterien der Effektivität und auch der Effizienz erfüllt.

Zudem besteht ein internes Interesse von Sprachtherapeuten, erfolgreiche Sprachtherapie zu leisten, ihre Klienten zufriedenzustellen und dieses auch nachweisen zu können.

Dem Interesse an Qualitätsmanagement in der Sprachtherapie liegen unterschiedliche Interessen und Motive zugrunde, die es bei dem Thema zu berücksichtigen gilt.

Der Ursprung vieler Qualitätsmanagement Konzepte ist in der Industrie und Wirtschaft zu finden, die jedoch aufgrund ihrer häufig produktorientierten Ausrichtung nur wenige Impulse für Qualitätsmanagement-Konzepte in der Sprachtherapie liefern. Die im Bereich Sprachtherapie entwickelten Ansätze und Konzepte orientieren sich im Wesentlichen an Konzepten aus der Medizin, der Pädagogik und der Psychologie.

Qualitätsbegriff Der Qualitätsbegriff ist abhängig vom jeweiligen Kontext (Industrie, Wirtschaft, Gesundheit, Politik etc.) und von den Kriterien, anhand derer die Qualität bestimmt werden soll.

Um Qualität national, europaweit und international bestimmen zu können, wurden Institutionen gegründet, die Qualitätsnormen entwickeln. Das „Deutsche Institut für Normung e.V." (DIN) wurde 1917 mit dem Ziel gegründet, Deutschland in den europäischen und weltweiten Normungsinstitutionen zu vertreten. Die DIN Norm gilt in vielen Bereichen als Standard. Darüber existieren die Europa Norm (EN) sowie die „International Standardisation Organization" (ISO), die europaweite oder weltweite Standards vorgeben, Normungen erarbeiten und koordinieren. Oftmals besteht eine Übereinstimmung dieser drei Normen, die dann in der Abkürzung DIN EN ISO ihren Ausdruck findet.

Innerhalb der internationalen Normenreihe DIN EN ISO 9000 ff. wurden verschiedene Standards und Zertifizierungsverfahren zur Bestimmung der Qualität von Unternehmen, Dienstleistung etc. entwickelt.

Eine Zertifizierung mit der DIN EN ISO ist *eine* Möglichkeit eines Unternehmens oder eines Betriebes, die Qualität mithilfe eines international anerkannten Gütesiegels zu erreichen. Im Bereich Sprachtherapie erscheinen DIN EN ISO Zertifizierungen aufgrund ihrer inhaltlichen Ausrichtung, der geringen inhaltlichen Aussagekraft sowie des Kosten- und Energieaufwandes für die einzelne sprachtherapeutische Praxis zum aktuellen Zeitpunkt als nicht adäquat.

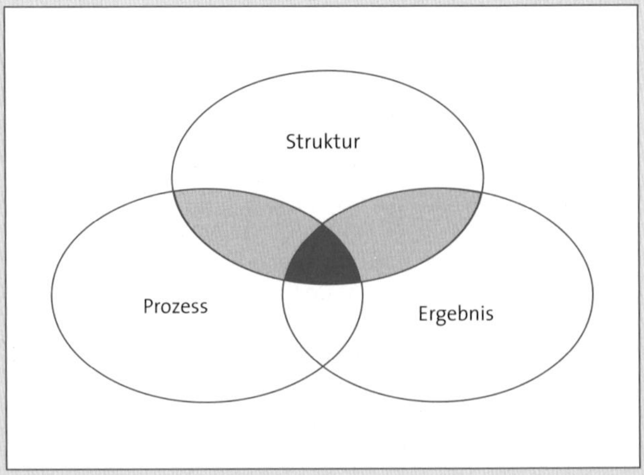

Abb. 1: Qualitätstrias.

> Das Deutsche Institut für Normung (1992, 9) definiert Qualität als:
> „Die Gesamtheit von Eigenschaften und Merkmalen eines Produktes oder einer Dienstleistung, die sich auf deren Eignung zur Erfüllung festgelegter oder vorausgesetzter Erfordernisse beziehen."

Qualitätsmanagement in der Sprachtherapie Qualitätsmanagement Konzepte wurden in der Sprachtherapie in Anlehnung an die Qualitäts-Trias des Mediziners Donabedian (1982) entwickelt, die als Hauptelemente die →Struktur-, die →Prozess- und die →Ergebnisqualität beinhalten (vgl. Giel 1999). QM wird immer als dynamischer Prozess verstanden, an dem möglichst alle am sprachtherapeutischen Prozess beteiligten Personen (u.a. Patienten, Therapeuten, Kostenträger, Gesetzgeber) miteinbezogen werden sollten (s. Abb. 1).

Im QM werden alle Maßnahmen, aber auch die grundlegenden Philosophien und die spezifischen Zielsetzungen koordiniert sowie zusammengefasst, die zur Erreichung, Aufrechterhaltung und Verbesserung der Qualität führen. In der Sprachtherapie sind bei der Entwicklung von QM-Konzepten verschiedene Einflussfaktoren, wie beispielsweise die Vorgaben des Gesetzgebers durch das Sozialgesetzbuch Band V (SGB V), die →Rahmenempfehlungen nach dem SGB V, § 125, die Umsetzung dieser Gesetze und Maßgaben durch die →Verbände und Organisationen, ethische Aspekte, die Bedürfnisse der Kunden (Patienten, Klienten) und der Mitarbeiter sowie Aspekte der Wirtschaftlichkeit zu beachten.

> So sind in den →Rahmenempfehlungen nach § 125 des SGB V für den Bereich Sprachtherapie insbesondere zu regeln:
> „Inhalt der einzelnen Heilmittel einschließlich Umfang und Häufigkeit ihrer Anwendungen im Regelfall sowie deren Regelbehandlungszeit, Maßnahmen zur Fortbildung und Qualitätssicherung, die die Qualität der Behandlung, der Versorgungsabläufe und der Behandlungsergebnisse umfassen (...)" (SGB V, §125, Abs. 1 Satz 4).

Die Berufsverbände legen konkrete Qualitätskonzepte für die Erbringung des Heilmittels Sprachtherapie vor, da die Stellungnahmen der Berufsverbände vor der Entscheidung des Bundesausschusses über die Richtlinien zur Verordnung von Heilmitteln nach § 92 Absatz 1 Satz 2 Nr. 6 im Rahmen des Anhörungsrechtes miteinbezogen werden.

Innerhalb des Qualitätsmanagements werden zahlreiche Qualitätswerkzeuge (*tools of quality*) wie das Brainstorming, der →Qualitätszirkel oder das Ursache-Wirkungsdiagramm beispielsweise zum Auffinden von Problemen, der Suche nach Lösungen, dem Erarbeiten von Zielen sowie der Bilanzierung innerhalb des Qualitätsmanagements eingesetzt.

Zur umfassenden Beschreibung von Qualität im Gesundheitswesen hat Winter (1997) in Anlehnung an Donabedian (1982) die zur ermittelnde Qualität in eine *technical quality* und *interpersonal quality* unterteilt. Bezogen auf Sprachtherapie wird auf der Ebene der *technical quality* der Sprach-, Sprech-, Stimm- und Schluckprozess (an sich) mithilfe festgelegter Kriterien – möglichst objektiv und standardisiert – durch Sprachtherapeuten bewertet. Damit wird die Expertenwirklichkeit und -wahrnehmung abgebildet. Um Qualität jedoch auch aus Sicht der Patienten zu erfassen, muss die Ebene der *interpersonal quality* erfasst werden. Auf dieser Beziehungsebene soll die subjektive Einschätzung/Bewertung des Verlaufs und des Erfolgs einer sprachtherapeutischen Leistung durch Klienten vorgenommen werden (B.G.).

Literatur

Arbeitsgemeinschaft der Spitzenverbände der gesetzlichen Krankenkassen: Gemeinsame Empfehlungen gemäß § 124 Abs. 4 SGB V. Bergisch Gladbach 2005.

Deutsches Institut für Normung e.V. (1992): DIN/ISO 9004 Teil 2, Qualitätsmanagement und Elemente eines Qualitätssicherungssystems. Leitfaden für Dienstleistungen. Berlin.

Donabedian, A. (1982): An Exploration of Structure, Process and Outcome as Approaches to Quality Assessment. In: Selbmann, H.-K./Überla, K.K. (Hrsg.): Quality Assessment in medical Care (69–92). Gerlingen: Bleicher Verlag.

Giel, B. (1999): Qualitätsmanagement und Sprachtherapie. Die Sprachheilarbeit 44, 29–38.

Winter, Ch. (1997): Qualitätssicherung in der medizinischen Rehabilitation. Konsensfähige Leitlinien für die Praxis. Neuwied: Luchterhand.

4. Maßnahmen der Wirtschaftlichkeit der Leistungserbringung und deren Prüfung und

5. Vorgaben für Vergütungsstrukturen.

Die Gemeinsamen Rahmenempfehlungen nach § 125 Abs. 1 SGB V liegen zur Zeit in der Fassung vom 17. Januar 2005 vor. Bestandteil der Rahmenempfehlungen sind die Leistungsbeschreibungen für die Bereiche Physiotherapie, Ergotherapie und Stimm-, Sprech- und Sprachtherapie.

Darüber hinaus gibt es eigene Rahmenempfehlungen und eine eigene Leistungsbeschreibung für den Bereich der Podologischen Therapie.

Randkantenverschieblichkeit der Stimmlippen Untersuchungsparameter der →Stroboskopie.

Randregister →Register

Rapid naming drills Schnellbenennungs-Übungen oder Testaufgaben, bei denen pro Zeiteinheit so viele Begriffe wie möglich benannt werden müssen, entweder mit Bildvorlage (*rapid naming picture task*) oder als freie Sammlung aus einem semantischen Feld (*rapid naming task*).

Rational-Emotive Therapie (RET) RET als kognitives Umstrukturierungsverfahren (Ellis 1977) folgt einem A-B-C-D-E-Paradigma, wobei A (*activating event*) ein äußeres Geschehen (z. B. eine Rede halten) symbolisiert, B (*beliefs*) sich auf die Selbstaussagen und Gedanken bezieht, die A auslöst (z. B.: „Ich muss einen guten Eindruck machen"), C (*consequences*) die emotionalen und verhaltensmäßigen Reaktionen auf B darstellt (z. B. Angst) und D (*dispute*) auf das Aufspüren und Überprüfen unrealistischer Selbstaussagen, die zu negativen Konsequenzen führen („Warum muss ich einen guten Eindruck machen?"), rekurriert. Schließlich bezeichnet E (*effects*) das Produkt der Auseinandersetzung: im Idealfall ein adäquateres Verhalten und modifizierte Gefühle.

Literatur

Ellis, A. (1977): Die rational-emotive Therapie. München: Ernst Reinhardt.

Rauschen, weißes Rauschendes Geräusch, bei dem alle Frequenzen die gleiche Energie aufweisen. →Masking, →Stottern.

Räusperzwang Stimmschädigendes Symptom der →Dysphonie.

Ravensburger Stammler Prüfbogen Veraltetes, segment-orientiertes Diagnostikinstrument zur Erfassung kindlicher →Aussprachestörungen.

Literatur

Frank, G., Grziwotz, P. (1974). Lautprüfbogen. Ravensburg: Sprachheilzentrum.

Realitätsprinzip Grundprinzip der →auditiven Wahrnehmung. Stimmen Hörinformationen mit der Realität nicht überein, wird nicht das Gehörte, sondern Plausibles wahrgenommen.

Recklinghausensche Krankheit (Morbus Recklinghausen) →Neurofibromatose, →Auditory Brainstem Implant (ABI).

Recruitment Ein psychophysisches Phänomen des pathologischen →Lautheitsanstieges, das bei einer Schädigung der →äußeren Haarsinneszellen und damit einem Wegfall der kompressiven Eigenschaften des cochleären Verstärkers auftritt. Typisch für das Recruitment ist der starke Hörverlust für leise Schallereignisse, während für laute Signale nur ein geringer bzw. gar kein Hörverlust besteht und hier die →Lautheitsempfindung wie bei Normalhörenden vorliegt (Lautheitsausgleich). Das Recruitmentphänomen kann mithilfe →überschwelliger Hörprüfungen direkt (→Lautheitsskalierung, →Fowler Test) oder indirekt (SISI-Test, Lüscher-Test, Békésy-Audiometrie) nachgewiesen werden. Ein positiver Nachweis unterstützt die Diagnose der rein sensorisch bedingten →Schallempfindungsschwerhörigkeit.

Recurrensparese Einseitig oder beidseitig, kompensiert oder unkompensiert, häufigste Form der →Stimmlippenparese.

Recurring utterances →Aphasiesymptome

Sprachautomatismen, die ausschließlich aus aneinander gereihten Silben oder Abfolgen von Silben bestehen, z. B. dododo, tatata, tantan, gogogogo, Neologismen (z. B. männe männe), Wörtern oder Phrasen (z. B. Auto, Auto, pitte Lilli, schönen Tag guten Tag).

Redefloskeln →Aphasiesymptome

Inhaltsarme Redewendungen von unterschiedlicher Länge und unterschiedlichem Grad an Idiomatisierung (z. B. „mal so, mal so", „das Dingsda", „na, Sie wissen schon, da hab' ich das gemacht", „da liegt das schon so drin, dass ich das schon mal hab").

Reduktion von Konsonantenverbindungen →physiologischer phonologischer Prozess, bei dem ein Teil der Segmente einer Konsonantenverbindung ausgelassen wird (z. B. /βλυ:μ↔/ →[λυ:μ↔].

Reduplikation Sehr früher, ansonsten →pathologischer phonologischer Prozess, bei dem die betonte Silbe eines Wortes verdoppelt wird und der Rest des Wortes wegfällt (z. B. /βαλ/ →[βαβα]).

Reduzierte-Syntax-Therapie (REST) →Aphasie

Die Reduzierte-Syntax-Therapie ist von Schlenck, Schlenck & Springer für Patienten mit schwerem Agrammatismus entwickelt worden. Es handelt sich um einen kompensatorischen und modellorientierten Ansatz, der auf der Hypothese beruht, dass agrammatische Patienten syntaktische Fragmente vom Typ „Objekt-Verb" leichter aktivieren können als vollständige morpho-syntaktische Strukturen mit finiten Verben. Durch gezielte Aktivierungs- und Transferübungen solcher funktionaler Basisstrukturen sollen sich die Patienten auch in Gesprächssituationen mit einem Minimum an Verarbeitungsaufwand effektiver beteiligen können. Gelingt die Produktion von solchen telegrammstilhaften Äußerungen mühelos, werden die Satzfragmente systematisch erweitert.

Die Erarbeitung der Satzfragmente geschieht in aufeinander aufbauenden Therapiephasen. Nur wenn die geübten Strukturen in der Spontansprache produziert werden, wird mit Übungsmaterial der nächsten Phase weitergearbeitet. Die wichtigsten Phasen der REST zeigt die Tabelle rechts oben.

Für Patienten mit schwerstem Agrammatismus sind die weiteren Stufen meist eine Überforderung. Ihnen gelingt es, mit den Satzfragmenten der 1. und 2. Phase Fragen zu beantworten und Mitteilungen über Personen und Ereignisse zu machen, bei denen die handelnden Personen (Agens) den Gesprächspartnern bekannt sind oder aus dem Kontext erschlossen werden können.

Die REST-Therapie eignet sich für Patienten, die ein stabiles Störungsbild zeigen, schwer agrammatisch sind, aber Einwortäußerungen verständlich produzieren können.

Bei der REST wird ausdrücklich nicht an der morphologisch-syntaktischen Weiterverarbeitung dieser Satzfragmente gearbeitet. Bei gutem Lernverlauf sollte deshalb ein Methodenwechsel zu einer systematischen Satzproduktionstherapie erfolgen.

Tabelle: Phasen der REST.

1. Phase	Satzfragment	Übungsbeispiele
	NP – V direktes Objekt – infinites Verb	Lotto spielen, Zeitung gelesen
	AP – V Adverb – infinites Verb	gut schlafen, lange gewartet
2. Phase	PP – V Adverbial – infinites Verb	aus Paris kommen, nach Köln gefahren

Die Wirksamkeit der REST ist durch eine kontrollierte Therapiestudie mit elf chronischen Agrammatikern belegt, die vor der REST-Therapie bereits ohne Erfolg traditionelle Satztherapie erhalten hatten. Nach der REST-Therapie nahm bei neun chronischen Agrammatikern der Anteil an Mehrwortäußerungen in der Spontansprache im Vergleich zu Einwortäußerungen überzufällig zu. In einer Untersuchung über den Langzeiteffekt nach einer mindestens einjährigen Therapiepause, die mit vier Patienten durchgeführt werden konnte, blieben bei drei Patienten die Effekte stabil.

Literatur

Schlenck, K. J., Schlenck, C. & Springer, L. (1995): Die Therapie des schweren Agrammatismus – Die Reduzierte-Syntax-Therapie (REST). Stuttgart: Thieme.

Reflux Rückfluss von saurem Mageninhalt in die Speiseröhre, ggf. bis Rachen oder Mundhöhle.

Register Der Begriff des Registers gehört zu den am häufigsten diskutierten Begriffen der stimmphysiologischen Terminologie. In seiner ursprünglichen Bedeutung beschreibt der Begriff Stimmregister den Teil des Stimmumfangs, bei dem Stimme in ähnlicher Art und Weise und mit ähnlichem klanglichen und resonatorischen Resultat erzeugt wird. Die der Männer- und Frauenstimme zugeordnete Anzahl von verschiedenen Registern differiert erheblich. Von manchen Autoren wird sogar ein Einheitsregister postuliert. Die Mehrzahl der Autoren geht von 2–3 Registern pro Geschlecht aus. Vom tiefsten zum höchsten Register unterscheidet man Strohbass (*focal fry*), Brustregister, Mittelregister (umstritten), Kopfregister, Falsett und Pfeifregister. Der Verwendung der Stimmregister werden verschiedene glottale Schwingungszustände

Rehabilitation **1.** Allgemein (Ethymologie: mittelalterl. lat. *rehabilitatus*, Person, die in ihre verloren gegangenen früheren Rechte wieder eingesetzt wird). Vorgang der Wiederherstellung von Rechten und des Ansehens einer Person, die durch Verleumdung, Justiz-Irrtum oder in einer politischen Umbruchsituation verhaftet, ihrer Funktionen, Rechte und möglicherweise ihres Besitzes beraubt worden ist. Nach der Rückkehr zu geordneten rechtsstaatlichen Verhältnissen geht es über die Einsetzung in den früheren Stand hinaus auch oft um materielle (Wiedergutmachungs-) Leistungen. **2.** Nach dem Zweiten Weltkrieg wurde Rehabilitation – in der damaligen Bundesrepublik Deutschland etwas später als in der Deutschen Demokratischen Republik – als Terminus für wissenschaftlich fundierte und interdisziplinär konzipierte und abgestimmte Maßnahmen für Menschen mit Krankheiten und Behinderungen etabliert (Forschungsgruppe Rehabilitation 1957, Gesellschaft für Rehabilitation in der DDR 1962; Zeitschrift Rehabilitation seit 1962 in der Bundesrepublik). Die Übersetzung der englischsprachigen Umschreibung „Special Education and Rehabilitation" in „Sondererziehung und Rehabilitation" löste in der Bundesrepublik zum Teil die ältere Bezeichnung „Heilpädagogik" ab. Während Rehabilitation als Begriff vor allem im Zusammenhang mit medizinischen, berufspädagogischen und sozialen Arbeitsfeldern (→Rehabilitation, berufliche; →Rehabilitation, medizinische; →Rehabilitation, soziale) inzwischen selbstverständlich ist, besteht im Zusammenhang mit dem Bildungswesen, trotz der Bemühungen z.B. der Kultusministerkonferenz (KMK) um eine Angleichung aufgrund des „Kulturföderalismus" nach wie vor eine Vielfalt der in den Bundesländern teilweise unterschiedlichen Bezeichnungen. „Rehabilitationswissenschaften" konnte sich als Bezeichnung für interdisziplinäre Forschungszusammenhänge und für außerschulische und schulische Studiengänge an Fachhochschulen und Universitäten nur teilweise durchsetzen (z.B. in sportwissenschaftlichen und -medizinischen Instituten und Fakultäten; Institut für Rehabilitationswissenschaften an der Humboldt-Universität in Berlin; Fakultät für Rehabilitationswissenschaften an der Universität Dortmund; an Fachhochschulen z.B. in Oldenburg). Das gleiche gilt für die Komposita →Rehabilitationspädagogik, Rehabilitationspädagogin und Rehabilitationspädagoge.

> **Auswirkungen, Ziele und Institutionen** In seiner auf Menschen mit Behinderungen und Krankheiten bezogenen Bedeutung umfasst Rehabilitation heute Aktivitäten und Angebote, die dazu dienen, die Auswirkungen physischer, psychischer und sozialer Schädigungen und Anomalien aufzuheben oder so weit wie möglich zu begrenzen und zu relativieren.

Ursachen und der Zeitpunkt des Entstehens der auslösenden Faktoren spielen dabei keine Rolle. Normative Bezugspunkte des Begriffs werden in einen Zusammenhang mit den Zielsetzungen der Aufklärung und der Bürgerrechtsbewegung gebracht, die in internationalen (UNO, UNESCO) und nationalen Konventionen (→Sozialgesetzbuch – SGB IX Rehabilitation und Teilhabe behinderter Menschen, sowie Heilmittelrichtlinien der Kostenträger) und Konsenspapieren (z.B. der Arbeitsgemeinschaft der Wissenschaftlichen Medizinischen Fachgesellschaften – AWMF-Richtlinien) mehr oder minder deutlich zum Ausdruck kommen. Entscheidend ist dabei, dass die Gesellschaft den Rehabilitanden entsprechende Leistungen schuldet. Rehabilitanden haben rechtlich fundierte Ansprüche, die auf der gleichen Ebene wie die allgemeinen Menschenrechte konstitutionell verankert sind (→Rehabilitationsrecht). Leitziel ist die selbst bestimmte Teilhabe (Partizipation) aller Menschen an der Gesellschaft. Benachteiligungen bei der Verwirklichung eines selbst bestimmten Lebens (engl. *independent life*) und bei der Wahrnehmung sozialer und beruflicher Chancen sollen möglichst präventiv verhindert werden. Wenn sie bereits eingetreten sind, geht es darum, die Benachteiligungen auszugleichen. Die →*International Classification of Functioning, Disability and Health* (ICI-DH2 2001, Abkürzung ICF) enthält eine umfassende und komplexe Sammlung und Systematik, die neben den in den älteren Konventionen enthaltenen Katalogen von Krankheiten und Schädigungen (z.B. in der →Internationalen Klassifikation der Krankheiten, aktuelle Fassung ICD-10 GM 2006) eine positive Beschreibung der physischen Ausstattung, der Fähigkeiten und der sozialen Organisation von Menschen („Ressourcen-Orientierung") aufweist. In der ICF wird vermittelt, dass sich die Aufgaben der Rehabilitation nicht nur auf Individuen, sondern auch auf die Herstellung gesunder Lebensverhältnisse und förderlicher sozialer und politischer Rahmenbedingungen erstrecken. Die Begriffe „Lebensqualität" (*quality of life*) und „Nachhaltigkeit" (der wirtschaftlichen und sozialen Entwicklung, *sustainable development*) entsprechen dabei Haltungen und Bewertungen, die sowohl die Selbstverwirklichung des einzelnen Menschen als auch die Schonung der natürlichen und der menschlichen Ressourcen zum Ziel haben. Die Umsetzung solcher normativer Vorgaben kann mit beachtlichen Anstrengungen und Schwierigkeiten verbunden sein. Andererseits wird das Ziel einer größtmöglichen Selbstständigkeit auch mit ökonomischen Hilfsargumenten unterstützt, dass damit der Aufwand an Pflegeleistungen am wirksamsten begrenzt werden könne. Kommunikative und sprachliche Fähigkeiten spielen nicht nur auf der Seite der Menschen mit Krankheiten und Behinderungen, sondern auch bei der Verwirklichung ihrer Rechte eine Schlüsselrolle.

Umgangssprachlich hat sich die Verkürzung zu „Reha" vor allem als Bezeichnung für Maßnahmen einer →Anschlussheilbehandlung (AHB) nach akuten Erkrankungen z. B. im Falle eines Schlaganfalles eingebürgert.

In Deutschland gibt es nach Angaben des Internet-Informationssystems Medknowledge.de (Münster/Westfalen) mehr als 500 spezialisierte Vorsorge- und Rehabilitationskliniken.

Das Handbuch Reha- und Vorsorgeeinrichtungen der Medizinischen Medien Informations GmbH (MMI), Neu-Isenburg verzeichnet neben einer detaillierten Beschreibung von ca. 700 Kliniken sogar insgesamt mehr als 1.200 →Rehabilitationseinrichtungen. LogopädInnen und akademische SprachtherapeutInnen sind vor allem in geriatrischen, gerontopsychiatrischen, HNO-kundlichen, neurologischen, neuro- und unfallchirurgischen, mund-, kiefer- und gesichtschirurgischen, neuropädiatrischen, onkologischen, phoniatrischen und audiologischen, psychiatrischen und psychotherapeutischen Kliniken tätig. Darüber hinaus stellen ärztlich verordnete sprachtherapeutische Leistungen (Heilmittelrichtlinien), die durch freiberuflich tätige TherapeutInnen erbracht werden, eine bedeutende Komponente bei der Planung und Durchführung von →Rehabilitationsmaßnahmen dar.

Gesetzgebung Die Verankerung der Sprachtherapie als Heilmittel im Rahmen stationärer Maßnahmen erfolgt im SGB V, § 107 Krankenhäuser, Vorsorge- und Rehabilitationseinrichtungen. Der gesetzliche Rahmen für die Zulassung von Leistungserbringern wird in § 124 vorgegeben.

Dabei werden die Spitzenverbände der Krankenkassen ausdrücklich aufgefordert, „die für die Wahrnehmung der wirtschaftlichen Interessen maßgeblichen Spitzenorganisationen der Leistungserbringer auf Bundesebene" anzuhören und in ihren Empfehlungen für eine einheitliche Anwendung der Zulassungsbedingungen zu sorgen. →Institutionalisierung und Finanzierung, →Qualitätsmanagement.

Den örtlichen und überörtlichen Trägern der →Sozialhilfe ist im Zusammenhang mit der Finanzierung des zusätzlichen Bedarfs von Rehabilitanden eine spezifische Rolle zugeordnet worden. Und zwar ursprünglich im Hinblick auf ergänzende Leistungen, die nach dem →Subsidiaritätsprinzip zugesprochen wurden, wenn z. B. keine anderen Kostenträger wie z. B. öffentlich-rechtliche Träger der Krankenversicherung vorhanden waren. Darüber hinaus sind den Trägern der Sozialhilfe Koordinationsaufgaben aufgetragen worden. Das bisherige Sozialhilferecht (Bundessozialhilfegesetz, BSHG, seit 1962) ist 2003 den veränderten Lebensbedingungen (u. a. die Zunahme von Behinderungen, →Rehabilitationsstatistik) angepasst und in das Sozialgesetzbuch (SGB XII) aufgenommen worden (in Kraft seit dem Beginn des Jahres 2005). An Stelle der früheren Aufteilung der Sozialhilfe in „Hilfe zum Lebensunterhalt" und Hilfe in besonderen Lebenslagen" ist sie heute in sieben Bereiche gegliedert: Hilfe zum Lebensunterhalt (SGB XII, §§ 27 bis 40), Grundsicherung im Alter und bei Erwerbsminderung (§§ 41 bis 46), Hilfen zur Gesundheit (§§ 47 bis 52), Eingliederungshilfe für behinderte Menschen (§§ 53 bis 60), Hilfe zur Pflege (§§ 61 bis

66), Hilfe zur Überwindung besonderer sozialer Schwierigkeiten (§§ 67 bis 69), „Hilfe in anderen Lebenslagen (§§ 70 bis 74).

Im Gegensatz zu anderen Begriffen, die entweder dem Gesundheits-, dem Bildungs- und dem Sozialsystem zuzuordnen sind, verdeutlicht der Terminus Rehabilitation die notwendige Interdisziplinarität wissenschaftlicher Bezugsdiziplinen (→Rehabilitationswissenschaften) und die Kooperation in den unterschiedlichen praktischen Arbeitsfeldern, in denen es um die o. a. Zielsetzungen eines selbst bestimmten Lebens geht. Prinzipiell besteht dieses Ziel auch im Falle schwerer und mehrfacher Behinderung sowie bei einer hochgradigen Pflegebedürftigkeit (→Betreuung, →Betreuungsgesetz) uneingeschränkt. Die dafür notwendigen Strukturen im Sinne einer von den →Rehabilitationsträgern und den Leistungserbringern unabhängigen (Rehabilitations-)Assistenz müssen zu einem großen Teil erst noch geschaffen werden. Den Rehabilitanden soll am Ende ein Persönliches Budget für die Finanzierung ihres zusätzlichen Bedarfs an Hilfeleistungen und Hilfsmitteln (z. B. der →Rehabilitationstechnologie) zur Verfügung stehen, über das sie selbst verfügen – ggf. unterstützt oder vertreten durch Personen, die Assistenz leisten. Bei der Durchsetzung solcher Strukturen wirken die verschiedenen →Vereinigungen und Verbände ebenso wie die →Selbsthilfegruppen des Rehabilitationswesens mit (G. D.).

Literatur

Bengel, J., Koch, U. (2000): Grundlagen der Rehabilitationswissenschaften. Berlin, Heidelberg: Springer.

Petermann, F. (Hrsg.) (2005): Barrieren, Kosten und Optimierung in der medizinischen Rehabilitation. Regensburg: Roderer.

Die Rehabilitation, Zeitschrift für Praxis und Forschung in der Rehabilitation (seit 1962), Schriftleiter: Schliehe, F., Schönle, W., Jäckel, W. H., Koch, U., Steinke, B., Organ der Bundesarbeitsgemeinschaft für Rehabilitation, zweimonatlich (Thieme)

Waldschmidt, A.: Selbstbestimmung als behindertenpolitisches Paradigma – Perspektiven der Disability Studies (2003). Aus Politik und Zeitgeschichte, B 8/2003, S. 13–20. Bonn (Bundeszentrale für politische Bildung).

zugeordnet, die als Kehlkopfregister bezeichnet werden. Hierbei wird der Bruststimme das so genannte Vollregister, der Kopfstimme und dem Falsett das so genannte Randregister (Forchhammer) zugeordnet.

1. Vollregister. Schwingung der Stimmlippen im Bereich der Randkanten und des muskulären Anteils (d. h. der gesamten Stimmlippenbreite) bei Erzeugung einer Bruststimme.

2. Randregister. Schwingung der Stimmlippen im Randkantenbereich bei Erzeugung der Kopfstimme. Zusätzlich gibt es noch das tiefe Strohbassregister und das hohe Pfeifregister.

Regression **1.** Verlust schon erworbener Fähigkeiten. **2.** Vorübergehendes Zurückfallen auf schon durchlaufene Entwicklungsstadien v. a. im Rahmen von Belastungen des Kindes.

Regurgitation Hochwürgen von Speisen oder/und Schleim in Rachen- oder Mundhöhle.

Rehabilitation, berufliche Maßnahmen zur beruflichen „Ersteingliederung" nach dem Prinzip „so normal wie möglich, so spezifisch wie nötig" sowie Maßnahmen zur beruflichen Wiedereingliederung. Dabei wird unterschieden zwischen **1.** berufsvorbereitenden Bildungsmaßnahmen wie Förderlehrgänge, Maßnahmen im Arbeitstrainingsbereich einer Werkstatt für Behinderte und schulischer Berufsvorbereitung wie z. B. in einem Berufsvorbereitungsjahr. **2.** Berufsausbildung in Betrieben, in →Rehabilitationseinrichtungen („Reha-Einrichtungen" z. B. Berufsbildungswerke), Berufsausbildung in außerbetrieblichen Einrichtungen z. B. zur Vorbereitung einer betrieblichen Ausbildung für sozial benachteiligte Jugendliche, die nicht auf Rehabilitationseinrichtungen angewiesen sind. **3.** Maßnahmen zur Eingliederung auf dem Arbeitsmarkt wie nachgehende Betreuung, begleitende Betreuung durch psychosoziale Dienste, Zuschüsse zur Einarbeitung und Probebeschäftigung gemäß Schwerbehindertengesetz. Behinderte können sowohl nach der regulären Ausbildungsordnung als auch nach besonderen Ausbildungsregelungen für Behinderte ausgebildet werden. Darüber hinaus sind auf Antrag Anpassungen (Nachteilsausgleich) z. B. bei den Prüfungen und bei der Ausbildungszeit möglich. Ansprechpartner ist die Bundesagentur für Arbeit mit ihren örtlichen Dienststellen.

Insbesondere bei den Maßnahmen zur beruflichen Wiedereingliederung ist eine Verzahnung und Koordination mit der medizinischen Rehabilitation (→Rehabilitation, medizinische) unerlässlich (SGB IX, § 10 ff.). Wenn verschiedene →Rehabilitationsträger beteiligt sind, müssen sie im Interesse der Rehabilitanden zusammenwirken.

Rehabilitation, medizinische Umfasst i. w. S. die gesamte medizinische Behandlung und Versorgung. Der gesetzliche Rahmen ist vor allem im SGB V in den Paragraphen 40 bis 43 abgesteckt. Dabei sind die Verordnung von Arznei-, Verbands-, Heil- und Hilfsmitteln, die häusliche Krankenpflege, die Behandlung in Krankenhäusern und Rehabilitationseinrichtungen, nichtärztliche sozialpädiatrische Leistungen sowie die medizinische Rehabilitation i. e. S. eingeschlossen. Bei Menschen im arbeitsfähigen Alter dient die Belastungserprobung und die Arbeitstherapie im Rahmen der medizinischen Rehabilitation als Grundlage für die berufliche Rehabilitation (→Rehabilitation, berufliche). Die →Sprachtherapie gehört in der gültigen Systematik zu den ärztlich verordneten Heilmitteln. Apparative Hilfen wie z. B. Hörgeräte (→Hörstörungen), elektronische Sprechhilfen z. B. für Patienten nach einer →Laryngektomie, einfachere und komplexe Kommunikationsgeräte z. B. im Falle neurologischer Erkrankungen (→Aphasie, →Anarthrie, →Unterstützte Kommunikation) sind Hilfsmittel, die bisher in Katalogen der Kostenträger vorgegeben und ärztlich verordnet werden. Während die Einübung und Adaption der Hilfsmittel in klinischen Arbeitsbereichen i. d. R. durch geschultes Personal erfolgt, wird dies im Falle einer ambulanten Versorgung zum Teil unterschätzt und nicht im erforderlichen Umfang geleistet. In der Folge kann es dazu kommen, dass Hilfsmittel wie z. B. Hörgeräte nicht oder nur partiell benutzt werden. Einer solchen ineffektiven und unökonomischen Praxis der Verordnung notwendiger Hilfsmittel könnte durch eine stärkere Berücksichtigung eines ggf. notwendigen Adaptionstrainings entgegengewirkt werden. Dies müsste dann auch bei der Beschreibung von Standards berücksichtigt werden, die auf internationaler und nationaler Ebene (→*International Classification of Functioning Disability and Health* (ICIDH-2), →Rehabilitation) erarbeitet werden. Ähnliches gilt für die Erarbeitung Diagnosebezogener Fallgruppen.

Rehabilitation, soziale Gemäß SGB IX „Leistungen zur Teilhabe am Leben in der Gemeinschaft". Die Träger der gesetzlichen Unfallversicherung und der Kriegsopferfürsorge (SGB IX, § 6) gewähren mit dem Ziel der Wiedereingliederung in das soziale Umfeld relativ umfassende Hilfen, die z. B. auch den Rehabilitationssport und musisch-kreative Angebote einschließen. Im Gegensatz zu diesen Trägern, die diese Leistungen unabhängig vom Einkommen erbringen, gewährt die →Sozialhilfe diese Leistungen „bedürftigkeitsabhängig". Dazu gehören Hilfen zur „Förderung der Verständigung mit der Umwelt", zur „Beschaffung, Umbau, Ausstattung und Erhaltung einer Wohnung, die den besonderen Bedürfnissen der behinderten Menschen entspricht", „zum selbstbestimmten Leben in betreuten Wohnmöglichkeiten" und „zur Teilhabe am gemeinschaftlichen und kulturellen Leben", die allerdings gegenüber den medizinischen Leistungen (→Rehabilitationsrecht, medizinische), den „Leistungen zur Teilhabe am Arbeitsleben" (→Rehabilitationsrecht, berufliche) und den „unterhaltssichernden und anderen ergänzenden Leistungen" „nachrangig" gewährt werden. Zu beachten ist, dass die Träger von sich aus Sorge tragen müssen, dass die Berechtigten (SGB I § 17) die ihnen zustehenden Leistungen ohne Verzug erhalten, dass entsprechende soziale Dienste in ausreichendem Umfang zur Verfügung stehen und dass sie in den „Verwaltungs- und Dienstgebäude(n) frei von Zugangs- und Kommunikationsbarrieren sind und Sozialleistungen in barrierefreien Räumen und Anlagen ausgeführt werden". Menschen mit Hörbehinderungen wird ausdrücklich das Recht auf Verwendung der →Gebärdensprache zugestanden. Träger der Sozialleistungen müssen die Kosten für Dolmetscherleistungen und „andere Kommunikationshilfen" übernehmen. Darüber hinaus wird ihnen die Aufgabe zugewiesen, mit „gemeinnützigen und freien Einrichtungen und Organisationen" zusammenzuarbeiten.

Rehabilitationseinrichtungen Einrichtungen, die der Durchführung von →Rehabilitationsmaßnahmen im medizinischen, im vorschulischen, schulischen, beruflichen und im sozialen Bereich dienen und zur Teilhabe an der Gesellschaft beitragen. Vorsorgemaßnahmen sind dabei eingeschlossen. Dazu gehören die stationäre und teilstationäre Behandlung in einem Krankenhaus oder in einer Rehabilitationseinrichtung im Sinne des SGB V § 107 (→Rehabilitation, medizinische), Klinische Einrichtungen für die Durchführungen der →Anschlussheilbehandlung (AHB), Einrichtungen zur stationären Pflege, Einrichtungen zur Früherkennung und →Frühförderung (SGB IX, § 30), Sonderkindergärten und integrative Kindergärten (SGB IX), schulische Sondereinrichtungen, medizinisch-berufliche Rehabilitationszentren und Einrichtungen für die berufliche Rehabilitation (→Rehabilitation, berufliche), wohnortnahe berufliche Rehabilitation, Werkstätten und Wohnheime für behinderte Menschen.

Rehabilitationsmaßnahmen Sammelbezeichnung für Vorsorge- und Rehabilitationsmaßnahmen im Bereich der medizinischen (→Rehabilitation, medizinische), der beruflichen (→Rehabilitation, berufliche) und der sozialen (→Rehabilitation, soziale) Rehabilitation.

Rehabilitationspädagogik Interdisziplinär ausgerichtete erziehungswissenschaftliche Disziplin, die die außerschulischen und schulischen Tätigkeiten der Beratung, der →Frühförderung, der Erziehung, des Unterrichts, der Berufs- und Erwachsenenbildung sowie der therapeutischen Intervention (z.B. →Sprachtherapie) für Menschen mit Behinderungen und ihr soziales Umfeld erforscht und auf dieser Basis lehrt und ausbildet. Neben der Rehabilitationssoziologie und der Rehabilitationspsychologie (→Rehabilitationswissenschaften) werden sozial- und medienpädagogische sowie musisch-kreative, didaktische, organisatorische, statistische u.a. Grund- und Schlüsselqualifikationen implementiert. Während die Rehabilitationspädagogik z.B. an den Universitäten in Berlin, Dortmund und Halle sowie an einigen Fachhochschulen an die Stelle der Bezeichnungen →Heilpädagogik, →Sonderpädagogik und →Behindertenpädagogik getreten ist, konnte sich die Bezeichnung an anderen Sonderpädagogischen Studienstätten bisher nicht etablieren. →Rehabilitation

Rehabilitationsrecht Allgemein werden unter der Bezeichnung Rehabilitationsrecht die komplexen rechtlichen Grundlagen und Bezüge der →Rehabilitation subsumiert. Föderale Strukturen und die vielfältigen Arbeitsgebiete, Organisationsstrukturen (→Rehabilitationseinrichtungen, →Rehabilitationsträger) und eine wachsende Zahl von →Vereinigungen und Verbänden hatten dazu geführt, dass die rechtlichen Bestimmungen z.T. nicht mehr überschaubar waren und zum Teil nicht mehr einheitlich angewandt werden konnten. Mit dem Rehabilitationsangleichungsgesetz (RehaAnglG) wurde 1974 ein erstes Mal versucht, die entstandenen Überschneidungen und Widersprüche zu überwinden. Es ist heute in das →Sozialgesetzbuch einbezogen.

Rehabilitationsstatistik Sie bildet die Grundlage für die Entwicklung und Planung von Vorsorge- und →Rehabilitationsmaßnahmen und →Rehabilitationseinrichtungen sowie der →Sozialhilfe. Nach Mitteilung des Statistischen Bundesamtes gab es zum Jahresende 2003 in Deutschland 6,6 Millionen schwerbehinderte Menschen (Abnahme gegenüber 2001: 1,1 %). Dies sind 8 % der Gesamtbevölkerung. 2 % davon waren Kinder und Jugendliche, 22 % gehörten der Altersgruppe zwischen 55 und 65 Jahren an, 52 % der Altersgruppe von 65 und mehr Jahren. Gezählt wurden dabei Personen, die von den Versorgungsämtern auf Antrag einen →Grad der Behinderung (GdB) von mehr als 50 % zuerkannt bekommen haben. Bei 5 % war die Behinderung „angeboren", bei 84 % durch eine Krankheit bedingt und bei 2 % auf einen Unfall zurückzuführen oder durch eine Berufskrankheit verursacht. Bei 4 % der Fälle wurden „Schwerhörigkeit, Gleichgewichts- und Sprachstörungen" und bei 9 % „zerebrale Störungen" verzeichnet, bei 15 % war die „Art der schwersten Behinderung" nicht ausgewiesen. Angaben zur Vorkommenshäufigkeit von Sprach-, Kommunikations- und Hörstörungen sind aus diesen Zahlen wegen der Beschränkung auf Behinderte mit einem GdB von 50 % oder mehr und auf die „Art der schwersten Behinderung" nicht zu gewinnen.

Während die Beschreibung von Behinderungen und Krankheiten in der →Internationalen Klassifikation der Krankheiten (ICD-10) zunehmend durchgesetzt und durch erweiterte Sichtweisen (→*International Classification of Functioning Disability and Health* (ICIDH-2) ergänzt wird, konnte die Beschaffung von statistischen Informationen zur finanziellen Planung noch nicht optimiert werden. Das letzte Berichtsjahr (1995) der offiziellen R. des Statistischen Bundesamtes zu diesem Punkt liegt bereits 10 Jahre zurück! Damals fielen 92 % aller „Reha-Fälle" in die Zuständigkeit der gesetzlichen Krankenversicherung (GKV) und der gesetzlichen Rentenversicherung (GRV). Die in Deutschland tätigen →Rehabilitationsträger führten mehr als zwei Millionen Rehabilitationsmaßnahmen durch – in den alten Bundesländern kamen 25, in den neuen 22 abgeschlossene Rehabilitationsmaßnahmen auf 1.000 Einwohner. Bei 71,5 % handelte es sich um Maßnahmen der medizinischen, bei 24 % der beruflichen und bei 4,5 % der sozialen Rehabilitation. 66,1 % der Maßnahmen zur beruflichen Rehabilitation dienten der Erlangung oder Erhaltung eines Arbeitsplatzes.

Für den Bereich der gesetzlichen Krankenkassen (GKV) weist das Heilmittel Informationssystem (HIS-Bericht) für das Jahr 2004 die Zahl der Behandlungseinheiten mit dem Heilmittel Sprachtherapie und die Ausgaben pro 1.000 Einwohner nach Bundesländern gegliedert aus. Die Unterschiede sind dabei gravierend. An der Spitze stehen das Rheinland (Nordrhein) mit 202, Schleswig-Holstein mit 196,7 und Bremen mit 180 Behandlungseinheiten – in Brandenburg entfallen auf 1.000 Einwohner dagegen 89,7, in Sachsen-Anhalt nur 83,4 Behandlungseinheiten.

Noch weitaus weniger vergleichbar sind die Verhältnisse im Bereich der vorschulischen und schulischen Rehabilitation. Die absoluten Schülerzahlen, wie sie in den einzelnen Bundesländern im Schuljahr 2002/2003 bestanden, sind in einem Dokument des Statistischen Bundesamt zur „Anzahl der Schülerinnen und Schüler in den einzelnen Schularten" enthalten. Zahlen zu den Schulen für Kinder mit Sprachbehinderungen können den Publikationen der Statistischen Landesämter entnommen werden.

Rehabilitationstechnologie Sammelbezeichnung für technische Hilfsmittel von einfachen mechanischen Alltagshilfen über elektrisch betriebenen Rollstühle und einer behindertengerechte Nachrüstung von Kraftfahrzeugen bis zu leistungsfähigen informationstechnologischen Anwendungen, die von den Rehabilitanden selbst oder im Zusammenhang mit der medizinischen (→Rehabilitation, medizinische), der beruflichen (→Rehabilitation, berufliche) und der sozialen (→Rehabilitation, soziale) Rehabilitation von RehabilitationspädagogInnen (→Rehabilitationspädagogik) und anderen Berufsgruppen eingesetzt werden. Bei der Versorgung von Menschen mit einer Sinnesschädigung (Hör- und Sehstörungen) sowie bei starken motorischen Einschränkungen spielen inzwischen zunehmend leistungsfähigere Hard- und Software-Anwendungen wie z.B. programmierbare Hörgeräte mit zusätzlichen Richtmikrophonen, Microport- bzw. drahtlosen Übertragungsanlagen, elektronische Geräte mit einer analogen oder einer synthetischen Sprachausgabe (Talker) für die Erweiterung der sprachlichen und kommunikativen Möglichkeiten eine bedeutende Rolle. Neben der medizinisch indizierten Auswahl und Verordnung dieser Hilfsmittel ist in vielen Fällen eine geeignete Einübung in den Gebrauch z.T. auch ein spezielles Adaptionstraining erforderlich (vgl. →Unterstützte Kommunikation). Die Forderung nach Barrierefreiheit bezieht sich heute auch auf die Zugänglichkeit der neuen Medien wie z.B. im Sinne eines „barrierefreien Webdesigns". Eine entsprechende Beratung gehört unter anderem zu den Aufgaben der Service-Stellen für Rehabilitation bei den →Rehabilitationsträgern.

Rehabilitationsträger Träger der Leistungen zur Teilhabe (Rehabilitationsträger) sind im Sinne des SGB IX § 6 die gesetzlichen Krankenkassen (→Rehabilitation, medizinische), die Bundesagentur für Arbeit (→Rehabilitation, berufliche), die Träger der gesetzlichen Unfallversicherung, Träger der gesetzlichen Rentenversicherung, Träger der Alterssicherung der Landwirte, Träger der Kriegsopferversorgung und die Träger der Kriegsopferfürsorge, Träger der öffentlichen Jugendhilfe und Träger der Sozialhilfe (→Rehabilitation, soziale). Sie handeln „selbstständig und eigenverantwortlich". Die örtlichen und überörtlichen Träger der Sozialhilfe sind gegenüber den Trägern der gesetzlichen Krankenversicherungen und anderen öffentlich-rechtlichen sowie privaten Trägern nachrangig (→Subsidiaritätsprinzip). Andererseits werden ihnen Koordinations- und Kooperationsaufgaben zugeordnet.

Rehabilitationswissenschaften Interdisziplinärer Zusammenschluss gesundheitswissenschaftlicher, medizinischer, pädagogischer, psychologischer, soziologischer sowie sozialwissenschaftlicher und ggf. weiterer z.B. linguistischer, ingenieurwissenschaftlicher, mathematisch-statistischer, wirtschaftswissenschaftlicher u.a. Disziplinen und Teildisziplinen, die auf dem Gebiet der →Rehabilitation forschen und lehren. In den Universitäten und Hochschulen konnte sich die Bezeichnung Rehabilitationswissenschaft erst in einigen Fällen als Bezeichnung von Instituten und Fakultäten und Forschungszusammenschlüssen etablieren (vgl. →Rehabilitationspädagogik). Andererseits setzt sich der Grundgedanke einer interdisziplinären Zusammenarbeit von Rehabilitationswissenschaft zunehmend auch in anderen Formen durch. Seit 1998 gibt es den Nordrhein-Westfälischen Forschungsverbund Rehabilitationswissenschaften, der von der Universität Bielefeld (Fakultät für Gesundheitswissenschaften), der Ruhr Universität Bochum (Medizinische Fakultät für Sozialrecht), der Westfälischen Wilhelms-Universität Münster (Medizinische Fakultät) sowie von der Privaten Universität Witten/Herdecke (Fakultät für Medizin) gebildet wird. Vom Verband Deutscher Rentenversicherungsträger und dem Bundesministerium für Bildung und Forschung ist ebenfalls 1998 ein Förderschwerpunkt Rehabilitationswissenschaften eingerichtet worden, der zunächst acht regionale Forschungsverbünde mit etwa 70 Einzelprojekten finanzierte. Im Jahre 2000 wurde in Würzburg die Deutsche Gesellschaft für Rehabilitationswissenschaften e.V. gegründet.

Reinke-Ödem Ein- oder beidseitige Stimmlippenschwellung durch gallertige Einlagerungen im Reinkeschen Raum der Stimmlippe. Während Reinke in seiner Erstbeschreibung von einer allergischen Genese der Ödeme ausging, verwendet man den Begriff heute generalisierter u.a. zur Beschreibung typischer Stimmlippenschwellungen bei gewohnheitsmäßigem Rauchen.

Relation, semantische Art der Beziehung zwischen zwei →Begriffen; wichtige semantische Relationen sind: Hyperonymie (Überordnung), Hyponymie (Unterordnung), Meronymie (Teil-Ganzes-Beziehung), Troponymie (Art und Weise der Handlung – meist bei Verben), Antonymie (Gegensatz – häufig bei relativen Adjektiven).

Reliabilität Maß für die Genauigkeit und formale Zuverlässigkeit, mit der ein →Test ein Merkmal erfasst. Die Reliabilität zählt zu den →Gütekriterien, die darüber entscheiden, ob ein Messinstrument als Test gilt. Eine hohe Reliabilität besagt, dass ein Ergebnis bei einer Wiederholung des Tests unter denselben Bedingungen reproduzierbar, also kein Zufallsergebnis ist. Je kleiner der Messfehler eines Verfahrens ist, umso höher ist die Reliabilität.

Remission Spontane „Heilung" vom Stottern. Viele Kinder sind nur kurzfristig betroffen und verlieren das Stottern bis zum jungen Erwachsenenalter wieder. Je länger die Kinder stottern und je älter sie werden, desto geringer wird die Wahrscheinlichkeit einer spontanen Remission. →Chronifizierung, →Stottern.

Rentenantrag Wenn nach Ausschöpfung aller, nicht nur der medizinischen Rehabilitationsmaßnahmen, die Erwerbsfähigkeit des Erkrankten/Behinderten vor Erreichen des normalen Altersruhegelds nicht wesentlich gebessert oder wiederhergestellt werden kann, empfiehlt sich für den Betroffenen die Beantragung einer vorgezogenen Berentung bei seiner Rentenversicherung, wobei zu berücksichtigen ist, dass Beruf und Arbeit für viele Betroffene mehr als nur die Absicherung materieller Bedürfnisse bedeutet und auch eine Rente auf Zeit (Zeitrente) zum nicht mehr rückgängig zu machenden Verlust des Arbeitsplatzes führt. Bei der heutigen Arbeitsmarktsituation hat realistischerweise nur derjenige eine Beschäftigungschance, der in seinem Betrieb, evtl. mit veränderter Aufgabenstellung, auch nach der Erkrankung verbleiben kann. Die früheren Einstufungen „Berufs- und Erwerbsunfähigkeitsrente" wurden ersetzt durch eine vom Arzt einzuschätzende Arbeitsfähigkeit von unter 3 Stunden (volle Erwerbsminderungsrente) bzw. von 3 bis unter 6 Stunden (Halbe Erwerbsminderungsrente), wobei der Versicherte zuvor ausreichende Rentenversicherungsbeiträge erbracht haben muss. Dies gilt als erfüllt, wenn der Patient 60 Kalendermonate versichert war und in den letzten fünf Jahren als Pflichtversicherter mindestens 36 Beiträge entrichtet hat. Genauere Auskünfte erteilen die Deutsche Rentenversicherung Bund und Land sowie die Versicherungsämter der Gemeinden und Kreisverwaltungen.

Repitition Wiederholungen von Lauten, Silben und Wörtern. →klonisches Stottern

Repräsentation Wrtl.: Vertretung, in Kognitionspsychologie und Psycholinguistik Ausdruck für Gedächtnisinhalte. Diese können aus der Wahrnehmung aufgebaut werden und modalitätsspezifisch oder modalitätsübergreifend gespeichert (codiert) werden (z.B. werden bei der Betrachtung von Gegenständen visuelle Repräsentationen der Farb- und Formmerkmale angelegt. Diese können modalitätsübergreifend verknüpft sein bspw. mit Gedächtnisinhalten der Tastwahrnehmung). Repräsentationen können auch amodal sein und abstraktes Wissen oder auch Handlungen umfassen; Repräsentationen sind die Grundlage für die Ausbildung von →Begriffen.

Residualluft Restluft, die nach maximaler Ausatmung in der Lunge verbleibt. Beim Stottern ist das Phänomen gemeint, das Betroffene auf die Restluft zu sprechen versuchen. →Stottern

Restgehör Bei Patienten mit hochgradiger, an Taubheit grenzender →Schwerhörigkeit finden sich i.d.R. im tieffrequenten Bereich Hörreste, die in ihrer Summe als Restgehör bezeichnet werden und das typische Bild des Corner-Audiogramms ergeben. Die beidseitige Resthörigkeit kann eine Indikation zur CI-Versorgung darstellen.

Restitution Unter Restitution versteht man die Wiederherstellung der alten Sprachfunktionen.

Voraussetzung dafür ist, dass die Substanz der betroffenen Hirnzellen intakt geblieben ist und die Zellfunktionen nur vorübergehend gestört wurden.

Zu einer vollständigen Restitution kommt es bei Aphasie nur, wenn die Schädigungen des Nervengewebes außerhalb oder am Rande der Sprachregionen liegen. Bei Rückbildung der Störungsursache (Schwellung, Blutung) kann sich der Funktionsstoffwechsel völlig normalisieren und die gestörten Sprachfunktionen restituieren spontan. Dies kann durch möglichst frühe sprachliche Aktivierung des Patienten gefördert werden.

Rezidive Ein Wiederauftreten der Krebserkrankung wird als Rezidiv bezeichnet. Auch bei sorgfältigster operativer Ausräumung der Krebsgeschwulst passiert es, dass einzelne Krebszellen zurückbleiben und auch die Bestrahlung und die Chemotherapie überleben. Es kann oft Jahre dauern, bis sich aus einzelnen Tumorzellen erneut Krebsnester bilden, die zu Beschwerden führen und klinisch erkannt werden können.

Rezidivrate Häufigkeit des Wiederauftretens der gleichen Störung nach bereits erfolgter Therapie.

Rhetoritherapy Rhetoritherapy (Phillips 1977) ist eine systematisches, individuell ausgerichtetes Training zur Verbesserung der sprech-sprachlichen Leistung eines Sprechers in Alltagssituationen. Die Basis des Trainings bilden das Erlernen grundlegender rhetorischer Prinzipien und ein Verhaltenstraining anhand von Übungen zur kommunikativen Kompetenz. Grundlegende Annahmen sind, dass es **a)** leichter ist, Verhalten als Einstellungen zu verändern, dass **b)** Verhalten effektiv durch die Beobachtung erfolgreicher Modelle und durch deren Imitation zu erlernen ist und dass **c)** die Aufmerksamkeit auf ihre Handlungsmöglichkeiten die Lernenden von störenden Emotionen ablenkt. Alle Übungen werden mit Zielsetzungsstrategien verbunden, bei denen die Probanden direkt kontrollierbare Verhaltensaufgaben erarbeiten, die es in der Abfolge von sechs rhetorischen Prozessen innerhalb des Trainings anzuwenden gilt. Folgende sechs Parameter der Rhetorik werden dabei berücksichtigt:

1. *Die rhetorische Situation*: Jeder Sprecher befindet sich in einer Situation, bestehend aus einem Set an Normen zur Regulierung der Interaktion, die die Auswahl des sprachlichen Materials steuern. Ein Sprecher muss somit die Analyse der Sprechsituation vor seiner eigenen Zielsetzung berücksichtigen.

2. *Rhetorisches Einfühlungsvermögen*: Ein Sprecher benötigt die Fähigkeit, sich flexibel auf die Bedürfnisse des Zuhörers einzustellen. Hierzu müssen Ziele und Befindlichkeit des Publikums sensibel wahrgenommen werden.

3. *Publikumsanalyse und Anpassung an die Zuhörer*: Die Entscheidung, was, in welchen Worten und auf welche Art gesagt wird, basiert auf einer Analyse der Verhaltensmuster des Hörers und seiner Bedürfnisse. Techniken zur Organisation von Redebeiträgen

Rhinophonien Die Rhinophonien sind durch einen hörbar verstärkten nasalen Sprach-Klang gekennzeichnet.

Erscheinungsformen Beim häufigeren „offenen Näseln" (Rhinophonia aperta) sind vorwiegend orale Sprachlaute (alle Laute außer /n/, /m/ /ng/) betroffen. In der Ausprägung kann dies von inkonstanten „nasalen Durchschlägen" (z.B. bei Konsonaten) bis hin zu ausgeprägten durchgängigen Rhinophonien reichen. Hiervon ist das „geschlossene Näseln" (Rhinophonia clausa) zu unterscheiden, wobei vorwiegend die nasalen Laute (/n/, /m/ /ng/) betroffen sind. Auch gemischte Formen kommen vor (Rhinophonia mixta).

Vorkommen Aufgrund der Heterogenität des Krankheitsbildes und seiner Ursachen sind valide Anhaltszahlen zur Häufigkeit nicht verfügbar.

Ursachen Die Rhinophonia aperta entsteht durch einen unvollständigen velopharyngealen Abschluss. Dieser luft- und flüssigkeitsdichte Abschluss des Oropharynx gegen den Nasopharynx während des Schluckens und Sprechens wird durch das Anheben und Verspannen des Gaumensegels erreicht. Diese Funktionen werden durch den →M. tensor veli palatini und den →M. levator veli palatini ausgeübt. Durch zusätzliche Kontraktion des M. constrictor pharyngis superior wird ein dichter Abschluss erreicht (→Passavantscher Wulst).

Der Velopharyngeale Abschluss kann sowohl infolge angeborener oder erworbener anatomischer Veränderungen als auch durch funktionelle oder neurologische Defizite gestört sein (→velopharyngeale Insuffizienz). Zu den angeborenen anatomischen Veränderungen, die mit Rhinophonien einhergehen, gehören Spaltbildungen im Bereich des Gaumens (→Gaumenspalten, →Lippen-Kiefer-Gaumenspalten). Erworbene Störungen können durch ablative Chirurgie im Bereich der Pharynxwände oder des Gaumens entstehen (→Adenotomie, Tonsillektomie).

Die Rhinophonia clausa wird durch eine Behinderung des nasalen Luftstromes verursacht. Dies kann durch eine vergrößerte Mandel im Nasenrachen (→Adenoide) oder durch enge Verhältnisse in der Nase bedingt sein. Ursachen für verengte Nasenwege sind vergrößerte Nasenmuscheln (allergisch, nicht-allergisch, infektiös), verkrümmte Nasenscheidewände, Polypen und andere endonasale Raumforderungen.

Diagnostik Nach Erhebung der Krankengeschichte steht die Inspektion und Palpation von Mundhöhle und Rachen sowie die Endoskopie der Nase und des Nasenrachens vor jeder weiteren Diagnostik. Insbesondere der →velopharyngeale Abschluss kann in der Funktionsdiagnostik („sag mal Coca Cola") über ein flexibles Endoskop, welches über die Nase in den Nasenrachen vorgeschoben wird, gut beurteilt werden. Neben der perzeptiven Beurteilung des Sprachklanges kann mithilfe der traditionellen →Czermak-Platte sehr einfach das Ausmaß der nasalen Luftströmung beim Sprechen ermittelt werden.

> Inzwischen stehen verschiedene computergestützte Mess- und Auswerteverfahren zur objektiven Bestimmung des nasalen und oralen Schalldruckes zur Verfügung. Die Nasalität als Kennzeichen der Rhinophonie ist hierdurch messbar.

Bei kleineren Kindern kann der spielerische Versuch des Wangen-Aufblasens mit herausgestreckter Zunge Aufschluss über die Qualität des →velopharyngealen Abschlusses geben. Bildgebende Verfahren (Computertomographien, Kernspintomographien) sowie die Elektrodiagnostik (Elektromyographie) stellen ergänzende Untersuchungen dar.

Therapie Rhinophonien, die infolge von Gaumenspalten entstehen, werden zunächst im Rahmen des primären Gaumenspaltverschlusses therapiert. Der plastische Verschluss des Gaumens hat drei Ziele: **1.** Morphologisch dichter Verschluss der Spalte ohne Restlöcher, **2.** Funktionell dichter Verschluss durch Schaffung eines ausreichend langen und beweglichen Gaumensegels, das einen suffizienten →velopharyngealen Abschluss gewährleistet, **3.** Wiederherstellung der Tuben-/Mittelohrbelüftung. Wesentlicher Bestandteil der Gaumenspaltplastik ist die Lösung der Gaumenmuskeln von ihrer abnormen Anheftung am Hinterrand des harten Gaumens und die Rekonstruktion einer physiologischen, gut beweglichen Muskelschlinge.

Isolierte Gaumenspalten werden sowohl im Bereich des harten Gaumens als auch des Velums einzeitig in der zweiten Hälfte des ersten Lebensjahres verschlossen. (→Veau-Plastik), Gaumenspalten in Kombination mit

Lippen-Kieferspalten können sowohl einzeitig als auch zweizeitig verschlossen werden (→Widmaier-Plastik, Pichler-Plastik).

> Zeitpunkt und Technik des Gaumenverschlusses hängen von der Spaltform ab und werden in verschiedenen Konzepten national und international unterschiedlich gehandhabt.

Bereits vor den o.g. operativen Maßnahmen kommen bei den Säuglingen nach der frühen Versorgung mit einer →Gaumenplatte logopädische Therapien mit übenden Verfahren zur Stimulation der Gaumensegel- und Rachen- sowie der Mund- und Zungenmuskulatur zum Einsatz (z.B. nach Castillo Morales). Das Ziel dieser Übungen ist die Optimierung der primären mund- und rachenmotorischen Fertigkeiten zur Nahrungsaufnahme (Saugen, Schlucken). So können günstige Voraussetzungen für die sekundäre Motorik (Artikulation) geschaffen werden. Bei Förderung der Sprachentwicklung werden ganzkörperliche tonusregulierende Maßnahmen (aufrechte Körperhaltung, lautunterstützende Bewegungsübungen, Assoziation von Hand- und Mundmotorik) hinzugenommen (z.B. nach Wohlleben). Auch bei funktionellen oder neurologischen Störungsbildern kann nach den genannten Prinzipien therapiert werden.

Rhinophonien, die infolge →velopharyngealer Insuffizienz nach einem plastischen Verschluss einer →Gaumenspalte verbleiben, werden durch eine sprachverbessernde Operation →Velopharyngoplastik) therapiert. Durch diesen Eingriff wird durch eine Zügelungsoperation das Gaumensegel mit einem kranial gestielten Schleimhaut-Muskellappen nach kranial gezogen.

Hierdurch werden die Voraussetzungen für einen suffizienten velopharyngealen Abschluss geschaffen, der durch anschließendes muskuläres Training erreicht wird. Die Notwendigkeit einer Velopharyngoplastik nach primärem Gaumenspaltverschluss wird zwischen 5–15 % der Patienten mit Lippen-Kiefer-Gaumenspalten angegeben.

Bei der Rhinophonia clausa ist die anatomische Enge im Nasenrachen oder in der Nase meist chirurgisch zu therapieren (→Adenotomie, endoskopische Nasen- und Nasennebenhöhlenchirurgie). Bei allergisch bedingten Schleimhautschwellungen kann die lokale und/oder systemische Medikation wirksam sein (H.S. & A.O).

werden hier auf soziale Gesprächssituationen übertragen.

4. *Duale Perspektive*: Die duale Perspektive besagt, dass der Sprecher seine eigenen Wünsche und Bedürfnisse auf die Zuhörer projizieren kann. Ein besseres Verständnis des Sprechers für Motive und Widerstände ermöglicht ihm inadäquates (z.B. verletzendes Verhalten) zu vermeiden und das Gefühl, von einem ähnlich empfindenden Publikum verstanden zu werden.

5. *Nonverbale Ausdrucksmittel*: Adäquater Einsatz von Stimme, Gestik und Mimik lenken die Aufmerksamkeit der Zuhörer auf den Inhalt des Gesagten.

6. *Entwicklung des eigenen Repertoires*: Jeder Sprecher muss darauf vorbereitet sein, dass die Gesprächspartner zustimmend, desinteressiert oder ablehnend reagieren können. Dementsprechend gilt es, für jede Variante Verhaltensalternativen zu entwickeln.

Literatur

Phillips, G.M. (1977): Rhetoritherapy vs. the medical model: Dealing with reticence. Communication Education, 26, 34–43.

Rhotazismus Veralt. Begriff der Benennung einer Aussprachestörung von /r/, siehe auch →Glottale Ersetzung.

Rhythmische Erziehung Durch die Verbindung von Musik, Tanz, Bewegung, Sprache, Malen und Zeichnen soll der Mensch ganzheitlich gefördert werden (Jacques Dalcroze).

Ebenso gibt es die logopädische oder musikalisch-rhythmische Erziehung von Mimi Scheiblauer, die vom spontanen Bewegungsbedürfnis der Kinder ausgeht und die Grundelemente der Musik und Bewegung, nämlich Zeit, Kraft, Raum und Form, auf den Klang und die Sprache bezieht.

Richtungshören Fähigkeit des Gehörs, die Richtung und die Entfernung einer Schallquelle im Raum zu lokalisieren. Grundlage für das Richtungshören, das einem Reifungsprozess bis in die zweite Lebensdekade unterliegt, ist →die zentral auditive Verarbeitung interauraler Zeit-, Phasen- und Pegel-Differenzen sowie von Frequenzunterschieden der Schallsignale zwischen beiden Ohren. Diese als binaurale Interaktion bezeichneten Verarbeitungsprozesse beginnen bereits auf Hirnstammebene im Olivenkomplex und finden bis hin zu räumlich rezeptiven Feldern in der Großhirnrinde ihre zentralnervöse Repräsentation. Auch mit einem Ohr ist der Mensch grob in der Lage, aufgrund der Richtcharakteristik des →Außenohres eine Schallquelle im Raum zu lokalisieren. Mithilfe spezieller Lautsprecheranordnungen lassen sich im Halbkreis oder Vollkreis subjektive Richtungshörtests durchführen, um die Vorteile einer bilateralen Versorgung mit Hörgeräten oder CIs zu evaluieren. Auch werden Richtungshörtests oder Lateralisationstests zur Diagnose der →AVWS eingesetzt.

Richtungshörtraining Therapieverfahren zur Behandlung →Auditiver Verarbeitungs- und Wahrnehmungsstörungen; Vorgehen: Spielerische Übungen zur Lokalisation von Geräuschen oder Training mit Geräten (akustische Signale werden über Kopfhörer dem linken und rechten Ohr eingespielt; durch einen Signalabstand von 50–500 µsek werden diese mehr oder weniger deutlich als von einer Seite kommend wahrgenommen).

Rigid-hypokinetische Dysarthrie Neurogene Sprechstörung, die durch einen eingeschränkten Umfang der Bewegungen der am Sprechen beteiligten Organe (→Hypokinesie) und durch eine Rigidität der Muskulatur gekennzeichnet ist; häufigste Ursache ist der →Morbus Parkinson.

Rigidität →verstärkter Muskeltonus, →rigid-hypokinetische Dysarthrie

Rinne-Versuch Orientierende Hörprüfung mit der Stimmgabel zur monauralen Abgrenzung zwischen einer →Schallleitungs- und →Schallempfindungsschwerhörigkeit. Dazu wird die subjektive Lautheit der Stimmgabel (440 Hz) bei Reizung vor dem Ohr (Luftleitung, LL) mit der Lautheit hinter dem Ohr (Knochenleitung, KL) verglichen. Bei normalem →Mittelohr ist der subjektive Höreindruck über LL immer lauter als über KL (= Rinne positiv). Ist der subjektive Höreindruck über Knochenleitung lauter (= Rinne negativ), spricht dies für eine Schallleitungsschwerhörigkeit von mindestens 20 dB auf dem betroffenen Ohr.

Rothe, Karl Cornelius (1880–1931) Wiener Volksschullehrer, der sich ab 1911 insbesondere für sprachentwicklungsgestörte Kinder einsetzt. Rothe wird besonders durch den Phoniater →Emil Fröschels unterstützt. Beide gemeinsam schaffen es, pädagogische und medizinische Ansätze zusammenzubringen und als wechselseitig befruchtend zu verstehen. Während des Ersten Weltkrieges und in den ersten Nachkriegsjahren arbeitet Rothe mit Fröschels zusammen, um Kriegsverletzte mit Stimm-, Sprech- und Sprachproblemen zu rehabilitieren. Gemeinsam mit Fröschels bietet Rothe ab 1921 Sonderkurse in Stimm- und Sprachheilkunde für Pädagogen an, was zur Einrichtung von Sprachheilklassen führt (in 38 Schulen im Jahre 1928). Rothe wird 1920/1921 verantwortlich für alle Sprachheilklassen und Sprachheilkurse in Wien. Rothe ist 1924 Gründungsmitglied und Vorstandsmitglied der „Gesellschaft für Logopädie und Phoniatrie" (= IALP, *International Association of Logopedics and Phoniatrics*).

Rückfall Rückschritte und Rückschläge in der Stottertherapie sind unvermeidlich und gehören zum therapeutischen Alltag. Sie können für den therapeutischen Fortschritt allerdings auch neue Möglichkeiten eröffnen, wie beispielsweise eine verbesserte Individualisierung der Therapieinhalte oder die Stärkung der Selbstkontrolle. Was als Rückfall bezeichnet wird, ist in hohem Maße von den Therapieinhalten abhängig. Eine der größten Herausforderungen in der Therapie des →Stotterns stellt die →Generalisierung dar.

Rückkopplung (Feedback) Eine unzureichende Trennung zwischen Mikrofon und Lautsprecher (Hörer) eines →Hörgerätes kann bei Patienten mit hochgradigen Hörverlusten aufgrund eines unzureichend abschließenden →Ohrpassstückes (Otoplastik) zu einem lästigen Rückkopplungspfeifen führen. Moderne Hörgeräte verfügen heute über Algorithmen einer digitalen Feedback-Reduktion.

Rückverlagerung Laute, die weiter vorne im Mundraum gebildet werden, werden durch weiter hinten gebildete Laute ersetzt, (z.B. **1.** R. der Alveolare /δ, τ, ν/ nach [κ, γ, N], ein→pathologischer Prozess oder **2.** R. der Sibilanten /Σ, σ/ nach [X] ein →physiologischer Prozess). Auch Backing, →Velarisierung genannt.

Rufstimme Laute Stimmgebung beim Rufen, gewöhnlich >100 dB im Unterschied zur normalen Sprechstimme von 50–65 dB.

Ruheatmung Atmung in Stimmruhe und ohne körperliche Belastung.

Ruhetremor Muskelzuckungen in Ruhelage z.B. bei →Morbus Parkinson.

Rundes Fenster Öffnung des →Innenohres zwischen der flüssigkeitsgefüllten Scala tympani des →Innenohres und der lufthaltigen Paukenhöhle des →Mittelohres, die mit einer dünnen Membran ausgekleidet ist. Das in einer knöchernen Nische liegende runde Fenster dient dem Druckausgleich bei der Volumenverschiebung der Innenohrflüssigkeiten infolge der Ein- und Auswärtsbewegungen der Steigbügelfußplatte bei der Schallübertragung auf das Innenohr.

SAL →Schweizerische Arbeitsgemeinschaft für Logopädie

Sanduhrglottis Glottisschlussinsuffizienz infolge bestehender →Sängerknötchen.

Sängerknötchen Meist symmetrisch auftretende Stimmlippenknötchen bei Erwachsenen am Übergang vom vorderen zum mittleren Stimmlippendrittel, typischerweise i.R. einer →Hyperfunktionellen Dysphonie vorkommend.

Sätze, kurze Sätze mit Subjektiv und Prädikat ohne Einbettungen, meist schematisch Subjekt-Verb-Objekt-Abfolge mit geringer stilistischer Textverknüpfung ausschließlich Nebenordnung von Sätzen.

Sätze, lange, komplexe Sätze mit Einbettungen von einem oder mehreren Nebensätzen, Infinitivsätzen oder attributiven Ergänzungen, dabei variable Konstitutenabfolge und mehrfache stilistische Textverknüpfung.

Satzverschränkungen →Aphasiesymptome Überschneiden zwischen aufeinander folgenden Satzstrukturen oder Zusammenziehen von zwei Sätzen zu einem (z.B. „dann kann ich auch 5 Minuten später weiß ich immer noch nicht", „ich bin alles weggenommen ... hab alles verloren").

Saugen Primärfunktion zum Aufnehmen von Flüssigkeit und weicher Nahrung. Erste Saugbewegungen führt der Embryo ab der 18.–24. Schwangerschaftswoche aus. Beim Neugeborenen wird der Saugreflex ausgelöst durch die Berührung der Brust oder Flasche im Gesicht. Es liegt ein individuell charakteristischer Saug-Schluck-Atem-Rhythmus vor. Saugbewegungen müssen leicht auslösbar, rhythmisch, stark, ausdauernd und effizient sein.

In der Säuglingsentwicklung gibt es zwei verschiedene Saugphasen: Das erste Saugmuster ist eine Vor-Zurück-Bewegung der Zunge. Das zweite ist eine Auf-Ab-Bewegung der Zunge mit Beteiligung der Wangen und des Kiefers. Mit einem Jahr wird das Saugen abgelöst durch Beißen und Kauen von fester Nahrung und Trinken aus dem Becher.

Effektives Saugen beim Stillen ist ein wichtiges mundmotorisches Training im ersten Lebensjahr.

Scaffolding/Scaffolding-Effekt Metapher für dasjenige interaktive Verhalten eines jeweils kommunikativ kompetenteren Interaktionspartners, durch dessen Einsatz systematisch eine Interaktionsebene hergestellt wird, an der teilzuhaben dem Kind allein aufgrund seiner eigenen Fähigkeiten nicht möglich wäre; interaktiv wird dem schwächeren Interaktionspartner ein „Gerüst" (ein sprachlicher Kontext) zur Verfügung gestellt, über welches er mit seinen Mitteln das Gespräch weiterführen kann. Scaffolding orientiert sich in seiner Erwerbsfunktion an der Zone der nächstfolgenden Entwicklung (Wygotski).

Scala tympani Mit Perilymphe gefüllter Gang der →Hörschnecke (Cochlea) des →Innenohres, der mit am →runden Fenster beginnt und in der Schneckenspitze (Helikotrema) in die →Scala vestibuli übergeht. Die Abgrenzung zur →Scala media (Ductus cochlearis) erfolgt durch die Basilarmembran.

Schall Mechanische Schwingungen in Gasen, Flüssigkeiten und Festkörpern, die sich in Form von longitudinalen Schallwellen im Raum mit einer bestimmten Schallgeschwindigkeit ausbreiten, die in Luft etwa 340 m/sek, in Wasser 1.500 m/sek und in Eisen etwa 5.800 m/sek beträgt. Die Anzahl der Schwingungen pro Sekunde wird als Frequenz (1 Hz = 1 Schwingung/sek) bezeichnet, wobei das menschliche Gehör Frequenzen zwischen 20 Hz und 20.000 Hz (20 kHz) wahrnehmen kann (→Hörfeld). Die Erzeugung von Schall erfordert Energie (Einheit: Watt/cm^2), die in einem quadratischen Verhältnis zu dem gemessenen Schalldruck steht (Einheit: Pascal,

Pa). Das menschliche Gehör ist in der Lage, Schalldrücke über einen Dynamikbereich von 20 Mikropascal an der →Hörschwelle bis zu 200 Pascal an der →Schmerzgrenze zu hören. Dies entspricht einer Skala von 1 bis 10 Millionen, die durch die Einführung des →Dezibels und damit die Angabe eines Schalldruckpegels in ein handliches Maß überführt wurde. Schall kommt selten in Form reiner Töne (Sinustöne) vor, die durch eine harmonische Sinusschwingung einer einzelnen Frequenz charakterisiert ist. Oft liegen Überlagerungen mehrerer Teiltöne vor, die als harmonische Klänge bezeichnet werden, wenn die Teiltöne in einem ganzzahligen Verhältnis zueinander stehen (Musikinstrumente, gesungene Vokale). Unregelmäßige Frequenzgemische werden als Geräusche bezeichnet (Umweltgeräusche, stimmlose Konsonanten).

Schallempfindungsschwerhörigkeit Schwerhörigkeit, die durch eine Funktionsstörung des →Innenohrs verursacht wird. Überwiegend betroffen ist das →Cortische Organ mit seinen →äußeren und →inneren Haarsinneszellen. Ziel audiometrischer Untersuchungen ist die Abgrenzung zur →Schallleitungsschwerhörigkeit sowie die Differenzierung zwischen sensorischen und neuralen Schädigungen (→Audiometrie, →überschwellige Hörprüfungen). Die cochleäre →Schallempfindungsschwerhörigkeit ist durch ein →Recruitment, eine oftmals herabgesetzte →Unbehaglichkeitsschwelle und damit eingeengte Dynamik des →Hörfeldes charakterisiert. Cochleäre Schwerhörigkeiten werden häufig durch →Lärm, Stoffwechselstörungen, Kreislauferkrankungen oder durch ototoxische Substanzen verursacht oder treten auch im Rahmen der Schwerhörigkeit im Alter auf. Die bekanntesten cochleären Hörstörungen sind der →Hörsturz und der →Morbus Ménière. Eine Schallempfindungsschwerhörigkeit gehört auch zu den häufigsten angeborenen und erworbenen frühkindlichen Hörstörungen. Eine medikamentöse Therapie ist nur solange möglich, als die Haarsinneszellen noch nicht endgültig zerstört sind. Diese kann jedoch nur zeitlich begrenzt, wie z.B. beim →Hörsturz, erfolgreich durchgeführt werden. Sonst kann nur eine →Hörgeräteversorgung die reduzierte Hör- und Kommunikationsfähigkeit kompensieren. Bei Taubheit kann das →Cochlea Implantat (CI) Verwendung finden. Zurzeit sind hörverbessernde Operationen bei Innenohrschwerhörigkeit noch nicht möglich, auch wenn die Molekulargenetik viele für Innenohrschwerhörigkeit verantwortliche Gene inzwischen identifizieren konnte und an gentherapeutische Konzepten gearbeitet wird.

Schallleitungsschwerhörigkeit Form der peripheren Hörstörung, bei der eine →Schallleitungsschwerhörigkeit im Bereich →des Mittelohres durch eine Erhöhung der akustischen Impedanz des schallleitenden Apparates vorliegt. Die häufigsten Ursachen sind Tubenbelüftungsstörungen (→Eustachische Röhre), in deren Folge ein Unterdruck sowie eine Sekretbildung in der →Paukenhöhle (→Serotympanon) auftritt. Weitere Ursachen sind die akute und chronische Mittelohrentzündung (→Otitis media), die chronische Knocheneiterung (→Cholesteatom) oder auch Mittelohrmissbildungen. Zur Differenzialdiagnostik der Mittelohrschwerhörigkeiten lassen sich die verschiedenen subjektiven und objektiven →Hörprüfungen, insbesondere die →Tonaudiometrie sowie die →Impedanzaudiometrie heranziehen. Die Behandlung der Mittelohrschwerhörigkeit kann durch medikamentöse oder operative Verfahren (→Paukendrainage, →Tympanoplastik) erfolgen. Bei chronischen, nicht operativ zu beseitigenden Formen kann der Einsatz →von →Knochenleitungs-Hörgeräten oder →knochenverankerten Hörgeräten (→BAHA) indiziert sein.

Scham (beim Stottern) Viele Stotternder leiden unter Scham- und Schuldgefühlen. Anteil der →Sekundärsymptomatik beim →Stottern.

Schattensprechen Sprechhilfe beim →Stottern. Der Stotternde spricht zeitlich geringfügig verzögert einen Text nach, der ihm von einer anderen Person vorgesprochen wird. Das Textmaterial ist ihm dabei nicht bekannt. Unter diesen Bedingungen reduziert sich die Stotterhäufigkeit. →Chorsprechen, →Simultansprechen

Schetismus Veraltete Form der Beschreibung **1.** des →phonologischen Prozesses der →Vorverlagerung von /Σ/ zu [σ] oder [T] oder **2.** des →phonetischen Prozesses der →Lateralisation von Sibilanten (→Artikulationsstörung, →phonetische Störung).

Schlaganfall (Apoplexie, Apoplexia cerebri, apoplektischer Insult, Hirnschlag, Stroke); akute Durchblutungsstörung des Gehirns mit neurologischen Ausfällen. Etwa in 85 % der Fälle ist eine verminderte Blutversorgung durch einen Hirninfarkt mit Sauerstoffnot (Hypoxie), etwa 15 % eine Hirnmassenblutung (intrazerebrale Blutung) bei einer geplatzten Hirnarterie die Ursache. Ist die dominante linke Hirnhälfte mit den →Sprachzentren betroffen, kann es zu weitreichenden Sprachstörungen im Sinne einer →Aphasie kommen. Weiterhin kommt es zu rechtsseitigen Lähmungen, indem die Muskulatur spastisch wird. Hinzu können Störungen von Handlungsabläufen (→Aphasie, →Sprechapraxie), des Körperschemas und von Rechts-Links-Abläufen auftreten.

Schlucken Primärfunktion zur Aufnahme und zum Transport von Nahrung, Abtransport von Speichel und Schutz der Atemwege vor Aspiration (Bigenzahn). Anatomisch und funktionell lassen sich 4 Phasen unterscheiden: orale Vorbereitungsphase/Kauphase – orale Phase – pharyngeale Phase – ösophageale Phase.

Der zunächst beim Säugling vorliegende Zungenstoß (→infantiles Schlucken) beim Schluckvorgang wird mit 3–4 Jahren zum somatischen Schlucken mit einer gegen den Gaumen gerichteten Zungenbewegung.

Das somatische Schlucken unterscheidet sich je nach Medium: Speichel, Festes oder Flüssiges. Die Druckpunkte der Zunge am Gaumen und der Lippenschluss beim somatischen Schlucken entsprechen den korrekten Artikulationsstellen.

Diagnose des somatischen Schluckens →Palatogramm, →Payne-Technik.

Gestörte Schluckfunktion →Tongue thrust.

Schluckmethode Eine Form zur Sprechluftaufnahme in die Speiseröhre bei Verwendung der Ösophagusstimme.

Die Schluckmethode, die auf Stern zurückzuführen ist und auch durch seinen Lehrer H. Gutzmann propagiert wurde, gilt als die unökonomischste, weil die Schluckbewegungen zum Silben- und Stakkatosprechen führen und nur ein langsames Sprechtempo gestatten. Die Methode entwickelte sich als eine logische Konsequenz aus der Erkenntnis Sterns, dass die Magenblase als vikariierendes Luftreservoir fungiere. Nach den heutigen Erkenntnissen stellt der Magen sicherlich nicht ein Luftreservoir im Sinne von Stern dar, sondern bietet der Ösophagusluft eine Ausweichmöglichkeit, wodurch verständlich wird, dass sich bei längerem Sprechen die Magenluft vermehrt und einigen Patienten z. T. erhebliche Beschwerden bereitet.

Schluckreflex reflektorischer, am Ende der oralen Schluckphase beginnender Teil des Schluckvorganges (Kehlkopfanteriorhebung, Beginn der Rachenkontraktion).

Schluckreflexauslösung, verzögert Auslösung des Schluckreflexes erst bei Boluspassage in Höhe oder unterhalb der →Valleculae.

Schluckreflexauslösung Einleitung des reflektorischen Schluckvorganges.

Schluckuntersuchung, klinische Screening-Methode zur Beurteilung einer Schluckstörung, meist bestehend aus anamnestischer Befragung, Beurteilung am Schluckvorgang beteiligter Organe (Ruhebeobachtung, reflektorische Bewegungen, Willkürbewegungen) und Beurteilung des Schluckvorgangs (Speichelschlucken, Trink-Essproben bei geringer Aspirationsgefahr).

Schluckvorgang Transport von Nahrung, Flüssigkeit, Speichel und Sekret aus der Mundhöhle durch den Pharynx und Ösophagus bis zum Magen; meist Einteilung in 4 Phasen: **1.** orale Vorbereitungsphase (Kauen und Einspeicheln der Nahrung); **2.** orale Phase (Transport durch den Mundraum mittels wellenförmiger Retraktionsbewegung der Zunge am Gaumendach entlang, Dauer ca. 1 sek): **3.** pharyngeale Phase (Transport durch den Rachenraum bei gleichzeitigem Schutz der Atemwege und zeitgerechter Öffnung des →OÖS, Dauer ca. 1 sek); **4.** ösophageale Phase (Transport durch die Speiseröhre in den Magen mittels peristaltischer Bewegungen, Dauer ca. 4–20 sek).

Schmerzgrenze (bei Hörstörungen) Obere Dynamikbegrenzung des menschlichen →Hörfeldes, die frequenzabhängig bei einem Schalldruckpegel zwischen 110 dB SPL im empfindlichen Hochtonbereich (4 kHz) und 140 dB SPL bei tieferen Frequenzen unterhalb von 1 kHz liegt.

Schnecke →Cochlea, →Innenohr.

Schnellbenennung, automatisierte Prüfaufgabe im *Speed*-Modus zum raschen, wiederholten Abruf bekannter Wörter. Gemessen wird die durchschnittliche Benennungszeit pro Item. Erhöhte Zeit-pro-Item-Werte sind häufig bei Kindern und Jugendlichen mit semantisch-lexikalischen Störungen und Lese-Rechtschreibstörungen.

Schnellzuordnung Engl. *fast mapping*; beschreibt das Phänomen im Worterwerb, dass Kinder bereits nach nur einmaliger, beiläufiger Präsentation einer neuen Wortform einen aus dem situationalen Kontext abgeleiteten, vorläufigen Bedeutungseintrag dazu anlegen.

Literatur

Carey, S. (1978): The child as word-learner. In: Halle, M., Bresnan, J. & Miller, G.A. (Hrsg.): Linguistic theory and psychological reality. Cambridge: MIT Press.

Schreiknötchen Meist symmetrisch auftretende Stimmlippenknötchen bei Kindern im mittleren Stimmlippendrittel auftretend. →Juvenile hyperfunktionelle Dysphonie.

Schriftspracherwerb Beim Schriftspracherwerb handelt es sich um den Erwerb von Lesen, Schreiben und Buchstabieren. Dieser Erwerb kann bereits vor der Einschulung spontan ihren Anfang nehmen, in den meisten Fällen erfolgt er jedoch gesteuert durch Beschulung. Der Verlauf des Schriftspracherwerbs ist interindividuell sehr uneinheitlich, sollte aber mit Beendigung der Schulpflicht abgeschlossen sein.

Schule (und Stottern) Die meisten stotternden Kinder besuchen die Regelschule. Probleme tauchen häufig in Bezug auf die Beurteilung der mündlichen Leistungen auf sowie auf Lehrer- und Mitschülerverhalten. →Stottern

Schüttelreim →Spoonerism

Schwa-Laut Beim Stottern wird der eigentlich zu produzierende Vokal häufig durch den neutralen „Schwa-Laut" ersetzt, z.B. „He-He-He-Hand". →Phonetik, →Stottern.

Schweizerische Arbeitsgemeinschaft für Logopädie (SAL) Fachverband für das Sprachheilwesen, in dem der größte Teil aller Logopädinnen und Logopäden der deutschsprachigen Schweiz zusammengeschlossen ist. Die SAL hat derzeit rund 1.250 Mitglieder.

Schwellenniveauhypothese →Interdependenz- und Schwellenniveauhypothese

Schwerbehindertenausweis Das Schwerbehindertengesetz entwickelte sich aus der Pflicht des Staates zur Versorgung seiner Invaliden. Das Versorgungsrecht für die Opfer des Zweiten Weltkrieges regelte das Bundesversorgungsgesetz von 1950. Mit zahlreichen Anpassungsgesetzen und Neufassungen wurde in der Folgezeit auch die Versorgung von Opfern anderer Schadensursachen einbezogen. Als neue Aufgabe betrachtete man Anfang der 1970er-Jahre die Gewährleistung aller Möglichkeiten einer umfassenden Rehabilitation aller Behinderten ohne Rücksicht auf die Ursache der Schädigung. Dementsprechend wurde die Eingliederung der Behinderten an die erste Stelle der sozialpolitischen Aufgaben des Behindertenrechtes gesetzt. Das bis dahin allein gültige Versorgungsrecht hingegen sicherte und gewährleistet immer noch Geschädigten aller Art einen finanziellen Ausgleich für Beschädigungen, für Erschwernisse durch den Schaden und für zusätzliche Aufwendungen nach der Schädigung. Das „Gesetz zur Sicherung der Eingliederung Schwerbehinderter in Arbeit, Beruf und Gesellschaft" (Schwerbehindertengesetz – SchwbG) garantierte im Sinne der Rehabilitation ab 1970 für alle Behinderten den Anspruch auf die besonderen gesetzlichen Schutzmaßnahmen ohne Rücksicht auf Art und Ursache der Behinderung. Maßgeblich ist nur, dass der Grad der Behinderung (GdB) wenigstens 50 beträgt. Der Grad der Behinderung ist abgestuft nach Zehnergraden und wird von 20 bis 100 festgestellt, wobei im Sinne des Gesetzes derjenige als schwerbehindert gilt, der einen GdB von mindestens 50 wegen einer mehr als sechs Monate dauernder Funktionsbeeinträchtigung körperlicher, seelischer oder geistiger Art aufweist. Als Grundlage für die Festsetzung des Grades der Behinderung dienen dem Versorgungsamt die vom Bundesminister für Arbeit und Soziales herausgegebenen „Anhaltspunkte für die ärztliche Gutachtertätigkeit". Behinderte mit einem GdB von 30 oder 40 können den Schwerbehinderten gleichgestellt werden, wenn sie wegen ihrer Behinderung einen geeigneten Arbeitsplatz nicht erhalten oder behalten können. Ein „Gleichgestellter" hat die gleichen Rechte und Vergünstigungen nach dem SchwbG wie ein Schwerbehinderter – mit Ausnahme des Anspruches auf Zusatzurlaub und unentgeltliche Beförderung im öffentlichen Personenverkehr. Auch bekommt er keinen Ausweis, sondern einen Gleichstellungsbescheid.

Für die Anerkennung als Schwerbehinderter und für die Ausstellung der Schwerbehindertenausweise und Gleichstellungsbescheide zuständig sind die Versorgungsämter, die in Ämter für Soziale Angelegenheiten bzw. Ämter für Familie und Soziales umbenannt wurden. In Deutschland sind ca. 6,6 Millionen Menschen schwerbehindert. Dies entspricht einem Anteil von rund 8 % der Bevölkerung, wobei über die Hälfte der Betroffenen 65 Jahre und älter sind. Zumeist wird die Behinderung durch eine Krankheit (84 %) verursacht, Männer sind mit 52 % etwas stärker betroffen als Frauen. Der Grad der Behinderung (GdB) im Sinne des Schwerbehindertengesetzes bestimmt sich nach dem medizinischen Befund.

Die wesentlichen Hilfen für Schwerbehinderte sind:

- Förderung einer Beschäftigung durch besondere Pflichten der Arbeitgeber,
- begleitende Hilfe im Arbeits- und Berufsleben,
- Kündigungsschutz,
- Zusatzurlaub von fünf Arbeitstagen,
- Steuervorteile, Steuerfreibeträge, gestaffelt nach dem GdB in acht Stufen,
- Fahrpreisvergünstigungen im öffentlichen Personennahverkehr, Kfz-Steuerermäßigungen bzw. Kfz-Steuerbefreiung,
- Herabsetzung der Altersgrenze für das flexible Altersruhegeld der gesetzlichen Rentenversicherung auf das vollendete 60. Lebensjahr.

Zusätzliche Vergünstigungen haben Schwerbehinderte, denen je nach Einschränkung und Hilfsbedürftigkeit so genannte Merkzeichen im Ausweis eingetragen werden.

H = Hilflos; B = Begleitperson; Bl = Blind; G = Gehbehindert; aG = außergewöhnlich gehbehindert; RF = Rundfunk- u. Fernsehgebührenbefreiung. Nähere Informationen erteilen die o. g. Ämter.

Bei Krebserkrankungen liegt der Grad im Allgemeinen zwischen 50 und 100. Bei laryngektomierten Menschen gewährt der Gesetzgeber in den ersten 5 Jahren nach der Kehlkopflosigkeit einen GdB von 100, bevor der Betroffene nach einer erneuten Untersuchung bei Eintritt der so genannten „Heilungsbewährung" je nach Leistungsvermögen auf bis zu 70 herabgestuft werden kann.

Schwerhörigkeit Eingeschränktes Hörvermögen durch →Hörstörungen unterschiedlicher Art (→Schallleitungsschwerhörigkeit, →Schallempfindungsschwerhörigkeit, →zentrale Hörstörungen, →psychogene Hörstörungen, →zentral auditive Verarbeitungs- und Wahrnehmungsstörungen, AVWS).

Schwindel Gleichgewichtsstörung, die ihre Ursache in einer Störung der →Gleichgewichtsorgane, der zentralnervösen Verarbeitung, der Augen, des Blutkreislaufs oder des propriozeptiven Sinns der Muskeln, Bänder und Gelenke haben kann. Es gibt viele verschiedene Formen von Schwindel, die im Rahmen von →Gleichgewichtsprüfungen erfasst werden. Typisch für Gleichgewichtsstörungen im Bereich des →Innenohres ist der Drehschwindel. Schwindel tritt häufig in Kombination mit Hörminderungen und Tinnitus auf (Schallempfindungsschwerhörigkeiten, →Hörsturz, →Morbus Ménière). Häufige Begleitsymptome des Schwindels sind kompensatorische Augenbewegungen (Nystagmus), Übelkeit, Erbrechen und Gangunsicherheiten.

Schwingungsamplituden der Stimmlippen Vertikales und horizontales Ausmaß der Stimmlippenschwingung, Parameter der →Stroboskopie.

Schwingungsphasen der Stimmlippen Vergleichende Beurteilung der Gleichzeitigkeit der Stimmlippenschwingungen bzw. ihrer Abweichungen.

Screening Grob klassifizierende Voruntersuchung, deren Ergebnisse später in einem genaueren, individuell abgestimmten Verfahren zu spezifizieren sind; häufig Reihenuntersuchungen.

Screeningverfahren zur Ausspracheuntersuchung s. Aussprachestörungen Diagnostik; →PLAKSS Screening, →AVAK-Screening.

Seeman, Miroslav (1892–1975) Begründer der tschechoslowakischen Phoniatrie, war ein Schüler Hermann Gutzmanns sen. in Berlin. Seeman hat insbesondere die Themen Stimme, Sprache und Gehör als gleichberechtigt bearbeitet und hat somit die Definition der Phoniatrie als über das Thema Stimme hinausgehend geprägt. Seemann hat sich für präventive Maßnahmen bei professionellen

Sängern und Sängerinnen eingesetzt, ebenso hat er die Prävention von Stimm-, Sprech- und Hörstörungen in Kindergärten gefördert. Mitbegründer der Deutschen Gesellschaft für Sprach- und Stimmheilkunde im Jahre 1925.

Segmentierung gehört zu den Beschreibungsmethoden der strukturalistischen →Syntax. Segmentierung erfolgt mithilfe von Substitutionsproben. Alle Elemente, die die gleiche syntaktische Umgebung haben, sind substituierbar. Die wichtigste Substituierungsprobe erfolgt durch Pronominalisierung (Ersetzung durch Pronomen und Pronominaladverbien). Beispiel: Der Satz *Die Studenten in Erlangen wohnen wegen der hohen Wohnungspreise außerhalb der Stadt* ist ersetzbar durch *Sie wohnen deshalb dort*. Der Satz besteht hier aus vier Einheiten auf der ersten Analyseebene. Die Anzahl der Einheiten auf der ersten Analyseebene ist endlich und überschreitet erfahrungsgemäß die Anzahl von maximal 9 Einheiten nicht. Das entspricht in etwa der Kapazität des menschlichen Arbeitsgedächtnisses.

Sekundärstörungen Wenn man eine Störung i.d.R. als eingebettet in ein Gefüge von Bedingungs-, Begleit- und Folgestörungen versteht, so sind es letztere, welche die Sekundärstörungen ausmachen. Sie stehen in einem sachlogischen Zusammenhang mit der Kernstörung und lassen sich in ihrer konsekutiven Charakteristik theoretisch begründen und empirisch belegen. Bei Kindern mit SLI gibt es z.B. eine Fülle von Studien, welche schwerwiegende Beeinträchtigungen ihrer sozio-psychischen Entwicklung, ihres psychiatrischen Status und ihrer Lebenschancen berichten. Sie unterstreichen die Bedeutung kommunikativen Gelingens auf der Beziehungsebene und der Sprache als soziales Agens.

Sekundärsymptomatik Es wird davon ausgegangen, dass es sich bei der Sekundärsymptomatik um sekundär erlernte Verhaltensweisen handelt, von denen nicht alle stotternden Personen betroffen sind und deren Ausprägung individuell sehr heterogen ist. →Stottern

Selbstbeobachtung Die differenzierte und verbesserte Analyse des eigenen Stotterverhaltens wird in vielen Stottertherapien, insbesondere beim Non-Avoidance-Ansatz, als wichtige Voraussetzung für eine weitreichende und stabile Veränderung des →Stotterns angesehen.

Selbstbild beim (Stottern) Bei vielen Stotternden entwickelt sich als Folge des →Stotterns und der damit einhergehenden Probleme ein negatives Selbstkonzept (→Sekundärsymptomatik). Dies kann weitreichende Konsequenzen für die Einschätzung der eigenen Handlungskompetenzen und insbesondere für die Beurteilung von Sprechsituationen haben. Hierdurch kann ein →Teufelskreislauf entstehen.

Selbsthilfe →Aphasierehabilitation

In Deutschland hat sich in den letzten Jahrzehnten eine sehr erfolgreiche Selbsthilfebewegung der Aphasiker entwickelt. Die Selbsthilfearbeit wird durch einen Bundesverband, durch Landesverbände, Regionalgruppen und Aphasikerzentren geleistet. In den Aphasiezentren und regionalen Selbsthilfegruppen finden Gruppentreffen, Informationsveranstaltungen und gemeinsame Aktivitäten statt.

Selbsthilfegruppe Ein Zusammenschluss von Menschen, die in einer ähnlichen Problemlage sind oder eine identische Behinderungs- oder Störungsart haben. In solchen Gruppen werden unterschiedliche Ziele verfolgt. Neben Austausch von Informationen und Adressen von Ämtern und Stellen, die professionelle Hilfe leisten können, werden z.T. auch die Interessen einzelner Mitglieder gegenüber Behörden und Organisationen direkt vertreten. Einige Gruppen initiieren Forschungsprojekte, begleiten sie, beteiligen sich an der Arbeit von Forschungs- und Hochschuleinrichtungen. Bei Störungen oder Behinderungen wie →Stottern, →Aphasie und →Mutismus sowie im Falle von Anwendern der →Unterstützten Kommunikation (UK) unterstützen die Selbsthilfeorganisationen die Bewältigung (Coping) der Störungen, tragen zur →Optimierung der Lebensbedingungen und zur sozialen Partizipation Betroffener bei, organisieren und vermitteln Therapie- und Weiterbildungsangebote, fördern die Informations- und Öffentlichkeitsarbeit sowie die Rechtsberatung. Oft schließen sich auch Angehörigen von Betroffenen zu Gruppen zusammen oder bilden eine Untergruppe innerhalb einer S. von Betroffenen. Die Förderung solidarischen Verhaltens, Beistand und Begleitung durch S. sind heute zu bedeutenden Komponenten des Rehabilitationswesens geworden.

Selbsthilfeverband Kehlkopfloser Der Kehlkopflosenverband ist eine Interessenvertretung laryngektomierter Menschen, die seit 2005 aufgrund steigender Zahlen funktionserhaltender Operationen auch kehlkopfoperierte Menschen mit einbezieht, die noch einen Teil ihres Kehlkopfes haben, aber mit ähnlichen Funktionseinschränkungen und psychischen Problemen zu kämpfen haben. Der Verband, der 1965 als Bezirksverband in Heidelberg und als Bundesverband 1974 in Aachen gegründet wurde, ist gegliedert in 16 Landesverbände, 50 Bezirks- und 4 Ortsvereine, 19 Sektionen und 34 Selbsthilfegruppen. Übergeordnet gibt es einen Bundesverband mit einem Präsidenten, zwei Vizepräsidenten, zwei Schatzmeistern, zwei Schriftführern, einer Frauenbeauftragten, drei Beisitzern, einem Referenten und drei ärztlichen Beratern. Der Bundesverband der Kehlkopflosen und Kehlkopfoperierten e.V., der im Internet über www.kehlkopflosenbundesverband.de zu erreichen ist, bringt vierteljährlich in einer Auflage von 8.000 Exemplaren sein Mitteilungsorgan das „Sprachrohr" heraus, das mit finanzieller Unterstützung der Deutschen Krebshilfe erscheint und sich von einer ehemals vereinsorientierten Patientenschrift zu einer ansprechenden Fachzeitschrift für Mitglieder und Interessierte entwickelt hat.

Semantik Theorie der Bedeutung. Bedeutungen sind Klassenbegriffe. Klassen sind gekennzeichnet durch ein Bündel gemeinsamer semantischer Merkmale. Wir bilden Bedeutungen, um eine potenziell unendliche Welt zu verendlichen. Innerhalb eines Satzes werden Bedeutungen in Bezeichnungen transformiert. Im Gegensatz zum Klassenbegriff einer Bedeutung verweist die Bezeichnung auf einen lokalisierbaren Gegenstand oder Sachverhalt.

Semantische Merkmale sind Merkmale, die intersubjektiv mit einer semantischen Einheit wie einem Lexem verbunden werden. Semantische Merkmale sind nicht zu verwechseln mit persönlichen, individuellen Assoziationen, die mit einem Begriff verbunden werden. Bedeutungen haben somit die Funktion eines intersubjektiven Filters in Bezug auf die dargestellte Realität: Spezifische Merkmale werden als relevant vordergrundiert, andere hintergrundiert oder ganz ausgeblendet. Mit Bedeutungen erwerben wir Klassifikationen und damit ein Welt- und Wissensmodell.

Semantische Therapie →Aphasie

Ziel der semantischen Therapie ist die Verbesserung der Verarbeitung von Wortbedeutungen. Dabei geht es sowohl um die Unterscheidung und den Abruf von Wortbedeutungen als auch um die semantisch passende Kombination von Wörtern auf Satz- und Textebene. Für die semantische Therapie stehen spezifische Therapiematerialien zur Verfügung, die auf unterschiedlichem Schwierigkeitsniveau Übungen für bildsemantische und lexikalisch-semantische Störungen geeignet sind.

Literatur

Neubert, C., Rüffer, N. & Zeh-Hau, M. (1992): Neurolinguistische Aphasietherapie. Materialien. Teil 1: Lexikalisch-semantische Störungen. Hofheim: NAT-Verlag.

Neubert, C., Rüffer, N. & Zeh-Hau, M. (1995): Neurolinguistische Aphasietherapie. Materialien. Bildsemantische Störungen. Hofheim: NAT-Verlag.

Semantisches System Das semantische System beinhaltet das mentale Lexikon und ist ein Oberbegriff für die Art und Weise, wie das Gehirn Vokabular und die Bedeutung der einzelnen Wörter organisiert und strukturiert. Das Gehirn kann Wortbedeutungen auf mehreren Wegen abfragen, der Suchschlüssel ist dabei Klang, Orthographie oder Kontext.

Semilingualismus Syn. →Doppelte Halbsprachigkeit

Sensomotorisches Therapiekonzept Sensomotorik ist die Gesamtheit der Mechanismen zur Regelung und Steuerung aller motorischen Aktivitäten einschließlich der dazu gehörigen unabdingbaren sensorischen Prozesse. Bezüglich eines Therapiekonzepts, z.B. in der Myofunktionellen Therapie, heißt dies, dass das Training der korrekten Bewegungsabläufe zunächst in der Vorstellung durchgeführt wird und alle beteiligten Sinne aktiviert werden.

Sensorische Aphasie →Aphasiesymptome, →Wernicke-Aphasie.

Synonyme, aber unpassende Bezeichnung für Wernicke-Aphasie.

Sequenzieller Zweitspracherwerb Syn. →Sukzessiver Zweitspracherwerb. Die zweisprachige Person erwirbt ihre zweite Sprache nach dem dritten Lebensjahr, d.h. nachdem

Semantisch-lexikalische Störungen

Semantisch-lexikalische Störungen beschreiben Phänomene im Spracherwerb, bei denen es Kindern und Jugendlichen häufig und anhaltend nicht altersentsprechend gelingt, eine sprachliche Form zu bilden, die in semantischem (Ausdruck der Wortbedeutung im Kontext der Äußerung) und lexikalischem Aspekt (Wahl der Wortform) der Äußerungsintention entspricht.

In rezeptiver Modalität können semantisch-lexikalische Störungen →Sprachverständnisstörungen und Leseverständnisstörungen bedingen.

Vorkommen und Differenzialdiagnosen Semantisch-lexikalische Störungen treten meist als funktionelle Störung im Rahmen einer Entwicklungsstörung, aber auch im Zusammenhang mit erworbenen, neurogenen Störungen bei Kindern und Jugendlichen auf (→Aphasie, →Epilepsie).

Bei Erwachsenen treten →lexikalische Störungen im Rahmen neurogener Erkrankungen auf.

Semantisch-lexikalische Störungen sind dabei sehr häufig bei Kindern mit Sprachentwicklungsstörungen, bei Kindern mit Lese-Rechtschreib-Störungen, bei generellen Lernschwächen sowie bei Kindern und Jugendlichen mit Autismus.

Vorläufige Prävalenzschätzungen auf der Basis von Lehrerbefragungen an Sprachheilschulen zeigen, dass die Symptome dieser Störung bei ca. 60 % der sprachentwicklungsgestörten Kinder beobachtet werden.

Formen Die Erscheinungsformen können entsprechend dem Hypothesenmodell interpretiert werden (s. Abb. 1):

- Störungen beim Aufbau und der Speicherung von Wortbedeutungen und Wortformen (fehlende oder unzureichende Einträge im →mentalen Lexikon).
- Störungen beim Abruf von Wortbedeutungen und Wortformen (→Zugriffsstörung, →Wortfindungsstörung).

Die genannten Störungsbereiche können isoliert auftreten, stehen im Rahmen von Entwicklungsstörungen jedoch meist in wechselseitiger Beeinflussung, so dass Mischformen zu beobachten sind.

Erscheinungsbild Die Schwierigkeiten der Kinder und Jugendlichen, sich adäquat semantisch und lexikalisch auszudrücken, erscheinen als Auffälligkeiten bei der Sprachproduktion, als semantische und phonologische Ersetzungen sowie als weitere Bewältigungsstrategien (vgl. Tab. 1).

Diese Anzeichen sind sowohl in der Einzelwortbenennung, als auch im Diskurs zu beobachten.

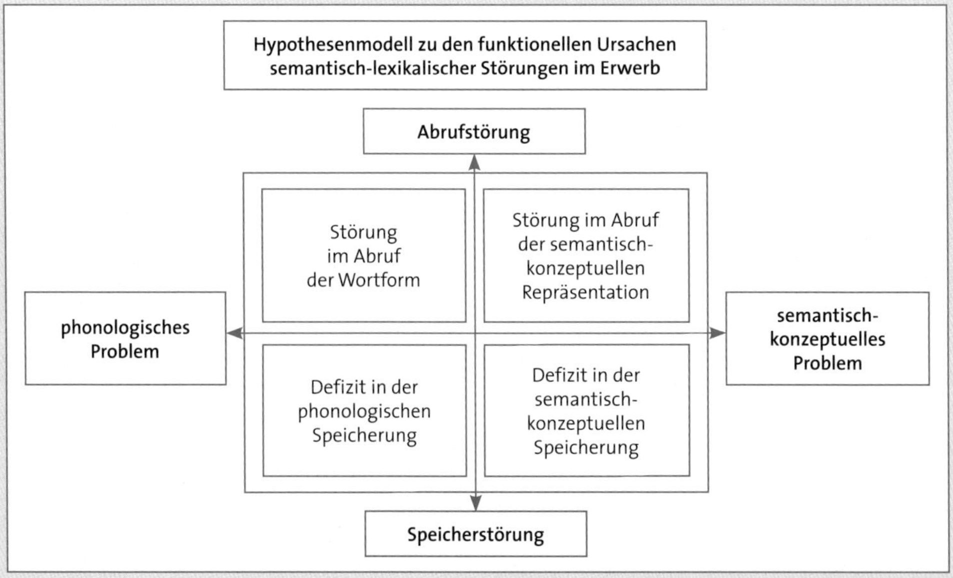

Abb. 1: Hypothesenmodell zur Ableitung unterschiedlicher Erscheinungsformen (n. Glück 2005, 135).

Tabelle 1: Häufige Symptome bei Kindern und Jugendlichen mit semantisch-lexikalischen Störungen.

Anzeichen	Beschreibung	Beispiel
Semantisch oder phonologisch orientierte Ersetzungen	inhaltlich oder von der Wortform her ähnliche, fehlerhafte Ersetzungen des Zielwortes	„Stuhl" statt „Sessel" „telefonieren" statt „fotografieren"
unspezifische Begriffe und Phrasen	bedeutungsleere Wörter und Phrasen als Ersetzungen („Joker"-Wörter)	„Ding", „Dingsda", „Solche Dinger, weißt' schon", „Da haben wir gespielt. Na, ja und so weiter."
allgemeine Überbegriffe	gehäuft werden allgemeinere Kategoriebegriffe, statt spezifischer Bezeichnungen benutzt	„Da kam da so'n Mensch."
unspezifische Pronomen	Pronomen sollen die Referenz ausdrücken, für die kein Begriff gefunden wird	„Da haben wir welche gesehen."
Umschreibungen	drücken Aspekte der Funktion oder des Äußeren aus	„da zum Hochfahren" (Rolltreppe)
Neologismen	ungewöhnliche Wortneuschöpfungen unter Verwendung existierender Wörter	„Totmacher" (Jäger)
Vertauschungen von Affixen	bei der morphologischen Komposition des Wortes auftretende Fehler	„Der hat mein Lineal erbrochen!" (zerbrochen)
Umformulierungen	Veränderungen der Wortwahl auf der Suche nach dem geeigneten Begriff als Selbstkorrektur	„Der Pulli ist rot, ä, grün, blau."
Perseverationen	unnötige Wiederholungen von Wörtern und Phrasen	„Das ist ... das ist ein Kran."
Verzögerungen	durch verlängerte Abrufzeiten bedingt	„Mama backt immer ... (6 Sekunden) ... Marmorkuchen."
Pausenfüller	Füllsel während lexikalischer Suchvorgänge	„uhm", „äh"
Nennen des Anfangslautes	das momentan noch abrufbare phonologische Wissen der Wortform, kann als Abrufhilfe dienen	„Das ist ein E..." (Esel)
artikulatorische Suchbewegungen	probeweises, stummes Formulieren, ob das gefundene Wort passt – eine Selbstkorrektur- und Abrufhilfe	
Gesten	entweder als nonverbale Metakommentare, als nonverbaler, kommunikativer Ersatz oder als Abrufhilfe	„Der hat so'n Ding" *schlägt dazu mit der Handkante auf den Tisch* (Axt)
Metakommentare	Bemerkungen, die die eigene, beeinträchtigte Sprachverarbeitung betreffen	„Wie heißt das gleich?", „Das Wort hab ich schon wieder vergessen."

Ursachen Die Ursachendiskussion der funktionellen semantisch-lexikalischen Störungen fokussiert externale und internale Bedingungen.

Zum einen ist deutlich, dass die äußeren Bedingungen, unter denen der Wortschatzerwerb stattfindet, den Aufbau desselben in Ausrichtung und Umfang wesentlich beeinflussen können. Kinder und Jugendliche erwerben unter dem kulturellen Druck von Elternhaus und Schule pro Jahr etwa 1.000 Wörter expressiv und über 3.000 Wörter rezeptiv hinzu. Fehlt hier die äußere Anregung oder treffen diese Anregungen auf ungünstige innere Bedingungen, dann kann dieses hohe Erwerbstempo nicht geleistet werden.

Zu den inneren Bedingungen müssen das bestehende, sprachliche und konzeptuelle Wissen im →mentalen Lexikon ebenso gerechnet werden wie die zugrunde liegenden, basalen Mechanismen der →Informationsverarbeitung einerseits und die Strategien zu Erwerb, Speicherung und Abruf von Wörtern andererseits.

Die Strukturierung der Einträge im mentalen Lexikon bestimmt maßgeblich mit, wie gut neue Wörter aufgenommen werden können und wie gut bestehende Wörter abgerufen werden können. Struktur und Prozess bilden bei der Sprachproduktion eine funktionelle Einheit.

Als Problembereiche der basalen informationsverarbeitenden Mechanismen sind vielfach belegt: die Störungen im phonologischen →Arbeitsgedächtnis sowie die Störungen in der Informationsverarbeitungsgeschwindigkeit, wie sie sich beim automatisierten, schnellen Abruf aus dem mentalen Lexikon zeigen.

Prognose Semantisch-lexikalische Störungen können ein hartnäckiges Problem darstellen. Wortschatzdefizite können im Sinne eines Schereneffektes immer größer werden und sind häufig nicht restlos auszugleichen. Wortabrufstörungen können sich unter der fortgesetzten, neurologischen Reifung im Kindesalter sowie unter dem Einfluss metakognitiver und metasprachlicher Strategien deutlich verbessern. Die angesprochenen Einschränkungen der basalen Informationsverarbeitung sind noch bei Jugendlichen mit einer früheren Sprachentwicklungsstörung und bei leseschwachen Jugendlichen nachweisbar.

Diagnose Für die Diagnosestellung werden zur Beurteilung des Wortschatzes und der Wortfindungsfähigkeit schwach (Spontansprachanalysen) und stark strukturierte Verfahren (Wortschatztests mit expressivem und rezeptivem Aufgabentyp) eingesetzt. Eine qualitative Analyse der Äußerungen des Kindes im Verhältnis zu den Zielitems sowie eine Analyse des Bewältigungsverhaltens des Kindes in Situationen mit Zugriffsstörungen kann Aufschluss über die betroffene Ebene im Hypothesenmodell und über das vorhandene Wortwissen geben.

Aufgaben zur Schnellbenennung und zur Leistung des phonologischen →Arbeitsgedächtnisses erhellen die informationsverarbeitenden Basisfunktionen.

Bei stark fluktuierenden Wortfindungsstörungen ist eine neuropädiatrische Abklärung zum Ausschluss von Epilepsieformen erforderlich.

Früherkennung Frühe Störungen des lexikalischen Erwerbs äußern sich in mangelndem Aufbau des Wortschatzes (→Late Talker) und auch in veränderter Zusammensetzung des Wortschatzes mit ausbleibendem Wachstum des Verblexikons. Hierin können Anzeichen für die Entwicklung von →Spezifischen Sprachentwicklungsstörungen gesehen werden.

Methodisch wird in der Früherkennung v.a. mit Elternfragebögen gearbeitet, in denen ein Wortschatzset abgefragt wird (meist abgeleitet aus dem *MacArthur-Bates-Child Development Inventory*).

Therapie Die Therapie folgt den diagnostisch gewonnenen Behandlungsschwerpunkten. Diese können liegen in der funktionalen Verbesserung der Speicherqualität und der Verbesserung des automatisierten Wortabrufs, in der Entwicklung von Strategien zum Worterwerb und -abruf sowie in übergeordneten Bemühungen um ein verändertes Selbstmanagement bzw. in der Bereitstellung eines allgemein entwicklungsförderlichen Lebensumfeldes.

Eine höhere Speicherqualität wird durch Erarbeitung phonologischen und semantisch-konzeptuellen Wortwissens sowie durch dessen Vernetzung erreicht.

Wortabrufprozesse basieren letztlich auf den gespeicherten Formen, können jedoch auch gezielt in Assoziationsübungen trainiert werden.

Metalinguistisches Wissen zu den Speicher- und Abrufeinheiten sowie metakognitives Wissen zu den Speicher- und Abrufbedingungen wird aufgebaut und in bewusster Anwendung zu Strategien operationalisiert.

Die angezielte Selbststeuerung betrifft unterschiedliche Ebenen wie den eigenen Antrieb zum Wissenserwerb, das eigenaktive Suchen nach Hilfen im Wissenserwerb (Fragen ...), den bewussten Einsatz der gen. Strategien sowie produktive Bewältigungsformen bei (momentan) unzureichend zur Verfügung stehenden semantisch-lexikalischen Mitteln (z.B. informative Umschreibungen).

Meist wird eine mehrdimensionale Vorgehensweise empfohlen (C.W.G.).

Literatur

Glück, C.W. ([3]2005): Kindliche Wortfindungsstörungen. Ein Bericht des aktuellen Erkenntnisstandes zu Grundlagen, Diagnostik und Therapie. Bern: Peter Lang.

Glück, C.W. (2003). Semantisch-lexikalische Störungen bei Kindern und Jugendlichen. Therapieformen und ihre Wirksamkeit. Sprache – Stimme – Gehör, 27 (3), S. 1–15.

sich die →Erstsprache bereits einigermaßen etabliert hat (→Mehrsprachigkeit).

Serotonin (lat. *serum* Molke, griech. *τόνος* Spannung) Neurotransmitter. 5-Hydroxytryptamin.

Serotympanon Eine durch klares, dünnflüssiges angefüllte →Paukenhöhle (Paukenerguss), die zu einer →Schallleitungsstörung führt. Wenn kein Sekretabfluss durch die →Eustachische Röhre erfolgt, kann eine →Paukendrainage mit Einlage eines →Paukenröhrchens erfolgen.

SET-K Sprachentwicklungstest für Kinder (Grimm, Aktas, Frevert). Der SET-K 2 (2000) ist als Einzeltest konzipiert und wird in der →Diagnostik eingesetzt, um in vier Untertests die rezeptive und produktive Sprachverarbeitungsfähigkeit zweijähriger Kinder auf Wort- und Satzebene zu erfassen. Der SET-K 3–5 misst in vier (bei Dreijährigen) bzw. fünf (bei Vier- bis Fünfjährigen) Untertests ebenfalls die rezeptiven und produktiven Sprachverarbeitungsfähigkeiten, nun allerdings beschränkt auf die Satzebene. Zudem werden hier auch Fähigkeiten des phonologischen Arbeitsgedächtnisses einbezogen. Als Instrument der Früherkennung bietet der SET-K Grundlagen für die Einleitung von Fördermaßnahmen in der Frühintervention.

Literatur

Grimm, H., Aktas, M., Frevert, S. (2000): Sprachentwicklungstest für zweijährige Kinder (SETK-2). Diagnose rezeptiver und produktiver Sprachverarbeitungsfähigkeiten. Göttingen: Hogrefe.

Grimm, H., Aktas, M., Frevert, S. (2001): Sprachentwicklungstest für drei- bis fünfjährige Kinder (SETK 3–5). Diagnose von Verarbeitungsfähigkeiten und auditiven Gedächtnisleistungen. Göttingen: Hogrefe.

Shimmer Kurzzeit-Amplituden-Pertubationsparameter des Stimmsignals. Begriff aus der Periodizitätsanalyse von Stimmlippenschwingungen. Je höher der Shimmer desto instabiler ist die Stimme.

Shunt Aus dem Englischen kommend (= Nebenanschluss) bezeichnet man mit Shunt eine operativ hergestellte Verbindung.

Bei laryngektomierten Menschen wird zur chirurgischen Stimmrehabilitation eine Verbindung (Shunt oder Fistel) zwischen Trachea und Hypopharynx bzw. Ösophagus geschaffen, um die pulmonale Exspirationsluft zur Phonation ins Ansatzrohr zu leiten.

Shuntventil In der deutschen Literatur zumeist als Stimmprothese bezeichnet, wobei der Begriff fälschlicherweise assoziiert, dass die Prothese ein stimmgebendes Element enthält. Korrekterweise handelt es sich bei der Stimmprothese nur um ein aus Kunststoff gefertigtes Ein-Weg-Ventil, das in einer operativ geschaffenen Verbindung (Shunt) zwischen Luftröhre (Trachea) und Speiseröhre (Ösophagus) verrutschungsfest und auswechselbar liegt und dafür sorgt, dass sich

- der Shunt nicht wieder schließt,
- durch die Ein-Weg-Funktion keine Flüssigkeit bzw. Nahrung in die Trachea fließen kann,
- ausgeatmete Lungenluft (Exspiration) bei Verschluss des Tracheostomas durch das Ventil in den Ösophagus strömen kann, um am Ösophaguseingang einen für die Stimmgebung (Phonation) notwendigen Grundton zu erzeugen.

Erstmals vorgestellt wurde das Verfahren 1979 in den USA durch den Chirurgen Dr. med. Mark Singer und den Sprachtherapeuten Dr. phil. Eric Blom. Mittlerweile stellt es weltweit die verbreitetste operative Methode der Stimmrehabilitation nach Kehlkopfexstirpation dar. Zumeist wird sie während der Laryngektomie (primäre Methode) angewandt, kann aber auch noch Jahre nach der Kehlkopfentfernung (sekundäre Methode) durchgeführt werden und eignet sich damit evtl. für Patienten, die keine andere Ersatzstimme mit befriedigendem Ergebnis erlernen konnten.

> Unterschieden werden zwei Systeme. Wechselprothesen, die vom Patienten täglich aus dem Shunt gezogen, gesäubert und wieder eingesetzt werden, und so genannte Langzeit- oder Verweilprothesen, die ohne aus dem Shunt genommen zu werden mit einer kleinen Reinigungsbürste gesäubert und erst bei bleibender Undichtigkeit vom Arzt gewechselt werden.

Die jeweilige Verweildauer unterliegt einer größeren Spannbreite und ist individuell von verschiedenen Faktoren abhängig, wobei die unvermeidbare Hefepilz-Besiedlung (Candida) am Verschlussklöppchen des in den Ösophagus ragenden Shuntventils maßgeblichen Einfluss auf die Haltbarkeit hat, die durchschnittlich ca. drei bis vier Monate beträgt. Wechselprothesen, wie sie z.B. von Adeva (ESKA-Herrmann-Prothese) angeboten werden, haben sich u.a. wegen der Überforderung des Patienten und der durch das tägliche Wechseln zu hohen Belastung des Shunts nicht durchgesetzt. Das in Deutschland zumeist verwendete Shuntventil ist die von den niederländigschen HNO-Ärzten P.F. Schouwenburg und F.J.M. Hilgers (1990) am Niederländischen Krebsinstitut in Amsterdam entwickelte und durch die Firma Atos Medical vertriebene, in Schweden hergestellte Provox-Verweilprothese, die in zwei Ausführungen (Provox I und II) in unterschiedlichen Längen von 4,5 bis 12,5 mm angeboten wird. Andere, weniger häufig verwendete Shuntventile sind erhältlich unter den Namen: Blom-Singer, Groningen-Prothese und Voice-Master.

Sigmatismus Symptom einer →Artikulationsstörung, →phonetische Störung. Auch volkstümlich „Lispeln/Zuzeln" bzw. „Hölzeln" genannt. Das Phonem /σ/ wird eindeutig erkennbar als [s] gebildet, aber seine Bildungsart bzw. der Bildungsort ist nicht der Norm entsprechend.

Silbensprechen Silbenbetonte Sprechweise, die zu einer Monotonisierung des Sprechens führen. Unter diesen Bedingungen reduziert sich die Stotterhäufigkeit erheblich. →Metronomsprechen, →Stottern.

Silbenstrukturprozesse →Strukturelle Prozesse

Silbenwiederholungsaufgabe →Diadochokinese

SIMA-Studie Im Rahmen einer Demenz sind jene Therapien Erfolg versprechend, die Bewegung, kognitives Training und Kommunikation verknüpfen.

Simultaner Zweitspracherwerb Syn. →Bilingualismus oder auch →doppelter Erstspracherwerb. Die zweisprachige Person erwirbt ihre beiden Sprachen gleichzeitig von Geburt an bzw. spätestens bis zu ihrem dritten Lebensjahr (→Mehrsprachigkeit).

Simultansprechen Sprechhilfe beim →Stottern. Gleichzeitiges Sprechen eines gleichlautenden Textes mit einer anderen Person oder mehreren Personen (→Chorsprechen). Unter diesen Bedingungen reduziert sich die Stotterhäufigkeit.

Situationsabhängigkeit Stottern tritt in Abhängigkeit von bestimmten Situationen gehäuft auf bzw. kann sich situativ verstärken. Hierbei spielen die innere Erwartungshaltung (→Antizipation) und die vorhandene →Sprechangst eine bedeutende Rolle. →Situationsstottern, →Stottern.

Situationsangst Angst vor bestimmten Sprechsituationen bzw. situationsabhängigen sprachlichen Anforderungen. Tritt gehäuft beim →Stottern auf. →Situationsstottern

Situationsstottern Stotternde bilden häufig sprechbezogene Ängste aus, so auch die Angst vor bestimmten Situationen. Diese wirken dann wiederum als Hinweisreize für eine Erwartungsangst bzw. →Antizipation. →Wortangst, →Stottern.

Situative Sprachtrennung →Sprachtrennung

Skandieren Abgehacktes Sprechen bei verlangsamtem Sprechablauf (→Bradylalie, →Bradyarthrie, →Dysarthrie); häufiges Symptom bei →Multipler Sklerose.

Skill-Training Die effektive Bewältigung verschiedener Kommunikationssituationen setzt die Realisierung bestimmter Verhaltensfertigkeiten (Skills) voraus. Unter Skills versteht man eine aufeinander abgestimmte, gut organisierte und situationsgerechte Kombination einzelner Verhaltenskomponenten.

Smooth Speech →Prolongiertes Sprechen mit sanftem und weichem Stimmeinsatz. →Sprechtechnik, →Stottern.

SNRI Abk. für engl. *Serotonin Noradrenalin Reuptake Inhibitors*, Serotonin-Noradrenalin-Wiederaufnahmehemmer. Spezielle Psychopharmaka-Gruppe zur medikamentösen Behandlung von Ängsten, Depressionen, Zwangsstörungen u.a.

Sonagramm Graphische Darstellung der spektralen Energieverteilung einer Sprachäußerung über der Zeit. Die akustische Energie in bestimmten Spektralbereichen wird durch den Schwärzungsgrad angezeigt.

Sondenernährung Form der künstlichen Ernährung mit Einführung von dünnbreiiger oder flüssiger Nahrung durch eine Magensonde (bevorzugte Sondenlage, Zufuhr per Schwerkraft oder Pumpe), durch eine Duodenal- bzw. Jejunalsonde (Zufuhr immer kontinuierlich pumpengesteuert).

Sonographie Die Sonographie ist ein Verfahren zur bildlichen Darstellung verschiedener Körperregionen mithilfe von Ultraschallwellen. Da der Patient keiner Strahlenbelastung ausgesetzt ist, kann das auch als Ultraschall-Untersuchung bekannte Verfahren beliebig oft wiederholt werden.

Ein als Schallsender und Schallempfänger arbeitender Schallkopf sendet Schallwellen aus, die im Körper des Patienten je nach Gewebeart absorbiert oder reflektiert werden. Die reflektierten Schallwellen werden in elektrische Impulse verwandelt, verstärkt und auf einem Bildschirm zweidimensional dargestellt.

Der Untersucher bewegt dabei einen mit Gel eingeschmierten Schallkopf auf der zu untersuchenden Körperregion des Patienten und kann durch unterschiedliche Abwinkelung des Schallkopfes auf der Haut die gewünschten Organe und Gewebe aus verschiedenen Richtungen einsehen.

Mit der Doppler-Sonographie und der Farb-Doppler-Sonographie erhält der Untersucher zusätzlich Informationen über die Strömungsrichtung, -geschwindigkeit und -stärke des Blutflusses in den Gefäßen.

Sonorierung →Phonologischer Prozess, bei dem es zur stimmhaften Bildung eines an sich stimmlosen Lautes kommt (z.B. /φo:γλ/ →[ϖo:γ]).

Sortiertests Eine Klasse von Tests, die zum Nachweis der kognitiven Auswirkungen des dysexekutiven Syndroms gegeben werden, verlangt das Sortieren oder Zuordnen von Stimuli unter selektiver Beachtung eines Kriteriums unter Vernachlässigung anderer möglicher Kriterien. Zum Beispiel sollen geometrische Figuren nach Farbe, Form, Größe oder Zahl sortiert werden oder konkrete Abbildungen nach einzelnen Merkmalen wie etwa der gemeinsamen Funktion oder der gemeinsamen Farbe einander zugeordnet werden. Bemerkenswerterweise haben Patienten mit Aphasie sehr häufig Schwierigkeiten mit solchen Aufgaben, auch wenn die Läsion den Frontallappen ausspart. Der als Maß der Schwere einer Aphasie verwendete Token Test ist ein „umgekehrter" Sortiertest, bei dem die Sortierkriterien Form, Größe und Farbe für jeden Stimulus vom Untersucher vorgegeben werden und der Patient den passenden Stimulus zeigen muss. Patienten mit Aphasie haben damit auch Schwierigkeiten, wenn die Instruktion nicht verbal, sondern durch Bilder verdeutlicht wird.

Soziakusis Summe der →Hörverluste, die sich mit zunehmendem Alter aufgrund von gelegentlichen →Lärmbelastungen (→Lärmschwerhörigkeit), arteriosklerotischen Mangeldurchblutung des →Innenohres, →ototoxischer Substanzen und Stoffwechselstörungen ergeben. Die Soziakusis erschwert insbesondere die →Sprachverständlichkeit, die durch eine →Hörgeräteversorgung nur partiell kompensiert werden kann. Die Soziakusis geht deutlich über den rein altersbedingten Hörverlust hinaus.

Sozialangst/Angst, soziale Das Gemeinsame der Varianten von Sozialangst sind Beklemmungen in Gegenwart anderer Personen durch die Erfahrung, ein soziales Objekt zu sein. Die soziale Phobie ist die dauerhafte Angst vor sozialen Begegnungen mit anderen Menschen und vor allem vor dem Bewertetwerden durch andere.

Menschen mit sozialer Phobie meiden so gesellschaftliche Zusammenkünfte, da sie fürchten, Erwartungen anderer nicht zu erfüllen und auf Ablehnung stoßen zu können. Sie fürchten, dass ihnen ihre Nervosität oder Angst angesehen werden könnte, was ihre Angst oftmals noch weiter verstärkt. Begleitet wird die Angst oft durch körperliche Symptome wie Erröten (Erythrophobie), Zittern, Herzrasen, Schwitzen oder Atemnot.

Um all das zu vermeiden, gehen Menschen mit sozialen Ängsten Situationen, in denen sie der Bewertung durch andere ausgesetzt sind, oft von vornherein aus dem Weg, was ein berufliches und privates Weiterkommen sehr erschweren und mitunter zu vollkommener Isolation führen kann.

Man differenziert vier Formen sozialer Ängste:

- Leistungsangst
- Kontaktangst
- Behauptungsangst
- Beobachtungsangst

Sprechangst wird dabei als *diskrete* Form von Sozialangst gewertet, bei der die Besonderheiten des Publikums, die Sprecherpersönlichkeit oder nonverbale kommunikative Aspekte von Interesse sind.

Speech-language pathology

Historische Entwicklung Der Aufbau eines Sprachheilwesens in Deutschland und Österreich/Ungarn übte Anfang des 20. Jahrhunderts einen entscheidenden Einfluss auf die Entstehung eines sprachtherapeutischen Versorgungssystems wie auch auf die Entwicklung einer wissenschaftlichen Fachdisziplin in den USA aus. Deutschen Traditionen folgend fanden nicht nur medizinische Erkenntnisse über Sprachstörungen, sondern ebenso pädagogische Ansätze zur Behandlung von Betroffenen Eingang in ein sich langsam entwickelndes wissenschaftliches Verständnis von Sprech- und Sprachstörungen.

Es erfolgt in den ersten beiden Dekaden des 20. Jahrhunderts bis zum Ersten Weltkrieg eine breite Auseinandersetzung mit den klassischen Werken u. a. von →Kussmaul, →Gutzmann, →Nadolczeny, →Fröschels und →Rothe, die als German School (West 1966) bezeichnet wurden.

Anknüpfend an die Bemühungen um eine angemessene sprachtherapeutische Versorgung sprachgestörter SchülerInnen in den Schulen beider europäischer Länder, wurden auch in den USA auf Initiative von Eltern erste ambulante Sprachkurse – als *speech correction* bezeichnet – in New York (1909) und Chicago (1910) eingerichtet (Neidecker 1983). Ihre Durchführung übernahmen zunächst Lehrer mit einer Zusatzqualifikation, um das sprachliche Lernen sprachgestörter Kinder und Jugendlicher anzuleiten. Die Einrichtung und Ausweitung von Sprachtherapie in Schulen sowie der rasche Aufbau von klinischen Einrichtungen, so genannter *speech clinics,* für Sprachgestörte aller Altersgruppen in den darauf folgenden 1920er- und 1930er-Jahren führten zur Entwicklung eines eigenständigen, wissenschaftlich ausgerichteten Berufsbildes. Erste Ausbildungsprogramme, die zur Therapie von Stimm-, Sprech- und Sprachstörungen sowie auch häufig zur Behandlung von Hörstörungen befähigten, wurden an Universitäten eingerichtet. Eine Vorreiterrolle nahm die Universität von Wisconsin ein, die bereits 1921 den ersten Doktor der Philosophie im Bereich Sprachstörungen verlieh. Damit war auch die Schaffung von universitären klinischen Einrichtungen für die Versorgung Sprachgestörter verbunden.

Durch die starke Einflussnahme psychologischer Paradigmen auf die Entwicklung einer sprachtherapeutischen Wissenschaftsdisziplin etablierte sich nun eine sprachtherapeutische Berufsgruppe, die unabhängig von der Medizin, als Heilberuf anerkannt wurde. Erste staatliche Registrierungen durch einzelne Bundesstaaten erfolgten jedoch erst Anfang der 1930er-Jahre. Unterstützt wurde diese Entwicklung durch die 1925 erfolgte Gründung eines Berufsverbandes, der *American Academy of Speech Correction*, aus der später die *American Speech-Language-Hearing-Association* (→ASHA) hervorging. Bezeichneten sich die ersten Sprachtherapeuten noch als *speech correctionists* und in Schulen auch als *speech teacher*, so lautet heute ihre von der Berufsorganisation (*American Speech-Language-Hearing-Association* (ASHA)) festgelegte offizielle Berufsbezeichnung *speech-language-pathologist* (Neidecker 1983). Aufgrund mangelnder wissenschaftlicher und sprachpathologischer Qualifikationen wurde eine pädagogisch-therapeutische Versorgung von Kindern und Jugendlichen durch Sprachheillehrer eingestellt und auch an Schulen Sprech- und Sprachpathologen beschäftigt.

> Heute arbeiten über 50 % der in der ASHA organisierten Sprachtherapeuten an den Schulen der Bundesstaaten.

Ausgebildet für eine sprachtherapeutische Leistungserbringung für alle Altersgruppen, alle Sprachstörungsbilder in allen Institutionen, verstehen sich Sprech- und Sprachpathologen heute in einem ganzheitlichen Sinne als Experten für Kommunikationsprozesse und ihre Störungen. Zu ihren heutigen Aufgaben gehören Prävention, Screening, Identifikation, Diagnostik sowie Intervention und Beratung bei Sprech-, Sprach-, Stimm-, Redefluss- und Schluckstörungen sowie bei mehrdimensionalen Kommunikationsstörungen.

Wissenschaftliches Paradigma Die wissenschaftstheoretische Ablösung von einem primär medizinischen Verständnis von Sprech- und Sprachstörungen sowie die Übernahme von dem Behaviorismus verpflichteten methodischen Normen führte zu einer Positionierung und Konturierung der Sprech- und Sprachpathologie als Verhaltenswissenschaft. Auch ihre pädagogischen Wurzeln verloren an Bedeutung. Im Vordergrund stand nicht länger die Ursache-Wirkungsbeziehung bei Sprech- und Sprachstörungen, sondern eine Beschreibung und Erklärung des sprachlich abweichenden Verhaltens und seine Modifikation. Mentale Konstrukte abweichender Sprache, d.h. des Sprachwissens, und introspektive Methoden blieben jedoch zunächst ausgeschlossen. Die damalige Dominanz behavioristischer Methodologie und psychologischer Ansätze stieß aus diesem Grund zunehmend auf Kritik. Der Sprachbegriff blieb jedoch weiterhin medizinisch am Sprechablauf orientiert.

Mit der zunehmenden Verbreitung der Generativen Grammatiktheorie in den 1960er-Jahren von N. Chomsky fand auch eine Integration linguistischer Ansätze in die Theoriebildung der Sprech- und Sprachpathologie statt. Auf der Grundlage einer nun sprachwissenschaftlichen Terminologie und Methodologie, die dem kritischen Rationalismus verpflichtend war, setzte eine umfassende Forschungstätigkeit, insbesondere im Bereich der Sprachentwicklungsstörungen und Aphasien, ein. Sie betraf eine linguistische Deskription und Explikation von Sprech- und Sprachstörungen und darauf aufbauend auch die Entwicklung diagnostisch-therapeutischer Konzepte. Die Erkenntnis, dass dem sprachpathologischen Störungsbild eine systematische Struktur zugrunde liegt, erforderte nun eine zielgerichtete, linguistischen Inhalten verpflichtende Sprachtherapie, die auf den Erwerb von sprachlichen Wissensstrukturen gerichtet ist.

In den 1970er-Jahren fanden durch die pragmatische Wende in der Linguistik neben den sprachsystematischen und psycholinguistischen Betrachtungen gestörter Sprache nun auch sprachpragmatische Erkenntnisse Eingang in die Sprech- und Sprachpathologie. Diese neue Forschungsperspektive resultierte in einer funktionalistischen Sprachbetrachtung mit einer Integration von Form, Inhalt und Gebrauch von Sprache sowie ihren individuellen und sozialen Bedingungen. Stimm-, Sprech-, Sprach- und Redestörungen wurden nun als Kommunikationsstörungen interpretiert. Die mangelnde psychologische Erklärungsfähigkeit linguistisch generativer Theorien führte nachfolgend – in den 1990er-Jahren – zu einer Entwicklung einer kognitiven Programmatik in der Erforschung von Sprech- und Sprachstörungen. Einerseits wird weiterhin die Entwicklung von expliziten linguistischen Beschreibungsmodellen bzw. Diagnostikverfahren sowie Verfahren zur Datenerfassung vorangetrieben, mit dem Ziel, das gestörte Sprachverhalten noch besser abbilden zu können. Andererseits werden im Verbund mit den Kognitionswissenschaften ebenso die Sprachverarbeitung und das mentale Lexikon sowie ihr Zusammenhang zur neuropsychologischen Basis gestörter Sprachentwicklung und gestörter Kommunikation untersucht, um die Entwicklung einer stärker evidenzbasierten und plausiblen Qualitätsstandards verpflichteten Sprachtherapie voranzutreiben.

Abweichend von der deutschen Sprachheilpädagogik blieben Erziehungs- und Bildungstheorien bei der Begründung und Kennzeichnung des Wissenschaftsgegenstandes und des wissenschaftlichen Selbstverständnisses einer Sprech- und Sprachpathologie weitgehend ausgeklammert. Sprachheilschulen wurden nicht gegründet und der Erziehungs- und Bildungsauftrag verblieb bei der Regelpädagogik.

Es erfolgte daher eine ausschließliche Konzentration des fachdisziplinären Erkenntnisinteresses auf gestörte Sprach- und Kommunikationsprozesse. Durch die aktuelle intensive Auseinandersetzung mit der *International Classification of Functioning, Disabilities and Health* (ICF) rückt jedoch in zunehmendem Maße eine sozialwissenschaftliche Betrachtung von Sprech- und Sprachstörungen in den Vordergrund, die auch die Frage nach den Konsequenzen gestörter Kommunikation für den individuell betroffenen Menschen und seiner Umwelt fokussiert. Infolgedessen gewinnt der Begriff der Lebensqualität in der Therapie zunehmend an Bedeutung (R.R.).

Literatur

Neidecker, E.A. ([2]1980): School programs in speech-language. Organization and management. Englewood Cliffs, N.J.: Prentice-Hall.

West, R. (1966): An historical review of the American literature in speech pathology. In: Rieber, R.W., Brubaker, R.S., Speech pathology: An international study of the science. Amsterdam: North-Holland Publishing Company, 24–41.

Spezifische Sprachentwicklungsstörung (SLI) Während die meisten sich normal entwickelnden Kinder die formalen Eigenschaften ihrer Muttersprache (Phonologie, Morphologie, Syntax) mit geradezu atemberaubender Geschwindigkeit unter Kontrolle bringen, so dass sie mit circa vier Jahren über eine wohlgeformte Basisgrammatik verfügen, gelingt einem Teil ihrer Altersgenossen (ca. 15 %) diese Leistung nicht in vergleichbarer Weise. Sie sind in ihrer Sprachentwicklung verspätet, ohne dass sich dafür irgendwelche Gründe feststellen lassen. Sofern sie mit zwei Jahren noch kein expressives Lexikon von 50 Wörtern und keine produktiven Wortkombinationen verwenden, werden sie als →*Late Talkers* klassifiziert. Im Allgemeinen wird dabei noch nicht von einer Störung ausgegangen, da mehr als die Hälfte der betroffenen Kinder noch im Lauf des Vorschulalters aufholen und sprachlich unauffällig werden können (Grimm 1999). Anders liegen die Probleme bei den Kindern, bei welchen sich die sprachlichen Defizite bis ins Schulalter (und darüber hinaus) als gravierend und persistierend erweisen. Bei diesen ist es angebracht von einer Störung der Sprachentwicklung zu sprechen.

Definition Ernsthafte Beeinträchtigungen der physischen und psychischen Entwicklung von Kindern ziehen i. d. R. deren Spracherwerb mehr oder weniger in Mitleidenschaft. Solche konsekutiven, sekundären oder symptomatischen Störungen der Sprachentwicklung hängen nach Art und Ausmaß jeweils von einer andersartigen, nichtsprachlichen Entwicklungsproblematik ab. Dies scheint aber bei jener Subgruppe der *Late Talkers* mit gestörter Sprachentwicklung nicht der Fall zu sein. Ihre Schwierigkeiten sind eher sprachspezifischer Natur und resultieren aus Defiziten der Verarbeitung und Repräsentation linguistischer Information. In anderen Entwicklungsbereichen sind sie dagegen zunächst unauffällig.

Für diese Kinder hat sich in neuerer Zeit die Bezeichnung „spezifische Sprachentwicklungsstörung" als Klassifikationsbegriff etabliert (an Stelle von →Dysgrammatismus, Sprachentwicklungsverzögerung, Entwicklungsdysphasie u. a.) Dieser Begriff wurde von dem international gebräuchlichen Ausdruck *Specific Language Impairment* (SLI) abgeleitet und hebt die spezifische, primäre und umschriebene Natur der Entwicklungsprobleme betroffener Kinder hervor, die sich in erster Linie auf den Bereich der Sprache konzentrieren (Leonard 1998). In der Fachwelt ist es üblich, SLI per Exklusion zu definieren (→Definition per Exklusion):

> Spezifische Sprachentwicklungsstörung stellt demnach eine gravierende und überdauernde Beeinträchtigung im Erwerb und der Anwendung linguistischen Wissens dar, ohne dass diese durch geistige Retardierung, Einschränkungen des Hörens, neurologische Schädigung, sozioaffektive Fehlentwicklung oder extreme Milieuumstände zu erklären ist (Dannenbauer 2001 a).

Natürlich kann eine solche Ausschlussdefinition letztlich nur als praktische Notlösung gelten, bis die Natur von SLI besser verstanden wird. Außerdem sind einige Ausschlusskriterien nicht unumstritten. Beispielsweise ist die Bedeutung der Diskrepanz zwischen sprachlicher und kognitiver Entwicklung in Frage gestellt worden. Es ist keineswegs klar, ob sich Kinder mit dem Symptombild von SLI und subnormaler Testintelligenz grundlegend von denen unterscheiden, die dem Diskrepanzkriterium entsprechen, und ob sich bei ihnen andere Therapieprioritäten ergeben. Auch der Ausschluss neurologischer Befunde erscheint unangemessen angesichts der Tatsache, dass bei SLI grundsätzlich neurologische Korrelate anzunehmen oder auch nachzuweisen sind.

Häufigkeit Dass SLI zu den häufigsten Störungen der kindlichen Entwicklung gehört, wird dagegen kaum bestritten. In Deutschland gibt es allerdings sehr unterschiedliche Ansichten über die genaue Prävalenz von spezifischer Sprachentwicklungsstörung. Die Zahlenangaben schwanken zwischen 3 und 30 %.

> Eine sorgfältig kontrollierte epidemiologische Studie aus den USA (Tomblin et al. 1997) ergab bei über 7.000 Kindergartenkindern eine Prävalenzrate für SLI von ca. 6–8 %.

Dies entspricht auch den Angaben deutscher Forscherinnen (z.B. Grimm 1999). Man kann also davon ausgehen, dass es sich um einen zuverlässigen Wert handelt. Mit zunehmendem Alter nimmt die Prävalenzrate ab.

Erscheinungsbild Die sprachlichen Erscheinungsformen von SLI sind ausgesprochen vielfältig und verändern sich im Lauf der Zeit, so dass in verschiedenen Entwicklungsphasen der eine oder andere Merkmalskomplex das Symptomspektrum dominieren kann. Generell kann man feststellen, dass sich das Störungsbild von globalen und gravierenden Auffälligkeiten in der frühen Kindheit zu immer selektiveren und subtileren Defiziten in der späten Kindheit und im Jugendalter wandelt (Dannenbauer 2001a). Am Anfang stechen die Verzögerungsphänomene am deutlichsten hervor. Die Kinder sind beim Erreichen allgemeiner Meilensteine des Spracherwerbs deutlich verzögert (erste Wörter, Wortkombinationen, komplexe Sätze). Ihre Aussprache ist schwer verständlich, da ihre Lautstrukturen noch denen von jüngeren Kindern entsprechen, daneben aber auch seltenere oder unübliche Vereinfachungsstrategien aufweisen. Ihre Wörter sind längere Zeit von einfacher Silbenstruktur und prosodisch ungegliedert. Das frühe Lexikon der Kinder ist wenig umfangreich und wächst nur langsam. Die semantische Elaboration und Vernetzung der Lexikoneinträge bleibt dürftig. Typischerweise fehlen die bei normalen Kindern im Vorschulalter beeindruckenden Phasen rapider Zunahme (→Wortschatzspurts). Statt dessen kann es sogar zu längeren Stagnationen kommen. Aufgrund häufiger →Wortfindungsstörungen wirkt das allgemeine Ausdrucksvermögen der Kinder oft unbeholfen und wenig altersgerecht. Manche Kinder scheinen sogar durch kommunikative Überforderung frustriert zu sein und entwickeln Sprechunlust.

Eine Konstante im Erscheinungsbild von SLI ist der so genannte „Dysgrammatismus". Darunter sind die Symptomausprägungen auf den Ebenen von grammatischer Morphologie und Syntax zu verstehen. Der Dysgrammatismus ist zeitweise so hervorstechend und trotz eines beträchtlichen Gestaltwandels im gesamten Entwicklungsverlauf derart kennzeichnend, dass man ihn zu Recht als Leitsymptom von SLI bezeichnet hat. In den frühen Entwicklungsphasen enthalten die Sätze der Kinder nur eine geringe durchschnittliche Äußerungslänge und wirken fragmentarisch sowie grammatisch ungeformt. Hauptkonstituenten wie Subjekte und Verben fehlen häufig. Die Bevorzugung der Finalposition für verbale Elemente (Verben, Verbpräfixe, Modale, prädikative Adjektive) ist von Anfang an auffällig.

Mit zunehmendem Äußerungsumfang wird immer deutlicher, dass eine der zentralen Schwierigkeiten im Bereich der grammatischen Morphologie liegt, welche die Beziehungen von Satzkonstituenten regelt. Grammatische Funktionswörter (z.B. Artikel, Präpositionen, Auxiliare, Konjunktionen) werden häufig weggelassen oder fehlverwendet. Bei den Flexionen sind das Kasussystem und vor allem die Verbflexion defizitär, während Pluralbildung und Partizipformen relativ wenig Mühe bereiten (Clahsen 1999).

> Eines der wichtigsten Prinzipien deutscher Satzbildung stellt sich für betroffene Kinder als ein solches Problem heraus, dass es als „klinischer Marker" für Dysgrammatismus bei SLI gelten kann: Manchmal gelingt es den Kindern erst nach Jahren, die *Subjekt-Verb-Kongruenz* zu meistern, welche obligatorische Subjektverwendung, subjektkongruente Verbflexion (Person, Numerus) und Zweitstellung des finiten Verbs im Hauptsatz verlangt (→Kongruenzdefizit).

Bis dahin werden Verben meist in infiniter Form in der Finalstellung verwendet. Dadurch erscheinen die Sätze der Kinder „verdreht" oder „verquer", was sie in Wirklichkeit gar nicht sind. Im Deutschen ist nämlich die Endstellung die korrekte Position für infinite Verben. Überhaupt erweist sich bei genauerer Analyse, dass die Kinder keine bizarren Wortstellungen verwenden, sondern durchaus sensitiv sind für die Positionsmuster ihrer Muttersprache.

Dennoch sind auch syntaktische Defizite unübersehbar. Die Sätze der Kinder sind nämlich nicht nur lückenhaft und defizitär in der Markierung interner Beziehungen, sie sind auch kürzer sowie erheblich weniger variabel und komplex in der Struktur als bei normal entwickelten Kindern. Beispielsweise verwenden sie bis ins Jugendalter kaum komplexe Syntax (z.B. Hypotaxen). Kinder mit SLI scheinen generell auf einige wenige Konstruktionstypen (kanonische Schemata) festgelegt zu sein, die sehr unflexibel gebraucht werden. Dieses eingeschränkte Repertoire behindert sie beim Ausdruck differenzierterer Bedeutungsbeziehungen (Dannenbauer 2001 a). Unbeholfene Bemühungen beim Satzbau können zu erheblichen Unflüssigkeiten, Abbrüchen, Mehrfachansätzen usw. führen, welche die Verständlichkeit beeinträchtigen.

Obwohl SLI oft als eine expressive Störung verstanden bzw. eine expressive von einer rezeptiven Form unterschieden wird, ist es wichtig zu betonen, dass die Kinder nicht nur in der Sprachproduktion Probleme mit der Grammatik haben, sondern auch im Sprachverständnis. Erst durch verfeinerte Untersuchungen aus neuerer Zeit weiß man, dass die Kinder bei der Dekodierung von Sprache ihr Weltwissen und semantische Strategien zu Hilfe nehmen, um sich auf das Gehörte einen Reim zu machen, dass sie aber komplexere Äußerungen, bei denen es auf die genaue grammatische Analyse ankommt (z.B. Passiv), nicht richtig verstehen (→rezeptive Defizite). Dieser Sachverhalt ist bei der Diagnostik und Therapie besonders zu berücksichtigen (vgl. Bishop 1997).

Ein generelles Merkmal des Dysgrammatismus ist noch hervorzuheben. Zwar zeigen sich in den einzelnen morphologischen und syntaktischen Teilbereichen keine irregulären Entwicklungsverläufe, die in einer normalen Sprachentwicklung nicht vorkommen könnten, aber das Gesamtbild stimmt nicht. Dadurch dass einzelne Teilentwicklungen ganz besondere Schwierigkeiten bis hin zur Stagnation bereiten, andere dagegen relativ unproblematisch sind, entsteht ein →unausbalanciertes Retardierungsmuster, welches insgesamt gesehen untypisch ist für einen normalen Spracherwerb. Die Kinder sind also nicht einfach in ihrem Grammatikerwerb verzögert (Zeitlupenhypothese), sondern weichen auch von den Synchronien und sequenziellen Koordinationsmustern einer normalen Sprachentwicklung ab (Dannenbauer 2001 a). Außerdem ist davon auszugehen, dass in ihrem sprachlichen Lernen von Anfang an Kompensationsmechanismen wirken (→Kompensation), weswegen sie grundsätzlich nicht mit jüngeren normal entwickelten Kindern vergleichbar sind (→temporell vs. strukturell affizierte Störung).

Prognose: Spätsymptomatik und Sekundärstörungen In der späteren Kindheit, sowie im Jugend- und Erwachsenenalter nimmt das Symptomspektrum meist einen weniger dramatischen Charakter an, erweitert sich aber zugleich mit wachsenden sprachlichen Leistungsanforderungen (vgl. Dannenbauer 2004 a). Grammatische Defizite bleiben weiterhin evident, wenn auch in subtilerer Form. Insbesondere lassen sich Schwächen im Wort-, Satz- und Textverständnis mit gezielten Aufgabenstellungen aufdecken. Am deutlichsten treten dysgrammatische Symptome in Erscheinung, wenn versucht wird, größere Redekomplexe zusammenhängend zu realisieren. Dann wird auch evident, dass die Kinder bzw. Jugendlichen Schwierigkeiten haben, Erzählungen sach- und hörergerecht zu strukturieren. Auch die metasprachlichen Fähigkeiten, speziell das phonologische Bewusstsein, entwickeln sich nur dürftig. Damit dürfte es auch zusammenhängen, dass mehr als die Hälfte der Menschen mit SLI typischerweise massive, teils auch extreme und permanente Schwächen im Erwerb und Gebrauch der Schriftsprache aufweisen (Legasthenie). Worterkennung, Leseflüssigkeit und Leseverständnis sowie die Fähigkeit sich spontan schriftlich mitzuteilen (z.B. in Briefen) bleiben auf Dauer subnormal (Dannenbauer 2004 a). Für die meisten Betroffenen ist letztlich nur ein Stadium der Unvollkommenheit sprachlicher Fähigkeiten erreichbar, das sich in das Erwachsenenalter hinein fortsetzt (→Spätsymptomatik).

Im Lauf der Zeit zeigt sich auch, dass SLI eine schwerwiegende Lebenserschwernis darstellt, die auch andere Entwicklungs- und Daseinsbereiche zu durchwuchern beginnt (Dannenbauer 2001 b). Aufgrund der wichtigen instrumentellen Funktion der Sprache in allen geistigen Prozessen und im schulischen Lehr-Lerngeschehen kommt es in vielen Fällen zu einer allmählichen Ausweitung des Störungsbilds, zu einer allgemeinen Lernschwäche. Dies kann sich unter anderem in Leistungsdefiziten in Mathematik oder auch in einem absinkenden Intelligenzquotienten äußern (Dannenbauer 2004a). Jedenfalls lässt sich zeigen, dass Menschen mit SLI in schulischen und beruflichen Ausbildungsgängen benachteiligt sind. Daneben zeigen sich schon früh Probleme der sozialen Anpassung und des Verhaltens. Den Kindern fällt es schwer, sich in die Welt der Gleichaltrigen zu integrieren und soziale Kompetenzen zu erwerben. Bis ins Erwachsenenalter lassen sich Spuren solcher Beeinträchtigungen verfolgen. Dies wiederum kann schwerwiegende Folgen für die Persönlichkeitsentwicklung und seelische Gesundheit haben (Dannenbauer 2004a). Kinder mit SLI entwickeln zu einem überproportional hohen Anteil *psychiatrische* Auffälligkeiten, die bereits in den klinischen Zuständigkeitsbereich fallen (→Sekundärstörungen). Diese nehmen im späteren Verlauf der Entwicklung tendenziell sogar zu und können persistieren.

> Generell kann man sagen, dass sich die Prognose für ein Kind mit SLI bei Eintritt in den Therapieprozess um so besser darstellt, je jünger es ist, je besser es Sprache versteht, je weniger Verhaltensstörungen es entwickelt hat und je erfolgreicher seine allgemeine geistige Reife voranschreitet.

Ursachen Die Fülle ätiologischer Forschungen zu SLI erbrachte Hinweise auf verschiedenen Ebenen. Ohne auf Einzelheiten einzugehen (genauer vgl. Dannenbauer 2004b) seien hier beispielhaft vier angedeutet (s. Tab. 1):

Betrachtet man die Studien und Befunde im Detail, so wird deutlich, dass sich die jeweils fraglichen Merkmale auch bei Kindern ohne SLI-Symptomatik finden lassen, während Kinder mit SLI keineswegs immer die vermeintlich ätiologischen Charakteristika aufweisen. Außerdem fehlen fast durchwegs explizite Begründungen für den funktionalen Zusammenhang von postulierten Ursachen (z.B. einer bestimmten auditiven Schwäche) und den konkreten Einzelheiten der tatsächlichen Erscheinungsformen von SLI. Außerdem scheint es keine simplen, einlinigen und beständigen Ursache-Wirkungs-Verhältnisse zu geben, sondern eher komplexe Bedingungsgefüge, in denen verschiedenartige Faktoren zusammenwirken. Diese unterliegen zudem einer Veränderungsdynamik, so dass ehemals auslösende Faktoren an Bedeutung verlieren, während neue ätiologisch wirksame Einflussgrößen ins Spiel kommen. Und schließlich bestreitet niemand die Tatsache, dass Kinder mit SLI eine sehr heterogene Population bilden, bei der man letztlich für jedes Kind in den unterschiedlichen Entwicklungsphasen ein jeweils individuell ausgeprägtes, sich zum Teil fortlaufend veränderndes Bedingungsgefüge annehmen muss (Dannenbauer 2004b).

> Beim derzeitigen Erkenntnisstand ist somit eine bei verschiedenen Kindern wiederverwendbare →Kausaltherapie, die der Störung gewissermaßen den Boden entzieht und die kindlichen Selbstlernpotenziale deblockiert, wissenschaftlich nicht begründbar.

Auch eine simple „ursachenorientierte" Sprachtherapie, die nur einen vermeintlich

Tabelle 1: Ebenen ätiologischer Befunde (vgl. Dannenbauer 2004b).

Linguistische Ebene	hoch spezifische Defizite in spezialisierten Mechanismen sprachlicher Informationsverarbeitung und grammatischer Repräsentation,
Kognitionspsychologische Ebene	diverse Indizien für z.B. Defizite in bestimmten Prozessen der allgemeinen Informationsverarbeitung, der Symbolbildung und des induktiven Denkens sowie Probleme des Gedächtnisses,
Basale Ebene	Mängel im Bereich basaler Funktionen der Perzeption, z.B. markante Dysfunktionen der *Timing*-Mechanismen, die auch in der auditiven Sprachwahrnehmung wirksam sind,
Biologische Ebene	zerebrale Anomalien verschiedener Art (z.B. Vergrößerung des rechten *planum temporale*) sowie Hinweise auf genetische Hintergründe (z.B. Entdeckung des Defekts eines kritischen Gens [FOX P2]).

ätiologischen Aspekt berücksichtigt (z.B. auditive Wahrnehmung), ist wenig realistisch. Im Mittelpunkt des therapeutischen Geschehens wird daher hauptsächlich die gezielte Organisation sprachlicher Lehr-Lernprozesse stehen müssen, wie auch immer die Bedingungslage sich beim einzelnen Kind darstellen mag.

Früherkennung Die Früherkennung von Komplikationen der Sprachentwicklung ist i.d.R. nicht schwierig. Es ist eher ein Problem, die Indizien richtig einzuordnen und den Ernst der Lage zu erkennen. Verlässliche Anhaltspunkte für das Bestehen eines Problems liefern bereits die Kriterien zur Definition von *Late Talkers*. Insbesondere die kritische Marke des 50-Wort-Lexikons hat sich als robustes Merkmal für das Vorliegen von Sprachentwicklungskomplikationen erwiesen, sofern sie ein Kind mit 2 Jahren noch nicht erreicht hat (Grimm 1999). Neuere Untersuchungen zeigen, dass Prävention und Frühintervention bereits im zweiten und dritten Lebensjahr enorm effektiv und daher notwendig sind (Dannenbauer 2001b).

Zur Verbesserung der Früherkennung (→Prävention) hat Hannelore Grimm standardisierte Verfahren vorgelegt, welche eine frühere, schmerzhafte Lücke schließen. Mit den Elternfragebögen ELFRA 1 und 2 können bei den kinderärztlichen Routineuntersuchungen U6 und U7 frühe sprachliche Kompetenzen und relevante Vorläuferfähigkeiten des Kindes erfasst werden. Sie erlauben eine zuverlässige Bestimmung von Risikokindern. Ferner hat sie die Sprachentwicklungstests SETK 2 und 3–5 erarbeitet und normiert, welche eine detaillierte Überprüfung rezeptiver und produktiver Sprachfähigkeiten auf lexikalischer und syntaktischer Ebene ermöglichen und zudem den möglicherweise ätiologisch bedeutsamen Faktor eines reduzierten Arbeitsgedächtnisses berücksichtigen.

> Es ist daher heute durch nichts mehr zu rechtfertigen, wenn die Entwicklungsschwierigkeiten eines Kindes mit SLI bis Schulbeginn noch nicht zu einer Intervention geführt haben.

Diagnose Das diagnostische Vorgehen bei SLI verfolgt eine Vielfalt von Zielsetzungen und verwendet diverse Methoden von der standardisierten Testdiagnostik bis zu informellen →Elizitationsverfahren und gezielter Verhaltensbeobachtung.

> Außerdem erschöpft es sich nicht in einer einmaligen Statusdiagnostik, sondern folgt dem Prinzip der permanenten Entwicklungsbegleitung. Insofern muss die Diagnostik zu jedem Zeitpunkt auf Augenhöhe des Kindes und seiner komplexen Entwicklungsprobleme sein.

Tabelle 2 umreißt einige wichtige Zielbereiche.

Schon diese selektive Übersicht macht deutlich, dass die Diagnostik notwendigerweise interdisziplinär sein muss und ein breites Spektrum von Informationen in ein Gesamtbild zu integrieren hat.

Therapie Die beiden zentralen Anliegen, auf die sich die Überlegungen zur Sprachtherapie vorrangig zu konzentrieren haben sind: **1.** Was soll das Kind als nächstes lernen? Wie sind jeweils individuell angemessene Therapieziele zu bestimmen? und **2.** Mithilfe welcher Sachverhalte, Methoden und Kontexte lassen sich diese Ziele erfolgreich vermitteln, so dass sie das Kind möglichst rasch und nachhaltig in sein Repertoire integrieren kann? Dabei ist 2. insofern sekundär zu 1., als sich die Sachlogik der Vermittlung unter anderem aus der spezifischen Eigenart des Lernziels (z.B. pragmatische Aspekte, semantische Charakteristik, formale Eigenschaften) ergibt (Dannenbauer 2003).

Grundsätzlich sind Therapieziele aus dem individuellen Entwicklungsprofil jedes Kindes abzuleiten. Wenn die Spracherwerbsforschung aufzeigt, dass sich bei deutschen Kindern z.B. das Kasussystem auszudifferenzieren beginnt, nachdem die Zweitstellung und kongruente Markierung des Verbs erworben worden ist, so liegt es nahe, auch in der Therapie entsprechende Prioritäten zu setzen.

Zur Bestimmung von Therapiezielen „aus der Zone der nächsten Entwicklung" ist es erforderlich, eine Stichprobe der Sprache, die ein Kind spontan in unmanipulierten, alltagsnahen und bedeutsamen Dialogsituationen gebraucht (→Spontansprache) zu erheben und umfassend zu analysieren, so

Tabelle 2: Wesentliche Zielbereiche der Diagnostik bei SLI.

allgemeiner Sprachstatus	Erfassung eines breiten Spektrums sprachlicher Kompetenzen mithilfe altersnormierter (Sub)Testverfahren unter besonderer Berücksichtigung des Sprachverständnisses;
Ausschluss und Klassifikation	Ausschluss von allgemeinen geistigen Entwicklungsrückständen und primär nichtsprachlichen Kernstörungen;
ätiologisches Bedingungsgefüge	Abklärung von evtl. zugrundeliegenden Verarbeitungsdefiziten und kausalen Variablen auf linguistischer, kognitiver, perzeptueller und biologischer Ebene;
Prognoseindikatoren	Urteilsbildung zum Schweregrad der Störung, zu Sprachverständnis, intellektueller Leistungsfähigkeit, situationsadäquatem Verhalten;
mögliche Begleit- und Folgekomplikationen	differenzierte Messung schulischer Kompetenzen und Standards; Erfassung soziopsychischer Befindlichkeiten und psychiatrischer Auffälligkeiten;
Vorbereitung von Therapieentscheidungen	Deskription der Ist-Lage durch ein detailliertes Entwicklungsprofil sprachlicher Fähigkeiten; Eruierung kindgerechter Themen, Medien, Handlungskontexte und Interaktionsstile für prototypische Lehr-Lernsituationen; Erfassung metasprachlicher Reife.

dass ein Entwicklungsprofil entsteht, welches erkennen lässt, welche vorauseilenden Teilentwicklungen, Retardierungen, Stagnationen, Ansätze zu Fortschritten usw. in den kindlichen Strukturen auftauchen (→Profilanalyse).

> Auf dieser Grundlage werden Alternativen abgewogen und Entscheidungen getroffen, welche Ziele den Vorrang geben, die erreichbar erscheinen (in Gang befindliche Entwicklungsprozesse unterstützen), das kindliche System ausgleichen, weitergehende Fortschritte einleiten, hemmende Stagnationen auflösen und vom Kind als leistungsfähig und bedeutsam im kommunikativen Handeln erlebt werden können.

Um die relative Erreichbarkeit einer möglichen Zielstruktur besser abschätzen zu können, sollte zusätzlich mithilfe von →Elizitationsverfahren überprüft werden, inwieweit sie ein Kind bereits verstehen, imitieren oder als fehlerhaft erkennen kann. Komplexe Therapieziele wie Perfektbildung müssen zerlegt werden in Teilschritte, die nacheinander angegangen werden: Z.B. erst nur mit einigen ausgewählten transitiven Verben mit Auxiliar „haben" und schwacher Partizipbildung, dann Ausweitung auf Fälle mit Auxiliar „sein", schließlich starke Partizipbildung usw. Voraussetzung für sachgerechte Therapiezielentscheidungen ist ein profundes und präzises linguistisches, sprachentwicklungspsychologisches und sprachpathologisches Wissen.

Nachdem die Entscheidung für eine bestimmte Zielform getroffen worden ist, gilt es nun sprachtherapeutische Lehr-Lernsituationen zu strukturieren, deren externale und beeinflussbare Variablen – thematischer Inhalt, gegenständliche Vorgaben, Handlungsrahmen und Interaktionsformen – möglichst zwingend auf die ausgewählte Zielform zulaufen (→Konvergenzprinzip), ihre Merkmale erhellen, ihre Bedeutung erfahrbar machen und ihre Verwendung möglichst suggestiv evozieren (Dannenbauer 2003). Wenn alle Situationsaspekte in einer Weise hinsichtlich des jeweiligen Lernziels konvergieren, dass sich aufgrund ihrer immanenten Sachlogik die kindliche Aufmerksamkeit notwendigerweise auf dieses fokussiert, dann ist eine Grundlage des Vermittlungsprozesses geschaffen. Für die Anbahnung der Perfektform eignet sich z.B. eine Auseinandersetzung über abgeschlossene Ereignisse in Form einer Spielsequenz „vor Gericht". Allerdings können semantisch-pragmatische und interaktionistische Verwendungsbedingungen manche formalen Eigenschaften von Zielstrukturen nur unzureichend lernbar machen. Daher sollten kontrastive Spracherfahrungen die kindlichen Verarbeitungsprozesse unterstützen (z.B. bei Perfektbildung: Perfekt gegen Präsens; oder bei SV-Kongruenz: 1. Person gegen 2. Person in ich-du-Wechselspielen; bei Subjekt-Verb-Inversion: Konstruktionen mit und ohne Topikalisierung usw., vgl. Dannenbauer 2003). Die Zielform hebt sich dadurch in ihren Merkmalen deutlicher vom sprachlichen Hintergrund ab.

Das wichtigste Lehrmittel im Rahmen zielkonvergenter Vermittlungssituationen ist die Modellsprache der Therapeutin, wobei bereits vorausgesetzt ist, dass diese über genügend Attraktivität verfügt, um als Modell fungieren zu können.

> Eingepasst in das symmetrische Interaktionsgeschehen mit gemeinsamer Aufmerksamkeitsausrichtung und Handlungsregulation erfolgt die Präsentation sprachlicher Modelläußerungen (→Modellierungstechniken), welche möglichst prägnant, frequent und rekurrent die Zielformen in den Fokus der kindlichen Aufmerksamkeit rücken. Unter diesen Bedingungen kann es auch Kindern mit Beeinträchtigungen der Sprachverarbeitung gelingen, die kritische Struktur zu diskriminieren, rezeptiv unter Kontrolle zu bekommen, in Spontanimitationen zu verwenden und sukzessiv in ihr produktives Repertoire zu integrieren (Dannenbauer 2003).

Die Modelläußerungen können dabei sowohl kindlichen Äußerungen vorangehen (*modeling*), als auch diesen nachfolgen, wobei sie deren Äußerungsintention nicht verändern, sondern sie lediglich unter Einbau der Zielstruktur formal verändern (*recasting*). Solche Techniken stimulieren die Kinder nachweislich zu Spontanimitationen der Zielformen, die anschließend durch einen raschen Anstieg spontaner, generalisierter Verwendungen abgelöst werden.

Die Wirksamkeit der Verwendung von Techniken des Modellierens in der Sprachtherapie ist durch zahlreiche Studien empirisch belegt (→Effizienznachweis, vgl. Dannenbauer 2003). Um notwendige Übungseffekte zu erzielen, ist es zudem erforderlich, die Kinder innerhalb der konvergent vorstrukturierten Situationen immer wieder in Diskussionen zu verwickeln, die ein kurzrhythmisches Hin- und Herwechseln der Zielstruktur zwischen den Beteiligten begünstigen. In der Art der „klinischen Interviews" Piagets können die Kinder zu Selbstwiederholungen und -expansionen aufgefordert werden, sie können mit Gegenvorschlägen zu ihren Ansichten konfrontiert werden, sie können durch Unstimmigkeiten zu Widersprüchen provoziert werden usw. Auf alle Fälle erhöhen sich in solchen Argumentationen nicht nur die Möglichkeiten zum Modellieren der Zielformen, sondern auch zu deren Spontanproduktion durch die Kinder enorm (vgl. das Beispiel in Dannenbauer 2003).

Prinzip der Methodenvielfalt Die hier grob skizzierten Auszüge zur Therapie orientierten sich am Konzept der →entwicklungsproximalen Sprachtherapie (wovon Varianten seit einiger Zeit auch unter den Etiketten „patholinguistische Sprachtherapie" und „Kontextoptimierung" firmieren). Obwohl derartige Therapieformen erwiesenermaßen sowohl sehr effektiv als auch in ganz besonderem Maße kindgerecht sind und daher einen deutlich höheren Wohlfühleffekt als andere Therapieansätze bei den Kindern bewirken (Dannenbauer 2003), soll dieses Grundkonzept nicht als das einzig „richtige" ausgegeben werden. An Fragen der Sprachtherapie sollte nie dogmatisch, sondern stets pragmatisch herangegangen werden.

> Die empirische Sprachtherapieforschung hat erbracht, dass sehr heterogene, sogar gegensätzlich erscheinende Ansätze der Sprachtherapie (z.B. behavioristische, mechanistische, didaktisch-instruierende, entwicklungsproximale) bei Kindern mit SLI erfolgreich eingesetzt werden können, sofern gut geschultes Personal die jeweiligen Methoden kompetent und konsequent durchführt.

Eine genauere Analyse der Befunde lässt aber auch erkennen, dass Kinder mit unterschiedlichen Voraussetzungen (z.B. höheres oder niedrigeres linguo-kognitives Funktionsniveau) von der einen oder anderen Methode mehr oder weniger profitieren. Ferner zeigt sich, dass Therapieziele mit unterschiedlichen inhaltlichen und formalen Eigenschaften mit bestimmten Methoden rascher und nachhaltiger vermittelt werden können als mit anderen. Die Interaktionen von Methoden und Eigenschaften des Kindes oder Methoden und Spezifität des Therapieziels oder gar von Methoden, Eigenschaften des Kindes und Spezifität des Therapieziels sind allerdings noch zu wenig erforscht, um derzeit schon allgemeine Empfehlungen ableiten zu können. Es erscheint daher sinnvoll, die sprachtherapeutische Arbeit bei jedem Kind nach dem Prinzip der Methodenvielfalt zu organisieren.

Beispielsweise können und sollten an didaktisch geeigneten Stellen vorprogrammierte Lernzielhierarchien zu bestimmten grammatischen Fertigkeiten mit kontrollierten Methoden der elizitierten Imitation, des *cueing, prompting, fading*, der differenziellen Verstärkung usw. angestrebt werden, eine Technologie der Sprachtherapie, die in Deutschland leider kaum jemand wirklich beherrscht, obwohl in zahllosen angloamerikanischen Studien deren beachtliche Effizienz nachgewiesen wurde. Für den erforderlichen mechanistischen Übungseffekt bei bereits angebahnten grammatischen Erkenntnisprozessen kann sogar mithilfe von kindgemäß gestalteten Einschleifübungen im Sinne des →*Pattern drill* gesorgt werden. Und →didaktische Verfahren mit gezielter, expliziter Instruktion und bewusster Reflexion sowie Manipulation grammatischer Formen und Operationen unter Einbeziehung schriftsprachlichen Materials können Kindern, bei denen die hierfür erforderliche metasprachliche Reife diagnostiziert (!) worden ist, bei der Erfassung spezifischer Charakteristika von Zielstrukturen helfen. Dies ist kein Plädoyer für ein orientierungsloses *anything goes*, sondern ein Bekenntnis zur Kompetenz engagierter Therapeutinnen aufgrund von vertiefter Erfahrung, breit gefächertem fachlichen Wissen und exakter Planung reflektierte Argumente finden zu können für das, was sie tun und warum.

So entscheiden sich heute viele Fachleute für einen entwicklungsproximalen Therapiegrundriss und erweitern diesen mit Elementen aus andern Methodenrepertoires, wo ihnen dies sinnvoll und notwendig erscheint.

Bei besonderen Bedingungern (z.B. massive rezeptive Defizite) muss sogar völlig auf alternative Therapiekonzepte übergegangen werden. Hier wäre z.B. die hoch strukturierte Assoziationsmethode nach McGinnis zu nennen, welche sprachliche Fertigkeiten simultan in Laut- und Schriftsprache von Einzelsegmenten über Silben und Wörter bis zu Sätzen und narrativen Strukturen aufbaut (F.M.D.).

Literatur

Bishop, D.V.M. (1997): Uncommon understanding. Development and disorders of language comprehension in children. Hove: Psychology Press.

Clahsen, H. (1999): Linguistic perspectives on specific language impairment. In: Ritchie, W.C. & Bhatia, T.K. (Hrsg.). Handbook of child language acquisition. San Diego: Academic Press, 675–704.

Dannenbauer, F.M. (2001a): Spezifische Sprachentwicklungsstörung. In: Grohnfeldt, M. (Hrsg.). Lehrbuch der Sprachheilpädagogik und Logopädie, Band 2, Erscheinungsformen und Störungsbilder. Stuttgart: Kohlhammer, 48–74.

Dannenbauer, F.M. (2001b): Chancen der Frühintervention bei spezifischer Sprachentwicklungsstörung. Die Sprachheilarbeit 46, 3, 103–111.

Dannenbauer, F.M. (2003): Grundlagen der Sprachtherapie bei spezifischer Sprachentwicklungsstörung. In: Grohnfeldt, M. (Hrsg.). Lehrbuch der Sprachheilpädagogik und Logopädie, Band 4, Beratung, Therapie und Rehabilitation. Stuttgart: Kohlhammer, 159–177.

Dannenbauer, F.M. (2004a): Spezifische Sprachentwicklungsstörung als pädagogische Aufgabe. In: Baumgartner, S., Dannenbauer, F.M., Homburg, G. & Maihack, V. (Hrsg.). Standort: Sprachheilpädagogik. Dortmund: verlag modernes lernen, 277–307.

Dannenbauer, F.M. (2004b): Probleme der ätiologischen Forschung bei spezifischer Sprachentwicklungsstörung. L.O.G.O.S interdisziplinär 12, 3, 164–176.

Grimm, H. (1999): Störungen der Sprachentwicklung. Göttingen: Hogrefe.

Leonard, L.B. (1998): Children with specific language impairment. Cambridge, Mass.: MIT Press.

Tomblin, J.B., Records, N.L., Buckwalter, P., Zhang, X., Smith, E. & O'Brien, M. (1997): Prevalence of specific language impairment in kindergarden children. Journal of Speech, Language, and Hearing Research 40, 1245–1260.

Sozialgesetzbuch Abk. SGB. Die äußerst komplexen Sachverhalte des Sozial- und des →Rehabilitationsrechts werden heute im Sozialgesetzbuch in einer einheitlichen sachlogischen Struktur zusammengefasst. Ältere Gesetzeswerke wie das Bundessozialhilfegesetz (zum Jahresbeginn 2005) und das Rehabilitationsangleichungsgesetz sind eingearbeitet worden. Es ist in 12 Bücher gegliedert: SGB I Allgemeiner Teil, SGB II Grundsicherung für Arbeitsuchende, SGB III Arbeitsförderung, SGB IV Gemeinsame Vorschriften für die Sozialversicherung, SGB V Gesetzliche Krankenversicherung, SGB VI Gesetzliche Rentenversicherung, SGB VII Gesetzliche Unfallversicherung, SGB VIII Kinder- und Jugendhilfe, SGB IX Rehabilitation und Teilhabe behinderter Menschen, SGB X Sozialverwaltungsverfahren und Sozialdatenschutz, SGB XI Soziale Pflegeversicherung, SGB XII Sozialhilfe. Die normativen Zielsetzungen des SGB entsprechen den internationalen Vorgaben im Sinne einer Durchsetzung des Rechts auf Teilhabe (Partizipation) als Bürgerrecht für alle Menschen (vgl. →Rehabilitation). Die internationalen Konventionen zur Bezeichnung von Krankheiten (→Internationale Klassifikation der Krankheiten ICD-10) sind in einer an die deutschen Verhältnisse angepassten Version eingebunden worden.

Sozialhilfe Bezeichnung für die Leistungen örtlicher und überörtlicher Träger von Maßnahmen zur Unterstützung hilfebedürftiger Menschen. Seit dem Beginn des Jahres 2005 sind die rechtlichen Grundlagen im →Sozialgesetzbuch (SGB XII, Sozialhilfe) verankert. Die frühere Grundlage, das Bundessozialhilfegesetz, ist in das SGB eingearbeitet worden. Im SGB I § 9 wird eine klare Definition der Sozialhilfe vorgegeben: „Wer nicht in der Lage ist, aus eigenen Kräften seinen Lebensunterhalt zu bestreiten oder in besonderen Lebenslagen sich selbst zu helfen, und auch von anderer Seite keine ausreichende Hilfe erhält, hat ein Recht auf persönliche und wirtschaftliche Hilfe, die seinem besonderen Bedarf entspricht, ihn zur Selbsthilfe befähigt, die Teilnahme am Leben in der Gemeinschaft ermöglicht und die Führung eines menschenwürdigen Lebens sichert. Hierbei müssen Leistungsberechtigte nach ihren Kräften mitwirken." Nach wie vor wird die Sozialhilfe nach den Prinzipien der Bedarfsdeckung (mit dem Ziel einer vollständigen Erfüllung des Bedarfs), der Individualisierung (Ausrichtung an den Besonderheiten des Einzelfalles), der Kenntnis der Lebensverhältnisse (bei bekannt werden der Situation, unabhängig davon ob ein Antrag auf Sozialhilfe gestellt wird), der Gegenwärtigkeit (nachträgliche Zahlungen sind ausgeschlossen) und der Nachrangigkeit gewährt (→Subsidiaritätsprinzip). Wenn keine Bedürftigkeit vorliegt oder wenn andere Träger z.B. der beruflichen (→Rehabilitation, berufliche) und der medizinischen Rehabilitation (→Rehabilitation, medizinische) leistungspflichtig sind, wird also keine Sozialhilfe gewährt. Der Träger der Sozialhilfe muss aber dafür sorgen, dass die Berechtigten die ihnen zustehenden Leistungen ohne Verzug erhalten, entsprechende soziale Dienste in ausreichendem Umfang zur Verfügung stehen und barrierefrei zugänglich sind (vgl. →Rehabilitation, soziale). Die Sozialhilfe gewährt Hilfe zum Lebensunterhalt, eine Grundsicherung im Alter und bei Erwerbsminderung, Hilfen zur Gesundheit, Eingliederungshilfe für behinderte Menschen, Hilfe zur Pflege, Hilfe zur Überwindung besonderer sozialer Schwierigkeiten, Hilfe in anderen Lebenslagen (vgl. →Rehabilitation). Hinzu kommt heute das Arbeitslosengeld II.

Sozialisation Aus dem Lat. *socialis* – gesellschaftlich, gesellig. Sozialisation gilt als ein lebenslanger Prozess der Eingliederung und Anpassung des Menschen in die ihm umgebende Gesellschaft und Kultur. Für die dazu nötige Übernahme der geltenden Normen und Regeln ist der Mensch vom Kleinkindalter an auf Kommunikationsangebote angewiesen, die evolutionär und universell angelegt, jedoch kulturell tradiert und abgesichert sind. Später kommt der Erwerb der gesprochenen bzw. geschriebenen Sprache dazu, der, laut sozial-konstituierenden Theorien des Spracherwerbs (Bruner, Nelson), auf gelernte Muster von frühen Interaktionen mit engen Bezugspersonen aufbaut. Bei gestörtem, defizitären Erwerb der sprachlichen Kompetenz sind die Sozialisationsprozesse erschwert oder behindert. Alle Bildungsbestrebungen allgemein sowie Maßnahmen einer Rehabilitation bei abweichenden und speziellen Bedingungen orientieren sich auf die soziale Eingliederung. Die frühen Sozialisationsprozesse finden demnach in der Familie statt und werden primäre Sozialisation genannt. Ab dem dritten Lebensjahr, wenn gesellschaftliche Normen, Umgangsformen und die Anwendung von erwarteten Sprachhandlungen die Sozialisationsprozesse weiter bestimmen, werden diese als sekundäre Sozialisation bezeichnet.

Spasmodische Dysphonie Zentral bedingte Stimmstörung, die den →Dysarthrien und dabei insbesondere der Syndromklasse der fokalen →Dystonien zugerechnet wird.

Spasmus Vermehrter, nicht physiologisch angemessener, oft krampfartiger Spannungszustand der Muskulatur.

Spastik Vermehrter, oft krampfartiger Spannungszustand der Muskulatur bei prä-, peri- und postnatalen Schäden des Zentralnervensystems (→Cerebralparese, →Dysarthrie).

Spastische Dysarthrie →Dysarthrie

Spastische Dysphonie →Spasmodische Dysphonie

Späte Akustisch Evozierte Potenziale (SAEP) Akustisch Evozierte Potenziale (AEP) in einem Latenzbereich oberhalb von 50 ms nach akustischer Reizung, die ihren Ursprung in der Aktivität der primären und sekundären Hirnrindenfeldern haben. Oft werden die ereigniskorrelierten SAEP im Latenzbereich bis zu 2 sek als „sehr späte" SAEP (SSAEP) bezeichnet, die durch spezielle Reizparadigmen, wie z.B. das „oddball"-Paradigma zur Auslösung des Potenzials P_{300}, erzeugt werden können. Die SAEP werden oft als objektives Hörprüfverfahren zur frequenzspezifischen Hörschwellenbestimmung im Rahmen einer →Begutachtung sowie auch der →AVWS-Diagnostik herangezogen. Die SSAEP sind für neuropsychologische Fragestellungen oft auch in Verbindung mit Quellenanalysen und funktioneller Bildgebung von Bedeutung.

Spätsymptomatik Unter Spätsymptomatik versteht man die residualen Erscheinungsformen einer Entwicklungsstörung, wenn die dem betreffenden Bereich immanente Entwicklungsdynamik alters- und reifungsbedingt ein gewisses Plateau erreicht hat (z.B. im Jugend- und frühen Erwachsenenalter). Da spezifische Sprachentwicklungstörungen in vielen Fällen einen überdauernden Charakter haben, erreichen betroffene Menschen oft nur ein Endniveau der Unvollkommenheit sprachlicher Fähigkeiten. Dieses äußert sich z.B. in fortbestehenden, mehr oder weniger subtilen Defiziten von Morphologie und Syntax, Beeinträchtigungen von Satz- und Textverständnis in Laut- und Schriftsprache, reduzierter Leseflüssigkeit, Unbeholfenheit im schriftlichen Ausdruck, ineffektiver Strukturierung von Erzählungen und Schwächen des Sprachbewusstseins.

Speech-language-pathologist Offizielle, von der ASHA festgelegte Berufsbezeichnung der Sprachtherapeuten in den USA, in Abhängigkeit vom vorherrschenden fachdisziplinären Sprachverständnis historische Entwicklung des Terminus vom *speech correctionist* über *speech pathologist* zur heutigen Bezeichnung. Die Umbenennung ging einher mit einem konzeptuell veränderten und erweiterten Berufsprofil durch die Interpretation von Sprech- und Sprachstörungen als Kommunikationsstörungen. Selbstverständnis heute als Spezialist für Kommunikation und Kommunikationsstörungen. Arbeitsfelder: Praxen, Kliniken, Rehabilitationseinrichtungen und Schulen (heute Beschäftigungsort von mehr als 50% aller Sprachtherapeuten).

Spezialklassen für Sprachgestörte (*self-contained classes*) Sie werden ausschließlich von Kindern mit schwersten und umfassenden Kommunikationsstörungen besucht. Sprech- und Sprachpathologe mit pädagogischer Zusatzqualifikation unterrichtet und fördert gleichzeitig.

Spielaudiometrie Audiometrisches Hörprüfverfahren, das die →Hörprüfung bei Kindern ab dem 3. Lebensjahr in eine spielerische Handlung integriert (→Kinderaudiometrie).

Spieltherapie Eine Form der →Psychotherapie, die über den Einsatz des Mediums Spiel Persönlichkeitsstörungen aufdecken und verarbeiten helfen sollen. Verschiedene Richtungen beziehen sich auf die →Psychoanalyse (z.B. Zulliger), nicht-direktive Verfahren (z.B. Virginia Axline) bei einer Bezugnahme auf eine →Humanistische Psychologie sowie „klientenzentrierte Spieltherapie" (S. Schmidtchen) oder „personenzentrierte Spieltherapie" (H. Goetze).

Spirometrie Untersuchungen zur Bestimmung atemmechanischer und ventilatorischer Funktionsgrößen (Lungenfunktionsprüfung).

Spitzenverbände der Krankenkassen Spitzenverbände der Krankenkassen sind gem. § 213 Sozialgesetzbuch Fünf (SGB V) die Bun-

Sprachabbau bei Demenz Der Begriff „demence“ wird 1797 von Philippe Pinel eingeführt. De-mente bedeutet „ohne Geist sein“. Die systematische Erforschung des Problemkreises Demenz ist vor allem mit den Namen Otto Binswanger und Aloys Alzheimer (1906) verknüpft.

> „Demenz ist ein durch neuronale Prozesse ausgelöster chronisch-progredient verlaufender Abbau kognitiv-mnestischer Funktionen, der durch bestimmte psychosoziale Faktoren begünstigt werden kann. Der Abbau äußert sich durch alltagsrelevante Gedächtnis- und Orientierungsstörungen, die seit einem längeren Zeitraum bestehen. In der Folge kommt es zu Veränderungen des Verhaltens, des Empfindens und der Kommunikation. Diese Veränderungen erschweren oder gefährden eine aktive, selbstständige Lebensführung und die Beziehung zu anderen Menschen.“

Zusammenfassend könnten wir bei Demenz von einer Hirnwerkzeugs-, Hirnorganisations- und Verhaltenskontrollstörung sprechen.

Kernsymptome sind:

1. Störung des Gedächtnisses (Abruf von Informationen, zeitlich-räumliche Probleme)
2. Störung des Lernens (Einspeichern von Informationen)
3. Störung des Denkens und des Urteilsvermögens
4. Beeinträchtigungen der Alltagsverrichtungen (ADL, Aktivitäten des täglichen Lebens)
5. Hilflosigkeit im Umgang mit Sprache (Wortwahl)
6. Hilflosigkeit in Gesprächen (kommunikative Orientiertheit)
7. Hinweis auf einen organischen Verursachungsfaktor
8. Keine Beeinträchtigung der Bewusstheit

Ursache Die Steuerung des psychischen Leistungsabbaus übernehmen gefäßbedingte, stoffwechselbedingte, traumatische, toxische entzündliche und raumfordernde Prozesse. Der Einfluss des Stoffwechsels (Botenstoffe für die Kommunikation zwischen Nervenzellen) wird momentan stark diskutiert, da hier der Ansatz für eine medikamentöse Therapie liegt. Eine Demenzprophylaxe ist nicht möglich, es gilt jedoch: Das Gehirn erarbeitet sich, um gesund zu bleiben, durch →Aktivität Kompensationsmuster und Reservekapazitäten.

Häufigkeit In Deutschland gibt es etwa 1,2–1,4 Millionen Menschen, die an einer Demenz erkrankt sind, jährlich ist mit 100.000 Neuerkrankten zu rechnen. Es gibt Menschen, die schon früh (unter 50 Jahren, in seltenen Fällen unter 40 Jahren) an einer Demenz erkranken; das reguläre Alter für eine Verdachtsdiagnose „Demenz“ beginnt ab 60 Jahren (unter 1% der Gesamtbevölkerung). Das Alter ist ein Wirkfaktor für die Häufigkeit einer Demenz, jedoch nicht die Ursache. Die häufigste Demenzform ist die →Alzheimersche Erkrankung (degenerative Form) (s. Abb. 1).

Sprachliches Erscheinungsbild Die vaskulären Demenzen und auch die Mischformen (degenerativ-vaskulär) sind in ihrem Erscheinungsbild sehr unterschiedlich, je nach Art und Grad des Prozesses der Schädigung (→Demenzformen).

Sprachstrukturelle Symptome: Sprachstrukturell zeigen sich überwiegend →semantische Organisations-, Einspeicherungs- und Abrufstörungen mit →assoziativen Beeinträchtigungen (Reduzierung der Wortabrufgeschwindigkeit und -menge als quantitativer Aspekt sowie Verlust im Verstehen von und im Umgang mit übertragenen Bedeutungen, wie z.B. in Sprichwörtern oder Metaphern). Die phonologische und syntaktische Realisierung ist relativ unauffällig. Mit dem Verlust der semantischen Präzision und Differenzierung kann es aber auch hier zu Verunsicherungen und Störungen kommen. Das Verstehen und Reproduzieren von Gesamtzusammenhängen in Texten ist erschwert. Die Schrift ist nicht nur durch Fehler gekennzeichnet (Auslassungen und Ersetzungen als →Paragraphien); es zeigen sich vielmehr darüber hinaus →konstruktive Störungen, die sich als ein verändertes Schriftbild, eine mangelhafte Blattaufteilung, eine Unschlüssigkeit, wo und wie überhaupt auf dem Blatt Papier begonnen werden kann, äußern. Im späten Stadium sind alle →Modalitäten des Sprachvollzuges drastisch beeinträchtigt.

Kommunikative Symptome: In Gesprächen zeigt sich eine gewisse Hilflosigkeit im kommunikativen Kontakt sowie in der Aufrechterhaltung und Beendigung von Gesprächen; die Initiative zum Gespräch kann erhöht oder herabgesetzt sein aufgrund eines unausbalancierten Aktivitätsniveaus (Steiner 1996). Es kann von einem Mangel an Eindrucks- und Ausdrucksmöglichkeiten im Gespräch gesprochen werden. In Monologen (bei der Wiedergabe von Erzählungen oder bei eigenen Schilderungen) fehlt die →diskursive Struktur (der „rote Faden" ist gefährdet), die Ausführungen sind ungenau, uninformativ, irrelevant oder weitschweifig. Es kann zu Themenabbrüchen und zu Themensprüngen kommen, in späteren Stadien auch zu →Perseverationen (Haftenbleiben an Gesprächsinhalten) bis hin zu logorrhoeischen Tendenzen. In Gesprächen wird wenig nachgefragt und sich wenig selbst verbessert, die Sicherheit für die Gesprächssteuerung geht verloren. Da der Sprachabbau vom Abbau einer allgemeinen psychischen Leistungsfähigkeit gesteuert wird, gilt folgendes Resümee: Die Verarmung des Interesses findet ihre Entsprechung in einer Verarmung des Wortschatzes, die Minderung des Antriebes führt zum kommunikativen Rückzug. Erst im weiteren Verlauf behindern →Sprachverständnisstörungen das Gespräch. Im späten Stadium ist mit einem drastischen Verlust der Gesprächsführungskompetenz bis hin zu Apathie oder →Logorrhoe zu rechnen.

Demenzformen: Grundsätzlich können folgende Formen grob unterschieden werden:

- *Demenz vom degenerativen Typ* (z. B. „Demenz Alzheimer-Typ", DAT oder „Pick-Syndrom"), mit langsamem Beginn und eher stetigem Verlauf (ca. 50–60 % aller Demenzen),
- *Demenz vom vaskulären Typ* („Multiinfarktdemenz", MID) mit plötzlichem Beginn und stufenweisem, abruptem Verlauf (ca. 10–20 % aller Demenzen),
- *Mischformen* aus den beiden erstgenannten (degenerativ-vaskulär, z. B. „Binswangersche Erkrankung") mit unterschiedlichem Verlauf (ca. 10–20 % aller Demenzen),
- *Reversible Demenz* (z. B. „Pseudodemenz" als Ausdruck einer Depression) mit sehr unterschiedlicher Prognose und unterschiedlichem Verlauf (ca. 10–20 % aller Demenzen).

Abgrenzung zur →Aphasie: Im Rahmen der Diagnose Demenz sollten wir nicht von begleitender Aphasie sprechen; der Begriff „Sprachabbau bei Demenz" (SAD-Syndrom, Steiner 1996, 2001) ist vorzuziehen, da es sich um ein eigenes Störungsbild handelt:

1. Der sprachliche Abbau bei einer Demenz wird vom kognitiv-mnestischen Abbau gesteuert, das Wortgedächtnis (semantische Informationen über Konzepte, Dinge und Verknüpfungen mit Kategorie- und Analogiebildung) wird langsam zerstört, es ereignet sich ein fortschreitender Verlust. Bei Aphasie kann es zu kognitiv-mnestischen Problemen kommen, diese wirken aber nicht ursächlich, sondern begleitend. Das Wortgedächtnis durchläuft einen Erholungsprozess; der semantische Verlust ist häufig (nur) Ausdruck einer →Zugriffstörung.
2. Bei Demenz ist die Zunahme der Symptomatik zwingend, bei Aphasie ist die Abnahme der Symptomatik wahrscheinlich.
3. Demenz verursacht eine Sprachverhaltensstörung; Aphasie verursacht eine Sprachstörung.

Diagnose, Beratung und Therapie bei Aphasie und bei Sprachabbau bei Demenz setzen damit sehr unterschiedliche Schwerpunkte und sollten nicht gleich bezeichnet werden.

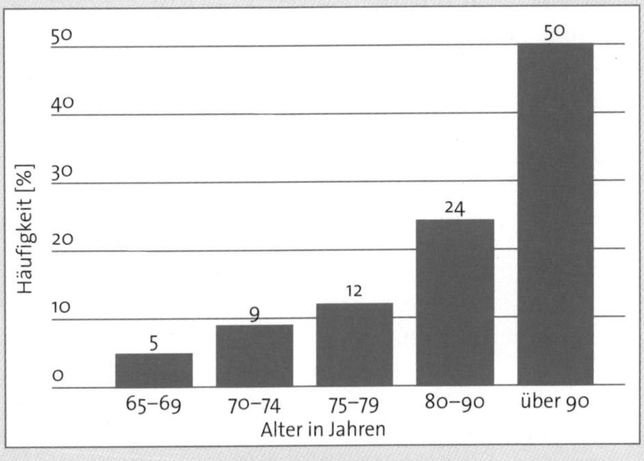

Abb. 1: Altersabhängige Häufigkeit der Demenz (Quelle: www.alzheimerinfo.de).

Definition „Sprachabbau bei Demenz, SAD-Syndrom": Demenziell gesteuerte Sprachstörungen werden mit Sprachabbau bei Demenz bezeichnet, kurz SAD-Syndrom. Es handelt sich sprachstrukturell hauptsächlich um eine Störung der Koordination von Wahrnehmen, Einspeichern, Erinnern und Bereithalten von semantischen Informationen. Dialogisch handelt es sich um eine Störung des Aufbaus und der Aufrechterhaltung von Gesprächen.

Diagnose der Sprachlichkeit bei beginnender Demenz Wenn die Frage einer möglichen Demenz gestellt ist, sind aus sprachtherapeutischer Sicht folgende Beobachtungsebenen, die wichtige Symptome erfassen, zu berücksichtigen:

1. Einschätzung der Flexibilität bei Aufgaben mit wechselnder Modalität,
2. Einschätzung der quantitativen Wort-Abrufleistung,
3. Einschätzung der kommunikativen Aktivität des täglichen Lebens,
4. Einschätzung der subjektiven Befindlichkeit und des Erlebens der Angehörigen in deren Gesprächen,
5. Einschätzung des Grades der kommunikativen Störung (Themenkonstanz, Eindeutigkeit, Informationsgehalt).

Derzeit gibt es kaum veröffentlichte Instrumente zur Erfassung von Sprache und Kommunikation bei beginnender Demenz, so dass momentan auf informelle, institutionsinterne Verfahren zurückgegriffen wird.

Behandlungsmöglichkeiten bei beginnender Demenz *Zur Frage der Indikation:* Die Indikation zur Sprach- und Kommunikationstherapie für den Primärbetroffenen ist gegeben, solange dieser erkennbar orientiert, störungsbewusst und leidend ist, sich länger als 10 Minuten belasten kann und ein Wunsch nach Wandel besteht (vgl. →„Geriatrie-Indikations-Checkliste, GINCH"). Die Indikation zur →Beratung der Sekundärbetroffenen ist gegeben bei deren Bedürfnis nach Beratung.

Ein auf Werte ausgerichteter Appell: Eine →therapeutische Beziehung mit Demenzkranken einzugehen, bedeutet, die Langsamkeit, das Eigentempo, den trägen Rhythmus zu respektieren und sich diesem anzupassen – jede Produktivität ist träge Produktivität, Aktivität geht vor Korrektheit. Gespräche sollten statt reich an Worten reich an Unterlassungen sein. Wahrnehmen statt Tun, Abwarten statt Fortfahren sind die Leitlinien des Handelns. Statt den Patienten an unsere Normalität anzupassen, sollten wir uns an dessen Realität anpassen. Es gibt also vieles, was wir tun können, ehe wir versuchen zu veranlassen, was der Patient zu tun habe. Das Ziel ist die Aufrechterhaltung der kommunikativen Rest-Kompetenz, Therapie soll entängstigen, Kompensationen (vielleicht nur in Teilbereichen) erlebbar machen und die Würde und das Selbst stützen.

Sprachtherapie bei beginnender Demenz: Das Ziel der nichtmedikamentösen Therapie bei Demenz ist geistige und körperliche Aktivierung. Derzeit wird Logopädie/Sprachtherapie im Rahmen einer beginnenden Demenz nicht routinemäßig verordnet (→therapeutischer Nihilismus). Aus sprachlich-kommunikativer Sicht sind Behandlungsformen gefragt, die das Aktivitätsniveau aufrecht erhalten oder fördern im Sinne einer

- klassischen Einzeltherapie mit stressfreien, alltagsnahen, biographieorientierten, lebensbedeutsamen Angeboten im Bereich Verstehen – Sprechen – Lesen – Schreiben (z.B. Verfassen von Texten, *Ziel:* Erleben von Kompetenz in einer Aufgabensituation, Anleitung zur Eigenaktivität),
- Gruppentherapie mit sprachlichen Aufgaben und Zuweisung von Funktionen, die dem Gruppenprozess dienen (z.B. Teilnehmer erstellen „Protokolle" oder kleine Zeichnungen, Ziel: Erleben von Kompetenz in Gesprächssituationen) bzw. Gruppentherapien, die Bewegung und Sprache verknüpfen (vgl. Breckow 1995, Integrative Sprach- und Bewegungsarbeit, →ISBA (vgl. auch →SIMA-Studie), *Ziel:* Förderung der unwillkürlichen Sprache),
- Training des Paares zur besseren Kommunikation (im Sinne eines Gesprächscoachings, vgl. Steiner 1996: einfacher sprechen, Verständnis sichern, Thema wiederholen usw., *Ziel:* Gesprächszufriedenheit des Paares trotz Problemen durch aktive Steuerungsmöglichkeiten).

Beratung Die Beratung bei beginnender Demenz für Angehörige wird teils von Ärzten wahrgenommen, ist aber durchaus Teil einer →Kommunikationsberatung, die in das Aufgabenfeld der Sprachtherapie gehört. Tipps für den Umgang mit Demenzkranken finden sich in www.alzheimerinfo.de; hier wird genannt:

- Ein fürsorglicher, aber zugleich bestimmter und deutlicher Umgangston sollte angestrebt werden.
- Geduldig sein mit dem Patienten und ihm Zeit (Minuten, nicht Sekunden) für eine Reaktion oder Entgegnung geben.
- Verständnisvoll sein – auch wenn es mitunter schwerfällt.
- Klare Anweisungen in einfachen, kurzen Sätzen geben.
- Sinnlose Diskussionen sollten vermieden werden. Statt auf der eigenen Meinung zu bestehen, sollte der Kranke abgelenkt werden oder der Betreuer sollte einlenken.
- Anschuldigungen oder Vorwürfe besser überhören.
- Für Beständigkeit und Routine im Tagesablauf des Erkrankten sorgen.

Diese hilfreichen Verhaltensweisen gilt es nicht nur den Betroffenen mitzuteilen, sondern auch konkret im geschützten Rahmen zu erproben (J. S.).

Literatur

www.alzheimerinfo.de

Breckow, J. (1995): Sprachtherapie mit alten Menschen. Hamburg: Kovač.

Steiner, J. (1996): Wenn die Gesetze des „normalen" Gespräches außer Kraft sind. Handlungstheoretische geleitete Therapiemöglichkeiten am Beispiel der Demenz (Ehepaar F.). In: dgs-Landesgruppe Westfalen-Lippe (Hrsg.): Interdisziplinäre Zusammenarbeit: Illusion oder Vision, 679–694. Hamm: Wilke.

Steiner, J. (2001): Sprachabbau bei Demenz (SAD-Syndrom): Begriffsbestimmung, Erscheinungsbild und die Sicht der Betroffenen. In: Grohnfeldt, M. (Hrsg.): Lehrbuch der Sprachheilpädagogik und Logopädie, Bd. 2, Erscheinungsformen und Störungsbilder, 219–230. Stuttgart: Kohlhammer.

desverbände der Krankenkassen (AOK, BKK, IKK, LKK), die Deutsche Rentenversicherung Knappschaft-Bahn-See, die Verbände der Ersatzkassen und die See-Krankenkasse. Für den Bereich der Sprachtherapie ist die IKK federführend tätig.

Zu den Aufgaben der Spitzenverbände gehören unter anderem die Vertragsverhandlungen und Vertragsabschlüsse mit den Leistungserbringern, die Interessenvertretung in der Politik sowie die Betreuung und Beratung der Mitgliedskassen.

Spontanremission (bei Aphasie) →Aphasierehabilitation, →Aphasieverlauf.

Rückbildung der Aphasie ohne Einfluss gezielter Aphasietherapie. Dies hat hirnphysiologische und psychosoziale Ursachen. Bei der Rückbildung von hirnorganischen Nebenwirkungen des Infarkts (Blutung, Schwellung, Hypofunktion in benachbarten Gebieten) normalisiert sich der Funktionsstoffwechsel und die Sprachschädigungen bilden sich allmählich zurück (→Restitution). In der Akutphase trifft eine vollständige Rückbildung der Aphasie bei etwa einem Drittel der Patienten zu. Im Verlauf des ersten Jahres nimmt das Ausmaß immer mehr ab. Nach vier Monaten sind es etwa 10 % und nach zwölf Monaten weitere 7 % mehr Patienten, bei denen eine vollständige spontane Rückbildung der Aphasie erwartet werden kann.

Schätzwerte für vollständige spontane Rückbildung:

Dauer	Anteil
1 Monat	ca. 33 %
4 Monate	ca. 43 %
12 Monate	ca. 50 %

Die Spontanremission einer Aphasie erfordert immer auch Stimulation aus der Umgebung. Der Patient wird sprachlich, emotional und gedanklich angeregt. Das geschieht bereits im Krankenhaus durch Pflegepersonal und Angehörige, später in einer Rehabilitationseinrichtung, in der Familie und im Freundeskreis.

Literatur

Huber, W., Poeck, K. & Springer, L. (2006): Klinik und Rehabilitation der Aphasie. Stuttgart: Thieme.

Spontanremission (bei Kindern) Spontanheilung bei **a)** →Stottern, **b)** →Aussprachestörungen. Spontanremissionen treten nur bei Kindern mit kurzfristiger (6–9 Monate) →phonologischer Verzögerung auf.

Spontansprachanalyse Analyse eines ausreichend großen Sprachkorpus, der in einer möglichst natürlichen Kommunikationssituation erhoben wurde. Spontansprachanalysen stellen ein wichtiges Untersuchungsinstrument in der →Diagnostik von Sprachstörungen dar und vermitteln im Gegensatz zu gezielten und stark strukturierten Testsituationen i. d. R. nicht das Bild der maximal einsetzbaren Sprachkompetenz, sondern eher einen Eindruck der typischen Sprachverwendung. Für unterschiedliche Aspekte der Auswertung einer Spontansprachprobe stehen je nach Fragestellung verschiedene Analyseverfahren zur Verfügung, so z. B. die →Profilanalyse für die Beurteilung der grammatischen Fähigkeiten.

Spontansprachaufnahme Aufnahme der Spontansprache eines/r Patientin/en auf Tonträger, um für diagnostische Zwecke eine →Spontansprachanalyse oder eine →phonologische Prozessanalyse durchzuführen

Spontansprache Die Sprache, die ein Mensch in alltagsnahen, unmanipulierten und soziokulturell bedeutsamen Dialogsituationen ohne Aufforderung gebraucht, ist die wichtigste Informationsquelle über seine sprachlichen Fähigkeiten. Repräsentativ ist ein Auschnitt aus der individuellen Spontansprache (Spontansprachprobe) dann, wenn er **1.** umfassend, **2.** ideal und **3.** typisch ist. Umfassend ist eine Stichprobe, wenn sie genügend Material enthält, dass 2. und 3. festgestellt werden können. Sie ist ideal, wenn sich auch die optimalen Ausdrucksformen sprachlicher Leistungsfähigkeit finden lassen. Wenn sie zudem die für den individuellen Sprachgebrauch eines Menschen charakteristischen Formen präsentiert, ist sie typisch. Für diagnostische Zwecke verwendete Spontansprachproben sollten alle drei Kriterien erfüllen.

Spoonerism Auch →Schüttelreime genannt. Es werden die Anlaute zweier Wörter miteinander vertauscht.

Sprachanstrengung →Aphasiesymptome Schwierigkeit, Gedanken sprachlich auszudrücken, aufgrund von Wortfindungsstörungen sowie Störungen in der Wort- und Satzbildung. →Broca-Aphasie

Sprachaudiogramm Standardisiertes Formblatt zur Dokumentation der Ergebnisse der →Sprachaudiometrie. Das Sprachaudiogramm des Freiburger Sprachverständlichkeitstests zeigt Abhängigkeit der Sprachverständlichkeit in Prozent von der Sprachlautstärke in dB SPL von Zahlen und Einsilbern. Aus den eingetragenen Diskriminationsfunktionen lassen sich der Hörverlust für Zahlen sowie die maximale Einsilberverständlichkeit ablesen. Das Sprachaudiogramm stellt eine wesentliche Grundlage für die Indikationsstellung einer Hörhilfe (→Hörgeräte, →Cochlea Implantate) und der Evaluation des erzielten Versorgungserfolges dar.

Sprachaudiometrie Subjektive Untersuchung des Sprachgehörs, die als →Hörweitenprüfung (Sprachabstandsprüfung) oder standardisierte Darbietung des auf CD vorliegenden Sprachmaterials über Kopfhörer (seitengetrennt) oder im Freifeld durchgeführt wird. Der am häufigsten durchgeführte Sprachtest ist der Freiburger Sprachverständlichkeitstest (DIN 45 621), der aus 10 Gruppen von jeweils 10 mehrsilbigen Zahlwörtern und 20 Gruppen von jeweils 20 Einsilbern besteht. In einem →Sprachaudiogramm werden die Ergebnisse der prozentualen Sprachverständlichkeit in Abhängigkeit vom Sprachschallpegel dokumentiert. Daraus lassen sich der Hörverlust für Zahlen (50 % Zahlenverständlichkeit) sowie die maximale Einsilberverständlichkeit ermitteln. Als Indikationsgrenze für eine →Hörgeräteversorgung wurde eine maximale Einsilberverständlichkeit von 80 % bei 65 dB SPL Sprachschallpegel in den →Heilmittel und Hilfsmittelrichtlinien festgelegt. Das Gesamtwortverstehen wird aus dem prozentualen Einsilberverständnis bei 60, 80 und 100 dB SPL Sprachschallpegel ermittelt. Aus dem Gesamtwortverstehen und dem tonaudiometrischen →Hörverlust wird im Rahmen der HNO-ärztlichen →Begutachtung der prozentuale Hörverlust des Ohres und daraus der →Grad der Behinderung (GdB) oder die →Minderung der Erwerbsfähigkeit (MdE) ermittelt. Für die Evaluation des Versorgungserfolges von Hörhilfen, wie z. B. →Hörgeräte oder →Cochlea-Implantate, stehen neben dem Freiburger Sprachverständlichkeitstest auch der Marburger, Göttinger und Baseler Satztest sowie der Oldenburger Satztest in Ruhe und im Störschall zur Verfügung. Im Rahmen der →Kinderaudiometrie werden Sprachverständlichkeittests, wie der Mainzer- und Göttinger Kindersprachtest sowie der Oldenburger Kinder-Reimtest und Oldenburger Kinder-Satztest, in Ruhe und im Störschall eingesetzt.

Sprachäußerung Vokale Äußerung, die nicht notwendigerweise sinnvoll ist, in der jedoch eine Kette von einzelnen sprachlichen Lauten vorliegt, im Gegensatz zu nicht sprachlichen, vokalen Äußerungen wie husten, lachen, räuspern, niesen, stöhnen usw.

Sprachautomatismus →Aphasiesymptome Mehrfach wiederkehrende formstarre Äußerung, die aus neologistischen Silbenabfolgen, beliebigen Wörtern oder Phrasen besteht und die weder lexikalisch noch syntaktisch in den sprachlichen Kontext passt und die der Patient gegen die vom Gesprächspartner erwartete Intention hervorbringt.

Sprachdominanz Nach Abschluss der Hirnreifung ist bei rund 95% der erwachsenen Menschen die linke Großhirnhälfte für Sprache stärker spezialisiert als die rechte Hirnhälfte. Nur bei 1–2% der Menschen ist das Sprachvermögen nicht in der linken, sondern in der rechten Hirnhälfte lokalisiert, und etwa gleich selten besteht keine Dominanz für eine Hirnhälfte.

Sprache, frequenzbegrenzte Sprache mit Frequenzfilterung (z.B. Ausblenden der hohen oder der tiefen Frequenzen) zur Untersuchung auf →Auditive Verarbeitungs- und Wahrnehmungsstörungen.

Sprache, sensibilisierte Sprache mit Reduzierung der Redundanz durch Frequenzfilterung, Zeitkomprimierung oder andere Veränderungen zur Untersuchung auf →Auditive Verarbeitungs- und Wahrnehmungsstörungen.

Sprache, zeitkomprimierte Beschleunigte Sprache unter Vermeidung einer Frequenzverzerrung zur Untersuchung auf →Auditive Verarbeitungs- und Wahrnehmungsstörungen.

Sprachentwicklung →Spracherwerb; teilweise werden beide Begriffe synonym verwendet, teilweise unter Akzentuierung des aktiven Erwerbs (→Spracherwerb) bzw. der Akzentuierung der Teilfunktion der Sprachentwicklung innerhalb der Gesamtentwicklung.

Sprachentwicklungsverzögerung Der reichlich schwammige Ausdruck Sprachentwicklungsverzögerung wird heute – wenn überhaupt – fast nur noch selten gebraucht. Er wurde nie in einer Weise definiert, die auch nur bescheidenen wissenschaftlichen Ansprüchen genügen könnte. Er verblieb letztlich auf dem Niveau eines alltagssprachlichen Verwendungsmodus. Daher konnte er keine Klarheit bringen, sondern wurde zum Deckelbegriff für ein buntes Kaleidoskop von Phänomenen, bei denen es Kindern nicht gelingt, die Meilensteine des Spracherwerbs erwartungsgemäß zu passieren. Im Gefolge eines meist laienhaften Gebrauchs des Begriffs der „Verzögerung" entstand die naive Vorstellung, die Sprachentwicklungsprobleme betroffener Kinder seien lediglich temporell-quantitativer Natur, d.h. bewirkt durch Verspätungen und Verlängerungen ansonsten qualitativ normaler Lernprozesse. Zudem seien die Rückstände in vielen Fällen vollständig und folgenlos aufholbar. Da der Begriff der Sprachentwicklungsverzögerung nicht differenziert zwischen verspäteter Sprachentwicklung, Spezifischer Sprachentwicklungsstörung, Sprachdefiziten infolge allgemeiner geistiger Entwicklungsretardierung, symptomatischen Sprachstörungen bei Sinnesschädigungen usw., trifft die Vorstellung eines Spracherwerbs in Zeitlupe, der irgendwann von selbst an Tempo und Dynamik zulegt, ohnehin in den wenigsten Fällen zu. Selbst bei den so genannten →*Late Talkers*, die noch im Vorschulalter unauffällig werden, scheint nach neueren Erkenntnissen das zeitweilige sprachliche Defizit im weiteren Entwicklungsverlauf nicht folgenlos zu bleiben.

Spracherkennen im Störgeräusch Untersuchungsmethode zur Diagnostik →Auditiver Verarbeitungs- und Wahrnehmungsstörungen, bei der das Spracherkennen mit und ohne Störgeräusch (weißes Rauschen) beurteilt wird.

Spracherwerb Der Begriff des Spracherwerbs wurde in Opposition zu dem Begriff des Spracherlernens geprägt. Wer von Spracherwerb spricht, signalisiert damit, dass Sprache von Kindern nicht durch Nachahmung erlernt, sondern vielmehr aufgrund

Sprachheilpädagogik Die Sprachheilpädagogik (syn. Sprachbehindertenpädagogik) ist eine wissenschaftliche Fachdisziplin, die sich in Theorie und Praxis mit →Prävention und →Diagnose, →Beratung, →Therapie und →Rehabilitation, →Erziehung und →Unterricht bei Menschen aller Altersstufen mit Sprach-, Sprech-, Rede-, Stimm- und Schluckstörungen beschäftigt. Vom Selbstverständnis her richtet sich ihr Interesse nicht nur auf die sprachstörungsspezifische Symptomatik, sondern auch auf damit einhergehende Fragen der individuellen Lebensbedeutsamkeit, psychosozialen Relevanz und Veränderung der kommunikativen Situation.

Für die schulische Sprachheilpädagogik (Ausbildung: Lehramtsstudiengänge) besteht als sonderpädagogische Sparte die Aufgabe, ihre Handlungsfelder und spezifischen Arten des Vorgehens in Abgrenzung und Überschneidung insbesondere zur Lernbehindertenpädagogik und Verhaltensgestörtenpädagogik (syn. Erziehungsschwierigenpädagogik) innerhalb eines integrativen pädagogischen Bezugsrahmens in unterschiedlichen Institutionen zu akzentuieren. Die außerschulische Sprachheilpädagogik (Ausbildung: Diplom-, Magister-, Bachelor-/Master-Studiengänge) zentriert ihre Maßnahmen innerhalb eines Berufsfeldes der →Sprachtherapie zusammen mit Klinischen →Linguisten, →Logopäden, →Patholinguisten, →Sprechwissenschaftlern usw. insbesondere auf therapeutische Maßnahmen und die damit einhergehenden o.g. Aufgabenbereiche der →Diagnose, →Prävention, →Beratung und →Rehabilitation in Kooperation mit der →Phoniatrie. Die schulische und außerschulische Sprachheilpädagogik sind aufeinander bezogen.

Selbstverständnis und Stellung im interdisziplinären Verbundsystem Die Sprachheilpädagogik versteht sich vor dem Hintergrund ihrer →Geschichte als Teil der Heilpädagogik, die wiederum Teil der Pädagogik ist. Bei einer pädagogischen Grundorientierung sind die Linguistik, Medizin und Psychologie in diesem Kontext als Hilfswissenschaften zu verstehen, wobei die Soziologie zusätzlich Hintergrundinformationen hinsichtlich der psychosozialen und gesellschaftlichen Rahmenbedingungen beiträgt (s. Abb. 1).

Dabei ergibt sich hinsichtlich der Positionierung der beteiligten Wissenschaften folgende scheinbare Paradoxie: Einerseits ist es für das konkrete praktische Handeln geradezu zwingend notwendig, zumindest ansatzweise über Kenntnisse aus den genannten Fachdisziplinen zu verfügen. Andererseits

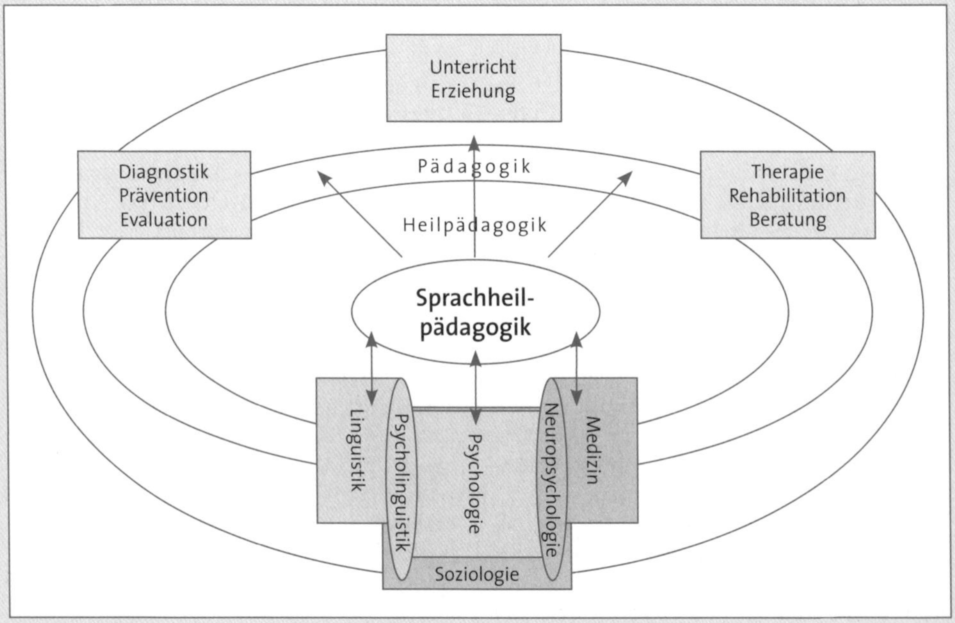

Abb. 1: Gegenstand und interdisziplinärer Verbund der Sprachheilpädagogik.

Tabelle 1: Menschenbilder im Vergleich.

Modell	Grundlegende Merkmale	Therapeut-Klient-Beziehung	Therapeutisches Vorgehen
Medizinisches Modell	(psycho-)somatische Entwicklung, Reifung	Hierarchie: Therapeut gibt Mittel und Ziele für den Patienten vor	Training gestörter Funktionsabläufe, Kompensation
Triebmodell	Bedeutung des Unbewussten als Grundlage der Psyche	Hierarchie: Therapeut deutet unbewusste (verdrängte) Merkmale der Persönlichkeit des Patienten	Tiefenpsychologische Ansätze: Psychoanalyse (Freud); Individualpsychologie (Adler); Analytische Psychologie (Jung)
Maschinen- und Computermodell	Reiz-Reaktions-Verarbeitung; Informationsverarbeitung (auch konstruktiv)	Vorstrukturierung von lernfördernden Situationen durch den Therapeuten, die den Klienten zur Aktivität anregen sollen	Methoden der Verhaltenstherapie
Handlungsmodell	Der Mensch ist fähig, sich selbst zu helfen; Idee der Selbstlernaktivität	Partnerschaftliches Verhältnis von Therapeut und Klient; Hilfe zur Selbsthilfe	Humanistische Ansätze; Gesprächspsychotherapie (Rogers)
Systemmodell	Der Mensch beeinflusst als Teil eines Systems (z. B. der Familie) andere und wird durch diese ebenso beeinflusst (Wechselseitigkeit); „Pathologie der Beziehung" statt „Pathologie des Individuums" (Watzlawick)	Therapeut als teilnehmender Außenstehender, der durch zirkuläres Fragen zur Reflexion der Familiendynamik und Neupositionierung anregt	Familientherapie; lösungsorientierte Kurztherapie

beschäftigen sich mit sprachgestörten Menschen die einzelnen Berufsgruppen der Sprachheilpädagogen, Linguisten, Mediziner, Psychologen usw., wobei jeweils ein Teilbereich des Gesamtphänomens Sprache ausschnitthaft fokussiert wird. Wie in einem Kippbild ist die Sprachheilpädagogik damit gleichzeitig als übergeordnete Integrationswissenschaft wie auch als eine der sprachtherapeutischen Berufsgruppen im interdisziplinären Kontext zu verstehen.

Menschenbilder und ihre metatheoretische Einordnung Schon früh haben sich Vertreter der Sprachheilpädagogik selbstreflexiv mit den theoretischen Grundlagen ihres Handelns beschäftigt. Häufig wurde dabei auf die Bedeutung eines ganzheitlichen Weltbildes hingewiesen, bei dem sprachtherapeutische Interventionen im Rahmen einer komplexen Persönlichkeitsbildung zu verstehen sind. Dies erfolgte in Abgrenzung zu einem mechanistischen Weltbild, bei dem Sprachtherapie als Symptomkorrektur erfolgt. Es versteht sich, dass eine derartige idealtypische Abgrenzung nur dabei helfen kann, die Vielfalt an Realität durchschaubarer zu machen, diese aber nie vollständig abbilden kann. Zudem steht der Begriff der Ganzheit in der Gefahr, zu einem diffusen Alibi zu werden, wenn er nicht durch eine genaue Analyse von Teil und Ganzem wird. Beides ist wichtig. Es kommt darauf an, was man wissen möchte.

Eine weitergehende Aufteilung erfolgt im Hinblick auf das medizinische Modell, Triebmodell, Maschinen- und Computermodell, Handlungsmodell und Systemmodell (s. Tab. 1).

Auch hier kommt es in der Praxis häufig zu einer bewussten, individuell angepassten Methodenkombination, die nicht mit einem Eklektizismus der Beliebigkeit verwechselt werden darf. Im Hinblick auf das Selbstverständnis des Einzelnen und die Standortbestimmung einer Fachdisziplin erweist sich das Menschenbild als zentrale Kategorie wissenschaftstheoretischer Reflexion und erhält damit eine identitätsstiftende Dimension. Es beeinflusst unser Handeln in direkter oder indirekter Art und Weise.

Handlungsfelder und Organisationsformen Traditionell beschäftigt sich die Sprachheilpädagogik aus interdisziplinärer Perspektive (s. Abb. 1) mit den Bereichen

- →Prävention und →Diagnose,
- →Beratung, →Therapie und →Rehabilitation,
- →Erziehung und →Unterricht unter dem übergreifenden Aspekt der Bildung.

Dabei wurden grundlegende Konzepte wie das des →sprachtherapeutischen Unterrichts entwickelt, „wobei vor dem Hintergrund der →Dualismusproblematik“ additive, isolierte, integrative und immanente Verbindungen von Therapie und Unterricht genannt und erprobt wurden. Die zentrale Institution war dabei die Sprachheilschule. Vor dem Hintergrund der Empfehlungen der Kultusministerkonferenz vom 6.5.1994 (→Geschichte) kam es zu einem Perspektivenwechsel von der Institutions- zur Personorientierung. Statt einer behinderungsspezifischen Separation in Sonderschulen wurde der „Förderschwerpunkt Sprache“ postuliert, wobei die speziellen Fördermaßnahmen in unterschiedlichen Förderorten je nach Einzelfall realisiert werden können. Dabei sollen integrative Maßnahmen (Mobile sonderpädagogische Dienste, 2-Lehrer-Systeme etc.) favorisiert werden. Vor dem Hintergrund komplexer Erscheinungsformen von Lern-, Verhaltens- und Sprachstörungen bei zuweilen unklarer Abgrenzung wurde der Ausbau bzw. die Umgestaltung zu dementsprechenden Förderzentren vorangetrieben. Die Neugründung von speziellen Sprachheilschulen wurde nicht weiter verfolgt. In einigen Bundesländern kam es zu einem Abbau bis zu ihrer Auflösung.

Der damit einhergehende Wandel hat das Bild der schulischen Sprachheilpädagogik nachhaltig verändert. Vor dem Hintergrund des o.g. Perspektivenwandels kam es nicht nur zu terminologischen Änderungen, sondern auch zum Rückzug aus klassischen Handlungsfeldern der →Sprachtherapie in schulischen Einrichtungen, so dass man in einigen Bundesländern geradezu von einer Demission der schulischen Sprachheilpädagogik sprechen kann (s. Abb. 2).

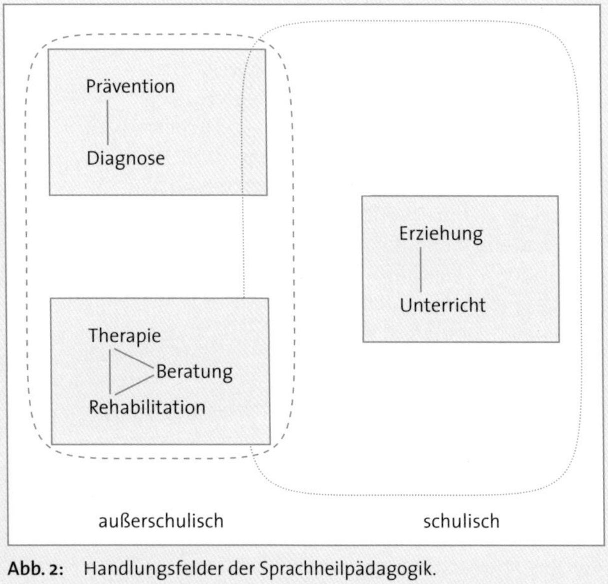

Abb. 2: Handlungsfelder der Sprachheilpädagogik.

Die dabei entstandenen Lücken wurden nachhaltig gefüllt durch die schon seit Jahrzehnten bestehende außerschulische Sprachheilpädagogik, so dass heute das Berufsfeld der akademischen Sprachtherapie eine aufstrebende und an Bedeutung zunehmende eigenständige Fachdisziplin ist.

Entwicklungsphasen der schulischen und außerschulischen Sprachheilpädagogik Erosionsprozesse und Aufbauphasen sind Merkmale des Fließgleichgewichts der →geschichtlichen Abfolge. Im Folgenden sollen Merkmale der Schwerpunktverlagerung innerhalb des sprachtherapeutischen Berufsfeldes aufgezeigt werden, die sich anhand der Mitgliederzahlen der jeweiligen →Verbände dokumentieren (s. Abb. 3).

Dabei zeigt sich in den letzten Jahren eine deutliche Abnahme an Sprachheillehrern, die sich aufgrund der Altersstruktur in den nächsten Jahren noch weiter fortsetzen wird. Der Anteil der außerschulischen Sprachheilpädagogen bzw. akademischen Sprachtherapeuten hat sich dagegen in diesem Zeitraum vervielfacht. Auch diese Tendenz dürfte sich fortsetzen, wobei die Gründung der →AGFAS gleichzeitig Ursache wie Folge dieser Entwicklung sein dürfte und eine expandierende →Ausbildung (s. Anhang) in Diplom-, Magister- und Bachelor-/Master-Studiengängen notwendige Voraussetzung ist. Zu beobachten ist weiterhin, dass sich die Interessen und Forschungsschwerpunkte der schulischen und außerschulischen Sprachheilpädagogik eher auseinander entwickeln. Dies hängt mit den unterschiedlichen Bezugnahmen zur Lernbehinderten- und Verhaltensgestörtenpädagogik auf der einen Seite sowie zur Logopädie, Klinischen Linguistik, Patholinguistik usw. auf der anderen Seite zusammen.

Eine Ausweitung auf das sprachtherapeutische Berufsfeld in Deutschland insgesamt zeigt, dass sich das Verhältnis übergreifend gesehen geradezu umgekehrt hat. So gab es 1990 mehr als doppelt so viele Sprachheillehrer (entsprechend 221%) und 2005 nur noch 38% an Sprachheillehrern im Verhältnis zu den außerschulisch tätigen Berufsgruppen. Quantität ist nicht alles, verdeutlicht jedoch eine Tendenz, die durch Qualität ausgeglichen werden muss.

Perspektiven Die Sprachheilpädagogik steht derzeit in einer Umbruchphase (→Geschichte), die zu weitreichenden Entscheidungen zwingt und zu einer Neupositionierung innerhalb des sprachtherapeutischen Berufsfeldes führen wird. Erschwert wird diese Aufgabe dadurch, dass die Ausgangssituation in den einzelnen Bundesländern teilweise extrem unterschiedlich ist.

Übergreifend ist jedoch für eine zukünftige Standortbestimmung der Sprachheilpädagogik erkennbar, dass die

- schulische Sprachheilpädagogik in Abgrenzung und Überschneidung zu den anderen sonderpädagogischen Sparten ihre Interessen akzentuieren muss, um nicht in eine nivellierte Einheitssonderpädagogik (→Ausbildung, s. Anhang) einzumünden,
- außerschulische Sprachheilpädagogik vor der Frage steht, wie sie mit ihrem pädagogischen Bezugskern umgeht und gleichzeitig in einem System der Heilmittelrichtlinien und Krankenkassenversorgung zusammen mit anderen sprachtherapeutischen Berufsgruppen agiert.

Von der Beantwortung der damit einhergehenden Aufgabenstellungen wird es abhängen, inwieweit der Spagat innerhalb eines auseinanderdriftenden Systems aufrechterhalten werden kann und zu einer sich komplementär ergänzenden Wissenschaftsdisziplin führt. Vor dem Hintergrund der internationalen Entwicklung und der Zersplitterung des sprachtherapeutischen Berufsfeldes in Deutschland stellt sich die Frage, wie sich die Sprachheilpädagogik in einem Bezugssystem der →Sprachtherapie positioniert (M.G.).

Literatur

Grohnfeldt, M. (2004): Merkmale und Veränderungen im Berufsfeld von Sprachheilpädagogik und Logopädie. Die Sprachheilarbeit 49, 139–146.

Grohnfeldt, M. & Ritterfeld, U. (²2005): Grundlagen der Sprachheilpädagogik und Logopädie. In: Grohnfeldt, M. (Hrsg.): Lehrbuch der Sprachheilpädagogik und Logopädie, Band 1, Selbstverständnis und theoretische Grundlagen (15–46). Stuttgart: Kohlhammer.

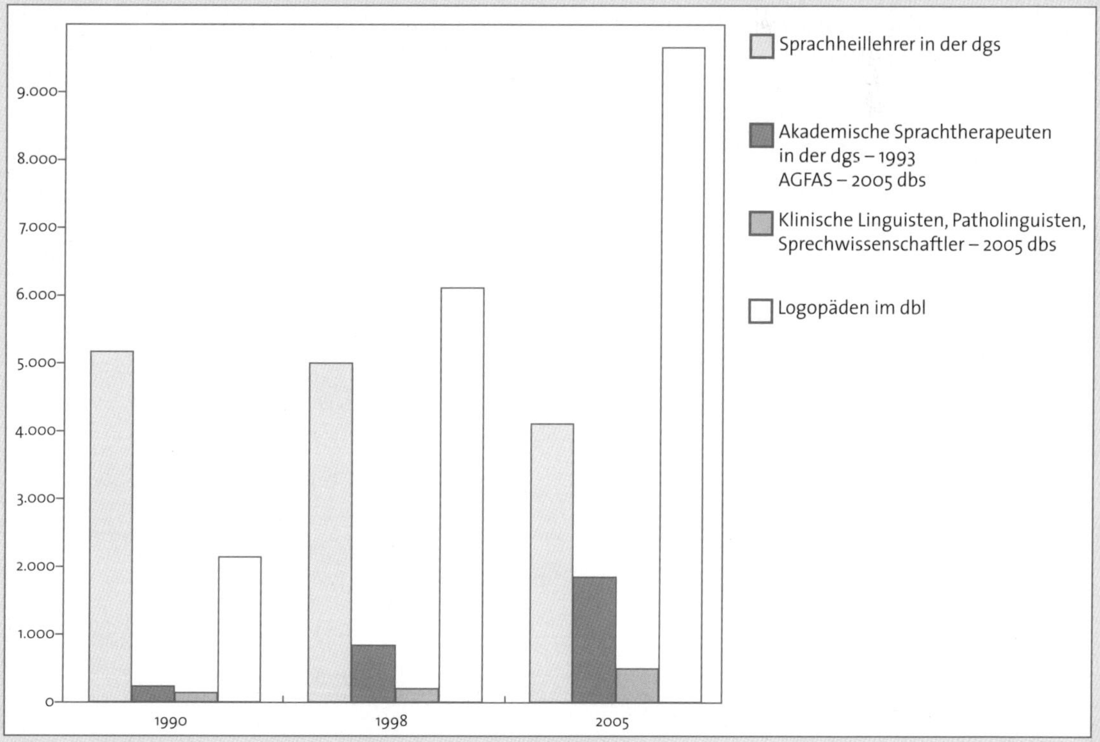

Abb. 3: Verteilungen im sprachtherapeutischen Berufsfeld.

Sprachtherapie ist die Gesamtheit der Maßnahmen, die im Zusammenhang mit Interventionen zwischen Therapeut und der betroffenen sprachgestörten Person ablaufen und sich auf die Beseitigung, Linderung oder Kompensation der Sprachstörung an sich und ihrer psychosozialen Auswirkungen erstrecken. Dies bezieht sich auf die Betreffenden selbst und ihr soziales Umfeld.

Übergreifendes Merkmal einer akademischen Sprachtherapie ist ihre Interdisziplinarität mit den Bezugswissenschaften der →Linguistik, →Sprachheilpädagogik, Medizin und Psychologie. Ihr Aufgabenfeld bezieht sich auf die Gesamtheit der →Sprach-, Sprech-, Rede-, Stimm- und Schluckstörungen (s. Abb. 1).

Auf der Grundlage des jeweiligen →Therapiebegriffs und des damit verbundenen Menschenbildes (dazu: →Sprachheilpädagogik) werden sprachtherapeutische Interventionen vorstrukturiert und didaktisch-methodisch aufbereitet. Die dabei ablaufenden Lernprozesse umfassen Phasen der Motivation, Erarbeitung, Übung und Sicherung des Therapieinhaltes. Von großer Bedeutung ist die Übertragung in die Alltagssprache, um die jeweils mögliche →kommunikative Kompetenz (→Kommunikation, →Interaktion, →Pragmatik, →Sprachverwendung) situationsspezifisch zu erreichen oder auszunutzen. Die Aufgabengebiete und Handlungsfelder beziehen sich insgesamt auf die

- →Therapie, →Beratung und →Rehabilitation,
- →Prävention und →Diagnose

von Sprach-, Sprech-, Rede-, Stimm-, und Schluckstörungen, wobei Effektivitätskontrollen im Sinne einer →Evaluation und →evidenzbasierten Therapie ein zunehmender Stellenwert eingeräumt wird. Zur Übernahme der damit verbundenen Maßnahmen hat sich vor dem Hintergrund der →Geschichte und →Ausbildung (s. Anhang) in Deutschland ein weltweit einzigartiges System von sprachtherapeutischen Berufsgruppen gebildet (s. Tab. 1).

Im europäischen Ausland dominieren verschiedene Formen der akademischen →Logopädie, überwiegend bei einer medizinischen, seltener bei einer pädagogischen Grundorientierung (z.B. in Russland und der Schweiz). Im angloamerikanischen Raum gibt es die *speech and language therapists* bzw. *speech and language pathologists* (→Speech language pathology), in Frankreich die an medizinischen Fakultäten ausgebildeten Orthophonisten (→Orthophonie).

Ein kurzer historischer Rückblick (→Geschichte) zeigt, dass in Deutschland auf akademischem Niveau traditionelle Vertreter der →Sprachheilpädagogik sprachtherapeutisch tätig waren, wobei zunächst vor allem Sprachheillehrer – häufig im Nebenamt – Sprachtherapie durchführten, während später Absolventen von Diplom- und Magisterstudiengängen dies zu ihrem Hauptberuf machten und sich verbandsmäßig organisierten (→AGFAS, →dbs). Die heute ausgebildeten Sprachheillehrer sind überwiegend im →sprachtherapeutischen Unterricht bzw.

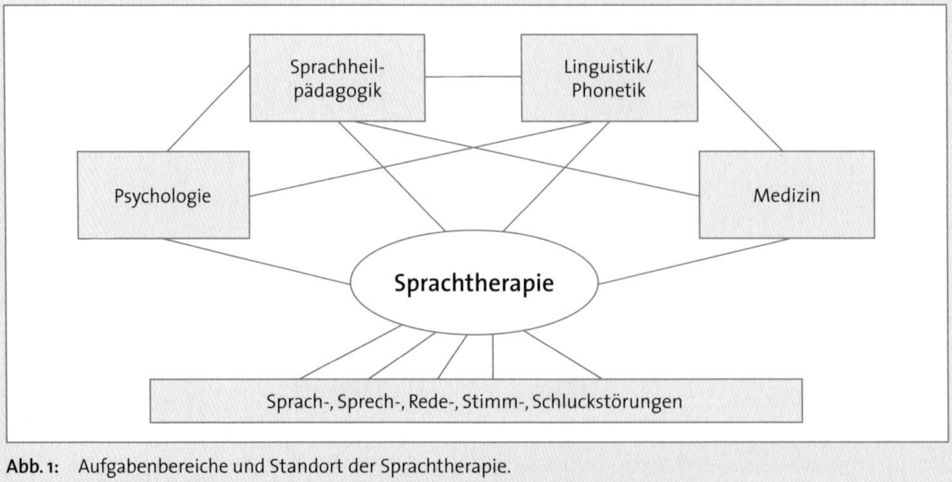

Abb. 1: Aufgabenbereiche und Standort der Sprachtherapie.

im Unterricht mit dem Förderschwerpunkt Sprache (→Therapie und Unterricht) sowie der →Sprachförderung tätig.

Parallel dazu entwickelte sich in den letzten 40 Jahren in Deutschland ein stark expandierendes System der →Logopädie als Gesundheitsfachberuf auf Fachschulniveau. Unabhängig davon sind die in Halle ausgebildeten →Sprechwissenschaftler, die Schule Schlaffhorst-Andersen in Bad Nenndorf (→Atem-, Sprech- und Stimmlehrer), die →Klinischen Linguisten und →Patholinguisten zu nennen.

Vor dem Hintergrund dieser total uneinheitlichen Situation schlossen sich die wesentlichen Berufsgruppen in der „Konferenz der akademischen Sprachtherapeuten Deutschlands" (KaSD) zusammen, die auf ihrer Sitzung am 27.10.2000 ein „Ausbildungsprofil Sprachtherapeutin" mit dem Ziel eines einheitlichen Bundessprachtherapeutengesetzes verabschiedete. Die Vertreter der Hochschulen waren aufgerufen, dementsprechende Studiengänge zu entwickeln, die ein eigenständiges Berufsbild zur Folge haben.

Als erster unmittelbarer, auf der Grundlage der KaSD-Empfehlungen entwickelter Ausbildungsgang wurde der Bachelor-/Master-Studiengang Sprachtherapie an der Ludwig-Maximilians-Universität München verwirklicht und zum WS 2004/05 eingeführt, wobei ein konzeptioneller Zusammenschluss von Sprachheilpädagogik und Linguistik bei einer Einbeziehung von Vertretern medizinischer und psychologischer Themenstellungen erfolgte. Es ist zu erwarten, dass die weiteren nachfolgenden Studiengänge je nach den regionalen Voraussetzungen an den jeweiligen Hochschulen unterschiedliche Stundenanteile innerhalb des interdisziplinären Bezugssystems aufweisen werden. Ebenso deutet sich bereits jetzt an, dass bei der Suche nach einer fundierten „Sprachtherapiewissenschaft" verschiedenartige Antworten und Positionierungen zu erwarten sind (Maihack 2004).

Auf der Grundlage mehrerer Dozentenkonferenzen von →dbs und →dbl einigten sich die Hochschulvertreter der beteiligten Fachdisziplinen auf Merkmale der Modulstruktur in der Ausbildung für ein wissenschaftliches Fach Sprachtherapie, für das unterschiedliche Konzeptionen, Theorien und Modellvorstellungen zu entwickeln sind, wobei Fragen der Evaluation und Effektivitätskontrolle einen hohen Stellenwert einnehmen werden.

Tabelle 1: Sprachtherapeutische Berufsgruppen in Deutschland.

Fachdisziplin	Mitglieder im Fachverband[1]
Universitätsstudium	
▸ Sprachheilpädagogik	
– (Lehramt)	(4.000) ↓
– Diplom, Magister	1.900 ↑
▸ Klinische Linguisten	300 →
▸ Patholinguisten	180 ↑
▸ Akad. Sprachtherapeuten: Bachelor/Master (ab WS 2004/05)	60 ↑
▸ Sprechwissenschaftler	100 →
Fachschulen[2]	
▸ Logopäden	10.000 ↑
▸ Atem-, Sprech- und Stimmlehrer (Schlaffhorst-Andersen)	400 →

[1] Stand 2006
[2] Tendenz: steigend ↑, gleich bleibend →, fallend ↓; zusätzlich: 3 Fachhochschulen (Idstein, Hildesheim, Emden), Modellstudiengang in Aachen

Als Perspektive für die weitere Entwicklung ist davon auszugehen, dass statt einer einheitlichen Ausbildung eher eine Einheit in der Vielfalt als realistische Zielsetzung angesehen werden muss. Dabei ist die Einhaltung von Mindeststandards zu beachten. An der Überprüfung der damit verbundenen Anforderungen sind die Verbände →dbs und →dbl zu beteiligen. Überhaupt wird die Bedeutung der Verbände für die Weiterentwicklung der betreffenden Fachdisziplinen erkennbar. So wie die Sprachheilpädagogik in ihrem Selbstverständnis durch die →dgs wesentlich beeinflusst wurde, so kann das Entstehen des Fachs Sprachtherapie durch Weichenstellungen und Initiativen vor allem innerhalb der Kooperation des →dbs und →dbl gedeutet werden (M.G.).

Literatur

Grohnfeldt & Ritterfeld, (2004): Sprachtherapie: Einheit in der Vielfalt? Eine berufspolitische Diskussion um Ausbildungsstandards, Interdisziplinarität und Internationalität. L.O.G.O.S. interdisziplinär 12, 4–16.

Maihack, V. (2004): „Sprachheilpädagogik und Sprachtherapie." Eine kritische Bestandsaufnahme sowie Anregungen zur Konzeptualisierung des Fachs. In: Baumgartner, S., Dannenbauer, F.M., Homburg, G. & Maihack, V.: Standort: Sprachheilpädagogik (199–249). Dortmund: verlag modernes lernen.

Sprachwissenschaft (Linguistik): Wissenschaftliche Disziplin, die sich die Beschreibung und Erklärung von sprachlichen Strukturen und deren →mentalen Repräsentationen zur Aufgabe macht. **Die Linguistik ist primär deskriptiv und nicht normativ orientiert.** Es geht somit um die Entdeckung von Regeln und nicht um Regelvorschriften. Die Umsetzung der Erkenntnisse der Theoretischen Linguistik erfolgt in den Teildisziplinen der Angewandten Sprachwissenschaft. Für die Sprachtherapie besonders relevant sind die Disziplinen der →Patholinguistik und der →Klinischen Linguistik.

Die Beschreibung der sprachlichen Strukturen erfolgt synchron und diachron. Aus synchroner Perspektive wird untersucht, welche sprachlichen Elemente gleichzeitig und systembildend vorkommen. Die diachrone Sprachwissenschaft beschreibt Sprachveränderungen im Verlauf der Zeit und ermittelt allgemeine Gesetze sprachlichen Wandels.

Theoretische Linguistik Im Mittelpunkt steht die Suche nach übereinzelsprachlichen Prinzipien der Organisation der menschlichen Sprache (→sprachliche Universalien). Die universalen Funktionen von Sprache können in den Einzelsprachen formal unterschiedlich realisiert werden. Diese unterschiedlichen Parametersetzungen bei grundlegenden sprachlichen Funktionen werden von der →Sprachtypologie untersucht. Bei allen Sprachen werden dieselben Ebenen der Sprachbeschreibung angesetzt: →Phonologie, →Morphologie, →Syntax, →Semantik, →Textlinguistik und →Pragmatik. Diese orientieren sich in der linguistischen Modellbildung an den unterschiedlichen Ebenen der sprachlichen Einheitenbildung: das Phonem ist ein Teil des Morphems; dieses ist wiederum ein Teil eines Worts bzw. einer Phrase; Phrasen (Satzglieder) sind Teile eines Satzes; Sätze wiederum sind Teile von Texten, die ihrerseits ein spezifisches Wirkungspotenzial enthalten.

> Die gesamte Architektonik von Sprache besteht somit aus Teil-Ganzes-Relationen, die durch ihre rekursive Anwendung die mentale Verarbeitung von Sprache überhaupt erst ermöglichen.

Das begrenzte Arbeitsgedächtnis wäre beispielsweise nicht imstande, alle Phoneme eines Satzes zu verarbeiten, wenn sie nicht immer wieder (rekursiv) in größeren Einheiten (chunks) zusammengefasst wären. Solche Prinzipien der mentalen Repräsentation von Sprache sind Gegenstand der →Kognitiven Linguistik. Deren biologische Grundlagen werden von der →Biolinguistik untersucht.

Beschreibungsebenen Die →**Phonologie** untersucht die sprachlichen Laute als mentale Repräsentationen. Sie unterscheidet sich hinsichtlich ihres methodischen Zugriffs von der →Phonetik, die sich mit den physikalischen Phänomenen, die bei der Produktion von sprachlichen Lauten auftreten, beschäftigt. Die Phonologie untersucht die Form und die Funktionen, die Phonetik die Substanz von sprachlichen Einheiten. Die →**Morphologie** (Theorie der Wortstruktur) beschreibt die kleinsten bedeutungstragenden Einheiten (Morpheme) und ermittelt Regularitäten der Wortstruktur und der Wortbildung. Universale Regeln der Satzstruktur werden auf der Ebene der →**Syntax** wirksam. Die wichtigsten Verfahren zur Ermittlung von syntaktischen Regeln sind die Korpusbildung sowie die Verfahren der →Segmentierung, →Klassifizierung und der →Hierarchisierung von satzbildenden Einheiten. Die →**Semantik** (Theorie der Bedeutung) untersucht die Semantik von lexikalischen Einheiten (lexikalische Semantik) und grammatischen Einheiten (grammatische Semantik). Die →**Pragmatik** untersucht den regelhaften Aufbau des Wirkungspotenzials von Sprache. Jeder vollständige Satz besteht aus dem Aussageteil (der Proposition) und dem beabsichtigten Wirkungspotenzial (der Illokution). Die Wirkung des Satzes wird beispielsweise durch die Mitteilung der Einschätzung des Sprechers über den Wahrheitsgrad der Aussage modifiziert (Distanzierung des Sprechers durch Ironie oder verschiedene Formen der Modalisierung).

Bedeutung der Sprachwissenschaft für die Sprachtherapie Sprachtherapie kann nicht ohne Kenntnisse der Strukturprinzipien von Sprache erfolgen. Wer die Sprache ‚kann', ‚kennt' sie deshalb noch lange nicht. Die meisten sprachlichen Regeln sind somit implizit und dem Bewusstsein nicht unmittelbar zugänglich (E.L.).

eines angeborenen Bioprogramms der Sprache (Spracherwerbsmechanismus) erworben wird. Der Begriff wurde somit von mentalistischen (modularistischen) Sprachwissenschaftlern geprägt, die von einem angeborenen Modul der Sprache ausgehen. Zentral ist dabei das Konzept der Reifung. Sprache kann nur dann erworben werden, wenn sprachlicher Input vorhanden ist. Dieser Input setzt die Reifung einer angeborenen Kerngrammatik in Gang. Das erforderliche Ausmaß dieses Inputs wird dabei als relativ geringfügig eingeschätzt, womit der Einflussfaktor der sprachlichen Umwelt extrem minimiert wurde. Inzwischen wird die Relevanz der sprachlichen Umwelt wieder stärker betont, vor allem von Seiten der Kognitivisten, die davon ausgehen, dass Sprache nicht angeboren, sondern lediglich ein Epiphänomen allgemeiner höherer kognitiver Fähigkeiten ist. Von dieser Seite wird auch wieder der lange als vorwissenschaftlich eingeordnete Terminus des Spracherlernens verwendet. Dem Faktor der Nachahmung wird erneut größere Bedeutung zugeschrieben.

Spracherwerbsstörungen Störungen während der kindlichen →Sprachentwicklung auf unterschiedlichen Sprachebenen (→Phonetik, →Phonologie, →Syntax, →Morphologie, →Pragmatik); →Patholinguistik.

Sprachlernstörungen (*language learning disabilities*) Pädagogisch geprägter Oberbegriff für spezifische Sprachentwicklungsstörungen und Entwicklungsdyslexie, Perspektive schließt das Störungsbild selbst wie auch die Konsequenzen für die Bewältigung schulischer Lernanforderungen ein. Daraus folgt eine →curricular orientierte Diagnostik und Intervention (*curriculum based language assessment and intervention).*

Sprachliche Strukturen Sprache besteht nicht primär aus Einheiten, sondern aus Relationen. Eine sprachliche Einheit ist definiert als die Summe von Relationen, mit denen eine Einheit zu anderen Einheiten in Opposition steht. Sprachliche Strukturen bilden diese Relationalität ab. Umstritten ist, ob es Entitäten in der Sprache gibt. Denn sprachliche Einheiten stehen i.d.R. in Teil-Ganzes-Relationen: das Phonem ist Teil eines Morphems; das Morphem ist wiederum Teil eines Wortes; dieses ist Teil einer Phrase etc. Sprachliche Einheiten lassen sich somit nicht als isolierbare Gegenstände auflisten, sondern nur als Position innerhalb einer Teil-Ganzes-Struktur.

Sprachliche Universalien Merkmale und Eigenschaften von Sprache, die in allen dokumentierten Sprachen der Welt vorkommen. Sprachliche Universalien müssen auf einem adäquaten Abstraktionsniveau formuliert werden. So gibt es zum Beispiel nicht in allen Sprachen die Differenzierung zwischen Singular und Plural bei Nomen. Das heißt, die grammatische Kategorie Numerus ist nicht universal. Universal ist dagegen die Funktion der nominalen Quantifikation. Die Kategorie Numerus stellt somit nur eine von vielen Ausprägungen der Technik der nominalen Quantifikation dar. Diese Technik ist universal, da sie in allen bekannten Sprachen (in all ihren historischen Entwicklungsphasen) dokumentiert ist. Die Ermittlung von sprachlichen Universalien erfolgt heute primär über die von Joseph Greenberg begründete empirische Universalienforschung.

Sprachlichkeit bezeichnet die Fähigkeit des Menschen, über Sprache zu verfügen und darüber hinaus über den eigenen Sprachbesitz reflektieren zu können. Der Mensch weiß, im Unterschied zum Tier, dass er eine Sprache hat. Sprache macht ihn unabhängig von Zeit und Raum, denn er kann in und mit der Sprache Vergangenes, Gegenwärtiges und Zukünftiges genauso wie das nicht Anwesende thematisieren. Ein einziges Zeichensystem, Sprache, ermöglicht zugleich sowohl kommunikative als auch kognitive Leistungen. Obwohl seine Sprachlichkeit dem Menschen demnach ein großes Maß an Freiheit beschert und ihn unabhängig von Instinkten macht, macht sie ihm auch bewusst, dass es Dinge gibt, die unsagbar bzw. als individuelle Erfahrungen lediglich bedingt mitteilbar sind (z.B. Gefühle, Bilder). Sprache als Zeichensystem hat demnach Grenzen. Die Sprachlichkeit des Menschen ist universell, d.h., sie ist als menschliches Wesensmerkmal vorhanden, unabhängig von der Einzelsprache, die ein Mensch beherrscht. Die Beschäftigung mit Fragen der Sprachlichkeit findet i.d.R. in der Sprachphilosophie und Anthropologie statt; historisch bedeutsam sind hier insbesondere die Positionen von Wilhelm von Humboldt, Arnold Gehlen und Ludwig Wittgenstein.

Sprechangst (auch Redeangst, Redehemmung, Redeängstlichkeit, engl. *speech or public speaking anxiety*) bezeichnet relativ starke bis zur Flucht/Vermeidung führende Angst/Unsicherheit in Sprechen/Reden implizierenden Publikumssituationen (Kriebel 2001). Der Leistungscharakter einer Sprechsituation (vortragen, vorsprechen, rezitieren, vorsingen, vorstellen, diskutieren usw.) steht dabei im Vordergrund (Leistungsangst). Begriffe wie Kommunikationsangst (Schweigsamkeit, Kommunikationsbefangenheit, engl. *retience, communication apprehension*) beschreiben demgegenüber Ängste in dialogen Kommunikationssituationen, z.B. auch in informellen Sprechsituationen des Alltags.

Formen **1.** Sprechangst als Zustand bezeichnet die Angst, die in einer spezifischen Redesituation empfunden wird (situationale Sprechangst). **2.** Sprechangst als individuelle Eigenschaft eines Sprechers beschreibt situationsübergreifende Sprechängste (dispositionelle Sprechangst). **3.** Ein aktives Vermeidungsverhalten in Form von angstmotiviertem Reden wird →Logorrhöe genannt, bei der Sprechen als verbale Überproduktion zur Vermeidung möglichen Misserfolges eingesetzt wird. **4.** Ausgeprägte Sprechangst ist häufig mit einem starken Vermeidungs- oder Fluchtverhalten assoziiert, wird als →Logophobie bezeichnet und als klinisch relevante Störung den Sozialphobien (ICD 10: F10.1) zugeordnet.

Vorkommen Mit einem Auftreten von 41–51 % die häufigste Angst in der Bevölkerung.

Erscheinungsbild **1.** Auf kognitiv-emotionaler Ebene: Befürchtungen in Bezug auf die eigene Leistung und negativen Selbstbewertungen der eigenen Leistung vor, während und nach einer Sprechsituation. **2.** Auf körperlich-physiologischer Ebene: erhöhter Blutdruck, Pulsbeschleunigung, Schwitzen, Erröten, veränderte Atemfrequenz, erhöhte Spannung der Körpermuskulatur und veränderte Gedächtnis- und Wahrnehmungsfunktionen. **3.** Auf motorisch-behavioraler Ebene: sprech-sprachliche Veränderungen (z.B. eine erhöhte Sprechstimmlage) und Veränderungen der Sprechflüssigkeit (Versprecher, Stammeln, Stocken). Nonverbale Anzeichen sind fehlender Blickkontakt, motorische Unruhe, Zittern, starrer Gesichtsausdruck und steife Körperhaltung. Auf der Sprachinhaltsebene: schnelles Nachgeben in Gesprächen oder die Unfähigkeit zu expliziten Forderungen in Gesprächen.

Ursachen Im Ursachengefüge von Sprechangst werden fünf Faktoren diskutiert, deren Wirkungsweise im Sinne eines interaktiven Zusammenspiels zur Ausprägung des jeweiligen Angstlevels einer Person führt. Ein solcher Faktor ist die genetische Disposition. Neben dem Faktor Introversion scheint auch die allgemeine Angstneigung eine Rolle zu spielen. Die gebräuchlichste Erklärung für die Entstehung von Sprechängsten bezieht sich lerntheoretisch auf die Verstärkung oder Bestrafung, die ein Kind für seine Versuche, mit anderen zu kommunizieren, erhält. Eine dritte Erklärungsgruppe befasst sich mit der Rolle von Modellen bei der Angstentwicklung. Davon ausgehend, dass Kinder ihre Eltern in ihrem Kommunikationsverhalten nachahmen, führt ein mangelhaftes Vorbild oder soziale Isolierung zur Verinnerlichung eines defizitären Modells kommunikativer Fertigkeiten.

Die vierte Erklärung für Sprechangst basiert auf der Annahme eines unvollständigen Erwerbs sprecherischer Fähigkeiten (Skills-Defizit-Hypothese). Sprechängstliche Kinder zeigen im Vergleich zu weniger ängstlichen Kindern eine verlangsamte Entwicklung kommunikativer Fertigkeiten (Interaktionsmanagement, Sprachgebrauch etc.). Im Rahmen eines kognitiven Selbsteinschätzungsmodells geht der fünfte Erklärungsansatz von der Prämisse aus, dass Sprechangst nicht durch ein objektives Skill-Defizit per se resultiert, sondern aus der subjektiven Wahrnehmung der eigenen Unzulänglichkeit.

Prognose Isolierte Sprechängste sind in wenigen Sitzungen mit kombiniert verhaltenstherapeutisch und sprechwissenschaftlichen Programmen gut therapierbar (Kriebel 2003, Beushausen 1996). Bei unspezifischen Kommunikationsängsten im Rahmen einer Sozialangst entsprechend aufwendiger und langwieriger. Bei Nichtbehandlung manifestiert sich das Vermeidungsverhalten als Verhaltensstörung und es werden hohe Auswirkungen auf Aktivitäten und Partizipation eines Sprechers im Alltag berichtet bis hin zur Einschränkung der Berufswahl (Stein, Warker & Forde 1996).

Diagnose Es existiert eine Vielzahl standardisierter Fragebogen zur Erfassung der subjektiven, situativen und habituellen Sprechangst vor, während und nach einer Sprechsituation und zur Differenzierung der Symptome auf kognitiver, affektiver und behavioraler Ebene. Hinzu kommen ergänzend Inventare, die differente →Bewältigungsstile, wie kognitive Vermeidung oder Vigilanz als Besorgtheit in einer Sprechsituation oder die Generalisierung über verschiedene Sprechsituationen erfassen (Spitznagel, Schlutt & Schmidt-Atzert 2000, Beushausen 1996) und so eine Schweregradbestimmung ermöglichen.

Früherkennung Der selbstberichtete Beginn einer Sprechangst liegt zu ca. 50 % im Kindesalter (Stein, Warker & Forde 1996). Um einem oft jahrelang etabliertem Vermeidungsverhalten entgegenzuwirken, ist die frühzeitige Erkennung und Behandlung im Kindes- und Jugendalter – besonders im schulischen Kontext – unerlässlich.

Therapie Für die Sprechangstbehandlung liegen zahlreiche wirksame Interventionsmethoden vor. Der Trend geht zu integrativen Verfahren, die ihre Wirkung durch Kombination von Techniken zur Verhaltensänderung auf allen drei Manifestationsebenen der Sprechangst erhöhen. →Verhaltenstherapeutische Verfahren, wie die →systematische Desensibilisierung (SD), →Exposition, Modellernen und Verhaltensübung sowie →Entspannungstechniken (Autogenes Training, →Progressive Muskelrelaxation) werden erfolgreich zur Reduktion der motorisch-behavioralen Symptome bei Sprechangst eingesetzt. →Kognitive Therapie, wie die →Rational-Emotive-Therapie (RET) und das →Stress Inoculation Training (SIT) beinhalten die kognitive Umstrukturierung begleitender Gedanken und innerer Befehle. Übungsprogramme sprecherischer Fertigkeiten (→Skill-Training) setzen dagegen an der Vervollkommnung eines defizitären Sprechverhaltens an (→Rhetoritherapy).

> Bei einem integrativen Vorgehen zur Sprechangstreduktion (Integratives Gruppen- und Einzeltraining (IGE); Beushausen 1996) werden zehn modifizierende Techniken auf kognitiver, motorischer und physiologischer Ebene flexibel auf die Bedürfnisse der Klienten abgestimmt:

1. *Kognitive Verhaltensanalyse:* Die Diskrimination von physiologischen, motorischen und kognitiven Angstanzeichen, die Reflexion über die eigene Angst sowie die Einsicht in die Funktionszusammenhänge eines theoretischen Sprechangstmodells (Angstkreislauf) stehen im Vordergrund dieses Bausteins.
2. *Wahrnehmung:* Dies beinhaltet die Wahrnehmungsschulung zur Identifizierung schon geringster physiologischer Angstsymptome sowie sozialer Interaktionsparameter.
3. *Progressive Muskelrelaxation (PMR):* Hierzu wurden klassische Übungsversionen zur PMR mit Atemtechnik und der *Visualisierung* einer Sprechsituation sowie deren erfolgreiche Bewältigung kombiniert.
4. *Visualisierungen:* Hierunter sind vom Therapeuten gelenkte Vorstellungsübungen zu verstehen, die bei bedrohlichen Situationen Angstsymptome hervorrufen können. Im Verlauf einer solchen Übung kann eine negative Erfahrung durch die Vorstellung der Bewältigung der entsprechenden Situation ersetzt werden.
5. *Selbstinstruktion:* Dieser Baustein beinhaltet die Analyse der Gedanken und das Setzen von realitätsnahen Selbstinstruktionen. Aufgrund der hohen Praktikabilität des Verfahrens wird auf die Identifizierung gängiger Imperative (z. B.: „ich muss perfekt sprechen!") und deren individuelle Abänderung zurückgegriffen.
6. *Atmung:* Das Erlernen einer costo-abdominalen Ruheatmung und deren Anwendung unter Stress zur Veränderung des psychophysiologischen Erregungsniveaus steht hier im Vordergrund.
7. *Bewältigungstraining:* Die Entwicklung und praktische Erprobung von individuell bedeutsamen Bewältigungsabläufen (z. B. im Rollenspiel, Visualisierung, Modelling, Flooding, kognitive Strategien der Realitätsprüfung) werden hierunter subsumiert. Dieser Baustein ist inhaltlich flexibel und reicht vom Small-talk über Arbeits-, Kritik- und Bewerbungsgespräche bis zu Diskussionen und freien Reden bzw. Fachvorträgen.
8. *Feedback:* Der Aufbau einer realitätsnahen Selbsteinschätzung ist eine unabding-

bare Voraussetzung für eine erfolgreiche Sprechangstreduktion. Ein hoher Stellenwert kommt dabei dem Einsatz von Videofeedback zu.

9. →*Skill-Training:* Die Einübung grundlegender Fähigkeiten zu den Bereichen Verstehen und Sprechen steht hierbei im Mittelpunkt. Die Parameter Sprechstimmlage, Dynamik, Melodie, Gestik, Körperhaltung, Sprechtempo und Pausenverhalten werden am Modell abgeleitet und in den Kontrasten unsicheren/selbstsicheren/aggressiven Verhaltens von jedem Teilnehmer ausagiert.
10. →*In-Vivo-Training:* Selbstbeobachtungsaufgaben werden mittels Beobachtungsbögen analysiert. Die entsprechenden Übungssituationen werden mit den Sprechängstlichen abgesprochen und die Notwendigkeit der aktiven Anwendung neuer Fertigkeiten im Alltag betont (U.B.).

Literatur

Beushausen, U. (1996): Sprechangst. Erklärungsmodelle und Therapieformen. Westdeutscher: Opladen.
Kriebel, R. (2001): Sprechangst. In: Grohnfeldt, M. (Hrsg.): Lehrbuch der Sprachheilpädagogik und Logopädie, Bd. 2, Erscheinungsformen und Störungsbilder, 198–204. Stuttgart: Kohlhammer.
Kriebel, R. (2003): Behandlungsstrategien zur Sprechangst. In: Grohnfeldt, M. (Hrsg.): Lehrbuch der Sprachheilpädagogik und Logopädie, Bd. 4, Beratung, Therapie und Rehabilitation, 250–256. Stuttgart: Kohlhammer.
Spitznagel, A., Schlutt, S. & Schmidt-Atzert, L. (2000): Redeängstlichkeit: Entwicklung eines mehrdimensionalen Verfahrens, Diagnostica, 46, 1, 47–55.
Stein, M.B., Walker, J.R. & Forde, D.R. (1996): Public-Speaking fears in a community sample. Archives of Gereral Psychiatry, 53, 169–174.

Sprachlich-kommunikative Kompetenz Grundlegende sprachstrukturelle Fähigkeiten (auf den Ebenen des Laut- und Grammatiksystems) sowie die Fähigkeiten zur Nutzung dieser sprachstrukturellen Fähigkeiten im Sinne der situations- und funktionsangemessenen Aufnahme und Gestaltung von Interaktionen; in Abgrenzung zur Diskurskompetenz, die auf die Fähigkeit zur Strukturierung übersatzmäßiger Einheiten abzielt, sind sprachlich-kommunikative Fähigkeiten auf Satzebene angesiedelt.

Sprachmischungen Das Phänomen ist für das Sprechen von zweisprachigen Personen charakteristisch und meint das Einflicken von Wörtern oder Satzteilen aus der einen Sprache in Äußerungen der anderen Sprache. Sprachmischungen sind ein natürliches Phänomen und zeigen lediglich, dass die beiden Sprachen einer zweisprachigen Person miteinander in Kontakt stehen. Sie sind bis zum Alter von ca. 3 Jahren physiologischer Natur und werden häufig auch im Erwachsenenalter ähnlich dem →Code-Switching bewusst als Kommunikationsstrategie einer zweisprachigen Person eingesetzt. Bei Vorliegen einer →doppelten Halbsprachigkeit fehlt dem Kind jedoch das Bewusstsein darüber, in welcher Sprache es sich gerade sprachlich bewegt, was zu großen Verständigungsschwierigkeiten besonders mit einsprachigen Personen führen kann. In diesem Fall sollte die Trennungsfähigkeit der beiden Sprachen sprachtherapeutisch gefördert werden. →Mehrsprachigkeit

Sprachprestige Wertigkeit der Sprachen. Neben prestigereichen Sprachen der Mehrheitsgesellschaft besitzen Minderheitensprachen der Migranten keinen gleichwertigen Status. Besitzt eine Sprache ein niedriges Prestige, so wird das auf die Sprecher und deren Herkunft übertragen und kann ungünstige Auswirkungen auf die Identitätsbildung und Persönlichkeitsentwicklung haben. Hingegen kann sich eine positive Einstellung gegenüber einer Sprache günstig auf Spracherwerb und Persönlichkeitsentwicklung auswirken.

Sprachtherapeutische Aufgabenfelder Neben den klassischen Sprachstörungen wie Stottern, Aphasien und Sprachentwicklungsstörungen werden heute Schluckstörungen, frühkindliche und demenzielle Kommunikationsstörungen, neuromotorisch bedingte Störungen, wie Dysarthrie und Dyspraxie, sowie Entwicklungsdyslexie und Sprachlernstörungen im Jugendalter behandelt. Ausgehend von der *International Classification of Functioning, Disabilities and Health* (ICF) der WHO (2001) zunehmend stärkere Fokussierung auf die Frage der Lebensqualität von Betroffenen und ihren Angehörigen. Neben traditionellen Aufgaben wie Erkennung, Diagnostik und Therapie sind heute präventive Maßnahmen, Beratung und Zusammenarbeit mit Betroffenen, Angehörigen und anderen Fachkräften getreten, darüber hinaus Qualitätssicherung und Qualitätsmanagement, selbst im Bereich Schule.

Sprachtherapeutische Versorgung in Schulen (*speech-language services in schools*) Unterrichtung und Förderung sprachgestörter Kinder und Jugendlicher in Regelschulen, traditionell stundenweise parallel zum normalen Unterricht im →*Pull-out Model*. Kinder mit schwersten Sprachstörungen besuchen →Spezialklassen. Forderungen nach vollständiger Integration (*full inclusion*) sowie mangelnde Effektivitätsnachweise separierender Maßnahmen in den 80er-Jahren des 20. Jahrhunderts führten zur Entwicklung von Serviceprogrammen, die integrative Sprachtherapie im Rahmen der Klasse als natürlicher Sprachlernumgebung (*inclusive programming*) vorsehen.

Sprachtherapeutischer Unterricht →Unterricht und Therapie

Sprachtherapie bei Demenz →Demenz

Sprachtrennung Methode, die beiden Sprachen innerhalb einer zweisprachigen Erziehung dem Kind systematisch anzueignen. Die →personale Sprachtrennung wird erreicht durch das Prinzip →„Une personne – une langue", wobei die Eltern von Geburt an jeweils die eigene →Muttersprache mit dem Kind sprechen. Die →situative Sprachtrennung kann erfolgen z.B. durch eine bewusste Aufteilung in →Familien- und →Umgebungssprache.

Sprachtypologie Klassifiziert Sprachen unabhängig von ihrer genetischen Verwandtschaft und ihrer arealen Nähe einzig aufgrund ähnlicher und relevanter Eigenschaften. Relevant sind sprachliche Merkmale dann, wenn sich aus ihnen weitere Eigenschaften und strukturelle Merkmale einer Sprache ableiten lassen.

Sprachverständnis Sprachverständnis im sprachdiagnostischen Sinn bezeichnet die Fähigkeit, Sinn und Bedeutung von Äußerungen allein aufgrund der Wortbedeutung und der grammatikalischen Regeln zu erkennen, d.h. ohne weitere Informationen aus dem situativen Kontext oder dem Weltwissen.

Sprachverständnisstörungen Sprachverständnisstörungen treten auf im Zusammenhang mit erworbenen oder entwicklungsbedingten Sprachstörungen (Aphasien, Sprachentwicklungsstörungen). Dabei kann die rezeptive Sprachverarbeitung auf verschiedenen Ebenen isoliert oder komplex in Laut- und Schriftsprache beeinträchtigt sein (z.B. auf Lautebene: Phonemdiskrimination, Wortebene: Wortverständnis, Verständnis morphologischer Markierungen, Satzebene: syntaktische Informationen, die semantische Rollen ausdrücken, Textebene: Verständnis für formale Mittel, Zusammenhänge auszudrücken (Kohäsion), und für Sinnzusammenhänge (Kohärenz)). Sprachverständnisstörungen sind diagnostisch oft erschwert zugänglich, da Sprachverständnis nicht direkt beobachtbar, sondern nur aus der Antwortreaktion abzuleiten ist, und weil Sprachverständnisstörungen durch nicht-sprachgestützte Verständnisstrategien (z.B. Beachtung von Situation und Pragmatik) überlagert werden können. →umschriebene rezeptive Sprachstörungen.

Sprachzentrum Das in der Kindheit erworbene Sprachwissen wird in einem komplizierten System von Hirnzellen und Nervenfaserverbindungen gespeichert. Dieses Netzwerk nennt man die Sprachregion oder das Sprachzentrum. Es liegt bei der Mehrzahl der Menschen in der linken Hälfte der Großhirnrinde.

Sprech- und sprachpathologische Professionalisierung Erste offizielle Registrierung einer universitär ausgebildeten Berufsgruppe gegen Mitte der 30er-Jahre des 20. Jahrhunderts, heute konsekutiver Bachelor- und Masterstudiengang an zahlreichen Universitäten, zusätzlich Promotionsstudiengänge (*doctoral education*) zur wissenschaftlichen Weiterqualifizierung. Ziel: Ausbildung von sprachtherapeutischer Handlungskompetenz für alle Institutionen des Sprachheilwesens. Einige Bundesstaaten in den USA fordern ein *teaching certificate* als Zusatzqualifikation für die Beschäftigung in Schulen.

Sprech- und Sprachstörungen als Kommunikationsstörungen Beeinflusst von der pragmatischen Wende in der Linguistik in den 70er-Jahren des 20. Jahrhunderts, fanden

Sprechapraxie (syn. Aphemie, Anarthrie, artikulatorische Apraxie, phonetische Desintegration): Eine Sprechstörung, die durch eine Beeinträchtigung neuronaler Funktionen der Planung und Programmierung von Sprechbewegungen zustande kommt. Patienten mit Sprechapraxie produzieren zahlreiche Artikulationsfehler und sind daher oft nur eingeschränkt verständlich, sie sprechen sehr unflüssig und mit großer Sprechanstrengung.

Ursachen Die Sprechapraxie tritt nach Läsionen im Bereich des vorderen perisylvischen Kortex der sprachdominanten Hemisphäre auf. Die häufigste Ursache sind Infarkte oder Blutungen der anterioren Äste der linken mittleren Hirnarterie. Es gibt auch Fallberichte von Sprechapraxie nach rechtshemisphärischen Infarkten, sowohl bei rechtshändigen („gekreuzte Sprechapraxie") als auch bei linkshändigen Patienten. Seltenere Ätiologien sind Schädel-Hirn-Traumen, zerebrale Tumoren oder progrediente kortikale Atrophiesyndrome.

Historisch ist das Syndrom der Sprechapraxie mit der →Broca-Region verknüpft, die Paul Broca als das Zentrum der Fähigkeit zur Kontrolle von Artikulationsbewegungen bezeichnet hatte. Diese Annahme wird auch durch neuere Untersuchungen mit funktionell-bildgebenden Verfahren gestützt. Andere in der Literatur diskutierte Läsionsorte sind der im unteren Anteil des Gyrus praecentralis gelegene motorische Gesichtskortex und das darunter liegende Marklager der linken Hemisphäre sowie der vordere Anteil der linken Inselrinde.

Pathomechanismus Die Sprechapraxie wird als eine Störung phonetischer Enkodierungsprozesse bzw. der Programmierung von Sprechbewegungen bei ansonsten erhaltener phonologischer Verarbeitung und unbeeinträchtigter motorischer Ausführung verstanden.

Symptome Patienten mit Sprechapraxie sprechen mühsam, unflüssig und mit vielen Artikulationsfehlern. Sie suchen oft deutlich sichtbar nach der artikulatorischen Position von Sprachlauten, bemerken ihre Fehler und korrigieren sich immer wieder, meist mit großer Sprechanstrengung. Sie produzieren neben →phonematischen Paraphasien auch artikulatorische Entstellungen, wie sie im Lautinventar des Deutschen sonst nicht zu finden sind, oder ungewöhnliche Lautübergänge. Diese Fehler sind nicht konstant beobachtbar, die Artikulation ist sehr variabel, vereinzelt können Wörter oder Phrasen sogar völlig fehlerfrei und flüssig ausgesprochen werden („störungsfreie Inseln"). In schweren Fällen oder in den ersten Tagen nach dem Schlaganfall können die Patienten aber auch völlig unfähig sein, mündliche Äußerungen hervorzubringen (→Mutismus). Sprechapraktische Patienten haben läsionsbedingt meist auch eine →Aphasie und häufig auch eine →bukkofaziale Apraxie.

Spontanverlauf und Prognose Patienten mit einer Sprechapraxie durchlaufen in den ersten Tagen nach dem Schlaganfall häufig eine Phase kompletter Unfähigkeit zu sprechen (→Mutismus). Im weiteren Verlauf zeigt sich, vermutlich in Abhängigkeit von der Größe der Läsion, eine Rückkehr der Fähigkeit zu willkürlicher Phonation und Artikulation. Bei Patienten, deren Hirnschädigung auf die Broca-Region beschränkt ist, kann eine nahezu komplette Restitution der Sprechfähigkeit eintreten. Die Bedingungen für das Auftreten schwerer persistierender Störungen sind nicht bekannt, aber vermutlich spielt das Ausmaß der subkortikalen Läsion und möglicherweise auch deren Ausdehnung in Bereiche des motorischen Gesichtskortex und der vorderen Insel eine Rolle.

Diagnostik In der Diagnostik der Sprechapraxie geht es darum, die Störung gegenüber aphasischen Problemen der Sprachproduktion und gegenüber den →Dysarthrien abzugrenzen, ihren Schweregrad zu bestimmen und das Störungsprofil zu analysieren, um daraus Ansätze für eine Übungsbehandlung abzuleiten. Ein wichtiges diagnostisches Instrument ist die Analyse der Sprachproduktion im freien Gespräch („Spontansprache"). Sie liefert Aufschluss über das Vorliegen phonetischer Entstellungen und phonematischer Paraphasien und zeigt die Symptome eines gestörten Redeflusses und sichtbaren Suchverhaltens an. Bei Patienten mit aphasischen Störungen kann die spontane Sprachproduktion allerdings ebenfalls stark reduziert und der Redefluss durch lexikalische oder syntaktische Probleme beeinträchtigt sein, was die Bewertung der Leitsymptome einer Sprechapraxie erschweren kann. Die Diagnostik behilft sich in diesen Fällen mit Nachsprechaufgaben auf Wortebene.

Therapie Die Übungsbehandlung der Sprechapraxie ist meist Bestandteil einer umfassenderen Aphasietherapie. Sie erlangt dabei Priorität, wenn die Schwere der Sprechstörung eine Behandlung der aphasischen Störungskomponenten behindert.

Es gibt verschiedene klinisch erprobte Ansätze, jedoch keine aussagekräftigen Wirksamkeitsstudien mit größeren Fallzahlen. Vereinzelt wurden in Einzelfall- und in kleineren Gruppenstudien Wirksamkeitsnachweise dokumentiert. Unter den bekannten Verfahren verfolgen die meisten einen expliziten didaktischen Lernansatz mit dem Ziel, eine bewusstere Kontrolle des Sprechbewegungsablaufs zu erreichen (z.B. durch graphische Schemata, durch taktile Reizung der Artikulatoren, durch apparatives Biofeedback etc.). Typischerweise wird mit diesen Verfahren an einzelnen Lauten und weniger an Bewegungssequenzen gearbeitet. Eine andere Klasse von Verfahren verfolgt dagegen eher den Ansatz, mit größeren sprachlichen Einheiten (z.B. auf der Ebene von Silben, Wörtern oder Phrasen) Artikulationsbewegungen zu trainieren, ohne einen expliziten Fokus auf den Bewegungsvorgang selbst zu legen. Dabei können zusätzlich noch rhythmische oder melodische Hilfestellungen zur Fazilitierung einer flüssigeren Artikulation eingesetzt werden. Schließlich beruht eine weitere Gruppe von Verfahren auf dem Prinzip, Artikulationsbewegungen durch taktile Stimulation anzubahnen oder die Bewegungen passiv zu führen.

Die verschiedenen Ansätze werden in der Praxis meist kombiniert. Sie können mit der Absicht eingesetzt werden, die Artikulationsfähigkeit generell zu verbessern, oder, in schwereren Fällen, um zumindest ein kleines Inventar individuell bedeutsamer, alltagsrelevanter Wörter zu trainieren (W.Z.).

neben sprachsystematischen und psycholinguistischen Perspektiven auf die gestörte Sprache nun auch sprachpragmatische Erkenntnisse Eingang in die Sprech- und Sprachpathologie. Sie resultierten in einer funktionalistischen Sprachbetrachtung mit einer Integration von Form, Inhalt und Gebrauch von Sprache sowie ihren individuellen und sozialen Bedingungen. Stimm-, Sprech-, Sprach-, Rede- und Schluckstörungen werden in der Folge als Kommunikationsstörungen interpretiert und behandelt.

Sprechanstrengung Sprechmotorische Schwierigkeit aufgrund einer Beeinträchtigung von Artikulation und Phonation und des Sprechrhythmus.

Sprechgeräte Um bei Verlust des Kehlkopfes und damit der tonproduzierenden Stimmlippen einen Ersatz zu schaffen, wurden seit der ersten apparativen Sprechhilfe des tschechischen Arztes Czermak (1859) eine Vielzahl mechanischer, elektromagnetischer und elektronischer Sprechgeräte entwickelt, von denen sich im deutschsprachigen Raum im Wesentlichen nur die Servox-Sprechhilfe durchgesetzt und hohe Auflagezahlen erreicht hat. Inzwischen vertreibt die Firma Servox AG das seit 1960 dreimal modifizierte akkubetriebene Gerät seit 2002 unter dem Namen Servox digital. Auf Tastendruck wird eine Magnetspule in Schwingungen versetzt und ein kleiner Stößel schlägt gegen die Hartmembran der aufgeschraubten Kappe. Durch Ansetzen des Gerätes an die Hals- oder Mundbodenweichteile werden die Vibrationen ins Ansatzrohr übertragen und durch präzise Artikulationsbewegungen zu Lauten geformt.

Die Geräte setzen beim Anwender eine schwingungsfähige, zumindest in der Größe der Hartmembran, glatte Auflagefläche im Hals- oder Wangenbereich, motorische Geschicklichkeit beim Ansetzen des Gerätes und Finden der optimalen Ansatzstelle sowie ein Gefühl für Sprechrhythmus und für eine situationsangepasste Lautstärke voraus. Eine fehlende vibrationsfähige Ansatzstelle, die erforderlich ist, um die Luftsäule im Ansatzrohr in Schwingungen zu versetzen, kann evtl. durch die Verwendung von Mundrohradapteraufsätzen kompensiert werden.

Sprechgeschwindigkeit Anzahl von Wörtern pro Minute (W/min): sehr langsam bei weniger als 50 W/min, langsam bei 50–90 W/min, normal bei mehr als 90 W/min (Pausen von 2 sek und länger sind nicht zu berücksichtigen).

Sprechleistungsstufen Systematische und hierarchisierte Stufenabfolge eines altersgerechten sprachstrukturellen Leistungsniveaus. Stufenfolgen gehen von „gemeinsamen Sprechen" über „Nachsprechen" und „Beantworten von Fragen" bis hin zum „normalen, emotional gefärbten Sprechen". Wurde von Stoll modifiziert und in der Stottertherapie eingesetzt.

Sprechmelodie →Prosodie

Sprechrate Pro Zeiteinheit (meist pro Minute) gemessene Anzahl der gesprochenen Silben einschließlich der Pausen; durchschnittliche Sprechrate im Deutschen, d.h. Anzahl der gesprochenen Silben in 1 Min.: 200–250 Silben.

Sprechstörung (engl. *Speech disorder*) Wird im anglo-amerikanischen Raum variabel als Oberbegriff für →Aussprachestörung, →Rhinolalie, →Dysarthrophonie, →Stottern, →Poltern und z.T auch →Stimmstörungen verwendet; am häufigsten jedoch gleichbedeutend mit dem Begriff Aussprachestörung. Im Deutschen eher nur ein im neurologischen Bereich gebräuchlicher Begriff (→Dysarthophonie).

Sprechtechnik Sammelbezeichnung für eine Reihe von direkten Verfahren in der Stottertherapie mit deren Hilfe es zu einer Reduktion des →Stotterns kommt. Als besonders effektiv hat sich die Veränderung folgender Paramenter beim Sprechvorgang erwiesen: Verlangsamung der Sprechgeschwindigkeit, Vokaldehnungen, weiche Stimmeinsätze bei Vokalen, sanfter Kontakt bei Konsonanten, Kontrolle der Atmung, Rhythmisierung des Sprechens, geringe Spannung bei der Phonation, Veränderung von Lautstärke und Tonhöhe. Ziel ist die Wiedererlangung der Kontrolle über den Sprechvorgang bzw. über die stotternden Anteile. →Fluency-Shaping-Ansatz, →Non-Avoidance-Ansatz, →Modifikation.

Sprechübungsbehandlung Aufbau einer flüssigen Sprechweise mittels →Sprechtechniken in der Therapie des →Stotterns.

Sprechunflüssigkeiten, entwicklungsbedingte →entwicklungsbedingte Sprechunflüssigkeiten, →Stottern.

Sprechunflüssigkeiten, physiologische Wird von einigen Autoren synonym für →entwicklungsbedingte Sprechunflüssigkeiten gebraucht. →Stottern

Sprechunflüssigkeiten →Stottern, →entwicklungsbedingte Sprechunflüssigkeiten.

Spurts Symptom des →Polterns: Unregelmäßige Erhöhung der Sprechgeschwindigkeit mit sehr raschen Sprechanfängen, die durch unrhythmische intra- und interverbale →Akzelerationen gekennzeichnet sind und oft in unverständlichem Murmeln auslaufen.

SSRI Abk. für engl. ***S**elective **S**erotonin **R**euptake **I**nhibitors*, selektive Serotonin-Wiederaufnahmehemmer. Spezielle Psychopharmaka-Gruppe zur medikamentösen Behandlung von Ängsten, Depressionen, Zwangsstörungen u.a.

Stabilisierung Phase der →Van Riper-Therapie zur Behandlung des →Stotterns.

Stammeln Veralt. Begriff für →Aussprachestörung.

Stammler-Prüfbogen Veraltetes, segmentorientiertes Diagnostikinstrument zur Erfassung kindlicher →Aussprachestörungen.

Literatur

Metzker, H. (1967): Stammler-Prüfbogen. Die Sprachheilarbeit, 3, 89–95.

Stapediusreflex Kontraktion des Steigbügelmuskels (musculus stapedius), die durch akustische Reize hoher Pegel ab etwa 80 dB (Sinustöne) ausgelöst werden kann. Dabei verläuft der polysynaptische Reflexbogen afferent über den Hörnerven zum Hirnstamm, wo die Umschaltung im Bereich des Olivenkomplexes auf die efferenten Fasern des →Gesichtsnerven (nervus facialis) erfolgt, die den Muskel ipsi- und contralateral innervieren. Die Reflexkontraktion führt über die am Steigbügel ansetzende Sehne zu einer Verlagerung der Steigbügelfussplatte und damit zu einer Versteifung des Trommelfell-Gehörknöchelchen-Systems, die eine Dämpfung bei tiefen und mittleren Frequenzen bis etwa 2 kHz bewirkt. Diese protektive Wirkung des Stapediusreflexes ist stammesgeschichtlich als Schutz vor hoher Schallbelastung durch die eigene Phonation bei höheren Wirbeltieren entstanden. Gegenüber Impulsschallbelastungen sowie hochfrequenter Lärmbelastung kann der Stapediusreflex jedoch nicht schützen. Die Kontraktion des Stapediusmuskels kann über →objektive Hörprüfungen (→Impedanzaudiometrie) erfasst werden. Dadurch kann eine grobe Abschätzung des Hörvermögens, die Objektivierung eines →Recruitments (Metz Recruitment) sowie die topodiagnostische Eingrenzung pathologischer Prozesse erfolgen. Da die Stapediusreflexe noch bei innenohrbedingten Hörverlusten von bis zu 60 dB auslösbar sind, ist ihr Einsatz im Rahmen eines →Neugeborenen-Hörscreenings ungeeignet.

Stapes (Steigbügel) Einer der drei Gehörknöchelchen des →Mittelohres.

Steinthal, Heymann (16.5.1823–19.3.1899) Der Sprachforscher Steinthal gilt als Mitbegründer der Völkerpsychologie. In seinen Arbeiten brachte Steinthal Philosophie und Psychologie zusammen. Er ist der Erste, der →Aphasie unter linguistischem Gesichtspunkt betrachtet, und er kritisiert stark die Einengung des medizinischen Blicks auf Sprache und Sprachstörung. Steinthal stellt als Alternative zum anatomischen Modelldenken ein psychologisches (= psycholinguistisches) Modell vor. In der linguistischen Beschreibung der aphasischen Symptome war Steinthal seinen medizinischen Kollegen weit voraus. Dies blieb aber bis ins 20. Jahrhundert leider unberücksichtigt.

Stereotypie (bei Aphasie) →Aphasiesymptome. Formstarre Floskeln, die mehrfach wiederkehren, aber meistens der Sprechsituation angemessen eingesetzt werden (z. B. „und so weiter", „meine Güte", „ach ja", „ach Gott", „Sie wissen schon, was ich meine").

Stereotypien Wiederkehrendes, nicht funktionales motorisches Verhalten. Motorische Manierismen wie komplexe Körperbewegungen oder Teilbewegungen wie Schlagen mit den Händen oder Fingerflattern. Auch exzessives und nicht funktionales Wiederholen von stereotypen Aktivitäten/Äußerungen/Vokalisationen, wie Spielen mit einem einzigen Objekt oder Teilobjekt/Wiederholen von Äußerungen/Vokalisationen.

Stiellappenplastik Technik zum Verschluss des harten und weichen Gaumens in einem Schritt (→Veau-Plastik).

Stimmabbruch Ungewollter Ausfall der Stimme mitten im laufenden Redefluss.

Stimmabsatz Stimmlicher Ausklang der Phonation. Pathologisch sind behauchte oder knarrende Stimmabsätze.

Stimmakustik →Akustische Stimmanalyse

Stimmanbahnung Therapeutischer Begriff zum Abbau bestehender Stimmlosigkeit bei Gehörlosigkeit, bei →psychogener Aphonie oder nach kehlkopfchirurgischen Eingriffen einschließlich Laryngektomie.

Stimmanpassung bei Transgendern Logopädische, medikamentöse oder phonochirurgische Behandlungsmaßnahmen zur Anbildung einer geschlechtskonformen Stimme im Rahmen eines Geschlechterwechsels.

Stimmansatz Beschreibung der Resonanzcharakteristik der Stimme in Bezug auf die überwiegende Zungenposition während des Sprechens oder Singens. Günstig ist ein vorderer Stimmansatz im Unterschied zum hinteren Stimmansatz mit Zungenrückverlagerung und Rachenraumverengung (Knödeln).

Stimmbelastbarkeit Begriff zur Beschreibung der Dauer, mit der die Stimme in üblicher oder in gesteigerter Stimmstärke verfügbar ist.

Stimmbelastung Begriff zur Beschreibung von Umständen und Gewohnheiten, die auf Dauer stimmschädigend wirksam werden können.

Stimmbruch →Mutation

Stimmdiagnostik →Dysphonie

Stimmdynamik Variationsbreite zwischen sehr leiser und sehr lauter Stimmgebung der Sprechstimme und Singstimme (→Phonetographie).

Stimmeinsatz Begriff zur Charakterisierung des Höreindrucks hinsichtlich der Art und Weise, wie die Stimmlippenschwingung aus dem laufenden Atemstrom initiiert wird. Als physiologisch gelten weiche Stimmeinsätze, als pathologisch gehauchte und harte Stimmeinsätze (*coup de glotte*).

Stimmeinsatz, weicher Element von →Sprechtechniken zur Spannungsreduktion beim Stottern und zur Erreichung eines weichen und fließenden Sprechens. →Stottern

Stimmentwicklung Für die Entwicklung der stimmlichen Leistungsfähigkeit spielen zum einen das Wachstum und die strukturellen Veränderungen der beteiligten anatomischen Strukturen, zum anderen aber auch

Sprechwissenschaft Sprache und sprachliches Handeln stehen im Mittelpunkt mehrerer Wissenschaftsgebiete; in die Reihe dieser Disziplinen ordnet sich die Sprechwissenschaft ein. Ihr zentraler Gegenstand ist die gesprochene Sprache. Neben der (muttersprachlichen) Sprechtätigkeit werden Aspekte der auditiven Wahrnehmung und Verarbeitung gesprochener Äußerungen, des Verstehens sowie ihrer Akzeptanz und Wirkung thematisiert.

Der Erkenntnisgewinn in der Sprechwissenschaft erfolgt vorwiegend empirisch. Auf der Grundlage von Analyseergebnissen sprechsprachlicher Kommunikationsereignisse – aber auch auf theoretisch-hermeneutischer Basis – entwickelt die Sprechwissenschaft Theorien zu Formen und Strukturierung von Kommunikationsereignissen, zu inhaltlichen und formalen Charakteristika gesprochener Äußerungen in konkreten Kommunikationssituationen sowie ihrer hörerseitigen Perzeption, Rezeption und Wirkung. Betont wird dabei der Prozesscharakter des Sprechens unter Berücksichtigung der „Situation/Situativität der beteiligten Menschen" (Neuber et al. 2003, 19).

Zwischen dem Gewinn wissenschaftlicher Erkenntnisse über das Sprechen (und Hören) und deren Didaktisierung besteht eine enge Verbindung: Als anwendungsorientierte Disziplin strebt die Sprechwissenschaft nicht nur nach Informationen über den Sprechprozess, sondern nach lehrbaren Erkenntnissen zur Vermittlung sprecherischer Kommunikationskompetenzen.

> Menschen sollen in die Lage versetzt werden, entsprechend ihrer kommunikativen Absicht und im Hinblick auf Kommunikationspartner und -situation angemessen, verständlich, wirksam und kooperativ zu kommunizieren (Sprecherziehung).

Die Erfordernisse der Anwendungsfelder wirken hierbei als Motor, diese Desiderate regen neue Forschungen an.

Historischer Abriss Die Sprechwissenschaft (früher: Sprechkunde) ist eine relativ junge Wissenschaft. Erste sprechkundliche Lektorate entstanden nach 1900 in Berlin, Leipzig, Halle, Bonn und Königsberg. Die praktische Arbeit an diesen Lehrstätten war zunächst insbesondere der sprecherischen Ausbildung zukünftiger Lehrer gewidmet, die Lehrveranstaltungen bezogen sich auf Stimm- und Artikulationsschulung sowie Vortragskunst. Doch schon in der ersten Hälfte des 20. Jahrhunderts kam es zu einer Diversifizierung der bestehenden Anwendungsfelder und zur Einführung neuer fachlicher Inhalte. In der zweiten Hälfte des vergangenen Jahrhunderts setzte sich dieser Prozess fort und führte zur Etablierung von vier miteinander im Zusammenhang stehenden Teilgebieten der Sprechwissenschaft: der Stimm- und Sprachheilkunde (Gebiet Sprach-, Sprech- und Stimmstörungen, Schluckstörungen und CI), der Phonetik und Phonologie, der Sprechkünstlerischen Kommunikation und der Rhetorik. Die deutsche Teilung zeitigte eine Differenzierung der Schwerpunkte einzelner Lehrstätten und hatte insgesamt zur Folge, dass in der Bundesrepublik Deutschland das Teilgebiet der Rhetorik stark akzentuiert wurde. Neben ihm spielten die anderen Teilgebiete, vor allem das der Sprach-, Sprech- und Stimmstörungen, eine untergeordnete Rolle. In der DDR wurden die Bereiche im Rahmen des an der Universität Halle eingerichteten Diplomstudiengangs Sprechwissenschaft (zudem Studiengänge Magisterhauptfach und -nebenfach, ab 2006 *Bachelor of Arts* und im zeitlichen Anschluss *Master of Arts*) als gleichberechtigte und einander durchdringende Lehr- und Forschungsdomänen angesehen.

Aufgrund der Differenzierung des Einsatzes von Diplom-Sprachheilpädagogen (vorwiegend pädagogischer Bereich sowie Einsatz in Sonderpädagogischen Beratungsstellen für Sprach- und Stimmgestörte) und Diplom-Sprechwissenschaftlern (als klinische Sprechwissenschaftler bzw. Fachsprechwissenschaftler der Medizin vorwiegend im klinischen Bereich in sog. Bezirkskrankenhäusern sowie Phoniatrischen Abteilungen der Universitätsklinika) in der DDR war die Stimm- und Sprachtherapie in Kliniken seit jeher ein wichtiges berufliches Einsatzfeld von Sprechwissenschaftlern. Dabei reicht die Entwicklung der Klinischen Sprechwissenschaft als modernes Lehr- und Forschungsgebiet bereits bis in die Anfänge der sprechwissenschaftlichen Fachentwicklung zurück (R. Wittsack, ab 1919: Beratungsstelle für Sprechhemmungen; H. Krech, ab 1952: „Kombiniert-psychologische Übungstherapie", „Entspannungstraining", Arbeiten zur Sigmatismustherapie). Lehre und Forschung erstrecken sich heute auf den gesamten Bereich der Sprech-, Sprech-, Stimm- und Schluckstörungen sowie Hörtraining/Hörtherapie nach Einsatz eines Cochlea-Implantats. Klinisch-sprechwissenschaftliche Forschungsarbeiten überschreiten ausgehend vom Gebiet der Kommunikationsstörungen (auditive und akustische Stimmforschung, Prosodie, Stimme und Sprache im Grenzbereich zwischen Norm und Störung) die intra- und interdisziplinären Grenzen. Die Klinische Sprechwissenschaft profitiert dabei von der Anbindung an die anderen Teilgebiete des Fachs, dabei sind die Beziehungen zur physiologischen, normativen und kontrastiven Phonetik besonders eng, aber auch die zur Rhetorik und Sprechkunst.

Interdisziplinarität des Fachgebietes Da Interdisziplinarität in einem Fach an der Schnittstelle mehrerer Wissenschaftsgebiete ein Grundprinzip ist, werden fruchtbare Kooperationsbeziehungen zu allen anderen therapeutischen Berufsgruppen angestrebt, ebenso zu Medizinern, Linguisten, Psychologen und Pädagogen. Arbeitsgrundsätze der Klinischen Sprechwissenschaft sind die Verbindung zwischen praktischer klinischer Tätigkeit, Lehre und Forschung, Wissenschaftlichkeit der Lehre, die therapeutische Qualitätssicherung und Sicherung nachhaltiger Behandlungserfolge, Evaluation der Therapiemethoden, ganzheitliches Vorgehen (vgl. Anders und Stock 1998) (L.C.A. & S.V.-Z.).

Literatur

Neuber, B., et al. (2003): Gedanken über den Gegenstand der Sprechwissenschaft. In: Krech, E.-M., Stock, E. (Hrsg.): Gegenstandsauffassung und aktuelle phonetische Forschungen der Halleschen Sprechwissenschaft (11–22). Hallesche Schriften zur Sprechwissenschaft und Phonetik, Band 10. Frankfurt a.M.

Anders, L.Ch. & Stock, E. (1998): Sprechwissenschaftliche Grundpositionen zu Diagnose und Übungstherapie von Sprach-, Sprech- und Stimmstörungen. Sprache – Stimme – Gehör 22, 176–179.

die wachsende Übung des Kindes mit den beteiligten Organen eine Rolle. Der Säuglingsschrei bewegt sich um 440 Hz. Schon nach 4 bis 6 Wochen übernimmt das Schreien eine deutliche kommunikative Funktion, für die Umgebung des Kindes ist erkennbar, ob das Kind Wohlbehagen, Langeweile oder eine Bedrohung ausdrücken möchte.

Die Stimmlippen nehmen in der Länge und im Querschnitt zu, so dass die →mittlere Sprechstimmlage, also die Frequenz, um die sich die Sprechstimme üblicherweise bewegt, in den ersten zehn Lebensjahren um etwa eine Oktave sinkt. Der physiologische Tonhöhenumfang (→Stimmumfang), also alle Tonhöhen, die der Singende in irgend einer Weise erzeugen kann, nimmt über die Kindheit nur wenig zu. Die Tonhöhen, die beim Singen gezielt erreicht werden können und musikalisch verwertbar sind, sind hochgradig erfahrungsabhängig. Dieser musikalische Tonhöhenumfang oder Stimmumfang wächst mit dem Alter und der Erfahrung von wenigen Halbtönen auf 2 bis 3 Oktaven im Erwachsenenalter.

In der Pubertät kommt es bei beiden Geschlechtern unter hormonellen Einflüssen zum →Stimmwechsel (→Mutation). Die Mutation tritt heute früher ein als noch vor einigen Jahrzehnten, meist zwischen dem 12. und 15. Lebensjahr. Bei Mädchen tritt der Stimmwechsel in engem zeitlichen Zusammenhang zur Menarche ein, wird aber meist nicht bemerkt, weil die Stimme im Mittel nur um eine kleine Terz absinkt. Demgegenüber sinkt beim Jungen die Stimme durch den Stimmwechsel um etwa eine Oktave ab. Bei etwa 20 % der Jungen gelingt eine Zeit lang die Kontrolle über die Sprechstimme nur schlecht, so dass diese ständig zwischen hoher und tiefer Stimmlage schwankt, der Junge befindet sich im → Stimmbruch. Während der Mutation zeigt sich zuweilen bei der Kehlkopfuntersuchung ein so genanntes →Mutationsdreieck, eine dreieckige Stimmritzenöffnung im Stellknorpelbereich.

Vor dem Stimmwechsel gehören alle Kinder den →Stimmgattungen Sopran oder Alt an, nach dem Stimmwechsel die jungen Männer dem Tenor oder Bass.

Bei →Mutationsstimmstörungen muss immer zunächst untersucht werden, ob sie organisch bedingt sind, vor allem durch einen Testosteron- oder Wachstumshormonmangel.

Häufiger ist aber eine normale organische Entwicklung mit ausreichendem Kehlkopfwachstum, die Stimmstörung ist funktionell bedingt. Unvollständige oder prolongierte Mutationsverläufe werden oft erst nach Jahren durch eine reduzierte stimmliche Belastbarkeit auffällig.

Stimmermüdung Begriff zur Beschreibung des Zustandes, in dem die Stimme nicht mehr in voller Stimmstärke und/oder in üblicher Dauer zur Verfügung steht. Die pathologische, d.h. vorzeitige Stimmermüdung ist ein typisches Symptom verschiedener Formen von Dysphonien. Eine besondere Bedeutung hat die Stimmermüdung bei bestimmten neurologischen Erkrankungen wie z.B. bei M. Parkinson.

Stimmfeld und Stimmfeldmessung →Phonetographie

Stimmgabeltests Gehören zu den →klassischen Hörprüfungen und werden als orientierende →Hörprüfungen zur Abgrenzung von →Schallleitungs- und →Schallempfindungsschwerhörigkeiten eingesetzt. Die Frequenz der Stimmgabel liegt i.d.R. bei 440 Hz und damit unterhalb der Eigenfrequenz des Mittelohres. Beim →Weber-Test wird ein binauraler Lautheitsvergleich der Knochenleitung vorgenommen. Beim →Rinne-Versuch erfolgt ein monauraler Lautheitsvergleich über Luft- und Knochenleitung. Der Stimmgabelversuch nach Gellé dient dem Nachweis einer Fixation der Gehörknöchelchenkette (→Otosklerose).

Stimmgattung Musikalische Klassifikation der Singstimme. Frauen: Sopran, Mezzosopran, Alt; Männer: Bass, Bariton, Tenor, Countertenor.

Stimmgebung Erzeugung des Stimmklanges.

Stimmklang Entsteht durch das Zusammenspiel der Primärschallerzeugung durch die Stimmlippenschwingungen und der Klanggestaltung im angrenzenden Ansatzrohr; vgl. auch →Stimmklangveränderung und den Abschnitt zur Stimmdiagnostik im Hauptbeitrag.

Stimmklangveränderung Veränderungen des akustischen Eindrucks der Stimme werden durch Eigenschaften wie →Heiserkeit, Rauigkeit, Belegtheit, Behauchtheit, Diplophonie etc. beschrieben.

Stimmlage Begriff zur Unterscheidung tiefer, mittlerer und hoher Tonhöhen (Grundfrequenzen) der Stimme.

Stimmlippe Kehlkopfstruktur, mit der die Stimme primär erzeugt wird. Neben dem Stimmband (Ligamentum vocalis) besteht die Stimmlippe i.W. aus dem Stimmlippenmuskel (Musculus vocalis), dem Reinkeschen Raum und dem Schleimhautüberzug (Mucosa).

Stimmlippenbewegungsstörung Durch Erkrankungen des Arygelenkes oder durch Lähmungen der Stimmlippennerven verursachte Einschränkungen der Öffnungs- und/oder Verschlussbewegungen der Stimmlippen. Bei daraus resultierender Glottisinsuffizienz und Einschränkungen des Schwingungsverhaltens der Stimmlippen tritt eine →Dysphonie auf.

Stimmlippendecortikation Entfernung der Stimmlippenschleimhaut unter Erhalt des Stimmlippenmuskels bei hyperplastischen Formen der →Laryngitis, bei Stimmlippenleukoplakie oder zur differenzialdiagnostischen feingeweblichen Untersuchung. →Organische Dysphonie, →Phonochirurgie.

Stimmlippenkarzinom →Larynxkarzinom

Stimmlippenknötchen →Sängerknötchen

Stimmlippenlähmung →Stimmlippenparese

Stimmlippenparese Bewegungsstörung einer oder beider Stimmlippen infolge von Läsionen im Bereich der Kehlkopfnerven N. laryngeus inferior (N. recurrens) oder des N. vagus. (→Hauptbeitrag Dysphonie bei Stimmlippenparese).

Stimmlippenpolyp Basig aufsitzende oder gestielte exophytische Stimmlippenveränderung. Nach aktueller Auffassung überwiegend gutartige Neubildung, die unabhängig von bestimmten Stimmgewohnheiten auftritt.

Stimmlippenschwingung Primärfunktion des Kehlkopfes als Tongenerator im Prozess der Stimmerzeugung. Jeder Form der Heiserkeit liegt ein pathologisches Schwingungsverhalten der Stimmlippen zugrunde. Die Stimmlippenschwingungen können visuell über die Stroboskopie und Hochgeschwindigkeitskameraaufzeichnung analysiert werden, elektroakustisch werden sie im Rahmen der Periodizitätsanalyse und der Heiserkeitsanalyse erfasst.

Stimmlippenstellung **1.** Öffnungsstellung (Abduktionsstellung) bei Respiration, **2.** Verschlussstellung (Adduktionsstellung) bei Stimmgebung.

Stimmlippenstripping Entfernung eines →Reinke-Ödems unter Erhalt der Stimmlippenschleimhaut. →Phonochirurgie

stimmlos aphon

Stimmlosigkeit →Aphonie

Stimmorgan Im Unterschied zum Organbegriff in der Pathologie erweiterter Rahmenbegriff sämtlicher an der Stimmerzeugung beteiligter Funktionseinheiten wie Halteapparat, Lunge, Atemmuskulatur, Kehlkopf, Vokaltrakt sowie der bei Stimmgebung beteiligten psychischen, emotionalen und kognitiven Funktionsbereiche.

Stimmprothese Syn. für →Shuntventil

Stimmqualität Klangqualität der Stimme

Stimmregister Den →Kehlkopfregistern zugeordnete Resonanzregister der Stimme. Man unterscheidet meistens Brustregister und Kopfregister sowie das über dem Kopfregister gelegene Pfeifregister.

Stimmrehabilitation Komplexe Maßnahmen zur Wiederherstellung der Stimmfunktion bei chronischen Stimmerkrankungen, nach Stimmlippenlähmungen, Kehlkopfverletzungen, Langzeitintubationen oder nach kehlkopfchirurgischen Interventionen.

Stimmritze →Glottis

Stimmritzenöffner Musculus cricoarytaenoideus posterior (Posticus)

Stimmritzenschließer Alle inneren Kehlkopfmuskeln mit Ausnahme des Musculus cricoarytaenoideus posterior.

Stimmritzenspanner Musculus cricothyreoideus

Stimmruhe Therapeutisches Schweigen zur Stimmschonung.

Stimmschwäche →Phonasthenie

Stimmstärke phonatorische Lautstärke

Stimmstörung →Dysphonie

Stimmtheorien Konzepte zur Beschreibung der physiologischen Stimmerzeugung. Die bekanntesten Theorien sind die myoelastisch-aerodynamische Theorie nach Ewald, Tonndorf und van den Berg und die inzwischen widerlegte neurochronaxische Theorie nach Husson.

Stimmtherapie →Dysphonie

Stimmtremor →Tremor

Stimmumfang Freqeunzumfang von der tiefsten bis zur höchsten verfügbaren Grundfrequenz der Stimme.

Stimmverstärker Technisches Hilfsmittel bei →Phonasthenie.

Stimmwechsel →Mutation

Stimmzittern →Tremor

Störschallbefreiung Leistung der →zentralen Hörbahn, Störschall aufgrund →binauraler Interaktion zu unterdrücken und damit den Nutzschall (Sprache) deutlicher hervorzuheben. Diese Leistungen des binauralen Hörsystems können durch →subjektive Hörprüfungen erfasst werden, die auch im Rahmen der Diagnose der zentral auditiven Verarbeitungs- und Wahrnehmungsstörungen einsetzbar sind. Dazu zählen die Messung der BMLD (*Binaural Masking Level Difference*), der ILD (*Intelligibility Level Difference*) sowie der BILD Test (*Binaural Intelligibility Level Difference*). Eine gewisse Störschallbefreiung kann auch in modernen mehrkanaligen Hörsystemen (→Hörgeräte, →Cochlea-Implantate) zur Verbesserung der Sprachverständlichkeit im Störschall durch Signalvorverarbeitungsstrategien erreicht werden.

Störungsbewusstsein Beim Stottern Teil der →Sekundärsymptomatik, zeigt sich schon bei Kindern. →Myofunktionelle Störungen, →Stottern, Verbale Dyspraxie, →Poltern.

Störungsspezifische Therapie Therapieform, die auf die zugrunde liegenden Störungsebenen im →Sprachverarbeitungsprozess abzielt (→psycholinguistische Sichtweise von z. B. Aussprachestörungen und Sprachentwicklungsstörungen).

Störungsspezifische Übungstherapie →Linguistisch orientierte Aphasietherapie, →Aphasietherapie.

Als Standard für die störungsspezifische Therapie gilt die symptomrelevante exemplarische Auswahl von Übungsmaterialien und Übungsformen. Dabei sind sowohl die linguistischen Komponenten (Phonologie, Semantik, Morphologie, Syntax) und Strukturen (z. B. Wort- und Satzmorphologie, Satzkomplexität) als auch die verschiedenen Ebenen (Laut, Silbe, Morphem, Wort, Phrase, Satz, Text) sowie die unterschiedlichen Modalitäten (Verstehen, Nachsprechen, Benennen, Lesen und Schreiben) zu beachten. Je nach methodischem Ansatz werden die

Störungen der Schriftsprache Die UNESCO definiert einen alphabetisierten Menschen als eine Person, „die das Wissen und die Fähigkeit in Lesen und Schreiben erlangt hat, die sie in die Lage versetzen, gleichberechtigt an den gesellschaftlichen Aktivitäten ihres Kulturkreises teilnehmen zu können". Die Schriftsprache ermöglicht eine zeitversetzte Kommunikation, die wörtliche Fixierung von Gedanken, eine Allgemein- und Spezialbildung sowie eine qualifizierte berufliche Tätigkeit.

In industrialisierten Ländern gelten diejenigen, die erhebliche Schwierigkeiten beim Lesen und Schreiben aufweisen, als behindert. So müssen in der Bundesrepublik Deutschland schwere Legastheniker als behindert eingestuft werden. Bei erworbenen Lese- und Schreibstörungen, die zum Beispiel nach einer Hirnschädigung im Rahmen einer →Aphasie auftreten, kann, je nach Schweregrad, eine Minderung der Erwerbsfähigkeit bzw. ein Grad der →Behinderung zwischen 30–100 (v.H.) angesetzt werden.

Formen Die Störungen der Schriftsprache können in zwei verschiedenen Formen unterschieden werden: →Entwicklungsstörungen während des →Schriftspracherwerbs und Störungen der Schriftsprache nach erworbener →Hirnschädigung. Die Entwicklungsstörungen sind zunächst während der Schulzeit manifest, können sich aber verfestigen und im Erwachsenenalter als chronifizierte Lese-Rechtschreibschwäche persistieren. Die erworbenen Störungen dagegen treten vorwiegend im Erwachsenenalter nach Abschluss des Erwerbsprozesses auf.

Nur in seltenen Fällen kommt es zu kombinierten Formen, nämlich dann, wenn während des Erwerbsprozesses eine Hirnschädigung stattfindet oder jemand mit einer chronifizierten Lese-Rechtschreibschwäche eine Hirnschädigung erleidet, die die Schriftsprache zusätzlich beeinträchtigt.

Bei den Entwicklungsstörungen muss zwischen einer spezifischen Form und einer unspezifischen Form unterschieden werden. Die spezifische Form tritt als relativ eigenständige Störung bei ausreichend →intellektuellen Fähigheiten auf, die unspezifische Form ist als Folge einer allgemeinen Lernbehinderung oder einer geistigen Behinderung zu verstehen. Für die spezifische Form der Schriftspracherwerbsstörung gibt es in Deutschland verschiedene Begriffe. Während kultusministeriell zwischen einer Legasthenie und einer Lese-Rechtschreibschwäche unterschieden wird, verwendet die Wissenschaft oft die international üblichen Begriffe Entwicklungsdyslexie und Entwicklungsdysgraphie. Bei den erworbenen Störungen werden parallel die Begriffe Alexie und Dyslexie für die Lesestörung und die Begriffe Agraphie und Dysgraphie für die Schreibstörung verwendet.

Vorkommen Die Prävalenz der Entwicklungsdyslexie und -dysgraphie beträgt in den westlichen Industrieländern ca. 4 %. Diese Zahl enthält nicht die Kinder, die nach der Einschulung vorübergehend Schwächen beim Erlernen von Lesen und Schreiben im Sinne einer Verzögerung zeigen, sondern betrifft die Kinder, die in diesem Bereich nachhaltige Probleme zeigen.

Die erworbenen Störungen der Schriftsprache, die Alexie und die Agraphie, treten in der Regel im Rahmen einer zentralen Sprachstörung, einer →Aphasie, auf. Die Anzahl der Aphasiker beträgt in der Bundesrepublik Deutschland ca. 400.000. Die Anzahl der Neuerkrankungen beläuft sich auf jährlich 80.000.

Entwicklungsdyslexie und -dysgraphie Das Erscheinungsbild der Störungen des Schriftspracherwerbs ist uneinheitlich:

- Die überwiegende Mehrzahl der Kinder hat erhebliche Probleme beim Erwerb einer segmentalen Strategie. Darunter ist die Fähigkeit zu verstehen, die Buchstaben eines Wortes sukzessive in →Phoneme zu übersetzen und diese Laute anschließend so durch eine Synthese zusammenzufügen, dass ein phonetisch erkennbares und vertrautes Wort entsteht.
- Bei manchen Kindern ist dagegen eine defizitäre Entwicklung der ganzheitlichen semantisch-lexikalischen Strategie feststellbar. Letzteres bedeutet, dass diese Kinder trotz einer häufigen Konfrontation mit einer visuellen Wortform nicht oder nur mangelhaft in der Lage sind, sich diese nachhaltig einzuprägen und somit eine schnelle Verbindung zur entsprechenden phonologischen Form aufzubauen.

Solche pathologische Entwicklungen sind – in deutlich abgeschwächter Form – auch bei

Kindern mit einer verzögerten Entwicklung der Schriftsprache feststellbar. Eine divergente Entwicklung von Lesestrategien ist bis zu einem gewissen Maße auch physiologisch. Die angelsächsische Literatur teilt die Kinder bezüglich der Lesefertigkeiten deshalb in zwei Gruppen ein: diejenigen, die eine phonologisch-sequenzielle Strategie bevorzugen, sind die Phoenizier (die das Alphabet erfanden), während die Kinder, die eine ganzheitliche Strategie bevorzugen, die Chinesen sind (die eine logographische Schrift haben).

Während Kinder mit einer Verzögerung des Schriftspracherwerbs bei entsprechend intensiver Förderung oft den anfänglichen Nachteil ausgleichen, bleiben bei einem Teil der Kinder mit Entwicklungsdyslexie und -dysgraphie persistierende Defizite bestehen, die sich in nicht wenigen Fällen nach Beendigung der Schulpflicht allmählich zu einem funktionalen →Analphabetismus wandeln.

Eine einheitliche Ursache ist unwahrscheinlich. Zum einen ist eine →genetische Prädisposition bekannt, zum anderen ist bei etwa der Hälfte der Kinder im Vorschulalter bzw. auch noch zum Zeitpunkt der Einschulung eine Sprachentwicklungsstörung manifest, die nachweislich den Erwerb der Schriftsprache behindert. Bei einer überaus großen Zahl von Kindern lassen sich Probleme bei der Entwicklung der phonologischen Bewusstheit nachweisen.

Letztere impliziert die Fähigkeit, von der Bedeutung eines Wortes abstrahieren und über die Formkennzeichen reflektieren zu können. Diese Fähigkeit ist die Voraussetzung für die Durchführung segmental-phonologischer Operationen und entwickelt sich in den beiden letzten Jahren vor der Einschulung. Der Lese- und Schreibunterricht in der Grundschule baut direkt auf diese Vorläuferfähigkeiten auf.

Das für das letzte Kindergartenjahr entwickelte Screeningverfahren BISC ermöglicht es, Risikokinder aufzuspüren. Ein weiteres Problem, das sich bei vielen Kindern mit einem verzögerten bzw. gestörten Schriftspracherwerb feststellen lässt, ist eine defizitäre Entwicklung des verbalen →Arbeitsgedächtnisses. Die Frage, in welchem kausalen Zusammenhang die Entwicklungsdyslexie und -dysgraphie mit einer spezifischen Sprachentwicklungsstörung einerseits und mit einer gestörten phonologischen Bewusstheit bzw. einem defizitären Arbeitsgedächtnis andererseits stehen, ist zur Zeit Gegenstand intensiver Forschung. Eindeutige Ergebnisse könnten wegweisend für die Entwicklung therapeutischer Ansätze und einer gezielten Frühförderung sein.

Alexie und Agraphie Patienten, die im Versorgungsbereich der →Arteria cerebri media der linken →Hemisphäre einen →Infarkt oder eine sonstige Verletzung erleiden, haben als Folgezustand in den meisten Fällen eine Aphasie. Die aphasische Sprachstörung impliziert fast immer eine erworbene Störung der Schriftsprache, die schweregradmäßig oft stärker ausgeprägt ist als die Störung beim Produzieren und Verstehen von Lautsprache. Die erworbene Lesestörung wird als Alexie bezeichnet, die erworbene Schreibstörung als Agraphie. Alektische und agraphische Störungen können aber auch ohne Störung der Lautsprache auftreten und zwar als isolierte Alexie bzw. Agraphie oder als kombinierte Alexie und Agraphie.

Die Phänomenologie der erworbenen Störungen der Schriftsprache ist äußerst vielfältig. Eine Grobunterscheidung erfolgt zwischen zentralen und peripheren Alexien bzw. Agraphien. Die zentralen Störungen beziehen sich auf eine Störung der kognitiven Module und Routen, die Lesen und Schreiben ermöglichen, die peripheren Störungen auf die perzeptiven und exekutiven Komponenten des Lese- und Schreibprozesses.

Seit den 80er-Jahren des vergangenen Jahrhunderts stellt die kognitive →Neuropsychologie ein Modell der Verarbeitung und Produktion von Sprache bereit, das so genannte Logogen-Modell, das insbesondere die physiologischen und pathologischen Prozesse beim Lesen und Schreiben abzubilden vermag. Dieses Modell enthält drei verschiedene Lese- bzw. Schreibrouten: eine nicht-lexikalische segmentale Route, die die Graphem-Phonem-Konvertierung (GPK) bzw. die Phonem-Graphem-Konvertierung (PGK) benutzt, und zwei lexikalische Routen. Bei letzteren wird unterschieden zwischen einer semantisch-lexikalischen Route, die die Verwendung des semantischen Systems impliziert, und einer direkten lexikalische Route, bei der das →semantische System umgangen wird. Auf der Basis dieses Modells wurde eine modellorientierte Testbatterie entwickelt (→LeMo), mit der Patienten hypothesengeleitet untersucht werden können. Mittels dieses Verfahrens können die den Symptomen zugrunde liegenden Störungsursachen beim Lese- und Schreibprozess aufgedeckt werden, was zu entsprechend spezifischen Therapiemaßnahmen führt. Darüber hinaus können auch Interferenzen mit der begleitenden Aphasie hergestellt werden, vor allem wenn Störungen des semantischen Systems beteiligt sind. Auf der Grundlage dieses Modells lässt sich eine Taxonomie der Störungsbilder ableiten, die jedoch nicht immer mit den Erscheinungsbildern im klinischen Alltag deckungsgleich ist. Modellbezogen können diese Alexie- bzw. Agraphiesyndrome zunächst in Störungen der einzelheitlichen phonologisch-segmentalen Strategie und in Störungen der ganzheitlichen semantisch-lexikalischen Strategie unterschieden werden.

Alexie Bei ausgedehnten →Mediainfarkten der linken Hemisphäre findet sich oft eine Globale Alexie. Die Patienten zeigen dabei ein invariables Nullprofil in allen Untersuchungsverfahren. Sämtliche Leserouten sind schwer gestört und es stehen dem Patienten keine Kompensationsmöglichkeiten zur Verfügung. Residuale Leistungen sind, wenn überhaupt, nur minimal vorhanden und beschränken sich auf die sinnverstehende Erkennung von kurzen, gebrauchshäufigen Nomina.

Patienten mit einer Störung der nicht-lexikalischen GPK-Route haben eine phonologische Alexie oder eine Tiefenalexie. Bei einer phonologischen Alexie sind die beiden lexikalischen Routen (semantisch und asemantisch) erhalten, weshalb die Patienten lediglich beim Lesen von Nicht-Wörtern beeinträchtigt sind. Bei der Tiefenalexie, die häufiger vorkommt als die phonologische Alexie, liegt zusätzlich eine Störung der direkten asemantischen lexikalischen Route vor, weshalb die Patienten ausschließlich über die direkte semantische Route lesen müssen, was in vielen Fällen zu semantischen Paralexien führt. Konkrete, bildhafte Nomina werden besser gelesen als abstrakte nicht-bildhafte Inhaltswörter. Adjektive werden besser gelesen als Verben und Inhaltswörter insgesamt besser als Funktionswörter. Die letztgenannte Kategorie führt oft zu Nullreaktionen, weil diese Wörter kaum eigenständige semantische Merkmale haben. Bei den Inhaltswörtern kommt es oft zu semantischen Paralexien. Diese Störungen sind wegen der defizitären GPK-Route meistens nicht kompensierbar. Die Patienten versuchen das Gelesene mittels einer Schlüsselwortstrategie zu verstehen.

Eine realtiv große Anzahl von Patienten mit erworbenen Lesestörungen zeigt Defizite bei den beiden lexikalischen Leserouten. Diese Störung bezeichnet man als Oberflächenalexie. Dabei liegt sowohl eine Störung der visuellen Worterkennung vor, weshalb nicht mehr ganzheitlich verarbeitet werden kann, und eine Störung der semantischen Komponente. Die Patienten sind deshalb in erster Linie auf eine kompensatorische Anwendung der nicht-direkten GPK-Route angewiesen. Manche Patienten können aber auch Schwächen bei der Konvertierung der Buchstaben zeigen, was zu phonematischen Paralexien führt. Dies macht sich besonders bei längeren Wörtern bemerkbar. Bei orthographisch unregelmäßigen Wörtern kommen häufig Regularisierungsfehler vor. Die Patienten mit einer Oberflächenalexie neigen überwiegend nicht zu einer reaktiven Reduktion der Lesegeschwindigkeit, was die Fehlerhäufigkeit ebenfalls negativ beeinflusst. Das Lesesinnverständnis ist in den meisten Fällen deutlich bis schwer beeinträchtigt.

Störungen auf einer frühen Ebene der Informationsverarbeitung treten bei Patienten auf, die eine linkshemisphärische Schädigung des →Occipitallappens haben. Eine solche ‚periphere' Alexie, die Wortformalexie, imponiert durch die Unfähigkeit der Patienten, visuelle Wortformen ganzheitlich zu verarbeiten. Sie sind nicht in der Lage, die vorhandenen Buchstaben simultan-parallel zu verarbeiten und müssen in der Folge die Wörter buchstabierend lesen. Die in Phoneme konvertierten Grapheme müssen im Arbeitsspeicher zu einer Synthese und damit zu einer kohärenten Lautform finden. Erst dann können die Patienten das gesehene Wort verstehen. Die Lesegeschwindigkeit ist entsprechend reduziert und besonders längere Wörter gelingen oft nicht. Auch wenn das Lesesinnverständnis für einzelne Wörter erhalten ist, leidet das Textverständnis durch die Überbelastung der Ressourcenallokation.

Patienten mit einer rechtshemisphärischen Schädigung im Mediastromgebiet können ebenfalls eine periphere Lesestörung erleiden, nämlich eine Neglectdyslexie. Die Störung steht in Zusammenhang mit einem visuellen Hemineglect, bei dem die Patienten die kontraläsionale linke Raumhälfte vernachlässigen. Die meisten dieser Patienten vernachlässigen ebenfalls den kontraläsionalen Teil wahrgenommener Objekte, was dazu führt, dass sie z.B. in einer Zeile erst ab der Mitte oder sogar noch weiter nach rechts lesen. Auch einzelne Wörter werden bei schwerbetroffenen Patienten ‚halbiert'. Durch die unvollständige Verarbeitung von Sätzen und Texten ist das Lesesinnverständnis schwerst beeinträchtigt.

Agraphie In den allermeisten Fällen erleiden Patienten mit einer Aphasie zugleich auch eine mehr oder weniger schwere Störung der Schreibfähigkeit. Diese Agraphie ist meistens schwerer ausgeprägt als die Störungen in den anderen →Modalitäten. Erschwerend kommt noch hinzu, dass viele dieser Patienten durch eine rechtsseitige →Hemiparese eine Funktionsstörung der Schreibhand haben. Auch gibt es oft einen deutlichen Zusammenhang zwischen dem Schweregrad der Agraphie und der prämorbiden Frequenz schriftsprachlicher Produktion.

Die schwerste Form der Agraphie ist die Globale Agraphie, bei der sämtliche Routen des Schreibprozesses betroffen sind. Erhalten sind dann u.U. nur noch hochautomatisierte Wörter, wie der Vor- und Familienname. Beim Versuch, weitere Wörter zu schreiben, kommt es oft zu Perseverationen.

Bei einer Störung der nicht-lexikalischen Strategie, die oft mit einer gleichzeitigen Beeinträchtigung der direkten asemantischen lexikalischen Route einhergeht, zeigen die Patienten das Bild einer Tiefenagraphie, auch wortkategorielle Agraphie genannt. Diese Patienten schreiben konkret, bildhafte Nomina noch relativ gut, andere Inhaltswörter aber bedeutend schlechter. Es kommt zu semantischen Paragraphien und zu graphematischen Paragraphien, bei den Funktionswörtern meistens zu Nullreaktionen. Kompensatorische Versuche, ein Wort über die PGK-Strategie zu schreiben, misslingen meistens, weil die Lautform nicht segmentiert werden kann.

Die aus Einzelfallstudien bekannte phonologische Agraphie, bei der eine selektive Störung der beiden lexikalischen Routen vorliegt, sowie die lexikalische Agraphie, die eine selektive Störung der nicht-lexikalischen Route aufweist, kommen im klinischen Alltag nur selten in reiner Form vor. Charakteristisch für agraphische Störungen ist die Beeinträchtigung mehrerer Routen, wobei bestensfalls mühsam über eine partiell gestörte segmentale Prozedur kompensiert wird. In solchen Fällen spricht man von einer phonologisch-lexikalischen Agraphie. Bei einem guten Erhalt der PGK-Route spricht man von einer Oberflächenagraphie. Das Hauptproblem der meisten Patienten mit einer phonologisch-lexikalischen Agraphie ist die Beeinträchtigung des graphematischen Arbeitsspeichers. Dies bedeutet, dass, auch wenn orthographische Information abgerufen werden kann, diese nicht für die Dauer der Schreibleistung aufrechterhalten werden kann. Eine aufgrund der gestörten Handfunktion verlangsamte Schreibleistung führt zu einer Aggravation dieses Problems. In der Folge treten graphematische Paragraphien auf, die vorwiegend die zweite Worthälfte betreffen, oder die Patienten brechen nach einigen Buchstaben ab.

Bei manchen Patienten mit Agraphie können apraktische Störungen hinzukommen, so dass sie eine räumlich-konstruktive Störung bei der Buchstabenrealisierung haben. Einige Patienten weisen eine solche →apraktische Störung ohne zentral-agraphische Symptome auf. In solchen Fällen handelt es sich um eine periphere apraktische Agraphie (E. de L.).

Literatur

De Bleser, R. et al. (2004): LEMO – Lexikon modellorientiert – Einzelfalldiagnostik bei Aphasie, Dyslexie und Dysgraphie. München: Urban & Fischer, Elsevier.

De Langen, E.G., Iven, C. & Maihack, V. (Hrsg.) (2005): Legasthenie beim Namen nennen. Prävention, Diagnostik und Therapie von Störungen des Schriftspracherwerbs. Köln.

De Langen, E.G. (2001): Kognitive und klinische Aspekte der Schriftsprache aus neurolinguistischer und neuropsychologischer Sicht. Neurolinguistik 15, 5–195.

Störungen der Sprachverarbeitung

Die Sprache gehört zu den bedeutendsten geistigen Leistungen des Menschen. Die Verwendung von Sprache vollzieht sich beim gesunden Menschen hoch automatisiert, so dass in den meisten alltäglichen Kommunikationssituationen die Sprachproduktions- und Sprachverstehensprozesse ohne Schwierigkeiten ablaufen (Rickheit & Strohner 1993). Erst wenn es in bestimmten Situationen zu besonderen Belastungen kommt, geraten z. B. akustische oder sprechmotorische Probleme ins Bewusstsein.

> Unabhängig von derartigen Störungen handelt es sich bei der Sprachverarbeitung um ein hochkomplexes System, dessen Analyse nur bei Berücksichtigung seiner verschiedenen Ebenen (Phonetik-Phonologie, Morphologie-Syntax, Semantik, Pragmatik) angemessen durchgeführt werden kann. Da die Komponenten der einzelnen Ebenen sehr stark miteinander interagieren, ermöglicht diese Interaktion neue Verhaltensweisen des Systems, was gerade bei Sprachstörungen zu beachten ist.

Die einzelnen Verarbeitungskomponenten (oder Module) sind jeweils für bestimmte Verarbeitungsaufgaben bzw. -schritte spezialisiert, so dass bei unterschiedlichen Tätigkeiten, d.h. Sprechen oder Lesen, unterschiedliche Komponenten des Sprachverarbeitungssystems aktiviert werden. Die Verwendung von Sprache kann sowohl in der kindlichen Erwerbsphase als auch im Erwachsenenalter sehr unterschiedlich beeinträchtigt werden. Hierbei handelt es sich meistens sowohl um neurogen bedingte Sprach- und Sprechstörungen, d.h. um Störungen mit einer hirnphysiologischen, neuronalen Ursache, im Erwachsenen- und im Kindesalter, als auch um Sprachentwicklungsstörungen. Aufgrund der Beobachtung, dass die Störungen der Sprachverarbeitungsprozesse von hirngeschädigten Menschen offensichtlich bestimmten Regelmäßigkeiten unterliegen, ist es möglich, die Mechanismen der Sprachverarbeitung systematisch zu untersuchen und sie theoretisch zu begründen. Durch die genaue Ermittlung der gestörten und funktionsfähigen Komponenten des Sprachverarbeitungssystems kann ein umfassendes und differenziertes Bild der jeweiligen Sprachstörung erstellt werden.

Gestört sein können grundsätzlich die folgenden sprachlichen Fähigkeiten (s. Abb. 1), wobei sie entweder entwicklungsbedingt oder als erworbene Störungen auftreten können. Es handelt sich einerseits um sprachsystematische Fähigkeiten (oberer Kasten in Abb. 1), die supramodal – also in mündlicher und schriftlicher Form – vorkommen können. Andererseits gibt es modalitätsspezifische Sprach- bzw. Sprechstörungen, die durch gestörte Ausführungen der mündlichen und schriftlichen Realisierung von Sprache gekennzeichnet sind.

Zu den wichtigsten neurologisch bedingten Sprach- und Sprechstörungen des Erwachsenenalters zählen →Aphasien, →Dysarthrien und die →Sprechapraxie. Aphasische Sprachstörungen sind erworbene Störungen des zentralen Sprachsystems nach Abschluss des kindlichen Spracherwerbs, die vor allem durch Schlaganfälle (ca. 80%) verursacht werden und die i.d.R. die für die Sprachverarbeitung primär zuständigen Hemisphäre betreffen (Huber, Poeck & Weniger, 2002). Gekennzeichnet sind Aphasien durch das Auftreten sprachlicher Defizite in allen Modalitäten: beim Sprechen und Verstehen sowie beim Schreiben und Lesen. Die Störungen treten meistens auf allen sprachlichen Ebenen auf, d.h. auf der Ebene phonematischer, morphosyntaktischer und lexikalisch-semantischer Verarbeitung. Durch unterschiedliche Fehlertypen und Sprachausfälle ergeben sich verschiedene Störungsbilder, die als Hauptsyndrome der Aphasie klassifiziert worden sind. Es handelt sich dabei um die globale Aphasie (die schwerste Aphasieform), die Broca- und Wernicke-Aphasie sowie die amnestische Aphasie, wobei sich die Syndrome in ihren Schweregraden unterscheiden.

> Diese Kategorisierung besagt nicht, dass die einzelnen Syndrome homogene Gruppen darstellen. Vielmehr zeigt die gegenwärtige Forschungssituation, dass die einzelnen Symptome und Schweregrade der Störungsbilder eine große Variation zeigen, so dass große individuelle Unterschiede zu beobachten sind (Rickheit, Heidtmann, Hielscher-Fastabend & Strohner 2002).

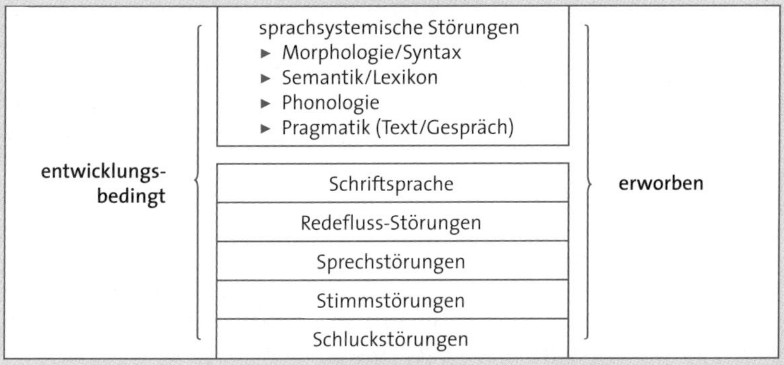

Abb. 1: Störungsbereiche der Sprachverarbeitung.

Aphasien sind von den sie oft begleitenden Dysarthrien und Sprechapraxien zu unterscheiden, bei denen es sich um zentrale Störungen der Sprechmotorik handelt. Während bei der Dysarthrie die Sprechmuskulatur selbst mitbetroffen ist und somit die Artikulation, Phonation und die Sprechatmung (Dysarthrophonie) gestört sind, ist die Beweglichkeit der Artikulationsorgane bei der reinen Sprechapraxie nicht gestört. Die Dysarthrien werden nach dem Läsionsort, nach der Art der Bewegungsstörung oder nach auditiven Störungsmerkmalen klassifiziert. Allerdings ist eine eindeutige Zuordnung bestimmter Läsionsorte und Bewegungsstörungen zu auditiven Sprachcharakteristka nur bedingt möglich. Nach Ziegler et al. (1998) bilden die Dysarthrien die häufigsten neurologisch bedingten Kommunikationsstörungen.

Für die kindliche Entwicklung ist der Spracherwerb von fundamentaler Bedeutung, da die Sprache ein wichtiges Werkzeug für die Kommunikation ist und somit die kognitive und emotionale sowie die psychosoziale Entwicklung des Kindes beeinflusst. Störungen der Sprachentwicklung sollten daher möglichst früh erkannt und behandelt werden, damit eine defizitäre Persönlichkeitsentwicklung vermieden werden kann. Von den kindlichen Sprachstörungen ist die →Spezifische Sprachentwicklungsstörung (*Specific Language Impairment*) am besten untersucht und in der Literatur vielfältig besprochen worden. Dieser Begriff hat sich in der gegenwärtigen Diskussion durchgesetzt, während die früher verwendeten Begriffe (Entwicklungs-)Dysgrammatismus oder Entwicklungsdysphasie derzeit weniger gebräuchlich sind. Es handelt sich hierbei um ein recht heterogenes Störungsbild. Charakteristisch ist jedoch ein verspäteter Sprechbeginn der Kinder, die gewöhnlich neben der Retardierung auch auf einem niedrigen Sprachniveau verharren, das auch in der Grundschule nur schwer beeinflussbar ist. Je nach Schweregrad ist vor allem die morphosyntaktische Ebene gestört, während die semantisch-lexikalische Ebene oder der pragmatische Bereich weniger störanfällig sind. Die Sprachproduktion ist i.d.R. stärker gestört als die Sprachrezeption. Weitere Gemeinsamkeiten haben Kinder mit diesem Störungsbild insofern, als sie keine primären Entwicklungsstörungen, wie z.B. Schwerhörigkeit, Blind- oder Taubheit, Autismus oder Down-Syndrom, aufweisen. Da dieser Störung häufig eine phonematisch-phonologische Störung zugrunde liegt, die oft mit rhythmisch-prosodischen Wahrnehmungsstörungen einhergeht, haben diese Kinder auch Schwierigkeiten im Erlernen der Schriftsprache, was sich in der Lese-Rechtschreibstörung äußert; denn für den Erwerb der Schriftsprache ist die phonologische Bewusstheit von zentraler Bedeutung (G.R.).

Literatur

Huber, W., Poeck, K. & Weniger, D. (2002): Aphasie. In: W. Hartje & K. Poeck (Hrsg.). Klinische Neuropsychologie (pp. 93–173). Stuttgart, New York: Thieme.

Rickheit, G., Heidtmann, T., Hielscher-Fastabend, M. & Strohner, H. (2002): Störungen der sprachlichen Kommunikation: Klinische Linguistik. In: H. M. Müller (Hrsg.). Arbeitsbuch Linguistik (pp. 329–349). Paderborn, München: Schöningh.

Rickheit, G. & Strohner, H. (1993): Grundlagen der kognitiven Sprachverarbeitung. Modelle, Methoden, Ergebnisse. Tübingen, Basel: Francke.

Ziegler, W., Vogel, M., Gröne, B. & Schröter-Morasch (1998): Dysarthrie: Grundlagen – Diagnostik – Therapie: Stuttgart: Thieme.

Stottern ist eine Störung der Sprechflüssigkeit, bei der es auffallend häufig zu Unterbrechungen im Redefluss kommt. Die üblicherweise benötigte Zeitspanne zur Sprachproduktion wird hierbei deutlich überschritten, was sowohl beim Sprecher als auch beim Hörer zu Irritationen in der Kommunikation führen kann. Stotternde wissen genau, was sie sagen wollen, sind aber im Augenblick des Stotterns unfähig, die erforderlichen Artikulationsbewegungen fließend zu realisieren (vgl. Natke 2000). Das Erscheinungsbild zeigt eine große Variabilität. Liegt ein ausgeprägtes →Vermeidungsverhalten vor, so kann die Redeflussstörung im Einzelfall für Hörer kaum wahrnehmbar sein.

Beginn, Vorkommen und Verlauf Der Beginn des Stotterns liegt i. d. R. im Vorschulalter, meist vor dem 6. Lebensjahr (Auftretensgipfel liegen zwischen dem 2. und 3. sowie dem 4. und 5. Lebensjahr). Liegt der erste Auftretenszeitpunkt wesentlich später (über dem 10. Lebensjahr), so lassen sich diese Sprechunflüssigkeiten vom Stottern durch eine →Differenzialdiagnose meist abgrenzen. Während der Sprachentwicklung zeigen bis zu 80 % aller Kinder Phasen unflüssigen Sprechens. Meist handelt es sich hierbei um →entwicklungsbedingte Unflüssigkeiten, die während des Erwerbs der Sprechflüssigkeit auftreten und sich nach einiger Zeit wieder verlieren.

> Ca. 4–5 % der Kinder bilden Symptome aus, die eindeutige Kennzeichen einer beginnenden Stottersymptomatik tragen. Bei diesen Kindern ist das Risiko eines chronischen Verlaufs erhöht. Die meisten dieser Kinder sind nur kurzfristig betroffen. Im weiteren Verlauf (bis zum jungen Erwachsenenalter) werden ca. 75–80 % remittieren und flüssig sprechen, so dass noch ca. 1 % der Erwachsenenbevölkerung Stottersymptome zeigen (Johannsen 2003).

In vielen Fällen unterliegt das Stottern einem Entwicklungsverlauf, in dessen Folge sich die Symptomatik verstärken und der Schweregrad zunehmen kann. Stottern ist ein Phänomen, das sowohl aus der überlieferten Geschichte bekannt ist (z. B. von Demosthenes) als auch weltweit in allen Kulturkreisen beobachtet werden kann. Stottern tritt familiär gehäuft auf. Personen männlichen Geschlechts sind wesentlich häufiger betroffen als weibliche Personen. In den meisten Untersuchungen wird die Überzahl männlicher Stotternder mit ca. 4 (oder 3) zu 1 angegeben. Im Kindesalter ist das Verhältnis etwas ausgeglichener und vergrößert sich mit zunehmendem Alter. Die Remissionschance ist bei Mädchen deutlich höher.

Erscheinungsbild und Symptomatik Die Unterbrechungen im Redefluss bestehen charakteristischer Weise in Wiederholungen, Dehnungen und Blockierungen. Die Symptomatik setzt sich aus verschiedenen Dimensionen zusammen, die in unterschiedlichem Ausmaß auf die einzelnen Personen zutreffen. Für eine differenzierte Betrachtungsweise des Stotterns hat es sich als zweckmäßig erwiesen, die Stottersymptomatik in offene und verdeckte Symptome sowie in Primär- und →Sekundärsymptomatik (s. Tab. 1) zu unterteilen. Die einzelnen Dimensionen sind durch fließende Übergänge gekennzeichnet, eine Trennung ist oft nur hypothetisch möglich.

Zu den offenen Symptomen zählen →klonische und →tonische Symptome, welche sowohl isoliert als auch in Mischformen auftreten können. Die Sekundärsymptomatik entwickelt sich erst im Laufe der Zeit und entsteht als Reaktion des Individuums auf seine unflüssige Sprechweise (Primärsymptomatik). Der Versuch, die auftretenden Stottersymptome zu vermeiden oder zu verbergen, lässt neue, den Stottervorgang begleitende (sprachliche oder nichtsprachliche) Verhaltensweisen entstehen. Hierbei handelt es sich um →Anstrengungsreaktionen (erhöhter Krafteinsatz beim Sprechvorgang), motorische →Mitbewegungen (→Parakinesen), →Flucht- und →Vermeidungsverhalten sowie intrapsychische Verarbeitungsprozesse (Kognitionen und Emotionen). Ein solches Verhalten setzt eine Eigenwahrnehmung der Symptomatik und ein →Störungsbewusstsein voraus. Über die Stärke und das Ausmaß des Stotterns lassen sich keine generell gültigen Aussagen treffen. Sowohl das Erscheinungsbild als auch die psychosozialen Auswirkungen auf die Betroffenen variieren von Person zu Person stark. Im Einzelfall besteht das Stottern in seiner chronischen Form zu einem großen Teil aus Flucht- und Vermeidungsverhalten und kann sich zu einem

Tabelle 1: Kennzeichen und Erscheinungsbild.

	Primärsymptomatik	Sekundärsymptomatik
Offene Symptome	klonische und tonische Symptome	▸ Anstrengungsverhalten (verstärkte tonische u. klonische Symptome, Blocks, starkes Pressen, Tremore, etc.) ▸ Motorische Mitbewegungen (Parakinesen, etc.) ▸ Flucht- und Vermeidungsverhalten auf verbaler Ebene (Flicklaute, Flickwörter, Satzumstellungen, Pausen etc.)
Verdeckte Symptome	nicht hörbare und nicht sichtbare Symptome	▸ Flucht- und Vermeidungsverhalten auf verbaler Ebene (geschickter Austausch von Worten und/oder Satzumstellungen, die von den Zuhörern nicht als solche erkannt werden) ▸ Flucht- und Vermeidungsverhalten auf sozialer und kommunikativer Ebene ▸ Negative Kognitionen (Selbstbewertungen, Einstellung, etc.) ▸ Negative Emotionen (Angst, Scham, Frustrationen, etc.)

Problem entwickeln, das die ganze Person betrifft. Die Stärke des Stotterns stellt keinen Gradmesser für den →Leidensdruck der Betroffenen dar. Bei der Auftretenshäufigkeit des Stotterns lassen sich bei allen Betroffenen zwei Effekte beobachten: der →Konsistenzeffekt und der →Adaptationseffekt. Neben den interpersonellen Varianzen unterliegt das Stottern großen intraindividuellen Schwankungen. Sowohl im Anfangsstadium als auch in seiner chronifizierten Form tritt das Stottern zyklisch auf. Phasenweise kann sich das Stottern verstärken und abschwächen. Insbesondere im Kindesalter wechseln sich typischerweise Phasen flüssigen Sprechens mit Phasen einer verstärkten Symptomatik ab. Je älter die stotternden Kinder werden, desto deutlicher zeichnen sich situative Schwankungen ab. Für diese situative →Variabilität werden in der Hauptsache →Stress, Belastung und ungünstige →Bewältigungsstrategien verantwortlich gemacht.

Entstehungsbedingungen Als Entstehungsbedingungen (Faktoren, die Entstehung, Aufrechterhaltung und Verlauf beeinflussen) werden physiologische, linguistische und psychosoziale Faktoren diskutiert. Es ist davon auszugehen, dass die einzelnen Faktoren in einer komplexen Weise miteinander interagieren und als Erklärung keine einfachen, eindimensionalen Ursache-Wirkungszusammenhänge zulassen. Genetische Faktoren scheinen zumindest bei einer Subgruppe von Stotternden eine bedeutende Rolle zu spielen. Disponierende Faktoren werden in einer unzureichenden Lateralität sprachlicher Funktionen, neuromotorischen Problemen und linguistischen Defiziten (z.B. auditive Wahrnehmungsprobleme) gesehen. Untersuchungen weisen darauf hin, dass Subgruppen von Stotternden gegenüber Nicht-Stotternden in diesen Bereichen Auffälligkeiten aufweisen.

Prognose Durch effektive Therapiemethoden und/oder Selbsthilfestrategien kann das Stottern in allen Altersstufen i. d. R. stark verringert werden, so dass es für die Betroffenen keine oder nur eine geringfügige Belastung darstellt. Viele Kinder remittieren zudem spontan. Mit zunehmenden Kindesalter nimmt die Wahrscheinlichkeit einer →Spontanremission stetig ab. Je länger die Kinder stottern und je älter sie werden, desto unwahrscheinlicher wird die Chance einer spontanen Remission. Ab dem Alter von ca. 9 Jahren reduziert sich diese Möglichkeit drastisch (Johannsen 2003). Im Jugendlichen- und Erwachsenenalter gilt das Stottern als nicht mehr im eigentlichen Sinne heilbar. Dies bedeutet, dass eine 100 %-ige Symptomfreiheit oder gar spontanes flüssiges Sprechen in jeder Situation und zu jedem Zeitpunkt unwahrscheinlich ist.

Diagnose Grundlage einer Stottertherapie bildet eine umfassende, mehrdimensionale und am Einzelfall orientierte Diagnostik. Im Sinne einer begleitenden Verlaufsdiagnose fließen beständig neue Erkenntnisse in den therapeutischen Prozess ein und steuern auf diese Weise die Zusammenstellung der Therapiebausteine. Neben der qualitativen und quantitativen Beurteilung der Stottersymptomatik sind biografische Erkenntnisse, das Bewältigungsverhalten, intrapsychische Verarbeitungsprozesse, die Persönlichkeit bzw. Persönlichkeitsentwicklung, die sozialen Rahmenbedingungen und die Bedeutung, die das Stottern bisher im Leben einnahm, u. v. m. von großer Bedeutung (→psychologische Merkmale).

Früherkennung Für die Früherkennung und die differenzialdiagnostische Beurteilung, ob es sich bei einem Kind um entwicklungsbedingte Unflüssigkeiten oder um ein beginnendes Stottern mit möglicherweise chronischem Verlauf handelt, existieren eine Reihe von Einschätzungsskalen. Das zur Zeit fundierteste Verfahren im deutschsprachigen Raum stellt das Screeningverfahren von Johannsen und Schulze (1993) dar.

> Neben der qualitativen Beurteilung der Symptomatik stützt sich das Verfahren auf folgende Faktoren, die bei positiver Aussage das Risiko eines chronischen Verlaufs erhöhen:
>
> 1. Dauer der Unflüssigkeiten
> 2. Verlauf
> 3. Art der Symptomatik
> 4. Reaktionen des Kindes
> 5. Einstellung der Eltern
> 6. familiäre Belastung

Das Screeningverfahren hat nur hinweisenden Charakter. Neuere Untersuchungen deuten darauf hin, dass auch der Zeitpunkt des Stotterbeginns sowie die linguistischen Fähigkeiten der Kinder einen hinweisenden Charakter haben könnten (dazu: Weikert 2003). Eine eindeutige Voraussage ist insbesondere im frühen Kindesalter zur Zeit nicht möglich, da aussagekräftige Unterscheidungskriterien fehlen.

Therapie Die Frage, ob und ab welchem Alter unflüssig sprechende Kinder der therapeutischen Unterstützung bedürfen, hängt wesentlich von den Ergebnissen der Diagnose ab. In den aktuellen Konzepten zur Therapie stotternder Kinder zeichnen sich drei übergeordnete Ziel- und Inhaltsbereiche ab, die für die Stottertherapie mit Kindern relevant sind:

> 1. Die Förderung der sprachlichen und kommunikativen Kompetenzen bzw. eine direkte Einflussnahme auf das Sprech- bzw. Stottermuster,
> 2. die Stärkung der kindlichen Persönlichkeit sowie
> 3. die Beratung der Eltern und des weiteren sozialen Umfelds.

Diese drei Therapiebausteine, mit denen unter dem Prinzip der Ressourcenaktivierung gearbeitet werden sollte, sind in der Stottertherapie mit Kindern als wesentliche Bestandteile eines mehrdimensionalen und methodenkombinierten Vorgehens zu sehen. Eine frühe Beeinflussung des Stotterns weist eine Reihe von Vorteilen auf: Zum einen ist das Stottermuster meist weniger komplex und noch nicht so stark habitualisiert; zum anderen fallen die Widerstände gegen eine Veränderung des Sprechmusters meist geringer aus als bei älteren Personen. Zudem verläuft der Transfer und die Generalisierung von Therapieinhalten i. d. R. unproblematischer. In der Therapie mit stotternden Kindern werden traditionell direkte und indirekte Therapiemethoden unterschieden.

Zu den indirekten Therapiemethoden zählen alle therapeutischen Verfahren, die nicht darauf abzielen, das Sprech- bzw. Stottermuster des Kindes direkt zu beeinflussen. Unter den Verfahren finden sich sowohl Ansätze, die das Kind in den Therapieverlauf einbeziehen, und solche, bei denen ausschließlich mit den Bezugspersonen des Kindes gearbeitet wird. Klassischerweise gehören Elternberatungskonzepte zu den bekanntesten und bedeutsamsten indirekten Verfahren.

Von direkten Therapiemethoden wird dann gesprochen, wenn die therapeutischen Interventionen direkt auf die Beeinflussung und Veränderung des Sprechvorgangs bzw. des Stotterns abzielen. Die Unterscheidung in direkte und indirekte Verfahren hat sich nicht immer als zweckmäßig erwiesen. Zum einen bestehen Überschneidungen zwischen den beiden Bereichen und zum anderen werden in vielen aktuellen Therapieansätze Methoden aus beiden Bereichen integriert.

Die Therapiesituation ist durch eine Vielzahl von heterogenen Therapiekonzepten gekennzeichnet. In den letzten Jahren zeichnet sich eine Hinwendung zu bewährten Ansätzen ab, deren Aufbau und Arrangement neu überdacht wurde. Im Wesentlichen lassen sich zwei Hauptströmungen erkennen, die nach wie vor von aktueller Bedeutung sind:

> Die →*Non-Avoidance*- bzw. Nicht-Vermeidungs-Ansätze und die →*Fluency-Shaping*-Ansätze oder auch →Sprechübungsbehandlung.

Beide Ansätze wurden anfangs für stotternde Erwachsene konzipiert und in der Weiterentwicklung für stotternde Kinder adaptiert. Die Ansätze gründen auf lern- und verhaltenstherapeutischen Überlegungen, wobei der Anteil psychologischer Methoden in den *Non-Avoidance*-Ansätzen größer ist als in den *Fluency-Shaping*-Ansätzen. In den letzten zwei Jahrzehnten fand eine deutliche Annäherung dieser ehemals gegensätzlichen Therapiekonzepte statt, so dass es immer mehr therapeutische Angebote gibt, die Elemente aus beiden Richtungen integrieren (Methodenkombination). Unterstützt wurde diese Entwicklung durch die →idiografische Betrachtungsweise des Stotterns, in deren Folge sich eine einzelfallorientierte Therapieplanung und -gestaltung durchgesetzt hat. Ausgehend von der Beobachtung, dass die Stottersymptomatik unter bestimmten sprechspezifischen Bedingungen drastisch reduziert oder auch gänzlich ausgeschaltet werden kann, werden in allen gängigen Therapiekonzeptionen sprechtechnische bzw. stottermodifizierende Elemente eingesetzt. Sowohl in den *Fluency-Shaping*-Ansätzen als auch in den *Non-Avoidance*-Ansätzen findet die Veränderung dieser sprechtechnischen Parameter Beachtung, allerdings mit einer anderen Zielsetzung und einem anderen Stellenwert (Tab. 2 auf Seite 338).

Das Ziel der *Fluency-Shaping*-Ansätze besteht darin, ein möglichst flüssiges und stotterfreies Sprechen zu etablieren. Mithilfe einer verhaltenstherapeutischen Vorgehensweise und mittels einer →Sprechtechnik wird flüssiges Sprechen sukzessive aufgebaut und verstärkt. Der Sekundärsymptomatik, wie z.B. den Anstrengungsreaktionen und psychosozialen Problemen (Scham, Ängste, Vermeidungsverhalten etc.) wird relativ wenig Beachtung geschenkt. Vielmehr wird davon ausgegangen, dass mit der Zunahme der Sprechflüssigkeit die sekundären Symptome automatisch abnehmen und deshalb keiner gesonderten Behandlung bedürfen.

Die Zielsetzung der Nicht-Vermeidungsansätze besteht dagegen in erster Linie darin, die mit dem Stottern einhergehenden negativen Emotionen, Kognitionen und Verhaltensweisen abzubauen und ein positives Selbstbild als flüssig sprechender Stotternder aufzubauen. Durch den Einsatz von Techniken zur →Modifikation des Stotterns soll die Fähigkeit entwickelt werden, das Stottern bewusst zu steuern und auf ein akzeptables Niveau zu senken. Eines der bekanntesten Konzepte im deutschsprachigen Raum ist die Therapie nach Charles →Van Riper, dessen Therapiephasen →Identifikation, →Desensibilisierung, →Modifikation und →Stabilisierung in viele moderne Konzeptionen eingeflossen sind.

Eine umfassend qualifizierte Stottertherapie hat mehrere Interventionsebenen zu beachten und verfolgt das Ziel, die betroffenen Jugendlichen und Erwachsenen in die Lage zu versetzen, sich selbst helfen zu können.

Durch die Wieder-Gewinnung von Handlungskompetenz auf allen Ebenen soll größtmögliche Selbstbestimmung erreicht werden, um ein Leben zu führen, das nicht mehr durch das Stottern dominiert wird. Die Individualisierung der einzelnen Therapieschritte und eine realitätsnahe Gestaltung der Therapiesituationen (→In-Vivo-Arbeit) erleichtern den Transfer der Therapieinhalte. Günstige Voraussetzung für die angestrebten Veränderungen sind in einem offenen Umgang mit der Problematik und einer akzeptierenden Grundhaltung auf beiden Seiten zu sehen. In →Selbsthilfegruppen für Stotternde erfahren viele Betroffenen eine große Unterstützung bei der Bewältigung ihrer Probleme.

Die Beurteilung der Wirksamkeit und Effektivität von Stottertherapien stellt keine einfache Aufgabe dar. Die Erfolgskriterien korrespondieren wesentlich mit den anvisierten Zielen einer Therapie. Da die Ziele von den einzelnen therapeutischen Ansätzen unterschiedlich definiert werden, erfolgt auch die Bewertung des Therapieerfolgs nach unterschiedlichen Kriterien. Eine Aufstellung von realistischen Therapiezielen sowohl von Therapeuten- als auch von Klientenseite stellt einen wichtigen Zwischenschritt auf dem Weg zum Erfolg dar. Eine alleinige Orientierung an der erreichten bzw. zu erreichenden Sprechflüssigkeit reicht nicht aus,

Tabelle 2: Gegenüberstellung von Fluency-Shaping- und Non-Avoidance-Ansätzen.

	Fluency-Shaping-Ansätze (Sprechtrainingsprogramme)	Non-Avoidance-Ansätze (Nicht-Vermeidungs-Ansätze)
Rahmenkonzept	▸ festgelegtes Trainingskonzept, das nur einen geringen individuellen Spielraum lässt	▸ Therapiebausteine, die individuell nach ausführlicher Diagnose zusammengestellt werden
Methoden	▸ Elemente aus der Verhaltenstherapie zur Unterstützung des flüssigen Sprechens ▸ keine bzw. in einigen Ansätzen geringe Schulung der Eigenwahrnehmung ▸ Sprechtechniken (Veränderung des gesamten Sprechmusters) ▸ In-Vivo-Übungen	▸ Elemente aus diversen Psychotherapien vor allem der Verhaltenstherapie zum Abbau von Angst, Scham und Vermeidungsverhalten ▸ intensive Schulung der Eigenwahrnehmung ▸ Modifikationstechniken (Veränderung der Stottersymptome) ▸ In-Vivo-Übungen
Therapiedauer	▸ zu Therapiebeginn möglichst Intensivtherapie (Blocktherapie) ▸ mindestens 100 Std. und mehr ▸ Stabilisierungsphase zur Aufrechterhaltung des Therapieerfolgs (in einigen Konzepten)	▸ zu Therapiebeginn möglichst Intensivtherapie ▸ keine konkreten Angaben, aber ähnlich intensiv ▸ Stabilisierungsphase zur Aufrechterhaltung des Therapieerfolgs
Voraussetzungen des Klienten	▸ hohe Motivation	▸ hohe Motivation ▸ Reflexionsvermögen
Ziele	▸ direkte Bearbeitung der psychosozialen Probleme nicht notwendig, da sich diese mit zunehmender Sprechflüssigkeit zurückbilden ▸ Aufbau eines flüssigen, stotterfreien Sprechens ▸ Kontrolle über den Sprechablauf ▸ (möglichst) Symptomfreiheit	▸ Abbau von Angst, Scham und Vermeidungsverhalten ▸ Aufbau eines flüssigen Stotterns ▸ Kontrolle über das Stottern ▸ Reduzierung der Stottersymptomatik auf ein akzeptables Niveau/Symptomfreiheit nicht erreichbar ▸ Akzeptanz des Stotterns ▸ Steigerung des Wohlbefindens/positives Selbstbild als Stotternder
Probleme	▸ fehlende Identifikation mit der Sprechtechnik ▸ Transfer der Sprechtechniken in den Alltag ▸ Motivationseinbrüche des Klienten ▸ Aufrechterhaltung der Sprechflüssigkeit	▸ fehlende Identifikation mit den Modifikationstechniken ▸ Transfer der Modifikationstechniken in den Alltag ▸ Motivationseinbrüche des Klienten ▸ Aufrechterhaltung der flüssigeren Sprechweise/der Stotterkontrolle

um der Mehrdimensionalität dieser Problematik gerecht zu werden.

> Folgende drei Bereiche können als Kriterien zur Bestimmung der Effektivität einer Stottertherapie herangezogen werden:
>
> - die kommunikative bzw. psychosoziale Kompetenz
> - die Sprechflüssigkeitskompetenz sowie
> - der erreichte Transfer und die Generalisierung von Therapieinhalten (K.W.).

Literatur

Johannsen, H.S. (2003): Stottern bei Kindern. In: Grohnfeldt, M. (Hrsg.): Lehrbuch der Sprachheilpädagogik und Logopädie. Bd. 2. Erscheinungsformen und Störungsbilder. Stuttgart: Kohlhammer Verlag, 150–159.

Johannsen, H.S. & Schulze, H. (1993): Screeningverfahren zur Unterscheidung zwischen chronischem Stottern und eher normalen Sprechunflüssigkeiten bei Kindern. In: Johannsen, H.S. & Schulze, H. (Hrsg.): Praxis der Beratung und Therapie bei kindlichem Stottern. Werkstattbericht. Ulm: Verlag Phoniatrische Ambulanz der Universität Ulm.

Natke, U. (2000): Stottern. Erkenntnisse, Theorien, Behandlungsmethoden. Bern: Verlag Hans Huber.

Weikert, K. (2003): Stottertherapie mit Kindern, Jugendlichen und Erwachsenen. In: Grohnfeldt, M. (Hrsg.): Lehrbuch der Sprachheilpädagogik und Logopädie. Bd. 4. Beratung, Therapie und Rehabilitation. Stuttgart: Kohlhammer Verlag, 211–234.

aphasischen Störungen direkt modifiziert oder durch sprachspezifische Materialen (z.B. Minimalpaare, semantische Sortieraufgaben, Satzlegeaufgaben) indirekt bearbeitet.

Zur sprachsystematischen Behandlung aphasischer Störungen stehen linguistisch strukturierte Aufgabensammlungen zur Verfügung, die teilweise auch an psycholinguistischen Sprachverarbeitungsmodellen orientiert sind.

In Einzel- und Gruppenstudien wurde die Wirksamkeit linguistischer Therapiemethoden untersucht. In den meisten Studien zeigten sich signifikante Übungs- und Transfereffekte auf ähnlich strukturiertes Material. Häufig fehlt jedoch ein Nachweis des Transfers in die Alltagskommunikation.

Literatur

Glindemann, R. (2006): Aphasietherapie und die Behandlung der nicht-aphasischenzentralen Kommunikationsstörungen. In: Böhme, G. (Hrsg.): Sprach-, Sprech-, Stimm- und Schluckstörungen, Band 2: Therapie (351–380). München: Urban & Fischer.

Stottermodifikation Veränderung des Stotterns durch sprechflüssigkeitsfördernde Techniken, wird symptombezogen eingesetzt. Die Modifikation stellt eine Phase der →Van Riper-Therapie zur Behandlung des →Stotterns dar.

Stotterrate Gebräuchliche Vorgehensweise zur Messung des Schweregrads des →Stotterns. Spiegelt den prozentualen Anteil gestotterter Silben (selten auch Wörter) einer Sprechprobe wieder. Die Stottersymptome werden hierbei ausgezählt. Probleme können bei der eindeutigen Kennzeichnung von Stottersymptomen auftreten. Die Aussagekraft der Stotterrate ist eingeschränkt, sie misst keinen objektiven Wert. So können beispielsweise viele leichte Symptome einen höheren Wert ergeben als einige wenige, sehr starke Symptome. Zudem gibt sie keinerlei Auskunft über den →Leidensdruck der Betroffenen.

Stotterreduktion Unter bestimmten Bedingungen kann sich das →Stottern kurzfristig drastisch reduzieren. →Sprechtechniken, →Chorsprechen, →Simultansprechen, →Schattensprechen, →Metronomsprechen. Für einen langfristigen und stabilen →Therapieerfolg sind i.d.R. ausgefeilte Therapiemaßnahmen notwendig. →Fluency-Shaping-Ansatz, →Non-Avoidance-Ansatz, →Methodenkombination, →Mehrdimensionale Behandlung.

Stress Allgemein handelt es sich bei Stress um eine Alarmreaktion des Organismus bei starken körperlichen und psychischen Belastungen, die zu einer Adrenalinausschüttung und damit erhöhter Leistungsfähigkeit („Kampfbereitschaft") führt. Aus sozialpsychologischer Sicht ist dabei im Sinne des transaktionalen Stressmodells (Lazarus & Folkman 1984) von Bedeutung, dass mehr noch als das objektive Ausmaß an Stress Fragen der subjektiven Bewertung für die Stressbewältigung (Coping) entscheidend sind.

Im Zusammenhang mit der Erklärung und Therapie von Sprachstörungen sind Fragen der Stressbewältigung vor allem zur Erklärung des →Mutismus und im Rahmen des →Belastungs-Bewältigungs-Modells bekannt geworden.

Literatur

Lazarus, R.S. & Folkman, S. (1984): Stress, apraisal and coping. New York.

Stress Inoculation Training (SIT) Das Stressimpfungstraining (*Stress Inoculation Training* (SIT), Meichenbaum 1985) unterscheidet sich von RET durch die Ergänzung von Selbstinstruktionen und die Kombination mit anderen Verfahren, wie Entspannungstraining. Dabei wird die Aufmerksamkeit auf irrationale angstbegleitende Gedanken und Befürchtungen gelenkt und ihre angstverstärkende Wirkung dem Klienten einsichtig gemacht. Anschließend werden das Zielverhalten Sprechen unterstützende Selbstanweisungen angewendet.

Literatur

Meichenbaum, D. (1985): Stress inoculation training. New York.

Stroboskopie Die Stroboskopie (Laryngo-Stroboskopie) dient der Sichtbarmachung normaler und pathologischer Schwingungsabläufe der Stimmlippen während der Phonation und basiert auf dem Talbotschen Gesetz. Ohne technische Hilfe wäre das menschliche Auge nicht in der Lage, Stimmlippenschwingungen zu erfassen. In einer Sekunde finden bei 200 Hz 200 Stimmlippenschwingungen statt. Mithilfe einer Blitzfolge werden einzelne Phasen eines Bewegungsablaufes belichtet, während die dazwischen liegenden Schwingungsphasen im Dunkeln und damit unsichtbar bleiben. Das menschliche Auge fusioniert die belichteten Bewegungsphasen und sieht nicht mehr Einzelbilder, sondern einen Bewegungsablauf. Über einen Fußschalter steuert der Untersucher die Blitzfrequenz und kann somit bewegte und auch stehende Bilder erzeugen.

Den Begriff Stroboskop prägte Simon Ritter von Stampfer (1792–1864), ein Mathematikprofessor aus Wien, der damit einen von ihm konstruierten Apparat (Kreisdrehseher) beschrieb, der aus zwei Scheiben bestand, die auf einer Achse genau gegenüber angebracht waren. Eine Scheibe enthielt die Bilder, die andere war mit Schlitzen versehen. Erst Max Joseph Oertel (1835–1897), ein Internist und Laryngologe aus München, führte die Stroboskopie in die Laryngologie beim Menschen ein. 1977 erweiterte Volker Barth mit der Lupenstroboskopie die diagnostischen Möglichkeiten, gefolgt von der durch Gerhard Kittel begründeten Lupen-Mikro-TV-Farbstroboskopie, der eigentlichen Videostroboskopie, die bereits 20 Jahre zuvor, 1957 von Bernhard Vallancien in Stroboscopie et télévision beschrieben worden war.

Stroke →Schlaganfall

Struggle behavior Ankämpfverhalten, Bezeichnung von Bloodstein für den erhöhten Muskeleinsatz beim Sprechen bzw. beim →Stottern, der zu Anstrengungsreaktionen führt. →Sekundärsymptomatik

Strukturelle Prozesse →Phonologische Prozesse, bei denen es zu Auslassungen und Hinzufügungen von Lauten, Konsonantenverbindungen, Einzelelementen von Konsonantenverbindungen oder Silben kommt.

Strukturqualität Die Strukturqualität ist in der Qualitätstrias (→Prozessqualität, →Ergebnisqualität) die grundlegende Ebene, in der die qualitativen Voraussetzungen für das sprachtherapeutische Handeln (Beratung, Diagnostik, Therapie) definiert werden (vgl. Baumgartner & Giel 2000, Giel 1999). Dazu zählen einerseits die berufliche Qualifikation und andererseits die äußeren Rahmenbedingungen zur Erbringung der Dienstleistung Sprachtherapie.

Für den Bereich der beruflichen Qualifikation gibt es in Deutschland zur Zeit keine einheitliche Regelung im Sinne *eines* berufsqualifizierenden Abschlusses. Es existieren die akademischen Ausbildungsgänge, die in Form eines Hochschulstudiums durchgeführt werden (Sprachheilpädagogen, Klinische Linguisten, Patholinguisten, Klinische Sprechwissenschaftler (Halle)) sowie Fachschulausbildungen (Logopäden; Atem-, Stimm- und Sprechlehrer). Erste →BA-Studiengänge für Logopädie und Sprachtherapie wurden in den letzten Jahren an Fachhochschulen und Universitäten entwickelt. Alle genannten Berufsgruppen haben in Deutschland qua SGB V, § 125 die formale Befähigung an Versicherte und deren anspruchsberechtigte Angehörige das →Heilmittel Sprachtherapie zu abzugeben. Die universitären Ausbildungen schließen mit unterschiedlichen Abschlüssen (Diplom, Magister, Bachelor, Master) ab. Zur Vereinheitlichung der Studien- und Ausbildungsgänge als strukturqualitätssichernde Maßnahme wurde gemeinsam mit den Berufsverbänden (→dbl; →dbs) und den Lehrenden an Universitäten, Fachhochschulen und Logopädenlehranstalten eine Resolution zur Schaffung eines →Berufsgesetzes zum Heilberuf Sprachtherapeut/Logopäde formuliert. Hochschulvertreter und Vertreter aus den Berufsverbänden haben ebenfalls als QM-Maßnahme ein gemeinsames Ausbildungscurriculum, das →„Modulkonzept eines einheitlichen Berufs- und Ausbildungskonzeptes zum akademischen Sprachtherapeuten/Logopäden" entwickelt.

Zusammenfassend bleibt festzuhalten, dass in Deutschland zur Zeit für den Bereich der Strukturqualität eine heterogene Ausbildungslandschaft zu verzeichnen ist.

Zur Strukturqualität zählen aber auch die ständige Fort- und Weiterbildungsverpflichtung sowie die Supervision nach dem Studium/der Ausbildung. Fortbildungsverpflichtungen und Supervisionsstandards sollen die Qualität sichern.

Zur Strukturqualität zählen ebenfalls die personellen, sachlichen und organisatorischen Bedingungen von Sprachtherapie. Diese sind im Wesentlichen in den →Rahmen- und Zulassungsvereinbarungen, die für alle zugelassenen sprachtherapeutischen Berufsgruppen gelten, geregelt. Hierzu zählen beispielsweise die räumlichen Voraussetzungen sowie die materielle Mindestausstattung einer Praxis.

Literatur

Baumgartner, S./Giel, B. (2000): Qualität und Sprachtherapie. In: Grohnfeldt, M. (Hrsg.): Lehrbuch der

Sprachheilpädagogik und Logopädie. Bd. 1. Selbstverständnis und theoretische Grundlagen (274–308). Stuttgart: Kohlhammer.
Giel, B. (1999): Qualitätsmanagement und Sprachtherapie. Die Sprachheilarbeit 44, 29–38.

Stupor Im Zusammenhang mit verschiedenen psychischen Erkrankungen auftretender Zustand mit dem Fehlen jeder geistigen oder körperlichen Aktivität bei erhaltenem Bewusstsein.

Stutter more fluently approach Andere Bezeichnung für →Fluency-Shaping-Ansatz, →Stottern.

Subjektmodell →Menschenbild

Submersion „Untertauchen" bzw. „Ertrinken" in der Zweitsprache. Charakteristisch für die Situation der meisten Migrantenkinder in Deutschland, die ausschließlich in der Mehrheitssprache Deutsch beschult werden, ohne dass die Muttersprache berücksichtigt wird. Diese Form der Zwei- oder Mehrsprachigkeit wirkt sich negativ nicht nur auf die Entwicklung der Muttersprache, sondern auch auf die Entwicklung der Zweitsprache aus, auch wenn diese die Unterrichtssprache darstellt (→subtraktive Zweisprachigkeit, →Immersion).

Submuköse Gaumenspalte Spaltbildung im Bereich des Gaumensegels, die nur die Gaumenmuskulatur betrifft (→Gaumenspalte). Orales und nasales Schleimhautblatt sind geschlossen. Aufgrund der Spaltbildung im Bereich der Muskulatur ist die Funktion des Gaumensegels insuffizient. Die Sprachlautbildung ist infolge der →velopharyngealen Insuffizienz fehlerhaft (→Rhinolalia aperta) und die Mittelohrbelüftung nicht effektiv.

Subsidiaritätsprinzip (Lat. *subsidium*, Beistand, Unterstützung) im Sozial- und →Rehabilitationsrecht die Nachrangigkeit staatlicher Hilfen gegenüber öffentlich-rechtlichen (z.B. Sozialversicherungen) und privaten Sicherungssystemen und der Selbstverantwortung sozialer Gruppen und Personen. Insbesondere im Bereich der sozialen Rehabilitation (→R., soziale) sollen staatliche Leistungen nur dann ergänzend herangezogen werden, wenn andere Träger (→Rehabilitationsträger) keine oder nicht ausreichende Leistungen finanzieren können.

Substitution →Ersatzwort, →Paraphasie.

Substitutionsprozesse →Phonologische Prozesse, bei denen es zur Ersetzung von Lauten kommt.

Subtraktive Zweisprachigkeit Allmähliche Ersetzung der →Erstsprache durch eine dominante →Zweitsprache infolge von politischem oder sozialem Druck (→Mehrsprachigkeit).

Suchbewegungen, artikulatorische Symptomatik bei →Wortfindungsstörung und →Sprechapraxie, die durch sichtbares, nicht immer hörbares, probeweises Artikulieren des gesuchten Wortanfanges gekennzeichnet ist.

Sukzessive Approximation Erarbeitung von Wörtern und Phrasen über phonematische Vereinfachungen, die stufenweise dem Zielwort angenähert werden.

Sukzessiver Zweitspracherwerb Syn. →sequenzieller Zweitspracherwerb

Sulcus glottidis Angeborene, möglicherweise auch funktionell erworbene Rillenbildung entlang der Längsachse der Stimmlippe mit muskulärer Stimmlippenatrophie. Die Störung gilt als konstitutionelle Schwäche des Kehlkopfes und als Ausschlusskriterium zum Erwerb eines stimmintensiven Berufes. Folge ist eine →Glottisschlussinsuffizienz mit →Phonasthenie.

Summationstest, binauraler Sprache, die über Kopfhörer dem rechten und dem linken Ohr mit unterschiedlicher Frequenzfilterung (z.B. hohe Frequenzen dem rechten und tiefe dem linken Ohr) angeboten wird, soll erkannt werden; dient zur Untersuchung auf →Auditive Verarbeitungs- und Wahrnehmungsstörungen.

Supervision Aus dem Lat. *supervidere*, beobachten, kontrollieren. Ein Supervisor war zunächst ein Verantwortlicher, der Produktions- und Dienstleitungsabläufe zu leiten, zu überwachen und zu kontrollieren hatte. Ende des 19. Jahrhunderts entstand in den USA ein ehrenamtliches Betreuersystem zur Begleitung und Unterstützung von Menschen in Notsituationen. Der Professionalisierung der Beratung und Koordinationsarbeit dieser ehrenamtlichen Betreuer in der Sozialarbeit einerseits und der „Kontrollanalyse" in der Ausbildung von Psychotherapeuten andererseits ist die gesamte Entwicklung der moderneren Formen der Supervision zu verdanken. Bei einer Supervision im heutigen Sinne kann es sich um eine Beratungsform für Einzelne über ihr professionelles Vorgehen (s.a. →Coaching) handeln oder von Gruppen, wie Arbeitsteams. Die Anwendung von Supervisionen in Organisationen wird meistens im Sinne einer →Organisationsentwicklung verstanden und sorgt für Optimierung und Regulierung von Arbeitsabläufen, von Rollen, Aufgaben und Verantwortlichkeiten. Die Supervision soll in allen Formen die Effektivität und Qualität sichern, erhöhen, erweitern und optimieren. In den meisten Fällen wird Supervision in sozialen, therapeutischen und pädagogischen Arbeitsfeldern sowie in Wirtschaft, Verwaltungsgremien und Sport wahrgenommen. Meist erfolgt sie durch einen externen Berater (Supervisor), kann jedoch unter gewissen Bedingungen auch durch einen internen Leiter vorgenommen werden. Eine Ausbildung im Bereich der Supervision wird heute auch im Rahmen von speziellen Studiengängen an Hochschulen (z.B. Diplom-Supervisor) sowie im Rahmen anderer Studiengänge vermittelt.

Ansätze und Techniken bieten die Themenzentrierte Interaktion (TZI), Gestalt, der Personzentrierte Ansatz, die Psychoanalyse, Gruppendynamik, Gestalttechniken, Neurolinguistisches Programmieren (NLP) u.a. Im Allgemeinen werden die Ziele der Supervision durch Distanzierungs- und Reflexionsprozesse zu den eigenen Fällen, zu Arbeitsverläufen und zur Beziehungsdynamik verfolgt. Es geht darum, die Prozesse durch einen Perspektivenwechsel zu erweitern und sie gegebenenfalls zu verändern. Waren früher Supervisoren ihrer angestammten Richtung treu, so wird heute für eine Methodenvielfalt plädiert, da nur sie die Komplexität der vorgefundenen institutionellen und kontextuellen Realität gerecht werden kann.

Literatur

Pühl, H. (Hrsg.) ([2]2000): Supervision und Organisationsentwicklung. Opladen: Lesker + Budrich.

Schlippe, A. v., Schweitzer, J. (1996): Lehrbuch der systemischen Therapie und Beratung. Göttingen: Vandenhoeck & Ruprecht.

Schreyögg, A. ([4]2004): Supervision. Ein integratives Modell. Lehrbuch zu Theorie und Praxis. Wiesbaden: VS Verlag.

Symptomatik (Aussprachestörung) Die Symptomatik von AS wird auf zwei Arten beschrieben: **1.** Nennung der →phonologischen Prozesse und **2.** Nennung der betroffenen Laute (veraltet), siehe auch Aussprachestörungen Formen.

Synchronie Betrachtungsebene innerhalb der Sprachbeschreibung. Betrachtet wird die Struktur einer Sprache oder einer sprachlichen Varietät (Dialekt) zu einem spezifischen Zeitpunkt ihrer Entwicklung. Dazu werden idealisierte Schnitte innerhalb der Entwicklung einer Sprache gelegt. Diese Schnitte entsprechen nicht der sprachlichen Realität, die sich ständig in Veränderung befindet. Sie stellen lediglich eine Vereinfachung des sprachlichen Untersuchungsgegenstands dar. Es gibt somit keine Ebene der Synchronie oder der Diachronie innerhalb von Sprache. Es handelt sich um unterschiedliche Perspektiven auf den sprachlichen Gegenstand und somit nicht um Struktureigenschaften der Sprache selbst.

Synechie der Stimmlippen Selten angeborene, häufiger nach Stimmlippenoperationen oder traumatisch nach inhalativen Verätzungen bzw. Verbrennungen erworbene, narbige bindegewebige Verwachsung der Stimmlippen.

Syntaktische Therapie →Aphasie

Therapieansätze zur Behandlung des Agrammatismus lassen sich unterscheiden nach Ansätzen zum Verbessern des Satzverstehens und Ansätzen zur Optimierung der Satzproduktion. Je nach Schweregrad des Agrammatismus und expressiver vs. rezeptiver Beteiligung werden verschiedene Therapieansätze und Übungsmaterialien eingesetzt. Bei Störungen des Satzverstehens eignen sich Übungsformen, bei denen Verstehensstrategien zum Erfassen der thematischen Rollen (z.B. Agens, Patiens) und die Zuordnung zu syntaktischen Funktionen (z.B. Subjekt, Objekt) vermittelt werden. →Mapping-Therapie. Für die Behandlung des schweren Agrammatismus hat sich eine kompensatorische, modellorientierte →Reduzierte-Syntax-Therapie bewährt, bei der Satzfragmente aktiviert werden. Für mittelgradig und leichtere Formen des expressiven Agrammatismus stehen Übungsmaterialien zur Verfügung, die abgestufte Grammatikübungen für Phrasen- und Satzstrukturen und für korrekte morphologische Markierungen anbieten (z.B. Neurolinguistisches Aphasietherapiematerial zur Behandlung des Agrammatismus von Neubert et al. 1995). Geeignet für die Behandlung von

Agrammatikern ist auch die *Everyday-Language-Activity*-Fotoserie (ELA) von Stark. Das Bildmaterial und die entsprechenden sprachlichen Zielstrukturen sind sowohl nach Verbvalenz als auch Typ und Komplexität von Satzkonstrukturen kontrolliert. Zudem handelt es sich um alltagsrelevante Handlungsbilder.

Literatur

Neubert, C., Rüffer, N. & Zeh-Hau, M. ([2]1995): Neurolinguistische Aphasietherapie. Teil 2. Agrammatismus. Hofheim: NAT-Verlag.

Stark, J. (1992): Everyday Life Activities (ELA) Photo Series. Wien: Bosmüller.

Syntax Theorie der Satzstruktur. Die Vorgehensweise ist deskriptiv und nicht normativ. Ziel ist es, syntaktische Strukturen zu beschreiben und zu erklären. Entdeckt werden sollen die universalen Regeln und die mentalen Repräsentationen, die allen einzelsprachlichen Ausprägungen der Satzstruktur zu Grunde liegen. Das System der Regeln (Prinzipien) wird als grammatische Kompetenz bezeichnet. Die einzelsprachlich unterschiedlichen Strukturoptionen, die sich von der Universalgrammatik ableiten lassen, werden als Parameter eingeordnet. Die Parameterfixierung erfolgt beim Kindspracherwerb. Zu den frühen strukturalistischen Beschreibungsmethoden der Syntax gehören die Bildung eines repräsentativen Korpus, die →Segmentierung (Ermittlung der Konstituenten), die →Klassifizierung (Ermittlung der Phrasenklassen) und die →Hierarchisierung (Ermittlung der Abhängigkeitsstrukturen) der Segmente. Diese Verfahren gehören zum Basisinstrumentarium jeder syntaktischen Analyse.

System „Systeme sind integrierte Ganzheiten, deren Eigenschaften sich nicht auf die kleinerer Einheiten reduzieren lassen" (Capra 1984, 294). Ihre wesentlichen Merkmale sind die der Struktur, Organisation und Ordnung innerhalb eines prozesshaften Verlaufs. In einer Weiterentwicklung der Ganzheits- und Gestaltpsychologie werden Teil und Ganzes in einem strukturhaften Zusammenhang gegenseitiger Abhängigkeit gesehen. Merkmale des Lebens werden nicht im Sinne einer Ursache-Wirkung-Korrelation, sondern als zirkuläre, sich wechselseitig bedingende und selbst regulierende Phänomene ohne eindeutige Bestimmung von Ursache und Wirkung, Anfang und Ende interpretiert.

In Analogie zum →Konstruktivismus und vor dem Hintergrund des damit verbundenen →Menschenbildes haben derartige Überlegungen auch ihre Auswirkungen in der →Sprachheilpädagogik und →Sprachtherapie gefunden. Dies bezieht sich auf die Bedeutung der →Elternarbeit und →Familientherapie, aber auch auf das konkrete sprachtherapeutische Vorgehen selbst (Grohnfeldt 2002).

Literatur

Capra, F. ([7]1984): Wendezeit. Bausteine für ein neues Weltbild. Bern, München, Wien: Scherz.

Grohnfeldt, M. (2002): Sprachheilpädagogik als System. Die Sprachheilarbeit 47, 4–9.

Systematische Desensibilisierung Ein aus dem klassischen Konditionierungsparadigma abgeleitetes verhaltenstherapeutisches Modifikationsverfahren stellt die systematische Desensibilisierung (Wolpe 1958) dar. Hierbei wird die reale oder vorgestellte angstauslösende Situation in einer einer Angsthierarchie entsprechend abgestuften imaginären oder realen Reizdarbietung wiederholt mit dem Zustand von Entspannung gekoppelt, bis die Verbindung zwischen Situation und ursprünglicher Angstreaktion ausgelöscht und somit die Erregungskomponente der Angst beeinflusst wird. Dem liegt die Annahme zugrunde, dass die Verbindung von angstauslösender Situation und Entspannung die Angst im autonomen Reaktionsbereich automatisch blockiert und sich schließlich auch im subjektiven Erleben und im sichtbaren Verhalten Änderungen zeigen.

Literatur

Wolpe, I. (1958): Psychotherapy by reciprocal inhibitation. Stanford.

Systemische Mutismus-Therapie Abk. SYMUT (Hartmann 2004). Direktiv auf das Sprechen ausgerichtete Konzeption zur sprachtherapeutischen/logopädischen Behandlung des →Mutismus. Geht davon aus, dass das Schweigen im Kindes-, Jugend- und Erwachsenenalter infolge einer →Diathese für Ängste und/oder Depressionen auftritt und durch ungünstige Faktoren des familiären Systems aufrechterhalten wird. Im Gegensatz zu den nondirektiven Therapien wie die Spieltherapie und die Familientherapie, bei denen ein verdecktes frühkindliches Trauma bzw. ein Beziehungskonflikt innerhalb der Familie als Ursache des Schweigens angenommen wer-

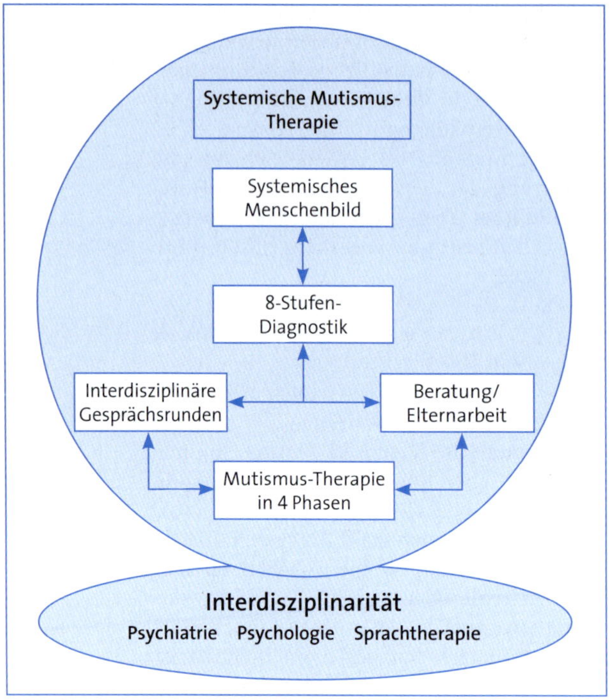

Abb.: Systemische Mutismus-Therapie.

den, ist sie nicht vergangenheitsorientiert, sondern nimmt den Ist-Zustand der Schweigenden, um (interdisziplinar) kommunikative und soziale Handlungsmuster für die aktive Zukunftsgestaltung zu entwickeln.

Therapiemodule Systemisches Menschenbild: Nach der von den Neurobiologen und Philosophen Maturana und Varela entwickelten Systemtheorie sind alle Strukturen und Organismen miteinander verbunden und unterliegen einer gegenseitigen Beeinflussung. Zentrale Kategorien des konstruktivistischen Denkens sind die Autopoiese (griech. *auto* = selbst und *poiesis* = Schöpfung), d.h. die Selbst-Schöpfung bzw. Selbst-Erneuerung, und die Koppelung. Damit erhält die Entwicklung einer Störung (hier des Mutismus) einen zirkulären Charakter, bei dem aus der anfänglichen Problematik nur einer Person ein Phänomen wird, das sukzessive alle Personen des sozialen Umfeldes (Familie, Kindergarten, Schule, Beruf) involviert und sich durch Rückkoppelungen auf den Betroffenen schließlich selbst verstärkt. Das systemische Menschenbild gestaltet die Therapie zur gleichzeitigen Beeinflussung aller relevanten Ebenen der vom Schweigen betroffenen Lebenswelt und fragt nach den Funktionen des Schweigens für den Betroffenen und das soziale System (s. Abb.).

8-Stufen-Diagnostik: Das Maximalangebot umfasst die Mutismusdiagnostik, eine neurologische Untersuchung, eine HNO-ärztliche Untersuchung, die Patienten- und Familienanamnese, die psychologische Interpretation bzw. Psychometrie, die Sprachdiagnostik, die Evaluation des sozialinteraktiven Kommunikationsverhaltens und die Beschreibung emotionaler Motivationskriterien.

Interdisziplinäre Gesprächsrunden: Durch die Zusammenführung aller am Therapieprozess beteiligten Personen wie Eltern, Erzieherinnen, Lehrer, Ärzte und Therapeuten können interdisziplinäre Maßnahmen konfiguriert und Inhalte aus der Therapie in das jeweilige Lebensumfeld der Schweigenden transferiert werden.

Beratung/Elternarbeit: Hier werden aufrechterhaltende Faktoren wie ankonditionierte Beantwortungs- und Beschützungsreflexe bzw. inadäquate Schonhaltungen seitens der Eltern, aber auch Abwehrmuster, zwanghafte Kontrollmechanismen und Merkmale des subjektiven Krankheitsgewinns bei den Betroffenen thematisiert.

Mutismus-Therapie in 4 Phasen: Die Kommunikationstherapie folgt in ihrer Didaktik der kindlichen Sprachentwicklung und umfasst folgende Behandlungsschritte:

1. Präverbale Phase: Aufbau einer therapeutischen Beziehung, Vermittlung der Bedeutung der Verbalsprache, Evozierung der ersten Laute.
2. Lexikalisch-syntaktische Phase: Wort- und Satzäußerungen, Anbahnung von Begrüßung und Verabschiedung, Einsatz eines Therapeutischen Vertrages außerhalb des therapeutischen Settings mit Dokumentation der Kommunikation.
3. Kommunikativ-sozialinteraktive Phase: Aufbau eines Dialogschemas, Versprachlichung von Bildern und Texten, Telefontraining, Training der Sozialkompetenz durch In-vivo-Therapie.
4. Nachbetreuungsphase: Erneute Vorstellung nach 3 und 9 Monaten, Nachuntersuchung, Beratung bei aktuellen Fragestellungen, gemeinsame Erarbeitung von Zukunftsperspektiven.

Literatur

Hartmann, B. (2004): Die Behandlung eines (s)elektiv mutistischen Mädchens nach dem Konzept der Sys-

temischen Mutismus-Therapie/SYMUT. Teil 1. Forum Logopädie 18/1, 20–26.
Hartmann, B. (2004): Die Behandlung eines (s)elektiv mutistischen Mädchens nach dem Konzept der Systemischen Mutismus-Therapie/SYMUT. Teil 2. Forum Logopädie 18/2, 30–35.
Hartmann, B. (2006): Gesichter des Schweigens – Die Systemische Mutismus-Therapie/SYMUT als Therapiealternative. Idstein: Schulz-Kirchner.

Systemische Prozesse →Phonologische Prozesse, bei denen es zu Ersetzungen statt zu Auslassungen von Lauten kommt.

Systemisches Paradigma Seit Bertalanffy (1901–1972) die Systemtheorie auf menschliche und soziologische Organisations- und Kommunikationsformen übertragen hatte, vollzog sich durch die Palo-Alto-Gruppe (Bateson, Jackson, Satir, Watzlawick u.a.) ein „Paradigmawechsel" im Verständnis von psychischen Erkrankungen. Die Systemtheorie lehnt lineare Kausalitätsvorstellungen ab und plädiert für eine selbstorganisierte, zirkuläre Betrachtung für psychische Prozesse. Die systemische Therapie und Beratung betrachtet Symptome und Störungen als eine Ausgleichsreaktion (Homöostase) für eine bestimmte soziale Organisation des Gesamtsystems, das seinerseits ebenfalls in einem gesamten gesellschaftlichen und politischen Kontext eingebettet ist. Erst der Bezug und die Einbindung des Kontextes vermögen im systemischen Paradigma die Bezogenheit zwischen Kontext und Störung aufzuzeigen. Seit der Einführung der Systemtherapie in den 1970er- und 1980er-Jahren vollzog sich in den Techniken und im Vorgehen der Beratung ein merklicher Wandel. Im Vordergrund standen in einer systemisch-orientierten Beratung das Verständnis für die eigene Selbstorganisation und die Zirkularität von Phänomenen. Der Einbezug von ganzen Familien, auch von mehreren Generationen, wurde angestrebt. In der späteren Orientierung von Beratung und Therapie wird versucht, je nach Bedarf, die strikte strukturell-systemische Sicht durch individuelle Sichtweisen und lösungsorientierte Strategien zu ergänzen.

Literatur

Hagmann, T., Simmen, R. (1900): Systemisches Denken und die Heilpädagogik. Luzern: Edition SZH.
Watzlawick, P., Beavin, J.H., Jackson, D.D. (1969): Menschliche Kommunikation. Formen, Störungen, Paradoxien. Bern: Huber.

Tabuisierung Tendenz von vielen Stotternden und ihren Familien, das Stottern und dessen Probleme zu verschweigen und zu kaschieren, um den Schein von Normalität aufrechtzuerhalten (→Vermeidungsverhalten). Die →Enttabuisierung des Stotterns wird daher von vielen Experten als notwendiger Schritt zur Bewältigung der bestehenden Probleme angesehen. →Stottern

Tachylalie Sprechtempobeschleunigung; mögliche Symptomatik bei →Poltern und →Dysarthrie.

Tapping (engl.) Leichtes, schnelles Klopfen mit den Händen zum Tonusaufbau der Muskulatur und taktiler Stimulation bei →Cerebralparese.

Taschenfaltenstimme Pathologische Form der Stimmgebung, bei der sich die beiden falschen Stimmlippen (Taschenfalten) bei der Stimmgebung berühren. Symptom einer fortgeschrittenen hyperfunktionellen Dysphonie. Selten auch gewünschter Kompensationsmechanismus nach tumorchirurgischer Stimmlippenentfernung (Chordektomie).

Taschengeräte Besondere Bauart eines →Hörgerätes, bei dem Mikrofon, Verstärker, Batterien und Regler in einem Gehäuse zusammengefasst sind, das in der Tasche getragen werden kann. Das nur selten eingesetzte Taschengerät wird Patienten verordnet, die aufgrund einer körperlichen Behinderung die konventionellen →HdO-Hörgeräte oder →IdO-Hörgeräte nicht bedienen können.

Taubheit, kortikale Zu den →zentralen Hörstörungen gehörendes Störungsbild, verursacht durch eine beidseitige Schädigung des seitlichen Schläfenhirns (Brodmanregion 41 und 42) oder der zu diesen Hirnarealen führenden →Hörbahnen; Symptomatik: Unfähigkeit zur Differenzierung auditiver Informationen bei unauffälligen →frühen und auffälligen →späten akustisch evozierten Potenzialen.

Taubheit Vollständiger →Hörverlust, bei dem auf dem betroffenen Ohr keinerlei Hörreste mehr nachweisbar sind (→Hörstörungen). Die beidseitige Taubheit kann durch eine →Hörgeräteversorgung nicht ausreichend therapiert werden und stellt eine Indikation zum →Cochlea Implantat (CI) dar, wenn eine lautsprachliche Integration angestrebt wird.

Tauizismus Veralt. Begriff, um eine Aussprachestörung betreffend den Laut [t] zu benennen, i.d.R. siehe →Rückverlagerung.

Teamberatung Eine Teamberatung stellt eine besondere Form der →Beratung dar. Er handelt sich um eine Maßnahme, die meistens im Sinne einer →Organisationsentwicklung vorgenommen und als Begriff meistens synonym verwendet wird.

Ein zusammenwirkendes und zusammenarbeitendes Team ist in den meisten Arbeitsabläufen in zweierlei Hinsicht aufeinander angewiesen; aus einer technischen, pragmatischen Sicht und aus einer sozio-emotionalen, gruppendynamischen Sicht. Um Arbeitsverläufe zu verbessern, zu optimieren und effizienter zu gestalten, werden in der Teamberatung beide Aspekte der Zusammenarbeit berücksichtigt; sowohl die Organisation von Arbeitsverläufen als auch die Regulierung der Beziehungen. Auf der technischen Seite lassen sich organisatorische und strukturelle Veränderungen einführen, die die Arbeit erleichtern.

Durch Neuverteilung von Aufgaben und Zuständigkeiten können Komplexitäten besser bewältigt werden. Diese Verläufe und ihre Veränderung sind jedoch mit dem zweiten, dynamischen Aspekt stark verzahnt. Die Dynamik in einem Team wird i.d.R. durch unbewusste Bewertungen von Beziehungen, durch unausgesprochene Beziehungszuschreibungen und durch zugeschriebene Hierarchien reguliert. Die eigene und fremde Sicht dieser Zuschreibungen und formeller sowie informeller Hierarchien sind oft nicht deckungsgleich, verursachen Kommunikationsabbrüche und Reibungen und können zu einem Energie- und Ressourcenverlust führen. Indem sie sichtbar und bewusst gemacht werden, können die Zustände und Prozesse zugänglich gemacht und verändert, problematische Zuschreibungen, ineffiziente und unrealistische Erwartungen abgebaut werden.

Eine Teamberatung kann – je nachdem, welcher der o.a. inhaltlichen und methodischen Aspekte in den Vordergrund gestellt wird – unterschiedlich akzentuiert sein. Hinzu kommen unterschiedliche Stile und Modelle, die das methodische Vorgehen und die Beratungstechniken prägen. Die „Systemische Teamberatung“ (und -therapie) befasst sich mit dem Bewusstmachen der Interaktions- und Kommunikationsprozesse in einem komplexen System aus Vernetztheit und Rekursivität. In der Lösungsorientierten Teamberatung konzentriert sich der Berater von Anfang an durch die Technik einer besonderen Art ritualisierter Fragestellungen, nicht auf die Probleme, sondern auf deren Lösung.

Literatur

Bamberger, G.G. (²2001): Lösungsorientierte Beratung. Praxishandbuch. Weinheim: Beltz.

Iven, C. (2000): Beratung in der Sprachtherapie: Gemeinsam an Lösungen arbeiten. Logos Interdisziplinär 8/2, 84–97.

Schlippe, A. v., Schweitzer, J. (1996): Lehrbuch der systemischen Therapie und Beratung. Göttingen: Vandenhoeck & Ruprecht.

Teddy-Test Normiertes Verfahren zur Erfassung von Defiziten im semantischen Bereich für Kinder im Alter von 3;0 bis 6;11 Jahren; für sprachauffällige und lernbehinderte Kinder liegen gesonderte Normen für den Altersbereich 4;0 bis 8;6 Jahre vor. Als Testmaterial kommen Abbildungen mit einem Teddy als Handelndem zum Einsatz. Die Kinder werden zu Spontanerzählungen sowie zum gezielten Antworten auf standardisierte Fragen aufgefordert. Anhand der kindlichen Äußerungen werden die verbale Verfügbarkeit semantischer Relationen sowie die Sprechaktivität (Anzahl der produzierten Wörter je Item in der Spontanerzählung) erfasst.

Teilchordektomie Partielle Entfernung einer Stimmlippe, meist infolge eines →Larynxkarzinoms.

Teilleistungsstörung, auditive →Auditive Verarbeitungs- und Wahrnehmungsstörung

Teilwortwiederholungen →Repititionen, →Stottern.

Telecoping Symptom des →Polterns: Silbenstrukturen werden von nachfolgenden Silbenmerkmalen beeinflusst und zu meist unverständlichen Einheiten zusammengezogen, z.B. „Lokomotive“ wird zu „Kokive“, „Schneewittchen“ wird zu „Schnittchen“.

Telefonängste Spezifische →Sprechangst vor Telefongesprächen. Gehört mit zu den verbreitetsten Ängsten beim →Stottern.

Telefonspule Teil eines →Hörgerätes, das parallel oder alternativ zu dem Mikrofon eine Aufnahme elektromagnetischer Felder ermöglicht, die z.B. über einen Telefonlautsprecher oder eine Induktionsschleife in Kirchen oder Konzertsälen abgestrahlt werden. Durch die Telefonspule wird eine verbesserte Signalübertragung des Nutzschalls (Sprache) ermöglicht, die zu einem verbesserten Hörergebnis führt.

Temporell vs. strukturell affizierte Sprachentwicklungsstörungen Als temporell affiziert wird die Sprachentwicklung eines Kindes bezeichnet, wenn sie lediglich eine einfache Verzögerung darstellt, d.h. im Vergleich zu einer normalen Sprachentwicklung verspätet einsetzt und verlangsamt verläuft (Zeitlupenhypothese). Strukturell affiziert ist eine Sprachentwicklung dagegen, wenn die Sprache eines Kindes untypische Strukturen aufweist, die sich in dieser Form in keiner normalen Sprachentwicklung finden lassen (Abweichungshypothese). Die Unterscheidung in temporelle und strukturelle Affizierung lässt sich sowohl auf die direkt beobachtbaren sprachlichen Formen beziehen (Produkte) als auch auf die vermutlich zugrundeliegenden sprachlichen Lernmechanismen (Prozesse). In ihrer strikten Version sind wohl beide Hypothesen unzureichend oder zu simpel. Vermutlich werden sie der Wirklichkeit eher gerecht, wenn sie in einer Mehr-oder-weniger- statt in einer Entweder-oder-Relation zueinander gesehen werden.

Test for Reception of Grammar (TROG-2) Test zur Überprüfung des →Sprachverständnisses und des Verständnisses syntaktisch-morphologischer Strukturen, englische Version, auf der der →TROG-D basiert.

Literatur

Bishop, D.V.M. (2003): Test for Reception of Grammar (TROG-2). London: Psych. Publishers.

Test zur Überprüfung des Grammatikverständnisses (TROG-D) Test zur Überprüfung des →Sprachverständnisses und des Verständnisses syntaktisch-morphologischer Strukturen bei 3;0–10;11-jährigen Kindern. Von Bedeutung bei der Differenzialdiagnostik von →Sprachentwicklungsstörungen. Es handelt sich um ein Verfahren, bei dem das Kind zu einem Zielsatz das entsprechende Bild aus vier Bildern heraussuchen muss, wobei drei Bilder grammatikalische oder semantische Ablenker darstellen.

Literatur

Fox, A.V. (2006): Test zur Überprüfung des Grammatikverständnisses (TROG-D). Idstein: Schulz Kirchner Verlag.

Test Wissenschaftlich fundiertes Verfahren zur Untersuchung von Persönlichkeitsmerkmalen, das die →Gütekriterien (→Objektivität, →Reliabilität, →Validität) hinreichend erfüllt. Eine Standardisierung von Tests erfolgt durch die Vorgabe von Testanweisungen für die Durchführung und Auswertung. Die Normierung bietet zahlenmäßige Bezugsnormen zum Vergleich der erbrachten Testwerte mit den Testwerten einer Vergleichsgruppe (z.B. Gleichaltrigen oder Schülern der gleichen Klassenstufe). In der →Diagnostik werden Tests eingesetzt, um Aufschluss über das Vorliegen (qualitativer Aspekt) oder die Ausprägung (quantitativer Aspekt) eines Merkmals zu erlangen.

Tests, objektive auditive Untersuchungsmethoden zur Diagnostik von →Hörstörungen oder →Auditiven Verarbeitungs- und Wahrnehmungsstörungen, die keiner Mitarbeit des Patienten bedürfen (z.B. →Otoakustische Emission, →akustisch evozierte Potenziale, →Mismatch Negativity, →Stapedius-Reflex-Messung).

Tests, subjektive auditive Untersuchungsmethoden zur Diagnostik von →Hörstörungen oder →Auditiven Verarbeitungs- und Wahrnehmungsstörungen, die nur bei Mitarbeit des Patienten durchführbar sind (z.B. →Hörschwellenaudiometrie, →Untersuchung der Differenzierungsfähigkeit für Töne, Geräusche oder Sprache, →Ordnungsschwellenbestimmung).

Teufelskreislauf (beim Stottern) Kreislauf bzw. Spirale sich wechselseitig bedingender und selbst verstärkender negativer Emotionen (Angst, Scham, Frustrationen) und Reaktionen (Flucht-, Vermeidungs- und Anstrengungsverhalten) auf das →Stottern, Teil der →Sekundärsymptomatik, hat aufrechterhaltende Wirkung. Insbesondere beim →Non-Avoidance-Ansatz wird versucht, den Teufelskreislauf zu durchbrechen.

Textlinguistik Gegenstand sind Texte. Texte sind transphrastische (satzübergreifende) Einheiten. Texte sind keine bloßen Additionen von Sätzen. Charakteristisch für Texte sind die Relationen zwischen den Sätzen. Sie werden über Rekurrenzen formaler oder semantischer Art hergestellt. Zu den wichtigsten Relationen und damit Textualitätskriterien gehören Kohäsion und Kohärenz. Grammatische Mittel der Rekurrenz (Kohäsion) stellen Verweisungsrelationen innerhalb eines Textes her. Dabei wird auf bereits genannte oder noch zu erwartende Textinformation aufmerksam gemacht. I.d.R. handelt es sich um Information, die bereits genannt wurde (anaphorische Verweisung). Vorwärtsverweisung ist weniger frequent und damit auffälliger (markierter). Kohäsion wird vor allem durch Pronomen der dritten Person, Demonstrativpronomen und Artikel hergestellt. Charakteristisch für Texte sind daher Pronominalisierungsketten. Kohäsion ist durch weitere Formen von Rekurrenz erzeugbar: durch die identische Wiederaufnahme, durch partielle Wiederaufnahme, durch Parallelismus (Rekurrenz der Form; Änderung des Inhalts) und durch Paraphrasen (Rekurrenz des Inhalts; Änderung der Form). Semantische Mittel der Rekurrenz werden über Ketten von semantischen Merkmalen hergestellt. Solche rekurrenten Merkmalsvorkommen werden als Isotopieketten bezeichnet. Isotopie entsteht durch Semrekurrenz (Seme sind semantische Merkmale). Semantische Merkmalsketten sind dafür verantwortlich, dass ein Text Kohärenz aufweist. Ein Text ist neben den Kriterien der Kohärenz und Kohäsion durch fünf weitere Textualitätskriterien definiert: Ein Text muss intendiert und nicht zufällig entstanden sein (Kriterium der Intensionalität); Texte müssen formal und inhaltlich ein Minimum an Akzeptabilität erfüllen; sie müssen ein Maß an Informativität aufweisen, der den Text rezipierbar macht; sie müssen der Situation angepasst (Situationalität) und auf andere Texte und Codes von Texten verweisen können (Intertextualität).

The Education of Individuals with Disabilities Act (IDEA), Public Law 102–119 Seit 1991 gültige und erweiterte gesetzliche Grundlage des 1975 vom amerikanischen Kongress verabschiedeten *Education of all Handicapped Children Act* (EHA), Public Law 94–124. Ziel: die Sicherstellung einer freien angemessenen öffentlichen Erziehung für alle Kinder und Jugendlichen mit Behinderung. Das Gesetz umfasst im Wesentlichen Finanzierung, Beteiligung der Eltern, →Individueller Erziehungsplan, Recht auf Erziehung in der am „wenigsten einschränkenden Umgebung" (*least restrictive environment*), Versorgung durch qualifiziertes Fachpersonal.

Therapeutische Beziehung Das Verhältnis von Therapeut und Klient/Patient kann je nach →Therapiebegriff unterschiedlich sein. Das zugrunde liegende →Menschenbild bei der therapeutischen Beziehung als „Kernstück der Therapie" (Petzold 1980, 7) geht davon aus, dass der therapeutische Prozess ein interaktionales Geschehen ist, bei dem die Beteiligten gemeinsam über den Verlauf entscheiden. Dadurch ist die therapeutische Beziehung prinzipiell dialogisch und partnerschaftlich mit beidseitiger Mitverantwortung, wobei der Therapeut eine Vorstrukturierung von Feinzielen und förderlichen Situationen zwischen Selbstorganisation und Instruktion vornimmt.

Literatur

Petzold, H. (Hrsg.) (1980): Die Rolle des Therapeuten und die therapeutische Beziehung. Paderborn: Junfermann.

Therapieeffekt (beim Stottern) →Stottern kann in hohem Maße positiv beeinflusst werden. Der →Therapieerfolg korrespondiert in hohem Maße mit den Zielen einer Therapie.

Therapieerfolg (beim Stottern) Die Wirksamkeit therapeutischer Maßnahmen beim →Stottern ist aufgrund der Uneinheitlichkeit von Therapiezielen und Erfolgskriterien schwer zu messen. Unter Beachtung der wesentlichen Erkenntnisse zur Stottertherapie ist es möglich, die Stottersymptomatik im Einzelfall drastisch zu reduzieren. Trotzdem ist davon auszugehen, dass in der Therapie stotternder Erwachsener die →Rückfallquote recht hoch ist. Problematisch sind Therapien anzusehen, in denen als →Therapieerfolg die →Heilung des Stotterns suggeriert wird. →Heilungsmythos, allgemein →Therapie.

Theraplay Kurzzeitbehandlung von Kindern, die wegen Verhaltensauffälligkeiten noch nicht zur Sprachtherapie bereit sind (→Spieltherapie).

Tiefgreifende Entwicklungsstörung Eine Gruppe von Störungen, gekennzeichnet durch qualitative Beeinträchtigung in der gegenseitigen sozialen Interaktion und Kommunikation sowie durch ein eingeschränktes, stereotypes, sich wiederholendes Repertoire von Interessen und Aktivitäten. Diese qualitativen Abweichungen sind in allen Situationen ein grundlegendes Funktionsmerkmal der betroffenen Person.

Tilgung finaler Konsonanten →Phonologischer Prozess, bei dem es zur Tilgung/Auslassung von wort- oder silbenfinaler Konsonanten kommt (z. B. /ϕo:γλ/ →[ϕo:γ↔]).

Tilgung initialer Konsonanten →Phonologischer Prozess, bei dem es zur Tilgung/

Auslassung von wort- oder silbeninitialen Konsonanten kommt (z. B. /καν↔/ →[αν↔]).

Tilgung initialer Konsonantenverbindungen →Phonologischer Prozess, bei dem es zur Tilgung/Auslassung einer wort- oder silbeninitialen Konsonantenverbindung kommt (z. B. /γ®ψν/ →[ψν]).

Tilgung unbetonter Silben →Phonologischer Prozess, bei dem es zur Tilgung/ Auslassung unbetonter Silben kommt (z. B. /βανα:νε/→[να:νε]).

Time-out-Verfahren Verschiedene Verfahren, bei denen eine kurze Auszeit, z. B. beim Auftreten des unerwünschten Verhaltens oder beim Auftreten einer belastenden Situation, genommen wird. Beim →Stottern, beispielsweise das Unterbrechen des Sprechens beim Auftreten von Stottersymptomen.

Tinnitus (lat. *tinnere* = klingeln, Ohrgeräusche, Ohrensausen) entweder als subjektiver Tinnitus von außen nicht hörbar oder objektiver Tinnitus, der durch Gefäßanomalien (pulssynchron) oder Erkrankungen der Mittelohrmuskulatur auftreten kann. Subjektiver Tinnitus ist ein Symptom einer Erkrankung, das häufig durch Lärmeinfluss, entzündliche Prozesse, Durchblutungsstörungen, ototoxische Substanzen, Störungen im Bereich der Halswirbelsäule oder des Kiefergelenks ausgelöst werden kann. Generell muss zwischen dem akuten, weniger als 3 Monate, und dem chronischen, länger als 3 Monate bestehenden Tinnitus unterschieden werden. Etwa 3 Millionen Menschen leiden in Deutschland unter subjektiven Ohrgeräuschen, wobei 70 % davon chronisch betroffen sind und 3–4 % einem hohen Leidensdruck ausgesetzt sind. Oft tritt der subjektive Tinnitus in Kombination mit einem →Hörsturz auf, kann jedoch auch isoliert ohne erkennbare äußere Ursache (idiopathisch) vorkommen. Auch die Auslösung und Verstärkung des Tinnitus durch Stress wird häufig beschrieben. Als Ursprung des Tinnitus wird meist eine Schädigung der →äußeren Haarsinneszellen und damit eine Veränderung der Spontanaktivität des →Hörnerven angenommen (cochleärer Typ). Beim chronischen Tinnitus werden die Generatoren des Tinnitus eher in den subkortikalen Zentren des Großhirns vermutet, die über das limbische System und damit die Emotionalität des Betroffenen steuerbar ist. Die Therapie des akuten Tinnitus mittels durchblutungsfördernder Maßnahmen wird i. d. R. wie bei der Therapie des →Hörsturzes vorgenommen und medikamentös behandelt. Die hohe Spontanremission zwischen 50–70 % hat jedoch in jüngster Zeit eine gewisse Zurückhaltung bei Therapeuten und Kostenträgern bewirkt. Beim chronischen Tinnitus werden seit einigen Jahren modifizierte Konzepte der in den USA und in England entwickelten Tinnitus Retraining Therapie (TRT) eingesetzt, die vornehmlich durch Counselling (intensive Aufklärung und Beratung), akustische Maßnahmen (Hörgeräte, Noiser zur partiellen Maskierung) und durch begleitende psychosomatische Hilfen (Entspannungstherapie, Verhaltenstherapie, kognitive Therapie etc.). mit gutem Erfolg die subjektive Wahrnehmung des Tinnitus reduzieren. Die vielfältigen alternativen Therapieansätze, wie Akupunktur, hyperbare Sauerstofftherapie, Hypnose, Lasertherapie, Neuraltherapie etc. sind in ihrer Wirksamkeit klinisch-wissenschaftlich nicht nachweisbar, können jedoch im Einzelfall durchaus eine positive Wirkung entfalten, die teilweise auf einen Placebo-Effekt zurückzuführen ist.

Tinnitus-Liga →Deutsche Tinnitus-Liga e. V. (DTL), Adresse: Am Lohsiepen 18, 42369 Wuppertal, Tel.: 02 02/24 65 20, Fax: 02 02/2 46 52 20, E-Mail: dtl@tinnitus-liga.de, www.tinnitus-liga.de.

TNM-Klassifikation Das international gebräuchliche Klassifizierungsschema der Union *Internationalis Contra Cancerum* (UICC) bestimmt die lokale, lokoregionale und Fernausbreitung der malignen Geschwulst und Festlegung der drei Komponenten:

- T = *Tumor* – Ausdehnung des Primärtumors
- N = *Nodulus* – Fehlen oder Vorhandensein und Ausdehnung von regionären Lymphknotenmetastasen
- M = *Metastasen* – Fehlen oder Vorhandensein von Fernmetastasen

Durch das Hinzufügen von Ziffern wird die Größe und Ausdehnung der malignen Geschwulst angezeigt. Der Faktor C (= *certainty*) weist auf die zur Diagnosesicherung verwendeten Untersuchungsmethoden, und damit auf den Grad der Zuverlässigkeit der Diagnostik, hin. Während TNM auf die klinische Klassifikation hindeutet, weist der vo-

Therapie Der Therapiebegriff hängt entscheidend von dem zugrunde liegenden →Menschenbild ab, das sich auf das Selbstverständnis des Einzelnen und damit auf sein praktisches Vorgehen auswirkt.

Dies zeigt sich bereits in unterschiedlichen Definitionen von Therapie:

- Gebräuchlich ist vor allem im medizinischen Kontext das Verständnis von Therapie im Sinne von Heilung und Behandlung meist organisch bedingter Krankheiten.

  Bereits im Alten Testament wird bei einer Bezugnahme auf den hebräischen Wortstamm R-F-A von „(Gott wird) heilen" gesprochen. Ebenso ist eine Übersetzung aus dem Griechischen im Sinne von Heilung möglich.
- Die ursprüngliche Bedeutung des griechischen Wortes *therápon* = der Diener, Gefährte bzw. *therapéia* = das Dienen, die Pflege verweist jedoch auf den Aspekt des Therapeuten als Begleiter, dessen Aufgaben vorrangig darin bestehen, Eigenaktivitäten zu wecken und neu auszubalancieren.

Es versteht sich, dass je nach Grundverständnis andere Arten des Vorgehens in der →Sprachtherapie impliziert sind.

Konsequenzen für das therapeutische Vorgehen Die zentrale Stellung des Menschenbildes wirkt sich nicht nur auf die Wahl der Therapiemethode, sondern auch auf das Verhältnis von Therapeut(in) und dem zu therapierenden Menschen aus. Es ist ein Unterschied, ob man in diesem Zusammenhang von einem

- „Patienten" spricht, der auch im Zusammenhang mit einer sprachtherapeutischen Intervention eine Heilung wie mit einem Medikament erwartet und die Behandlung im Extremfall passiv erduldet,
- oder ob man von einem „Klienten" spricht, der aktiv am sprachtherapeutischen Verlaufsprozess bei der Planung, Durchführung und Effektivitätseinschätzung beteiligt wird.

Dabei ist nicht nur das Grundverständnis der Therapeutin bzw. des Therapeuten wichtig, sondern ebenso die Erwartungshaltung, die Fähigkeit zur Mitarbeit und natürlich das Alter des therapie- und ratsuchenden Menschen. Zwischen der Heilung im Sinne eines linear-kausalen Einwirkens und einer Begleitung, bei der die gemeinsame Suche nach dem subjektiv richtigen Weg und die Aktivierung von Selbstheilungskräften im Vordergrund stehen, gibt es dabei viele Facetten und Übergänge.

Dahinter stehen Orientierungen an grundlegenden wissenschaftlichen Grundpositionen, sei es im Sinne der →Verhaltenstherapie, →Psychoanalyse, →Systemtheorie (→Konstruktivismus) oder einer →humanistischen Psychologie. Dabei kann offensichtlich keine Theorie für sich allein alle Zusammenhänge aufdecken, da immer nur Teilaspekte akzentuiert werden, die der Komplexität menschlichen Lebens nur annähernd gerecht werden.

Zur Frage der Methodenkombination Eine Verbindung unterschiedlicher methodischer Ansätze ist in der Praxis gebräuchlich. Dahinter steht aber nicht nur die pragmatische Sicht des Alltags, sondern vor allem das

Prinzip der Individualisierung als wissenschaftliche Grundposition.

Zweifelsfrei gibt es Arten des Vorgehens, die sich gegenseitig ausschließen, z.B. bei einer lösungsorientierten Kurztherapie und langdauernden tiefenpsychologischen Aufdeckung verdrängter seelischer Verwundungen. Es gibt aber auch Ansätze, die sich gut gegenseitig ergänzen können, sei es bei der →Beratung durch eine Verbindung von Person- und Systemorientierung, sei es bei der →Sprachtherapie durch ein →Baukastenprinzip, bei dem unterschiedliche Arten des übungstherapeutischen Vorgehens von →In-Vivo-Techniken und der →Elternarbeit aufeinander abgestimmt werden.

Zur Effektivität therapeutischer Maßnahmen Die Überlegungen zur Wirksamkeit von Therapie gewinnen im Sinne einer →Evaluation, →evidenzbasierten Therapie und eines →Qualitätsmanagements zunehmend an Bedeutung.

40 %	Extratherapeutische Faktoren	⇨	Patientenmerkmale
30 %	Beziehungsfaktoren	⇨	personorientiert, teilweise interaktional, unabhängig von der Methode
15 %	Placebo-Effekte	⇨	Positive Erwartungshaltung, Hoffnung
15 %	Technik	⇨	Methodisches Vorgehen

Abb. 1: Wirkfaktoren und ihre Anteile am Gesamtgeschehen.

Während in der Medizin und Pharmaindustrie hier bei einer Bezugnahme auf ein dementsprechendes →Menschenbild über →Doppelblindstudien die Wirksamkeit von Medikamenten seit langem überprüft wird, war in der →Sprachtherapie ein derartiges Vorgehen lange Zeit, zumindest in Deutschland, noch weitgehend ungebräuchlich. Die angloamerikanischen Länder (→Speech-language-pathology) haben hier eine ganz andere Tradition bei einer Grundorientierung an der →Verhaltenstherapie.

Es hängt aber auch von der Art des Gegenstandes ab:

> Sprachtherapie ist immer ein interaktionaler Vorgang und damit nicht 100 %ig objektivierbar. Dennoch und gerade deshalb ist die Effektivität der Maßnahmen zu begründen und das Ausmaß intervenierender Variablen zu erforschen.

Es deutet sich an, dass unterschiedliche Formen an Sprachtherapie effektiv sind, wobei sich typische Einfluss nehmende Faktoren aufzeigen lassen (Grohnfeldt 2002) und die →therapeutische Beziehung überlagernd wirkt. Die Psychotherapieforschung ist hier schon weiter. Bei einer Synopse jahrzehntelanger Untersuchungen wird darauf verwiesen, dass „keine Behandlungsform der anderen wirklich überlegen ist" (Hubble et al. 2001, 8). Stattdessen werden vier Wirkfaktoren genannt, die unterschiedliche Anteile am Gesamtgeschehen aufzeigen. Von Bedeutung ist dabei, dass durch Beziehungsfaktoren (→therapeutische Beziehung) mehr an Varianz aufgeklärt wird als durch die Art des methodischen Vorgehens (s. Abb. 1).

Die Erforschung der Effektivität sprachtherapeutischer Maßnahmen in Deutschland steht noch am Anfang, wobei die bisherigen Schwerpunkte und Ansätze im Bereich der →Aphasie hier auch auf andere Bereiche auszudehnen sind. Zukunftsweisende Untersuchungen sind dabei in nächster Zeit zu erwarten, wobei neben objektiv messbaren Veränderungen des Sprachverhaltens i. w. S. auch der Zufriedenheit als Merkmal von Qualität ein wichtiger Stellenwert eingeräumt werden muss (M. G.).

Literatur

Grohnfeldt, M. (Hrsg.) (2002): Lehrbuch der Sprachheilpädagogik und Logopädie, Bd. 3: Diagnostik, Prävention und Evaluation. Stuttgart: Kohlhammer.

Grohnfeldt, M. (Hrsg.) (2003): Lehrbuch der Sprachheilpädagogik und Logopädie, Bd. 4: Beratung, Therapie und Rehabilitation. Stuttgart: Kohlhammer.

Hubble, M. A., Duncan, B. L. & Miller, S. D. (Hrsg.) (2001): So wirkt Psychotherapie. Empirische Ergebnisse und praktische Folgerungen. Dortmund: modernes lernen.

rangestellte kleine Buchstabe /p/ auf die Untersuchung durch den das entfernte Gewebe untersuchenden Pathologen hin.

Mithilfe des *TNM-Systems*, das in wissenschaftlichen Veröffentlichungen verlangt wird, lassen sich Behandlungserfolge, Prognosen und Überlebensraten statistisch ermitteln, international vergleichen und einheitliche Therapieempfehlungen ableiten.

Token-Test →Aphasiediagnostik

Literatur

Orgass, B. (1976): Eine Revision des Token-Tests, Teil I und II. In: Diagnostica 22, 70–78; 141–156.

Tomatis-Therapie Therapieverfahren zur Behandlung →Auditiver Verarbeitungs- und Wahrnehmungsstörungen mit technisch veränderter Musik: Verstärkung hoher sowie schlecht gehörter Frequenzen, zunehmende Verminderung der Lautstärke links, wechselnde Übertragung über Luft- und Knochenleitung; Entwicklung der Methode durch den französischen HNO-Arzt Tomatis in den 1950er-Jahren; Ausgangspunkt für viele, später publizierte auditive Therapiemethoden.

Tonaudiometrie Testverfahren der →subjektiven Audiometrie, bei der die Patienten seitengetrennt über Kopfhörer (Luftleitung) oder Knochenschallgeber (Knochenleitung) mit reinen Sinustönen unterschiedlicher Frequenz (125 Hz–10 kHz) über ein →Audiometer akustisch gereizt werden. Die Ergebnisse der Tonaudiometrie werden in einem →Audiogramm dokumentiert. Sie liefern eine wichtige Basis für die Differenzialdiagnostik und die Indikationsstellung zur →Hörgeräteversorgung.

Tondifferenzierungstraining Therapieverfahren zur Behandlung →Auditiver Verarbeitungs- und Wahrnehmungsstörungen mit einem Training der Unterscheidung von Tönen unterschiedlicher Tondauer, Tonhöhe, Lautstärke oder Tonlänge (→auditive Low-Level-Funktionen).

Tongue thrust Amerik. für Zungenstoß, viszerales Schlucken, infantiles Schlucken, gestörte Schluckfunktion mit Zungenpressen, falsches Schlucken u. a.

Wir unterscheiden 8 verschiedene Formen des *Tongue thrusts* gegen (addental) oder zwischen (interdental) die Zahnreihen, frontal oder lateral.

Diagnose: →Palatagramm, →Payne-Technik.

Falsches Schlucken ist das Hauptsymptom der myofunktionellen Störungen, meist begleitet von Mundatmung, offener Mundhaltung, falscher Zungenruhelage, Schiefhaltung des Kopfes und/oder Rumpfes, Habits.

Tongue thrust ist Symptom bestimmter Mehrfachbehinderungen (Morbus Down, Frühkindliche Hirnschädigung, LKG-Spaltfehlbildungen u. a.).

Therapie →Myofunktionelle Therapie.

Tonhaltedauer Angegeben in Sekunden, Maß für die Dauer, über die ein Ton, meist auf einem Vokal gesungen, nach einmaliger Inspiration gehalten werden kann. Die jeweilige Norm ist abhängig davon, ob der Ton bei komfortabler Stimmlage und Stimmstärke (= *maximum phonation time*) oder im Grenzbereich bei minimaler und maximaler Stimmstärke über den gesamten Stimmumfang (= 3D-Phonetographie) bestimmt wird.

Tonhöhe Subjektiv wahrgenommene Frequenz reiner Töne, die mit der Erregung unterschiedlicher Populationen von Haarsinneszellen entlang der Basilarmembran bei Anregung durch verschiedene Frequenzen verbunden ist (→Wanderwellentheorie, →Ortsprinzip).

Tonhöhenbestimmung der Stimme Bestimmung der →mittleren Sprechstimmlage.

Tonisches Stottern Tonische Symptome äußern sich durch länger anhaltende Verkrampfungen der Sprechmuskulatur, in deren Folge es zu Prolongationen (Lautdehnungen), Unterbrechungen der Phonation und/oder des Luftstroms während des Sprechens kommen kann. Tonische Symptome können sowohl hörbar (Prolongationen) als auch nicht hörbar (stummes Pressen, stumme Blockaden) sein. →Stottern

Tonus, artikulatorischer →tonisches Stottern

Tonusregulierung Ausgleich einer überhöhten oder zu niedrigen Muskelspannung.

Top-down Prozesse Beeinflussung von Wahrnehmungsprozessen durch höhere kognitive Funktionen, z. B. selektive Aufmerksamkeit, Vorwissen und Erwartung (→Bottom-up Analyse).

Tourette-Syndrom Neurologische Erkrankung. Zur typischen Symptomatik gehören unwillkürliche Automatismen (Zuckungen, Tics) der mimischen und oralen Muskulatur sowie ein zwanghaftes Ausstoßen von Schreien und ungewollten, vulgären Äußerungen (Koprolalie).

Trachealkanüle Nach →Tracheotomie/Tracheostomie in die Trachea eingeführte Kanüle; Indikation: **1.** mechanische Behinderung der oberen Atemwege, **2.** Nervenschädigung der Kehlkopfabduktoren, **3.** unzureichende Atem- und Lungenfunktion mit Beatmungspflicht, **4.** Aspiration von Speichel/Sekret bei Schluckstörung; Formen: **1.** einfache Kanüle (gebogenes Röhrchen zum Luftaustausch); **2.** Sprechkanüle (Ventilklappe am Kanülenschild, die sich beim Einatmen öffnet und beim Ausatmen verschließt; Öffnung an der konvexen Seite der Kanülenkrümmung lässt Ausatmungsluft nach oben durch den Kehlkopf); **3.** Kanüle mit aufblasbarer Manschette (zur Blockung zum Schutz vor Aspiration).

Tracheostoma Wörtlich übersetzt bedeutet Tracheostoma „Luftröhrenmund". Gemeint ist eine künstlich angelegte Öffnung der Luftröhre im Halsbereich, über die der Tracheotomierte unter Umgehung vom Ansatzrohr und Kehlkopf atmet.

Unterschieden werden je nach Indikation und voraussichtlicher Dauer der Halsatmung drei Methoden:

- *Punktionstracheotomie* = nicht plastisches, enges, zur Schrumpfung neigendes Tracheostoma, bei dem sich häufig Granulationen am Tracheostomarand oder im Tracheotomiekanal bilden. Bei der Punktionstracheotomie wird die Luftröhre in Höhe der zweiten und dritten Trachealspange punktiert und eine Kunststoffkanüle über einen Führungsdraht nach Aufdehnung der Luftröhrenöffnung eingesetzt. Dieses zeit- und kostensparende Vorgehen hat sich in den letzten Jahren in der Intensivmedizin durchgesetzt, da der entstandene Kanal schnell wieder zuwächst, sobald er nicht mehr benötigt wird.
- *Tracheotomie* = nicht epithelisiertes, nicht plastisches Tracheostoma. Die Tracheotomie kommt hauptsächlich in Notfallsituationen oder bei unkomplizierten, anatomischen Verhältnissen zum Einsatz. Über den Wundkanal kann eine Kanüle oder ein Intubations-/Beatmungstubus von außen in die Luftröhre eingeführt werden. Nach dauerhafter Entfernung der Kanüle wächst der Tracheotomiekanal zumeist innerhalb kürzester Zeit von selbst wieder zu.
- *Tracheostomie* = Anlage einer plastischen, epithelisierten Luftröhrenöffnung, Vernähung von Hals- und Trachealschleimhaut zu einem stabilen Tracheostomiekanal mit geringer Schrumpfungsneigung. Durch den Einsatz einer Kanüle wird sichergestellt, dass sich der Durchmesser des Tracheostomas nicht verringert, wobei auch ohne Kanüle nicht mit einer schnellen Stenose in kürzerer Zeit zu rechnen ist. Das Verfahren wird gewählt, wenn mit einer längerfristigen oder dauerhaften Halsatmung zu rechnen ist, bzw. wegen Aspirationen der Einsatz einer geblockten, die unteren Atemwege schützenden Kanüle notwendig wird.

Wie aus alten indischen und ägyptischen Schriften hervorgeht, zählt die Eröffnung der Luftröhre zu den ältesten chirurgischen Eingriffen am Menschen. Die Einlage eines kleinen Röhrchens in die Trachea nach erfolgter Luftröhrenöffnung geht auf den Medizinprofessor Andreas Vesalius (1514–1564) an der Universität in Padua (Tierversuche) und auf Thomas Fienus (1567–1631) aus Antwerpen zurück, die als Material Schilf- oder Zuckerrohr verwendeten. Erst Julius Casserius (1545–1616) von der Universität Padua verwendete erstmals ein gekrümmtes Röhrchen und befestigte es mit Haltebändern am Hals des Patienten. Der bis zum 18. Jahrhundert verwendete Begriff Laryngotomie oder Bronchotomie wurde von Lorenz Heister (1683–1758) durch die allgemein gebräuchliche Bezeichnung Tracheotomie abgelöst. Die heute üblichen Trachealkanülen wurden in ihrer Grundform 1776 von Richter entwickelt. Während die Tracheotomie bis zur Verbreitung der Intubation früher ausschließlich in der Behandlung bedrohlicher Atemnot eingesetzt wurde, hat sich heute die Indikation mehr zur vorbeugenden Maßnahme vor großen Operationen im Kopf-Hals-Bereich entwickelt oder zur Vermeidung einer Langzeitintubation bei Intensivpatienten.

Kann keine ausreichende Luftpassage zwischen Trachea und Ansatzrohr ohne Aspirationsgefahr bei der Nahrungsaufnahme wieder hergestellt werden oder wird, wie bei kehlkopflosen Patienten, nach Entfernung des Larynx der Trachealstumpf in die Halsöffnung eingenäht (Jugulumgrube), entsteht ein bleibendes Tracheostoma, das je nach Beschaffenheit temporär oder dauerhaft mit einer *Trachealkanüle* stabilisiert werden muss.

Tracheostomie Eröffnung der Trachea ohne Wandresektion mit Bildung von Vorderwandlappen, die mit dem Wundrand vernäht werden; im Ggs. zur Tracheotomie kein Wandverlust nach späterer Rücknähung.

Training der sequenziellen Differenzierungsfähigkeit Therapieverfahren zur Behandlung →Auditiver Verarbeitungs- und Wahrnehmungsstörungen mit einem Training der Differenzierungsfähigkeit schnell aufeinander folgender akustischer Signale (→Ordnungsschwellentraining).

Training, Audio-Vokales-Integratives →Klangtherapie

Transaktionales Stressmodell →Stress

Transfer Übertragung von Therapieinhalten in Alltagssituationen. Bei der Behandlung des →Stotterns stellen Transfer und →Generalisierung wichtige Schritte zur Erreichung des Therapieerfolgs dar.

Transkortikale Aphasie →Aphasiesymptome

Bei der transkortikalen Aphasie ist das Nachsprechen gut erhalten. Die rein formale und imitatorische Verarbeitung von Sprache ist besser erhalten als die inhaltliche. Es werden zwei Formen der transkortikalen Aphasie unterschieden. Bei der transkortikal-sensorischen Aphasie können die Patienten flüssig nachsprechen, sie haben aber Sprachverständnisstörungen. Dagegen gelingt bei der transkortikal-motorischen bei flüssigem Nachsprechen das Sprachverständnis gut. Spontanes Sprechen gelingt jedoch kaum. Selten liegen Kombinationen der Unterformen vor. Bei diesen gemischt-transkortikalen Aphasien wiederholen die Patienten häufig die Fragen der Gesprächspartner (Echolalien).

Transnasale Endoskopie →Transnasale Laryngoskopie

Transnasale Laryngoskopie Endoskopische Untersuchung des Kehlkopfes mithilfe einer flexiblen Glasfaseroptik (Fiberendoskop), die durch die Nase eingeführt wird. Da die Zunge frei beweglich bleibt, ist eine Kehlkopfuntersuchung beim freien Sprechen und Singen möglich. Neuere, besonders lichtstarke Endoskope sind geeignet, eine Stroboskopie durchzuführen. Hierbei ist die Bildauflösung jedoch schlechter als bei Durchführung einer →Lupenstroboskopie.

Transversusschwäche Hintere Glottischlussinsuffizienz als Folge reduzierter Muskelaktivität der M. Cricoarytaenoideus transversus.

Traumatische Dysphonie Durch stumpfe oder scharfe, äußere oder innere mechanische Gewalteinwirkung, durch thermische, strahleninduzierte oder toxisch-inhalative Einwirkung entstandene Kehlkopfschädigung.

Tremor Unwillkürliche rhythmische Bewegungen (2–12 Hz) im Bereich des Kopfes, des Rumpfes oder der Extremitäten, die als Folge einer abnormen Synchronisation von Motoneuronen entsteht; ein physiologischer Tremor kann unter verschiedenen Bedingungen verstärkt werden, ein Tremor kann aber auch als Zeichen einer zentral-motorischen Erkrankung auftreten (z. B. Morbus Parkinson, degenerative Kleinhirnerkrankungen etc.); im Rahmen zentraler Sprechstörungen kann ein laryngealer Tremor auftreten und zu einem hörbaren Stimmzittern führen.

Trinkplatte Individuell angefertigte Plattenapparatur aus Methylmethacrylat, die nach der Geburt eingegliedert wird. Sie dient neben der Trennung des Mund- und Nasenraumes zur Verbesserung der Schluck- und Saugfunktion der Normalisierung der Zungenlage (→Gaumenplatte).

Trommelfell Teil des schallleitenden Apparates des →Mittelohres.

Trommelfellperforation →Mittelohrschwerhörigkeit

Trotzverhalten Oppositionelles Verhalten im Kleinkindalter, gekennzeichnet durch aufsässiges und provokatives Verhalten. Diese Kinder tendieren dazu, häufig und aktiv Regeln Erwachsener zu missachten und bewusst andere Menschen zu ärgern. Sie sind oft zornig und verärgert über andere Menschen, haben eine geringe Frustrationstoleranz und werden schnell wütend.

Tuba auditiva Eustachii →Eustachische Röhre, →Mittelohr.

Tubenfunktionsprüfung Objektive Funktionsprüfung der Durchgängigkeit der →Eustachischen Röhre im Rahmen der →Impedanzaudiometrie.

Tübinger-Luria-Christensen-Neuropsychologische Untersuchungreihe (TÜLÜC) Ziel dieses ca. 2 Stunden beanspruchenden Testverfahrens ist die Erfassung von sprachlichen und kognitiven Beeinträchtigungen. Entwickelt wurde der Test von russischen Hirnforschern und einer dänischen Neuropsychologin. Normierungen liegen nicht vor.

Literatur

Hamster, W., Langer, W. & Mayer, K. (1980): Tübinger-Luria-Christensen neuropsychologische Untersuchungsreihe. Beltz: Weinheim.

Tumorbedingte Dysphonie →Organische Dysphonie

Tympanogramm Graphische Darstellung der Abhängigkeit zwischen Schwingungsfähigkeit des Trommelfell-Gehörknöchelchensystems und dem Druck im äußeren Gehörgang im Rahmen der Tympanometrie (→Impedanzaudiometrie).

Tympanometrie →Impedanzaudiometrie

Tympanoplastik Operative Verfahren zur Beseitigung von chronischen →Schallleitungsstörungen (→Mittelohrschwerhörigkeit).

Tympanosklerose Sklerotische Veränderung des Trommelfells, die zu einer chronischen →Schallleitungsschwerhörigkeit führt.

Übergeneralisierung Im Rahmen der →Artikulationstherapie kann es zur Übergeneralisierung kommen, indem der zu erarbeitende Ziellaut fast willkürlich zu oft vom Patienten eingesetzt wird.

Überschwellige Diagnostik Subjektive Hörprüfverfahren, die im überschwelligen Bereich des →Hörfeldes durchgeführt werden. Sie dienen dem Nachweis eines →Recruitments oder dem Nachweis neuraler oder retrocochleärer →Hörschädigungen. Ein positives Recruitment (→Fowler-Test, →Lautheitsskalierung) belegt die Funktionsstörung der →äußeren Haarsinneszellen hin. Eine pathologische Hörermüdung (→Cahart Test, →Békésy-Audiometrie) kann auf eine retrocochleäre Läsion hinweisen.

Übungsbehandlung des Stammelns Diese pädagogisch-psychologisch orientierte Therapierichtung zur Behandlung von Kindern mit →phonetischen Aussprachestörungen wurde von Emil →Fröschels begründet, in der →Wiener Sprachheilschule ausformuliert und ab Mitte der 1930er-Jahre durchgängig verwendet. Miroslav →Seeman (1974) fasste die 4 Hauptgrundsätze (oft wiederholte kurze Übungen, Verwendung der eigenen Hörkontrolle, die Anwendung von Hilfslauten, Grundsatz der minimalen Aktion) zusammen. Die Übungsbehandlung für stammelnde Kinder hat bis heute starken Einfluss in der mitteleuropäischen Sprachheilpädagogik. Sie kann als Vorläufer der →Artikulationstherapie/→phonetischen Therapie nach Charles →Van Riper (1963) angesehen werden (→Aussprachestörungen).

Literatur

Seeman, M. (1974): Sprachstörungen bei Kindern. Berlin: VEB Verlag Volk und Gesundheit.

Van Riper, C. (1963): Speech Correction: Principles and methods. New York: Englewood Cliffs, Prentice Hall.

Van Riper, C. & Irwin, J. (1976) Artikulationsstörungen. Berlin: Marhold.

Ultraschall Hochfrequenter →Schall von mehr als 20 kHz, der damit oberhalb der oberen Grenzfrequenz des menschlichen →Hörfeldes liegt.

Umerziehung Im Zusammenhang mit sprachtherapeutischen Fragestellungen verweist der Begriff „Umerziehung" auf das gleichnamige Werk von Karl Cornelius *Rothe* aus dem Jahr 1929. Gemeint ist damit eine „weitgehende Umprägung des Menschen"; der ganze Mensch soll von Grund auf erfasst und geändert werden. Zielgruppe der „Umerziehung" waren in erster Linie stotternde Menschen, denn nach Vorstellung Rothes reichten ausschließlich symptomreduzierende Maßnahmen nicht aus; Stotterer bedürften grundsätzlich einer Erziehung zur Selbstbeherrschung und zum Mut in einem Klima der Freude und Aufrichtung. Rothe gliederte die Umerziehung in drei Teilzielbereiche: somatische Verhältnisse (Korrektur von Körperschäden, Körperhaltung, Körperpflege), Zivilisation (Reinlichkeit, Umgangsformen, Sprache im zwischenmenschlichen Gebrauch) sowie Charakterbildung (Abgewöhnung persönlicher Untugenden, Hebung der ethischen Persönlichkeit, Formung der sozialen Einstellung).

Eine zentrale Stellung im Konzept der Umerziehung nahm die Person des „Umerziehers" ein. Von ihm wurde eine gründliche Selbstbeherrschung und Selbstbeobachtung gefordert, des Weiteren: großes Fachwissen, Lernbereitschaft, Fähigkeit zur Selbstkritik und zum Umgang mit Fremdkritik und schließlich Lebensweisheit.

Umschriebene rezeptive Sprachstörung

Definition Dazugehörige Begriffe: spezifische Sprachverständnisstörung, entwicklungsbedingte rezeptive Aphasie, entwicklungsbedingte Wernicke-Aphasie (engl. *receptive language disorder*). Nach den ICD-10 Kriterien (→WHO-Klassifikation) liegt bei einer rezeptiven Sprachstörung die Sprachverständnisleistung des Kindes unterhalb des seiner Intelligenz und seinem Alter angemessenen Niveaus (Diskrepanzkriterium). In fast allen Fällen ist auch die expressive Sprache betroffen. Diese Definition schließt Sprachverständnisstörungen aus, die durch eine Intelligenzminderung (→geistige Behinderung), durch eine Hörstörung (→Hörstörung), neurologische Erkrankungen (→Aphasie, →Landau-Kleffner-Syndrom), psychiatrische Störungsbilder (→Mutismus, →autistische Störung) sowie durch unzureichende Förderung (→Mehrsprachigkeit) zu erklären sind.

Formen Rezeptive Sprachstörungen werden in der ICD-10 in Kapitel F8 „Entwicklungsstörungen" beschrieben. Es handelt sich um eine Gruppe von Störungen, die in der frühen Kindheit beginnen. Unter dem Abschnitt F80 werden die umschriebenen Entwicklungsstörungen des Sprechens und der Sprache zusammengefasst. Die verschiedenen Subtypen sind in Tabelle 1 abgebildet.

Auf der linguistischen Ebene können rezeptive Sprachstörungen auf verschiedenen Ebenen erfasst werden:

- Störungen auf der Lautebene (→auditive Verarbeitungsstörung)
- Störungen auf der Wortebene (→Wortverständnis)
- Störungen auf der Satzebene (→Satzverständnis)
- Störungen auf der Textebene (→Textverständnis).

Erscheinungsbild Rezeptive Sprachstörungen sind komplexe und heterogene Störungen. Symptome zeigen sich auf verschiedenen Ebenen. Neben sprachlichen Defiziten stehen oft Verhaltensprobleme (→Mutismus, →soziale Ängste, →autistische Störungen, →Aufmerksamkeitsstörungen) im Vordergrund des Störungsbildes. Die Leitsymptome einer Sprachverständnisstörung sind in Tabelle 2 zusammengefasst.

Neben der rezeptiven Sprache ist fast immer die expressive Sprache betroffen (→Dysgrammatismus, →Dyslalie, →spezifische Sprachentwicklungsstörung). Oft sind zusätzliche Teilleistungsstörungen im Bereich der Motorik, des Lesens und der Rechtschreibung (→Dyslexie) vorhanden.

Ursachen Rezeptive Sprachstörungen sind hirnorganisch bedingte Syndrome. Zahlreiche Studien konnten geringe Abweichungen in der Struktur und der Funktion des Gehirns nachweisen. Umschriebene Sprachentwicklungsstörungen lassen sich aber nicht durch monokausale Modelle erklären. Die genaue Ätiopathogenese der Störung ist noch unklar.

Genetische Risikofaktoren wurden anhand von Familien- und Zwillingsuntersuchungen nachgewiesen. Der genaue Vererbungsmodus ist ungeklärt.

Prä-, peri- und postnatale Risikofaktoren (z.B. Frühgeburtlichkeit, Nikotin- oder Alkoholabusus) scheinen eher über einen generellen kognitiven Entwicklungsrückstand zu Sprachproblemen zu führen.

Psychosoziale Faktoren, insbesondere der Sprachstatus und die kommunikativen und interaktiven Fähigkeiten der Eltern, sind von Bedeutung für die Sprachentwicklung des Kindes. Störungen in dem Bereich wirken sich ungünstig auf die Gesamtentwicklung sprachgestörter Kinder aus.

Prognose Rezeptive Sprachstörungen haben gravierende Auswirkungen auf die Ge-

Tabelle 1: Umschriebene rezeptive Sprachstörungen gemäß ICD-10.

F80.0 Artikulationsstörung
F80.1 expressive Sprachstörung
F80.2 rezeptive Sprachstörung
F80.3 erworbene Aphasie mit Epilepsie (Landau-Kleffner-Syndrom)
F80.8 sonstige Entwicklungsstörungen des Sprechens oder der Sprache

Tabelle 2: Symptome einer Sprachverständnisstörung.

Jüngere Kinder sprechen gar nicht oder nur einzelne Wörter, beginnen zu echolalieren (→Echolalie) oder sprechen in einem unverständlichen Kauderwelsch mit angemessener Intonation (→Jargon). Gebrauch von stereotypen Floskeln (→Stereotypie).
Kein oder nicht zuverlässiges Befolgen von Anweisungen.
Kein altersentsprechendes Verständnis der gesprochenen Sprache.
Kein korrektes Beantworten von Fragen trotz Kenntnis der inhaltlich richtigen Antwort.
Im Vordergrund der Symptomatik stehen anfangs oft autistisch oder zwanghaft wirkende Verhaltensweisen, später Verhaltensstörungen mit geringem sozialen Kontakt, Rückzug, Depressivität, →Aufmerksamkeitsstörungen, Schulverweigerung oder Aggressivität.

samtentwicklung eines Kindes. Schulabschluss und Berufsausbildung entsprechen meist nicht der allgemeinen kognitiven Leistungsfähigkeit. Die soziale Integration ist gefährdet.

Diagnose Da es sich um komplexe Störungen handelt, ist eine multiprofessionelle Diagnostik notwendig. Neben einer körperlich-neurologischen Diagnostik (inklusive EEG nach Schlafentzug zum Ausschluss einer →Epilepsie, genetischer Untersuchung u.a. eines Fragiles-X-Syndroms, bei Indikation auch bildgebender Verfahren und einer Hörprüfung →Audiometrie) wird eine testpsychologische Untersuchung mit nonverbalen Intelligenzverfahren (→SON) zum Ausschluss einer geistigen Behinderung durchgeführt. Weiterhin ist eine Erfassung der Aufmerksamkeitsleistung (→Aufmerksamkeitsstörung), →des auditiven Kurzzeitgedächtnisses und weiterer Teilleistungsstörungen sowie eine psychiatrische Diagnostik (→Aufmerksamkeitsdefizitsyndrom, autistische Störungen, Mutismus, psychotische Erkrankungen) notwendig. Die Erfassung der psychosozialen Lebenssituation des Kindes gibt Aufschluss über Faktoren wie →Mehrsprachigkeit oder unzureichende Förderung bzw. Lernmöglichkeiten der deutschen Sprache als verursachende Faktoren. Da Sprachverständnisstörungen leicht übersehen werden, ist immer eine sorgfältige sprachdiagnostische Abklärung – wenn möglich durch erfahrene Therapeuten – durchzuführen.

Einige wichtige Testverfahren zur Untersuchung des Sprachverständnisses sind in Tabelle 3 wiedergegeben.

Früherkennung Der →ELFRA 1 (für Kinder im Alter von 12 Monaten) ist ein Elternfragebogen, der eine frühe Erfassung des Wortverständnisses ermöglicht. Der →SETK-2 ermöglicht die Untersuchung der Kinder (Wortebene) im Altersbereich 24–35 Monate.

Tabelle 3: Testverfahren zur Untersuchung des Sprachverständnisses.

Test	Linguistische Ebene	Altersbereich	Material	Bemerkung
Sprachentwicklungstest für zweijährige Kinder SETK-2	Wort- und Satzebene	24–35 Monate	Bildkarten mit Distraktoren	Normierung für 2 Altersgruppen
Heidelberger Sprachentwicklungstest HSET (Subtest VS)	Satzebene	4;0–9;11 Jahre	Satzvorgaben mit Figuren	Wenig differenzierend bei jüngeren Kindern
Marburger Sprachverständnistest für Kinder (MSVK)	Wortebene Satzebene Instruktionsverständnis Situationsbezogenes Verständnis	Vorschule 1. Klasse	Mehrfach-Wahl-Aufgaben	Normierung für einzelne Subtests
Allgemeine Deutscher Sprachtest (ADST)	Textverständnis	3.–10. Klasse aller Schultypen	Präsentation von 3 Texten (1 Text schriftlich, 2 Texte auditiv) mit Fragen	Normierung nicht zufriedenstellend

Therapie Da rezeptive Sprachstörungen komplexe Störungen sind, muss die Behandlung auf verschiedenen Ebenen geplant werden. Nachdem der rezeptive Anteil der Störung meist den Eltern, dem Kindergarten oder der Schule kaum aufgefallen war, ist eine umfassende Aufklärung über die Störung und ihre Auswirkungen im Alltag erforderlich. Diese Aufklärung ist therapiebegleitend über einen längeren Zeitraum nötig (→Therapie, →(Eltern)beratung, →entwicklungsproximale Sprachtherapie).

Die Behandlung der rezeptiven Sprachstörung hat drei wesentliche Ziele:

1. Der Aufbau einer differenzierten Kommunikation: Bei schweren Störungen wird es notwendig sein, zumindestens am Anfang der Behandlung Hilfsmittel wie Bilder, →Gebärden oder Schrift zu verwenden, um altersentsprechende Inhalte vermitteln zu können.
2. Interesse am „Spracheverstehen" wecken: Bei rezeptiven Sprachstörungen verfügen Kinder über eine sehr unklare Vorstellung über die Funktion und die Möglichkeiten der Sprache. Sie sind es gewohnt, nicht genau auf sprachliche Signale zu achten. Die Aufmerksamkeit des Kindes soll auf die auditiven Reize bzw. auf die Sprache gelenkt werden. Das Bewusstsein und „Wissen" der Betroffenen über die Sprache und ihre kommunikative Funktion muss erweitert werden.
3. Komplexe Sprache verstehen: Das Verständnis für komplexe sprachliche Strukturen soll erweitert werden. Dabei steht – je nach Störung – der Aufbau des passiven Wortschatzes, der Lauterkennung, der Grammatik oder der spezifischen Satzstrukturen im Vordergrund.

Neben der Behandlung der Sprachstörung im engeren Sinne müssen auch die komorbiden Störungen (Teilleistungsstörungen, Aufmerksamkeitsstörungen und psychische Störungen) in die Therapieplanung miteinbezogen werden. Dies fordert ein hohes Maß an Absprachen zwischen den verschiedenen therapeutischen Bereichen (M. N.).

Literatur

Amorosa & Noterdaeme (2003): Rezeptive Sprachstörungen: Ein Therapiemanual. Göttingen: Hogrefe.

Baur & Endres (1999): Kindliche Sprachverständnisstörungen: Der Umgang im Alltag und in spezifischen Fördersituationen. Die Sprachheilarbeit, 44, 328–328.

In der Geschichte der Sprachheilpädagogik hat Rothes Ansatz weit über die Beschäftigung mit Fragen der Therapie des Stotterns hinaus gewirkt. Insbesondere in den 80er-Jahren des 20. Jahrhunderts wurde das in der Umerziehung zum Ausdruck kommende Prinzip der „Ganzheitlichkeit" propagiert, etwa im Zusammenhang mit motopädagogischen Ansätzen in der Förderung sprachbeeinträchtigter Kinder. Rothes Selbstverständnis hat den Weg bereitet für eine Sichtverschiebung vom Symptom auf dessen Träger.

Literatur

Rothe, K.C. (1929): Die Umerziehung. Die heilpädagogische Behandlung schwererziehbarer, entgleister und stotternder Kinder und Jugendlicher. Halle: Marhold.

Umgebungssprache Sprache, die außerhalb der Familie von den meisten Menschen gesprochen wird (→Familiensprache).

Umschreibung Auch Paraphrase; Verwendung einer inhaltsgleichen, sprachlich verschiedenen Form; tritt gehäuft als Bewältigungsstrategie bei →Wortfindungsstörungen auf.

Umwelteinflüsse Umgebungseinflüsse bzw. soziale Einflüsse, die das →Stottern verstärken bzw. im günstigsten Fall auch verringern können. →Unterstützung, soziale

Unausbalancierte Retardierung Liegt dann vor, wenn gewisse Teilentwicklungen eines normalerweise zeitlich und sequenziell koordinierten komplexen Entwicklungsgeschehens (z. B. Grammatikerwerb) in unterschiedlicher Weise von Verzögerungen oder Stagnationen betroffen sind, während andere relativ normal ablaufen. Beispielsweise sind für Kinder mit SLI manche morphologischen und syntaktischen Aspekte leichter zu erwerben, wenn sie zur Bedeutung beitragen, als wenn sie rein formale Funktion haben. Es entsteht insgesamt gesehen ein untypisches, asynchrones Entwicklungsprofil mit divergierenden Rückständen, Fortschritten und Plateaus.

Unbehaglichkeitsschwelle Frequenzabhängiger Pegelbereich des →Hörfeldes, ab dem eine unangenehme Hörempfindung ausgelöst wird. Die Unbehaglichkeitsschwelle dient als obere Begrenzung des Schalldruckpegels am Ausgang von →Hörgeräten (→Peak-Clipping, PC). Die Messung der Unbehaglichkeitsschwelle gehört zu den →überschwelligen Hörprüfungen.

„Une personne – une langue“ Syn. →„Eine Person – eine Sprache“

Ungesteuerter Zweitspracherwerb Syn. →natürlicher Zweitspracherwerb

Unisono Lesen Phänomen, wonach beim gemeinsamen lauten Lesen die Symptomhäufigkeit und Schwere des →Stotterns abnimmt.

Universalität Es wird davon ausgegangen, dass der →Phonologieerwerb weitgehend universell, d.h. sprachenunabhängig abläuft.

Unnatürlicher Zweitspracherwerb Syn. →gesteuerter Zweitspracherwerb

UNS →Untersuchungsbogen neurogener Sprech- und Stimmstörungen

Unsinnwörter Auch Nichtwörter genannt, siehe auch →Pseudowörter.

Unterstützte Kommunikation Mit Unterstützter Kommunikation werden alle pädagogischen und therapeutischen Hilfen bezeichnet, die Personen ohne oder mit erheblich eingeschränkter Lautsprache zur Verständigung angeboten werden.

Die im internationalen Sprachgebrauch übliche Bezeichnung ergänzende und alternative Kommunikation ist zwar eindeutiger (AAC = Augmentative and Alternative Communication), aber im deutschsprachigen Bereich hat sich der Terminus Unterstützte Kommunikation (U. K.) überwiegend durchgesetzt. (Die deutschsprachige Sektion der International Society for Augmentative and Alternative Communiction – ISAAC heißt Gesellschaft für Unterstützte Kommunikation e.V.).

Alternative Kommunikationsformen werden Menschen mit Behinderungen angeboten, die aufgrund fehlender oder erheblich eingeschränkter Sprechfähigkeit statt der gesprochenen Sprache ein anderes Kommunikationssystem benötigen. Dabei handelt es sich überwiegend um Gebärden, graphische Symbole oder Schrift sowie um sehr unterschiedliche technische Hilfen mit und ohne Sprachausgabe.

Unter ergänzender Kommunikation versteht man dagegen Verfahren, die unterstützend bzw. begleitend zur Lautsprache eingesetzt werden. Sie sollen einerseits bei Kindern mit erheblich verzögerter Sprachentwicklung die lange Zeit fehlende lautsprachliche Verständigung überbrücken und den Spracherwerb fördern und andererseits bei Personen mit schwer verständlicher Sprache das Verstehen erleichtern sowie ergänzend zu nicht normsprachlichen Lauten eine effektivere Kommunikation ermöglichen.

Unterstützung, soziale Für den →Transfer und die →Generalisierung des Therapieerfolgs z.B. beim →Stottern ist die Unterstützung durch das soziale Umfeld (Familie, Schule, Beruf etc.) von hoher Bedeutung. Von daher beziehen verschiedene therapeutische Ansätze das soziale Umfeld in den therapeutischen Prozess ein.

Unterstützungssystem →DASS

Untersuchungsbogen neurogener Sprech- und Stimmstörungen (UNS) Testverfahren zur diagnostischen Abklärung bei →Dysarthrien, bei dem anhand neurophonetischer Kriterien eine funktionell pathophysiologische Beschreibung der Störung erfolgt.

Unvollständige Gaumenspalte Spaltbildung im Bereich des Gaumensegels, die nicht das gesamte Gaumensegel betrifft (→Gaumenspalte). Eine Sonderform hiervon sind die →submuköse Gaumenspalte und die →Uvula bifida.

Uvula bifida Form der unvollständigen Gaumenspalte, die nur die Uvula betrifft. Die Uvula bifida ist häufig mit einer →submukösen Gaumenspalte assoziiert.

Validität Inhaltliche Gültigkeit eines Testverfahrens. Die Validität zählt zu den wichtigsten →Gütekriterien von Tests und beschreibt, in welchem Ausmaß ein Verfahren tatsächlich das Merkmal misst, das es messen soll bzw. zu messen vorgibt. Die Validität eines Tests steht im Zusammenhang mit der Beurteilung, wie angemessen, bedeutsam und nützlich die Schlussfolgerungen sind, die aus den Testergebnissen gezogen werden können.

Unterricht und Therapie *Unterricht – Definition und Beschreibung:* Mit dem Begriff „Unterricht" wird im Allgemeinen die methodisch durchdachte, durch Lehrpersonen planmäßig gesteuerte Anbahnung von Lernprozessen in Gruppen bezeichnet. Unterricht findet üblicherweise in Schulen und anderen Bildungseinrichtungen statt. Die Ziele des Unterrichts in öffentlichen Schulen werden durch Richtlinien und Lehrpläne für die einzelnen Unterrichtsfächer bestimmt. Diese enthalten normative Vorgaben, die den Erziehungs- und Bildungsidealen der Gesellschaft entsprechen, sowie Beispielsammlungen von Inhalten und Medien, mit deren Hilfe diese Ziele erreicht werden können.

Unterricht für sprachgestörte Kinder und Jugendliche: findet überwiegend in Förderschulen mit dem Förderschwerpunkt Sprache statt. Teilweise sind in den einzelnen Bundesländern dafür etwas abweichende Bezeichnungen in Gebrauch; traditionell werden diese Schulen „Sprachheilschulen" genannt.

Der Schwerpunkt der schulischen Arbeit mit sprachgestörten Kindern liegt auf der Primarstufe. Sprachheilschulen sind von je her als Durchgangsschulen konzipiert: Mit zunehmendem Alter verringert sich die Schülerschaft durch Rückführungen in die Regelschule, so dass es im Sekundarbereich I nur noch punktuell diese Form der Förderschule gibt.

Die Kriterien dafür, welche Kinder in die Förderschule Sprache aufgenommen werden, sind nicht einheitlich festgeschrieben. Ein gemeinsamer Nenner besteht darin, dass sprachbehinderte Kinder dann einen spezifisch auf sie ausgerichteten Unterricht benötigen, wenn ihre sprachliche Beeinträchtigung so lang dauernd, umfänglich und schwerwiegend ist, dass außerschulische sprach- und andere therapeutische Maßnahmen allein eine Erreichung der Bildungsziele nicht erwarten lassen. Wenn sprachgestörte Kinder in die Schule kommen, haben sie oft bereits seit mehreren Jahren Sprachtherapie erhalten.

Unterricht und Sprachtherapie: Sprachtherapie wird in Sprachheilschulen zum einen additiv neben dem Unterricht angeboten, vor allem aber besteht der Anspruch, sprachtherapeutische Wirksamkeit über die Integration entsprechender Maßnahmen in den Unterricht oder über die so genannte „Therapieimmanenz" (Werner 1975) des Unterrichts zu erreichen. Therapieimmanenz bedeutet, dass über die unterrichtlichen Inhalte selbst ein Bezug zum sprachlichen Problem entsteht; die sprachliche Beeinträchtigung wird sozusagen über die Beschäftigung mit dem Inhalt therapeutisch angegangen (Bsp.: Beim Thema „Schnecken" im Sachunterricht ergeben sich vielfältige Möglichkeiten der Arbeit am „sch"-Laut). Durch seine hohe Komplexität erlaubt es der Unterricht oftmals zudem, an mehreren Problemfeldern des sprachbeeinträchtigten Schülers gleichzeitig anzusetzen. Gemeint sind hier sowohl sprachliche als auch außersprachliche Problemfelder. So steht z.B. der Schriftspracherwerb auch im Dienste der lautsprachlichen Entwicklung, und soziale und emotionale Kompetenzen werden dadurch gefördert, dass Unterricht und seine schulischen Rahmenbedingungen den Regeln eines kommunikativen Miteinanders unterliegen, die ständig reflektiert und besprochen werden müssen. Die hohe Komplexität und umfassende Wirksamkeit des Unterrichts ist im Grunde nicht mit der außerschulischen Einzeltherapie zu vergleichen; beide Organisationsformen stehen in einem Ergänzungsverhältnis.

Historische Perspektive: Historisch gesehen spielt das Verhältnis von Sprachtherapie und Unterricht eine zentrale Rolle bei dem Bemühen, eine Schule für sprachbehinderte Kinder als eigenständige Schulform zu legitimieren. Karl Hansen zeigte 1929 auf, wie die einzelnen Unterrichtsfächer eine Beeinflussung der Sprache, des Sprechens und der Stimme ermöglichen könnten, und er prägte den Satz, dass in der Sprachheilschule „aller Unterricht Therapie" sei. Diese Forderung ging als →„Dualismusproblematik" in die Geschichte der Sprachbehindertenpädagogik ein. Die Legitimation eines eigens auf sprachlich beeinträchtigte Kinder abgestimmten Unterrichts fußte keinesfalls ausschließlich auf organisatorischen Argumenten. Hansen betonte, dass die Funktion der Sprache nicht losgelöst von der Persönlichkeit als Ganzer gesehen werden könnte, folglich galt in seinem Sinne derjenige als rehabilitiert, dessen Sprache nicht nur „ästhetisch einwandfrei, phonetisch richtig und sozial brauchbar" (1929, 76) war, sondern überwiegend angstfrei und ohne Minderwertigkeitsgefühle ausgedrückt wurde. Dieses „ganzheitliche" Selbstverständnis fasste, ebenfalls im Jahr 1929, Rothe unter dem Begriff der →„Umerziehung" zusammen. In den 70er-Jahren des 20. Jahrhunderts machte die Pädagogik eine Wende von einem vormals eher hermeneutisch verstehenden zu einem vorwiegend empirisch erklärenden Wissenschaftsverständnis durch. Dieser Wandel schlug sich auch in Bezug auf das Verhältnis von Unterricht und Therapie im Förderschwerpunkt Sprache nieder: Therapeutische Elemente wurden durch Anlehnung an eine lerntheoretische →Didaktik als im weitesten Sinne planbare (und damit auch nachprüfbare) Elemente in den Unterricht integriert. Besonders nachhaltig wirkte in diesem Zusammenhang der Entwurf des →„sprachtherapeutischen Unterrichts" (Braun 1980). Sein zentraler Gedanke ist, dass der Unterricht sich am Spannungsverhältnis zwischen den sprachlichen Anforderungen, den Unterrichtsinhalten und den sprachlichen Lernvoraussetzungen der Schüler zu orientieren habe.

> Sprachtherapeutischer Unterricht verfolgt sprachtherapeutische Ziele und ist doch mehr als Sprachtherapie, weil er zugleich Sinn- und Sachzusammenhänge zu vermitteln sucht.

Entwicklungstendenzen: Seit Mitte der 1990er-Jahre sind zwei weitere Entwicklungslinien erkennbar: Zum einen wurde der Ansatz der „Kooperativen Sprachdidaktik" mit Betonung des sprachlichen Handelns und Verwurzelung in der genetischen Erkenntnistheorie Piagets publiziert (Welling 1995), zum anderen übt die Theorie des →Konstruktivismus zunehmend Einfluss auf das Selbstverständnis von Unterricht und Therapie im Förderschwerpunkt Sprache aus (Lüdtke & Bahr 2005) (R. B.).

Literatur

Braun, O. (1980): Das Verhältnis von Theorie und Praxis in der Sprachbehindertenpädagogik, dargestellt am sprachtherapeutischen Unterricht in der Schule für Sprachbehinderte. Die Sprachheilarbeit 25, 135–142.

Hansen, K. (1929): Die Problematik der Sprachheilschule. Halle a. S.: Carl Marhold Verlagsbuchhandlung.

Lüdtke, U. & Bahr, R. (²2005): Pädagogik. In: Grohnfeldt, M. (Hrsg.): Lehrbuch der Sprachheilpädagogik und Logopädie, Bd. 1 (79–110). Stuttgart: Kohlhammer Verlag.

Welling, A. (1995): Didaktik – eine Herausforderung an die Sprachbehindertenpädagogik. In: Grohnfeldt, M. (Hrsg.): Handbuch der Sprachtherapie, Band 8 (38–59). Berlin: Spiess.

Werner, L. (1975): Therapieimmanenz in der Schule für Sprachgeschädigte. Die Sprachheilarbeit 20, 77–83.

Valleculae Gruben zwischen Zungengrund und Kehldeckel.

Valsalvascher Versuch Eine Sprengung der Eustachischen Röhre durch Einpressen von Luft in die Paukenhöhle bei geschlossener Nase im Rahmen einer →Tubenfunktionsprüfung (→Impedanzaudiometrie). Bei diesem Versuch kann die Auswärtsbewegung des Trommelfells ohrmikroskopisch beobachtet werden.

Van Riper-Therapie Van Riper ist der bekannteste Vertreter der →Non-Avoidance-Ansätze im deutschsprachigen Raum. Der Ansatz wurde für stotternde Jugendliche und Erwachsene konzipiert und anschließend für Kinder modifiziert. Die Therapie besteht aus den folgenden vier Phasen, die sich überschneiden können:

- *Identifikation*: Der Schwerpunkt liegt auf der Analyse der Stottersymptomatik und den damit einhergehenden Emotionen und Kognitionen, wie beispielsweise Ängste, Schamgefühle und Vermeidungsverhaltensweisen (Analyse der Kern- und →Sekundärsymptomatik). Dadurch findet eine intensive Schulung der Selbstwahrnehmung statt. Das Ziel besteht darin, ein Bild der individuellen Probleme zu vermitteln und zugleich Ansatzpunkte für therapeutische Interventionen herauszuarbeiten. Die Betroffenen werden in diesen Prozess aktiv einbezogen und tragen damit verantwortlich zum Gelingen des therapeutischen Verlaufs bei.
- *Desensibilisierung*: Nachdem die individuelle Problematik des Stotterns offengelegt wurde, geht es in der nächsten Therapiephase darum, Sprechängste und andere negative Emotionen abzubauen. Die Stot-

ternden sollen unempfindlicher gegenüber eigenen und fremden Reaktionen auf das Stottern werden. In diesem Zusammenhang spielt das →Pseudostottern (bewusstes und willentliches Stottern) eine bedeutende Rolle.

- *Modifikation*: In der Phase der Modifikation wird zum ersten Mal gezielt an der bewussten Steuerung der Stottersymptomatik gearbeitet. Um das Gefühl zu verstärken, dass die Symptomatik veränderbar und kontrollierbar ist, wird das Stottern durch verschiedene Techniken variiert. Die wichtigsten Modifikationstechniken, die zum Einsatz kommen, sind „Cancellation“ (Nachbesserung), „Pull out“ (Befreiung aus dem Stottersymptom) und „Prepatory set“ (vorbereitende Einstellung). Mit diesen Methoden kann das Stottern erheblich reduziert werden. Ziel ist das so genannte „flüssige Stottern“, das die Kommunikation nicht mehr beeinträchtigt. Neben der Modifikation des Stotterns, geht es in dieser Therapiephase auch um die Veränderung von sozialen Verhaltensweisen und inneren Einstellungen, die mit dem Stottern in Zusammenhang stehen.
- *Stabilisierung*: Die Phase der Stabilisierung enthält keine wesentlich neuen Elemente. Primär geht es in diesem Therapieabschnitt um die Aufrechterhaltung und Generalisierung des bisher Erreichten. →Stottern

Literatur

Van Riper, Ch. (1986): Die Behandlung des Stotterns. Solingen: Demosthenes Verlag.

Variabilität des Stotterns Es lässt sich beobachten, dass Stottern unter bestimmten situativen und personalen Variablen zu- bzw. abnimmt und damit ein sehr variables Erscheinungsbild zeigt. Hierbei können psychischer und sozialer Stress, wie z.B. die Anwesenheit von Gesprächspartnern, Zeitdruck, Unsicherheit und/oder Angst vor bestimmten Kommunikationspartnern, vor großen Gruppen, vorm Telefonieren oder generell vor einer fremden Situation eine Rolle spielen sowie die →Antizipation vor diesen Ereignissen. Neben diesen Formen von Stress können auch physische und (psycho-)linguistische Stressoren Auswirkungen auf die Sprechflüssigkeit haben und damit die Variabilität erhöhen. Physischer Stress besteht beispielsweise dann, wenn der Körper durch starke körperliche Anstrengung, Übermüdung oder Krankheit sehr beansprucht ist. Linguistische Faktoren führen ebenfalls zu stärkeren Schwankungen des Stotterns, z.B. in Fällen, wenn jemand über mehrere Stunden sehr viel geredet hat und sich sprachlich erschöpft fühlt. Aufgrund der hohen inter- und intraindividuellen Variabilität des Stotterns vermuten einige Fachleute, dass die dem Stottern zugrunde liegende Dysfunktion zumindest für einen Teil der Variabilität verantwortlich ist. Der weitaus größte Teil der Variabilität ist wahrscheinlich nur über die individuelle Lern- bzw. Lebensgeschichte der Betroffenen zu erklären. →Stottern

VAT →Visual Action Therapy

Veau-Plastik Technik zum Verschluss des harten und weichen Gaumens. Das Prinzip der Veau-Plastik ist die Bildung von beidseitigen Mukoperiostlappen der Gaumenschleimhaut, die an der A. palatina gestielt sind (→Stiellappenplastik). Der Spaltverschluss erfolgt im Bereich des harten Gaumens zweischichtig, im Bereich des Gaumensegels dreischichtig durch Medial- und Posteriorverlagerung der Lappen.

Velarisierung →Phonologischer Prozess, siehe auch →Rückverlagerung.

Velopharyngeale Insuffizienz Ungenügender →velopharyngealer Abschluss des Oropharynx gegen den Nasopharynx. Velopharyngeale Insuffizienz geht mit Luftverlust durch die Nase beim Sprechen und Regurgitation von flüssiger/fester Nahrung beim Schlucken einher (→Rhinolalia aperta).

Velopharyngealer Abschluss Luft- und flüssigkeitsdichter Abschluss des Oropharynx gegen den Nasopharynx während des Schluckens und Sprechens durch Anheben und Verspannen des Gaumensegels. Diese Funktionen werden durch den →M. tensor veli palatini und den →M. levator veli palatini ausgeübt. Durch zusätzliche Kontraktion des M. constrictor pharyngis superior wird ein dichter Abschluss erreicht.

Velopharyngoplastik Zügelungsoperation des Gaumensegels durch einen kranial gestielten Schleimhaut-Muskellappen.

Hierdurch werden die Voraussetzungen für einen suffizienten velopharyngealen Abschluss geschaffen, der durch anschließendes muskuläres Training erreicht wird.

Verarbeitungsstörung, auditive (zentrale Fehlhörigkeit) Engl. *brainstem auditory processing disorder*; Defizite bei der Weiterleitung und Vorverarbeitung auditiver Informationen im Hirnstamm (→Auditive Verarbeitungs- und Wahrnehmungsstörungen).

Verband für Patholinguistik →vpl

Verdoppelung von Satzteilen →Aphasiesymptome

Mehrfaches Vorkommen eines Satzteiles in verschiedenen Positionen des Satzes (z.B. „auch nicht ich selber kann mir da nicht helfen"). →Paragrammatismus

Vereinfachungsprozesse →Phonologische Prozesse

Vereinigungen und Verbände werden in mehreren Bänden des →Sozialgesetzbuches ausdrücklich als Ansprechpartner genannt. Ihre Vertreter sollen ebenso wie die der →Selbsthilfegruppen an der Verwirklichung und der Weiterentwicklung der Strukturen des Rehabilitationswesens mitwirken. Als Vereinigungen im juristischen Sinne gelten Zusammenschlüsse von Personen, die sich ein gemeinsames Ziel gesetzt haben, die aber im Gegensatz zu Vereinen unverbindlich bleiben. Zum Teil wird der Begriff Vereinigung aber auch als Oberbegriff für Zusammenschlüsse aller Art verwendet. Verbände sind Zusammenschlüsse von Personen und Gruppen, die auch selbst als juristische Personen auftreten können. Zu den Verbänden zählen sowohl privatrechtlich organisierte Vereine als auch öffentlich-rechtliche Körperschaften wie z.B. die Träger der Sozialversicherungen. Wichtige Verbände im Bereich der Rehabilitation sind die Arbeitsgemeinschaft der Spitzenverbände der gesetzlichen Krankenkassen (AOK, BKK, IKK, VdAK u.a.), die Bundesarbeitsgemeinschaft der Heilmittelverbände (BHV), die Bundesarbeitsgemeinschaft für Rehabilitation als Dachverband von 16 Organisationen wie z.B. die Deutsche Gesellschaft für medizinische Rehabilitation (DEGEMED), die Deutsche Vereinigung für die Rehabilitation Behinderter (DVfR), die Arbeitsgemeinschaft Deutscher Berufsförderungswerke und das Kuratorium ZNS für Unfallverletzte mit Schäden des Zentralen Nervensystems, die Bundesarbeitsgemeinschaft (BAG) Selbsthilfe, der Bundesverband für Rehabilitation und Interessenvertretung Behinderter, die BAG der Integrationsämter und Hauptfürsorgestellen (BIH), das Nationale Netzwerk Frauen und Gesundheit, der Sozialverband Deutschland (VdK) u.v.m.

Verbände im direkten Zusammenhang mit der Rehabilitation von Menschen mit Sprachbehinderungen sind z.B. der Deutsche Berufsverband der akademischen Sprachtherapeuten (dbs), die Deutsche Gesellschaft für Sprachheilpädagogik (dgs), der Deutsche Bundesverband für Logopädie (DBL), der Bundesverband für die Rehabilitation der Aphasiker (BRA), die Österreichische Gesellschaft für Sprachheilpädagogik (ÖGS) und die Gesellschaft für Untersützte Kommunikation (deutsche Sektion der International Society for Augmentative and Alternative Communication). Eine wichtige Rolle bei Vereinheitlichung der Standards für die Ausbildung spielen internationale Vereinigungen wie z.B. das Internationale Büro für Audiophonologie (BIAP), die *International Association of Logopedics and Phoniatrics* (IALP) und das *Comité Permanent de Liaison des Orthophonistes et Logopèdes* (CPLOL).

Vergütungsstrukturen Die Leistungserbringer oder die Verbände der Leistungserbringer schließen mit den Landesverbänden der Krankenkassen und mit dem Verband der Angestellten-Krankenkassen/Arbeiter-Ersatzkassen-Verband (VdAK/AEV) Rahmenverträge nach § 125 Abs. 2 Sozialgesetzbuch Fünf (SGB V), die die Einzelheiten der Versorgung mit Heilmitteln, die Preise, deren Abrechnung und die Verpflichtung der Leistungserbringer zur Fortbildung regeln.

Vergütungslisten, Leistungsbeschreibungen und Anerkenntniserklärungen sind als Anlagen zu den entsprechenden Rahmenverträgen Bestandteile der Verträge. In den Vergütungslisten sind den einzelnen logopädischen/sprachtherapeutischen Leistungen die jeweiligen Vergütungssätze und bundeseinheitlich geltende Positionsnummern zugeordnet.

Verhaltenstherapeutische Verfahren (beim Stottern) Das Gemeinsame aller verhaltenstherapeutischen Techniken zur Behandlung von Phobien bildet die Konfrontation des Patienten mit der phobischen Situation bzw. deren Vorstellung. Wesentliche verhaltenstherapeutische Behandlungsformen stellen die Konfrontationstherapien (→De-

Verbale Entwicklungsdyspraxie (VED)

Auch: kindliche Sprechapraxie; engl. *Childhood Apraxia of Speech; Developmental Apraxia of Speech.* Zentrale Störung der Sprechbewegungsplanung bzw. -programmierung. Die Reifungsprozesse der Planungsmuster für Sprechbewegungen sind beeinträchtigt, was zu dem grundlegenden Problem führt: die gestörte Programmierung von Sprechbewegungen in ihrer zeitlich-räumlichen Sequenz.

Formen Neben der VED, die von Anfang einen massiven Störfaktor der Sprachentwicklung darstellt, gibt es die erworbene Form der kindlichen →Sprechapraxie durch fokale Hirnschädigung. Differenzialdiagnostisch ist die Verbale Entwicklungsdyspraxie abzugrenzen von: →phonologischer Störung, →Wortfindungsstörung (auch mögliches Begleitsymptom der VED!) →Kindlicher Dysarthrie.

Vorkommen 0,125 %, Prädominanz bei Jungen.

Erscheinungsbild Die Äußerungen sind kaum verständlich, die Wortrealisationen häufig inkonsequent. Die Lautbildungsfehler (überwiegend Lautsubstitutionen) sind variabel. Ein einheitliches Lautfehlbildungsprofil lässt sich nicht erkennen. In Einzelfällen bestehen zusätzlich →phonologische Prozesse (z.B. Vor- oder Rückverlagerung der Artikulation). Vokaldistorsionen und -substitutionen treten häufiger auf als bei anderen Aussprachestörungen. Bei zunehmender Äußerungslänge steigt die Fehlerquote. Schwierigkeiten mit der Lautsequenzbildung zeigen sich durch →Epenthesen und →Metathesen. Initiierungsprobleme werden durch Auslassen von Anlauten (oder Ersetzung durch den Hauchlaut /h/), Neubeginn oder Wiederholung von Initiallauten, -silben oder -wörtern charakterisiert. Gelegentlich sind Suchbewegungen oder ein lautloses Positionieren der Artikulationsorgane beobachtbar. Häufiges Begleitsymptom ist eine →orale Dyspraxie. Mögliche Sekundärsymptome sind: Störung des Wortschatzaufbaus und der Grammatikentwicklung (beides fast immer), Stottern (relativ häufig), verlangsamtes Sprechtempo, Prolongationen, Stimmstörungen und Sprechatmungsstörungen.

Ursachen Störung zentraler Instanzen, die für die Steuerung von Sprechbewegungen zuständig sind. Hirnorganische Läsionen konnten bisher nicht lokalisiert werden. Es wird von einer genetischen Disposition ausgegangen (vermehrt Sprech- und Sprachauffälligkeiten bei Familienmitgliedern, z.B.: extrem später Sprechbeginn, →Stottern).

Prognose Langfristig kann eine VED überwunden werden, jedoch nur mit entsprechender Therapie. Therapiebedürftige Spätfolgen können sein: →Dysgrammatismus, →Wortfindungsprobleme, →Stottern.

Diagnose Diagnostische Verfahren stützen sich auf die Überprüfung sprechmotorischer Fähigkeiten, wobei spontansprachliche Äußerungen, Nachsprechleistungen, wiederholte Produktionen von Wörtern und eventuell auch Sätzen und →diadochokinetische Artikulationsbewegungen beurteilt werden.

Früherkennung Meist sind es „stille Babys" mit keinen oder nur geringen Lallproduktionen. Der Sprechbeginn ist extrem verspätet. Oft manifestiert sich zunächst eine Art Vokalsprache begleitet von Kommunikationsversuchen über Gestik und Mimik. Der „Verlust" bereits erworbener Laute oder Wörter ist typisch. Es kann Probleme mit der Nahrungsaufnahme als Säugling und Kleinkind (→orale Dyspraxie) und Auffälligkeiten in der motorischen Entwicklung (→generelle Dyspraxie; „Stolperkinder") geben.

Therapie Kinder mit einer VED zeigen sich meist therapieresistent gegenüber den üblichen Therapieansätzen zur Behandlung von Aussprachestörungen. Die Therapie muss auf die Belange einer sprechdyspraktischen Störung ausgerichtet werden. Ein mundmotorisches Übungsprogramm führt auf keinen Fall zum Erfolg! Bei Kindern mit noch sehr rudimentärem Sprechvermögen ist das erste Ziel die Freude am Lautieren zu wecken bzw. zu fördern (z.B. über Lautmalereien und „Comicsprache"). Der nächste Schritt ist die Erarbeitung des →Phonembestimmten Manualsystems (PMS). Mithilfe von visuellen und taktilen Hinweisreizen werden einzelne Laute sichtbar und spürbar gemacht. Laut für Laut wird erarbeitet und mit dem entsprechenden Handzeichen und dem jeweiligen Graphem fest verknüpft. Mit diesem „Handwerkszeug" wird der Abruf und die sprechmotorische Realisation erforderlicher Laute bzw. Lautfolgen erleichtert. Wichtig ist, dass auch die Bezugspersonen das PMS mitlernen, um dem Kind damit jederzeit auch in Alltagssituationen helfen zu können. Zusätzlich (!) kann nach dem Therapieansatz nach →McGinnis gearbeitet werden. Das gesamte Therapieprogramm muss sehr intensiv sein: hohe Wiederholungsraten (!), möglichst mehrere Sitzungen pro Woche, täglich häusliche Übungen. Ein anderer Therapieansatz, die →Prompt-Therapie (deutsche Version: Taktkin), ist besonders geeignet zur Anbahnung von Lauten und Sprechbewegungsabläufen. Da mit taktil-kinästhetischen Stimuli im Gesichts- und Halsbereich gearbeitet wird, ist die Bereitschaft des Kindes, diese manuellen Manipulationen an sich zuzulassen, Voraussetzung. Die Wortrealisationen sind bei sprechdyspraktischen Kindern häufig extrem weit entfernt von der phonologischen Gestalt des Zielwortes. Zur Verbesserung ihrer Verständlichkeit erarbeitet man daher mit den Kindern – ganz entgegengesetzt zu den Grundsätzen des →Corrective Feedback – phonematisch vereinfachte Wortversionen, die allmählich dem Zielwort immer näher kommen (→sukzessive Approximation) (A. Sch.-M.).

Literatur

Schulte-Mäter, A. (1996): Verbale Entwicklungsdyspraxie. Eine Analyse des derzeitigen Erkenntnisstandes. Frankfurt: Peter Lang Verlag.

Schulte-Mäter, A. (2001): Verbale Entwicklungsdyspraxie. In: M. Grohnfeldt (Hrsg.): Lehrbuch der Sprachheilpädagogik und Logopädie, Bd. 2, Erscheinungsformen und Störungsbilder, 254–261. Stuttgart: Kohlhammer.

Schulte-Mäter, A. (2003): Verbale Entwicklungsdyspraxie. In: M. Grohnfeldt (Hrsg.): Lehrbuch der Sprachheilpädagogik und Logopädie, Bd. 4, Beratung, Therapie und Rehabilitation, 296–302. Stuttgart: Kohlhammer.

Schulte-Mäter, A. & Ziegler, W. (2002): Sprechapraxie. In: M. Grohnfeldt (Hrsg.): Lehrbuch der Sprachheilpädagogik und Logopädie, Bd. 3, Diagnostik, Prävention und Evaluation, 275–282. Stuttgart: Kohlhammer.

sensibilisierung und →Exposition (Flooding)), Modellernen und Verhaltensübung dar.

Verhaltenstherapie Verhaltenstherapeutische Ansätze gehen davon aus, dass menschliches Verhalten erlernt wird und durch gezielte Instruktionen dementsprechend verlernt werden können. Im Vordergrund steht die Objektivität des Vorgehens, die durch eine Zerlegung in Teilschritte operationalisiert und in den Ergebnissen überprüft werden soll (→evidenzbasierte Therapie). Frühe theoretische Ansätze finden sich in der klassischen Konditionierung bei Iwan P. Pawlow (1849–1936), dem Behaviorismus bei John B. Watson (1878–1958) und dem operanten Konditionieren bei Burrhus F. Skinner (1904–1990).

In Weiterentwicklungen werden kognitive Ansätze und soziale Lerntheorien (u.a. im Hinblick auf die Unterstützung des kindlichen Spracherwerbs) neu aufgenommen. Heute ist eine Überwindung reduktionistischer Stimulus-Response-Theorien und passiver Lernstrategien zugunsten kognitiver Umstrukturierungen und Umdeutungen zu beobachten. Die Rolle des Therapeuten ist dabei aktiv-vorstrukturierend.

Im Zusammenhang mit sprachtherapeutischen Interventionen sind Formen der Übungstherapie und der gezielten Verstärkung im Rahmen der Gesprächsführung von Bedeutung. Davon abgesetzt sind Verfahren der →Psychoanalyse, →Gesprächstherapie, →Familientherapie.

Verhaltenswissenschaftliches Selbstverständnis Etablierung einer universitären sprachpathologischen Wissenschaftsdisziplin in den 20er- und 30er-Jahren des 20. Jahrhunderts im Schnittpunkt, aber auch in Abgrenzung zu ihren Nachbardisziplinen Medizin, Psychologie, Linguistik und Pädagogik. Entwicklung eigener empirischer Fragestellungen an den Forschungsgegenstand Sprachstörungen bei interdisziplinärer Orientierung. Großer Einfluss von B.F. Skinner (1904–1990) insbesondere bei der Untersuchung und Behandlung von Stottern. Pädagogische Wurzeln des Faches verloren zunehmend an Einfluss.

Verlangsamung der Sprechgeschwindigkeit Element der meisten →Sprechtechniken zur Reduzierung des →Stotterns.

Verbände und Organisationen Die sprachtherapeutischen Arbeits- und Handlungsfelder werden von formalen Strukturen und konzeptionellen Paradigmen bestimmt. Struktur prägend wirken, neben den verschiedenen fachwissenschaftlichen Vorstellungen zur Ausgestaltung sprachtherapeutischer Interventionen und Förderangebote, unterschiedlich einflussstarke Organisationen und Verbände. Ihre Bedeutung und Gestaltungswirkung resultiert sowohl aus deren formal definierten Aufgabenstellungen als auch aus deren konzeptionellen Potenzialen. Im Idealfall sind beide Wirkungsebenen kongruent.

Sprachtherapie unterliegt bei ihrer Durchführung formalen Bestimmungen. Diese werden durch den Gesetzgeber im § 124f Sozialgesetzbuch (SGB) Band V festgelegt. Die →Zulassung als Heilmittelerbringer für den Bereich Sprachtherapie wird im § 124 geregelt. Weitergehende Rechtsbeziehungen zwischen Gesetzgeber, Krankenkassen und Sprachtherapeut definiert der § 125. Hierin heißt es unter anderem: „Die →Spitzenverbände der Krankenkassen und die für die Wahrnehmung der Interessen der →Heilmittelerbringer maßgeblichen Spitzenorganisationen geben gemeinsam →Rahmenempfehlungen nach § 125 Abs. 1 SGB V ab." Spitzenorganisationen in diesem Sinne sind für die Sprachtherapie der →*Deutsche Bundesverband für Logopädie* (dbl), der →*Deutsche Bundesverband der akademischen Sprachtherapeuten (dbs)* sowie der →*Deutsche Bundesverband der Atem-, Sprech- und Stimmlehrer* (dba). Diese formale Rechtsposition verpflichtet die Verbände zur Wahrnehmung der Interessen ihrer Mitglieder gegenüber dem Gesetzgeber und den Krankenversicherungen sowie zur Umsetzung geschlossener Verträge und Vereinbarungen nach innen. Im Jahre 2005 hatte der dbl ca. 10.000, der dbs ca. 2.500 und der dba ca. 400 Mitglieder. Der dbl ist Mitglied in der →Bundesarbeitsgemeinschaft Heilmittelverbände (BHV). Hierdurch werden die Einzelverbände der Physiotherapeuten, der Ergotherapeuten und der Logopäden gemeinschaftlich vertreten. Der dbs und der dba vertreten ihre Mitglieder autonom.

Die Verbände nehmen im Rahmen ihrer Möglichkeiten Einfluss auf die politische Willensbildung in den einzelnen Ländern und im Bund. Entsprechend der föderalen Struktur der Bundesrepublik Deutschland schließen sie neben bundeseinheitlich geltenden →Rahmen- und Kassenzulassungsvereinbarungen für jedes Bundesland spezifische Verträge und Vereinbarungen. Insbesondere die →Vergütungsstrukturen der sprachtherapeutischen Leistungen werden im Bereich der →Primärkassen für jedes Bundesland in bilateralen Verhandlungen zwischen Krankenkassen und Berufsverbänden einzeln festgelegt.

Die formale Einbindung der Berufsverbände in die ambulante sprachtherapeutische Versorgung und ihre daraus resultierende gesundheitspolitische Bedeutung ist die Folge eines seit den 1950er-Jahren konstant steigenden Bedarfs an fachtherapeutischer Versorgung der Bevölkerung, der daraus resultierenden Zunahme entsprechend qualifizierter Personen und des hohen Organisierungsgrades von Logopäden und Sprachtherapeuten in den Verbänden.

> Mit dem Fürsorgeänderungsgesetz von 1953 war Sprachtherapie als Rehabilitations- und Integrationsleistung für die damalige BRD gesetzlich garantiert worden. Im Jahre 1974 wurde dieser Rechtsanspruch durch den § 10 des Rehabilitationsangleichungsgesetzes auf die Prävention von Sprachstörungen ausgeweitet. Aus diesem Jahr datiert auch der erste gemeinsame Vertrag zwischen Krankenkassen und Leistungserbringern im Bereich Sprachtherapie (Zentralverband für Logopädie, ZVL).

Der Gründung des ZVL im Jahr 1964 ging die Eröffnung der ersten Logopädenlehranstalt durch den Phoniater Albert Gutzmann jun. 1962 in Berlin voraus.

Die älteste und bis in die 1990er-Jahre hinein größte Organisation im Arbeitsfeld der Sprachtherapie ist die →*Deutsche Gesellschaft für Sprachheilpädagogik* (dgs). Die dgs ist, ebenso wie ihre Vorläuferorganisation, die →Arbeitgemeinschaft für Sprachheilpädagogik, die 1927 gegründet worden war, ein Fachverband, der „... sich versteht als Forum der Betroffenen – zur Wahrung der Interessen und Förderung der

Sprachbehinderten" (Satzung). Die dgs hat ca. 6.000 Mitglieder, überwiegend Sprachheillehrer, die an Schulen für Sprachbehinderte, Förderzentren für Sprachbehinderte oder als Förderlehrer für Sprache in verschiedenen schulischen oder vorschulischen Einrichtungen eingesetzt werden. Knapp $^{1}/_{3}$ ihrer Mitglieder sind akademische Sprachtherapeuten und zugleich im Berufsverband dbs organisiert.

Der →*Deutsche Bundesverband Klinischer Sprechwissenschaftler* (DBKS; ca. 100 Mitglieder) und der →*Verband für Patholinguistik* (vpl; ca 200 Mitglieder) organisieren vorwiegend Studierende und Absolventen der entsprechenden Studiengänge in Halle/S. (DBKS) und Potsdam (vpl). Im →*Bundesverband Klinische Linguistik* (BKL; ca. 300 Mitglieder) sammeln sich v.a. Studenten und Absolventen der Linguistikstudiengänge mit spezifisch klinischer Schwerpunktsetzung. Alle drei Verbände sind korporative Mitglieder im dbs. Das bedeutet, der dbs vertritt neben den klinischen Sprachheilpädagogen auch die Mitglieder dieser Verbände.

Als Berufsgruppen übergreifender Fachverband versteht sich die →*Deutsche Gesellschaft für Stimm- und Sprachheilkunde* (DGSS). 1925 gegründet, ist sie die älteste deutschsprachige, internationale und interdisziplinäre Gesellschaft auf dem Gebiet der Sprache und Stimme. Akademische Sprachtherapeuten, Logopäden, Phoniater, Psychologen und Sprachheilpädagogen sind dort Mitglieder.

> Die Vielzahl der Verbände und Organisationen dokumentiert eine im europäischen Vergleich beispiellose Aufsplitterung der sprachtherapeutischen Berufslandschaft in Deutschland.

Neben den Fach- und Berufsverbänden nehmen Selbsthilfeorganisationen Betroffener eine wichtige Rolle bei der Wahrnehmung der Interessen sprachgestörter Menschen war. Der Bundesverband für die Rehabilitation der Aphasiker, die Stotterer-Selbsthilfe, der Bundesverband Legasthenie und Dyskalkulie oder die Wolfgang-Rosenthal Gesellschaft für Menschen mit Lippen-Gaumen-Fehlbildungen seien stellvertretend genannt. Die Bedeutung von Selbsthilfeorganisationen wird durch die Mitgliedschaft im zentralen Steuerungs- und Verwaltungsgremium des Gesundheitssystems, dem →Gemeinsamen Bundesausschuss Ärzte-Krankenkassen, unterstrichen.

Die Berufs- und Fachverbände sind zunehmend in Fragen der Berufsbildentwicklung eingebunden. Der dbl ist Mitglied im →*Comité Permanent de Liaison des Orthophonistes-Logopèdes de l'Union Européenne* (CPLOL) und bemüht, europäische Standards der akademischen Basisqualifikation von Logopäden auch in Deutschland zu etablieren. Der dbs initiierte im Jahre 2001 erstmals eine nationale Konferenz der Professorinnen und Professoren für Sprachheilpädagogik, seit 2003 ergänzt um die Vertreter für Klinische Linguistik, Patholinguistik und Klinische Sprechwissenschaft, die sich regelmäßig trifft und die Etablierung einheitlicher →Qualitätsstandards der Studiengänge verfolgt. Durch die paritätische Teilnahme des dbl an dieser Dozentenkonferenz seit 2004 und der Einbindung der Fachhochschulen für Logopädie und von Vertretern der Logopädenlehranstalten nehmen die beiden Berufsverbände gestaltenden Einfluss auf die zukünftige Fachentwicklung. Dies manifestiert sich beispielhaft in der Verabschiedung einer, von allen sprachtherapeutischen Lehrstuhlinhabern der Universitäten und Fachhochschulen sowie von Logopädenlehranstaltsvertretern und den Verbänden gemeinsamen unterzeichneten Resolution zur Schaffung eines →Berufsgesetzes zum Heilberuf Sprachtherapeut/Logopäde. Diese Resolution wurde im Dezember 2005 den Mitgliedern des Deutschen Bundestages übersandt. Die Wissenschaftler und die Verbandsvertreter hatten, auf Einladung der Verbände, in vorausgegangenen, mehrjährigen Diskussions- und Abstimmungsprozessen erstmals gemeinsam ein →Modulkonzept zu Form und Inhalt eines einheitlichen Berufs- und Ausbildungskonzeptes zum akademischen Logopäden/Sprachtherapeuten erarbeitet.

Große Bedeutung für die fachwissenschaftliche Entwicklung ist den Kongressen, Tagungen und Symposien beizumessen, die von den Fachverbänden verantwortet und organisiert werden. Mit durchschnittlich 1.200 Teilnehmern entfaltet der alle zwei

Jahre von der dgs ausgerichtete Kongress Praxis- und Theoriewirkung. Im Jahre 2006 wird diese, früher Arbeits- und Fortbildungstagung genannte Veranstaltung zum 27. Mal durchgeführt. Vom ersten Kongress in Halle/S. 1929 bis heute wirkt dadurch ein fachwissenschaftliches Kontinuum, welches bei Betrachtung der dort verhandelten Themen für die Sprachheilpädagogik die überaus enge Verflechtung von Fach- und Verbandsentwicklung belegt.

Die Mitglieder des dbl treffen sich 2006 zum 32. Mal zu ihrem jährlichen Fachkongress. Die jeweils rund 1.800 bis 2.000 Teilnehmer nutzen den Rahmen der Veranstaltung zur Weiterbildung und zum Austausch über berufsfeldspezifische Problemlagen.

Der dbs veranstaltet als jüngster Verband 2006 sein 7. Wissenschaftliches Symposium. Die ca. 400 Teilnehmer beschäftigen sich mit jeweils einem Schwerpunktthema, zu dem Referenten aus dem In- und Ausland eingeladen werden. Darüber hinaus wird dort alle zwei Jahre ein Förderpreis für herausragende wissenschaftliche Nachwuchsarbeiten vergeben.

Die enge Kooperation und intensive Kommunikation zwischen Fachvertretern, Verbandsvertretern und den Mitgliedern der jeweiligen Verbände schafft eine hohe „corporate identity". Den Verbänden und Organisationen kommt damit eine besondere Verantwortung für die gegenwärtige und zukünftige Gestaltung des gesamten Arbeits- und Handlungsfeldes Sprachtherapie/Logopädie zu (V.M.).

Vermeidungsverhalten Sammelbezeichnung für Verhaltensweisen, die eingesetzt werden, um unangenehme Zustände (z.B. Sprech- oder Stotterängste) zu vermeiden. Teil der →Sekundärsymptomatik beim →Stottern, →Tabuisierung.

Verständlichkeit Diagnostischer Parameter zur Beschreibung des Schweregrads einer Sprechstörung.

Verstärkung des Hörgerätes →Hörgeräteversorgung

Verstärkung Das →Stottern kann sich unter bestimmten Bedingungen verstärken. Typischerweise zeigt sich eine intra- und interindividuelle →Variabilität des Stotterns.

Vertäubung Ausschaltung des nicht zu prüfenden Gegenohres im Rahmen der →Audiometrie durch ein Rauschen des →Audiometers.

Vertebragene Dysphonie Infolge von funktionellen Störungen im Bereich der Halswirbelsäule mit Auswirkung auf die Kiefergelenke auftretende Veränderungen des Phonationsapparates. Diese können Phonationsatmung, Stimmklang und Stimmlage betreffen und eine Einschränkung der Leistungsfähigkeit und Belastbarkeit der Stimme verursachen. Die Therapie der Wahl ist eine orthopädische, kieferorthopädische oder manualtherapeutische Behandlung von Halswirbelsäule und Kiefergelenken.

Verzögerte auditive Rückmeldung (VAR) Durch eine zeitliche Verzögerung des eigenen Sprechens über Kopfhörer, einem Echo vergleichbar, wird bei nicht-stotternden Personen erreicht, dass sie unter diesen Bedingungen vermehrt Sprechunflüssigkeiten produzieren (*artificial stutter* nach Lee), während bei stotternden Personen zu beobachten ist, dass die Stottersymptome abnehmen. Wahrscheinlich um die akustischen Störeinflüsse zu minimieren, produzieren Sprecher unter diesen Bedingungen eine verlangsamte Sprechweise und →prolongiertes Sprechen. Um das prolongierte Sprechen einzuüben oder auszubauen, werden VAR-Geräte bzw. →DAF-Geräte als verübergehende Maßnahme in der Stottertherapie eingesetzt, dies vor allem im angloamerikanischen Sprachraum.

Vestibularorgan →Gleichgewichtsorgan (→Innenohr)

Videoendoskopie Videoaufgezeichnete Ausleuchtung und Inspektion von Körperhohlräumen und Hohlorganen mit einem starren oder flexiblen →Endoskop (z.B. des pharyngolaryngealen Raumes zur Untersuchung des Schluckvorgangs).

Videofluoroskopie Videoaufgezeichnete Röntgendurchleuchtung (z.B. zur Untersuchung des Schluckvorgangs).

Videokymographie Verfahren auf Grundlage von Hochgeschwindigkeitsaufzeichnungen der Stimmlippenschwingungsbewegungen über Loch- oder Strichschablonen, um die lokale schwingungsbezogene Stimmlippenfunktion zeitabhängig zu analysieren.

Vielzweckwörter Auch Passepartout-Wörter; Wörter mit geringem semantischen Gehalt, die als Platzhalter für spezifischere Bezeichnungen verwendet werden (z.B. „Dings"); treten gehäuft auf bei →Wortfindungsstörungen.

Visual-Action-Therapie (V.A.T.) →Aphasie Diesen nonverbalen Therapieansatz entwickelten Helm-Estabrooks und Kollegen für globale Aphasiker mit begleitenden apraktischen Störungen. Ziel ist der kompensatorische Einsatz von deskriptiven Gesten für Handlungen und Objekte.

In einem kleinschrittigen Vorgehen, werden zunächst Realobjekte entsprechenden Bildern unterschiedlicher Größe und Perspektive zugeordnet, dann folgen Übungsphasen, in denen deskriptive Gesten erkannt und entsprechenden Objekten bzw. Bildern zugeordnet werden sollen. Anschließend sollen die Patienten Gesten imitieren und schließlich selbstständig nicht vorhandene Gegenstände gestisch beschreiben.

Literatur

Helm-Estabrooks, N.A. & Fitzpatrick, P.M. & Barresi, B. (1982): Visual Action Therapy for Global Aphasics. Journal of Speech and Hearing Disorders 47, 385–389.

Springer, L. (1986): Erfahrungen mit der Visual Action Therapie (V.A.T.). In: Springer, L. & Kattenbeck, G. (Hrsg.), Aphasie (205–228). München: Tuduv.

Vocal fry Stimmerzeugung im Strohbass, →Stimmregister.

Vokaldistorsionen Entstellung von Vokalen (zu unterscheiden von Ersetzung, (Substitution) durch einen anderen Vokal).

Vokalfehler →Phonologischer Prozess, bei dem ein Vokal durch einen anderen ersetzt wird.

Vokalisation Auch Vokalisisierung, **1.**→Phonologischer Prozess, bei dem ein Konsonant durch einen Vokal ersetzt wird, z.B. Vokalisation von /l/ zu [i, j], **2.** →Phonotaktische Eigenheit unter anderem der deutschen Sprache, bei der das Phonem /r/ in manchen Positionen innerhalb eines Wortes als silbischer und unsilbischer vokalisierter r-Laut realisiert wird.

Vokalisierung →Vokalisation

Vokalsprache Die Aussprache eines Kindes ist dadurch geprägt, dass (fast) ausschließlich Vokale verwendet werden. Das Kind ist hochgradig unverständlich.

Vokalstottern Stottern tritt bei Konsonanten häufiger auf als bei Vokalen. Reines Vokalstottern ist sehr selten. I.d.R. empfinden Stotternde das Aussprechen von Konsonanten als schwieriger als das von Vokalen. →Stottern

Vollregister →Kehlkopfregister

Vorverlagerung →Phonologische Prozesse, bei denen weiter hinten gebildete Laute durch weiter vorne im Mundraum gebildete Laute ersetzt werden. Klassische Form: Vorverlagerung der Velare /κ, γ, N/ nach [τ, δ, ν] und Vorverlagerung der Sibilanten /Σ, X/ nach [σ].

vpl Der Verband für Patholinguistik vertritt Absolventen des Studienganges der Dipl. Patholinguistik an der Universität Potsdam. Dies sind akademisch ausgebildete Therapeuten, die spezialisiert sind auf die Diagnostik und Therapie von entwicklungsbedingten und erworbenen Störungen der Sprache, des Sprechens und des Schluckens. Das Tätigkeitsfeld der Dipl. Patholinguisten umfasst neben der klinisch-praktischen Arbeit in Akutkrankenhäusern, Rehabilitationseinrichtungen und sprachtherapeutischen Praxen auch die Forschung und Lehre im Bereich Psycho- und Neurolinguistik. Der 2001 gegründete Verband für Patholinguistik e.V. (vpl) hat ca. 200 Mitglieder und ist seit 2004, ebenso wie der →bkl und der →DBKS, Vollmitglied im →dbs.

Wahrnehmung (lat., engl.) Perzeption; Verarbeitung und Interpretation äußerer und innerer Reize, die zu einer Vorstellung über die Umwelt und die eigene Person führen; unterschiedliche Definitionen und Modellvorstellungen sind in Gebrauch; unscharfe Abgrenzung gegenüber höheren kognitiven Funktionen (Gedächtnis, Aufmerksamkeit, Denken).

Wahrnehmung, auditive Analyse und Interpretation von Schallereignissen. Akustische Informationen gelangen vielfach verändert (Hervorhebung von Kontrasten, Unterdrückung von Störgeräuschen, Datenreduktion durch Kategorisierung) zur →akustischen Hirnrinde, in der die eintreffenden Informationen beeinflusst durch →Top-down Prozesse selektiv weiter verarbeitet und interpretiert werden. Gehörtes und Wahrgenommenes können sich erheblich voneinander unterscheiden. →Wahrnehmung

Wahrnehmung, kategoriale Wahrnehmungskonstanz. Komplexe akustische Signale werden nicht mit ihren zahlreichen physikalischen Signaleigenschaften, sondern in Kategorien unterteilt wahrgenommen. Z. B. werden unabhängig vom exakten Wert Silben mit einer →Stimmeinsatzzeit unter 30 ms als stimmhaft und solche mit höheren Werten als stimmlos wahrgenommen. Vorteile: durch Datenreduktion Entlastung des Verarbeitungsprozesses, Fehlervermeidung durch Ausblendung der Unterschiede zwischen verschiedenen Sprechern; →Auditive Wahrnehmung.

Wahrnehmungskonstanz →kategoriale Wahrnehmung

Wahrnehmungsstörung, auditive Defizite beim Erkennen und korrekten Zuordnen auditiver Informationen bedingt durch Funktionsstörungen im Bereich der →primären und/oder →sekundären akustischen Hirnrinde (→auditive Verarbeitungs- und Wahrnehmungsstörungen).

Wanderwelle Bewegung der →Scala media mit dem Cortischen Organ und bei Schallanregung u. a. der hydrodynamischen Eigenschaften der →Cochlea (→Innenohr).

Wanderwellentheorie Die durch von Békésy entwickelte Theorie der hydrodynamischen Bewegung der Strukturen des →Innenohrs bei Schallanregung (→Wanderwelle).

Warzenfortsatz →Mastoid

Wassertherapie Wassertherapiegeräte für laryngektomierte und tracheotomierte Patienten (Halsatmer) schützen die Trachea vor eindringendem Wasser unter Gewährung unbeeinträchtigter Respirationsfähigkeit. Die Geräte bestehen aus einer blockbaren Kunststoffkanüle, die über ein aufgestecktes Schlauchsystem und ein Mundstück mit dem Oraltrakt des Benutzers verbunden ist. Auf diese Weise erfolgen In- und Exspiration nasal, was vorübergehend auch wieder eine Riechfähigkeit des ansonsten tracheal atmenden Patienten ermöglicht. Das Schwimmen und die Wassergymnastik haben sich als wirksame Therapie gegen Funktionsbeeinträchtigungen als Folge einer *Neck dissection* im Schulter-Halsbereich erwiesen. Entsprechende Geräte (Larchel, Aqua-Ther, SMT-Wassertherapiegerät) sind auf ärztliche Verordnung über die Hilfsmittelfirmen (→Adressen) erhältlich, wobei die Patienten durch autorisierte Schwimmbeauftragte in den Gebrauch eingewiesen werden müssen. Zu diesem Zweck veranstaltet der Bundesverband der Kehlkopflosen und Kehlkopfoperierten mehrmals jährlich Schwimm-Seminare. Darüber hinaus verfügen auch die für die Behandlung Kehlkopfloser spezialisierten Rehabilitationskliniken über entsprechend geschultes Personal und Bewegungstherapiebecken.

Weber-Versuch Orientierende Hörprüfung mit der Stimmgabel (440 Hz), bei der ein binauraler Lautheitsvergleich der Knochenleitung vorgenommen wird. Dazu wird die angeschlagene Stimmgabel auf den Scheitel aufgesetzt. Bei seitengleicher Knochenleitung (→Tonaudiometrie) und normalem Mittelohr hört der Patient den Ton in der Mitte des Kopfes. Liegt eine asymmetrische →Schallempfindungsschwerhörigkeit vor, lateralisiert der Patient in das bessere Innenohr. Bei →Schallleitungsschwerhörigkeiten wird der Ton auf der Seite des schlechteren Mittelohres gehört, wenn im Bereich der Stimmgabelfrequenz ein seitengleiches Innenohr vorliegt. Als Ursache wird ein gestörter Schallabfluss angenommen (Machsche Abflusstheorie).

Wernicke, Carl (15.5.1848–15.6.1905) Deutscher Psychiater und Neurologe. Begründete die Breslauer Schule der Neuro-Psychiatrie. Sein Name lebt in der Sprachheilkunde insbesondere durch die sog. →Wernicke-Aphasie weiter. Wernicke vollendete auf der Basis der Arbeiten von →Gall und →Broca mit dem Werk „Der aphasische Symptomencomplex" (1874) die sog. klassische Lehrmeinung der Aphasie. Diese besagt, dass Sprache in Zentren im Gehirn lokalisiert sei, dass die Störung der Zentren und deren Verbindungen zu bestimmten →aphasischen Syndromen führe. Wernickes Beitrag bestand insbesondere darin, auch die Sprachverständnisstörungen als aphasische Symptome klassifiziert zu ha-

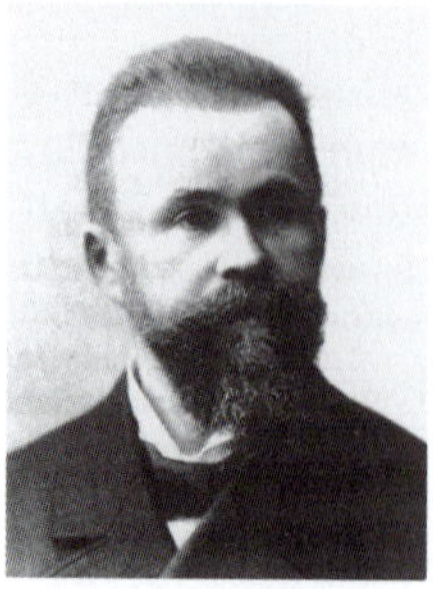

Abb.: Carl Wernicke.

ben (er gilt als Entdecker der ‚sensorischen Aphasie‘). Wernickes Modell der Aphasie ist symptomorientiert und auf die Wortebene orientiert. Die Satz- und Textebene sowie Kommunikation spielen keine Rolle. Somit ist das Aphasiemodell Wernickes unter aktuellen Gesichtspunkten (→ICF, →Aktivitäten, →Partizipation) nicht mehr zeitgemäß.

Literatur

Tesak, J. (2005): ‚Der aphasische Symptomencomplex von Carl Wernicke‘. Mit einer biographischen Skizze eingeleitet und neu herausgegeben. Idstein: Schulz-Kirchner.

Wernicke-Aphasie →Aphasiesyndrome Synonyme Bezeichnungen sind: sensorische Aphasie, rezeptive Aphasie, akustische Aphasie, pragmatische Aphasie.

Die Hauptsymptome der Wernicke-Aphasie sind:

→Flüssige Sprachproduktion, →phonematische und/oder →semantische Paraphasien,

→Paragrammatismus und →Sprachverständnisstörungen, Artikulation und Prosodie sind meist gut erhalten.

Wernicke-Areal 1874 von Wernicke bei einem Patienten mit einer sensorischen Aphasie als sensorisches Sprachzentrum (verantwortlich für Sprachverständnis und Repräsentation von Lautbildern) beschriebene Hirnregion; im hinteren Bereich der oberen Windung des linken Schläfenhirns (Gyrus temporalis superior) gelegen. Das Wernicke-Areal wird heute mit der semantisch-syntaktischen Integration in Verbindung gebracht.

Werscherberger Lautprüfbogen Veraltetes, segment-orientiertes Diagnostikinstrument zur Erfassung kindlicher →Aussprachestörungen.

Literatur

Gey, M. (1976): Werscherberger Lautprüfbogen. Oldenburg: Prull.

WHO World Health Organization, Weltgesundheitsorganisation. Die Weltgesundheitsorganisation ist die Gesundheitsbehörde der Vereinten Nationen. Sie wurde am 7. April 1948 mit Sitz in Genf gegründet. Vorrangiges Ziel der WHO lt. Satzung ist es, dass alle Menschen auf der Welt einen höchstmöglichen Grad an Gesundheit erreichen. Unter „Gesundheit“ versteht die WHO den Zustand vollständigen physischen, geistigen und sozialen Wohlbefindens und nicht nur die Abwesenheit von Krankheit und Gebrechlichkeit. Zu den Aufgaben der WHO gehört auch die Koordination weltweit einheitlicher, gesundheitsbezogener Klassifikationssysteme, wie z.B. →ICD 10, →ICIDH, →ICF, s. auch www.who.int/classifications/en/.

Widmaier-Plastik Technik zum Verschluss des weichen Gaumens. Das Prinzip der Veau-Plastik ist die Bildung von beidseitigen Mukosalappen der Gaumenschleimhaut. Der Spaltverschluss erfolgt dreischichtig durch Medial- und Posteriorverlagerung der Lappen. Dabei wird der falsch inserierende M. levator veli palatini vom Hinterrand des harten Gaumens gelöst und in der Mittellinie vereint.

WIELAU-T →Wiener Lautprüfverfahren für türkischsprechende Kinder (WIELAU-T).

Wiener Lautprüfverfahren für türkischsprechende Kinder (WIELAU-T) Das von Verena Lammer und Michael Kalmár 2004 entwickelte →Screening-Verfahren dient der Erfassung und Beurteilung muttersprachlicher Fähigkeiten türkischsprachiger Kinder mit Migrationshintergrund bei sehr geringen bis keinen Deutschkenntnissen. Ziel des ab dem Vorschulalter einsetzbaren Verfahrens ist eine grobe Abklärung der sprachlichen Ebenen →Phonetik, →Phonologie, →Wortschatz und →Wortabruf sowie die Frage, ob Hinweise auf mögliche spätere Beeinträchtigungen des →Zweitspracherwerbs und der →Schriftsprachaneignung, →reaktive Sprachstörungen, →Stimmprobleme, →Näseln und/oder →periphere Hörbeeinträchtigungen vorliegen. Der Schwerpunkt liegt auf der Lautüberprüfung. Zur Durchführung des Screening werden nur sehr geringe Kenntnisse der türkischen Sprache benötigt.

Literatur

Lammer, V. & Kalmár, M. (2004): Wiener Lautprüfverfahren für Türkisch sprechende Kinder. Wien: Verlag Lernen mit Pfiff.

Wiener Sprachheilschule Als erste institutionalisierte Vorläufer der WSHS gelten die 1895 im Land Niederösterreich (zu dem Wien damals gehörte) eingeführten schulischen Heilkurse für stotternde Kinder, die bis 1919 abgehalten wurden. Nach einem ersten Versuch 1911/12 errichtete der Volksschullehrer Karl Cornelius →Rothe 1913/14 die erste Sonderelementarklasse für sprachgestörte Kinder in Wien. Die Sprachheilkurse und -klassen wurden während des Ersten Weltkrieges nicht weitergeführt.

Im Zuge der beginnenden reformpädagogischen Bestrebungen des „Roten Wien" wurde im Schuljahr 1920/21 die Betreuung schulpflichtiger sprachbeeinträchtigter Kinder in Sprachheilklassen und -kursen wieder aufgenommen. Unter der Leitung von Rothe und mit vehementer Unterstützung des Phoniaters Emil →Fröschels entwickelte sich die Wiener Sprachheilschule zu einem einflussreichen Zentrum der Sprachheilpädagogik im deutschsprachigen Raum. Neben den Behandlungserfolgen bei Redeflussstörungen, die weiterhin einen prominenten Platz in der fachlichen Arbeit der WSHS einnahmen, führte ab den 1930er-Jahren in der Therapie von →Aussprachestörungen der Ersatz der so genannten passiven Methoden (Verwendung von Sonden, Spachteln, Stäbchen für Manipulationen an den Artikulatoren zur Korrektur abweichend gebildeter Laute bzw. zur Anbildung noch fehlender Phone) durch die →Ableitungsmethoden zu weit verbesserten Therapieerfolgen.

Nach Jahren zunehmender Stagnation vor dem und während des Zweiten Weltkrieges kam es 1945 zum Neuaufbau der WSHS, die nun schulrechtlich eine „Sonderschule für sprachgestörte Kinder" ist.

Weitere Informationen: www.sprachheilschule.at

Literatur

Meixner, F. (1996): Hundert Jahre Sprachheilpädagogik in Österreich. In: Frühwirth, I. & Meixner, F. (Hrsg.): Denken – Sprechen – Lernen – Hundert Jahre Sprachheilpädagogik in Österreich. Wien: Verlag Jugend und Volk, 13–24.

Williams-Beuren-Syndrom Seltene Chromosomenanomalie (1:10.000 bis 1:20.000) mit typischen Gesichtsdysmorphien („Elfengesicht"), verlangsamtem Körperwachstum, Zahnanomalien, Geräuschüberempfindlichkeit (Hyperakusis) und auffällig tiefer und rauher Stimme. Der Gesamt-IQ liegt zwischen <40 und 90, wobei der Handlungs-IQ deutlich geringer ist als der verbale IQ.

Die sprachliche Entwicklung beginnt mit einem verzögerten Sprechbeginn, teilweise mit Aussprachestörungen und einer verlangsamten Wortschatzentwicklung. Im späteren Spracherwerb kann der Wortschatz bei Jugendlichen und Erwachsenen ein sehr hohes Niveau erreichen mit einem verbalen IQ von über 100. Ebenso ist das Satzverständnis im Erwachsenenalter meist gut entwickelt, wobei das Niveau der ungestörten Erwachsenensprache nur selten vollständig erreicht wird.

Die Sprachtherapie wird durch die kognitiven Schwächen (verkürzte Aufmerksamkeitsspanne, verlangsamtes Lerntempo) beeinträchtigt. Förderansätze beziehen sich vorwiegend auf den Vorschulbereich, um durch unterstützende Maßnahmen zur Entwicklung der Phonologie, Semantik und Grammatik die Sprachentwicklung in späteren Phasen sicherzustellen.

Wohnselbstständigkeit Ziel der geriatrischen Rehabilitation, die Grundsäulen hierbei sind Gehfähigkeit, Orientiertheit im Alltag, Kommunikationsfähigkeit; negativ formuliert heißt das Ziel Verhinderung der Pflegebedürftigkeit.

Wortangst Stotternde bilden häufig sprechbezogene Ängste aus, so auch die Angst vor bestimmten Wörtern oder Situationen. Diese wirken dann wiederum als Hinweisreize für eine Erwartungsangst bzw. →Antizipation. →Situationsangst, →Stottern.

Wortbedeutung Wortsemantik; wird in Referenztheorien als spezifischer Ausschnitt des Weltwissens gedeutet, in Wortfeldtheorien als Ergebnis der Stellung eines Wortes in seinen semantischen Bezügen zu anderen Worten, in kognitionspsychologischen Theorien als erlernte, momentane, assoziierte Aktivierung bestimmter, sensorischer, motorischer, emotiv-bewertender und propositionaler (wissensbasierter) Gedächtnisinhalte. Theorien der Wortbedeutung müssen u. a. die Phänomene der Kern- (denotative Wortbedeutung) und Nebenbedeutung (konnotative Wortbedeutung), der Bedeutungsunschärfe und des →Wortbedeutungserwerbs einschließlich der Phänomene von Überdehnung, Unterdehnung, Bedeutungswandel erfassen.

Wortbedeutungserwerb Grundlegende Vorstellungen des Wortbedeutungserwerbs: die Semantische Merkmalstheorie (Clark 1973), bei der der Erwerb als sukzessive Vervollständigung einer für eine Wortbedeutung spezifischen Merkmalsmatrix interpretiert wird, die Prototypentheorie (Rosch 1976), bei der Dinge oder Ereignisse gleich bezeichnet werden, die eine perzeptuelle oder funktionale Ähnlichkeit zu einem typischen Vertreter der Bedeutungskategorie aufweisen, die lexikalische Kontrasttheorie (Clark 1983), die Erwerbsgrundprinzipien des Kindes postuliert: die Suche nach konventionellen Bedeutungen und nach Kontrasten der Wortbedeutung.

Literatur

Clark, E. (1973): What's in a word? On the child's acquisition of semantics in his first language. In: Morre, T. (Hrsg.): Cognitive development and the acquisition of language. (S. 65–110). New York: Academic Press.

Clark, E. (1983): Meanings and concepts. In: Flavell, J.H. & Markman, E.M. (Hrsg.), Handbook of child psychology, vol. 3: Cognitive development. (S. 787–840). New York: Wiley.

Rosch, E. et al. (1976): Basic objects in natural categories. Cognitive psychology, 8, 382–493.

Wortfindungsstörung Symptom in der Sprachproduktion, bei dem einem Sprecher der zur Umsetzung einer Äußerungsintention angemessene, lexikalische Eintrag nicht zur Verfügung steht. Dies kann bedingt sein durch momentan oder dauerhaft gestörte →Abrufprozesse und (v.a. bei Sprechern im Spracherwerb) durch fehlende oder unvollständige Speicherung der Einträge im mentalen →Lexikon. W. treten häufig auf bei Aphasien und semantisch-lexikalischen Erwerbsstörungen.

Wortfindungsstörungen (bei Aphasie) →Aphasiesymptome

Stocken im Sprachfluss bzw. Satzabbruch, wobei offensichtlich ein bestimmtes Wort zur Bezeichnung von Objekten, Eigenschaften oder Tätigkeiten nicht zu Gebote steht, statt dessen häufig sprachliche Ersatzstrategien, wie Ausweichen in Redefloskeln, Beschreibung von Gebrauch oder Eigenschaft, Ausweichen in Pantomime, Fortführen des Themas in variierter Form.

Wortform Bezeichnet die phonologischen und morphologischen Eigenschaften eines Wortes, nicht seine Bedeutung. Die Gesamtheit der gespeicherten Wortformen im mentalen →Lexikon wird als Wortformlexikon bezeichnet und beinhaltet die →Lemmata.

Wortproduktionskonsequenz Die Fähigkeit, das gleiche Wort immer gleich auszusprechen. Diese wird bei deutschsprachigen Kindern in der Mitte des dritten Lebensjahres stabil erworben.

Wortschatz **1.** Gesamtheit der bedeutungstragenden Worteinheiten einer Sprache, **2.** Bezeichnung für den individuellen, geistigen Besitz an Wortwissen und dessen Verwendung, repräsentiert im mentalen →Lexikon.

Wortschatzdefizit Auch: Wortschatzarmut: Symptombezeichnung für Auffälligkeiten im Spracherwerb, die sich auf die nicht alterserwartungsgemäße Anzahl von Einträgen im mentalen →Lexikon beziehen.

Worttaubheit, reine Zu den →zentralen Hörstörungen gehörendes Störungsbild, verursacht durch eine Unterbrechung der Verbindungsbahnen zwischen →Hörrinde und →Wernicke-Areal; Symptomatik: Unfähigkeit, Wörter zu verstehen bei normaler Hörfähigkeit, Sprachproduktion und Lesefähigkeit. Sprache wird wie ein Geräusch wahrgenommen. Geschlecht, Alter und Dialekt des Sprechers werden erkannt.

Worttaubheit →Aphasiesymptome

Zahnfehlstellung Zahnstellungsanomalie einzelner Zähne, auch Drehung, Kippung, Asymmetrie.

Zahnmedizin Mund-, Zahn- und Kieferheilkunde mit den Teilbereichen Kieferchirurgie, Konservierende Zahnheilkunde, Kieferorthopädie, Parodontologie u.a.

Zur interdisziplinären Diagnostik und Behandlung bei Aussprachestörungen und Syndromen unabdingbar. Aufgrund der Vielfalt und dem komplizierten Aufbau der an der peripheren Lautbildung beteiligten Mundorgane, Lippen, Zähne, Kiefer, Zunge, harter und weicher Gaumen u.a. besteht eine mannigfache Störungsmöglichkeit des peripheren Sprechaktes infolge organischer Veränderungen.

Zeitdruck Unter Zeitdruck bzw. Stress kann sich das →Stottern verstärken bzw. im Einzelfall auch abnehmen. →Variabilität.

Zentrale Fehlhörigkeit →Fehlhörigkeit, →AVWS.

Zentrale Hörbahn →Hörbahn

Zerebellum →Kleinhirn

Zerebrale Anomalien Seit man nicht mehr nur auf Sektionsbefunde angewiesen ist, sondern über bildgebende Verfahren verfügt, hat die Suche nach biologischen Hintergründen von SLI interessante Hinweise auf zerebrale Anomalien erbracht. Beispielsweise ist bei manchen Kindern das rechtsseitige *planum temporale*, eine Struktur auf der oberen Windung des Temporallappens, welche in der phonologischen Verarbeitung eine Rolle spielt und zum Wernicke-Zentrum gerechnet wird, vergrößert. Weiterhin wurden ein reduzierter Blutfluss in sprachrelevanten Arealen, ein linksseitig verkleinerter *pars triangularis* der Broca-Region, zusätzliche *sulci* im unteren Frontallappen, einseitig vergrößerte Hirnventrikel und Asymmetrie der Sylvischen Furchen, bilaterale Atrophie des *nucleus caudatus* und verschiedene andere Anomalitäten ermittelt. Inwieweit die einzelnen Befunde Bestand und Erklärungswert haben werden, bleibt abzuwarten.

Zerebralparese, infantile Durch prä-, peri- und postnatale Schädigungen des kindlichen Gehirns auftretende motorische Bewegungsstörungen in spastischer, athetotischer und ataktischer Form; führt häufig zur →Dysarthrie.

zerebrovaskulär die Hirngefäße betreffend

Zerumen →Cerumen, →Außenohr, →Schallleitungsschwerhörigkeit.

Zervikale Dysphonie →cervicogene Dysphonie

Zugriffsstörung Zwischen Kompetenz (Sprachwissen) und Performanz (Sprechvollzug) steht der Zugriff; Zugriffsstörung heißt, dass sprachliche Elemente prinzipiell gespeichert sind (entgegen eines wirklichen Verlustes), jedoch nicht verlässlich abgerufen werden können.

Zugzwänge (bei Diskurseinheiten) Zugzwänge im Gespräch regeln den sequenziellen Aufbau von Interaktionen über einzelne Sprecher hinweg. Jede Äußerung ist gesteuert/ermöglicht durch die Vorgängeräußerung und begrenzt mögliche Anschlussäußerungen. Eine besonders strikte Form eines (lokalen) Zugzwangs regelt das Verhältnis von Frage zu Antwort. Globale Zugzwänge bei Diskurseinheiten werden gesetzt durch solche Äußerungen, die die Notwendigkeit des Anschlusses einer (globalen) Diskurseinheit etablieren (z. B.: „Erzähl doch mal, wie du den Polizisten ausgetrickst hast"). Lokale Zugzwänge steuern den Gesprächspartner dagegen auf der Ebene unmittelbar anschließender satzförmiger Äußerungen. Die Fähigkeit, angemessen mit lokalen Zugzwängen umzugehen, wird vor der globalen Fähigkeit erworben. Dies wird in der Erwachsenen-Kind-Interaktion zur Unterstützung der Kinder beim globalen Erwerb genutzt (z. B.: „und was ist dann passiert?" „und was hat er da gesagt?") (→DASS).

Zuhörer An einer verbalen Interaktion beteiligter Gesprächspartner, der zum betrachteten Zeitpunkt im Gespräch nicht das (primäre) Rederecht (z. B. in der Rolle des Erzählers, Erklärers, Wegbeschreibenden ...) innehat; dieser Gesprächsbeteiligte nimmt mit verschiedenen Zuhöreraktivitäten (z. B. Nachfragen, Bestätigungssignale, Kommentare) auf den Verlauf der Interaktion wesentlich Einfluss.

Zulassung Gem. § 124 Sozialgesetzbuch Fünf (SGB V) dürfen Heilmittel nur von zugelassenen Leistungserbringern abgegeben werden. Durch die Zulassung erwirbt der Leistungserbringer das Recht und die Pflicht, Heilmittelleistungen im Bereich der gesetzlichen Krankenkassen abzugeben.

Die Zulassung setzt die Zugehörigkeit zu einer für die Stimm-, Sprech- und Sprachtherapie anerkannten Berufsgruppe, das Vorhandensein geeigneter Praxisräume und die Anerkennung der Rahmenverträge mit den Krankenkassen voraus.

Die genauen Zulassungsbedingungen sind in den „Gemeinsamen Empfehlungen der Spitzenverbände der Krankenkassen gem. § 124 Abs. 4 SGB V zur einheitlichen Anwendung der Zulassungsbedingungen nach § 124 Abs. 2 SGB V für Leistungserbringer von Heilmitteln, die als Dienstleistung an Versicherte abgegeben werden", geregelt.

Zungenbändchen *Frenulum linguae.* Schleimhautfalte von der Unterfläche der Zunge mittig zum Zahnfleisch des Unterkiefers. Verkürztes Zungenbändchen schränkt die Zungenbeweglichkeit ein. Kann Ursache sein für Zungenpressen und Aussprachestörung. Maßnahme: Frenulektomie = Durchtrennen und plastische Verlängerung.

Zungenpressen →Tongue thrust

Zungenruhelage Physiologisch am Gaumen schwebend hinter geschlossenen Zahnreihen und geschlossenen Lippen. Basis für die physiologische Schluckfunktion und die korrekte Artikulation.

Eine falsche Zungenruhelage bedingt abnorme Bewegungen im Schlucken und

Sprechen. Bei offener Mundhaltung z. B. liegt die Zunge am Mundboden oder hat einen falschen Kontakt zur Unterlippe.

Zusätzliche Hilfen (*related services*) Das Recht eines behinderten Kindes und Jugendlichen auf angemessene Erziehung in der Schule umfasst neben erzieherischen Maßnahmen zusätzliche Hilfen. Dazu gehören z. B. ergotherapeutische, psychologische, medizinische Leistungen wie auch die Versorgung mit Sprachtherapie durch Sprech- und Sprachpathologen.

ZVL Zentralverband für →Logopädie; 1964 in Berlin von 14 Logopädinnen gegründeter Berufs- und Fachverband der deutschen Logopädinnen; wurde 1992 in →dbl umbenannt; →Geschichte der Logopädie.

Zweisprachigkeit →Mehrsprachigkeit

Zweitsprache Sprache, die eine Person lernt, nachdem der Erwerb ihrer →Erstsprache angefangen hat oder sogar abgeschlossen ist (vgl. →sequenzieller Zweitspracherwerb).

Zweitspracherwerb Erwerb einer zweiten Sprache nach dem dritten Lebensjahr.

Zweitspracherwerbshypothesen Mit dem Beginn der neueren Zweitspracherwerbsforschung seit den 1940er-Jahren lassen sich im Wesentlichen vier relevante Spracherwerbstheorien für die Erklärung des natürlichen Zweitspracherwerbs bei Kindern unterscheiden:

- →Kontrastivhypothese
- →Identitätshypothese
- →Interlanguagehypothese
- →Interdependenz- und Schwellenniveauhypothese

Dabei wurde die psycholinguistische Zweitspracherwerbsforschung von zwei gegensätzlichen Strömungen getragen: der behavioristischen und der nativistischen.

Zweittumoren Bei Kehlkopfkrebs finden sich Zweittumoren vor allem im oberen Aerodigistivtrakt, wobei das Bronchialsystem am häufigsten betroffen ist. Nach Kleinsasser (1987) werden $^1/_3$ der Zweitkarzinome erst nach dem 5. Jahr manifest.

Zwerchfell Haupteinatmungsmuskel. Kann nicht direkt willkürlich bewegt werden. Aktivierung erfolgt entweder reflektorisch oder im Zuge willkürlicher Bauch-Flankenbewegungen.

Zwerchfellatmung In zahlreichen Ansätzen zur Therapie des →Stotterns stellen atemtherapeutische Maßnahmen einen wichtigen Therapiebaustein dar. Über die Regulierung und Stabilisierung der Atmung, insbesondere der Zwerchfellatmung, soll das Stottern beeinflusst werden und der Aufbau einer →Sprechtechnik unterstützt werden.

Zwillingsstudien Erkenntnisse aus Zwillingsstudien besagen, dass bei eineiigen Zwillingen die Konkordanz bzgl. des Stotterns wesentlich höher ist als bei zweieiigen Zwillingen. →Stottern

Herausgeber

Prof. Dr. phil. Manfred Grohnfeldt
Lehrstuhl für Sprachheilpädagogik
(Sprachtherapie und Förderschwerpunkt Sprache)
Forschungsinstitut für Sprachtherapie und Rehabilitation (FSR)
Ludwig-Maximilians-Universität München
Leopoldstraße 13
80802 München
grohnfeldt@lmu.de

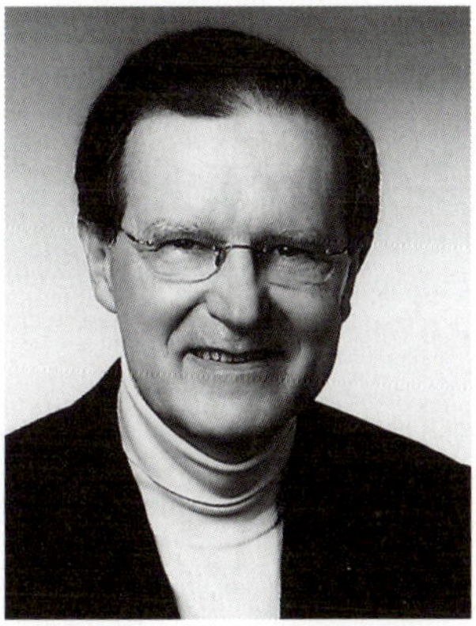

Geboren 1948, Studium der Pädagogik (Bremen), Gehörlosen-, Schwerhörigen- und Sprachheilpädagogik, Promotion in Sonderpädagogik, Psychopathologie und Phonetik/Sprachwissenschaft (Hamburg), mehrjährige Tätigkeit an Schulen, Ambulanzen und bei Beratungsstellen; 1976 Ernennung zum Dozenten, 1977 zum Professor für Sprachbehindertenpädagogik in Reutlingen/Tübingen; 1987 Universitätsprofessor und Direktor des Seminars für Sprachbehindertenpädagogik in Köln; 1991 Gründung und Leitung der „Forschungsstelle für Sprachtherapie und Rehabilitation" (ab 1995 Forschungsinstitut); zwei auswärtige Rufe abgelehnt; 1996 Senator der Universität zu Köln; 2000 Universitätsprofessor (Ordinarius) an der Ludwig-Maximilans-Universität München.

Fachbeirat

Prof. Dr. phil. Lutz Christian Anders
Institut für Sprechwissenschaft und Phonetik
Martin-Luther-Universität Halle-Wittenberg
Advokatenweg 37
06114 Halle
anders@sprechwissenschaft.uni-halle.de

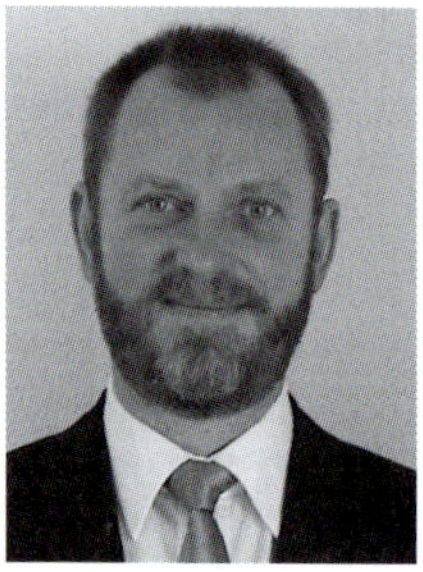

Geboren 1953, 1974–1978 Studium der Sprechwissenschaft/Germanistik an der Martin-Luther-Universität Halle-Wittenberg, 1978–1998 Fachsprechwissenschaftler der Medizin/Klinischer Sprechwissenschaftler am Universitätsklinikum der Humboldt-Universität zu Berlin (Charité), 1985 Promotion (Halle) (Jena), seit 1998 Professur an der Martin-Luther-Universität Halle-Wittenberg, Institut für Sprechwissenschaft und Phonetik.

Dr. paed. Reiner Bahr
Schule an der Tesche, Förderschule Sprache
Tescher Straße 10
42327 Wuppertal
reiner.bahr@t-online.de

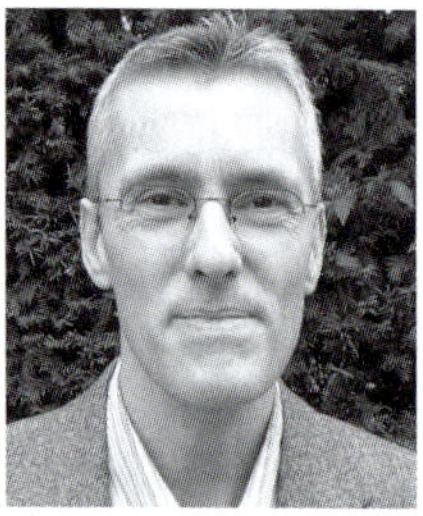

Geboren 1958, Studium der Sprachbehindertenpädagogik in Köln 1979–1985. Tätigkeit als Sprachtherapeut und Sprachheillehrer 1985–1993 in Wuppertal, Lehrer für Sonderpädagogik im Hochschuldienst 1993–1997 an der Universität zu Köln, 1996 Promotion, Fachleiter für Sprachbehindertenpädagogik und Deutsch 1997–2005 in Duisburg, seit 2005 stellv. Schulleiter an der Förderschule mit dem Förderschwerpunkt Sprache in Wuppertal.

Dr. phil. Gudrun Bartolome
Klinikum Bogenhausen
Städt. Klinikum München GmbH
Englschalkinger Straße 77
81925 München
gudrun.bartolome@kh-bogenhausen.de

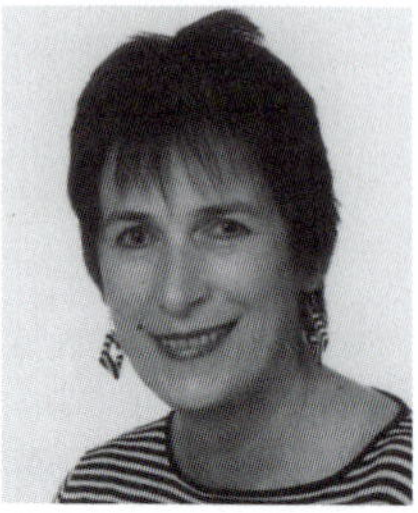

Geboren 1949, Studium der Erziehungswissenschaften in München von 1969–1972, Studium der Sprachheilpädagogik in München von 1972–1974. Tätigkeit als Sprachheillehrerin von 1974–1978 in München, klinische Tätigkeit als Sprachtherapeutin seit 1978. Seit 1996 Leitung der Dysphagietherapie in der Klinik für Frührehabilitation und physikalische Medizin, Klinikum Bogenhausen. Seit 2001 Lehrbeauftragte der Ludwig-Maximilians-Universität München, Lehrstuhl für Sprachheilpädagogik.

Dr. paed. Margit Berg
Pädagogische Hochschule Heidelberg
Institut für Sonderpädagogik
Sprachbehindertenpädagogik
Keplerstraße 85/87
69120 Heidelberg
berg@ph-heidelberg.de

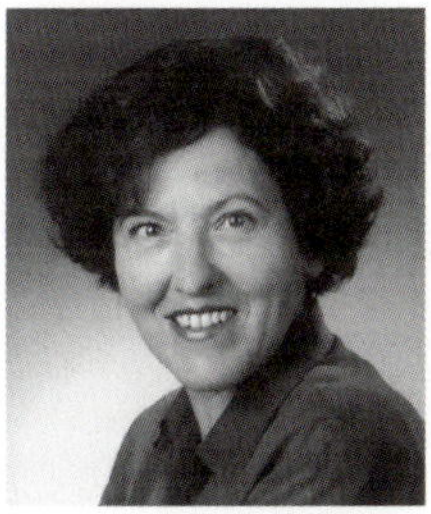

Geboren 1959, Studium der Sprachbehindertenpädagogik, Lernbehindertenpädagogik und Erziehungswissenschaft in Hamburg von 1978–1982. Tätigkeit als Sprachheillehrerin von 1986–1996 in Hamburg, von 1992–1996 stellvertretende Schulleiterin einer Hamburger Sprachheilschule. Seit 1996 Lehrkraft für besondere Aufgaben in der Sprachbehindertenpädagogik (Oberstudienrätin im Hochschuldienst) an der Pädagogischen Hochschule Heidelberg, Promotion 2006 in Heidelberg.

Prof. Dr. phil. Ulla Beushausen
HAWK Hochschule für Angewandte Wissenschaft und Kunst
Fachhochschule Hildesheim/Holzminden/Göttingen
Goschentor 1
31134 Hildesheim
Beushausen@hwak-hhg.de

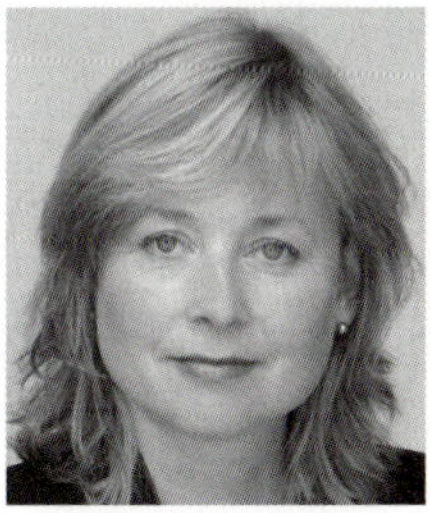

Geboren 1961, Ausbildung zur Logopädin an der Universitätsklinik Heidelberg. Anschließend Studium der Psycholinguistik, Phonetik und Sprachbehindertenpädagogik an der Ludwig-Maximilians-Universität München. Promotion zum Thema Sprechangst. Langjährige Leitungs-, Trainings- und Lehrtätigkeit im Gesundheitswesen. Seit 2001 Professorin für Logopädie an der HAWK Hochschule für Angewandte Wissenschaft und Kunst – Fachhochschule Hildesheim/Holzminden/Göttingen.

Dr. phil. Friedrich Michael Dannenbauer
Alpenstraße 46 B
86159 Augsburg
fdannenbauer@t-online.de

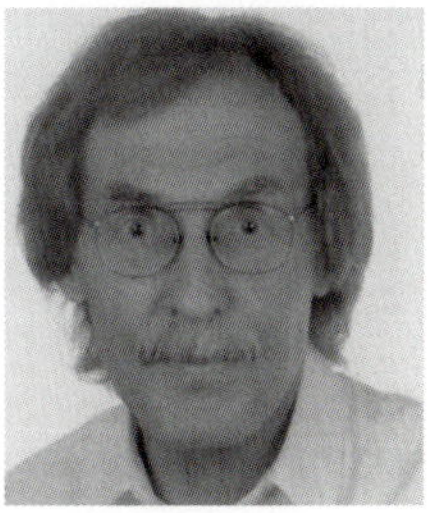

Geboren 1943, Studium der Taubstummenpädagogik in München von 1974–1976; ferner Studium der Sprachheilpädagogik, Psychologie, Sprechwissenschaft und Psycholinguistik (mit Promotion) sowie der Phonetik und sprachlichen Kommunikation von 1980–1986; Tätigkeit als Lehrer und Therapeut an Grund-, Haupt- und Gesamtschulen sowie an Einrichtungen für geistig-, lern-, körper- und sprachbehinderte Kinder von 1965–1980; Lehr- und Forschungstätigkeit an der Universität München ab 1980; zuletzt Akademischer Direktor für Sprachheilpädagogik.

Prof. Dr. phil. Ria de Bleser
Institut für Patholinguistik
Universität Potsdam
Postfach 60 15 53
14415 Potsdam
debleser@ling.uni-potsdam.de

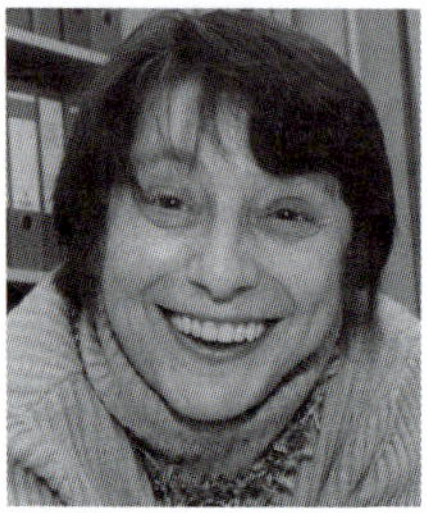

Geboren 1948, Studium der Germanistik/Anglistik/Orientalistik an der KU Leuven (Belgien) von 1966–1970; Postgraduates Studium der Linguistik an der Harvard University, USA, von 1970–1972; Promotion 1977 (Leuven), Habilitation 1992 (Aachen). Tätigkeit als wissenschaftliche Assistentin von 1978–1994 an der RWTH Aachen. Seit 1994 Professur für Patholinguistik mit dem Schwerpunkt Neurolinguistik in Potsdam.

PD Dr. phil. Ernst de Langen
Klinikum Passauer Wolf
Bürgermeister-Hartl-Platz 1
94086 Bad Griesbach
egdelangen@k-pw.de

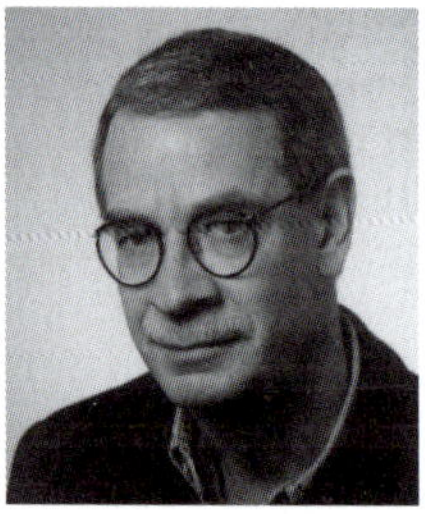

Geboren 1950, Studium der Phonetik und sprachlichen Kommunikation, Sprechwissenschaft und Psycholinguistik, Germanistik und Medizinischen Psychologie an der Ludwig-Maximilians-Universität München von 1972–1983. Wissenschaftliche Tätigkeit von 1976–1982 an der Ludwig-Maximilians-Universität München und von 1982–1988 am Max-Planck-Institut für Psychiatrie München. Seit 1988 tätig als Leiter der Sprachtherapie in der neurologischen Rehabilitation, seit 2001 Privatdozent am Institut für Linguistik der Universität Potsdam.

Prof. Dr. phil. Gregor Dupuis
Universität Dortmund
Emil-Figge-Straße 91
44227 Dortmund
gregor.dupuis@uni-dortmund.de

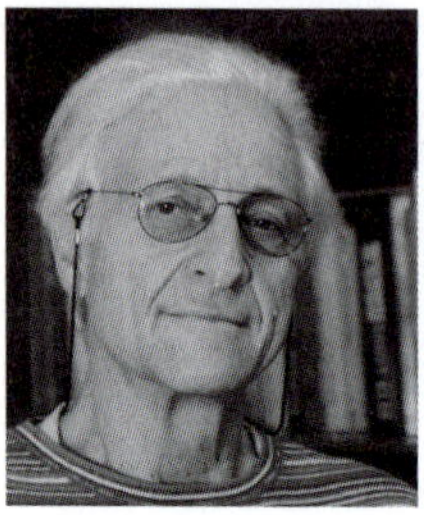

Geboren 1942, Studium der Pädagogik/Sonderpädagogik in Göttingen und in Hannover 1963–1966/1969–1970. Tätigkeit als Lehrer/Sonderschullehrer/Sprachtherapeut von 1966–1973 in Duderstadt, als Assistent/Akademischer Rat/Oberrat in Hannover von 1973–1979. Seit 1980 als Universitätsprofessor in Dortmund.
1984 Gründung des Sprachtherapeutischen Ambulatoriums.

Prof. Anette Fox Ph. D.
Studiengang Logopädie
Europa Fachhochschule Fresenius
Limburger Straße 2
65510 Idstein
fox@fh-fresenius.de

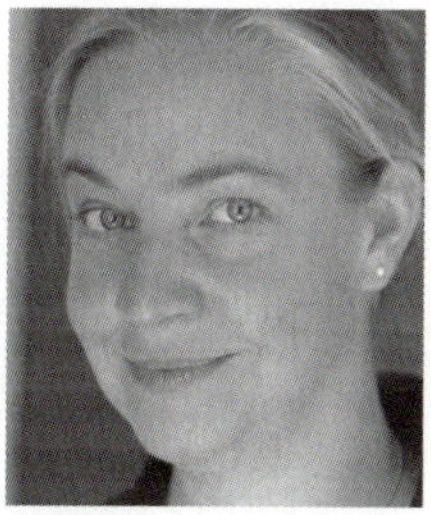

Geboren 1970, Ausbildung zur Logopädin am Universitätsklinikum der Johannes Gutenberg Universität Mainz von 1990–1993; Masterstudiengang Neuropsycholinguistik am Dep. of Speech Newcastle University von 1996–1997; Promotionsstudium am Dep. of Speech Newcastle University von 1997–2000; Tätigkeit als Logopädin von 1993–2002 in Hamburg. Seit 2003 Professorin für Logopädie mit dem Schwerpunkt Kindersprache an der Europa Fachhochschule Fresenius, Idstein.

Dr. paed. Barbara Giel
Institut für Sprachtherapieforschung
Goethestraße 16
47441 Moers
giel@sprachtherapieforschung.de

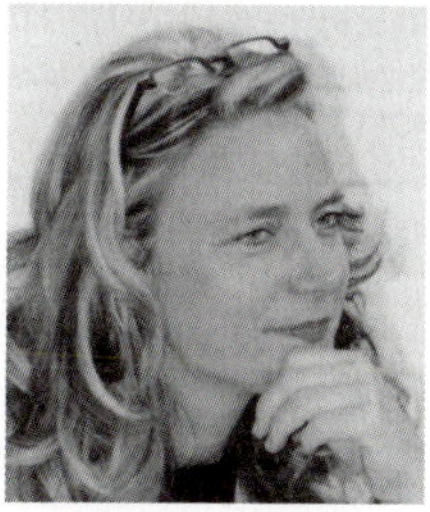

Geboren 1968, Studium der Sprachheilpädagogik (Diplom) in Köln von 1987–1992; Tätigkeit als Sprachtherapeutin in einer Rehabilitationsklinik und Akutneurologie von 1992–1994. Wissenschaftliche Mitarbeiterin und später Vertretungsprofessorin am Seminar für Sprachbehindertenpädagogik von 1994–2004. Seit 2005 Leitung des Instituts für Sprachtherapieforschung in Moers.

Prof. Dr. phil. Christian Glück
Pädagogische Hochschule Heidelberg
Postfach 104240
69032 Heidelberg
glueck@ph-heidelberg.de

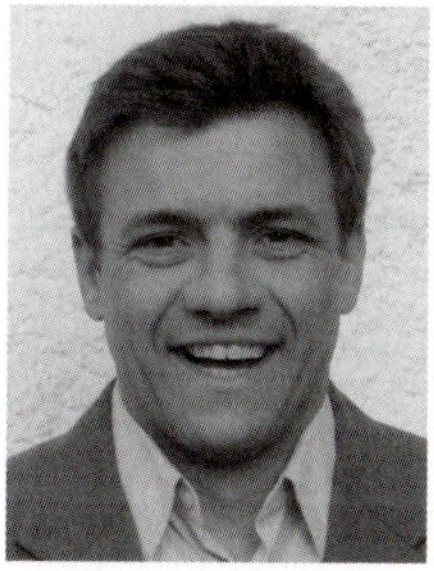

Geboren 1964, Studium der Sprachbehindertenpädagogik, Psycholinguistik und Psychologie im Lehramts- und Magisterstudiengang an der Universität München, danach Referendariat und Tätigkeit als Sprachheillehrer, Promotion 1997 (München) und wissenschaftlicher Assistent in München von 2000–2005, Vertretungsprofessuren und seit 2006 Professor für Pädagogik und Didaktik der Sprachbehinderten an der Pädagogischen Hochschule Heidelberg.

Prof. Dr. med. Georg Goldenberg
Klinik für Neuropsychologie
Klinikum Bogenhausen
Englschalkingerstraße 77
81925 München
Georg.Goldenberg@extern.lrz-muenchen.de

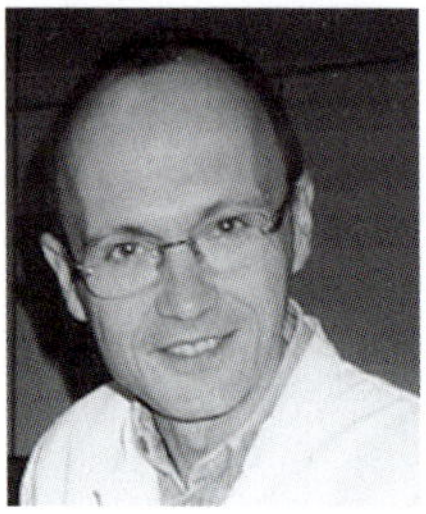

Geboren 1949, Studium der Medizin in Wien von 1969–1975. Tätigkeit als Assistenz- und Oberarzt an der Neurologischen Universitätsklinik Wien und am Neurologischen Krankenhaus Rosenhügel in Wien von 1975–1995. Seit 1995 aktuelle Position als Chefarzt für Neuropsychologie am Klinikum Bogenhausen.

Dr. med. Herrmann Hahn
Steinkirchner Straße 28
81475 München
hahnmft@aol.com

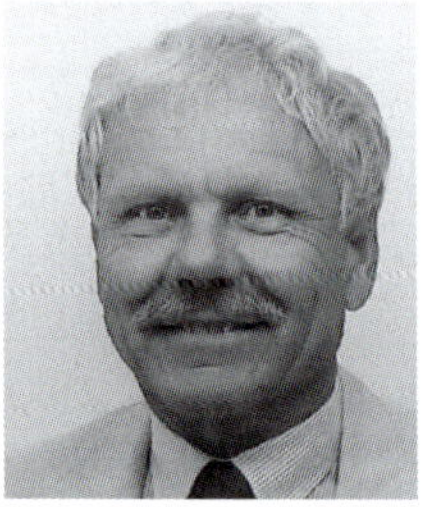

Geboren 1943, Studium der Zahnmedizin 1962–1968 in München; Approbation 1968; Tätigkeit als Zahnarzt in eigener Praxis seit 1972; ab 1977 in Myofunktioneller Therapie engagiert, Veranstaltungen von Kursen und Kongressen, Mitbegründer des Arbeitskreises AK-Mft e.V. 1985.

Dr. phil. Vevi Hahn
Steinkirchner Straße 28
81475 München
hahnmft@aol.com

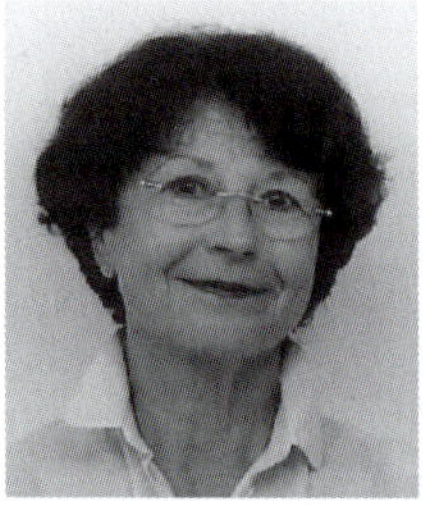

Geboren 1943, zwei Staatsexamen Lehramt an Volksschulen, Tätigkeit als Muskelfunktionstherapeutin seit 1978 in München; Studium der Sprachheilpädagogik, Phonetik und Psychologie in München von 1981–1988; Promotion 1988; Lehrauftrag über die Myofunktionelle Therapie am Lehrstuhl für Sprachheilpädagogik der LMU München 1996–2005.

Dr. paed. Boris Hartmann
Praxis für Sprachtherapie
Petersenstraße 20
51109 Köln
bo.hartmann@t-online.de

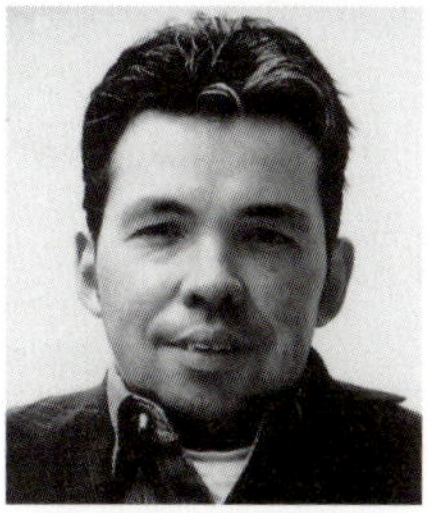

Geboren 1963, 1984–1989 Studium der Sprachheilpädagogik und Heilpädagogischen Psychiatrie an der Universität zu Köln. 1993 Praxisgründung in Köln. 1995 Promotion. Publizist auf den Gebieten Aphasietherapie und Mutismus. Dozent von Fortbildungen. Seit 2003 Lehrbeauftragter der Universität Fribourg/CH. Gründungsmitglied der Mutismus Selbsthilfe Deutschland e.V.

Prof. Dr. paed. Claudia Iven
Europa Fachhochschule Fresenius
Limburger Straße 2
65510 Idstein
iven@fh-fresenius.de

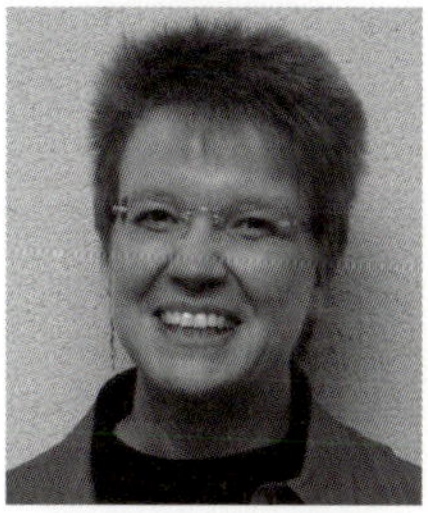

Geboren 1963, Studium der Sprachheilpädagogik in Köln von 1982–1987, Tätigkeit als angestellte Sprachtherapeutin von 1987–1989; von 1989–2000 Wissenschaftliche Mitarbeiterin und Wissenschaftliche Assistentin im Seminar für Sprachbehindertenpädagogik sowie im Forschungsinstitut für Sprachtherapie und Rehabilitation der Universität zu Köln; 2000–2003 Vertretungsprofessorin im Seminar für Sprachbehindertenpädagogik der Universität zu Köln. Seit 2003 Professorin für Logopädie an der Europa Fachhochschule Fresenius, Idstein.

Dipl. päd. Michael Kalmár
Sonderschule für sprachgestörte Kinder
Hauptstraße 146b
A-1140 Wien
mkalmar@utanet.at

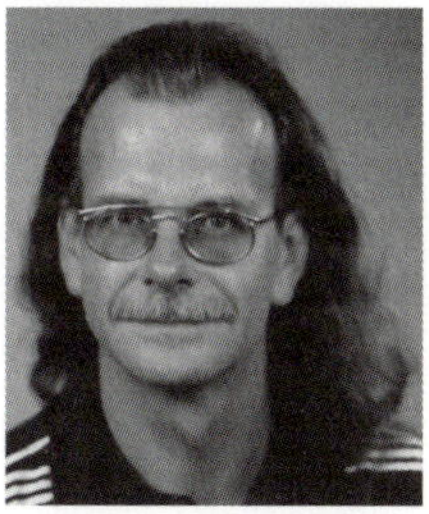

Geboren 1953, Studium Lehramt Sonderpädagogik und Logopädie an der Pädagogischen Akademie des Bundes in Wien/Österreich 1974–1977, Studium irregulare Soziologie/Sprachwissenschaften seit 1971; Tätigkeiten als ambulanter Sprachheillehrer der Wiener Sprachheilschule (seit 1981), Besuchsschullehrer (seit 1989), Schulbuchautor, Fachpublizist und -referent des Österreichischen Bundesverbandes Legasthenie (seit 1993).

Dr. phil. Werner Kany
Pädagogische Hochschule Heidelberg
Keplerstraße 87
69120 Heidelberg
wernerkany@t-online.de

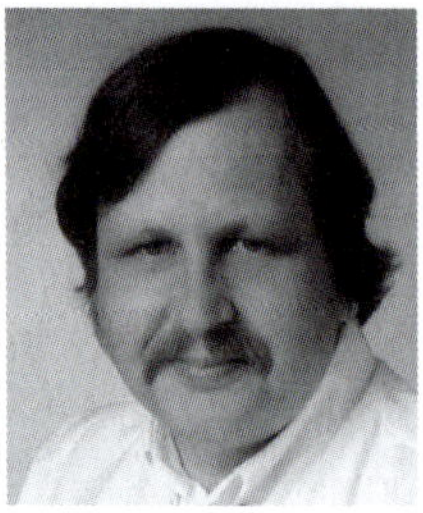

Geboren 1952, Studium der Psychologie, Germanistik, Philosophie in Mainz, Heidelberg und Toronto, 1989–2002 wissenschaftlicher Mitarbeiter am Psychologischen Institut der Universität Heidelberg im Bereich der Sprachbehindertenpädagogik.

Prof. Dr. phil. Nitza Katz-Bernstein
Universität Dortmund
Emil-Figge-Straße 50
44227 Dortmund
nitza.katz@uni-dortmund.de

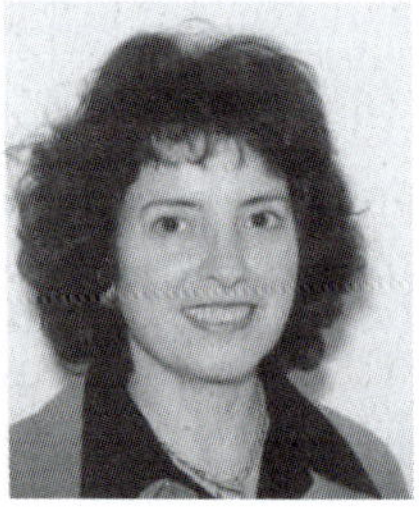

Studium der klinischen Psychologie und der Sonderpädagogik an der Universität Zürich. Abschluss in Kinder- und Jugendpsychiatrie (FPI, SPV); Abschluss in Logopädie (SAL), sechsjährige Assistenz im Institut für Sonderpädagogik der Universität Zürich; 22-jährige Arbeit an verschiedenen Institutionen in der Schweiz sowie in freier Praxis in Zürich. Seit 1994 Professorin an der Universität Dortmund sowie Leiterin des Zentrums für Beratung und Therapie an der Universität Dortmund.

Prof. Dr. phil. Angela Keese
Pädagogische Hochschule Heidelberg
Keplerstraße 87
69120 Heidelberg
Angela.Keese@t-online.de

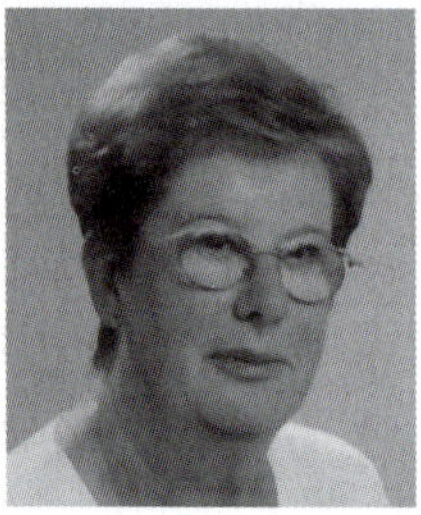

Studium der Psychologie in Heidelberg von 1963–1968, ab 1968 Assistentin am Institut für Hör-, Sprach- und Sehgeschädigte in Heidelberg; Promotion 1995 (Erlangen-Nürnberg); 1971–2004 Professorin an der Pädagogischen Hochschule Heidelberg.

Prof. Dr. med. Annerose Keilmann
Klinik für HNO und Kommunikationsstörungen der Universität Mainz
Langenbeckstraße 1
55101 Mainz
keilmann@kommuniaktion.klinik.uni-mainz.de

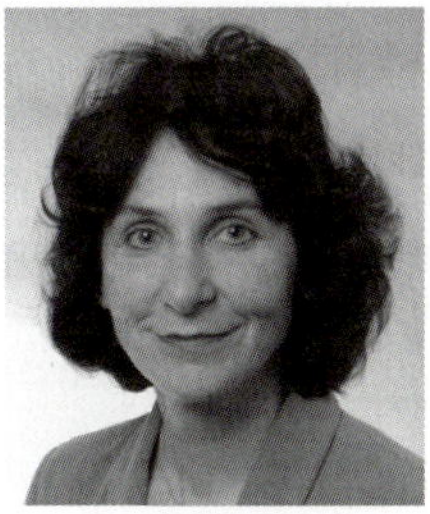

Geboren 1960, Studium der Humanmedizin in Homburg/Saar und Freiburg/Br. von 1979–1985, Tätigkeit als Ärztin am Klinikum Mannheim (Universität Heidelberg) von 1986–1995, am Klinkum Mainz seit 1995. Derzeit Leiterin des Schwerpunkts Kommunikationsstörungen der Universitäts-HNO-Klinik Mainz.

Dr. phil. Axel Küvers
Malbergklinik
Fachklinik für Rehabilitation
Römerstraße 44–46
56130 Bad Ems
dr.a.kuevers@t-online.de

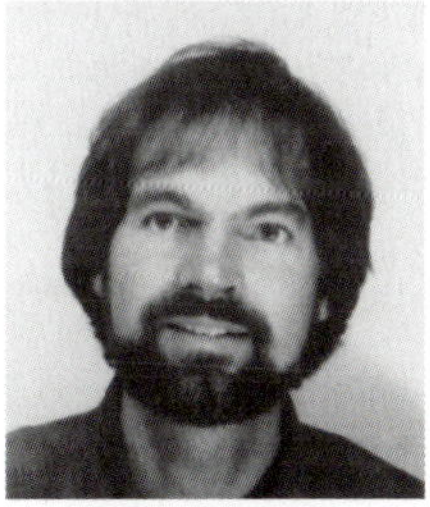

Geboren 1954, Studium der Sozialwissenschaften in Essen von 1976–1979 und der Erziehungs- und Rehabilitationswissenschaften in Essen, Köln und Dortmund von 1980–1984; Tätigkeit als diplomierter Sprachtherapeut in logopädischer Praxis und im Akutkrankenhaus von 1984–1985. Leitender klinischer Sprachtherapeut der Malbergklinik, Fachklinik für Rehabilitation in Bad Ems seit 1985 bis heute. Lehrbeauftragter der Universität Dortmund von 1988–1990 und von 2000 bis heute; wissenschaftlicher Angestellter der Universität Dortmund von 1990–2000.

Prof. Dr. phil. Elisabeth Leiss
Ludwig-Maximilians-Universität München
Department für Germanistik, Komparatistik und Nordistik
Schellingstraße 3/RG
80799 München
e.leiss@germanistik.uni-muenchen.de

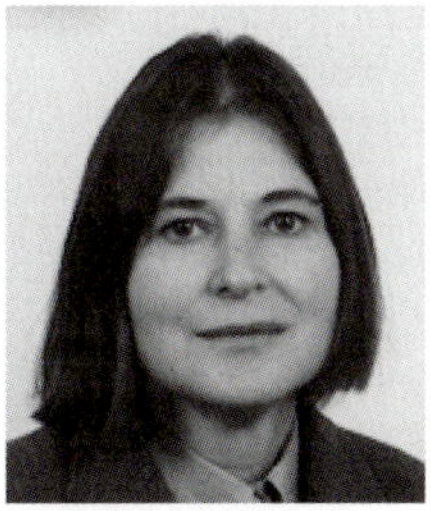

Geboren 1957, Studium der Germanistik, Romanistik und Philosophie an den Universitäten Regensburg und Erlangen-Nürnberg von 1976–1981 im Fach Germanistische Linguistik; Habilitation 1990 an der Universität Erlangen-Nürnberg; dort von 1982–1992 Assistentin und Oberassistentin; von 1992–1994 Heisenbergstipendiatin (mit Forschungsaufenthalt in Paris Sorbonne IV); von 1995–2002 Inhaberin einer C3-Professur an der Universität Bamberg. Seit 2002 Inhaberin des Lehrstuhls für Germanistische Linguistik an der LMU München.

Dr. phil. Volker Maihack
Praxis für Sprachtherapie
Goethestraße 16
47441 Moers
maihack@dbs-ev.de

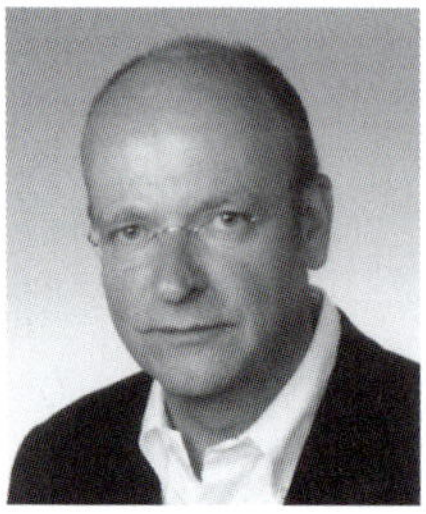

Geboren 1956, Studium der Sozial- und Wirtschaftswissenschaften; Studium der Sonderpädagogik (Sprach- und Lernbehindertenpädagogik); 2001 Promotion; seit 1985 Leiter des Zentrums für Sprachtherapie, Moers; 1992–1998 Bundesgeschäftsführer der Deutschen Gesellschaft für Sprachheilpädagogik (dgs); 1999–2003 Vorsitzender des Deutschen Bundesverbandes der Sprachheilpädagogen (dbs); seit 2003 Vorsitzender des Deutschen Bundesverbandes der akademischen Sprachtherapeuten (dbs).

Prof. Dr. med. Christiane Neuschäfer-Rube
Direktorin der Klinik für Phoniatrie,
Pädaudiologie und Kommunikationsstörungen des Universitätsklinikums Aachen
Pauwelsstraße 30
52074 Aachen
cneuschaefer@ukaachen.de

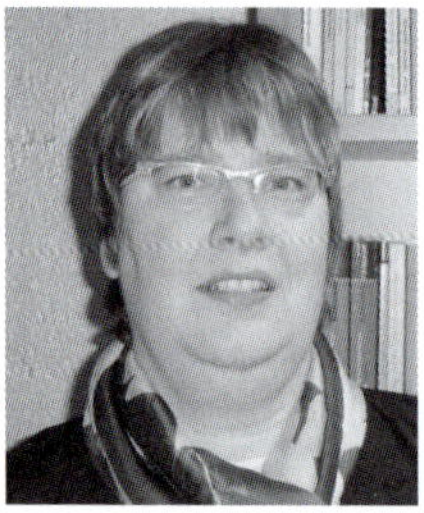

Geboren 1960, Studium der Humanmedizin in Bonn von 1979–1986; Tätigkeit als Ärztin in der HNO-Heilkunde von 1987–1991 in Bonn, Troisdorf und Euskirchen; in der Phoniatrie-Pädaudiologie seit 1992 in Aachen. Seit September 2001 Hochschulprofessorin und Klinikdirektorin an der Medizinischen Fakultät der RWTH Aachen.

PD Dr. med. Michèle Noterdaeme
Heckscher-Klinik für Kinder- und Jugendpsychiatrie
Deisenhofener Straße 28
81539 München
michele.noterdaeme@heckscher-klinik.de

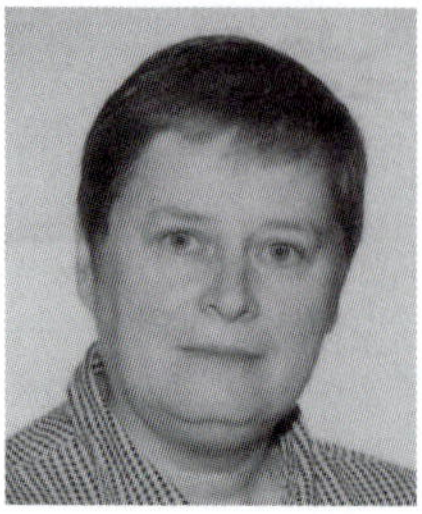

Geboren 1956, Studium der Medizin in Gent (Belgien) von 1974–1981. Wissenschaftliche Assistentin am Max-Planck-Institut für Psychiatrie in München von 1984–1990, Facharztausbildung an der Heckscher-Klinik von 1990–1994, Assistentin an der Universitätsklinik im Dr. von Haunerschen Kinderspital von 1994–1995, Oberärztin an der Heckscher-Klinik in München von 1995–2004. Seit 2004 Fachbereichsoberärztin (Abteilung Entwicklungsstörungen) an der Heckscher-Klinik.

Dr. med. Arno Olthoff
Phoniatrie und Pädaudiologie
Universitätsklinik Göttingen
Robert-Koch-Straße 40
37075 Göttingen
olthoff@med.uni-goettingen.de

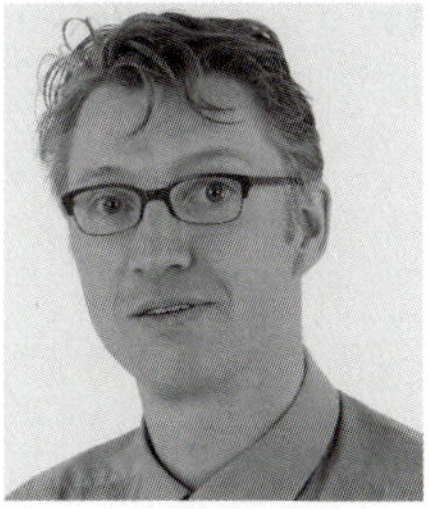

Geboren 1965, Studium der Humanmedizin in Göttingen von 1986–1993. Fachchirurgische Ausbildung und anschließende Tätigkeit als Assistenzsarzt in der Hals-, Nasen- und Ohren-Universitätsklinik von 1993–2000 in Göttingen. Von 2000–2004 Fachausbildung und seit 2004 Oberarzt in der Phoniatrie und Pädaudiologie der Universitätsklinik Göttingen.

Prof. Dr. med. Dr. h.c. Martin Ptok
Klinik und Poliklinik für Phoniatrie und Pädaudiologie, Medizinische Hochschule Hannover
30623 Hannover
ptok.martin@mh-hannover.de

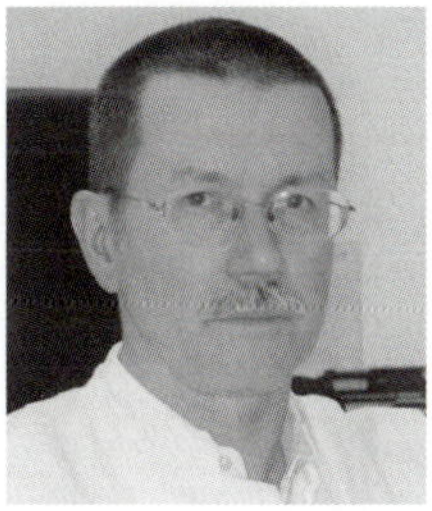

Ausbildung zum Arzt für HNO-Heilkunde und Stimm- und Sprachstörungen an der Universität Würzburg, zum Arzt für Phoniatrie und Pädaudiologie an der Universität Tübingen, Postdoktorandenstipendiat der DFG am Kregse Hearing Research Institute, Univ. of Michigan, Ann Arbor, USA. Seit 1994 Direktor der Klinik und Poliklinik für Phoniatrie und Pädaudiologie der Medizinischen Hochschule Hannover sowie Ärztlicher Leiter der Logopädenschule an der MHH.

Prof. Dr. phil. Uta Quasthoff
Universität Dortmund
Fakultät Kulturwissenschaften
Institut für deutsche Sprache und Literatur
44221 Dortmund
uta.quasthoff@uni-dortmund.de

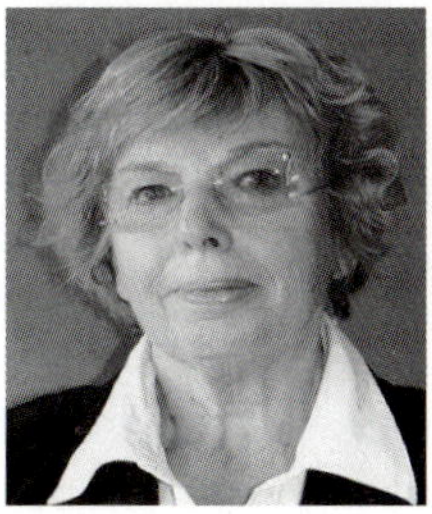

Studium der Germanistik, Theaterwissenschaft, Philosophie in den USA und an der Freien Universität Berlin. Tätigkeiten als Assistenzprofessorin, Professorin a.Z. in Berlin. Heisenberg-Stipendiation der DFG. Gastprofessuren, Forschungsaufenthalte im Ausland. Seit 1994 Professorin für Sprachwissenschaft und Sprachdidaktik an der Universität Dortmund.

Dr. paed. Monika Rausch
Von-Geyr-Ring 65
50354 Hürth
rausch@dbl-ev.de

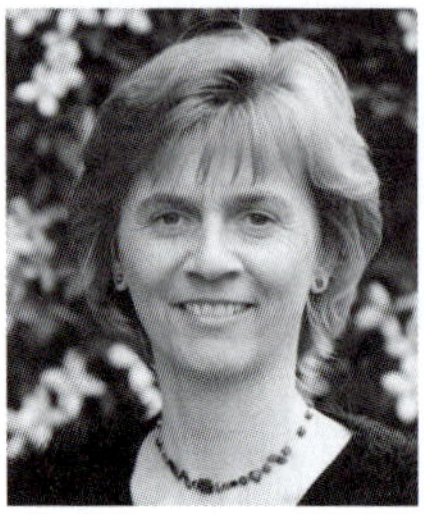

Geboren 1962, Logopädie-Ausbildung von März 1982 bis März 1985 in Göttingen, Studium der Lehr- und Forschungslogopädie an der RWTH Aachen von 1992–1996, Tätigkeit als Logopädin von 1985–1996 in Krefeld, Warendorf und Aachen; Lehrbeauftragte im Studiengang Lehr- und Forschungslogopädie seit 2001; Präsidentin des Deutschen Bundesverbandes für Logopädie seit 2002.

Prof. Dr. phil. Gert Rickheit
Fakultät für Linguistik und Literaturwissenschaft
Universität Bielefeld
Postfach 10 01 31
33501 Bielefeld
Gert.rickheit@uni-bielefeld.de

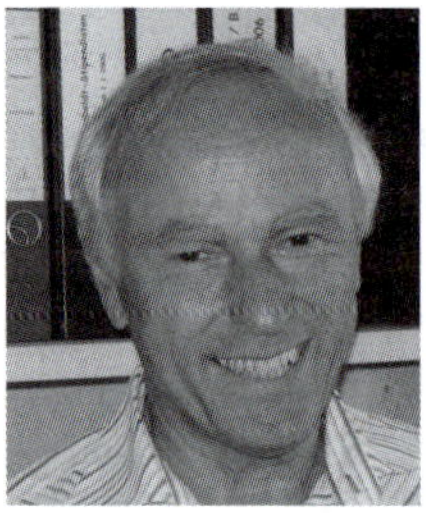

Geboren 1941, 1961–1964 Lehramtsstudium in Braunschweig, 1964–1966 Referendariat, 1966–1969 wissenschaftlicher Mitarbeiter, 1969–1973 Studium der Linguistik, Psychologie, Literaturwissenschaft in Bochum, 1973 Promotion; 1973–1978 wissenschaftlicher Mitarbeiter in Bochum, 1978 Berufung zum o. Professor an die Universität Bielefeld, 1997–2001 Rektor der Universität Bielefeld.

Prof. Dr. phil. Roswitha Romonath
Universität zu Köln
Klosterstraße 79b
50931 Köln
roswitha.romonath@uni-koeln.de

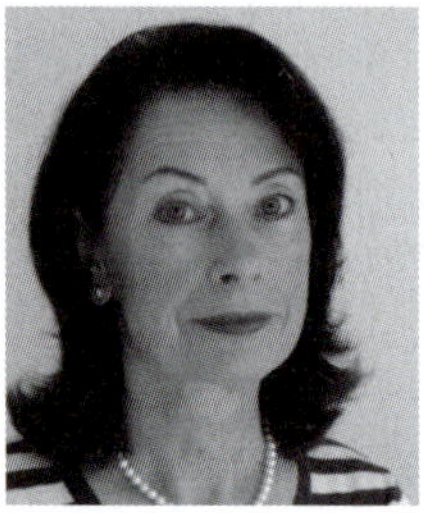

Geboren 1948, Studium der Sprachheilpädagogik und Linguistik an der FU Berlin; Tätigkeit als Sprachheillehrerin und wissenschaftliche Mitarbeiterin im Bereich Sprachheilpädagogik in Berlin. Professorin für Sprachbehindertenpädagogik an der Universität Rostock von 1992–2002. Seit März 2002 Professorin für Pädagogik und Therapie von Sprech- und Sprachstörungen an der Universität zu Köln.

Prof. Dr. med. Dr. med. dent. Henning Schliephake
Universität Göttingen
Abt. Mund-, Kiefer- und Gesichtschirurgie
Robert-Koch-Straße 40
37075 Göttingen
Schliephake.henning@med.uni-goettingen.de

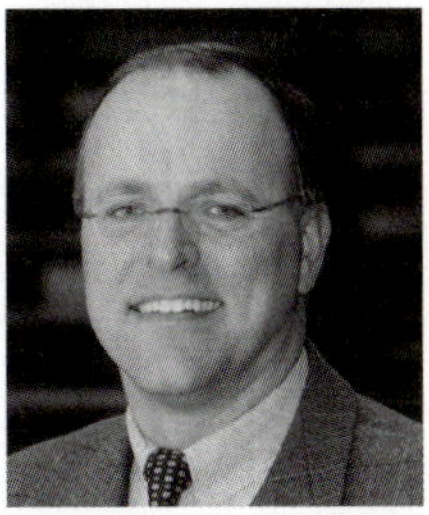

Geboren 1960, Studium der Zahnmedizin in Hannover von 1979–1984, der Humanmedizin von 1982–1989. Tätigkeit als Assistenzarzt von 1982–1995 in Hannover, Oberarzt von 1995–2001 in Hannover. Seit 2001 Direktor der Abt. Mund-, Kiefer- und Gesichtschirurgie.

Prof. Dr. phil. Hermann Schöler
Abt. Psychologie in sonderpädagogischen Handlungsfeldern, Institut für Sonderpädagogik, Pädagogische Hochschule Heidelberg
Keplerstraße 87
69120 Heidelberg
Hermann.Schoeler@urz.uni-heidelberg.de

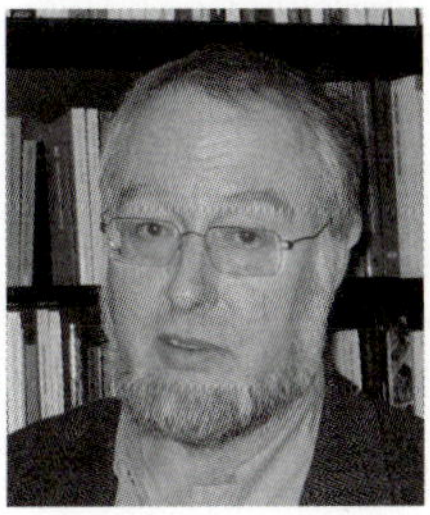

Geboren 1946, Studium der Psychologie an den Universitäten in Marburg und Freiburg von 1967–1972. Tätigkeiten als wissenschaftlicher Mitarbeiter an den Universitäten Heidelberg von 1972–1977 und Mannheim von 1977–1982; Promotion 1981 Mannheim; seit 1982 Professor für Psychologie der Lernbehinderten an der Pädagogischen Hochschule Heidelberg.

Prof. Dr med. Rainer Schönweiler
Abteilung für Phoniatrie und Pädaudiologie (in der Klinik für HNO-Heilkunde)
Universitätsklinikum Schleswig-Holstein, Campus Lübeck
Ratzeburger Allee 160
23562 Lübeck
rainer.schoenweiler@phoniatrie.uni-luebeck.de

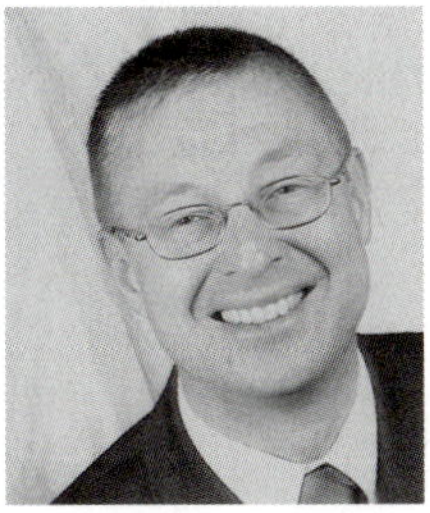

Geboren 1958, Studium der Humanmedizin in Hannover (Medizinische Hochschule) von 1977–1984; Tätigkeiten als Assistenzarzt und wissenschaftlicher Mitarbeiter von 1984–1990 in Essen (HNO-Universitätsklinik), Assistenzarzt 1990–1993 in Bochum (Abt. Phoniatrie und Pädaudiologie, St.-Elisabeth-Hospital), 1993–2001 Ltd. Oberarzt in Hannover (Klinik und Poliklinik für Phoniatrie und Pädaudiologie, Medizinische Hochschule). Seit 2001 Leiter der Abteilung für Phoniatrie und Pädaudiologie (in der HNO-Klinik) am Universitätsklinikum Schleswig-Holstein, Campus Lübeck; Präsident der Deutschen Gesellschaft für Sprach- und Stimmkunde.

Dietlinde Schrey-Dern
Lehranstalt für Logopädie
Universitätsklinikum Aachen
Pauwelsstraße 30
52072 Aachen
dschrey-dern@ukaachen.de

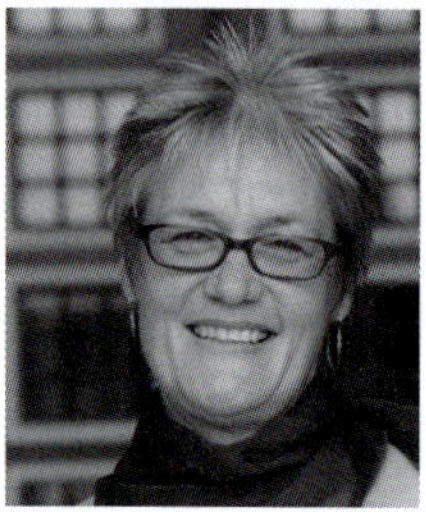

Geboren 1952, Studium zum Lehramt am Gymnasium, 1. (1977; RWTH Aachen) und 2. Staatsexamen (1979; Gesamtseminar Oberhausen); Ausbildung zur Logopädin am Universitätsklinikum Aachen 1983–1986; Tätigkeit als Lehrlogopädin, Lehranstalt für Logopädie am Universitätsklinikum Aachen seit 1987; Lehrbeauftragte im Studiengang Lehr- und Forschungslogopädie seit 1994; Referentin für Sprachförderung, Deutscher Bundesverband für Logopädie e. V. seit 2006.

Dr. phil. Anne Schulte-Mäter
Kinderzentrum München
Heiglhofstraße 63
81377 München
a.schulte-maeter@i-dial.de

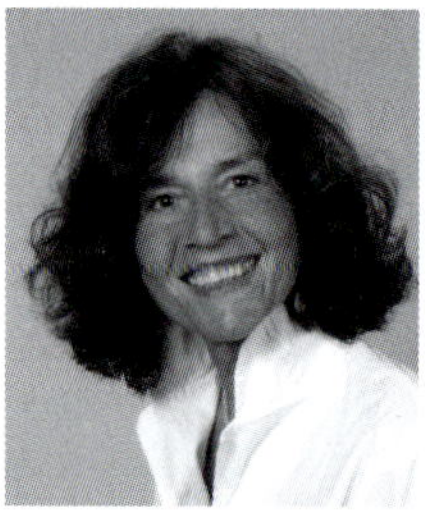

Ausbildung zur Logopädin an der Staatlichen Berufsfachschule für Logopädie in München; Studium der Sprachheilpädagogik (Nebenfächer: Psychologie, Psycholinguistik) an der Ludwig-Maximilians-Universität in München mit Studienaufenthalten an dem Nuffield Speech and Hearing Centre in London, UK, und an der Wendell Johnson Speech and Hearing Clinic in Iowa City USA (1995), Abschluss Magister und Promotion (1996) an der Ludwig-Maximilians-Universität München; Tätigkeit als Sprachheilpädagogin als freie Mitarbeiterin in Praxen. Seit 2000 Sprachheilpädagogin in der Sprachabteilung des Kinderzentrums München.

Dipl.-Logopädin Marianne Spiecker-Henke
Hochschule für Künste/FB Musik
Dechanatsstraße 13–15
28195 Bremen
spiecker@uni-bremen.de

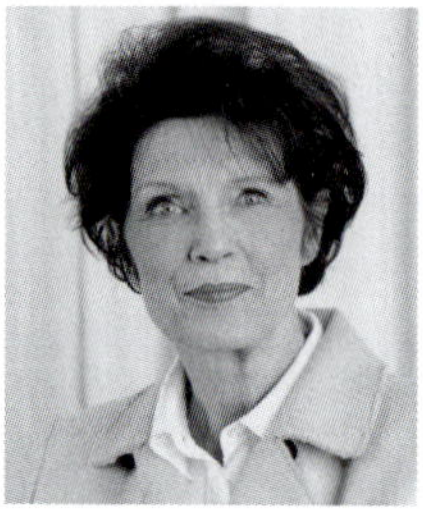

Studium: Kirchenmusik, Gesang, Phonetik von 1959–1965 in Hamburg. Tätigkeit als Organistin und Sängerin ab 1966 in Hamburg, ab 1969 in Bremen als Gesangspädagogin und Stimmtherapeutin. Seit 1983 Dozentin an der Universität Bremen, seit 1992 ebenfalls an der Hochschule der Künste. Langjährige Bundesvorsitzende des heutigen Bundesverbandes für Logopädie.

Dr. phil. Luise Springer
Lehranstalt für Logopädie
Universitätsklinikum Aachen
Pauwelsstraße 30
52074 Aachen
lspringer@ukaachen.de

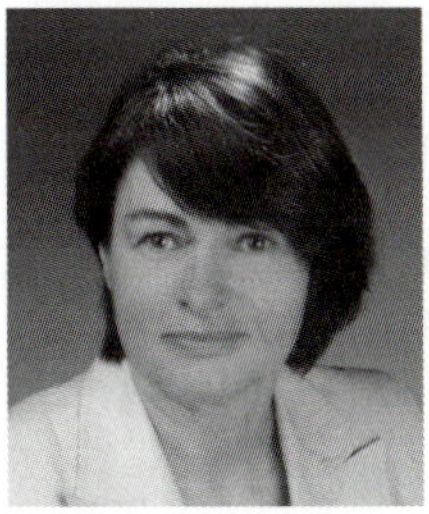

Geboren 1947, Ausbildung zur Logopädin (Abschluss 1971) in Berlin mit anschließender Tätigkeit am Klinikum Steglitz in Berlin. Seit 1977 Leitung der Lehranstalt für Logopädie an der RWTH Aachen; Studium der Lehr- und Forschungslogopädie an der RWTH Aachen (Abschluss 1994); Promotionsstudium der Germanistischen Linguistik an der RWTH Aachen (Abschluss 2004). Ab 1999 Forschungstätigkeit in Teilzeit im DFG-Forschungskolleg „Medien und kulturelle Kommunikation" an der Universität zu Köln.

PD Dr. paed. Jürgen Steiner
Hochschule für Heilpädagogik, HfH
Schaffhauserstrasse 237
CH-8057 Zürich
Juergen.steiner@hfh.ch

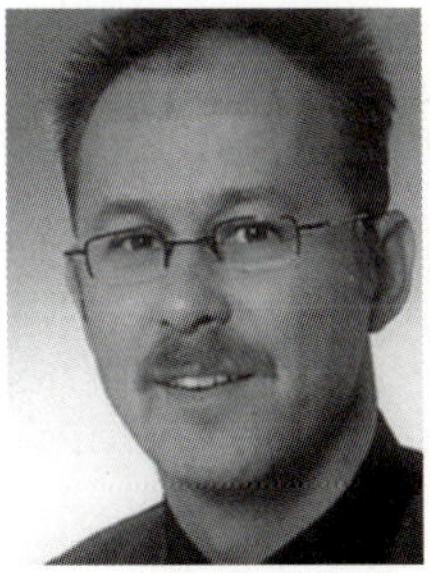

Geboren 1957, Studium der Pädagogik, Psychologie, Soziologie in Düsseldorf und Köln von 1979–1984 (Abschluss: Diplom-Pädagogik, Schwerpunkt Sprachbehindertenpädagogik); Patholinguistik in Köln (Promotion 1989); Tätigkeit in freier Praxis von 1987–2005; als Verleger (Steiner Verlag) von 1987–2002; Lehraufträge seit 1990, Vertretungsprofessur in Köln (1999–2002). Seit 2005 Leiter des Studiengangs Logopädie an der HfA in Zürich.

Prof. Dr. med. Waldemar von Suchodoletz
Institut für Kinder- und Jugendpsychiatrie der Ludwig-Maximilians-Universität München
Nussbaumstraße 7
80336 München
suchodoletz@lrz.uni-muenchen.de

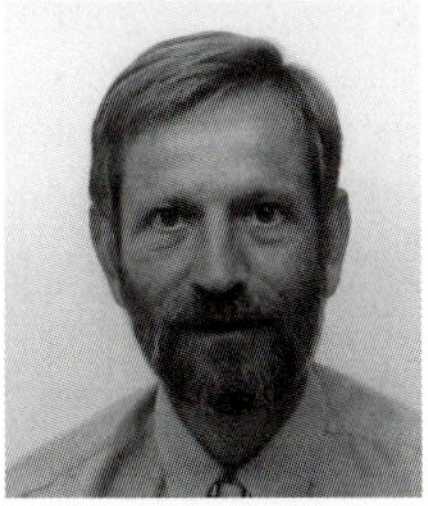

Geboren 1944, 1963–1969 Studium der Humanmedizin in Leipzig und Berlin; Facharzt für Neurologie und Psychiatrie und Facharzt für Kinder- und Jugendpsychiatrie und Psychotherapie; 1969–1987 Tätigkeit an der Nervenklinik der Universität Rostock; 1987–1993 Leiter der Abteilung für Neuropsychiatrie des Kindes- und Jugendalters an der Medizinischen Hochschule Erfurt. Seit 1993 Leiter der Abteilung für Entwicklungsstörungen des Instituts für Kinder- und Jugendpsychiatrie und Psychotherapie der Ludwig-Maximilians-Universität München.

Prof. Dr. phil. Jürgen Tesak
Europa Fachhochschule Fresenius
Limburger Straße 2
65510 Idstein
tesak@fh-fresenius.de

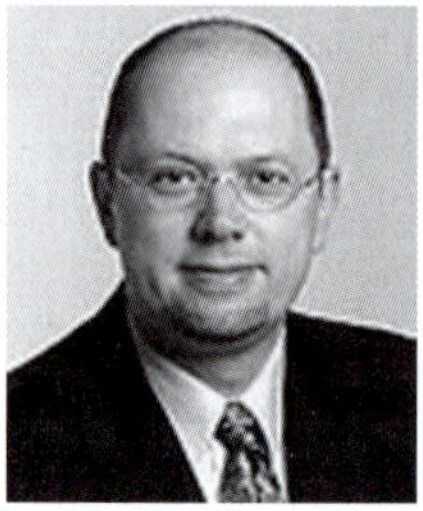

Geboren 1961, Studium der Linguistik, Germanistik und Psychologie an den Universitäten Graz, Leiden, Basel und an der State University of New York. 1993–2002 Leiter der Schule für Logopädie Kreischa und leitender Mitarbeiter der Abteilung Logopädie des Neurologischen Rehabilitationszentrums für Kinder, Jugendliche und junge Erwachsene Zscheckwitz. Lehrbeauftragter an den Universitäten Graz, Salzburg, Leiden, Basel, Frankfurt sowie an der FH Hildesheim. Seit 2002 Professor für neurogene Sprech- und Sprachstörungen an der Europa Fachhochschule Fresenius, Idstein.

Dr. phil. Susanne Voigt-Zimmermann
Ruprecht-Karls-Universität Heidelberg, Neuphilologische Fakultät, ZSL,
FB Sprechwissenschaft und Sprecherziehung
Plöck 79–81
69117 Heidelberg
susanne.zimmermann@urz.uni-heidelberg.de

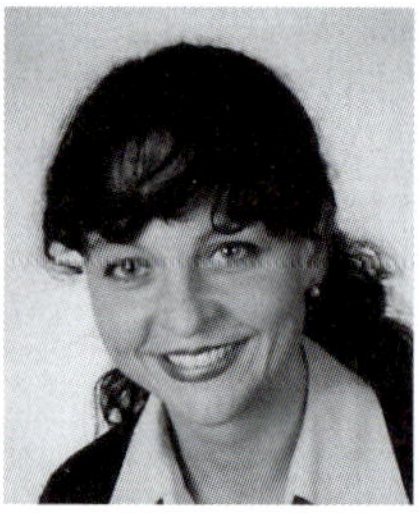

Geboren 1967, 1986–1990 Studium der Diplom-Sprechwissenschaft an der Martin-Luther-Universität Halle-Wittenberg; 1990–2001 wissenschaftliche Mitarbeiterin und Klinische Sprechwissenschaftlerin am Institut für Phoniatrie und Pädaudiologie der Friedrich-Schiller-Universität Jena; Promotion 1998. Seit 2001 wissenschaftliche Mitarbeiterin und Lehrkraft für Sprechwissenschaft und Sprecherziehung an der Ruprecht-Karls-Universität Heidelberg. Berufspolitische Aktivitäten hauptsächlich im DBKS (Deutscher Bundesverband Klinischer Sprechwissenschaftler) und dbs.

Dr. paed. Lilli Wagner
Westendstraße 237 a
80686 München
lilliwagner@hotmail.de

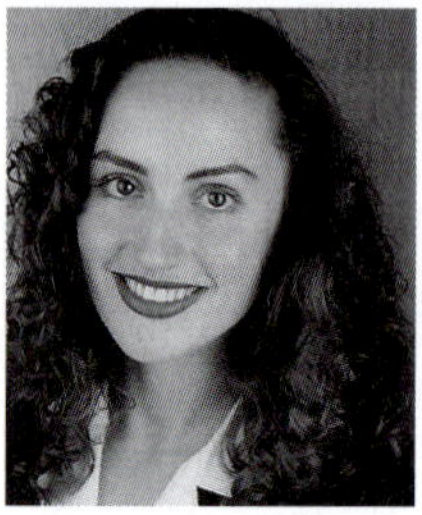

Geboren 1975; Studium der Sprachheilpädagogik an der Universität zu Köln von 1994–1999; Promotion 2001; Tätigkeit als wissenschaftliche Mitarbeiterin von 2000–2002 in Köln; 1999–2002 parallel angestellt als Sprachheilpädagogin in einer Sprachtherapeutischen Praxis; 2002–2006 tätig als wissenschaftliche Mitarbeiterin im Rahmen eines Drittmittelprojekts BBW Leipzig am Lehrstuhl für Sprachheilpädagogik an der Ludwig-Maximilians-Universität München.

Prof. Dr. rer. nat. Martin Walger
HNO Universitätsklinik zu Köln
Audiologie und Pädaudiologie
Cochlear Implant Centrum Köln
Kerpener Straße 62
50937 Köln
martin.walger@uni-koeln.de

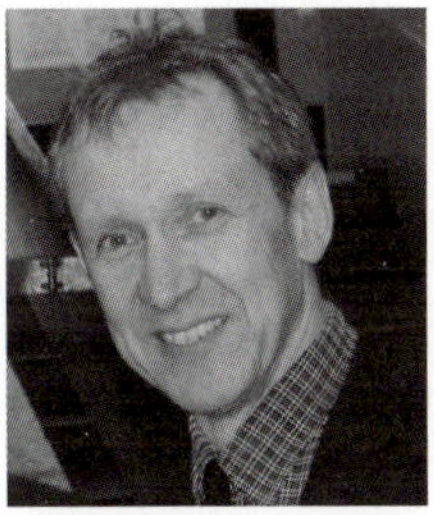

Geboren 1955, Studium der Biologie an der Mathematisch-Naturwissenschaftlichen Fakultät der Universität Bonn von 1976–1983. Promotion zum Dr. rer. nat. im Jahre 1988. Habilitation im Fach Audiologie an der Medizinischen Fakultät der Universität zu Köln im Jahre 1999; seit 2004 APL-Professor. Seit 2003 Leiter der Audiologie und Pädaudiologie sowie audiologische Leitung des Cochlear Implant Centrums Köln gemeinsam mit Prof. Dr. phil. Hasso von Wedel.

Prof. Dr. phil. Hasso von Wedel
Audiologie und Pädaudiologie der Klinik und Poliklinik für Hals-Nasen-Ohren-Heilkunde am Klinikum der Universität zu Köln
Kerpener Straße 62
50937 Köln
hasso.von.wedel@uni-koeln.de

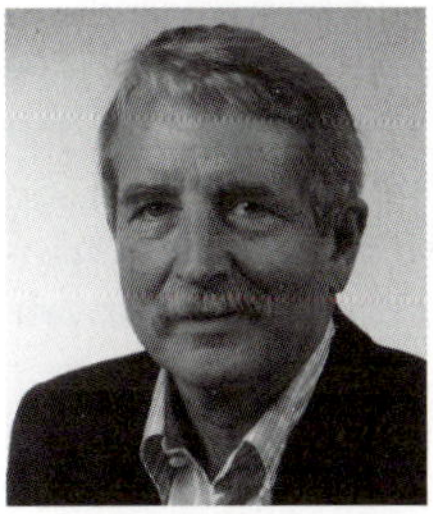

Geboren 1943, Studium der Elektrotechnik, Fachrichtung Nachrichtentechnik in Aachen 1966–1972 (Abschluss: Dipl.-Ing.); von 1973–1976 Studium der Phonetik und Kommunikationsforschung an der Universität Bonn. Ab 1973 Mitarbeiter in der audiologischen Abteilung der Universitäts-Hals-Nasen-Ohren-Klinik Bonn und dort ab 1982 Leiter; 1987 Ernennung zum APL-Professor. Seit Juni 1986 Leiter des Funktionsbereichs Audiologie und Pädaudiologie der HNO-Universitätsklinik Köln mit wissenschaftlichen und klinischen Schwerpunkten zum Hörorgan.

Dr. paed. Kerstin Weikert
Praxis für Sprachtherapie
Nowack & Dr. Weikert
Brantenhölzchen 3
51643 Gummersbach
kweikert@web.de

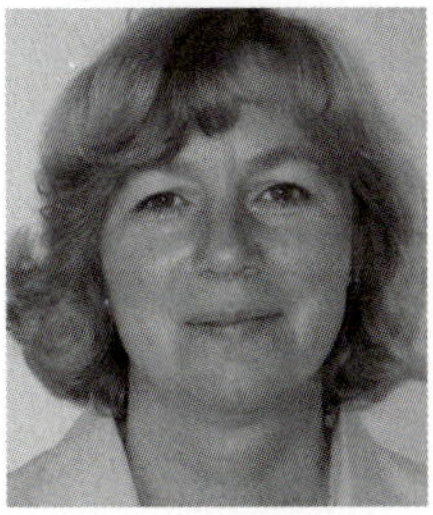

Geboren 1963, Studium der Diplom-Pädagogik mit Schwerpunkt Sprachbehindertenpädagogik an der Heilpädagogischen Fakultät der Universität zu Köln von 1984–1990, Sprachtherapeutin; Weiterbildungsstudium „Psychotherapie mit Schwerpunkt Verhaltenstherapie" von 1993–1998. 1996–2000 sowie 2002–2004 Wissenschaftliche Mitarbeiterin/Assistentin an der Universität zu Köln; 2000–2002 Vertretungsprofessur an der PH Heidelberg. Seit 2004 in freier Praxis tätig.

Prof. Dr. phil. Etta Wilken
Universität Hannover
Institut für Sonderpädagogik
Priv.: Große Venedig 39
31134 Hildesheim
etta.wilken@web.de

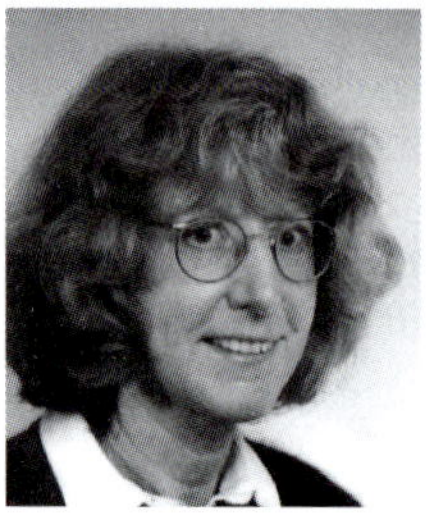

Geboren 1943, von 1962–1965 Studium der Pädagogik in Göttingen; von 1968–1972 Studium der Pädagogik, Psychologie und Sonderpädagogik in Göttingen und Hannover (Diplom); Promotion 1977; 1968–1971 Schulleiterin einer Sonderschule an der Universität Hannover. Von 1985–2004 Professorin für Allgemeine und integrative Behindertenpädagogik an der Universität Hannover (seit WS 2004/05 emeritiert).

PD Dr. rer. nat. Wolfram Ziegler
Entwicklungsgruppe Klinische Neuropsychologie (EKN)
Neuropsychologische Abteilung
Städtisches Klinikum München GmbH
Krankenhaus Bogenhausen
Wolfram.Ziegler@extern.lrz-muenchen.de

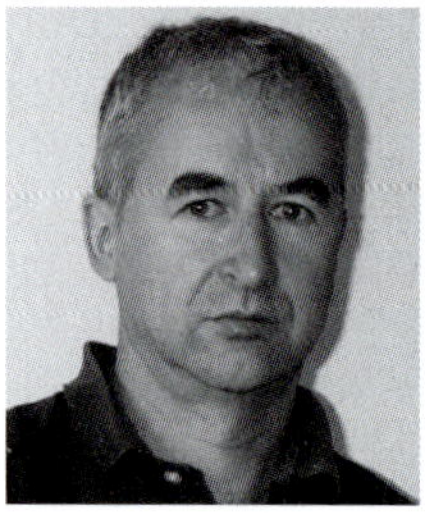

Geboren 1950, Mathematik-Diplom an der TU München 1976, freiberuflicher Mitarbeiter am Max-Planck-Institut für Psychiatrie München 1977–1978; Promotion 1981 (TU München); Wissenschaftlicher Mitarbeiter am Max-Planck-Institut 1981–1984; Leiter der Arbeitsgruppe Neurophonetik am Max-Planck-Institut 1984–1989; seit 1990 Mitarbeiter (seit 1995 Leiter) der Entwicklungsgruppe Klinische Neuropsychologie am Städtischen Krankenhaus München-Bogenhausen. 2003 Venia Legendi für Neurophonetik.

Zur Ausbildungssituation in Deutschland

Während im angloamerikanischen Raum (→Speech-language pathology) und den meisten anderen Ländern (z.B. Frankreich →Orthophonie) das Berufsbild zur Sprachtherapie weitgehend einheitlich ist, gibt es in Deutschland traditionell (→Geschichte) eine Vielzahl an sprachtherapeutischen Berufsgruppen (→Sprachtherapie) auf Universitäts-, Fachhochschul- und Fachschulniveau. Dementsprechend uneinheitlich ist die Ausbildungssituation.

Universitätsstudium

- Sprachheilpädagogik
  - Lehramt
    - eingeschränkte sprachtherapeutische Ausbildung
  - Diplom, Magister
    - Akademische Sprachtherapeuten
- Klinische Linguistik/Patholinguistik
- Sprechwissenschaft
- Sprachtherapie (Bachelor-/Master-Studium)
- Modellstudiengang Lehr- und Forschungslogopädie

Fachhochschulen

- Logopädie

Fachschulen

- Logopädie
- Atem-, Sprech- und Stimmlehrer (Schlaffhorst-Andersen)

Universitäten und Pädagogische Hochschulen, an denen Sprachheilpädagogik studiert werden kann

Baden-Württemberg

Pädagogische Hochschule Heidelberg
Fakultät I, Sprachbehindertenpädagogik
Keplerstraße 87
69120 Heidelberg

Prof. Dr. Christian W. Glück
Tel.: 0 62 21/47 75 21
glueck@ph-heidelberg.de
http://www.ph-heidelberg.de
Schwerpunkt: Lehramt

Pädagogische Hochschule Ludwigsburg/Reutlingen
Fakultät für Sonderpädagogik
Postfach 23 44
72762 Reutlingen

Prof. Dr. Iris Füssenich
Tel.: 0 71 21/27 12 85/2 70
fuessenich@ph-ludwigsburg.de

Prof. Udo Schoor, Dipl.-Psych.
Tel.: 0 71 21/27 12 85
schoor@ph-ludwigsburg.de
http://www.ph-ludwigsburg.de
Schwerpunkt: Lehramt

Bayern

Ludwig-Maximilians-Universität München
Fakultät für Psychologie und Pädagogik
Institut für Sonderpädagogik
Leopoldstraße 13
80802 München

Prof. Dr. Manfred Grohnfeldt
Tel.: 0 89/21 80 51 20
grohnfeldt@lmu.de
http://www.uni-muenchen.de
Bachelor-/Master-Studium Sprachtherapie, Magister, Lehramt

Universität Würzburg
Institut für Sonderpädagogik
Wittelsbacherplatz 1
97074 Würzburg

Prof. Dr. Detlef M. Hansen
Tel.: 09 31/8 88-68 14
hansen@uni-wuerzburg.de
http://www.uni-wuerzburg.de
Lehramt, Diplom, Magister

Berlin

Humboldt-Universität zu Berlin
Philosophische Fakultät IV
Institut für Rehabilitationswissenschaften
Georgenstraße 36
10117 Berlin

N. N.
http://www.hu-berlin.de
Schwerpunkt: Lehramt

Bremen

Universität Bremen
Erziehungs- und Gesellschaftswissenschaften (FB 12)
Studiengang Behindertenpädagogik
Bibliothekstraße 1
Postfach 33 04 40
28334 Bremen

Prof. Dr. Ursula Pixa-Kettner
Tel.: 04 21/2 18 27 74
pixa@uni-bremen.de
http://www.uni-bremen.de
Lehramt, Diplom (voraussichtlich auslaufend)

Hamburg

Universität Hamburg
Fachbereich Erziehungswissenschaft (FB 6)
Institut 5: Behindertenpädagogik
Sedanstraße 19
20146 Hamburg

Prof. Dr. Alfons Welling
Tel.: 0 40/4 28 38 37 57/37 49
welling@erzwiss.uni-hamburg.de
http://www.uni-hamburg.de
Schwerpunkt: Lehramt

Hessen

Universität Gießen
FB 03 Institut für Heil- und Sonderpädagogik
Karl-Gloeckner-Straße 21b
35394 Gießen

Prof. Dr. Franz J. Stachowiak
Tel.: 06 41/9 92 41 71
Franz.J.Stachowiak@erziehung.uni-giessen.de
http://www.uni-giessen.de
Schwerpunkt: Lehramt

Mecklenburg-Vorpommern

Universität Rostock
Philosophische Fakultät
Institut für Sonder- und Heilpädagogik
August-Bebel-Straße 28
18051 Rostock

N.N.
http://www.uni-rostock.de
Schwerpunkt: Lehramt

Niedersachsen

Universität Hannover
Fachbereich Erziehungswissenschaften I
Institut für Sonderpädagogik
Bismarckstraße 2
30173 Hannover

Prof. Dr. W. Rolf Bindel
Tel.: 05 11/7 62 85 68/83 77
rolf-walter.bindel@ifs.phil.uni-hannover.de
http://www.ifs.phil.uni-hannover.de
Lehramt, Diplom

Nordrhein-Westfalen

Universität Dortmund
Fachbereich 13 Sondererziehung und Rehabilitation der Sprachbehinderten
Emil-Figge-Straße 50
44221 Dortmund

Prof. Dr. Gregor Dupuis
Tel.: 02 31/7 55 45 67/45 70
gregor.dupuis@uni-dortmund.de

Prof. Dr. Nitza Katz-Bernstein
Tel.: 02 31/7 55 45 70
nitza.katz@uni-dortmund.de
http://www.fk-reha.uni-dortmund.de
Lehramt, Diplom

Universität zu Köln
Heilpädagogische Fakultät
Seminar für Sprachbehindertenpädagogik
Klosterstraße 79
50931 Köln

Prof. Dr. Roswitha Romonath
Tel.: 02 21/4 70 55 10
Roswitha.Romonath@uni-koeln.de

Prof. Dr. Hans-Joachim Motsch
j.motsch@uni-koeln.de
www.uni-koeln.de
Lehramt, Diplom

Rheinland-Pfalz

Universität Koblenz-Landau
Erziehungswissenschaften (FB 5)
Abteilung Landau
Institut für Sonderpädagogik
Xylanderstraße 1
76829 Landau

Prof. Dr. Dieter Kroppenberg
Tel.: 06341/921725/20)
kesslerm@uni-landau.de
http://www.uni-koblenz-landau.de
Schwerpunkt: Lehramt

Sachsen

Universität Leipzig
Erziehungswissenschaftliche Fakultät
Institut für Förderpädagogik:
Sprachbehindertenpädagogik
Marschnerstraße 29–31
04109 Leipzig

Prof. Dr. Otto Dobslaff
Tel.: 03 41/9 73 15 40
dobslaff@rz.uni-leipzig.de
http://www.uni-leipzig.de
Schwerpunkt: Lehramt

Sachsen-Anhalt

Martin-Luther-Universität Halle-Wittenberg
Fachbereich Erziehungswissenschaften
Institut für Rehabilitationspädagogik:
Sprachbehindertenpädagogik
Selkestraße 9
06099 Halle/Saale

Prof. Dr. Christa Schlenker-Schulte
Tel.: 03 45/5 52 37 58
schlenker-schulte@paedagogik.uni-halle.de
http://www.uni-halle.de
Schwerpunkt: Lehramt

Schleswig-Holstein

Christian-Albrechts-Universität zu Kiel
Erziehungswissenschaftliche Fakultät
Heilpädagogisches Institut PMSKS
Olshausenstraße 75
24118 Kiel

Prof. Dr. Hildegard Heidtmann
Tel.: 04 31/8 80 12 09
heidtmann@hpi.uni-kiel.de
http://www.uni-kiel.de/
Lehramt, Diplom

Klinische Linguistik/Patholinguistik

Universität Bielefeld
Fakultät für Linguistik und Literaturwissenschaft
Postfach 10 01 31
33501 Bielefeld

Prof. Dr. Gert Rickheit
Tel.: 05 21/1 06 53 10
Gert.Rickheit@uni-Bielefeld.de
http://www.uni-bielefeld.de

Universität Potsdam
Institut für Patholinguistik
Postfach 60 15 53
14415 Potsdam

Prof. Dr. Ria de Bleser
Tel.: 03 31/9 77 29 32
debleser@ling.uni-potsdam.de
http://www.uni-potsdam.de

Sprechwissenschaft

Martin-Luther-Universität Halle
Institut für Sprechwissenschaft und Phonetik
Advokatenweg 37
06099 Halle/Saale

Prof. Dr. Lutz Christian Anders
Tel.: 0345/5524460
anders@sprechwiss.uni-halle.de
http://www.uni-halle.de

Sprachtherapie

(Bachelor-/Master-Studiengang Sprachtherapie)

Ludwig-Maximilians-Universität München
Lehrstuhl für Sprachheilpädagogik
(Sprachtherapie und Förderschwerpunkt Sprache)
Prof. Dr. Manfred Grohnfeldt
Leopoldstraße 13
80802 München
Tel.: 089/2180 5120
grohnfeldt@lmu.de

Germanistische Linguistik
Prof. Dr. Elisabeth Leiss
Schellingstraße 3
80799 München
Tel.: 089/2180 2339
e.leiss@germanistik.uni-muenchen.de
http://www.uni-muenchen.de

Modellstudiengang Lehr- und Forschungslogopädie[1]

Rheinisch-Westfälische Technische Hochschule Aachen
Institut für Sprach- und Kommunikationswissenschaft
Eilfschornsteinstraße 15
52062 Aachen
Tel.: 02 41/8 09 60 50
webmaster@rwth-aachen.de
http://www.isk.rwth-aachen.de

Fachhochschulen für Logopädie

Fachhochschule Oldenburg/Ostfriesland-Wilhelmshaven
Constantiaplatz 4
26723 Emden
Tel.: 01 80/56 78 07-0

Prof. Dr. Kerstin Bild
Tel.: 0 49 21/8 07 11 72
http://www.fh-oow.de/

HAWK Hochschule für angewandte Wissenschaft und Kunst[1]
Tappenstraße 55
31134 Hildesheim

Prof. Dr. Ulla Beushausen
Tel.: 0 51 21/88 15 90
beushausen@hawk-hhg.de
http://www.fh-hildesheim.de

Europa Fachhochschule Fresenius[2]
Limburger Straße 2
65510 Idstein
Tel.: 0 61 26/93 52-12

[1] Voraussetzung zur Aufnahme: Abgeschlossene Logopädenausbildung
[2] Lehrgangsgebühren

Prof. Dr. Jürgen Tesak
Tel.: 0 61 26/9 35 28 25
tesak@fh-fresenius.de

Prof. Dr. Claudia Iven
Tel.: 0 61 26/9 35 28 26
iven@fh-fresenius.de

Prof. Annette Fox, Ph. D.
Tel.: 0 61 26/9 35 28 14
fox@fh-fresenius.de
service@fh-fresenius.de
http://www.fh-fresenius.de

Europa Fachhochschule Fresenius[1]
Lehranstalt für Logopädie
Heidelberger Landstraße 383
64297 Darmstadt
Tel.: 0 61 51/59 17 68
darmstadt@fh-fresenius.de
http://fh-fresenius.de

Fachschulen für Logopädie

Die dreijährige Ausbildung erfolgt nach dem →Logopädengesetz. Neben staatlichen Lehranstalten für Logopädie gibt es private Ausbildungsstätten mit teilweise erheblichen Lehrgangsgebühren. Es ist damit zu rechnen, dass die ABM-Maßnahmen der Bundesanstalt für Arbeit auslaufen werden.

Erste Europäische Schule für Physiotherapie, Ergotherapie, Sporttherapie und Logopädie[1]
Dresdner Straße 12
01731 Kreischa
Tel.: 03 52 06/5 23 05
e-omt@klinik-bavaria.de
http://www.bavaria-schulen.de

DIE SCHULE für Berufe mit Zukunft IFBE med. GmbH[1]
Staatlich anerkannte Lehranstalt für Logopädie
Ottilienstraße 5
03050 Cottbus
Tel.: 03 55/47 34 12
cottbus@die-schule.de
http://www.die-schule.de

[1] Lehrgangsgebühren

IB-Medizinische Akademie Leipzig
Staatlich anerkannte Schule für Logopädie
Grassistraße 12
04107 Leipzig
Tel.: 03 41/1 49 39 90-0
logo.leipzig@med-akademie.de
http://www.med-akademie.de

Bernd-Blindow-Schule Leipzig[1]
Comeniusstraße 17
04315 Leipzig
Tel.: 03 41/64 90 80
info@blindow.de
http://www.blindow.de

Med. Berufsfachschule der Martin-Luther-Universität
Bereich Phoniatrie/Logopädie
Voßstraße 1
06110 Halle
Tel.: 03 45/5 57 34 84
Med.bfs@medizin.uni-halle.de
http://www1.medizin.uni-halle.de/mbf/

MBA Medizinische Berufs-Akademie GmbH[1]
Schule für Logopädie
Bahnhofsstraße 38
06618 Naumburg
Tel.: 0 34 45/7 10 90
mba-naumburg@t-online.de
http://mba-akademie.de

Staatliche Berufsbildende Schule für Gesundheit und Soziales
Rudolf-Breitscheid-Straße 56/58
07747 Jena
Tel.: 0 36 41/33 11 85/88
mefa-jena@t-online.de
http://www.mefa.uni-jena.de

Berufsfachschulen am Diabetikerzentrum[1]
Auenstraße 1
08349 Johanngeorgenstadt
Tel.: 0 37 73/50 59 90
info@law-ev.de
http://www.law-ev.de

Bildungszentrum für Soziales, Gesundheit und Wirtschaft
Schule für Logopädie
Kirchplatz 7

[1] Lehrgangsgebühren

08468 Reichenbach
Tel.: 0 37 65/55 40-0
fs-reichenbach@bsw-ev.de
http://www.bsw-ev.de/privatschulen

Vogtland-Akademie Plauen GmbH[2]
Staatlich anerkannte Lehranstalt
Neundorfer Straße 206
08523 Plauen
Tel.: 03 7 41/7 04 10
info@vogtlandakademie.de
http://blindow-schulen.de

DIE SCHULE
IFBE med. Bildungszentrum GmbH[1]
Friedrich-Hähnel-Straße 9
09120 Chemnitz
Tel.: 03 71/22 70 04
chemnitz@die-schule.de
http://www.die-schule.de

DIE SCHULE für Berufe mit Zukunft
IFBE med. GmbH[2]
Staatlich anerkannte Lehranstalt für Logopädie
Novalisstraße 12
10115 Berlin
Tel.: 0 30/2 83 34 75
berlin@die-schule.de
http://die-schule.de

IB-Medizinische Akademie Berlin[1]
Staatlich anerkannte Schule für Logopädie
Besselstraße 13
10969 Berlin
Tel.: 0 30/25 93 09 20
logo.berlin@med-akademie.de
http://www.med-akademie.de

Staatlich anerkannte Lehranstalt für Logopädie
Universitätsklinikum Benjamin Franklin
Freie Universität Berlin
Fabeckerstraße 60–62
14195 Berlin
Tel.: 0 30/84 45 68 30
http://www.medizin.fu-berlin.de

[1] Lehrgangsgebühren

Berufl. Schule der med. Fakultät der Ernst-Moritz-Arndt-Universität
Fachrichtung Logopädie
Hans-Beimler-Straße 85
17491 Greifswald
Tel.: 0 38 24/86 75 04
bsmedizi@uni-greifswald.de
http://klinikum.uni-greifswald.de

EWS Wirtschafts- und Sprachenschulung GmbH[1]
Fachbereich Logopädie
Werftstraße 5
18057 Rostock
Tel.: 03 81/8 08 71 50
info@ews-rostock.de
http://www.ews-rostock.de

SWS Seminargesellschaft für Wirtschaft und Soziales GmbH[1]
Staatlich genehmigte Höhere Berufsfachschule für Logopädie
Wismarsche Straße 300
19055 Schwerin
Tel.: 03 85/20 88 80
logo@sws-schulen.de
http://www.sws-schulen.de

Berufsfachschule für Logopädie am Werner Otto-Institut[1]
der Ev. Stiftung Alsterdorf
Bodelschwinghstraße 23
22337 Hamburg
Tel.: 0 40/50 77 31 51
info@bfl-hamburg.de
http://www.bfl-hamburg.de/

IBAF GmbH[1]
Schule für Logopädie
Muhliusstraße 40
24103 Kiel
Tel.: 04 31/5 57 73-0
logopaedie@ibaf.de
http://www.ibaf.de/

AWO Bezirksverband Weser-Ems e. V.
Sprachheilzentrum Oldenburg
Klingenbergstraße 73a
26133 Oldenburg
Tel.: 04 41/9 40 00 40
info@logopaedie-ol.de
http://www.logopaedie-ol.de/

[1] Lehrgangsgebühren

Lehranstalt für Logopädie[1]
WISoAK GmbH
Dölvestraße 8
28207 Bremen
Tel.: 04 21/4 49 97 48
info@wisoak.de
http://www.schule-fuer-logopaedie.de,
http://wisoak.de

Ross-Schule
Lehranstalt für Logopädie Hannover
Wilhelmstraße 2
30171 Hannover
Tel.: 05 11/84 48 94 80
info@ross-schule.de
http://www.ross-schule.de

Medizinische Hochschule Hannover
Schule für Logopädie
Carl-Neuberg-Straße 1
30625 Hannover
Tel.: 05 11/5 32-58 03
http://www.mh-hannover.de

Akademie für Rehabilitationsberufe GmbH[1]
Schule für Logopädie
Henriettenweg 1
30655 Hannover
Tel.: 05 11/62 84 71
logopaedie@akademie-fuer-rehaberufe.de
http://www.akademie-fuer-rehaberufe.de/

Lippe-Institut[2]
Fachschule für Logopädie
Arminiuspark 7
33175 Bad Lippspringe
Tel.: 0 52 52/95 45 70
info.fslog@medizinisches-zentrum.de
http://www.bad-lippspringe.com, http://www.fachschule-fuer-logopaedie.de

Staatlich anerkannte Lehranstalt für Logopädie der DAA[2]
Prinzenstraße 14
33602 Bielefeld
Tel.: 05 21/5 20 07-50
logo.bi@daa-bw.de
http://www.logopaedieschule-bielefeld.de

[1] Lehrgangsgebühren

DIE SCHULE für Berufe mit Zukunft
IFBE med. GmbH[1]
Staatlich anerkannte Lehranstalt für Logopädie
Holländische Straße 198
34127 Kassel
Tel.: 05 61/9 89 22 30
kassel@die-schule.de
http://www.die-schule.de

Staatliche Schule für Logopädie
Uni Marburg
Robert-Koch-Straße 17
35033 Marburg
Tel.: 0 64 21/2 86 29 21
logopaedieschule@med.uni-marburg.de
http://www.med.uni-marburg.de/d-einrichtungen/logopaed

DIE SCHULE Bildungszentrum Marburg – Gießen[1]
IFBE med. GmbH
Staatlich anerkannte Lehranstalt für Logopädie
Erdkauter Weg 11
35394 Gießen
Tel.: 06 41/9 79 29-0
giessen@die-schule.de
http://www.die-schule.de

Schule für Logopädie
an der Universität Göttingen
Humboldtallee 11
37073 Göttingen
Tel.: 05 51/39 28 19
Schulef.logopaedie@medizin.uni-goettingen.de
http://logopaedie.humanmedizin-goettingen.de

IWK Sachsen-Anhalt
Fachrichtung
Logopädie
Mittagstraße 1a
39124 Magdeburg
Tel.: 03 91/2 53 88 41
Fax: 03 91/2 53 88 43

1 Lehrgangsgebühren

Düsseldorfer Akademie[1]
Harfstraße 43
40591 Düsseldorf
Tel.: 02 11/73 77 96 80
office@duesseldorfer-akademie.de
http://www.duesseldorfer-akademie.de

MaxQ-: im bfw.
Unternehmen für Bildung[1]
Institut für Logopädie
Hoher Wall 9–11
44137 Dortmund
Tel.: 02 31/91 30 70-0
dortmund@bfw.de
http://www.maxq.net

DIE SCHULE für Berufe mit Zukunft[1]
IFBE med. GmbH
Staatlich anerkannte Lehranstalt für Logopädie
Hans-Böckler-Straße 29
44787 Bochum
Tel.: 02 34/68 76 30
bochum@die-schule.de
http://www.die-schule.de

Staatlich anerkannte Schule für Logopädie
am Universitätsklinikum Essen
Anstalt des öffentlichen Rechts
Hufelandstraße 55
45147 Essen
Tel.: 02 01/7 23 27 04
http://www.uniklinik-essen.de

Schule für Logopädie der Arbeiterwohlfahrt[1]
Bredenschneiderstraße 89
45525 Hattingen
Tel.: 0 23 24/50 04 30
logopaedieschule@awo-en.de
http://www.awo-en.de

AMT-Ausbildungsstätte für Medizin und Therapie
Herner Str. 57c
45657 Recklinghausen
Tel.: 0 23 61/1 35 22
info@amt-gruppe.com
http://www.amt-gruppe.com

1 Lehrgangsgebühren

Malteser Krankenhaus St. Anna
Schule für Logopädie
Albertus-Magnus-Straße 33
47259 Duisburg-Huckingen
Tel.: 02 03/7 55-13 57
malteser@maltanet.de
http://www.malteser.de

TERTIA Training und Consulting GmbH & Co. KG[1]
Staatlich anerkannte Lehranstalt für Logopädie
Deutscher Ring 90
47798 Krefeld
Tel.: 0 21 51/9 75 59-0
logopaedie.krefeld@tertia.de
http://www.logopaedenausbildung.de

Lehranstalt für Logopädie
Poliklinik für Phoniatrie und Pädaudiologie
Kardinal-von-Galen-Ring 10
48149 Münster
Tel.: 0251/8 35 68 83
Werner.Grosse@mednet.uni-muenster.de
http://medweb.uni-muenster.de

REHAMED[1]
Lehranstalt für Logopädie GmbH
Kardinal-Galen-Ring 84
48431 Rheine
Tel.: 0 59 71/23 90
info@rehamed-rheine.de
http://www.rehamed-rheine.de

Deutsche Angestellten-Akademie[1]
Lehranstalt für Logopädie
Pferdestraße 38
49084 Osnabrück
Tel.: 05 41/50 53 70
logopaedie.osnabrueck@daa-bw.de
http://www.daa-bw.de

DIE SCHULE für Berufe mit Zukunft
IFBE med. GmbH[1]
Im MediaPark 4e
50670 Köln
Tel.: 02 21/92 15 12 14
koeln@die-schule.de
http://www.die-schule.de

[1] Lehrgangsgebühren

IB-Medizinischen Akademie Köln[1]
Staatlich anerkannte Lehranstalt für Logopädie
Universitätsstraße 43
50931 Köln
Tel.: 02 21/94 40 54-0
logo.koeln@med-akademie.de
http://www.med-akademie.de

Universitätsklinikum Aachen
Staatliche Lehranstalt für Logopädie
Pauwelstraße 30
52074 Aachen
Tel.: 02 41/8 08 99 67
logopaedie@ukaachen.de, info@ukaachen.de
http://www.ukaachen.de

TERTIA – Trainings und Consulting GmbH & Co. KG[1]
Lehranstalt für Logopädie
Gerhardt-von-Are-Straße 8
53111 Bonn
Tel.: 02 28/96 96 27
logopaedie.bonn@t-online.de
http://www.tertia.de,
http://logopaedenausbildung.de

Euro Medizinal Kolleg Trier[1]
Jüdernerstraße 28
54290 Trier
Tel.: 06 51/97 56 10
logo@emk.trier.eso.de
http://www.emk-trier.de

Lehranstalt für Logopädie
Joh. Gutenberg-Universität
Am Pulverturm 13
55131 Mainz
Tel.: 06131/173251
tbrauer@mail.uni-mainz.de
http://www.klinik.uni-mainz.de

Krankenhaus Marienhof[1]
Logopädieschule
Rudolf- Virchow-Straße 7
56073 Koblenz
Tel.: 02 61/4 96-39 20
logopaedieschule@kk-koblenz.de
http://www.kk-koblenz.de

[1] Lehrgangsgebühren

maxQ. – im bfw –
Institut für Logopädie
Eiserfelderstraße 316
57080 Siegen
Tel.: 02 71/3 59 33-0
logopaedie.siegen@bfw.de
http://www.logopaediesiegen.de

Schule für Logopädie
Caritasklinik St. Theresia
Rheinstraße 2
66113 Saarbrücken
Tel.: 06 81/4 06 29 55
Fax: 06 81/4 06 28 03

cts Schulzentrum St. Hildegard[1]
Zentrum für Gesundheitsfachberufe
Rußhütterstraße 8a
66113 Saarbrücken
Tel.: 06 81/58 80 58 00
info@cts-schulzentrum.de
http://www.cts-schulzentrum.de

Schule für Logopädie
Universitätsklinikum des Saarlandes[1]
Gebäude 6
HNO-Klinik
66421 Homburg
Tel.: 0 68 41/16 74 70
info.logopaedieschule@uniklinik-saarland.de
http://www.alt.med-rz.uniklinik-saarland.de

Prof. König und Leiser Schulen[1]
Schule für Logopädie
Europaallee 1
67657 Kaiserslautern
Tel.: 06 31/3 61 57-0
sekretariat@koenigleiserschulen.de
http://www.koenigleiserschulen.de

IB-Medizinische Akademie
Staatlich anerkannte Schule für Logopädie
Fabrikationstraße 18–26
68163 Mannheim
Tel.: 06 21/8 33 42 23
logo.mannheim@med-akademie.de
http://www.med-akademie.de

[1] Lehrgangsgebühren

Schule für Logopädie
Kopfklinikum der Universität Heidelberg
Abteilung für Stimm- und Sprachstörungen
Pädaudiologie
Im Neuenheimer Feld 400
69120 Heidelberg
Tel.: 0 62 21/56 72 36
http://www.klinikum.uni-heidelberg.de

Fachschule für Logopädie[1]
SRH Heidelberg GmbH
Ludwig-Guttmann-Straße 2/1
69123 Heidelberg
Tel.: 0 62 21/88 23 62
info@bfw.srh.de, birgit.bischoff@bfw.srh.de
http://www.srh.de/bfw

Euro-Medizinal-Kolleg[1]
Staatlich anerkannte Fachschule für Logopädie
Kronenstraße 43
70174 Stuttgart
Tel.: 07 11/22 87 96
info@emk.stuttgart.eso.de
http://www.stuttgart-eso.de

IB-Medizinische Akademie
Staatlich anerkannte Schule für Logopädie
Heusteigstraße 90/92
70180 Stuttgart
Tel.: 07 11/64 54-5 50
logo.stuttgart@med-akademie.de
http://www.med-akademie.de

Staatlich anerkannte Schule für Logopädie
Universität Tübingen
Hölderlinstraße 21
72074 Tübingen
Tel.: 0 70 71/2 98 51 10
roswitha.cammarota@med.uni-tuebingen.de
http://www.logopaedenschule-tuebingen.de

SRH Fachschule für Logopädie[1]
Griesbachstraße 12
76185 Karlsruhe
Tel.: 07 21/84 08 68 40
info@gfg.srh.de
http://www.srh.de

[1] Lehrgangsgebühren

IB-Medizinische Akademie[1]
Schule für Logopädie
Schloßstraße 1
78479 Reichenau
Tel.: 0 75 34/99 36 80
logo.reichenau@med-akademie.de
http://www.med-akademie.de

Schule für Logopäden[1]
im Bildungswerk der DAG e. V.
Lorettostraße 2
79100 Freiburg
Tel.: 07 61/7 91 73 90
daa-freiburg.johannsen@t-online.de,
info@daa-bw.de
http://www.logopaedieschule-freiburg.de,
http://www.daa-bw.de

IB-Medizinische Akademie
Staatlich genehmigte Schule für Logopädie
Freiburg[1]
Schönauerstraße 4
79115 Freiburg
Tel.: 07 61/8 96 72 57
Logo.freiburg@med-akademie.de

Staatliche Berufsfachschule für Logopädie
Ludwig-Maximilians-Universität
Pettenkoferstraße 4a
80336 München
Tel.: 0 89/51 60 39 77
Logopaedieschule@logo.med.uni-muenchen.de
http://webinfo.campus.lmu.de

Berufsfachschule für Logopädie[1]
der GFEB medizinale Schulen GmbH
Würzburger Straße 4
80686 München
Tel.: 0 89/5 47 17 90
info@gfeb.de
http://www.gfeb.de

Berufsfachschule für Logopädie
Krankenhauszweckverband Ingolstadt
Krumenauerstraße 23
85049 Ingolstadt
Tel.: 08 41/8 80 17 50
bbz@khzvi.de
http://www.klinikum-ingolstadt.de

[1] Lehrgangsgebühren

Medizinisches Schulzentrum
Berufsfachschule für Logopädie
Stenglinstraße 2
86156 Augsburg
Tel.: 08 21/44 09 20
Bfs-logopaedie@bkh-augsburg.de
http://www.bfs-logopaedie-augsburg.de

Evangelische Fachschule für Logopädie
der Gotthilf-Vöhringer Schulen
Karlstraße 9
88045 Friedrichshafen
Tel.: 0 75 41/3 99 09 10
sekretariat@logopaedie-fn.de

Bernd-Blindow-Schulen Friedrichshafen[1]
staatlich anerkannte Berufsfachschule für Logopädie
Allmannsweilerstraße 104
88046 Friedrichshafen
Tel.: 0 75 41/5 01 20
fn@blindow.de
http://www.blindow.de

Gotthilf-Vöhringer-Schule GmbH[1]
Wilhelmsdorf-Mariaberg
Hoffmannstraße 25
88271 Wilhelmsdorf
Tel.: 0 75 03/92 93 02
Gotthilf-voehringer-schule@zieglerscheAnstalten.de
http://www.zieglerscheAnstalten.de

Akademie für medizinische Berufe
Universität Ulm, Klinikum
Schule für Logopädie
Schloßbau 38
89079 Ulm
Tel.: 07 31/5 00/2 58 41
akad-logo@medizin.uni-ulm.de
http://www.uni-ulm.de

Staatliche Berufsschule für Logopädie am Klinikum der Universität Erlangen-Nürnberg
Bohlenplatz 21
91054 Erlangen
Tel.: 0 91 31/8 53-26 05
sabine.degenkolb-weyers@phoni.imed.uni-erlangen.de
http://www.bfs-logopaedie.uni-erlangen.de

[1] Lehrgangsgebühren

bfz Berufsfachschule für Logopädie[1]
Erlanger Straße 58
91074 Herzogenaurach
Tel.: 0 91 32/74 17 90
logo@er.bfz.de
http://www.bfz.de

Staatliche Berufsfachschule für Logopädie am Klinikum der Universität Regensburg
Universitätsstraße 84
93042 Regensburg
Tel.: 09 41/9 43 19 25
jutta.hollenbach@klinik.uni-regensburg.de
http://www.logopaedieschule-regensburg.de

Private BFS für Logopädie[1]
LOGOS Privatschule gGmbH, Passau
Burggasse 8a
94315 Straubing
Tel.: 0 94 21/8 43 10
info@logopaedieschule-straubing.de
http://www.logopaedieschule-straubing.de

Medau-Schule GmbH[1]
Staatlich anerkannte Berufsfachschule für Logopädie
Schloss Hohenfels
96450 Coburg
Tel.: 0 95 61/23 51-0
info@medau-schule.de
http://www.medau-schule.de

Berufsfachschule für Logopädie[1]
Caritas-Schulen GmbH
Bibrastraße 8
97070 Würzburg
Tel.: 09 31/3 04 28 40
info@berufsfachschule-logopaedie.de
http://www.berufsfachschule-logopaedie.de

ESB Gemeinnützige Gesellschaft für berufliche Bildung mbH[1]
Schloßplatz 6
97616 Bad Neustadt
Tel.: 0 97 71/99 46 09
kontakt@esb-bildung.de
http://www.esb-bildung.de

Private Fachschule für Wirtschaft und Soziales GmbH[1]
Neuer Friedberg 1/23
98527 Suhl
Tel.: 0 36 81/80 01 10
Suhl@anders-ausbilden.de
http://www.anders-ausbilden.de

DIE SCHULE für Berufe mit Zukunft[1]
IFBE med. GmbH
Staatlich anerkannte Lehranstalt für Logopädie
Löberwallgraben 24
99096 Erfurt
Tel.: 03 61/7 49 15 04
erfurt@die-schule.de
http://www.die-schule.de

Schule Schlaffhorst-Andersen

Dreijährige Berufsfachschule zum/zur staatlich geprüften Atem-, Sprech-, und Stimmlehrer/-in

CJD Schule Schlaffhorst-Andersen
Bornstraße 20
31542 Bad Nenndorf
Tel.: 05723/94180

Zur Ausbildungssituation in Österreich

Ab dem WS 2007/2008 findet die Ausbildung von **Sprachheilpädagog(innen)** an Pädagogischen Hochschulen (bisher: Pädagogische Akademien) statt.

Baden

Pädagogische Hochschule Niederösterreich
Mühlgasse 67
2500 Baden
Tel.: +43 (0) 22 52/8 85 72
office@pabaden.ac.at
www.pabaden.ac.at

Feldkirch

Pädagogische Hochschule Voralberg
Liechtensteinerstraße 33–37
6800 Feldkirch
Tel.: +43 (0) 55 22/7 36 59
sekretariat-pa@cnv.at
http://www.pa-feldkirch.ac.at

[1] Lehrgangsgebühren

Graz

Pädagogische Hochschule Steiermark
Hasnerplatz 12
8010 Graz
Tel.: +43 (0) 3 16/68 31 89
office@phgraz.at

Innsbruck

Pädagogische Hochschule Tirol
Pastorstraße 7
6010 Innsbruck
Tel.: +43 (0) 5 12/5 99 23

Klagenfurt

Pädagogische Hochschule Kärnten
Hubertusstraße 1, Pf 42
9022 Klagenfurt
Tel.: +43 (0) 4 63/2 37 85

Linz

Pädagogische Hochschule Oberösterreich
Kaplanhofstraße 40
4020 Linz
Tel.: +43 (0) 7 32/74 70-0
office@phlinz.at
http://www.phlinz.at

Salzburg

Pädagogische Hochschule Salzburg
Akademiestraße 23
5020 Salzburg
Tel.: +43 (0) 6 62/62 95 91
pa501830@pas.ac.at
http://www.pas.ac.at

Wien

Pädagogische Hochschule Wien
Ettenreichgasse 45a
1100 Wien
Tel.: +43 (0) 1/6 02 91 92
office@pabw.at
http://www1.pabw.at

Private Pädagogische Hochschule – Erzdiözese Wien
Mayerweckstraße 1
1210 Wien
Tel.: +43 (0) 1/29 10 80
office@phedw.at
http://www.phedw.at

Die Ausbildung von **Logopäd(inn)en** findet derzeit noch in Akademien für den logopädisch-phoniatrisch-audiologischen Dienst statt. Bis spätestens 2010 erfolgt eine Umwandlung in Fachhochschulstudiengänge (bisher in Graz und Wiener Neustadt).

Graz

Akademie für den logopädisch-phoniatrisch-audiologischen Dienst des Landes Steiermark an LKH-Univ. Kliniken Graz
Auenbruggerplatz 26
8036 Graz
Tel.: +43 (0) 3 16/3 85 36 04
margit.sarg@stmk.gv.at

Fachhochschule Joanneum für Logopädie
Alte Poststraße 149
8020 Graz
Tel. +43 (0) 316/5 45 30
http://www.fh-joanneum.at

Innsbruck

Akademie für den logopädisch-phoniatrisch-audiologischen Dienst
Ausbildungszentrum West
Innrein 98
6020 Innsbruck
Tel.: +43 (0) 5 12/53 22-2 26
alois.holzer@tilak.or.at

Klagenfurt

Akademie für den logopädisch-phoniatrisch-audiologischen Dienst
LKH Klagenfurt
St. Veiter-Straße 47
9020 Klagenfurt
Tel.: +43 (0) 4 63/5 38-2 96 02

Linz

Akademie für den logopädisch-phoniatrisch-audiologischen Dienst
Am A. Ö. Krankenhaus der Stadt Linz
Krankenhausstraße 9
4020 Linz
Tel.: +43 (0) 7 32/78 06-11 34
brigitte.ninol@akh.linz.at

Ried/Innkreis

Akademie für den logopädisch-phoniatrisch-audiologischen Dienst
KH Ried im Innkreis – BFI Oberösterreich
Peter-Rosegger-Straße 26
4910 Ried/Innkreis
Tel.: +43 (0) 77 52/8 00 18-39
logopaed.acad@bfi-bbrz-or.at

Wien

Akademie für den logopädisch-phoniatrisch-audiologischen Dienst
Am allgemeinen Krankenhaus der Stadt Wien
Schulgebäude
Lazarettgasse 14
1090 Wien
Tel.: +43 (0) 1/4 04 00-73 51
eveline.wild@adr.akh.magwien.gv.at
http://www.wien.gv.at

Fachhochschule für
Logopädie Wiener Neustadt
Johannes-Gutenberg-Straße 3
2700 Wiener Neustadt
Tel.: +43 (0) 26 22/89 08 40
www.fhwn.ac.at

Die Ausbildung von **Klinischen Linguist(inn)en** findet an folgenden Universitäten statt:

Salzburg

Universität Salzburg
Mühlbacherhofweg 6
5020 Salzburg
Tel.: +43 (0) 6 62/80 44-4 26
Fax: +43 (0) 6 62/80 44-40 19
Silvia.Keglevic@sbg.ac.at
German.Brandstoetter@sbg.ac.at

Wien

Institut für Sprachwissenschaft Wien
Berggasse 11
1090 Wien
Tel.: +43 1/4 27 74 17-01
Fax: +43 1/42 77-94 17
http://www.linguistics.at

Zur Ausbildungssituation in der Schweiz

Basel

Fachhochschule Nordwestschweiz
Hochschule für soziale Arbeit
Stahlrain 2
5200 Brugg
Tel.: +41 56 462 88 20
www.fhnw.ch

Freiburg

Heilpädagogisches Institut
der Universität Freiburg (HPI)
Petrus-Kanisius-Gasse 21
1700 Freiburg
Tel.: +41 26 300 77 00
Erich.Hartmann@unifr.ch
www.unifr.ch

Genf

Ecole de psychomotricité et de logopédie
de l'Université de Genève
Faculté de Psychologie et des Sciences
de l'Education, Diplôme de logopédie
24 rue de Général-Dufour
1211 Genève 4
Tel.: +41 22 705 91 55
logopedie@pse.unige.ch
www.unige.ch

Neuchâtel

Université, Faculté des lettres de Psychologie et des Sciences humaines
Institut d'orthophonie
Espace Louis-Agassiz 1
2000 Neuchâtel
Tel.: +41 32 720 80 80
DeWeck@lettres.unine.ch
Sekretariat: myriam.niederhauser@lettres.unine.ch
www.unine.ch
Direktion: Genf

Rorschach

Schweizer Hochschule für Logopädie
Rorschach SHLR
Müller-Friedberg-Straße 34
9400 Rorschach
Tel.: +41 71 858 71 71
www.shlr.ch

Zürich

Interkantonale Hochschule für Heilpädagogik (HfH)
Schaffhausenstraße 239
8057 Zürich
Tel.: +41 1 317 11 11
info@hfh.ch
www.hfh.ch

Belgien FR

Haute Ecole Léonard de Vinci
Institut Libre Marie Haps
rue d'Arlon, 11
1050 Bruxelles
Tél.: 32.2.511.92.92
Fax: 32.2.511.98.37

Haute Ecole Provinciale de Mons – Borinage – Centre
Institut Supérieur de Logopédie
rue du Marais à Chardons, 5
7011 Ghlin
Tél.: 32.65.33.93.00
Fax: 32.65.34.84.13

La Haute Ecole de la Ville de Liege
Ecole Supérieure de Logopédie
2 rue Hazinelle
4000 Liège
Belgique
Tél.: 04/2213165
Fax: 04/2210842
dir.hel.paramedical@sup.cfwb.be
www.hel.be

Haute Ecole de la Province de Liège André Vésale
Section logopédie
quai du Barbou, 2
4020 Liège
Tél.: 32.4.344.77.87
Fax: 04/344.77.51

Institut d'Enseignement Supérieur Economique et Paramédical
Section logopédie
rue de la Cité, 64
6801 Libramont
Tél.: 32.61.22.29.91

Université libre de Bruxelles
Faculté de Psychologie
50, boulevard Roosevelt
1050 Bruxelles
www.ucl.ac.be

Université de Liège
Faculté de Psychologie et Sciences de l'Education
Licence en Logopédie
Sart Tilman B 32
4000 Liège
Tél.: 32.41.56.20.00 ou 56.20.15.

Université Catholique de Louvain
Faculté de Psychologie
10, place de Cardinal Mercier
1348 Louvain-la-Neuve
www.ucl.ac.be

Belgien NL

Katholieke Vlaamse Hogeschool Antwerpen
Opleiding Logopedie en Audiologie
St Andriesstraat 2
B-2000 Antwerpen
Belgium
Phone: +32 3 2060980
Fax: +32 3 2060481
Relint@kvh.be

Katholieke Hogeschool Brugge-Oostende
Gezondheidszorg – Campus H.T.I. – Opleiding Logopedie
Spoorwegstraat 12
B-8000 Brugge
Phone: +32 50405120
http://www.hobu.be

Vrije Universiteit Brussel
Department of Neurolinguistics, School of Medicine
103 Laarbeeklan
B-1090 Brussel
http://www.vub.ac.be/english

Katholieke Hogeschool voor Gezondheidszorg Oost-Vlaanderen
Departement Fysische behandelingen en Logopedie-audiologi (Campus Sint Vincentius)
Sint Lievenspoostraat 143
B-9000 Gent
Phone: +32 9 2240209

Rijks Universiteit Gent
Licentie Logopedie & Audiologie
B-9000 Gent
bartm.vinck@rug.ac.be

Katholieke Universiteit Leuven
Licentie Logopedie & Audiologie
Minderbroederstraat 17
B-3000 Leuven
http://www.kulak.ac.be

Université de Liège
Faculté de Psychologie et de l'Education
Pathologie du langage
Sart Tilman-B 33
B-4000 Liège
http://www.fapse.ulg.ac.be/lab/logo

Université Catholique de Louvain
Faculté de Psychologie et des Sciences de l'Education
Halles Universitaires, Place de l'Université 1
B-1348 Louvain-la-Neuve

Dänemark

University of Copenhagen
IASS – Institut for Almen og Anvendt Sprogvidenskab: Audiologopaedi
http://www.cphling.dk/index.local.html
Department of Linguistics: Audiologopaedics
http://www.cphling.dk
Njalsgade 86
DK-2300 Copenhagen SV
Phone: +45 32358663
Fax: +45 32358635
ng@cphling.dk

University of Southern Denmark
Center for Sprogtilegnelse – Logopaedi
http://www.humaniora.sdu.dk/sprogtilegnelse
Campusvej 55
DK-5230 Odense M
Phone: +45 6550 2586
Fax: +45 6550 3180
rune@language.sdu.dk

Estland

University of Tartu
Faculty of Education
Department of Special Education
78 Tiigi Street
50410 Tartu
Estonia
speced@ut.ee
Phone +37 27 375 956
fax +37 27 465 956
http://sys130.psych.ut.ee/spedu/ee/spedu_ee.html

Finnland

University of Helsinki
Department of Phonetics
http://www.helsinki.fi/hum/hyfl/index_eng.html
Vironkatu 1B
P.O. Box 35
FIN-00014 Helsinki
Phone: +358-9-19124715
Fax: +358-9-19124771
anu.klippi@helsinki.fi

University of Oulu
Department of Finnish, Saami and Logopedics
P.O. Box 111
FIN-90571 Oulu
Phone: +358 815533390
Fax: +358 815533383
http://www.oulu.fi/suosalo/Lo/logopedics.html
matti.lehtihalmes@oulu.fi

Frankreich

Ecole d'Orthophonie
Faculté de Médecine et Pharmacie Place Saint Jacques
25000 Besançon
Tel.: 03.81.66.55.71

Université Victor Segalen, Bordeaux II
Département d'orthophonie – Hôpital Pellegrin, bât. P.Q.R.
Place Amélie-Raba Léon
33076 Bordeaux Cedex
Tel.: 05.56.79.59.64

Institut d'Orthophonie „Gabriel Decroix"
Faculté de Médecine Henri Warenbourg
Pôle Formation
59045 Lille Cedex
Tel.: 03.20.62.76.18

Institut d'audiophonologie
Faculté „Techniques de réadaptation"
8, Avenue Rockefeller
69373 Lyon Cedex 08
Tel.: 04.78.77.70.22 ou 04.78.77.75.38

Ecole d'Orthophonie
C.H.U. La Timone
Boulevard Jean Moulin
13385 Marseille Cedex 05
Tel.: 04.91.38.60.80

Ecole de Médecine
Ecole d'orthophonie
34060 Montpellier Cedex
Tel.: 04.67.60 10 39

Université Henri Poincaré, Nancy I
Faculté de Médecine de Nancy –
Ecole d'Orthophonie
9 Avenue de la Forêt de Hayes
54505 Vandoeuvre-lès-Nancy Cedex
Tél./Fax: 03 83 59 27 48

Ecole d'Orthophonie
U.E.R. Médecine et Techniques médicales
1, Rue Gaston Veil
44035 Nantes Cedex
Tel.: 02.40.41.28.50

Ecole d'Orthophonie
Faculté de Médecine
Avenue de Vallombrose
06034 Nice Cedex
Tel.: 04.93.37.76.05

Secrétariat de l'enseignement du C.C.O.
Groupe HospItalyr Pitié-Salpêtrière
47, Boulevard de l'Hôpital
75651 Paris Cedex 13
Tel.: 01.45.86.20.38

Ecole d'Orthophonie
Faculté de Médecine
4, rue Kirschleger
67000 Strasbourg
Tel.: 03.88.35.87.85

Université Paul Sabatier
Faculté de Médecine Toulouse Rangueil
Techniques de Réadaptation
133, Route de Narbonne
31062 Toulouse Cedex
Tel.: 05.61.53.23.13. poste 392

Service d'Orthophonie
Faculté de Médecine
2 bis, Boulevard Tonnelle
37032 Tours Cedex
Tel.: 02.47.36.66.00

Griechenland

T.E.I.
Megalou Alexandrou
26334 Patras
TEI Ipirou
4th km of the Nat. Road Ioannina-Athens
4500 Ioannina
Dept. of Special Education
University of Athens
33, Ippokratous str., Athens
(2-yr. post-graduate course)

Irland

University of Dublin
Trinity College
School of Clinical Speech and Language
Studies
Dublin 2
Phone: +35 3 17021492
Fax: +35 3 1 6712152
http://www2.tcd.ie/Clinical_speech.html
mmsmith@tcd.ie

Italien

Piemonte
Facoltà di Medicina e Chirurgia
c/o Reparto ORL – Ospedale Molinette
Via Genova 3
10134 Torino
Tel.: +39/6672147
Fax: +39/6672149
http://www.medfarm.unito.it/campus/
guida/diploma1.html

Liguria
Facoltà di Medicina e Chirurgia
Dip. di Scienze neurologiche e di neuroriabilitazione
Via de Toni 5
16132 Genova

Lombardia
Università Statale
Facoltà di Medicina e Chirurgia
Via Francesco Sforza 35
20100 Milano

Veneto
Facoltà di Medicina e Chirurgia
Dip. di Scienze neurologiche e psichiatriche
Via Grustiniani 5
35128 Padova
Tel.: +39/49 821 2035
Tel.: +39/49 821 2035
servaud@ux1.unipd.it
http://www.unipd.it/esterni/wwwsaf/index.htm

Toscana
1. Facoltà di Medicina e Chirurgia
c/o Clinica ORL – Policlinico Le Scotte
53 100 Siena

2. Facoltà di Medicina e Chirurgia – Clinica ORL
Via Savi 56
1100 Pisa

3. Facoltà di Medicina e Chirurgia
c/o Sezione di Foniatria
Viale Morgagni 85
5034 Firenze
Tel.: +39/411772
Fax: +39/4379384

Emilia Romagna
1. Facoltà di Medicina e Chirurgia
c/o CLMCA ORL Policlinico Universitario
Via del Pozo 41
41100 Modena

2. Facoltà di Medicina e Chirurgia
Istituto ORL
Corso Giovecca 3
I-44100 Ferrara
Tel.: +39/253 209296
Fax +39/532247709
http://dns.unife.it

3. Facoltà di Medicina e Chirurgia
Istituto Scienze ORL
Via Gramsci
43100 Parma

Lazio
1. Università La Sapienza
Facoltà di Medicina e Chirurgia
Policlinico Umberto 1
c/o Clinica ORL
Viale del Policlinico – 155
Roma

2. Università La Sapienza
Facoltà di Medicina e Chirurgia
c/o Ospedale Luigi Spolverim
Via delle Cerquette
Roma

3. Università Tor Vergata
Facoltà di Medicina e Chirurgia
c/o IRCCS Santa Lucia
Via Ardeatina 354
Roma

4. Università Cattolica del Sacro Cuore
Policlinico Gemelli
Largo Francesco Vito
Roma

Campania
1. Università Federico II
Facoltà di Medicina e Chirurgia
c/o Clinica ORL
Via Pansini 5
80131 Napoli

2. Seconda Università
Facoltà di Medicina e Chirurgia
c/o Ospedale Gesù e Maria
Via Cotugno 3
80100 Napoli

Puglia
Facoltà di Medicina e Chirurgia
Policlinico c/o Clinica ORL
Piazza Giulio Cesare 18
70124 Bari

Basilicata
Università Cattolica di Sacro Cuore
Facoltà di Medicina e Chirurgia
c/o Azienda Ospedaliera San Carlo di Potenza
Contrada Macchia Romana – Potenza

Sicilia
1. Facoltà di Medicina e Chirurgia
c/o Clinica ORL Ospedale Garibaldi
Piazza Santa Maria del Gesù
95100 Catania

2. Facoltà di Medicina e Chirurgia
Istituto Policattedra ORL
Via Consolare Valerio
98100 Messina

Sardegna
Facoltà di Medicina e Chirurgia
c/o Clinica Neurologica
Viale San Pietro 10
07100 Sassari
Tel.: +39/228202/228396
http://www.uniss.it/doc/medic.html

Niederlande

Hanze Hogeschool Groningen,
Van Swietenlaan 1
9728 NX Groningen
Tel.: +31(0)50/5953769

Christelijke Hogeschool Windesheim
Postbus 10090
8000 GB Zwolle
Tel.: +31(0)38/4699543

Hogeschool van Utrecht
Bolognalaan 101
3584 CJ Utrecht
Tel.: +31(0)30/2585180

Hogeschool Rotterdam e.o.
Wytemaweg 15
3015 CM Rotterdam
Tel.: +31(0)10/2414141
http://www.hro.nl/englinfo.htm

Fontys Hogescholen Eindhoven
Postbus 347
5600 AH Eindhoven
Tel.: +31(0)40/2605885

Hogeschool Arnhem Nijmegen
Postbus 9029
6500 JK Nijmegen
Tel.: +31(0)24/3277888

Hogeschool Heerlen
Zandbergseweg 111
6432 CC Hoensbroek
Tel.: +31(0)45/5219191

Norwegen

The National Centre for Logopedics
Bredtvet kompetansesenter
Bredtvetveien 4
0950 Oslo
Tel.: +47 22902800
Fax: +47 229028 1 0
Bredtvet@ks-bredtvet.no
http://www.ks-bredtvet.no

Eikelund Centre for Logopedics
Postbox 85
5040 Paradis
Tel.: +47 55923400
Fax: +47 55911239

Sunnaas Hospital School
Bjornemyrveien
1450 Nesoddtangen
Tel.: +47 66969000
Fax: +47 66912576

Centre for Logopedics, Trondheim
Ladeveien 1
7041 Trondheim
Tel.: +47 73509192
Fax: +47 73533253

Portugal

Escola superior de Saude do Alcoitao
Terapeutica da Fala
Rua Conde Barão/Alcoitão
P-2765 Estoril
Tel.: +351/4600766
Fax: +351/4692027
http://www.fisiopraxis.pt/aeessa/cursotf.htm

Escola Superior de Tecnologias da Saúde do Porto
Estrada da Circunvalação, Hospital Magalhães Lemos
4000 Porto

Universidade de Aveiro
Escola Superior de Saúde (School of Health Sciences)
Licenciatura Bi-etápica em Terapia da Fala (Speech Therapy Undergraduate Course)
Campus Universitário de Santiago
3810-193 AVEIRO
Portugal
Tel.: + 351 234 401 558
Fax: + 351 234 401 597
dribeiro@essua.ua.pt
http://acesso.essua.ua.pt

Spanien

Universidad Autónoma de Barcelona
Facultad de Psicología. Edificio B
Diplomatura de Logopedia
08193 Bellaterra
Tel.: +34 93 581 18 55
Fax: +34 93 581 23 24
www.uab.es

Universidad Ramon Llull
Facultad de Psicología. Blanquerna
Diplomatura de Logopedia
C/Císter 24–34
08022 Barcelona
Tel.: +34 93 253 30 00
Fax: +34 93 253 30 31
www.blanquerna.url.es/cat/ce/fpce/diplomatures/cepel002.htm

Universidad de La Coruña
Facultad de Ciencias de la Educación
Diplomatura en Logopedia
Edificio Facultad de Filología
Campus de Elviña s/n
A Coruña
www.udc.es

Universidad de la Laguna (Canarias)
Facultad de Psicología
Diplomatura de Logopedia
Camino de la Hornara s/n
38071 La Laguna
Tel.: +34 92 231 74 67
Fax: +34 92 231 74 61
www.ull.es

Universidad Complutense de Madrid
Facultad de Psicología
Diplomatura de Logopedia
Campus de Somosaguas
28223 Madrid
Tel.: +34 91 394 31 96
Fax: +34 91 394 31 89
www.ucm.es

Universidad de Málaga
Facultad de Psicología
Diplomatura de Logopedia
Campus de Teatinos
29071 Málaga
Tel.: +34 95 213 11 16
Fax: +34 95 213 13 32
www.uma.es

Universidad de Oviedo
Facultad de Psicología
Diplomatura de Logopedia
Plaza Feijoo s/n
33003 Oviedo
Tel.: +34 98 510 40 83
Fax: +34 98 522 62 54
www27.uniovi.es

Universidad de Castilla-La mancha
Centro de Estudios Universitarios
Diplomatura en Logopedia
Avda. de la Real Fábrica de sedas s/n
45600 Talavera de la Reina Toledo
Tel.: +34 92 572 10 10
Fax: +34 92 572 10 11

Universidad de Valencia
Senda de Senent, 11
Edificio Alameda
46003 Valencia
Tel.: +34 96 386 41 00
Fax: +34 96 386 43 24
www.uv.es

Universidad de Valladolid
Facultad de Medicina
Diplomatura en Logopedia
C/Ramón y Cajal 7
Valladolid
Tel.: +34 98 342 30 23
www.uva.es

Universidad Pontificia de Salamanca
Diplomatura en Logopedia
C/Compañía 5
37002 Salamanca
Tel.: +34 23 21 42 99
Fax: +34 23 26 24 56
carmela@upsa.es
www.upsa.es/~/psicologia/titulaciones/titulacionesp.html

Schweden

Department of Logopedics, Phoniatrics and Audiology
Lund University Hospital
SE-221 85 Lund
Tel.: +46 46172775
Fax: +46 46171732
http://gemini.ldc.lu.se/logopedi/

Department of Logopedics and Phoniatrics
Huddinge University Hospital
SE-141 86 Huddinge
Tel.: +46 8585 815 22
Fax: +46 8585 815 05
www.ki.se/klinvet/logop

Department of Logopedics and Phoniatrics
Sahlgrenska University Hospital
SE-413 45 Göteborg
Phone: +46 3160 39 39
www.gu.se

Department of Logopedics
Norrland University Hospital
SE-901 85 Umeå
Phone: +46 90 785 1470
Fax: 090 77 2470
www.umu.se/logopedi

Vereinigtes Königreich
(Großbritannien und Schottland)

Queen Margaret University College Edinburgh
Department of Speech & Language Sciences
Clerwood Terrace
Edinburgh EH12 8TS
Tel.: +44(0)131/317 3000
www.qmuc.ac.uk/sls

De Montfort University
Dept. of Human Communication
De Montfort University Scraptoft Campus
Scraptoft
Leicester LE7 9SU
Tel.: +44(0)116/257 7755/6
www.dmu.ac.uk/Subjects/Db/?course=914

University of Newcastle-upon-Tyne
Dept. of Speech,
King George VI Building
Queen Victoria Road
Newcastle upon Tyne NE1 7RU
Tel.: +44(0)191/222 7388
www.newcastle.ac.uk/~nspeech/

University of Reading
Department of Linguistic Science
Whiteknights
Reading
Berkshire RG6 2AA
Tel.: +44(0)1734/875123
www.rdg.ac.uk/AcaDepts/cl/slals/index.htm

University of Manchester
Centre for Audiology
Education of the Deaf and Speech Pathology
School of Education
Oxford Road
Manchester M13 9PL
Tel.: +44(0)161/275 3379/3380
www.hcd.man.ac.uk

University of Ulster at Jordanstown
Senior Course Tutor
Department of Communication
Shore Road
Newtownabbey
Co Antrim BT37 0QB
Tel.: +44(0)1232/365131
prospectus.ulster.ac.uk/course/?id=1973

University of Wales Institute Cardiff
Centre for SLT Studies
Faculty of Community Health Sciences
Western Avenue
Llandaff
Cardiff CF5 2YB
Tel.: +44(0)1222/551111, Ext. 4257
www.uwic.ac.uk/

Manchester Metropolitan University
Dept of Psychology & Speech Pathology
Hathersage Road
Manchester M13 0JA
Tel.: +44(0)161/247 2591
www.mmu.ac.uk/courses

Leeds Metropolitan University
Faculty of Health & Social Care
Speech & Language Sciences Group
Calverley Street
Leeds LS1 3HE
Tel.: +44(0)113/283 2600, Ext. 5927
www.leedsmet.ac.uk

City University
Dept. of Clinical Communication Studies
Northampton Square
London EC1V 0HB
Tel.: +44(0)171/477 8281
www.city.ac.uk

University of Central England in Birmingham
Health & Policy Studies with Speech & Language Therapy
Franchise Street, Perry Barr
Birmingham B42 2SU
Tel.: +44(0)121/331 5500
www.uce.ac.uk/

University of Strathclyde
Faculty of Education, Jordanhill Campus
Speech & Language Therapy Department
76 Southbrae Drive
Glasgow G13 1PP
Tel.: +44(0)141/950 3451
www.strath.ac.uk/slt

The College of St Mark & St John
Human Communication Studies
Derriford Road
Plymouth PL6 8BH
Tel.: +44(0)1752/777188
www.marjon.ac.uk

University College London
Dept. of Human Communication Science
Chandler House 2 Wakefield Street
London WC1N 1PG
Tel.: +44(0)171/837 0113
www.ucl.ac.uk/HCS/

University of Sheffield
Dept. of Human Communication Sciences
University of Sheffield
18/20/31 Claremont Crescent
Sheffield S10 2TA
Tel.: +44(0)114/222 2000
www.shef.ac.uk/uni/academic/R-Z/spsu/

Literatur

http://www.logo-ausbildung.de/schulen/postleitzahlenbereich.html
http://www.arbeitsagentur.de
http://www.cplol.org/eng/adresses_educ.htm

Verbände

Alzheimer Angehörigen Initiative e. V.
Reinickendorfer Straße 61
D-13347 Berlin
Tel.: 0 30/47 37 89 95
www.alzheimerforum.de

Bundesarbeitsgemeinschaft für Rehabilitation
Walter-Kolb-Straße 9
D-60594 Frankfurt
Tel.: 0 69/6 05 01 80
www.bar-frankfurt.de

Bundesgemeinschaft der Eltern und Freunde hörgeschädigter Kinder e. V.
Pirolkamp 18
D-22397 Hamburg
Tel.: 0 40/6 07 03 44
www.spektrum-hoeren.de

Bundesinnung der Hörgeräteakustiker
Ehrtalstraße 1
D-55118 Mainz
Tel.: 0 61 31/96 56 00

Bundesverband Aphasie
Wenzelstraße 19
D-97084 Würzburg
Tel.: 09 31/2 50 13 00
www.aphasiker.de

Bundesverband der Kehlkopflosen e. V.
Annabergstraße 231
D-9120 Chemnitz
Tel.: 03 71/22 11 18
www.kehlkopflosenbundesverband.de

Bundesverband Klinische Linguistik (BKL)
Medau-Schule
Schloß Hohenfels
D-96450 Coburg
Tel.: 0 95 61/2 35 10
www.bkl-ev.de

Bundesverband Williams-Beuren-Syndrom
Danziger Straße 2A
D-85748 Garching
Tel.: 0 89/32 00 29 86
www.w-b-s.de

Bundesvereinigung der Stotterer-Selbsthilfe e. V.
Gereonswall 112
D-50670 Köln
Tel.: 02 21/1 39 11 06
www.bvssde

Comité Permanent de Liaision des Orthophonistes-Logopèdes de l'Union Europénne (CPLOL)
145, Bd Magenta
F-75010 Paris
www.cplol.org

Deutsche Alzheimer Gesellschaft
Friedrichstraße 236
D-10969 Berlin
Tel.: 0 30/25 93 79 50
www.deutsche-alzheimer.de

Deutsche Gesellschaft für HNO-Heilkunde, Kopf- und Hals-Chirurgie
Hittorfstraße 7
D-53129 Bonn
DGHNOKHC@t-online.de
www.hno.org

Deutsche Gesellschaft für Phoniatrie und Pädaudiologie (DGPP)
Robert-Koch-Straße 40
D-37070 Göttingen
Tel.: 05 51/39 28 11
www.dgpp.de

Deutsche Gesellschaft für Sprach- und Stimmheilkunde (DGSS)
Beekfeldweg 35
D-46519 Alpen
Tel.: 0 28 02/47 28
www.dgss.de

Deutsche Gesellschaft für Sprachheilpädagogik e. V. (dgs)
Goldammerstraße 34
D-12351 Berlin
Tel.: 0 30/6 61 60 04
www.dgs-ev.de

Deutsche Multiple Sklerose Bundesvereinigung e. V.
Küsterstraße 8
D-30519 Hannover
Tel.: 05 11/96 83 40
www.dmsg.de

Deutsche Parkinson-Vereinigung-Bundesverband e. V.
Moselstraße 31
D-41464 Neuss
Tel.: 0 21 31/4 10 16
www.parkinson-selbsthilfe.de

Deutsche Tinnitus-Liga (DTL)
Am Hohsiepen 18
D-42369 Wuppertal
Tel.: 0 20/24 65 20
www.tinnitus-liga.de

Deutscher Bundesverband der Atem-, Sprech- und Stimmlehrer (dba)
Bornstraße 20
D-31542 Bad Nenndorf
Tel.: 0 57 23/9 41 80
www.dba-ev.de

Deutscher Bundesverband der Hals-Nasen-Ohrenärzte e. V.
Haart 221
D-24539 Neumünster
Tel.: 0 43 21/9 72 50
bv@hno-aezte.de
www.hno-aerzte.de

Deutscher Bundesverband Klinischer Sprechwissenschaftler e. V. (DBKS)
Wittekindstraße 10
D-06114 Halle
www.dbks.net

Deutscher Bundesverband für Logopädie (dbl)
Augustinusstraße 11a
D-50226 Friechen
Tel.: 0 22 34/69 11 53
www.dbl-ev.de

Deutscher Bundesverband der akademischen Sprachtherapeuten (dbs)
Goethestraße 16
D-47441 Moers
Tel.: 0 28 41/9 88 98
www.dbs-ev.de

Deutscher Schwerhörigenbund e. V. (DSB)
Breite Straße 23
D-13187 Berlin
dbs@schwerhörigkeit.de
www.schwerhoerigen-netz.de

Deutschschweizer Logopädinnen und Logopädenverband (DLV)
Zur Kesselschmiede 31
CH-8400 Winterthur
Tel.: +41/5 22 02 24 80
www.logopaedie.ch

Down-Syndrom Netzwerk
Eifgenweg 1a
D-51061 Köln
Tel.: 02 21/6 00 20 30
www.down-syndrom-netzwerk.de

Hilfe für das autistische Kind, Vereinigung zur Förderung autistischer Menschen e. V.
Bebelallee 141
D-22297 Hamburg
Tel: 0 40/5 11 56 04
www.autismus.de

International Association of Logopedics and Phoniatrics (IALP)
Tilweg 1
Ulrum
The Netherlands
9971 CW
www.ialp.com

Kassenärztliche Bundesvereinigung
Herbert-Lewin-Straße 3
D-50931 Köln
Tel.: 02 21/4 00 50
www.kbv.de

Landesverband Diplomierte LogopädInnen Steiermark
Tel.: +43/(0) 6 76/9 18 70 50
verband@logopaedie-wnb.at

Mutismus Selbsthilfe Deutschland e. V.
Am Nordpark 35
D-50733 Köln
Tel.: 02 21/76 61 68
www.mutismus.de

Österreichische Gesellschaft für Sprachheilpädagogik
Landstraßer Hauptstraße 146b
A-1030 Wien
Tel.: +43/(0) 1/7 18 52 13
www.sprachheilpaedagogik.at

Stiftung Deutsche Schlaganfall-Hilfe
Carl-Bertelsmann-Straße 256
Postfach 104
D-33311 Gütersloh
Tel.: 0 18 05/09 30 93
www.schlaganfall-hilfe.de

Verband der Logopädinnen für Oberösterreich
Wienerstraße 165
A-4020 Linz
Tel. und Fax: +43/(0) 7 32/33 10 77
office@logopaedie-ooe.at
www.logopaedie-ooe.at

Verband Diplomierte LogopädInnen Österreich
Sperrgasse 8–10
A-1150 Wien
Tel. und Fax: +43/(0) 6 99/12 69 67 34
office@logopaedieaustria.at
www.logopaedieaustria.at

Verband der Diplomierten LogopädInnen für Wien, Niederösterreich und Burgenland
Sperrgasse 8–10
A-1150 Wien
Tel.: +43/(0) 1/8 92 93 80
sekretariat@logopaedie-wnb.at
www.logopaedie-wnb.at

Verband für Psycholinguistik e. V. (Vpl)
Universität Potsdam
zu Hd. Heike Herrmann
Postfach 60 15 53
D-14415 Potsdam
www.vpl-ev.de

Verein der Kehlkopflosen und Halsatmer
Bahnstraße 48/10/3
A-2345 Brunn am Gebirge
www.halsatmer.at